Rücker / Neugebauer / Willems

Instrumentelle pharmazeutische Analytik

Instrumentelle pharmazeutische Analytik

Lehrbuch zu spektroskopischen, chromatographischen und elektrochemischen Analysenmethoden

Von

Prof. Dr. G. Rücker
Pharmazeutisches Institut der Universität Bonn

Dr. M. Neugebauer
Pharmazeutisches Institut der Universität Bonn

Dr. G. G. Willems
Institut für medizinische und pharmazeutische Prüfungsfragen, Mainz

Mit 192 Abbildungen und 70 Tabellen

2., überarbeitete und erweiterte Auflage

WVG

Wissenschaftliche Verlagsgesellschaft mbH Stuttgart 1992

Die Deutsche Bibliothek – CIP-Einheitsaufnahme

Rücker, Gerhard:
Instrumentelle pharmazeutische Analytik : Lehrbuch zu spektroskopischen, chromatographischen und elektrochemischen Analysenmethoden / von G. Rücker; M. Neugebauer ; G. G. Willems. – Stuttgart : Wiss. Verl.-Ges.
NE: Neugebauer, Michael:; Willems, Günter G.:
[Hauptbd.]. Mit 70 Tabellen. – 2., überarb. und erw. Aufl.
– 1992
ISBN 3-8047-1222-3

Printed in Germany

Satz und Druck: Tutte GmbH, Salzweg (Passau)
Einbandgestaltung: Hans Hug, Stuttgart

Vorwort zur 2. Auflage

Nach relativ kurzer Zeit ist eine 2. Auflage der Instrumentellen pharmazeutischen Analytik notwendig geworden. Wir freuen uns über die gute Aufnahme des Lehrbuches.

Neu in die 2. Auflage eingefügt wurde ein Kapitel über die Bewertung von Analysenverfahren und die Kalibrierung von Meßgeräten (Kap. 27). Diese Verfahren besitzen in der instrumentellen Analytik einen hohen Stellenwert und sollten nach unserer Meinung im Unterricht der Pharmazie-Studenten stärker zur Geltung kommen. Zusätzlich wurden Verfahren des 1. und 2. Nachtrages zum DAB 9, die in das DAB 10 übernommen wurden, berücksichtigt. Die Angaben im Text beziehen sich deshalb auf das DAB 10. Desweiteren wurden in der Neuauflage Ungenauigkeiten und Fehler korrigiert.

Für die kritische Durchsicht des Kapitels über die Bewertung von Analysenverfahren danken wir den Herren A. Kiefer und U. Kindling (Bonn). Herrn Dr. G. Waldheim (Düsseldorf) sei für seine wertvollen, ausführlichen Verbesserungsvorschläge zur UV-Vis- und IR-Spektroskopie gedankt. Vielen weiteren Kollegen danken wir für ihre zustimmenden Meinungsäußerungen und besonders auch für konstruktive Kritik, die wir weiterhin erbitten.

Bonn und Mainz, im Juni 1992

Die Verfasser

Vorwort zur 1. Auflage

Instrumentelle Analysenmethoden nehmen in der pharmazeutischen Analytik einen immer breiteren Raum ein. So wird in der 9. Ausgabe des Deutschen Arzneibuches (1987) die Spektroskopie im sichtbaren und ultravioletten Bereich häufig zur Gehaltsbestimmung eingesetzt. Das Infrarotspektrum dient bei nahezu allen organischen Arzneistoffen zur Identitätsprüfung. Eine große Zahl von Arzneistoffen wird dünnschichtchromatographisch auf Identität und Reinheit geprüft. Viele Titrationen werden elektrometrisch indiziert.

Dieser zunehmenden Bedeutung instrumenteller analytischer Verfahren wird die Ausbildung der Pharmaziestudenten zur Zeit nicht hinreichend gerecht, obwohl die Methoden zum Prüfungsstoff des ersten und zweiten Abschnitts der pharmazeutischen Prüfung gehören. In Anbetracht der oben angedeuteten Entwicklung ist eine Ausweitung der instrumentell-analytischen Ausbildung dringend erforderlich. Ein Lehrbuch der instrumentellen Analytik, das die Grundlagen spektroskopischer, chromatographischer und elektrochemischer Methoden und ihre Anwendbarkeit in der Pharmazie behandelt, fehlte bisher. Im vorliegenden Buch wurde versucht, diese Lücke zu schließen. Es ist unseres Wissens einer der ersten Versuche im deutschsprachigen Raum, ein derartiges Buch zu erstellen, welches die besonderen Belange der Pharmazie, der Arzneibücher und die speziellen Gegebenheiten des Pharmazie-Studiums berücksichtigt.

Das Lehrbuch ist in drei Teile gegliedert, die in 26 Kapiteln die spektroskopischen (Teil I), chromatographischen (Teil II) und elektrochemischen Methoden (Teil III) behandeln. Besondere Bedeutung wurde auf die Einführungen für Anfänger ohne umfangreiche Grundlagenkenntnisse gelegt. Die Methoden werden meist nicht erschöpfend mathematisch bzw. physikalisch abgeleitet, sondern im Interesse eines besseren Verständnisses anwendungsbezogen erklärt. Zur Vertiefung ist am Ende eines jeden Kapitels eine Auswahl von Literaturangaben angefügt. Besondere Bedeutung ihre pharmazeutischen Anwendungsbereiche einführen, die bei der früheren Ausbildung nicht gelehrt wurden. Wir bitten um kritische Vorschläge für Verbesserungen. wurde den Methoden des Arzneibuches (DAB 9) beigemessen.

Das vorliegende Lehrbuch ist nicht nur auf Pharmaziestudenten im Hauptstudium zugeschnitten. Im gegebenen Rahmen werden auch die Belange von Doktoranden und anderer Fortgeschrittener berücksichtigt.

So werden die Grundlagen weitergehender spektroskopischer Methoden behandelt (z. B. ^{13}C-NMR-Spektroskopie, 2D-NMR-Spektroskopie, Massenspektroskopie), ebenso wie aufwendigere chromatographische Verfahren (Kapillargaschromatographie, quantitative DC-Direktauswertung) und moderne elektrochemische Methoden. In den meisten Fällen wurde ein Zugang in mehreren Stufen versucht. Die Einführungen zu den methodischen Einzelkapiteln geben zunächst einen Überblick. Beim ersten Lesen kann Kleingedrucktes weitgehend außer acht gelassen werden. Zum vertieften Studium sollte dann der gesamte Text einschließlich der allgemeinen Einführung (z. B. Allgemeine Einführung in die Elektrochemie) herangezogen werden.

Das Buch kann darüberhinaus auch im Beruf stehende Pharmazeuten und alle an pharmazeutisch-analytischen Problemen Interessierte in diejenigen Methoden und

Frau I. Stotzem (Bonn) danken wir für die sorgfältige Ausführung der Zeichnungen und dem Verlag für seine Geduld und Kooperationsbereitschaft.

Bonn und Mainz, im August 1988

Die Verfasser

Inhalt

Teil I: Optische und spektroskopische Analysenmethoden

10 Fluorimetrie

11 IR-Spektroskopie, Raman-Spektroskopie

13 ^{13}C-NMR-Spektroskopie

Teil II: Chromatographische Analysenmethoden

18 Dünnschichtchromatographie

Teil III: Elektrochemische Analysenmethoden

19 Allgemeine Einführung in die Elektrochemie

20 Potentiometrie

21 Elektrogravimetrie

22 Coulometrie

23 Voltammetrische Verfahren; Polarographie

24 Amperometrie und Voltametrie

Anhang: Bewertung von Analysenmethoden

Teil I
Optische und spektroskopische Analysenmethoden

G. Rücker

Verzeichnis der Symbole
Teil I: Optische und spektroskopische Analysenmethoden

A	Absorption
$A_{1\,cm}^{1\%}$	spezifische Absorption
$[\alpha]_D$	spezifische Drehung
amu	atomare Masseneinheit
b	Schichtdicke
c	Lichtgeschwindigkeit im Vakuum
c	Konzentration
γ	gyromagnetisches Verhältnis
d	relative Dichte
D	Durchlässigkeit
δ	chemische Verschiebung (NMR)
e	Ladung
E	Energie
ΔE	Energiedifferenz
E	Extinktion (durch die Absorption A ersetzt)
$E_{kin.}$	kinetische Energie
$\varepsilon(\lambda)$	molarer Absorptionskoeffizient
ε max	Absorptionskoeffizient des Absorptionsmaximums
g	statistischer Faktor in der Boltzmann-Gleichung
h	Plancksche Konstante
H	magnetische Feldstärke
Hz	Hertz
HOMO	höchstes besetztes Orbital
I	Rotationsquantenzahl
I	Lichtintensität
I	Kernspinquantenzahl
I_0	Intensität eines in eine Probe einfallenden Lichtstrahles
I_λ	Fluoreszenzintensität
J	Kopplungskonstante
k	Boltzmann-Konstante
k	Kraftkonstante
K	Kraft
K_L	Lorentz-Kraft
K_z	Zentrifugalkraft
l	Küvettenlänge
LUMO	niedrigstes unbesetztes Orbital
λ	Wellenlänge
λ max	Wellenlänge des Absorptionsmaximums
m	Masse
m	mittelstarke Bande (IR)
m	magnetische Quantenzahl
m/z	Masse-Ladungs-Verhältnis
M	molare Masse
M	reduzierte Masse
M_r	relative Molmasse
$[M]_\lambda$	Molekularrotation
μ	magnetisches Moment
μ	Permeabilität
n	Hauptquantenzahl
n	Zahl der konjugierten Doppelbindungen
$n(\lambda)$	Brechzahl, Brechungsindex
N	Teilchenzahl (Atome, Moleküle)
N_A	Avogadro-Konstante (Loschmidtsche Zahl)
ν	Frequenz
$\tilde{\nu}$	Wellenzahl
P	Drehimpuls
π^*	angeregtes π^*-Niveau
Q	Fluoreszenzquantenausbeute
r	Radius
R	Molekularrefraktion
s	Spaltbreite
s	starke Bande (IR)
σ^*	angeregtes σ^*-Niveau
T	absolute Temperatur
T	Transmission
T_1	Spin-Gitter-Relaxationszeit
T_2	Spin-Spin-Relaxationszeit
τ	chemische Verschiebung (NMR)
u	internationale atomare Masseneinheit
v	Schwingungsquantenzahl
v	Geschwindigkeit
$v(\lambda)$	Lichtgeschwindigkeit in einem Medium
V	Beschleunigungsspannung
w	schwache Bande (IR)
x	Dehnung (Auslenkung)
z	Ladungszahl
Z	Schwingungsmöglichkeiten eines Moleküls
ω	Kreisfrequenz

1 Einführung in die optischen und spektroskopischen Analysenmethoden

Optische und spektroskopische Analysenmethoden beruhen, abgesehen von einigen Ausnahmen, auf der Wechselwirkung von Licht mit den zu untersuchenden Substanzen, oder auf der Ausstrahlung von Licht durch die Substanzen.

Wichtige *optische Analysenmethoden* sind:

- Refraktometrie
- Polarimetrie

Hier werden die optischen Erscheinungen der Lichtbrechung (bei der Refraktometrie) und der optischen Drehung (bei der Polarimetrie) zur Analyse von Stoffen herangezogen.

Die in der pharmazeutischen Analytik angewandten *spektroskopischen Analysenmethoden* sind durch sehr unterschiedliche Grundvorgänge gekennzeichnet. Allen Methoden ist gemeinsam, daß man Energie (meist Lichtenergie) auf Atome oder Moleküle einwirken läßt und die Wirkungen beobachtet. Für den Pharmazeuten wichtige spektroskopische Methoden sind:

- Spektralanalyse
- Atomemissionsspektroskopie (Flammenphotometrie)
- Atomabsorptionsspektrophotometrie
- UV-Vis-Spektroskopie
- Fluorimetrie
- IR-Spektroskopie
- NMR-Spektroskopie
- Massenspektrometrie

Da fast alle spektroskopischen Verfahren ebenfalls optische Vorgänge zur Analyse heranziehen, ist die Unterteilung in optische und spektroskopische Methoden nicht ganz schlüssig. Sie wird lediglich aus praktischen Gründen vorgenommen. Zunächst sollen die wichtigsten physikalischen Eigenschaften des Lichtes besprochen werden.

1-1 Licht als elektromagnetische Wellenbewegung

Licht kann physikalisch als transversale elektromagnetische Wellenbewegung betrachtet werden, die durch periodische Änderung elektrischer und magnetischer Felder gekennzeichnet ist. Die Wellennatur des Lichtes zeigt sich in den Interferenz- und Beugungserscheinungen und der Polarisation (Wellenoptik). Die Ausbreitung des Lichtes erfolgt geradlinig (elektromagnetische Strahlung; geometrische Optik). Das für den Menschen „sichtbare Licht“ stellt den schmalen Ausschnitt aus dem Spektrum elektromagnetischer Wellen dar, der von unserem Auge wahrgenommen werden kann. In der Spektroskopie wird oft auch elektromagnetische Strahlung anderer Wellenlängen als „Licht“ bezeichnet.

Alle Arten elektromagnetischer Wellen besitzen im Vakuum die gleiche Ausbreitungsgeschwindigkeit (*Lichtgeschwindigkeit:* $c = 2.997925 \cdot 10^{10}\ \text{cm} \cdot \text{s}^{-1}$). In Materie verringert sie sich (vgl. Kap. 2, Refraktometrie). Die elektromagnetischen Wellen unterscheiden sich in der *Wellenlänge* λ bzw. in der *Frequenz* ν. Die Frequenz entspricht der Zahl der Schwingungen des elektrischen bzw. magnetischen Feldes pro Zeiteinheit (Schwingungen pro Sekunde); ihre Einheit ist s^{-1} (bzw. Hertz [Hz]; für hohe Frequenzen wird die Bezeichnung Megahertz, 1 MHz = 10^6 Hz verwendet). Ausbreitungsgeschwindigkeit c, Wellenlänge λ, und Frequenz ν sind durch folgende Gleichung verknüpft:

$$c = \lambda \cdot \nu$$

Eine elektromagnetische Welle kann demnach entweder durch ihre Wellenlänge λ [cm] oder ihre Frequenz ν [s^{-1}] charakterisiert werden. Eine dritte Größe zur Kennzeichnung einer elektromagnetischen Welle ist die Wellenzahl $\tilde{\nu}$. Sie stellt die reziproke Wellenlänge dar:

$$\tilde{\nu} = \frac{1}{\lambda} \; [\mathrm{cm}^{-1}]$$

$\tilde{\nu}$ [cm^{-1}] gibt die Anzahl der Wellenlängen an, die auf einen cm entfallen und darf nicht mit der Frequenz ν verwechselt werden. Wellenzahl und Frequenz sind durch die Lichtgeschwindigkeit c verknüpft:

$$\nu = c \cdot \tilde{\nu}$$

Nach dem SI-System wird die Wellenzahl wie die Frequenz mit ν bezeichnet und auf 1 m bezogen: $\nu = \frac{1}{\lambda}$ [m^{-1}]. Dies kann zu Verwechslungen führen.

1-2 Energie der elektromagnetischen Wellen

Neben der Wellennatur deuten verschiedene Beobachtungen auch auf eine *Teilchennatur* des Lichtes hin. Man bezeichnet diese „Strahlungsteilchen" als *Lichtquanten* bzw. *Photonen*; sie besitzen eine bestimmte Energie. Elektromagnetische Strahlung besteht demnach nicht aus einem kontinuierlichen, beliebig teilbaren Energiestrom, sondern aus einem Strom nicht teilbarer Lichtquanten. Nach M. Planck, N. Bohr und A. Einstein ist die Energie E eines Lichtquants durch folgende Gleichung gegeben:

$$E = h \cdot \nu$$

ν = Frequenz

h = Proportionalitätsfaktor (Plancksche Konstante; allgemeine Naturkonstante), $6.6256 \cdot 10^{-34}$ Joule · s;
1 Joule = 0.239 cal.

Wird für die Frequenz die Beziehung $\nu = c/\lambda$ eingesetzt, so lautet die Plancksche Gleichung:

$$E = \frac{h \cdot c}{\lambda}$$

Aus dieser Gleichung ergeben sich bezüglich der Strahlungsenergie folgende Aussagen:

a) Die Energie der Lichtquanten der elektromagnetischen Strahlung ist von der Frequenz abhängig. Je größer die Frequenz ist, umso größer ist die Energie der Strahlung.

b) Die Energie der Lichtquanten der elektromagnetischen Strahlung ist umgekehrt proportional der Wellenlänge λ. Je größer die Wellenlänge, umso geringer ist die Energie.

1-3 Spektrum der elektromagnetischen Wellen. Spektralbereiche

Elektromagnetische Wellen unterscheiden sich in ihren Wellenlängen λ und Frequenzen ν und damit auch in der Energie ihrer Photonen. Das gesamte Spektrum der elektromagnetischen Wellen umfaßt einen Bereich von sehr energiereicher Strahlung mit kleinen Wellenlängen bis zu sehr energiearmer Strahlung mit großen Wellenlängen. Für praktische Zwecke werden die elektromagnetischen Wellen in Spektralbereiche eingeteilt (Tab. 1-1). Zur Abgrenzung der einzelnen Spektralbereiche wird fast immer die Wellenlänge benutzt. Nur im Bereich der Infrarotstrahlung (IR-Bereich) ist die An-

Tab. 1-1: Das Spektrum der elektromagnetischen Wellen. Spektralbereiche (Wellenlängen bezogen auf Vakuum).

Spektralbereich	Wellenlänge (λ)	Wellenzahl ($\tilde{\nu}$)	Strahlungsenergie kcal · mol^{-1} (kJ · mol^{-1}) *)	Wirkung auf Moleküle
γ-Strahlen	kleiner als 0.1 Å (0.01 nm)		20 Mill. (80 Mill.)	Ionisation
Röntgenstrahlen (X-rays)	0.1–10 Å (0.01–1 nm)		20 Mill. – 200000 (80 Mill. – 800000)	Ionisation
Vakuum-Ultraviolett (Vakuum-UV)	100 – 200 nm		2000 – 150 (8000 – 600)	Elektronen-anregung
Nahes Ultraviolett (UV)	200 – 400 nm		150 – 80 (600 – 320)	Elektronen-anregung
Sichtbarer Bereich (Vis)	400 – 800 nm		80 – 40 (320 – 160)	Elektronen-anregung
Infrarot (IR)	0.8 – 50 µm	12500 – 200 cm^{-1}	40 – 0.6 (160 – 2.5)	Molekül-schwingungen
Fernes Infrarot	50 µm – 500 µm	200 – 20 cm^{-1}	0.6 – 0.06 (2.5 – 0.25)	Molekül-rotationen
Mikrowellen (MW)	500 µm – 30 cm		0.06 – 0.001 (0.25 – 0.004)	
Radiowellen „Funkwellen"	größer als 0.1 m	(Frequenz ν kleiner als 3000 MHz)		Kernresonanz

*) 1 kcal = 4.1868 kJoule. Die Werte sind gerundet.

Tab. 1-2: Längeneinheiten zur Angabe der Wellenlänge.

Längeneinheit	Å	nm	µm	mm	cm	gebräuchlich im Spektralbereich
Å (Angström) auch AE (Angström-Einheit) (soll nicht mehr verwendet werden!)	1	10^{-1}	10^{-4}	10^{-7}	10^{-8}	γ-Strahlung, Röntgenstrahlung
nm (Nanometer früher: mµ („Millimikron")	10	1	10^{-3}	10^{-6}	10^{-7}	Vakuum-UV, Nahes Ultraviolett, Sichtbarer Bereich
µm (Mikrometer) früher: µ („Mikron")	10^{4}	10^{3}	1	10^{-3}	10^{-4}	Infrarot
mm (Millimeter)	10^{7}	10^{6}	10^{3}	1	10^{-1}	Mikrowellen
cm (Zentimeter)	10^{8}	10^{7}	10^{4}	10	1	

gabe der Wellenzahl $\tilde{\nu}$ gebräuchlicher, bei Radiowellen wird meist die Frequenz angegeben. Zur Kennzeichnung der Wellenlänge haben sich bestimmte Längeneinheiten als praktisch erwiesen (Tab. 1-2).
Der für den Menschen sichtbare Teil des Spektrums der elektromagnetischen Wellen (Tab. 1-1) (auch „Vis-Bereich", englisch: visible = sichtbar) umfaßt den verhältnismäßig kleinen Wellenlängenbereich zwischen ca. 400 und 800 nm. Die Strahlungsenergie liegt etwa zwischen 80 und 40 kcal · mol^{-1} (320–160 kJ · mol^{-1}). Bekanntlich vermittelt die kürzestwellige Strahlung des sichtbaren Bereiches den Farbeindruck violett, die längstwellige rot* (Tab. 1-3). Aus diesem Grunde werden die jeweils an den sichtbaren Bereich angrenzenden Bereiche als ultravioletter Bereich (jenseits von Violett liegend = UV-Bereich) und als infraroter bzw. ultraroter Bereich (jenseits von Rot liegend = IR-Bereich, UR-Bereich) bezeichnet. Die Energie der Strahlung des ultravioletten Bereiches ist wegen der kleineren Wellenlängen (200–400 nm) größer, die des infraroten Bereiches wegen der größeren Wellenlängen (0.8–50 μm, vgl. Kap. 11-2.1) kleiner als die des sichtbaren Bereiches. Der Bereich des „Vakuum-Ultraviolett" (100–200 nm) mit seiner recht energiereichen Strahlung von ca. 150–2000 kcal · mol^{-1} (600–8000 kJ · mol^{-1}) hat seine Bezeichnung von der Erzeugung dieser Strahlung in einer Hochvakuum-Röhre. Röntgenstrahlen (im engl. Sprachgebrauch x-rays) und γ-Strahlen besitzen noch kürzere Wellenlängen und daher eine noch größere Energie. An den IR-Bereich schließt sich die verhältnismäßig energiearme Strahlung des „fernen" Infrarot, der Mikrowellen und „Funkwellen" an.

In der Praxis ist es möglich, Strahlung der in Tab. 1-1 aufgeführten Spektralbereiche zu erzeugen und bestimmte Wellenlängen daraus auszusortieren. Man bezeichnet Lichtstrahlung, die – ideal betrachtet – nur aus einer einzigen Wellenlänge bzw. praktisch aus einem schmalen Wellenlängenausschnitt besteht, als *monochromatisches Licht*. Licht, das ein Gemisch mehrerer Wellenlängen darstellt, ist *polychromatisches Licht*.

Aus Tab. 1-1 ist die große Spannweite der Energie der elektromagnetischen Wellen zu erkennen. Diese Energie kann auf Atome oder Moleküle einwirken und dort verschiedene Wirkungen hervorrufen, die später näher beschrieben werden.

*) Daher wird in der Spektroskopie ein Übergang zu kürzeren Wellenlängen als *Blauverschiebung* und ein Übergang zu längeren Wellenlängen als *Rotverschiebung* bezeichnet. Andere Bezeichnungen sind *hypsochrom* für einen Übergang zu kürzeren Wellenlängen und *bathochrom* für einen Übergang zu längeren Wellenlängen.

1-4 Lichtabsorption und Farbe

Das Gemisch aller Wellenlängen des Sonnenlichtes („Tageslicht") vermittelt dem Menschen den Farbeindruck „weiß". Wird eine Substanz von Sonnenlicht getroffen, so absorbiert sie daraus bestimmte Wellenlängen. Das Restgemisch wird reflektiert bzw. durchgelassen. Dieser Rest an sichtbarer Lichtstrahlung ruft im menschlichen Auge nicht mehr den Farbeindruck „weiß", sondern den Eindruck der Komplementärfarbe der absorbierten Wellenlänge hervor. Auf diese Wei-

Tab. 1-3: Farbe einiger Wellenlängen des Sonnenlichtes und des nach Absorption dieser Wellenlängen ausgestrahlten „Restlichtes" (Komplementärfarbe).

Absorbierte Wellenlänge (nm)	Farbe der absorbierten Wellenlänge	Beobachtete Komplementärfarbe des „Restlichtes"
400	violett	grüngelb
425	dunkelblau	gelb
450	blau	orange
510	grün	purpurrot
550	gelb	dunkelblau
590	orange	blau
640	rot	blaugrün

se entsteht der Eindruck der Farbigkeit von Stoffen (Tab. 1-3). Substanzen, die keine Strahlung des sichtbaren Bereiches absorbieren, ergeben den Farbeindruck „weiß“.

1-5 Übersicht über die spektroskopischen Analysenmethoden

In der Spektroskopie (mit Ausnahme der Massenspektrometrie) läßt man auf Atome oder Moleküle Wärme- bzw. Strahlungsenergie einwirken. Die Atome oder Moleküle gehen dabei in einen höheren Energiezustand über. Man bezeichnet diesen Vorgang als *Anregung*. Nach kurzer Zeit kehren sie wieder in den Grundzustand zurück und die Energie wird meist in Form von Wärmeenergie („strahlungslos“), gelegentlich auch in Form von Strahlung, d. h. als Lichtenergie abgegeben. Das Ausmaß der Energie-Aufnahme (*Absorption*) oder Abgabe (*Emission*) kann gemessen und in Abhängigkeit von der Wellenlänge in einem Spektrum graphisch dargestellt werden.

1-5.1 Atomspektroskopie und Molekülspektroskopie

Untersucht man in der oben beschriebenen Weise Atome, so spricht man von *Atomspektroskopie*, bei der Untersuchung von Molekülen von *Molekülspektroskopie* (Tab. 1-4).

1-5.2 Emissionsspektroskopie und Absorptionsspektroskopie

Ein anderes Einteilungsprinzip für spektroskopische Methoden ergibt sich aus der Tatsache, daß die Verfahren entweder auf der Messung der *Lichtemission* oder der *Lichtabsorption* beruhen. Man bezeichnet sie als *Emissionsspektroskopie* bzw. *Absorptionsspektroskopie* (Tab. 1-4). Nur die Massenspektrometrie läßt sich in dieses Schema nicht einordnen.

In der *Emissionsspektroskopie* erfolgt die Anregung der Atome bzw. Moleküle durch Zufuhr von Licht- oder Wärmeenergie. Man registriert das bei der anschließenden Rückkehr in den Grundzustand emittierte Licht, z. B. in Form des *Emissionsspektrums*. Zur Emissionsspektroskopie gehören die *Spektralanalyse*, die *Flammenphotometrie* und die *Fluorimetrie* (Tab. 1-4).

In der *Absorptionsspektroskopie* erfolgt die Anregung der Atome oder Moleküle durch Einstrahlung von Licht mit definierten Wellenlängen. Registriert wird der *absorbierte Anteil* der Lichtintensität. Trägt man die Meßwerte für die absorbierte Lichtintensität gegen die Wellenlänge auf, so erhält man das *Absorptionsspektrum* der Atome oder Moleküle. Zur Absorptionsspektroskopie gehören z. B. die *Atomabsorptionsspektrophotometrie* (AAS), die *UV-Vis-Spektroskopie*, die *IR-Spektroskopie* und mit Einschränkungen auch die *NMR-Spektroskopie* (Tab. 1-4).

Tab. 1-4: Spektroskopische Analysenmethoden.

	Emissionsspektroskopie	Absorptionsspektroskopie
Atomspektroskopie	Spektralanalyse Atomemissionsspektroskopie	Atomabsorptionsspektroskopie (AAS)
Molekülspektroskopie	Fluorimetrie	UV-Vis-Spektroskopie IR-Spektroskopie (NMR-Spektroskopie)

2 Refraktometrie

2-1 Grundlagen der Refraktometrie

In der Refraktometrie mißt man die *Brechzahl* (den *Brechungsindex*)*) und wertet sie analytisch aus (vgl. Lehrbücher der Physik). Wenn ein Lichtstrahl der Wellenlänge λ aus dem Vakuum in eine durchsichtige Substanz eintritt, kommt es zu einer Verlangsamung seiner Ausbreitung. Das Verhältnis der Lichtgeschwindigkeit im Vakuum (c) und in der Substanz (v(λ)) wird als Brechzahl n(λ) (Brechungsindex n_λ)*) bezeichnet:

$$n(\lambda) = \frac{c}{v(\lambda)\ \text{Substanz}}$$

In der Praxis wird die Brechzahl nicht auf das Vakuum (*absolute Brechzahl*), sondern auf Luft bezogen (*relative Brechzahl*). Anstelle der Lichtgeschwindigkeit im Vakuum wird die in Luft verwendet:

$$n(\lambda) = \frac{v(\lambda)\ \text{Luft}}{v(\lambda)\ \text{Substanz}}$$

Die absolute Brechzahl von Luft, die gegen Vakuum gemessen 1.0003 beträgt, wird dadurch zur relativen Brechzahl 1.0000.

Beim Übergang eines Lichtstrahls aus einem optisch dünneren (Luft) in ein optisch dichteres Medium (Substanz) kommt es zu einer Änderung der Ausbreitungsrichtung (*Lichtbrechung, Refraktion*). Der Strahl wird zum Lot hin gebrochen (Abb. 2-1). Die Sinus-Werte von Einfallswinkel α und Brechungswinkel β verhalten sich wie die Brechzahlen des optisch dichteren (n_2) und optisch dünneren (n_1) Mediums (*Snelliussches Brechungsgesetz*).

Ist das optisch dünnere Medium Luft ($n_1 = 1$), so erhält man die auf Luft bezogene Brechzahl n_2 des optisch dichteren Mediums:

$$\frac{\sin\alpha}{\sin\beta} = \frac{n_2}{n_1} = n_2$$

*) In der Physik ist der Begriff *Brechzahl* üblich. Das DAB benutzt die ältere Bezeichnung *Brechungsindex*.

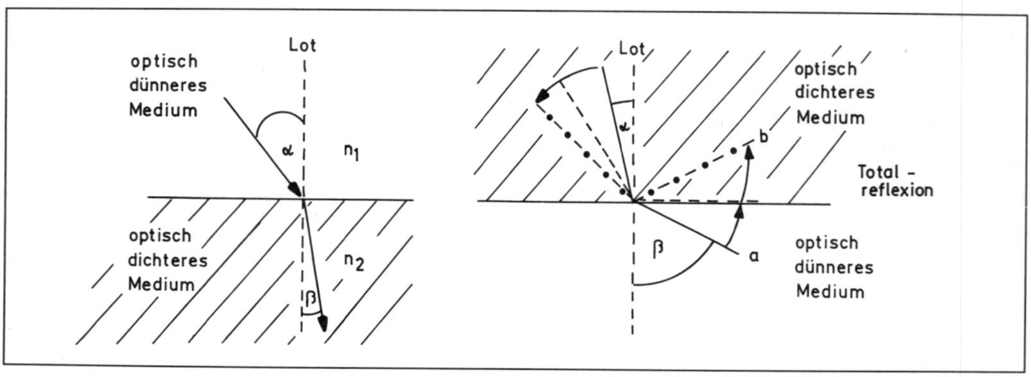

Abb. 2-1: Lichtbrechung am optisch dichteren und optisch dünneren Medium. Totalreflexion.

Die Brechzahl ändert sich wegen der Abhängigkeit der Lichtgeschwindigkeit von λ mit der Wellenlänge des Lichtes (*Dispersion*). Man verwendet meist die D-Linie des Natriums mit der Wellenlänge $\lambda = 589.3$ nm (vgl. Kap. 4) und macht dies durch den Zusatz „D" deutlich. Auch von der Temperatur ist die Brechzahl abhängig. Meist gibt man den für 20 °C bestimmten Wert an und verwendet das Symbol n_D^{20}. Die Brechzahlen von Flüssigkeiten liegen meist zwischen 1.3 und 1.8, die von Festkörpern zwischen 1.3 und 2.5.

Brechzahl und Polarisierbarkeit: Die Brechzahl ist ein Maß dafür, wie schnell die Elektronenwolken der Moleküle der betreffenden Substanz den Schwingungen des elektromagnetischen Feldes des Lichtes folgen können. Daher ist sie ein Maß für die *Deformierbarkeit der Elektronenwolken*, d. h. für die *Polarisierbarkeit* der Moleküle. Als Maß für die Polarisierbarkeit benutzt man aber meist nicht die Brechzahl selbst, sondern die *Molekularrefraktion* (Molrefraktion) (R):

$$R = \frac{M_r}{d} \cdot \frac{n^2 - 1}{n^2 + 2}$$

M_r = relative Molmasse
d = relative Dichte
n = Brechzahl

Man nimmt an, daß sich diese Größe, die der Gesamtpolarisierbarkeit des Moleküls proportional ist, additiv aus den „Einzelpolarisierbarkeiten" der Bindungen im Molekül (*Bindungsrefraktionen*) errechnen läßt. R wurde früher zur Strukturaufklärung eingesetzt: Für eine angenommene Molekülstruktur wurde der aus den Einzelrefraktionen berechnete Wert für R mit dem gemessenen Wert verglichen.

2-2 Messung der Brechzahl (Brechungsindex)

Die zur Bestimmung der Brechzahl (des Brechungsindex) verwendeten Meßgeräte werden als *Refraktometer* bezeichnet. Sie nutzen meist den *Grenzwinkel der Totalreflexion* zur Messung aus (Abbé-Refraktometer, Pulfrich-Refraktometer, Zeiss-Eintauchrefraktometer). Gewöhnlich wird das *Abbé-Refraktometer* verwendet.

2-2.1 Grenzwinkel der Totalreflexion

Fällt ein monochromatischer Lichtstrahl aus einem optisch dichteren in ein optisch dünneres Medium, so wird er vom Lot weggebrochen (Abb. 2-1, Strahl a). Vergrößert man den Einfallswinkel α, so wird auch der Brechungswinkel β größer. Man kann α soweit vergrößern, bis $\beta = 90°$ oder größer als 90° wird (Abb. 2-1, Strahl b). In diesem Falle geht der Lichtstrahl nicht mehr in das optisch dünnere Medium über, sondern wird in das dichtere Medium reflektiert, man sagt, er wird „total reflektiert". Denjenigen Winkel α, bei dem β gerade 90° wird, bezeichnet man als *Grenzwinkel der Totalreflexion*, weil bei einer weiteren Vergrößerung Totalreflexion erfolgt. Wie der Brechungswinkel, so ist auch der Grenzwinkel der Totalreflexion wellenlängenabhängig (vgl. Lehrbücher der Physik).

2-2.2 Abbé-Refraktometer

Zur Messung der Brechzahl (des Brechungsindex) wird die Substanz als optisch dünneres Medium in Form eines dünnen Films zwischen zwei Glasprismen gebracht (Abb. 2-2). Durch das obere Prisma fällt ein Lichtstrahl in diese Anordnung, der in einem Okular beobachtet wird. Dort sieht man eine Hell-Dunkel-Grenze, die wie folgt zu erklären ist (Abb. 2-2):

- Strahlen, die mit einem solchen Einfallswinkel in das obere Prisma fallen, daß der Grenzwinkel der Totalflexion beim Eintritt in den Substanzfilm (optisch dünnes Medium) überschritten wird (β), werden total reflektiert und können nicht über das untere Prisma zum Okular gelangen. Dort bleibt eine dunkle Zone (Abb. 2-2, Strahlengang a).
- Strahlen, die mit einem größeren Einfallswinkel in das obere Prisma einfallen, so daß der Grenzwinkel der Totalreflexion unterschritten wird (β'), gelangen zum Okular und bilden dort eine helle Zone (Abb. 2-2, Strahlengang b).
- Die Grenze zwischen dunkler und heller Zone im Okular entspricht dem Grenzwinkel der Totalreflexion für die Kombination oberes Glasprisma-Substanzfilm. Hier fällt der Lichtstrahl

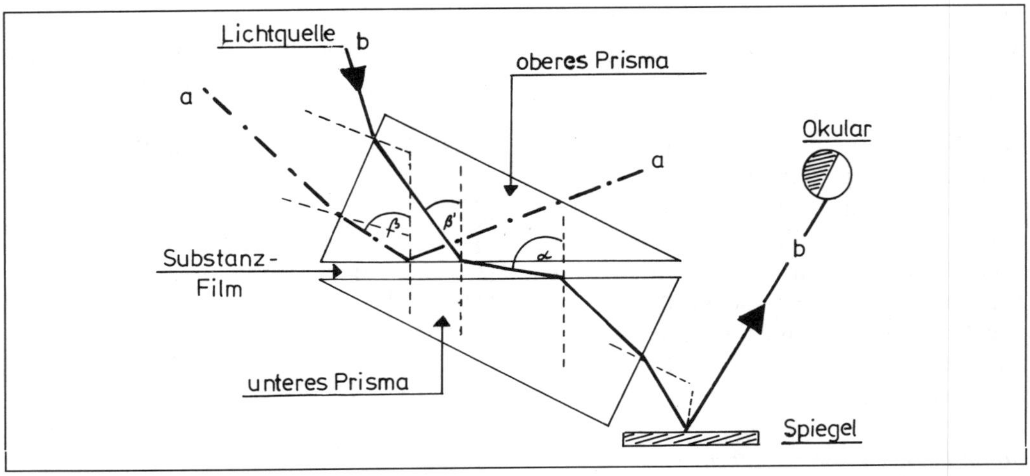

Abb. 2-2: Abbé-Refraktometer (vereinfacht).

„streifend" aus der Probe gerade noch in das untere Prisma.

Für den „streifenden" Einfall des Lichtstrahls aus dem Substanzfilm in das untere Glasprisma (Abb. 2-2), d.h. für die Hell-Dunkel-Grenze im Okular, beträgt der Einfallswinkel α aus dem Substanzfilm in das untere Prisma praktisch 90°. Es gilt das Snelliussche Brechungsgesetz ($n(\lambda)$ = Brechzahl der Substanz):

$$\frac{\sin 90^\circ}{\sin \beta} = \frac{\text{n Glas}}{n(\lambda)}$$

Da $\sin 90^\circ = 1$ ist, erhält man folgende Beziehung, die bei bekannter Brechzahl des Glases die Bestimmung der Brechzahl der Substanz aus dem Winkel β ermöglicht:

$$n(\lambda) = \text{n Glas} \cdot \sin \beta$$

Zur Messung wird ein Tropfen der zu untersuchenden Substanz auf das untere Prisma des Abbé-Refraktometers gebracht und das obere Prisma auf den Tropfen gedrückt. Dann wird mit Hilfe eines Drehknopfes die Hell-Dunkel-Grenze mit dem Fadenkreuz im Okular zur Deckung gebracht. Auf der Skala des Refraktometers ist nicht der Winkel β, sondern direkt die Brechzahl (der Brechungsindex) abzulesen.

Die Prismenfassungen des Abbé-Refraktometers sind mit Anschlüssen für einen Thermostaten versehen. Für Messungen nach dem DAB muß auf 20(±0.5)°C temperiert werden. In Ausnahmefällen wird bei 40° oder 75°C gemessen (Fette, Cetylpalmitat).
In den meisten Fällen wird Tageslicht oder weißes Kunstlicht zur Messung verwendet, weil die Geräte mit einem Kompensator versehen sind, der die Meßwerte auf Natrium-D-Licht bezieht. Das Arzneibuch gibt den Brechungsindex bis auf drei Dezimalstellen an. An dem verwendeten Refraktometer muß daher diese Stelle noch exakt ablesbar und die vierte zu schätzen sein, wobei die Ziffern 1 bis 4 auf null und die Ziffern 5 bis 9 auf zehn zu runden sind.
Nach DAB werden zur Kontrolle des Refraktometers 2,2,4-Trimethylpentan (n_D^{20} 1.392), Tetrachlorkohlenstoff (n_D^{20} 1.461), Toluol (n_D^{20} 1.497) und 1-Methylnaphthalin (n_D^{20} 1.616) verwendet. Für diese Substanzen gibt das DAB auch die Änderung des Brechungsindex pro Grad Temperaturänderung an (Temperaturkoeffizient $\Delta n/\Delta t$).

2-3 Anwendungen der Refraktometrie in der Pharmazie

Die Brechzahl (Brechungsindex) ist eine charakteristische Stoffkonstante, die zur

Identitäts-, Reinheits- und Gehaltsprüfung von Arzneistoffen herangezogen wird. Insbesondere lassen sich Stoffgemische wie ätherische und fette Öle durch die Brechzahl charakterisieren. Beimengungen, Verfälschungen und Verdorbenheit können zu einer Veränderung der Brechzahl führen.

Auch quantitative Bestimmungen sind möglich, wenn eine Kalibrierkurve erstellt wird. Die Brechzahl ermöglicht dann eine schnelle Gehaltsbestimmung und wird insbesondere in der industriellen Pharmazie angewandt.

Bedeutung besitzt die Refraktometrie auch als Detektionsmethode in der Hochleistungs-Flüssigchromatographie (Brechzahldetektor; vgl. Kap. 17-3.7.4).

Im DAB wird der Brechungsindex bei vielen Stoffen zur Identitäts- und Reinheitsprüfung herangezogen: Aceton, Ätherische Öle, Benzylalkohol, Dichlormethan, Glucosesyrup, Glycerol, Hydroxyethylsalicylat, Methanol, Methylsalicylat, Propylenglycol u. a.. Bei Campherspiritus ist der n_D vom Gehalt an Campher abhängig, bei Nicethamid vom Wassergehalt.

Bei Glycerol ist aufgrund des Brechungsindex eine schnelle quantitative Bestimmung des Wassergehaltes möglich, weil n_D mit zunehmendem Wassergehalt nahezu linear abnimmt (Lit. 1).

Das DAB verwendet den Brechungsindex auch in der Fettanalytik (Cetylpalmitat, Isopropylmyristat, Isopropylpalmitat, Kakaobutter, Oleyloleat, Rizinusöl, Sesamöl, mittelkettige Triglyzeride u. a.). Hier nimmt der n_D mit zunehmender Zahl von C-Atomen und Doppelbindungen im Molekül zu. Damit besteht eine Korrelation zwischen der Iodzahl von Fetten und Fettsäuren und ihrem Brechungsindex.

2-4 Literatur über Refraktometrie

1) K. Hartke und H. Hartke in K. Hartke und E. Mutschler (Hrsg.), DAB 9-Kommentar, Wissenschaftliche Verlagsgesellschaft, Stuttgart, Govi-Verlag, Frankfurt, 1987.
2) H. Althoff in H. Feltkamp, P. Fuchs und H. Sucker, Pharmazeutische Qualitätskontrolle, Georg Thieme-Verlag, Stuttgart, New York, 1983.
3) D. A. Skoog, Principles of Instrumental Analysis, Saunders College Publishing, Philadelphia, 1985.

3 Polarimetrie

3-1 Grundlagen der Polarimetrie

In der Polarimetrie wird die Drehung der Schwingungsebene des linear polarisierten Lichtes durch optisch aktive Substanzen gemessen (*optische Drehung*) und zur Analyse herangezogen.

3-1.1 Linear polarisiertes Licht

Wie bereits erwähnt (Kap. 1-1), sind Lichtstrahlen transversale elektromagnetische Wellen, deren elektromagnetisches Feld senkrecht zur Fortpflanzungsrichtung schwingt. Natürliches Licht schwingt in allen Ebenen (Abb. 3-1). Man bezeichnet solches Licht als *nicht polarisiert*. Dagegen nennt man Licht, das nur in einer Ebene schwingt (Abb. 3-1) *linear polarisiert*; seine Erzeugung aus natürlichem Licht bezeichnet man als *Polarisation*.

3-1.2 Erzeugung von linear polarisiertem Licht

Nicolsches Prisma: In doppelbrechenden, optisch anisotropen Kristallen z. B. Kalkspat ($CaCO_3$) sind Ausbreitungsgeschwindigkeit und Ausbreitungsrichtung von einfallendem Licht für die verschiedenen Schwingungsebenen des Lichtes unterschiedlich (Abb. 3-1). Fällt ein unpolarisierter Lichtstrahl auf die Rhomboederfläche eines solchen Kalkspatkristalls, so wird er in zwei Strahlen aufgespalten:

- Der *ordentliche Strahl* wird beim Eintritt in das Prisma verhältnismäßig stark gebrochen.
- Der *außerordentliche Strahl* wird schwächer gebrochen.

Wichtig ist, daß beide Strahlen senkrecht zueinander polarisiert sind: der ordentliche Strahl schwingt senkrecht zur Papierebene, der außerordentliche in der Papierebene.

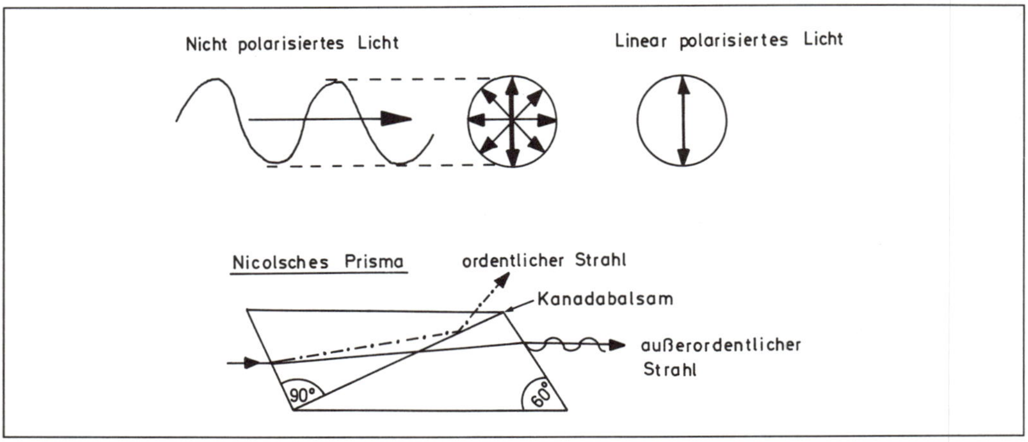

Abb. 3-1: Linear polarisiertes Licht. Nicolsches Prisma.

Die Intensität beider Strahlen ist gleich groß und gleich der Hälfte der einfallenden Intensität.

Im *Nicolschen Prisma* („Nicol") (Abb. 3-1) wird der ordentliche Strahl durch Totalreflexion (Kap. 2-2.1) entfernt. Man erhält ausschließlich das in der Papierebene polarisierte Licht des außerordentlichen Strahles.

Zur Herstellung des Nicolschen Prismas wird ein Kalkspatkristall bestimmter Abmessungen in zwei Teile geschnitten und mit Kanadabalsam wieder verklebt. Unpolarisiertes Licht wird in der Weise in das Prisma eingestrahlt (Abb. 3-1), daß der Einfallswinkel des ordentlichen Strahls beim Eintritt aus dem Kalkspat in das optisch dünnere Medium (Kanadabalsam) den Grenzwinkel der Totalreflexion überschreitet. Er wird auf diese Weise durch Totalreflexion entfernt, während der außerordentliche Strahl das Prisma polarisiert verläßt und zur Messung verwendet wird (Abb. 3-1).

Polarisationsfilter, Polarisationsfolien: In dünne Platten oder Folien werden stark doppelbrechende Kristalle oder anisotrope Flüssigkeiten („flüssige Kristalle") eingelagert.

3-1.3 Zirkular polarisiertes Licht

Zirkular polarisiertes Licht schwingt ebenfalls nur in einer Richtung wie linear polarisiertes Licht, aber die Schwingungsrichtung dreht sich bei der Ausbreitung (Abb. 3-2), und beschreibt eine Spirale. Dreht sich die Schwingungsebene des auf den Beobachter zukommenden Lichtstrahles nach links (entgegen der Uhrzeigerrichtung), so liegt *linkszirkular polarisiertes Licht* vor; dreht sie sich nach rechts (in Uhrzeigerrichtung), so liegt *rechtszirkular polarisiertes Licht* vor (Abb. 3-2). Besitzen je ein links- und ein rechtszirkular polarisierter Lichtstrahl gleiche Frequenz, gleiche Amplitude und gleiche Phase (d.h., sind sie kohärent), so addieren sie sich zu einem linear polarisierten Lichtstrahl (Abb. 3-2).

Andererseits kann man sich jeden linear polarisierten Lichtstrahl aus je einem kohärenten links- und rechtszirkular polarisierten Lichtstrahl zusammengesetzt denken (Abb. 3-2).

3-1.4 Optische Aktivität

Optisch aktive Substanzen drehen die Schwingungsebene des linear polarisierten Lichtes entweder nach rechts (im Uhrzeigersinn, positiv, Symbol d oder +) oder nach links (entgegen dem Uhrzeigersinn, negativ, Symbol l oder −), beurteilt von einem Beobachter, auf den der Strahl zukommt.

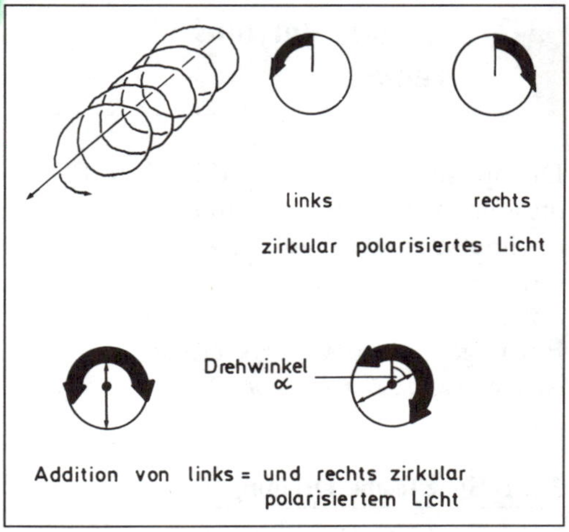

Abb. 3-2: Zirkular polarisiertes Licht.

Die optische Drehung läßt sich wie folgt deuten: Die Wechselwirkung einer optisch aktiven Substanz mit links- oder rechtszirkular polarisiertem Licht ist unterschiedlich. Daher pflanzt sich links- und rechtszirkular polarisiertes Licht mit unterschiedlicher Geschwindigkeit in der Substanz fort. Die unterschiedliche Ausbreitungsgeschwindigkeit führt zu einer Phasenverschiebung der beiden Wellen, die sich beim Verlassen der Substanz an einer anderen Stelle des Kreises zu einer linear polarisierten Welle addieren (Abb. 3-2). Die Schwingungsebene dieser Welle ist daher um einen Winkel α gedreht (Abb. 3-2) der als *Winkel der optischen Drehung* bzw. *Drehwinkel (Drehungswinkel)* bezeichnet wird.

Optische Aktivität tritt auf:

- Bei Kristallen, z.B. Quarz, verursacht durch den Aufbau des Kristalls. Sie geht beim Lösen oder Schmelzen verloren.
- Bei Molekülen mit *Chiralitätszentrum* (bzw. Asymmetriezentrum). Moleküle, die sich wie Bild und Spiegelbild verhalten (*optische Antipoden, Enantiomere*), drehen die Ebene des polarisierten Lichtes um den gleichen Betrag nach links bzw. nach rechts. *Diastereomere* zeigen unterschiedliche Drehwerte und Drehrichtungen (vgl. Lehrbücher der Organischen Chemie).

3-2 Messung der optischen Drehung

Die optische Drehung wird in Grad [°] gemessen. Meßgeräte zu ihrer Messung bezeichnet man als *Polarimeter*. Die Drehung fester Substanzen wird in Lösung, die von optisch aktiven Flüssigkeiten auch in reiner Form gemessen. Charakteristische Größe ist die *spezifische Drehung*.

3-2.1 Spezifische Drehung

Die optische Drehung einer optisch aktiven Substanz ist abhängig:

- Von der Wellenlänge des polarisierten Lichts. Man verwendet meist die D-Linie des Natriumlichtes bei 589.3 nm (vgl. Kap. 4).
- Von der Temperatur. Meist werden die Messungen bei 20 °C durchgeführt.
- Vom Lösungsmittel (z.B. dessen pH-Wert). Wenn keine andere Angabe gemacht wird, sollten wäßrige Lösungen verwendet werden.
- Von der Schichtdicke der durchstrahlten Lösung bzw. Flüssigkeit.
- Von der Konzentration.

Diese Einflüsse werden bei der Definition der *spezifischen Drehung* $[\alpha]_D^{20}$ berücksichtigt:

$$[\alpha]_D^{20} = \frac{\alpha}{c \cdot l}$$

α = gemessener Drehungswinkel [Grad]
c = Konzentration der Lösung $[g \cdot ml^{-1}]$
l = Schichtdicke (Länge des Polarimeterrohres) [dm]

Danach ist die spezifische Drehung $[\alpha]_D^{20}$ der Drehungswinkel in Grad (°) einer Lösung der optisch aktiven Substanz mit der Konzentration von $1\,g \cdot ml^{-1}$ in einer Schichtdicke von 1 dm bei 20 °C, gemessen mit Natrium-D-Licht von 589.3 nm. Die Maßeinheit nach dem CGS-System ist daher $Grad \cdot ml \cdot dm^{-1} \cdot g^{-1}$*).

In der Praxis lassen sich wegen schlechter Löslichkeit oder hohen Substanzbedarfs selten Lösungen mit Konzentrationen im Bereich von $1\,g \cdot ml^{-1}$ herstellen. Man arbeitet daher mit kleineren Konzentrationen. Verwendet man die Konzentration g/100 ml (bzw. Prozent m/V), so muß man die rechte Seite der Gleichung mit 100 multiplizieren:

$$[\alpha]_D^{20} = \frac{100 \cdot \alpha}{c \cdot l}$$

c = Konzentration [g/100 ml] bzw. [% (m/V)]
l = Schichtdicke [dm]

Gibt man die Schichtdicke l nicht in dm sondern in cm an, so muß zusätzlich der Nenner der Gleichung durch 10 dividiert werden:

$$[\alpha]_D^{20} = \frac{1000 \cdot \alpha}{c \cdot l}$$

c = Konzentration [g/100 ml] [% (m/V)]
l = Schichtdicke [cm]

Wird eine optisch aktive Flüssigkeit in reiner Form vermessen, so entspricht die Masse der optisch aktiven Substanz pro ml der Dichte ϱ_{20}, bzw. der relativen Dichte d_{20}^{20}:

*) Nach dem Internationalen Einheitensystem (SI) ist die spezifische Drehung (Symbol $[\alpha_m]_\lambda^t$) wie folgt definiert: Drehung einer Lösung oder Flüssigkeit von 1 kg optisch aktiver Substanz in 1 Kubikmeter Lösung bei einer Schichtdicke von 1 m, gemessen bei der Temperatur t und der Wellenlänge λ. Maßeinheit ist 1 Radiant (rad). Möglich ist auch die Angabe in Milliradiant-Quadratmeter pro Kilogramm:

$$[\alpha_m]_\lambda^t \ (mrad \cdot m^2 \cdot kg^{-1})$$

Diese Meßgrößen werden in der Praxis kaum verwendet. Die spezifische Drehung in Milliradiant kann wie folgt aus der spezifischen Drehung im CGS-System berechnet werden:

$$[\alpha_m]_D^{20} = [\alpha]_D^{20} \cdot 0.1745$$

$$[\alpha]_D^{20} = \frac{\alpha}{d_{20}^{20} \cdot l}$$

d_{20}^{20} = relative Dichte der Flüssigkeit bei 20 °C, bezogen auf Wasser von 20 °C
l = Schichtdichte [dm]

Interessant ist eine gelegentlich beobachtete Konzentrationsabhängigkeit der spezifischen Drehung (z.B. bei Weinsäure). In bestimmten Fällen ist sogar die Drehrichtung von der Konzentration abhängig (z.B. Äpfelsäure).

Bei Angabe der spezifischen Drehung muß daher neben Wellenlänge, Temperatur und Lösungsmittel auch die Konzentration vermerkt werden, z.B.:

$[\alpha]_D^{20} = + 50.0°$
($c = 1.000\ g \cdot ml^{-1}$; Chloroform).

Neben der spezifischen Drehung $[\alpha]_D^{20}$ wird gelegentlich die Molekularrotation $[M]_\lambda^t$ (molarer Drehwert) herangezogen, die sich auf 1 Mol optisch aktive Verbindung bezieht (M_r = relative Molmasse):

$$[M]_\lambda^t = \frac{[\alpha]_D^t \cdot M_r}{100}$$

3-2.2 Halbschattenpolarimeter

Zur Messung der optischen Drehung wird das Halbschattenpolarimeter verwendet (Abb. 3-3). Lichtquelle ist die D-Linie einer Natriumdampflampe, deren Licht über ein optisches System an ein Nicolsches Prisma (den *Polarisator*) gelangt. Ein zweites Nicolsches Prisma befindet sich drehbar als *Analysator* vor dem Okular. Durch Drehung des Analysators um die Ausbreitungsachse des Lichtes sind bei feststehendem Polarisator zwei extreme Positionen möglich:

- Der Analysator steht in gleicher Stellung wie der Polarisator bzw. um 180° gedreht. Er ist für den in der Papierebene polarisierten außerordentlichen Lichtstrahl durchlässig, im Okular herrscht volle Helligkeit. Diese Stellung von Analysator und Polarisator bezeichnet man als „parallel“.
- Wird der Analysator aus der parallelen Stellung um 90° oder 270° gedreht, so ist er für das in der Papierebene polarisierte Licht des Polarisators undurchlässig. Im Okular herrscht volle Dunkelheit. Man bezeichnet diese Stellung von Analysator und Polarisator als „gekreuzt“.

Bringt man zwischen den Polarisator und den gekreuzt stehenden, volle Dunkelheit erzeugenden Analysator in einem *Polarimeterrohr* (Abb. 3-3) die Lösung einer optisch aktiven Substanz, so dreht diese die Ebene des polarisierten Lichtes um den Winkel α. Das Okular hellt sich auf. Man muß den Analysator ebenfalls um den Winkel α drehen, damit er erneut gekreuzt zur Polarisationsebene des Lichtes steht, d.h., damit wieder volle Dunkelheit herrscht. Der am Analysator abzulesende Winkel entspricht der optischen Drehung der Lösung.

Da das menschliche Auge maximale Dunkelheit schlecht erkennt, arbeitet man nach der *Halbschattenmethode*. Hierbei wird der Strahlengang geteilt und in seiner oberen Hälfte ein zusätzliches Nicolsches Prisma (*Hilfsnicol*) angebracht (Abb. 3-3, Strahlengang a). Stehen Polarisator, Hilfsnicol und Analysator parallel, so gelangt der Lichtstrahl ungeschwächt an das Okular. Verdreht man das Hilfsnicol um einen kleinen Winkel, so kommt es zu einer leichten Verdunklung der oberen Hälfte des Okulars. Man kann nun den Analysator so drehen, daß die untere Hälfte des Okulars (Abb. 3-3, Strahlengang b) so abge-

Teil I

Polarimetrie 3

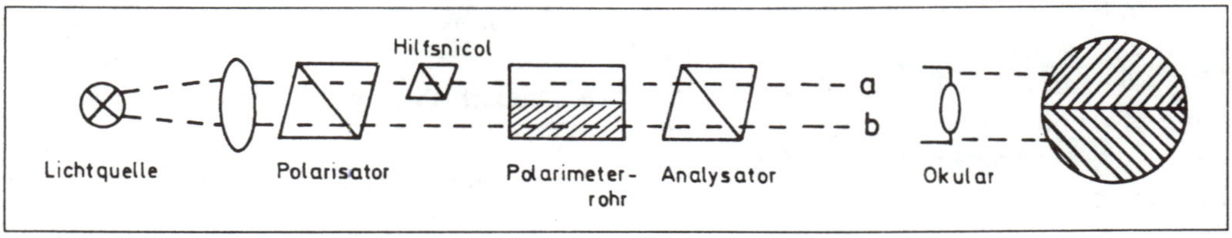

Abb. 3-3: Halbschattenpolarimeter.

dunkelt ist, wie die obere Hälfte. Diese *Halbschatteneinstellung* wird als Nullpunkt der Messung gewählt. Bringt man nun das Polarimeterrohr mit der optisch aktiven Substanz in die untere Hälfte des Strahlenganges (b), so erscheinen die zwei Halbkreise ungleich dunkel, weil die Ebene des Strahles b durch die Substanz um den Winkel α gedreht wurde. Man stellt nun wiederum auf gleiche Dunkelheit ein („Halbschatten") und liest den Drehwinkel ab.

3-2.3 Lichtelektrische Polarimeter

In einem lichtelektrischen Polarimeter erfolgt die Helligkeitsmessung über Photoelemente und einen Sekundärelektronenvervielfacher. Dieser steuert über einen Motor die Drehung des Analysators, bis erneut volle Dunkelheit herrscht. Meist wird der Meßwert digital angezeigt.

3-3 Anwendungen der Polarimetrie in der Pharmazie

Die spezifische Drehung ist eine charakteristische Stoffkonstante, die in der Arzneistoffanalytik zur Identitäts-, Reinheits- und Gehaltsbestimmung eingesetzt wird. Wichtig ist in diesem Zusammenhang, daß enantiomere und diastereomere Formen von Wirkstoffen unterschiedliche pharmakologische Eigenschaften besitzen können (vgl. Lehrbücher der pharmazeutischen Chemie). Das DAB unterscheidet zwischen der „*optischen Drehung*" unter festgelegten Bedingungen und der „*spezifischen Drehung*" (Kap. 3-2.1).

3-3.1 Messung der optischen Drehung nach dem Arzneibuch

Das DAB schreibt ein Polarimeter vor, welches ein Ablesen des Drehwinkels bei $\lambda = 589.3$ nm auf 0.01° gestattet. Die Drehung wird üblicherweise in einer Schichtdicke von 1.00 dm bei 20 (± 0.5) °C gemessen. Messungen bei anderen Temperaturen dürfen nur dann durchgeführt werden, wenn in der Monographie eine Temperaturkorrektur vorgesehen ist. Um individuelle Einflüsse auszuschalten, wird der Nullpunkt als Mittelwert aus mindestens 5 Ablesungen bestimmt, und zwar:

- bei Lösungen an dem mit dem reinen Lösungsmittel gefüllten Polarimeterrohr
- bei flüssigen Substanzen an dem leeren Polarimeterrohr.

Die Messung erfolgt ebenfalls als Mittelwert von mindestens 5 Einstellungen. Es ist darauf zu achten, daß sich im Polarimeterrohr keine Luftbläschen befinden und die Lösung nicht getrübt ist. In manchen Fällen z. B. bei Zuckern, ist die Einstellung eines Mutarotationsgleichgewichtes abzuwarten. Dies kann oft durch Zugabe von Spuren Ammoniak beschleunigt werden. Das vorgeschriebene Lösungsmittel darf nicht ausgetauscht werden, weil dadurch eine Änderung des Drehwinkels, in Ausnahmefällen auch des Drehsinns, hervorgerufen werden kann. Entsprechendes gilt für die Konzentration.

Die Skaleneinteilung des Polarimeters kann nach dem Arzneibuch mittels geeichter Quarzplättchen oder durch Messung des Drehwinkels von Saccharose-Lösungen bestimmter Konzentration kontrolliert werden (vgl. DAB).

3-3.2 Identitätsprüfungen

Nach dem Arzneibuch wird die optische Drehung in folgender Weise als Identitätskriterium herangezogen:

- Die Substanz muß eine bestimmte Drehungsrichtung zeigen, ohne daß ein Zahlenwert für die Drehung gefordert wird.
- Die Substanz muß die geforderte *optische* oder *spezifische Drehung* besitzen.
- Die Substanz darf keine Drehung zeigen.

3-3.3 Reinheitsprüfungen

Die Polarimetrie wird häufig zur Reinheitsprüfung eingesetzt, da Verunreinigungen zu einer Veränderung der optischen Drehung führen, falls die Beimengungen nicht zufällig den gleichen Drehwert wie die Substanz besitzen. Wichtig ist die Polarimetrie auch zur Überprüfung optisch aktiver Arzneistoffe auf Racemisierung. Im Arzneibuch ist in den meisten Fällen ein Mindest- oder Höchstwert oder ein Intervall für die spezifische Drehung vorgeschrieben.

Sonderfälle sind z. B.:

Ätherische Öle: Es wird ein bestimmter Drehwinkel bzw. ein bestimmter Bereich gefordert, der in einer vorgeschriebenen Prüflösung zu messen ist.

Fructose, Glucose: Es ist die Einstellung des Mutarotationsgleichgewichtes abzuwarten; die Einstellung wird durch Ammoniak beschleunigt.

Mannitol, Sorbitol: Zur Erhöhung des Drehwertes wird in Natriumtetraborat-Lösung gemessen.

Atropinsulfat: Eine Verunreinigung durch das optisch aktive Hyoscyamin wird durch Begrenzung des Drehwinkels auf einen Wert nahe Null limitiert.

3-3.4 Gehaltsbestimmungen

Die Polarimetrie kann zur Gehaltsbestimmung optisch aktiver Substanzen eingesetzt werden, wenn die spezifische Drehung von der Konzentration der Meßlösung unabhängig ist (Kap. 3-2.1):

$$c = \frac{100 \cdot \alpha}{[\alpha]_D^{20} \cdot l} \text{ [g/100 ml bzw. \% (m/V)]}$$

Bei konstanter Länge des Polarimeterrohrs ist die Konzentration dem abgelesenen Drehwinkel α direkt proportional. Soll die Konzentration in Prozent (m/m) bestimmt werden, so muß die relative Dichte d_{20}^{20} der Lösung berücksichtigt werden:

$$c = \frac{100 \cdot \alpha}{[\alpha]_D^{20} \cdot l \cdot d_{20}^{20}} \text{ [\% (m/m)]}$$

Substanzspezifische Polarimeter z. B. *Saccharimeter* zur Gehaltsbestimmung von Zuckerlösungen, sind so geeicht, daß anstelle des Drehwinkels direkt die Konzentration abgelesen werden kann.

Im Arzneibuch ist die optische Drehung z. B. zur Gehaltsbestimmung von Glucose in Stabilisatorlösungen für Blutkonserven vorgesehen.

3-4 Optische Rotationsdispersion

Wie bereits erwähnt, hängt der Betrag der optischen Drehung – eventuell sogar deren Richtung – von der Wellenlänge des verwendeten polarisierten Lichtes ab. Diese Erscheinung bezeichnet man als *Optische Rotationsdispersion* (Abkürzung *ORD*). Trägt man in einem Diagramm die Drehung in Abhängigkeit von der Wellenlänge auf, so erhält man *ORD-Kurven* (Abb. 3-4). Bei vielen Substanzen nimmt der Betrag der Drehung mit abnehmender Wellenlänge stetig zu *(normale Rotationsdispersion)*.

Daher kann durch Messung bei kürzeren Wellenlängen die Meßgenauigkeit erhöht werden. Wird lediglich bei der Wellenlänge der Natrium-D-Linie (589 nm) gemessen, so kann bei sehr kleinen Drehwerten Inaktivität vorgetäuscht werden. Deshalb wird die Messung häufig an vier Emissionslinien einer Quecksilberdampflampe vorgenommen: 578, 564, 436 und 365 nm. Aufwendigere „Spektropolarimeter" registrieren die optische Drehung über den gesamten UV/Vis-Bereich.

Derartige ORD-Kurven werden als *schlichte Kurven* bezeichnet (Abb. 3-4). Die schlichten ORD-Kurven von Enantiomeren sind symmetrisch zur Null-Linie angeordnet.

Im Arzneibuch wird nur in wenigen Fällen eine Messung bei kürzeren Wellenlängen vorgenommen. Für Digitoxin wurde z. B. in

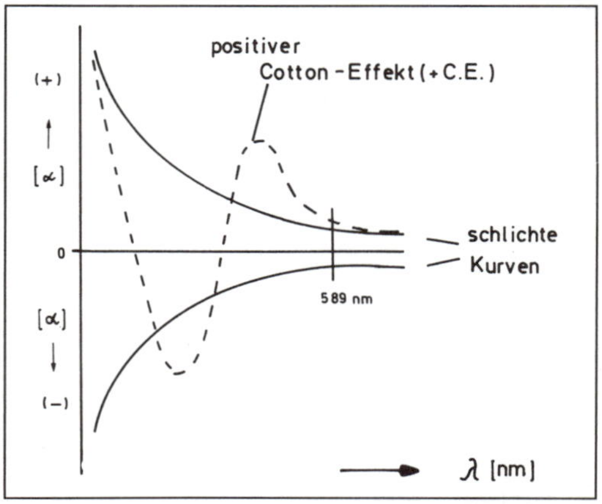

Abb. 3-4: Optische Rotationsdispersion (ORD-Kurven).

Ph.Eur. 1 die spezifische Drehung für „Quecksilberlicht" angegeben.

Manche Verbindungen, z.B. α,β-ungesättigte Ketone, ändern mehrmals die Richtung ihrer ORD-Kurve (Abb. 3-4). Diese bildet z.B. ein Maximum und ein Minimum. Man bezeichnet dies als *anomale Rotationsdispersion*, das Maximum bzw. Minimum als *Cotton-Effekt* (Abkürzung C.E.). Einen C.E., bei dem das Maximum längerwellig als das Minimum ist, bezeichnet man als positiven C.E. (Abb. 3-4) und umgekehrt. Die ORD bzw. ihr Cotton-Effekt werden zur Untersuchung der Stereochemie von Molekülen eingesetzt (Lit. 4).

Auf den Circulardichroismus (CD), der auf einer unterschiedlichen Lichtabsorption von links- und rechtszirkular polarisiertem Licht beruht, soll hier nicht näher eingegangen werden (Lit. 4).

3-5 Literatur über Polarimetrie

1) K. Hartke und H. Hartke in K. Hartke und E. Mutschler (Hrsg.), DAB 9-Kommentar, Wissenschaftliche Verlagsgesellschaft, Stuttgart, Govi-Verlag, Frankfurt, 1987.
2) H. Althoff in H. Feltkamp, P. Fuchs und H. Sucker, Pharmazeutische Qualitätskontrolle, Georg Thieme-Verlag, Stuttgart, New York, 1983.
3) D.A. Skoog, Principles of Instrumental Analysis, Saunders College Publishing, Philadelphia, 1985.
4) G. Snatzke in B. Schröder und J. Rudolph, Physikalische Methoden in der Chemie, Verlag Chemie, Weinheim, 1985.

4 Einführung in die atomspektroskopischen Analysenmethoden

Wie schon erwähnt, können Atome durch Zufuhr von Energie zur Lichtemission angeregt werden. Die thermische Anregung erfolgt meist in einer Flamme, z. B. der Bunsenflamme, aber auch in einem Lichtbogen oder Funken. Die Lichtemission wird qualitativ in der *Spektralanalyse* und quantitativ in der *Flammenphotometrie* ausgewertet. Beide Methoden können unter dem Begriff *Atomemissionsspektroskopie* zusammengefaßt werden. Dagegen werden in der *Atomabsorptionsspektroskopie* die in der Flamme gebildeten Atome durch Einstrahlung von Licht angeregt. Hier wird nicht die Emission, sondern die Absorption von Licht quantitativ ausgewertet. In beiden Fällen wird aber ein Teil der absorbierten Energie auch in Form von Wärme abgegeben.

4-1 Thermische Anregung von Atomen

Die Elektronen von Metall-Atomen – interessant sind besonders die Alkali- und Erdalkalimetalle – werden durch Zufuhr von Wärme von energieärmeren Energieniveaus E_1 auf nicht besetzte energiereichere Niveaus E_2 angehoben. Da diese angeregten Zustände instabil sind, „springt" das Elektron nach 10^{-7} bis 10^{-9} s in den Grundzustand zurück. Die dabei freiwerdende Energie wird in Form von Lichtquanten emittiert, deren Frequenz ν bzw. Wellenlänge λ der Energiedifferenz der Niveaus (ΔE) entspricht (Kap. 1-2):

$$\Delta E = E_2 - E_1 = h \cdot \nu = \frac{h \cdot c}{\lambda}$$

Im *Emissionsspektrum* bewirkt der Niveauübergang eine Emissionslinie der Frequenz ν bzw. der Wellenlänge λ. Da in einem Atom mehrere unterschiedliche Übergänge angeregt werden können, entstehen auf diese Weise typische Linienspektren. (Bezüglich weiterer Einzelheiten über Atomspektren vgl. Lehrbücher der anorganischen Chemie).

Die *Linienspektren* sind besonders charakteristisch für die Alkali- und Erdalkalimetalle. Sie werden in der *Spektralanalyse* (Kap. 5) zur Identifizierung von Metallen und ihrer Verbindungen herangezogen. In der *Flammenphotometrie* (Kap. 6) wird zur quantitativen Bestimmung die Intensität der Linien ausgewertet.

4-2 Vorgänge in der Flamme (Atomisierung)

In der Praxis liegen die zu analysierenden Metalle meist als Ionen in ihren Salzlösungen vor. In der Flamme werden diese Metallionen nach Verdampfen des Wassers zunächst in die Atome überführt (*Atomisierung*). Die Atomisierung entspricht einer „Homolyse" des Salzes. Die gebildeten

Atome werden dann in der beschriebenen Weise angeregt.

$$\underset{\text{(Salz)}}{AB} \underset{\text{Ionisation}}{\overset{\text{Atomisierung}}{\rightleftharpoons}} \underset{\text{(Atome)}}{A + B} \underset{\text{Emission}}{\overset{\text{Anregung}}{\rightleftharpoons}} \underset{\text{(angeregte Atome)}}{A^* + B}$$

Umgekehrt tritt in der Flamme auch wieder *Ionisation* der gebildeten Atome ein. Dieser Vorgang vermindert die Lichtemission und muß bei der quantitativen Anwendung der Flammenphotometrie berücksichtigt werden. „Dissoziation" in Atome und Ionisation hängen von der Flammentemperatur, der Konzentration des Salzes und von der Gegenwart anderer Salze ab. Es scheint, daß noch gewisse Schwierigkeiten im Verständnis dieser Vorgänge bestehen.

Die Alkali- und Erdalkalimetalle werden schon in der Bunsenflamme zur Lichtemission gebracht. Schwerere Metalle können nur durch hohe Temperaturen von einigen tausend Grad Celsius, z. B. im elektrischen Lichtbogen oder in einem Funken zur Lichtemission angeregt werden (*Bogen-* und *Funkenspektren*). Im Gegensatz zu den Spektren der Alkali- und Erdalkalimetalle bestehen die Spektren anderer Metalle aus einer viel größeren Anzahl von Linien (z. B. Cer mit 5755 Linien).

Bei höheren Temperaturen als denen der Bunsenflamme, z. B. in einem Funken oder Lichtbogen, werden neben den Atomen auch Ionen angeregt. Es kommt zu einer Überlagerung ihrer Emissionsspektren mit den Emissionsspektren der Atome.

4-3 Elektronenanregung und Lichtemission des Natriums

Als Beispiel für das Verhalten von Alkali- und Erdalkalimetallen in der Flamme soll die Lichtemission von Natriumatomen mit der Elektronenkonfiguration $1s^2 2s^2 2p^6 3s^1$ erläutert werden (Abb. 4-1). Wichtig ist eine gelbe Doppellinie, bestehend aus den Linien bei 589.0 und 589.5 nm. Diese werden durch Anregung des 3s-Valenzelektrons erzeugt (Abb. 4-1), welches in das energiereichere 3p-Orbital überführt wird. Dort können die Elektronen zwei geringfügig unterschiedliche Energiezustände einnehmen. Ursache dafür ist der „Spin" der Elektronen, der zu zwei Energiezuständen innerhalb des 3p-Orbitals führt. Beim Rückfall auf das 3s-Niveau wird daher eine Doppellinie emittiert, die meist nicht aufgelöst ist (Mittelwert: $\lambda = 589.3$ nm). Das gelbe Licht dieser *Natrium-D-Linie* wird z. B. in der Polarimetrie (Kap. 3) und in der Refraktometrie (Kap. 2) als Meßlicht herangezogen. Weitere Anregungsmöglichkeiten des Natriums, z. B. vom Orbital 3s nach 4p, führen ebenfalls zu einem Dublett von Emissionslinien, die im UV-Bereich liegen (Abb. 4-1, n = Hauptquantenzahl).

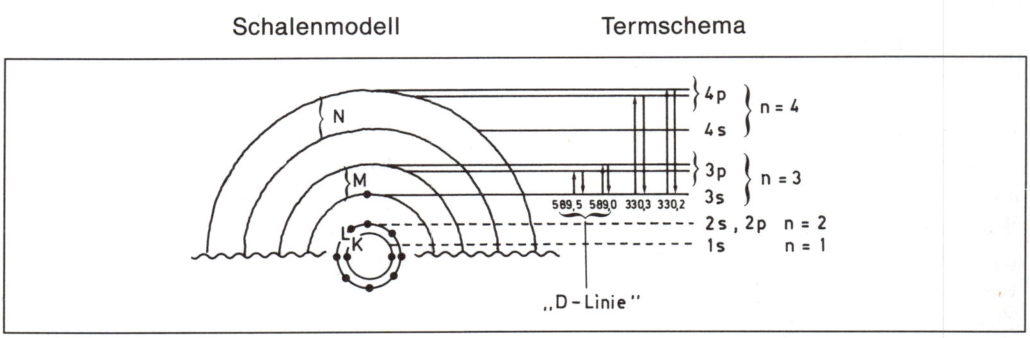

Abb. 4-1: Elektronenanregung und Lichtemission des Natriums (Schalenmodell und Termschema).

5 Spektralanalyse

5-1 Prinzip der Spektralanalyse

In der Spektralanalyse wird die Lichtemission von Atomen zu deren Identifizierung herangezogen. Wie bereits erwähnt (Kap. 4), sind die Linienspektren der Alkali- und Erdalkalimetalle besonders charakteristisch. Sie können schon in der Bunsenflamme angeregt werden. Die Flammenfärbung bzw. bestimmte Linien werden häufig zur Identifizierung dieser Elemente herangezogen. Tab. 5-1 gibt einen Überblick über analytisch wichtige Spektrallinien von Alkali- und Erdalkalimetallen [nm] (vgl. auch Lehrbücher der anorganischen und analytischen Chemie).

Tab. 5-1: Spektrallinien zum spektroskopischen Nachweis von Alkali- und Erdalkalimetallen (die halbfetten Werte sind besonders charakteristisch).

Lithium:	**670.8** (rot); 610.4 (orange)
Natrium:	**589.5** (gelb) und **589.0** (gelb) (meist nicht aufgelöste Doppellinie)
Kalium:	**769.9** (rot); **766.5** (rot); **694** (rot); 404.7 (violett)
Calcium:	647 (rot); **622.0** (rot); 618 (rot); 580 bis 570 (grün); 554 (grün); 422.7 (violett) u. a.
Strontium:	**660** bis **690** (rot) (mehrere Linien); **605.0** (orange); **460.7** (blau) u. a.
Barium:	**524.2** (grün); **513.7** (grün); 455.4 (blau) u. a.

5-2 Meßgeräte zur Spektralanalyse

Geräte zur Untersuchung der Emissionsspektren von Atomen sind *Spektralapparate, Spektroskope,* sowie *Funkenspektrographen* und *Bogenspektrographen.*

In der qualitativen anorganischen Analyse wird meist ein einfaches geradsichtiges *Handspektroskop* verwendet (Abb. 5-1). Das Gerät ist mit einem Geradsicht-Prisma ausgestattet, bei welchem meist 3 Prismen aus Glas verschiedener Brechzahlen hintereinander geschaltet sind, um eine Richtungs-Ablenkung des zerlegten Lichtes zu vermeiden.

Das zu analysierende Licht fällt durch das Schutzfenster und den verstellbaren Spalt auf eine Sammellinse und von dort auf das Geradsicht-Prisma, wo es zerlegt wird. An der Okular-Öffnung kann der Spalt über die Sammellinse scharf abgebildet werden. Dies geschieht durch Scharfeinstellung der Ränder der gelben Natriumlinie. Durch anschließende Verengung des Spaltes sind die Linien vor dem sich verdunkelnden Hintergrund besser sichtbar und können beobachtet

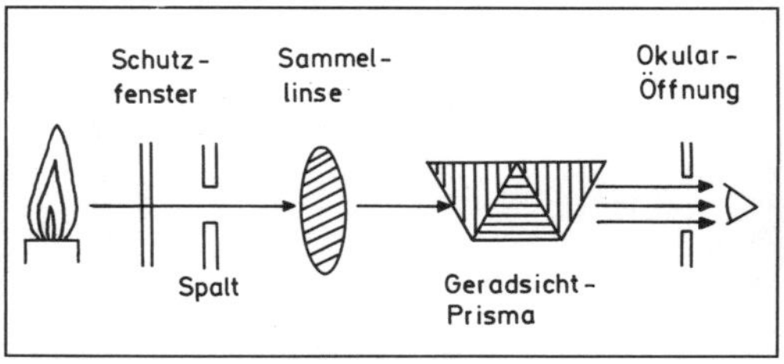

Abb. 5-1: Geradsichtiges Handspektroskop.

werden. Gelegentlich wird zusätzlich noch eine Wellenlängenskala in das Gesichtsfeld eingeblendet.

5-3 Anwendungen der Spektralanalyse in der Pharmazie

In der Pharmazie wird die Spektralanalyse zum qualitativen Nachweis von Verbindungen der Alkali- und Erdalkalimetalle herangezogen (Tab. 5-1). Die Ph.Eur. 1 ließ Identitätsprüfungen auf Kalium und Natrium auch durch Beobachtung der Flammenfärbung ohne spektrale Zerlegung des emittierten Lichtes ausführen.

6 Atomemissionsspektroskopie (Flammenphotometrie)

6-1 Prinzip der Flammenphotometrie

Die Lichtemission angeregter Atome findet eine quantitative Anwendung in der *Atomemissionsspektroskopie*. Häufigste Anwendungsform der Atomemissionsspektroskopie ist die *Flammenphotometrie*. Hierbei wird eine wäßrige Lösung der zu analysierenden Substanz in eine Flamme gesprüht und die Intensität der Lichtemission gemessen. Die *Atomisierung* und *Anregung* kann auch mit Hilfe einer anderen Einrichtung erfolgen (Ofen, Plasma, Lichtbogen).

6-1.1 Quantitative Auswertung der Lichtemission

Die Intensität des von den Atomen emittierten Lichtes sollte theoretisch eine lineare Funktion ihrer Konzentration sein. Jedoch bringen Sekundärvorgänge in der Flamme erhebliche Abweichungen mit sich, so daß mit Eichkurven gearbeitet werden muß. Die Vorgänge hängen wesentlich von der Temperatur und der Geometrie der Flamme ab. Auch die Eigenemission der Flamme muß berücksichtigt werden.

6-1.1.1 Einflüsse der Flammentemperatur auf die Lichtemission

Zur Erzeugung geeigneter Flammen verwendet man Brenngase, gemischt mit Luft oder Sauerstoff im stöchiometrischen Verhältnis. Gebräuchlich sind z. B.:

Leuchtgas/Luft	(ca. 1900 °C)
Acetylen/Luft	(ca. 2300 °C)
Wasserstoff/Luft	(ca. 2700 °C)
Acetylen/Sauerstoff	(ca. 3100 °C)
Dicyan/Sauerstoff	(ca. 4500 °C)

In der Leuchtgasflamme können nur die Alkali- und Erdalkalimetalle angeregt werden. Für andere Elemente sind Acetylen oder Wasserstoff erforderlich.

Wie sich aus der *Boltzmann-Gleichung* ableiten läßt, übt die Flammentemperatur einen entscheidenden Einfluß auf die Intensität der Lichtemission aus. Die Gleichung zeigt, daß die Zahl der angeregten Atome und damit die Lichtemission mit steigender Temperatur zunimmt:

$$\frac{N^*}{N_0} = g \cdot e^{-\frac{\Delta E}{k \cdot T}}$$

N^* = Zahl der Atome im angeregten Zustand
N_0 = Zahl der Atome im Grundzustand
g = statistischer Faktor (Gewichtung des oberen Niveaus)
ΔE = Anregungsenergie
k = Boltzmann-Konstante (allgemeine Naturkonstante; $(1.38066 \cdot 10^{-23}$ Joule $\cdot$ Kelvin$^{-1})$)
T = Temperatur (Kelvin)

Für die D-Linie des Natriums erhält man bei einer Temperatur von 2500 °C ein Verhältnis von angeregten zu nicht angeregten Atomen von etwa 2 : 10000. Das heißt, von 10000 Atomen sind nur etwa zwei angeregt. Steigert man die Temperatur um ca. 200 °C, so wird schon die doppelte Anzahl von Natrium-Atomen zur Lichtemission gebracht. Wegen der wieder zunehmenden Ionisierung der Atome bei Erhöhung der Flammentemperatur kann der Zunahme der Emission eine Abnahme überlagert sein. Die Lichtemission nimmt wieder stärker zu, sobald auch die Ionen angeregt werden. Das Spektrum der Ionenanregung überlagert dann das Spektrum der Atomanregung.

So findet man im Falle von Magnesium zwischen 2000 °C und 2500 °C das reine Emissionsspektrum der Atome. Bei ca. 4500 °C liegen mehr als 50 % Magnesium-Ionen vor, welche mit ihrem Spektrum das Atom-Emissionsspektrum überlagern.

6-1.1.2 Einflüsse der Geometrie der Flamme auf die Lichtemission

Bekanntlich liegen in Flammen Zonen unterschiedlicher Temperatur und chemischer Reaktivität vor. Die Größe dieser Zonen wird wesentlich durch die Strömungsgeschwindigkeit des Brenngases bestimmt. In der Flammenphotometrie wird das Brenngas-Gemisch mit der zerstäubten Lösung der Substanz von der Basis des Brenners, also von unten, in den Verbrennungsbereich gebracht (Abb. 6-1). Für jede Emissionslinie eines Elementes gibt es eine optimale Temperatur, die durch Auswahl einer geeigneten Meßzone an der Flamme eingestellt werden sollte. Die höchste Temperatur der Flamme liegt oberhalb der Spitze des inneren Kegels der Flamme (Abb. 6-1).

In der darüber liegenden Oxidationszone werden die Elemente in die Oxide überführt und im äußeren Mantel aus der Flamme entfernt.

Auch für die Strömungsgeschwindigkeit des Gasgemisches gibt es einen optimalen Wert. Bei zu kleinen Strömungsgeschwindigkeiten gelangt zu wenig Substanz-Lösung in die Flamme, bei zu großer kühlt die Flamme zu stark ab. Auch kann in Abhängigkeit von Geschwindigkeit und Größe der Tröpfchen ein Teil von ihnen die Flamme unverändert wieder verlassen. Die Zerstäubungsgeschwindigkeit, die Zufuhr des Gasgemisches und die Beobachtungszone innerhalb der Flamme müssen deshalb bei der Messung von Probe und Vergleichslösung (Kap. 6-3) konstant gehalten werden.

6-1.1.3 Eigenemission der Flamme

Die Eigenemission der Flamme hängt weitgehend vom verwendeten Brenngas ab. So zeigt z. B. die Wasserstoff/Luft-Flamme eine Blaufärbung, verursacht durch Hydroxyl-Radikale (HO˙).

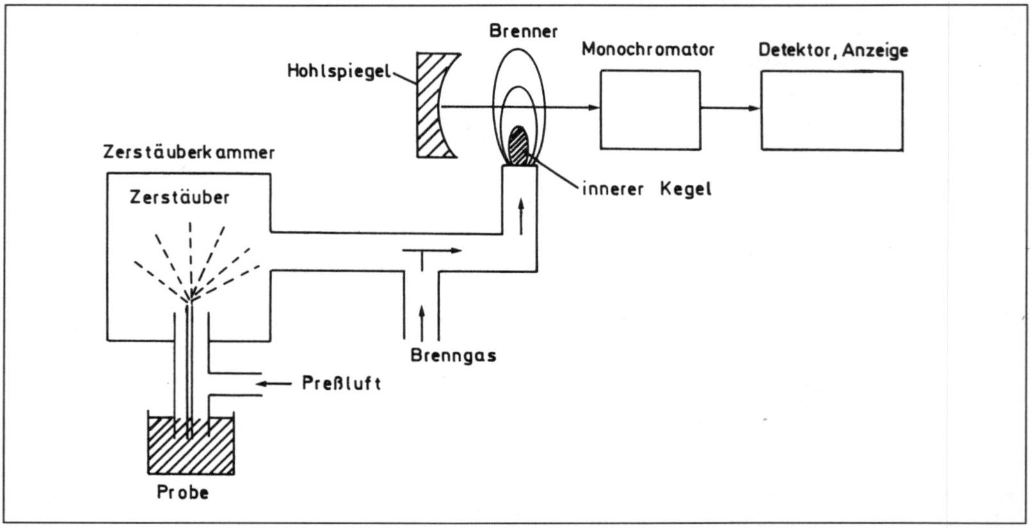

Abb. 6-1: Grundsätzlicher Aufbau eines Flammenphotometers

6-2 Meßgeräte zur Flammenphotometrie

Ein Flammenphotometer besteht aus folgenden Einheiten (Abb. 6-1):

- *Zerstäuber:* Dieser befindet sich in der Zerstäuberkammer. Hier wird die zu untersuchende Lösung durch Preßluft oder Sauerstoff über eine Kapillare zerstäubt. Die groben Tröpfchen laufen von der Wand der Zerstäuberkammer wieder zurück in das Vorratsgefäß.
- *Brenner:* Die zerstäubte Lösung wird als Aerosol mit dem Brenngas gemischt und in den Brenner geleitet. Es sind verschiedene Typen von Brennern in Gebrauch, auf die nicht näher eingegangen werden soll.
- *Monochromator:* Das emittierte Licht wird von einem Hohlspiegel auf den Monochromator geworfen. Dort wird die zur Messung gewünschte Spektrallinie ausgefiltert.
- *Detektor:* Eine Photozelle wandelt das Licht in ein entsprechendes elektrisches Signal um. Dieses wird verstärkt und auf einem Anzeigegerät sichtbar gemacht.

Das DAB schreibt zur Flammenphotometrie kein bestimmtes Meßgerät vor. Es kann ein Monochromator oder ein geeignetes Filter verwendet werden. Die Probe soll in einem geeigneten Lösungsmittel (z. B. Wasser) gelöst und in einer Flamme geeigneter Zusammensetzung und Temperatur thermisch angeregt werden.

6-3 Anwendungen der Flammenphotometrie in der Pharmazie

Einige mit Hilfe von Routinegeräten bestimmbare, pharmazeutisch wichtige Elemente und die Nachweisgrenzen sind in Tab. 6-1 zusammengestellt. Mit aufwendigeren Geräten können bei hohen Flammentemperaturen zusätzliche Elemente erfaßt und die Nachweisgrenzen noch um Zehnerpotenzen abgesenkt werden.

Tab. 6-1: Pharmazeutisch wichtige, flammenphotometrisch bestimmbare Elemente

Element	Wellenlänge [nm]	Nachweisgrenze ca. [$\mu g \cdot ml^{-1}$]
Barium	455.4	2
Blei*	368.4	20
Bor	518.0	5
Calcium	422.7	0.05
Kalium	766.5, 769.9	0.05
Kupfer*	324.8	1
Lithium	670.8	0.05
Natrium	589.0, 589.5	0.002
Silber*	338.9	0.5
Strontium	460.7	0.05

*) UV-Bereich

Das Arzneibuch sieht zwei Methoden (I und II) zur flammenphotometrischen Analyse vor (Abb. 6-2):

- Methode I: Bestimmung mit Hilfe einer Kalibrierkurve (Eichkurve).
- Methode II: Bestimmung nach der Zusatzmethode (Standardzumischmethode, Standardadditionsmethode).

Methode I (Bestimmung mit Hilfe einer Kalibrierkurve (Eichkurve): Zunächst wird eine Reihe von Standardlösungen bekannter Konzentration hergestellt. Die Nullpunkteinstellung erfolgt gegen Wasser. Dann wird die Empfindlichkeit des Gerätes so justiert, daß die konzentrierteste Referenzlösung dem Vollausschlag des Anzeigeinstruments entspricht. Für jede Referenzlösung sind drei Messungen durchzuführen und deren Mittelwerte gegen die Konzentration aufzutragen (Abb. 6-2). Danach wird in der gleichen Weise die nach der Monographie hergestellte Probe-Lösung dreimal vermessen (c_x). Zur Prüfung der Messung auf Richtigkeit wird die Untersuchung mit einer Referenzlösung wiederholt, deren Konzentration dem bei der Probe erhaltenen Ergebnis entspricht.

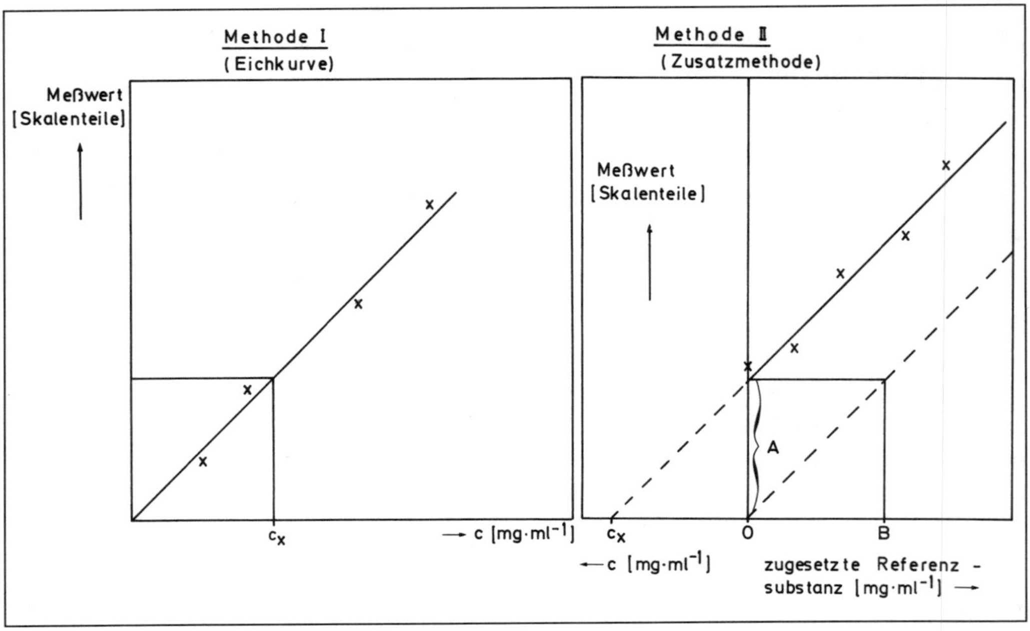

Abb. 6-2: Auswertung flammenphotometrischer Messungen nach dem Arzneibuch (die Geraden sollten nach der Methode der kleinsten Fehlerquadrate (Kap. 27-1.2.6) berechnet werden).

Methode II (Zusatzmethode, Standardzumischmethode): In mindestens 3 gleiche Meßkolben (z. B. 100 ml) werden gleiche Volumina der zu untersuchenden Lösung eingefüllt. Mit Ausnahme eines Meßkolbens wird in alle übrigen soviel einer vorgeschriebenen Referenzlösung gegeben, daß eine Lösungsreihe mit steigenden Mengen des zu untersuchenden Elements entsteht. Dann werden alle Meßkolben mit Wasser auf das vorgeschriebene Volumen (z. B. 100 ml) aufgefüllt.

Unter den gleichen Meßbedingungen wie bei Methode I wird jede Lösung dreimal vermessen und die Mittelwerte gebildet. Dann werden in einem Koordinatensystem nach rechts die bekannten zugesetzten Konzentrationen der Referenzsubstanz aufgetragen, nach oben die erhaltenen Meßwerte (Abb. 6-2). Die erhaltene Gerade wird extrapoliert, bis sie die Abszisse auf der negativen Seite schneidet. Der Abstand vom Nullpunkt bis zu diesem Schnittpunkt ergibt die unbekannte Konzentration (c_x) der Probe.

Die Gerade der Methode II ist gegenüber der Eichgeraden nach Methode I um den Ordinatenabschnitt A (Abb. 6-2) parallel verschoben. A entspricht dem Meßwert für die unbekannte Konzentration der Probe. Diese würde aufgrund der Eichgeraden nach Methode I der Konzentration B entsprechen (über Fehlermöglichkeiten vgl. Lit. 2).

In der Flammenphotometrie können z. B. Alkali- und Erdalkalimetalle in sehr niedrigen Konzentrationen bestimmt werden (Tab. 6-1). Deshalb wird die Methode zur Bestimmung von Lithium, Natrium und Kalium im Blutserum eingesetzt.

In der Arzneibuchanalytik wird die Flammenphotometrie (Atomemissionsspektroskopie) häufiger zu Reinheitsprüfungen herangezogen, z. B.:

Natriumchlorid (zur parenteralen Anwendung) auf Kalium bei 768 nm. Methode I.

Kaliumchlorid (zur parenteralen Anwendung) auf Natrium bei 589 nm. Methode I.

Albuminlösung vom Menschen auf Kalium und Natrium. Methode I.

Adsorbat-Impfstoffe (Grippe-, Tetanus-Impfstoff) auf Calcium bei 620 nm. Methode I.

Kaliummonohydrogenphosphat auf Natrium. Methode I.

6-4 Literatur über Flammenphotometrie

1) D. A. Skoog, Principles of Instrumental Analysis, Saunders College Publishing, Philadelphia, 1985.

2) S. Ebel in K. Hartke und E. Mutschler (Hrsg.), DAB 9-Kommentar, Wissenschaftliche Verlagsgesellschaft Stuttgart, Govi-Verlag, Frankfurt, 1987.

3) U. R. Kunze, Grundlagen der quantitativen Analyse, Georg Thieme Verlag, Stuttgart, 1986.

7 Atomabsorptionsspektroskopie

7-1 Grundlagen der Atomabsorptionsspektroskopie

In der *Atomabsorptionsspektroskopie (Atomabsorptionsspektrophotometrie)* (Abkürzung *AAS*) werden, wie in der Flammenphotometrie (Kap. 6), Lösungen von Metall-Salzen zunächst in einer Flamme verdampft. Im Gegensatz zur Flammenphotometrie werden jedoch die gebildeten Atome durch *Einstrahlung* von Licht angeregt. Man mißt die absorbierte Lichtintensität und benutzt diesen Meßwert zur quantitativen Analyse. Damit ist die AAS im Gegensatz zur Flammenphotometrie eine absorptionsspektroskopische Methode.

7-1.1 Lichtabsorption durch Atome (Resonanzabsorption)

Zur Anregung der Atome verwendet man eine Emissionslinie desselben Elementes, welches analysiert werden soll. Damit regt man in den Atomen der Probe den gleichen Elektronenübergang an, dem die Linie entstammt. Man bezeichnet diese Linie als *Resonanzlinie*, den Vorgang selbst als *Resonanzabsorption*.

Strahlt man z. B. Licht der D-Linie des Natriums in Natrium-Dampf, so wird ein Teil der Strahlung absorbiert, weil die Energie gerade ausreicht, um in nicht angeregten Natrium-Atomen den der D-Linie entsprechenden Übergang anzuregen. Die Intensität des eingestrahlten Lichtes wird daher beim Durchgang durch die Probe entsprechend der Absorption vermindert.

Als Strahlungsquelle verwendet man normalerweise in der AAS das gleiche Element, welches man bestimmen will. Daraus ergibt sich, daß zur Bestimmung jedes einzelnen Elements (oder einer Gruppe von Elementen) jeweils eine spezielle Lichtquelle erforderlich ist.

Die bei der Atomisierung der Probe (Kap. 4-2) in der Flamme gleichzeitig ablaufende Lichtemission erfolgt in alle Richtungen des Raumes und stört die Messung nicht sehr stark. Sie kann darüber hinaus durch technische Maßnahmen von der Meßstrahlung unterschieden werden (Kap. 7-2).

7-1.2 Meßgrößen der Atomabsorptionsspektroskopie

In der AAS wird wie in der UV-Vis-Spektroskopie (Kap. 9) als Meßgröße die Absorption $A(\lambda)$ (Kap. 8-3) verwendet, definiert als dekadischer Logarithmus des Verhältnisses der in die Probe eingestrahlten Lichtintensität (I_0) („spektraler Strahlungsfluß"), zu der aus der Probe wieder heraustretenden Lichtintensität (I). Nach dem hier im Prinzip ebenfalls gültigen Lambert-Beerschen Gesetz (Kap. 8-4) ist $A(\lambda)$ grundsätzlich der Konzentration c und der Schichtdicke b der Probe proportional:

$$A(\lambda) = \log_{10} \frac{I_0}{I} = \alpha(\lambda) \cdot c \cdot b$$

$\alpha(\lambda)$ = Absorptionskoeffizient bei der Wellenlänge λ

Wegen der unübersichtlichen Vorgänge in der Flamme (Kap. 4-2 und 6-1.1), die stark von der Versuchsanordnung abhängen, ist die Berechnung der Konzentration aus dem Meßwert A mit Hilfe des Absorptionskoeffizienten $\alpha(\lambda)$ nicht möglich. Auch ist die Schichtdicke b der Flamme keine konstante Größe (Kap. 6-1.1.2). Man führt die Analysen daher mit Hilfe von Eichlösungen oder anhand von Eichkurven durch.

7-2 Meßgeräte zur Atomabsorptionsspektroskopie

Ein Atomabsorptionsspektrometer (AAS-Gerät) besteht aus folgenden Einheiten (Abb. 7-1):

- Strahlungsquelle (normalerweise eine Hohlkathodenlampe)
- Atomisierungseinrichtung (z. B. ein Brenner oder Graphitrohrofen)
- Monochromator
- Detektor mit Anzeigeinstrument

Strahlungsquelle: Wie bereits erwähnt, müssen in der Strahlungsquelle Emissionslinien desjenigen Elements erzeugt werden, welches in der Probe bestimmt werden soll. Dies geschieht meist durch Anregung des betreffenden Elementes in einer *Hohlkathodenlampe* (Abb. 7-1). Sie besteht aus einer Wolfram- oder Nickel-Anode und einer zylinderförmigen Hohlkathode. Beide befinden sich in einer Glasröhre, die mit Neon oder Argon unter einem Druck von 1 bis 5 Torr gefüllt ist. Die Kathode besteht aus dem zu bestimmenden Metall oder ist mit einer Schicht dieses Metalls überzogen.

Wird eine Spannung angelegt (ca. 400 V), so erfolgt zunächst Ionisation des Füllgases. Es fließt ein Strom (ca. 100 mA) und die Kationen des Gases schlagen Atome aus der Oberfläche der Kathode heraus, die teilweise angeregt werden und Licht emittieren. Es sind auch Hohlkathodenlampen verfügbar, die mit mehr als einem Metall belegt sind, so daß die Analyse mehrerer Metalle möglich ist.

Nach dem Arzneibuch muß die Strahlungsquelle folgende Anforderungen erfüllen:

- Die für die Messung ausgewählte Linie muß genügend von anderen Linien isoliert sein.

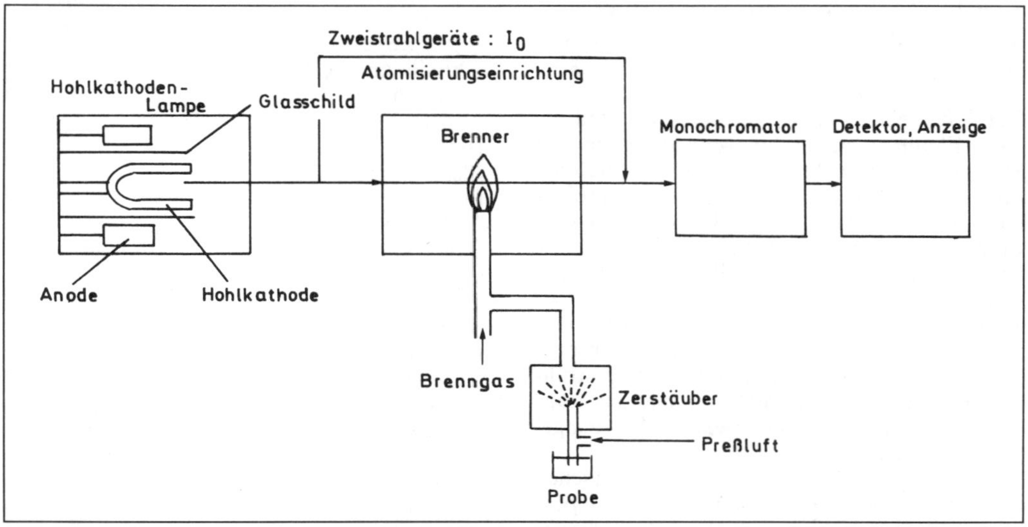

Abb. 7-1: Atomabsorptionsspektrometer (AAS-Gerät).

- Die Linienbreite der Meßlinie muß bedeutend kleiner sein als die Linienbreite der Atomabsorptionslinie des zu bestimmenden Elementes. Die Linienbreite der Meßlinie ist temperaturabhängig.
- Die Intensität der Meßlinie muß genügend stark und konstant sein.

Atomisierungseinrichtung (Brenner): Es wird im Prinzip eine ähnliche Einrichtung verwendet wie in der Flammenphotometrie (Kap. 6). Daneben werden auch Atomisierungseinrichtungen ohne Flamme eingesetzt *(flammenlose Atomabsorptionsspektroskopie)*. Diese bestehen meist aus einem elektrisch beheizbaren Rohr aus Graphit (*Graphitrohrküvette*), in welchem die Lösung zunächst verdampft und die Probe dann durch Erhitzen auf 2000 bis 3000 °C atomisiert wird. Die Nachweisgrenze kann dadurch noch um zwei bis drei Zehnerpotenzen verbessert werden. Die Atomisierung kann auch durch chemische Reduktion der Ionen erreicht werden (z. B. bei Hg).

Monochromator: Die zur Messung günstige Resonanzlinie wird nach ihrer Wellenlänge selektiert, auf den Detektor geleitet und das Signal an das *Anzeigeinstrument* weitergegeben. Der Monochromator kann auch vor der Atomisierungseinheit angeordnet sein.

Durch das eingestrahlte Resonanzlicht und die hohe Flammentemperatur werden die in der Flamme gebildeten Atome von der Flamme auch zur *Lichtemission* angeregt. Das dabei emittierte Licht mit der Wellenlänge der Resonanzlinie kann die Absorptionsmessung verfälschen. Zur Unterscheidung wird deshalb das Licht der Hohlkathodenlampe in seiner Intensität mit einer bestimmten Frequenz moduliert. Am Empfänger kann die modulierte (aber durch Absorption in ihrer Intensität verminderte) Meßstrahlung von der kontinuierlichen Emissionsstrahlung der Atome abgetrennt und zur Messung gebracht werden.

Wie in der UV-Vis-Spektroskopie, unterscheidet man auch in der Atomabsorptionsspektroskopie *Einstrahl-* und *Zweistrahl-Geräte* (Abb. 7-1). Bei Einstrahlgeräten wird I_0 zunächst ohne Einführung der Probe gemessen (Nullpunkteinstellung). Bei Zweistrahl-Geräten wird der von der Hohlkathode kommende Lichtstrahl geteilt und der eine Teil unter Umgehung der Atomisierungseinheit zur Messung von I_0 über den Monochromator zum Detektor gelenkt.

7-3 Anwendungen der Atomabsorptionsspektroskopie in der Pharmazie

Mit Hilfe der AAS können mehr als 60 Elemente hochspezifisch qualitativ und quantitativ bestimmt werden (Tab. 7-1). Die Nachweisgrenzen liegen unter 1 ppm, in manchen Fällen bei 0.005 ppm. Die Genauigkeit beträgt etwa $\pm 2\,\%$. Die AAS ist insbesondere bei der Analyse von Schwermetallen der Flammenphotometrie überlegen und wird zur Spurenanalyse eingesetzt.

Im Arzneibuch enthalten die entsprechenden Monographien Angaben über Lösungs-

Tab. 7-1: Pharmazeutisch wichtige, durch AAS bestimmbare Elemente.

Element	Wellenlänge [nm]	Grenzkonzentration ca. [$\mu g \cdot ml^{-1}$]
Aluminium	309.3	
Antimon	217.6	0.6
Arsen	193.7	0.08
Barium	553.3	0.4
Blei	283.3	0.5
Bor	249.7, 217.0	40
Cadmium	228.8	0.025
Calcium	422.7	0.07
Chrom	357.9	0.1
Kalium	766.5	0.04
Kupfer	324.8	0.1
Lithium	670.8	0.03
Natrium	589.0, 589.5	0.015
Nickel	232.0	0.1
Quecksilber	253.6	7.5
Silber	328	
Strontium	460.7	0.15
Wolfram	255.1	11
Zink	213.9	

mittel, Konzentration und Herstellung der Referenzlösungen und der Probe-Lösung, sowie über Strahlungsquelle, Wellenlänge, Flamme oder Brenner oder andere Verdampfungseinrichtungen. Wie in der Flammenphotometrie (Kap. 6) sieht das Arzneibuch zwei Meßverfahren vor:

- *Methode I:* Bestimmung mit Hilfe einer Eichkurve (Kalibrierkurve).
- *Methode II:* Bestimmung nach der Zusatzmethode (Standard-Zumischmethode) (Standardadditionsmethode).

Als Meßgröße für die Erstellung der Eichkurven wird die Absorption A (Kap. 7-1.2) herangezogen. In der Arzneibuchanalytik wird die Atomabsorptionsspektroskopie häufiger zu Reinheitsprüfungen herangezogen, z. B.:

Aluminium: Albuminlösung vom Menschen
Barium: Protaminhydrochlorid
Blei: Zucker, Basisches Bismutcarbonat, Basisches Bismutgallat, Oxprenololhydrochlorid, Zinkoxid, Zinkleim, Zinkpaste, Zinksalbe, Zinkstearat
Cadmium: Zinkoxid, Zinkleim, Zinkpaste, Zinksalbe, Zinkstearat
Calcium: Natriumalginat
Eisen: Ascorbinsäure
Kupfer: Ascorbinsäure
Natrium: Heparin-Natrium
Quecksilber: Penicillamin
Silber: Cisplatin
Zink: Insuline, Glucagon

Zur Gehaltsbestimmung wird sie z. B. eingesetzt für

Calcium: Hämodialyselösungen
Kalium: Hämodialyselösungen
Magnesium: Hämodialyselösungen
Natrium: Hämodialyselösungen

In der klinischen Chemie ist die AAS z. Zt. das geeignetste Verfahren zur Bestimmung von Calcium-, Magnesium- und Eisen-Ionen in Serum und Harn.

7-4 Literatur über Atomabsorptionsspektroskopie

1) D. A. Skoog, Principles of Instrumental Analysis, Saunders College Publishing, Philadelphia, 1985.
2) G. Buttgereit in F. Korte (Herausg.), Methodicum Chimicum Bd. 1/2, S. 736, Thieme-Verlag Stuttgart, 1973.
3) S. Ebel in K. Hartke und E. Mutschler (Hrsg.), DAB 9-Kommentar, Wissenschaftliche Verlagsgesellschaft, Stuttgart, Govi-Verlag, Frankfurt 1987.
4) B. Welz, Atom-Absorptions-Spektrometrie, Verlag Chemie, Weinheim, 1976.

8 Einführung in die Molekülspektroskopie

In der Molekülspektroskopie (Kap. 1-5.1) werden Moleküle durch Strahlungsenergie (Licht) angeregt (Abb. 8-1). Man bestimmt in einem *Absorptionsspektrophotometer* den durch die Moleküle absorbierten Anteil an eingestrahlter Lichtintensität und registriert ihn in Abhängigkeit von der Wellenlänge in Form des *Absorptionsspektrums* (*UV-Vis-Spektroskopie, IR-Spektroskopie*). In diesen Fällen wird beim Übergang in den Grundzustand die Energie in Form von Wärme freigesetzt. Wird sie als Strahlungsenergie (Licht) emittiert, so kann das *Emissionsspektrum* gemessen werden (*Fluorimetrie*) (Abb. 8-1).

8-1 Wechselwirkungen von Licht mit organischen Molekülen

Wenn Moleküle elektromagnetische Strahlung (Licht) absorbieren, so werden je nach Energiegehalt der absorbierten Lichtquanten, d. h., je nach der Wellenlänge des Lichtes, die folgenden Wirkungen beobachtet:

- Ionisation
- Anregung des Elektronensystems (Elektronenanregung, Abb. 8-2).

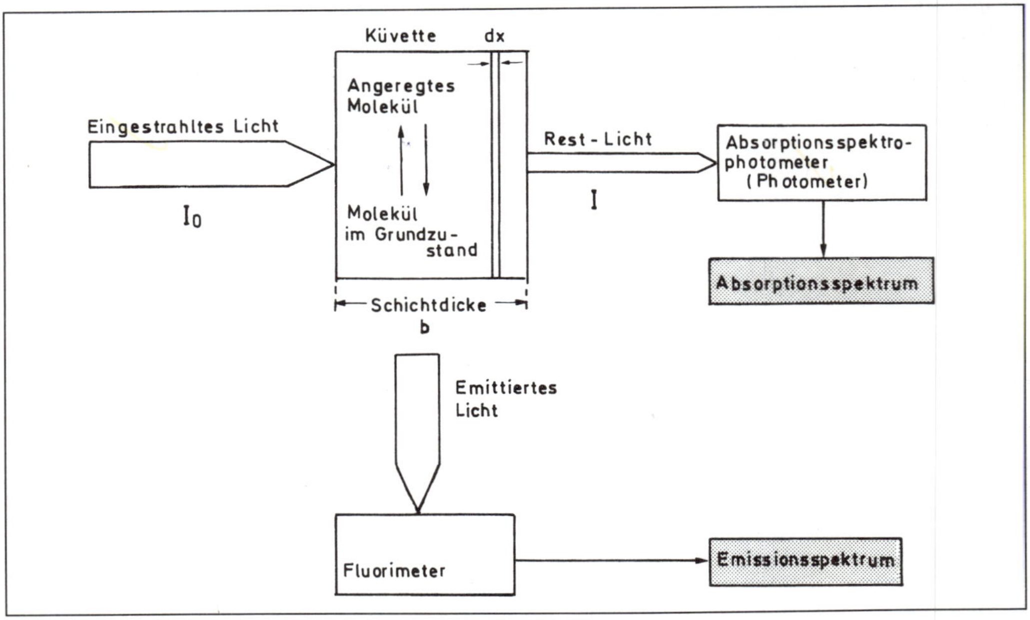

Abb. 8-1: Lichtabsorption und Lichtemission durch Moleküle.

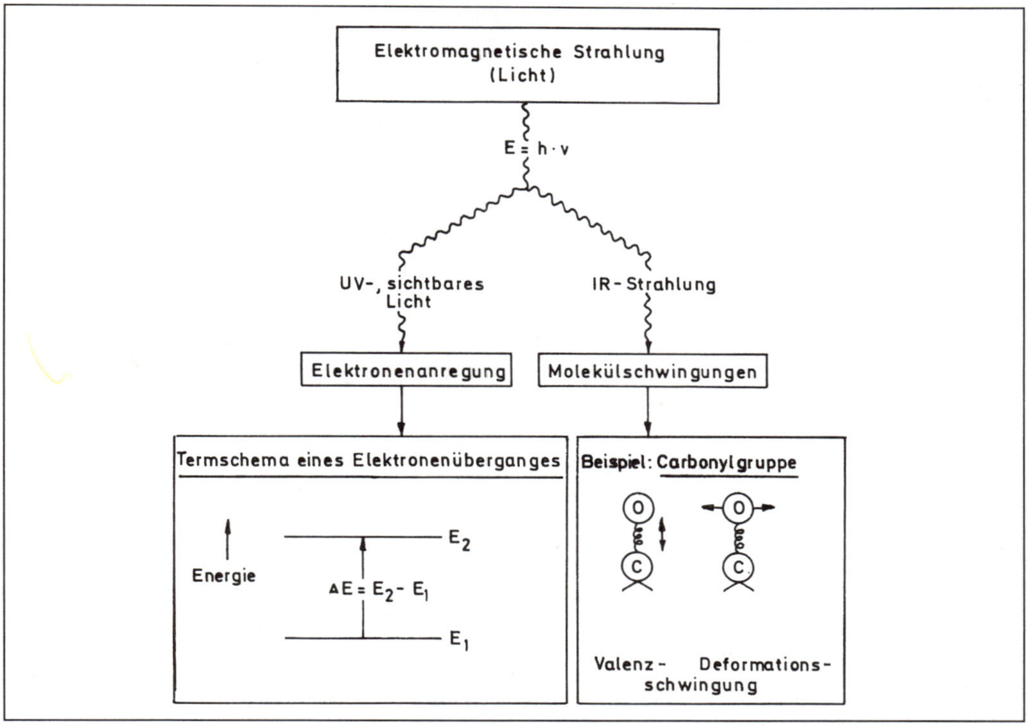

Abb. 8-2: Elektronenanregung und Anregung von Molekülschwingungen.

- Anregung von Molekülschwingungen (Abb. 8-2).
- Anregung von Molekülrotationen

8-1.1 Ionisation

Energiereiche Strahlung (z. B. γ-Strahlung, Röntgenstrahlung, Elektronenstrahlung) (Kap. 1-3), kann aus Molekülen einzelne Elektronen herausschlagen. Bei Einstrahlung eines hinreichend energiereichen Lichtquants kommt es zur Bildung positiv geladener *Molekülionen:*

$$\text{Molekül} \xrightarrow{h \cdot \nu} [\text{Molekülion}]^{+\cdot} + \text{Elektron}$$

Die Molekülionen sind wegen des radikalischen Elektrons sehr reaktionsfähig und können in charakteristischer Weise zerfallen. Von den dabei entstehenden oft substanztypischen Mustern von Fragmenten macht man in der *Massenspektrometrie* Gebrauch (Kap. 14).

Im Organismus können ionisierte Moleküle die verschiedensten Wirkungen hervorrufen (z. B. bei der Behandlung von Tumoren, Verursachung von Strahlenschäden).

8-1.2 Elektronenanregung

Organische Moleküle enthalten drei Arten von Valenzelektronen:

- σ-Elektronen des Molekülgerüstes
- π-Elektronen der Doppel- und Dreifachbindungen
- nichtbindende n-Elektronenpaare von Sauerstoff-, Schwefel- und Stickstoffatomen.

Diese Elektronen können durch Licht mit einer Energie zwischen 40 und 2000 kcal · · mol^{-1} (ca. 160 bis 8000 kJ · mol^{-1}) angeregt werden (Abb. 8-2). Die im Grundzustand mit dem Energieniveau E_1 vorliegenden Elektronen gehen dabei in einen „ange-

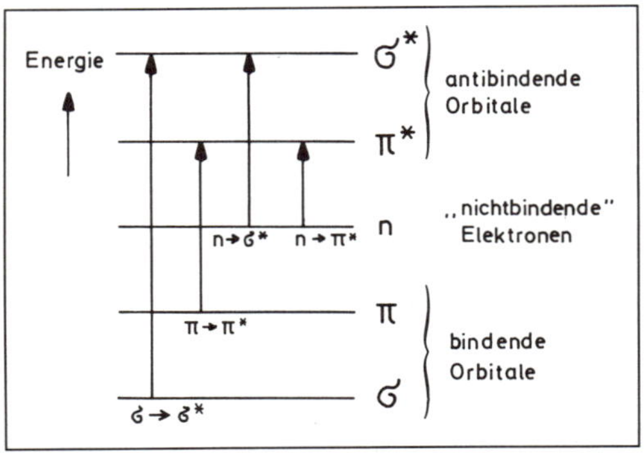

Abb. 8-3: Elektronenübergänge.

regten" Zustand, d. h. in ein leeres, antibindendes Orbital mit der höheren Energie E_2 über (Abb. 8-3). Dabei werden die bindenden σ- und π-Elektronen in die jeweils antibindenden Zustände σ* und π* überführt (σ → σ* Übergänge, π → π*-Übergänge). Die nicht bindenden n-Elektronen können sowohl n → σ* als auch n → π*-Übergänge ausführen. Solche *Elektronenübergänge* werden in einem Termschema graphisch dargestellt (Abb. 8-2 und 8-3). Die zum Übergang aus dem Grundzustand in den angeregten Zustand notwendige Energie ΔE wird dem eingestrahlten Licht entnommen. Sie beträgt:

$$\Delta E = E_2 - E_1 = h \cdot \nu = \frac{h \cdot c}{\lambda}$$

Anregung von σ-Elektronen (Abb. 8-3). Zur Überführung von σ-Elektronen in ein σ*-Energieniveau bedarf es verhältnismäßig großer Energiebeträge (150 bis 2000 $kcal \cdot mol^{-1}$, ca. 600 bis 8000 $kJ \cdot mol^{-1}$) wie sie das Licht des Vakuum-UV ($\lambda = 100$ bis 200 nm) liefert (Kap. 1-3). Für die praktische Molekülspektroskopie hat die Anregung von σ-Elektronen keine Bedeutung.

Anregung von π-Elektronen (Abb. 8-3). Leichter anzuregen als σ-Elektronen sind die π-Elektronen von Doppelbindungen und Dreifachbindungen. Wenn sie in Konjugation stehen, d. h. alternierend mit Einfachbindungen angeordnet sind, wird die zur Anregung eines solchen „konjugierten π-Elektronensystems" notwendige Energie noch kleiner (Kap. 9.2.1).

Die zum Übergang von π-Elektronen in π*-Energiezustände benötigte Energie liegt zwischen 40 bis 150 $kcal \cdot mol^{-1}$ (ca. 160 bis 600 $kJ \cdot mol^{-1}$); sie kann von Licht des sichtbaren (Vis)- und UV-Bereiches geliefert werden (Kap. 1-3).

Anregung von n-Elektronen (Abb. 8-3): n-Elektronen sind verhältnismäßig leicht durch Licht des sichtbaren (Vis) oder UV-Bereiches anzuregen (Kap. 1-3). Sie gehen in σ*- oder π*-Energieniveaus über.

8-1.3 Molekülschwingungen

Zwischen den Atomen eines Moleküls sind mechanische Schwingungen möglich, die man als *Molekülschwingungen* bezeichnet. Man unterscheidet *Valenzschwingungen* (in Richtung der Bindungs-Valenzachse) und *Deformationsschwingungen* (Deformation des Bindungswinkels). Die Valenzschwingungen bezeichnet man auch als *„Streckschwingungen"*, die Deformationsschwingungen als *„Biegeschwingungen"*.

Für die Carbonylgruppe ergeben sich z. B. die in Abb. 8-2 skizzierten Schwingungsmöglichkeiten, die man als „CO-Valenzschwingung" bzw. „CO-Deformationsschwingung" bezeichnet. Molekülschwingungen werden durch die Energie der IR-Strahlung (Kap. 1-3) (E = 40 bis 0.6 $kcal \cdot mol^{-1}$; ca. 160 bis 2.4 $kJ \cdot mol^{-1}$) angeregt (Kap. 11).

8-1.4 Molekülrotationen

Zur Anregung von Molekülrotationen genügt die Energie des Mikrowellenbereiches (Kap. 1-3) (*Mikrowellenspektren*).

Wichtig ist, daß mit der Elektronenanregung gleichzeitig auch Molekülschwingungen und Molekülrotationen angeregt werden können und bei der Anregung von Molekülschwingungen auch Molekülrotationen.

8-2 Absorptionsspektrum, Absorptionsbanden

Für ein bestimmtes Molekül ist zunächst nicht bekannt, welche Energiebeträge zu seiner Anregung notwendig sind, d. h. Licht welcher Wellenlängen zur Herbeiführung von Übergängen eingestrahlt werden muß. Diese Wellenlängen findet man durch Messung des *Absorptionsspektrums* auf.

Zur Aufnahme des Spektrums durchstrahlt man die Substanz mit Licht zunehmender Wellenlänge (d. h. abnehmender Energie) und bestimmt jeweils den absorbierten Anteil an Lichtintensität. Bei Wellenlängen, deren Energie zu groß ist, um einen Elektronenübergang oder eine Molekülschwingung anzuregen (Abb. 8-4), absorbiert die Probe nicht. Wird Licht einer Wellenlänge eingestrahlt, das die zur Anregung eines Überganges passende Energie besitzt, absorbiert das Molekül. Vergrößert man die Wellenlänge des eingestrahlten Lichtes erneut, so ist seine Energie nun zur Anregung zu klein; das Molekül kann keine Strahlung absorbieren. Beim Übergang zu noch größeren Wellenlängen (dies entspricht einer weiteren Erniedrigung der Energie), kann ein so geringer Wert an Lichtenergie erreicht werden, der zur Anregung eines energieärmeren Überganges ausreicht.

Trägt man in einem Diagramm (Abb. 8-4) auf der Abszisse nach rechts die Wellenlänge λ (d. h. nach links die Energie) des eingestrahlten Lichtes und auf der Ordinate den durch die Probe absorbierten Anteil der Lichtintensität (Lichtabsorption) auf, so erhält man die *Absorptionskurve* der Substanz. Das Diagramm ist das *Absorptionsspektrum.* Wellenlängen größter Absorption bezeichnet man als *Absorptionsmaxima.*

Je nachdem, in welchem Wellenlängenbereich das Absorptionsspektrum eines Moleküls gemessen wird, unterscheidet man:

- Spektren im ultravioletten Bereich (UV-Spektren)
- Spektren im sichtbaren Bereich (Vis-Spektren)
- Spektren im infraroten Bereich (IR-Spektren)

Wegen der Elektronenanregung bezeichnet man die Spektren im UV- und sichtbaren Bereich (UV-Vis-Spektren) auch als *Elektronenspektren* bzw. *Elektronenanregungsspektren.*

Absorptionsbanden: Die Absorptionskurven der Moleküle zeigen meist sehr breite Maxima

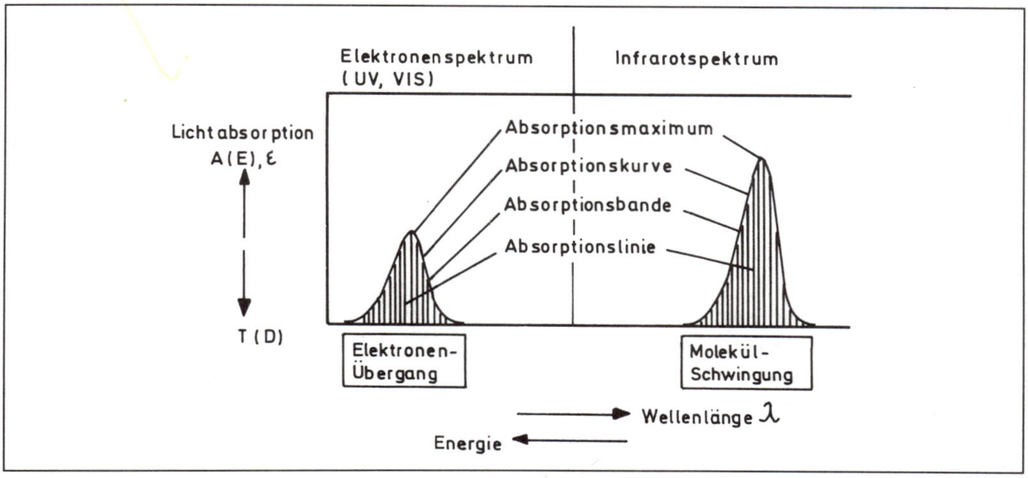

Abb. 8-4: Absorptionsspektrum eines Moleküls (schematisch).

(Abb. 8-4), die man als Absorptionsbanden bezeichnet. Da für jeden Anregungsschritt eine genau definierte Energie erforderlich ist, wären, wie in der Atomspektroskopie (Kap. 4), nicht breite Banden, sondern scharfe Absorptionslinien zu erwarten. Die Verhältnisse sind jedoch komplizierter. Bei Anregung eines Elektronenüberganges finden nämlich gleichzeitig auch Molekülschwingungen statt. Nun erfordert jeder zulässige Schwingungszustand eines zur Elektronenanregung befähigten Moleküls auch eine etwas andere Anregungsenergie. Es tritt daher für jeden dieser gequantelten Schwingungszustände im Elektronenspektrum eine Absorptionslinie bei einer anderen Wellenlänge auf (Abb. 8-4). Diese Linien werden vom Meßgerät nicht mehr aufgelöst, sondern als breite Absorptionsbande der Elektronenanregung registriert (Abb. 8-4), (vgl. Kap. 9-1.2, *Jablonski-Termschema*). Ähnlich kommen die Absorptionsbanden in IR-Spektren zustande. Hier finden gleichzeitig mit der Anregung von Schwingungen auch Molekülrotationen statt (*Rotationsschwingungsspektren*). Jeder Rotationszustand erfordert eine etwas andere Anregungsenergie. Man erhält daher für jeden Rotationszustand eine Absorptionslinie bei einer bestimmten Wellenlänge. Alle Linien werden zusammen als Absorptionsbande der von Rotationen überlagerten Molekülschwingung registriert.

Man bezeichnet daher im Unterschied zu den Linienspektren der Atome die Molekülspektren als *Bandenspektren*.

8-3 Meßgrößen für die Lichtabsorption

Zur Messung der Lichtabsorption werden folgende Meßgrößen herangezogen:

- Transmission (T) (identisch mit der Durchlässigkeit D)
- Absorption (A) (bisher Extinktion E)

Bezeichnet man die Intensität eines in die Substanzprobe eingestrahlten monochromatischen Lichtstrahles mit I_0 und die nach Durchgang durch die Probe noch vorhandene Lichtintensität mit I (Abb. 8-1), so gelten die im folgenden getroffenen Definitionen.

8-3.1 Transmission (Durchlässigkeit)*)

Die Transmission gibt an, welcher Bruchteil an eingestrahlter Lichtintensität I_0 die Probe wieder verläßt, d.h., nicht absorbiert wurde. Multipliziert man diesen Wert mit 100, so erhält man den Bruchteil an nicht absorbierter Lichtintensität in %:

$$T = \frac{I}{I_0}; \quad T[\%] = \frac{I}{I_0} \cdot 100$$

Absorbiert die Probe kein Licht ($I = I_0$), so ist T = 100%; wird alles Licht absorbiert ($I = 0$), so ist T = 0%. Die Transmission wird hauptsächlich bei der Messung von IR-Spektren verwendet. (Kap. 11).

8-3.2 Absorption (bisher Extinktion)*)

Die Absorption (A) (bisher Extinktion E)**) ist der dekadische Logarithmus des Verhältnisses des in die Probe eingestrahlten Lichtes (I_0) zur Intensität des nicht absorbierten Lichtes (I) (Abb. 8-1). Die Absorption entspricht dem dekadischen Logarithmus des Kehrwertes der Transmission (T):

$$A = \log_{10}\frac{I_0}{I} = \log_{10}\frac{1}{T}$$

Diese Definition der Absorption als Meßgröße für die Lichtabsorption findet ihre Begründung im *Lambert-Beerschen Gesetz* (Kap. 8-4).

*) Nach DIN 1349 wird die Transmission T als „spektraler Reintransmissionsgrad $\tau(\lambda)$“, die Absorption als „spektrales Absorptionsmaß $A(\lambda)$ (Extinktion)“ bezeichnet.

**) Im DAB 9 wurde die früher verwendete Bezeichnung Extinktion (E) durch Absorption (A) ersetzt und damit der englischen Bezeichnung „absorbance“ (A) angeglichen. Diese Größe darf aber nicht mit der gelegentlich verwendeten prozentualen Absorption verwechselt werden, einer Maßeinheit, die den Bruchteil der von einer Probe absorbierten Lichtintensität angibt:

$$\text{Absorption } [\%] = \frac{I_0 - I}{I_0} \cdot 100$$

A ist Null, wenn die Probe kein Licht absorbiert ($I = I_0$; $A = \log 1 = 0$); bei vollständiger Lichtabsorption ($I = 0$) nimmt A den Wert unendlich an. In der praktischen Spektroskopie mißt man für A meist Werte zwischen 0 und 1, seltener zwischen 1 und 2.

Im Absorptionsspektrum wird A (bisher E) auf der Ordinate in aufsteigender Richtung, T (bzw. D) in absteigender Richtung aufgetragen (Abb. 8-4).

8-4 Lambert-Beersches Gesetz

Die Beziehung zwischen Absorption, durchstrahlter Schichtdicke und Konzentration einer Lösung wird durch das Lambert-Beersche Gesetz beschrieben. Es stellt eine Kombination des *Bouguer-Lambertschen Gesetzes* und des *Beerschen Gesetzes* dar.

8-4.1 Bouguer-Lambertsches Gesetz

Die Zahl der von einem Lichtstrahl auf seinem Wege durch die Lösung getroffenen Substanz-Moleküle hängt bei konstanter Konzentration von der Schichtdicke b der Küvette ab (Abb. 8-1). Die Absorption A ist daher proportional der Schichtdicke b [cm]*):

$$A = k_1 \cdot b$$

k_1 = Proportionalitätsfaktor

8-4.2 Beersches Gesetz

Bei konstanter Schichtdicke hängt die Zahl der von einem Lichtstrahl getroffenen Moleküle der gelösten Substanz von ihrer molaren Konzentration ab. Bei konstanter Schichtdicke b ist daher die Absorption A proportional der molaren Konzentration c:

$$A = k_2 \cdot c$$

k_2 = Proportionalitätsfaktor

8-4.3 Kombiniertes Bouguer-Lambert-Beersches Gesetz. Molarer Absorptionskoeffizient

Sind sowohl die Schichtdicke b als auch die molare Konzentration c variabel, so müssen beide Beziehungen kombiniert werden:

$$A = (k_1; k_2) \cdot c \cdot b$$

Die Proportionalitätsfaktoren k_1 und k_2 gehen in einem neuen Proportionalitätsfaktor (ε) auf. Man erhält das Bouguer-Lambert-Beersche Gesetz (im folgenden als Lambert-Beersches Gesetz bezeichnet):

$$A = \varepsilon(\lambda) \cdot c \cdot b$$

A = Absorption (bisher Extinktion E)
$\varepsilon(\lambda)$ = Proportionalitätsfaktor: molarer Absorptionskoeffizient $[l \cdot mol^{-1} \cdot cm^{-1}]$ (die Maßeinheit wird meist weggelassen)
c = molare Konzentration $[mol \cdot l^{-1}]$
b = Schichtdicke [cm]

Das Lambert-Beersche Gesetz sagt aus, daß die Lichtabsorption (Absorption A, bisher Extinktion E), proportional der molaren Konzentration c und der Schichtdicke b ist. Die graphische Darstellung der Absorption A gegen die Konzentration c bei konstanter Schichtdicke b bzw. gegen die Schichtdicke b bei konstanter Konzentration c ergibt jeweils eine Gerade (Abb. 9-11).

Den Proportionalitätsfaktor ε des Lambert-Beerschen Gesetzes bezeichnet man als *molaren Absorptionskoeffizienten* (früher *molarer Extinktionskoeffizient*, „molare Extinktion"; englisch *absorptivity*); ε ent-

*) Nach DIN 1349 soll die Schichtdicke mit d bezeichnet werden. Das DAB 10 verwendet die Bezeichnung b.

spricht der Absorption A einer einmolaren Lösung ($c = 1\ mol \cdot l^{-1}$) bei einer Schichtdicke von 1 cm (b = 1) und bei der Wellenlänge λ:

$$\varepsilon(\lambda) = A^{1\,mol}_{1\,cm}$$

Die Größe des molaren Absorptionskoeffizienten ε hängt von der Wellenlänge ab. Der Zusatz (λ), der dies ausdrückt, wird aber meist weggelassen. Ebenso wie die graphische Auftragung von T bzw. A (bisher E) gegen die Wellenlänge λ, führt auch die Auftragung von ε gegen λ zur Absorptionskurve einer Substanz (Abb. 8-4). Die für die Absorptionsmaxima (λ max) ermittelten ε-Werte (ε max) stellen charakteristische Stoffkonstanten dar, die je nach der Struktur der Substanz zwischen etwa 20 und 200 000 $l \cdot mol^{-1} \cdot cm^{-1}$ betragen können.

8-4.4 Anwendungen des Lambert-Beerschen Gesetzes

Das Lambert-Beersche Gesetz ist für die praktische Absorptionsspektroskopie von großer Bedeutung:

- Durch Messung der Absorption A (bisher Extinktion E) einer Lösung bekannter Konzentration c kann der molare Absorptionskoeffizient bestimmt werden:

$$\varepsilon = \frac{A}{b \cdot c}\ [l \cdot mol^{-1} \cdot cm^{-1}]$$

Wie schon erwähnt, besitzt dieser Wert Bedeutung als Stoffkonstante; er kann z. B. zur Identitätsprüfung und zur Strukturermittlung herangezogenen werden (Kap. 9).

- Durch Messung der Absorption A (bisher Extinktion E) einer Lösung kann aus dem Lambert-Beerschen Gesetz die Konzentration errechnet werden:

$$c = \frac{A}{\varepsilon(\lambda) \cdot b}\ [mol \cdot l^{-1}]$$

Bei allen Anwendungen des Lambert-Beerschen Gesetzes müssen jedoch folgende Einschränkungen berücksichtigt werden:

- Das Lambert-Beersche Gesetz gilt streng nur für monochromatisches Licht.
- Das Lambert-Beersche Gesetz gilt streng nur für verdünnte Lösungen (Kap. 9).

8-4.5 Ableitung des Lambert-Beerschen Gesetzes

Die durchstrahlte Lösung der Schichtdicke b (Küvette) (Abb. 8-1), wird in dünne Schichten der Dicke dx zerlegt. Beim Durchtritt des Lichtes durch eine dieser Schichten nimmt die Lichtintensität um dI ab. Diese Abnahme ist proportional der an dieser Stelle noch vorhandenen Lichtintensität I, der Konzentration c und der betrachteten Schichtdicke dx:

$$-dI \sim I \cdot c \cdot dx$$

Einführung des Proportionalitätsfaktors k („natürlicher Extinktionskoeffizient") führt zu einer Differentialgleichung:

$$-dI = k \cdot I \cdot c \cdot dx$$

Diese wird durch Trennung der Variablen und Integration gelöst. Hierbei ist die Lichtintensität in den Grenzen I_0 bis I und die Schichtdicke in den Grenzen 0 bis b variabel:

$$-\frac{dI}{I} = k \cdot c \cdot dx$$

$$\int_{I_0}^{I} \frac{dI}{I} = -k \cdot c \cdot \int_0^b dx$$

Die Integration ergibt:

$$\ln \frac{I}{I_0} = -k \cdot c \cdot b$$

Rechnet man in den dekadischen Logarithmus um und bezeichnet $0.4343 \cdot k$ als ε so erhält man:

$$\log_{10} \frac{I}{I_0} = -0.4343 \cdot k \cdot c \cdot b = -\varepsilon \cdot c \cdot b$$

Nach Entlogarithmieren ergibt sich eine exponentielle Abnahme der Lichtintensität beim Durchgang durch die Küvette:

$$I = I_0 \cdot 10^{-\varepsilon \cdot c \cdot b}$$

Durch Umkehrung des Bruches kann das negative Vorzeichen beseitigt werden. Für $\log_{10} \frac{I_0}{I}$ wurde der Begriff Absorption A (früher Extinktion E) eingeführt. Man gelangt so zum Lambert-Beerschen Gesetz:

$$\boxed{\log_{10} \frac{I_0}{I} = A = \varepsilon \cdot c \cdot b}$$

8-5 Grundsätzlicher Aufbau von Absorptionsspektrometern

Geräte zur Messung von Absorptionsspektren (Kap. 1-5.2) bezeichnet man als Spektrometer (Spektralphotometer, Spektrophotometer, Absorptionsspektrometer). Im folgenden werden die Bezeichnungen *Absorptionsspektrometer* bzw. *Spektrometer* verwendet. Die Geräte müssen folgende Funktionen erfüllen:

- Erzeugung von Licht einer bestimmten Wellenlänge (monochromatisches Licht), die sich kontinuierlich ändern läßt (Lichtquelle, Monochromator).
- Messung der Intensität I_0 des in die Lösung der Substanz eingestrahlten Lichtes und der Intensität I des austretenden Lichtes (Empfänger) (Abb. 8-1).
- Anzeige der Transmission (T) oder der Absorption (A) (bisher Extinktion E) bzw. Registrierung des gesamten Absorptionsspektrums der Substanz (Anzeigeinstrument, Schreiber).

Im Absorptionsspektrometer (Abb. 8-5) liefert eine Lichtquelle zunächst polychromatisches Licht. Durch einen Spalt wird ein Strahlenbündel ausgeblendet, das auf einem Monochromator trifft. Dieser sortiert mit Hilfe eines Prismas oder Gitters aus dem Gemisch vieler Wellenlängen ideal betrachtet eine einzige aus (monochromatisches Licht).

Prisma als Monochromator: Beim Durchgang durch ein Prisma wird Licht verschiedener Wellenlängen unterschiedlich stark gebrochen, d.h. polychromatisches Licht wird in seine Komponenten zerlegt. Durch Drehen des Prismas kann Licht der verschiedenen Wellenlängen über den Austrittsspalt in die Küvette des Absorptionsspektrometers geleitet werden (vgl. Lehrbücher der Physik).

Gitter als Monochromator: Durch Ritzung von Glas- oder Metallflächen erzeugt man *Reflexionsgitter*, die durch Beugung und Interferenz polychromatische Lichtstrahlen in Licht einzelner Wellenlängen zerlegen (vgl. Lehrbücher der Physik).

Zunächst wird die Intensität I_0 des monochromatischen Lichtes nach Durchgang durch die Lösungsmittel-Küvette (*Vergleichsküvette*) gemessen (Abb. 8-5, Strahlengang B). Dadurch werden Fehler, die aufgrund der Eigenabsorption des Lösungsmittels, der Reflexion von Licht an der Küvette und der Streuung in der Küvette entstehen, ausgeschaltet. Der gleiche Lichtstrahl wird nun zur Messung von I durch die Substanz-Küvette geleitet. Das Anzeigeinstrument wandelt I und I_0 in T oder A um. (Kap. 8-3). Durch Drehen des Monochromators gelangt Licht einer anderen Wellenlänge in den Strahlengang. So kann nach-

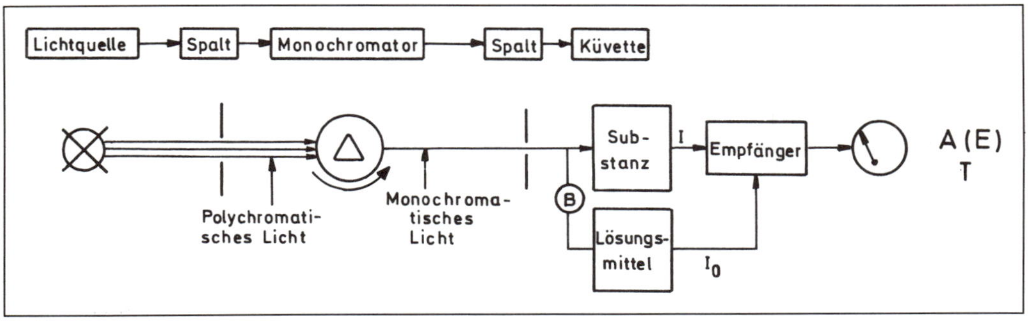

Abb. 8-5: Aufbau eines Absorptionsspektrometers.

einander im gesamten vom Monochromator erfaßten Wellenlängenbereich die Lichtabsorption der Substanz gemessen werden. Bei *„selbstregistrierenden" Spektrometern* werden diese Werte mit Hilfe eines Schreibers in Abhängigkeit von der Wellenlänge als Absorptionskurve (Abb. 8-4) registriert.

Die für die einzelnen Spektralbereiche (UV-, sichtbarer und IR-Bereich) verwendeten Absorptionsspektrometer zeigen Abweichungen von diesem Grundschema. Für den sichtbaren Bereich und den UV-Bereich sind stark vereinfachte *Kolorimeter* und *Photometer* in Gebrauch (Kap. 9). Im UV-Bereich müssen alle durchlässigen Teile, auch die Küvetten, aus Quarzglas gefertigt sein, weil normales Glas für UV-Strahlung undurchlässig ist.

9 UV-Vis-Spektroskopie

9-1 Grundlagen der UV-Vis-Spektroskopie

Die Energie des sichtbaren und ultravioletten Lichtes (Tab. 1-1) wird teilweise von organischen Molekülen absorbiert und regt π- und n-Elektronen an (Kap. 8-1.2). Die durch graphische Auftragung der Lichtabsorption (meist der Absorption (A), früher als Extinktion E bezeichnet, Kap. 8-3.2) gegen die Wellenlänge erhaltenen Absorptionsspektren des sichtbaren und UV-Bereiches *(UV-Vis-Spektren, Elektronenspektren)* haben für die qualitative und quantitative Analyse von Arzneistoffen große Bedeutung *(Kolorimetrie, Photometrie, Spektralphotometrie)*.

9-1.1 Chromophores System. Elektronenübergänge

Man bezeichnet den für die Absorption von sichtbarem bzw. UV-Licht verantwortlichen Teil eines Moleküls als *Chromophor* bzw. *chromophores System*. Dort befinden sich die anregbaren π- und n-Elektronen (Kap. 8-1.2). Zur Anregung von σ-Elektronen reicht die Energie des sichtbaren und UV-Lichtes nicht aus. Daher trägt z. B. das gesättigte Kohlenstoffgerüst eines Moleküls zur Lichtabsorption in diesem Bereich nur in untergeordnetem Maße bei.

Elektronen können aus einem bindenden σ- oder π-Orbital in das jeweilige antibindende Orbital (σ*, π*) oder aus einem nichtbindenden n-Orbital in σ*- und π*-Orbitale übergehen (Kap. 8-1.2) (σ → σ*; π → π*; n → σ*; n → π*-Übergänge).

Es handelt sich dabei um Übergänge zwischen HOMO (engl. highest occupied molecular orbital) und LUMO (lowest unoccupied molecular orbital).

Für die Praxis sind zwei Gruppen von Chromophoren von Bedeutung:

- Chromophore die nur aus π-Elektronen aufgebaut sind
- Chromophore die aus π- und n-Elektronen aufgebaut sind.

9-1.2 Jablonski-Termschema

Die Elektronenübergänge eines organischen Moleküls sind komplizierter als in Abb. 8-3 dargestellt. Sie werden genauer im sogenannten *Jablonski-Termschema* veranschaulicht (Abb. 9-1).

Vom Grundzustand S_0, meist einem Singulett-Zustand*), erreichen die Elektronen die energiereicheren Singulett-Zustände S_1 oder S_2, usw. (Abb. 9-1, Weg a). Die Rückkehr nach S_0 erfolgt meist durch strahlungslose Inaktivierung, d. h. Umwandlung der Elektronenenergie in Wärmeenergie (englisch: internal conversion, z. B. Abb. 9-1, Weg b), oder durch Emission von Licht (Fluoreszenz, Kap. 10). Andererseits können die Singulett-Zustände S_1, S_2 usw. der Elektronen durch strahlungslose Spin-Umkehr (englisch: intersystem crossing) in die etwas energieärmeren Triplett-Zustände*) T_1 oder T_2 übergehen (Abb. 9-1, Weg c). Von hier fallen sie unter erneu-

*) Im Singulett-Zustand eines Moleküls sind die Elektronenspins antiparallel (↑↓) angeordnet. Das Molekül zeigt kein Spinmoment, es ist diamagnetisch. Im Triplett-Zustand sind die Spins parallel (↑↑). Das Molekül ist paramagnetisch.

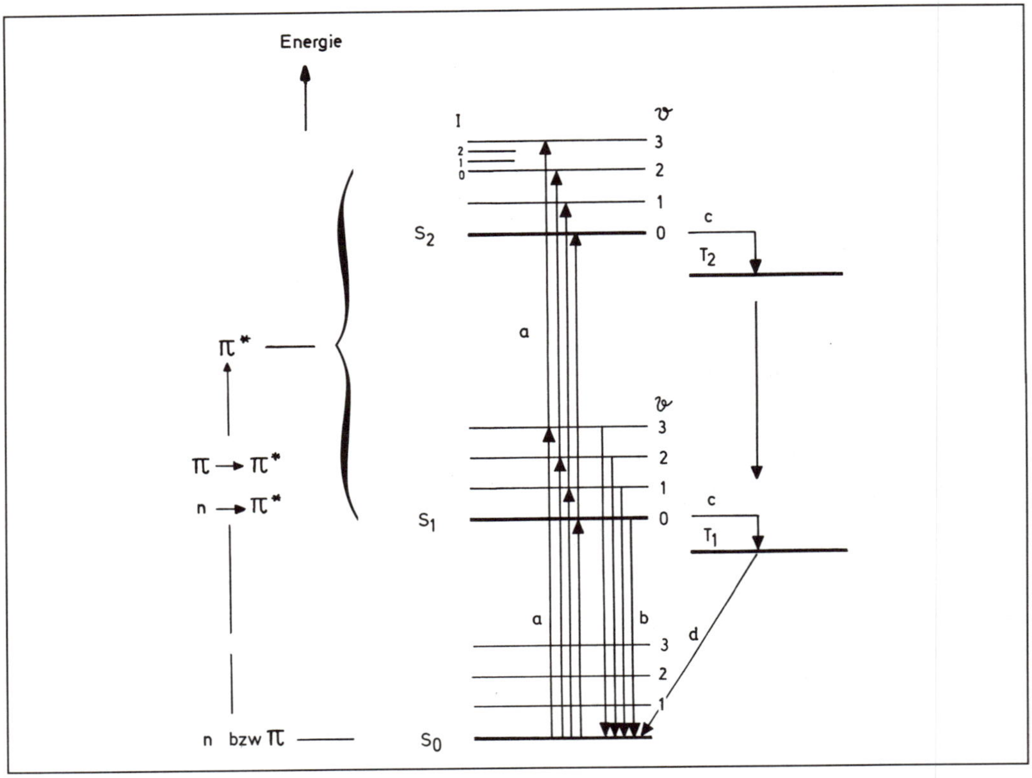

Abb. 9-1: Jablonski-Termschema (vereinfacht).

ter Spin-Umkehr und Emission von Licht in den Grundzustand S_0 zurück (Phosphoreszenz (Abb. 9-1, Weg d).

Die Elektronenzustände (S_0, S_1, S_2, T_1, T_2) sind in ihren Energieniveaus nicht einheitlich. Wegen mechanischer Schwingungen der Bindungen sind jedem Niveau zusätzlich etwa 30 bis 50 *Schwingungsniveaus* überlagert, die zu einer leicht unterschiedlichen Gesamtenergie führen. Diese Niveaus werden mit v = 0, 1, 2, 3 usw. bezeichnet (v = *Schwingungsquantenzahl*) (Abb. 9-1). Die innerhalb eines solchen Schwingungszustandes durch Molekülrotationen außerdem noch hervorgerufenen *Rotationsniveaus* bezeichnet man mit I = 0, 1, 2, 3 usw. Ein Elektronenübergang z. B. von S_0 nach S_2 erfordert für Moleküle unterschiedlicher Schwingungszustände unterschiedliche Energiebeträge (Abb. 9-1, Weg a). Wie in Kap. 8-2 schon erwähnt, werden die den Übergängen in einzelne Schwingungs- und Rotationsniveaus entsprechenden Absorptionslinien vom Meßinstrument meist nicht aufgelöst, so daß Absorptionsbanden gemessen werden. Ausnahmen bilden die Spektren der Polyene, Polyine und Aromaten mit „Feinstruktur" (Kap. 9-2).

Die Elektronen zeigen in den einzelnen Energieniveaus eine unterschiedliche Verweildauer. Zum Beispiel sind die Zustände S_2 und S_3 usw. sehr viel kurzlebiger als S_1.

9-1.3 Verbotene Elektronenübergänge

Nicht alle theoretisch denkbaren Elektronenübergänge innerhalb eines Moleküls (Abb. 9-1) sind „erlaubt". Es gibt mehrere *Übergangsverbote*:

Spin-Verbot (Interkombinationsverbot): Verbot des Überganges von Singulett- in Triplett-Zustände und umgekehrt.

Überlappungsverbot (Raumverbot): Verbot von Elektronenübergängen, bei welchen sich die beteiligten Orbitale nicht oder nicht genügend überlappen.

Symmetrieverbot: Verbot von Elektronenübergängen zwischen Elektronenzuständen gleicher Symmetrie.

Wichtig für die UV-Spektroskopie ist, daß unter bestimmten Umständen diese Verbote durchbrochen werden, so daß in diesen Fällen trotzdem Absorptionsbanden gemessen werden (*verbotene Übergänge*). Diese sind aber von geringer Übergangswahrscheinlichkeit und zeigen daher meist eine geringere Intensität.

9-1.4 Aussehen der Absorptionsbanden. Feinstruktur

Die Absorptionsbanden im UV-Vis-Spektrum sind durch ihre Lage (λ max), ihre Höhe (ε max) und ihre Form (z. B. durch eine Feinstruktur) gekennzeichnet. Die Lage des Absorptionsmaximums (λ max) hängt von der Energie ab, die zur Anregung aus dem Grundzustand S_0 des Moleküls in einen Anregungszustand erforderlich ist (Kap. 8-1.2).
Im Falle erlaubter Übergänge ist eine UV-Vis-Bande umso intensiver, d. h., die *Übergangswahrscheinlichkeit* aus dem Grund- in den Anregungszustand ist umso größer, je leichter das Molekül mit der Strahlung in Wechselwirkung treten kann.* Dies ist umso besser möglich je mehr sich die Ladungsverteilung im Molekül beim Elektronenübergang ändert. Je unterschiedlicher nämlich die Ladungsverteilung in den beiden beteiligten Energiezuständen ist, umso wirkungsvoller kann das elektromagnetische Wechselfeld des Lichtes das Molekül angreifen und seine Energie auf dieses übertragen. Andererseits sind, wie bereits erwähnt, Übergänge zwischen Elektronenzuständen gleicher Symmetrie verboten (*Symmetrieverbot*, Kap. 9-1.3), können aber mit geringer Übergangswahrscheinlichkeit trotzdem stattfinden.

Die Absorptionsbanden sind umso breiter, je kürzer die Lebensdauer der Anregungszustände ist. Die Bandenbreite nimmt wegen der erleichterten Energieabgabe mit steigender Wechselwirkung der Moleküle mit dem Lösungsmittel zu. Im Gaszustand erhält man schmalbandige Spektren, in Lösung verbreitern sich die Banden mit zunehmender Polarität des Lösungsmittels. Hierbei sind die für Lösungsmittelmoleküle leichter zugänglichen n-Orbitale stärker betroffen als die π-Orbitale.

Da sich die Moleküle in Lösung praktisch ausschließlich im ersten Schwingungszustand (v = 0, Abb. 9-1) befinden, gehen gemäß dem *Franck-Condon-Prinzip**) nahezu alle Elektronenübergänge von diesem Zustand aus, von dem sie die verschiedenen Schwingungszustände des angeregten Elektronenzustandes erreichen (z. B. S_1: v = 0, 1, 2 usw., Abb. 9-1). Diese Übergänge werden bei Polyenen und Aromaten gelegentlich in Form einer *Feinstruktur* der Spektren sichtbar. Dabei entspricht die längstwellige Teilbande einem Elektronenübergang von S_0 (v = 0) nach S_1 (v = 0), die nächste von S_0 (v = 0) nach S_1 (v = 1) usw. Die Energiedifferenz zwischen diesen Niveaus ist der Differenz der Wellenzahlen der Teilbanden proportional. Sie entspricht der Energiedifferenz zwischen zwei Schwingungsniveaus der betreffenden Bindung, d. h. der zur Anregung einer Molekülschwingung benötigten Energie. Die Wellenzahldifferenz zwischen zwei Teilbanden ist daher identisch mit der relativen Lage der entsprechenden Valenzschwingung im Infrarot-Spektrum (Kap. 11). Sie kann zur Unterscheidung von Polyenen, Polyinen und Aromaten herangezogen werden (Kap. 9-2.4).

*) Man bezeichnet die Intensitätserhöhung einer Bande als *hyperchromen-*, eine Intensitätserniedrigung als *hypochromen-*Effekt (nicht mit dem hypsochromen E. zu verwechseln!).

*) Das *Franck-Condon-Prinzip* entspricht einer Auswahlregel für Änderungen der Schwingungsniveaus in einem Molekül während eines Elektronenüberganges. Es besagt, daß bei gleichzeitiger Elektronenanregung diejenigen Schwingungsübergänge unwahrscheinlich sind, bei welchen sich der Abstand der Atomkerne im Molekül ändert. Die Begründung liegt in der unterschiedlichen Zeitdauer der Übergänge: Während des ca. 10^{-15} s dauernden Elektronenüberganges kann sich der Kernabstand nicht ändern, weil für eine Schwingung der Kerne viel mehr Zeit, nämlich ca. 10^{-12} s benötigt wird.

9-2 Chromophore aus π-Elektronen

Substanzgruppen, deren chromophores System aus π-Elektronen aufgebaut ist, sind Alkene, Alkine und aromatische Verbindungen

$(-C{=}C-)_n$; $(-C{\equiv}C-)_n$; 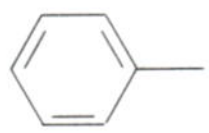

9-2.1 Alkene, Polyene

Der $\pi \rightarrow \pi^*$-Übergang des Ethens liegt bei 162 nm im Bereich des Vakuum-UV-Lichtes. Aus Tab. 9-1 ist zu erkennen, wie das Absorptionsmaximum konjugierter Polyene mit zunehmender Zahl von Doppelbindungen zu längeren Wellenlängen verschoben wird (Rotverschiebung, Kap. 1.3). Ursache ist die zunehmende Erhöhung des Energieniveaus des höchsten besetzten Orbitals (HOMO, englisch: highest occupied molecular orbital) und die Erniedrigung des niedrigsten leeren π-Orbitals (LUMO, englisch: lowest unoccupied molecular orbital). Dadurch wird die zur Anregung erforderliche Energiedifferenz ΔE immer kleiner (Abb. 9-2).

Ist das System konjugierter Doppelbindungen genügend lang, so wird das Absorptionsmaximum bis in den sichtbaren Bereich verschoben. Dies gilt z. B. für β-Carotin, welches 11 konjugierte Doppelbindungen enthält (Tab. 9-1), bei 451 nm blaues Licht absorbiert und deshalb orange gefärbt ist (Tab. 1-3).

Zur Interpretation der Elektronenspektren von Polyenen werden u. a. das „*Quadratwurzelgesetz*“ und die *Dien-Regel* nach R. B. Woodward herangezogen.

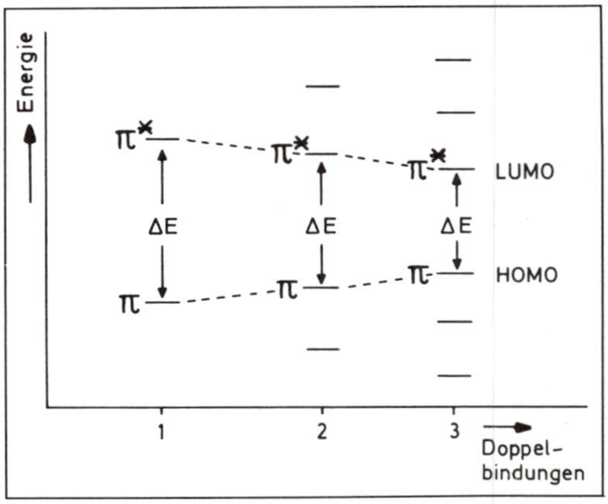

Abb. 9-2: Elektronenübergänge in konjugierten Polyenen.

Tab. 9-1: Absorptionsmaxima konjugierter Polyene

Verbindung		**Zahl der konjugierten Doppel-bindungen**	**Absorptions-maximum λmax [nm]**	**Farbe**
$H_2C{=}CH_2$	Ethen	1	162	–
$H_2C{=}CH{-}CH{=}CH_2$	Butadien	2	217	–
$H_2C{=}CH{-}CH{=}CH{-}CH{=}CH_2$	Hexatrien	3	258	–
$H{-}(CH{=}CH)_4{-}H$	Octatetraen	4	302	–
$H{-}(CH{=}CH)_5{-}H$	Decapentaen	5	334	–
Vitamin-A-Alkohol (Retinol) (vgl. Abb. 9-3)		5	325	–
β-Carotin		11	451	orange

9-2.1.1 „Quadratwurzelgesetz“

Nach R. Kuhn und K.W. Hausser ist die Lage des längstwelligen Absorptionsmaximums eines konjugierten Polyens (λmax) proportional der Wurzel aus der Zahl (n) der Doppelbindungen:

$$\lambda\text{max} = 134\sqrt{\text{n}} + 31 \text{ [nm]}$$

Nach dieser Formel kann die Zahl der Doppelbindungen eines Polyens aus dem UV-Maximum abgeschätzt werden:

$$\text{n} = \left(\frac{\lambda\text{max} - 31}{134}\right)^2$$

Für Vitamin-A-Alkohol (Retinol) (Abb. 9-3) ergibt sich z. B. ein Wert von 4.8. Tatsächlich besitzt die Substanz 5 Doppelbindungen.

9-2.1.2 Dien-Regel

Für ungesättigte Steroide und andere Polyene dient zur Abschätzung der Lage des Absorptionsmaximums die Dien-Regel von R. B. Woodward. Sie besteht aus einem empirischen Inkrement-System. Zur Berechnung werden zu einem Grundwert bestimmte Inkremente für die einzelnen Strukturelemente addiert (Tab. 9-2).

Beispiel: Abschätzung der Lage des UV-Maximums von Calciferol (Abb. 9-3).

Acyclisches Dien	217 nm
Zusätzliche Doppelbindung	+ 30 nm
Exocyclische Natur von	
3 Doppelbindungen	+ 15 nm
4 Ring-Reste	+ 20 nm
Berechnet	282 nm
Gefunden	264 nm

Die Doppelbindung in der Seitenkette des Calciferols beeinflußt die Lage des längstwelligen Absorptionsmaximums nicht, da sie nicht in Konjugation zum Dien-Chromophor steht.

Wie in der Dien-Regel berücksichtigt, wird die Lage und Intensität der Absorptionsbanden von Olefinen auch von der geometrischen Konfiguration beeinflußt. Oft absorbieren die cis-Isomeren kürzerwellig und weniger intensiv. Cis-Carotine zeigen z. B. bei ca. 340 nm im Gegensatz zu den trans-Verbindungen den *„cis-Peak“*.

9-2.1.3 Substituenteneinflüsse auf Polyenchromophore

Substituenten am chromophoren System eines Polyens verschieben die Absorptionsmaxima ebenfalls in den längerwelligen Bereich. Um diese Wirkung zu beschreiben, setzt man den Betrag derjenigen Rotverschiebung, den eine zusätzliche

Tab. 9-2: Dien-Regel nach R. B. Woodward.

Grundwerte: Acyclisches heteroannulares transoides Dien:	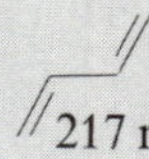 217 nm bzw. 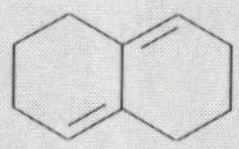	214 nm
Homoannulares, cisoides Dien:	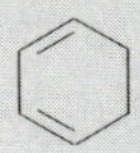	253 nm
Inkremente:		
Zusätzliche konjugierte Doppelbindung		+ 30 nm
Exocyclische Natur einer Doppelbindung		+ 5 nm
Alkylsubstituent oder Ring-Rest		+ 5 nm
Auxochrome Gruppen:	O-Alkyl	+ 6 nm
	O-Acyl	0 nm
	S-Alkyl	+ 30 nm
	$N\text{-(Alkyl)}_2$	+ 60 nm
	Cl	+ 5 nm
	Br	+ 5 nm

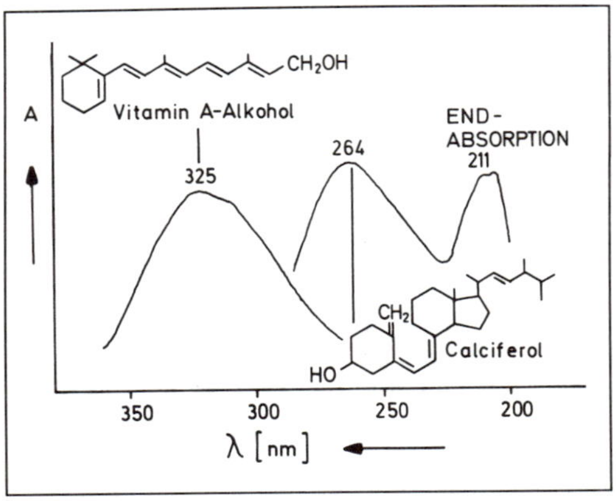

Abb. 9-3: UV-Spektrum von Polyenen.

Doppelbindung bewirken würde, gleich 1. Die Verschiebung durch einen Substituenten wird dann in Bruchteilen bzw. als Vielfaches der Verschiebung durch eine Doppelbindung angegeben: z. B. Alkylgruppe 0.1–0.3; Benzolring 1.6–2.8; Hydroxygruppe 0.1; Carboxygruppe 0.4–1.1; Carbonylgruppe 0.6–1.5.

9-2.2 Alkine

Alkine verhalten sich in ihrer UV-Absorption ähnlich wie Alkene. Das *Quadratwurzelgesetz* gilt mit anderen Konstanten: $\lambda max = 171 \cdot \sqrt{n} + 1$ [nm] (n = Zahl der Dreifachbindungen). Die Absorptionsbanden der Polyacetylene zeigen meist eine noch stärker ausgeprägte Feinstruktur als die der Polyene. Für die Auswertung wurden spezielle Regeln abgeleitet (Lit. 10a).

9-2.3 Aromaten

9-2.3.1 Elektronenübergänge des Benzols

Benzol zeigt drei Absorptionsbanden von sehr unterschiedlicher Intensität (Tab. 9-3), die drei $\pi \rightarrow \pi^*$-Übergängen entsprechen. Meist wird nur die längstwellige, feinstrukturierte Bande (Abb. 9-4) zur Messung herangezogen. Ihre Feinstruktur ist bei Messung im Dampfzustand besonders ausgeprägt. Die Bezeichnungen der Banden sind unterschiedlich (Tab. 9-3).

Tab. 9-3: Absorptionsbanden des Benzols.

λ max [nm]	ε	Bezeichnungen	
184	60000	β-Bande	$^1A_{1g} \rightarrow {}^1E_{1\mu}$
198	8000	p-Bande E-Bande (K-Bande)	$^1A_{1g} \rightarrow {}^1B_{1\mu}$
255	230	α-Bande B-Bande	$^1A_{1g} \rightarrow {}^1B_{2\mu}$

Wie in Abb. 9-5 dargestellt, wären für Hexatrien drei bindende (π_1 bis π_3) und drei nichtbindende π-Orbitale (π_4^* bis π_6^*) anzunehmen. Je zwei davon ($\pi_{2/3}$ und $\pi_{4/5}^*$) gehen im Benzol in Paare nahezu *energiegleicher*, sogenannter *entarteter Orbitale* über. Von diesen ist das entartete antibindende Orbital $\pi_{4/5}^*$ wiederum in vier Singulettzustände aufgespalten, von denen die beiden energiereichsten ebenfalls nahezu energiegleich, d. h., entartet sind ($^1E_{1\mu}$). Daher gibt es ausgehend vom Grundzustand des Benzols ($^1A_{1g}$) drei Elektronenübergänge, die den drei Banden des Benzols entsprechen (Tab. 9-3). Von diesen sind die beiden längstwelligen zwar symmetrieverboten, treten aber wegen Überlagerung von Molekülschwingungen trotzdem mit geringerer Intensität auf.

9-2.3.2 Monosubstituierte Benzolderivate

Alkylbenzole zeigen ähnliche Spektren wie Benzol. Substituenten mit n- oder π-Elektronen in Konjugation zum aromatischen System führen zu einer bathochromen Verschiebung (Kap. 1-3) aller Banden, einer Erhöhung der Intensität und meist zum Verlust der Feinstruktur (Tab. 9-4). Bei stärkerer bathochromer Verschiebung kann die B-Bande (Tab. 9-3) durch die in ihrer Intensität erhöhte E-Bande (die nun als *K-Bande* bezeichnet wird) überholt werden. Die B-Bande liegt dann meist zwischen 250 und 290 nm (ε 200 bis 2000), die K-Bande bei 200 bis 250 nm (ε 7000 bis 15000).

Phenole

Wenn im Phenol keine zusätzlichen chromophoren Substituenten vorliegen, liegt das Maximum bei 210 nm (ε 6200) und ca. 270 nm (ε 1450) mit einer Schulter bei ca. 285 nm. In

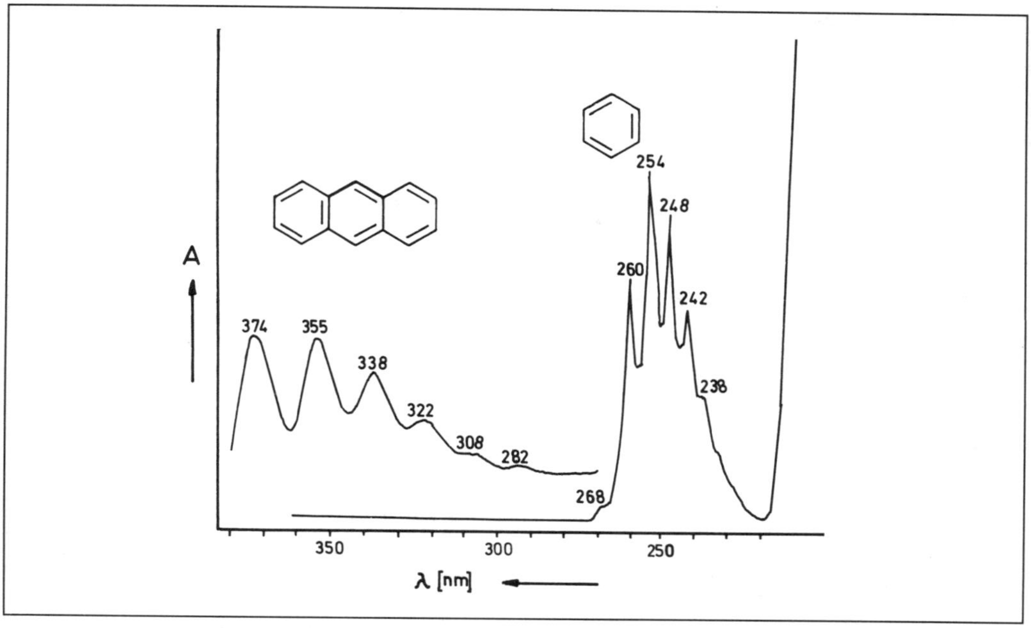

Abb. 9-4: UV-Vis-Spektren von Benzol und Anthracen (die Absorptionsskala ist für beide Substanzen unterschiedlich. A ist für Anthracen höher als für Benzol).

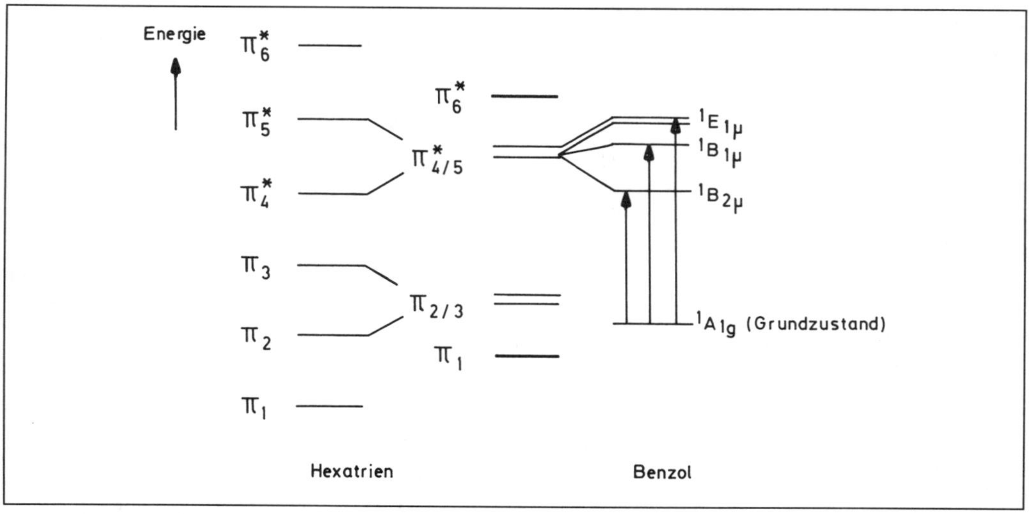

Abb. 9-5: Elektronenübergänge in Hexatrien und Benzol.

Tab. 9-4: Absorptionsmaxima monosubstituierter Benzolderivate C_6H_5—R.

R	λmax (ε)	λmax (ε)	Lösungsmittel
$—CH_3$	260 (300)	207 (9300)	Ethanol
—Cl	264 (190)	210 (7400)	Wasser
—OH	270 (1450)	211 (6200)	Wasser
$—O^{\ominus}$	287 (2600)	235 (9400)	Wasser
$—OCH_3$	269 (1480)	217 (6400)	Wasser
—COOH	273 (970)	230 (11600)	Wasser
$—COO^{\ominus}$	268 (560)	224 (8700)	
$—NH_2$	280 (1430)	230 (8600)	Wasser
$—NH_3^{\oplus}$	254 (160)	203 (7500)	Wasser
$—N(CH_3)_2$	293 (1590)	251 (12900)	Ethanol
$—NO_2$	269 (7800)		Wasser
—CHO	280 (1400)	242 (14000)	Hexan
	330 (60)		
$—COCH_3$	278 (1100)	243 (13000)	Ethanol
	319 (50)		
$—SO_2NH_2$	265 (740)	218 (9700)	Wasser

0.1 N–NaOH erfolgt bathochrome Verschiebung um 15 bis 30 nm unter Wegfall der Schulter und Erhöhung der Absorption. Bei zusätzlicher Substitution liegt der Absorptionsbereich der B-Bande zwischen 270 und 290 nm, eine E-Bande kann bei ca. 225 nm liegen.

Phenolether

Sie zeigen ähnlich wie Phenole, zwei Maxima bei ca. 270 bis 290 nm (ε 2000) bzw. 270 bis 280 nm (ε ca. 2000), zusätzlich kann eine E-Bande bei 220 bis 230 nm vorliegen. In 0.1 N–NaOH erfolgt keine stärkere bathochrome Verschiebung.

Aromatische Carbonsäuren

Maxima liegen bei ca. 273 nm (ε 1000) und ca. 225 nm (ε 12000) (vgl. auch Salicylsäure-Derivate, Kap. 9-4.3.2.2). In alkalischer Lösung erfolgen nur geringfügige Veränderungen.

Aromatische Amine

Primäre, sekundäre und tertiäre aromatische Amine zeigen ein Absorptionsmaximum bei ca. 290 nm (ε 2000), welches durch zusätzliche funktionelle Gruppen bathochrom verschoben wird. In 0.1 N–NaOH erfolgt eine geringe hypsochrome Verschiebung der Hauptbande (ca. 5 nm). In 0.1 N–HCl kann eine starke Verringerung der Intensität und eine hypsochrome Verschiebung beobachtet werden.

9-2.3.3 Disubstitutierte Benzolderivate

Voraussagen sind im Fall von Substituenten mit entgegengerichteten elektronischen Effekten möglich (Tab. 9-5). Wenn diese in p-Stellung stehen, kommt es zu stärkeren bathochromen Verschiebungen, die für die K-Bande der Benzoyl-Derivate mit Hilfe einer Inkrement-Regel abgeschätzt werden können (Tab. 9-5). Bei Verbindungen mit Substituenten gleichgerichteter elektronischer Effekte und bei o- und m-disubstituierten Benzolderivaten sind Voraussagen schwierig. In bestimmten Fällen ist auch die B-Bande, teilweise als Schulter, sichtbar. (Vgl. auch Kap. 9-4.3.2.2).

9-2.3.4 Polycyclische Aromaten

Die Anellierung mehrerer Benzolringe führt zu einer zunehmenden bathochromen Verschiebung bis in das Vis-Gebiet und zu einer Erhöhung der Absorption am Maximum (Abb. 9-4). Auch hier kann die B-Bande von der E-Bande überholt werden (z. B. beim Übergang Naphthalin-Anthracen).

9-2.4 Unterscheidung von Polyenen, Polyinen und Aromaten

Die wegen der Schwingungsniveaus (Kap. 9-1.4) meist feinstrukturierten UV-Vis-Spektren von Polyenen, Polyinen und

Tab. 9-5: Absorptionsmaxima von Benzoylderivaten R—C_6H_4—COX (K-Bande).

Grundwerte:		
X = Alkyl bzw. Ringrest		246 nm
X = H		250 nm
X = OH, O-Alkyl		230 nm
Inkremente:		
R = Alkyl bzw. Ringrest	o-, m-	+ 3 nm
	p-	+10 nm
R = OH, OCH_3, O-Alkyl	o-, m-	+ 7 nm
	p-	+25 nm
R = O^-	o-	+11 nm
	m-	+20 nm
	p-	+78 nm
R = Cl	o-, m-	0
	p-	+10 nm
R = Br	o-, m-	+ 2 nm
	p-	+15 nm
R = NH_2	o-, m-	+13 nm
	p-	+58 nm
R = NHAc	o-, m-	+20 nm
	p-	+45 nm
R = $N(CH_3)_2$	o-, m-	+20 nm
	p-	+85 nm

Aromaten können durch die Berechnung der Wellenzahldifferenzen ($\Delta\tilde{\nu}$) der Teilbanden der feinstrukturierten Spektren unterschieden werden (Kap. 9-1.4):

$$\Delta\tilde{\nu} = \tilde{\nu}_2 - \tilde{\nu}_1 = \frac{1}{\lambda_2} - \frac{1}{\lambda_1}\ [\mathrm{cm}^{-1}]$$

λ_1, λ_2 = Wellenlängen der Teilbanden [cm]
$\tilde{\nu}_1, \tilde{\nu}_2$ = Wellenzahlen der Teilbanden [cm^{-1}]

$\Delta\tilde{\nu}$ beträgt für die Polyene ca. 1500 cm^{-1}, für Polyine ca. 2000 cm^{-1} und für Aromaten etwa 700 bis 1100 cm^{-1}. Eine Erklärung hierfür ist in Kap. 9-1.4 gegeben.

9-3 Chromophore aus π- und n-Elektronen

Chromophore aus π- und n-Elektronen liegen in Carbonylverbindungen und Substanzen mit doppelt gebundenen Stickstoffatomen (z. B. heterocyclischen Verbindungen) vor:

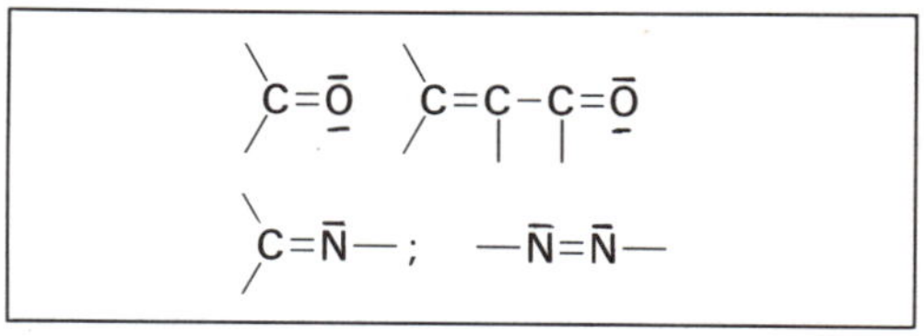

Hier können außer den π-Elektronen auch n-Elektronen angeregt werden. Zur Anregung der eigentlich verbotenen n → π*-Übergänge (Kap. 9-1.3) ist weniger Energie erforderlich als zur Anregung der π → π*-Übergänge. Daher zeigen derartige Verbindungen oft zwei Maxima: eines von geringer Höhe für den n → π*-Übergang bei längeren Wellenlängen und ein zweites mit stärkerer Absorption bei kürzeren Wellenlängen für den π → π*-Übergang.

9-3.1 Gesättigte Carbonylverbindungen

Bei gesättigten Carbonylverbindungen (Aldehyde, Ketone, Carbonsäuren und Derivate) erfordert die Anregung des π → π*-Übergangs eine so hohe Energie, daß das Maximum unterhalb von 200 nm liegt (Abb. 9-6). Daher zeigen diese Verbindungen oberhalb 200 nm nur ein dem n → π*-Übergang entsprechendes Maximum (ε 10–300). Dieses liegt für Ketone und Aldehyde bei ca. 250 bis 300 nm (Abb. 9-6), für Carbonsäuren, Ester und Amide infolge Erhöhung der Energie des niedrigsten unbesetzten π-Orbitals (LUMO) durch die auxochrome Gruppe (Abb. 9-7, X = OH, OR, NH_2) bei ca. 200–215 nm. Aufgrund dieser Maxima können Ketone und Aldehyde von

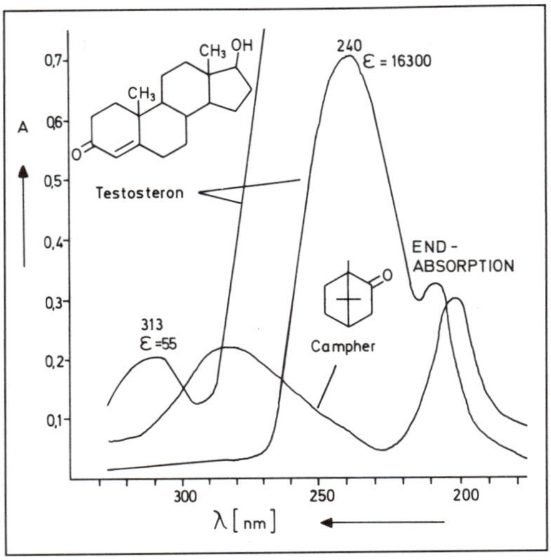

Abb. 9-6: UV-Vis-Spektren von Ketonen.

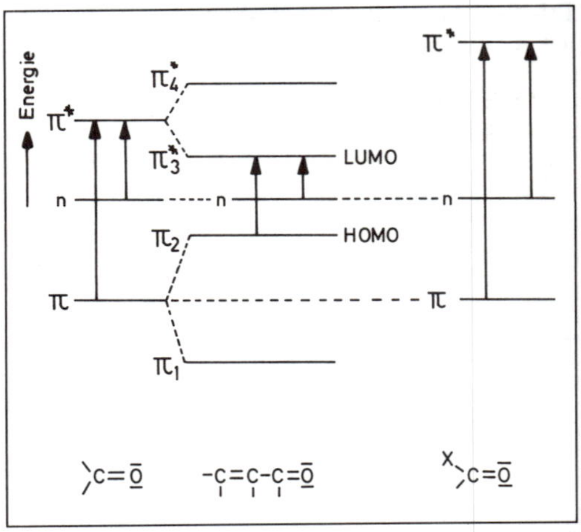

Abb. 9-7: Elektronenübergänge in Carbonylverbindungen.

anderen gesättigten Carbonylverbindungen unterschieden werden.

9-3.2 Ungesättigte Carbonylverbindungen

Durch Konjugation der Carbonylgruppe mit einer Doppelbindung kommt es zu einer Erhöhung des Energieniveaus des höchsten besetzten π-Orbitals (HOMO) (Abb. 9-7, π_2) und zu einer Erniedrigung des Niveaus des niedrigsten nicht besetzten π-Orbitals (LUMO) (Abb. 9-7, π_3^*) (vgl. auch Kap. 9-2.1). Damit verringert sich die Anregungsenergie ΔE sowohl für den π → π*-Übergang als auch für den n → π*-Übergang, so daß die entsprechenden Maxima in den Bereich um 240 nm bzw. 320 nm bathochrom verschoben werden (Abb. 9-6).

Die ε-Werte liegen für den n → π*-Übergang bei etwa 10 bis 300, für den n → π*-Übergang meist über 4000. Zur Erfassung des n → π*-Übergangs ist deshalb eine Messung bei höherer Konzentration notwendig (Abb. 9-6). Die bathochrome Verschiebung beider Banden setzt sich mit zunehmender Zahl von Doppelbindungen fort, wobei sich die intentivere π → π*-Bande schneller verschiebt und gelegentlich die n → π*-Bande einholen und überdecken kann.

9-3.2.1 Keton-Regel, Carbonsäure-Regel

Für die π → π*-Bande ungesättigter Ketone und Aldehyde wurde von R. B. Woodward eine empirische Regel entwickelt, die ebenso wie die Dien-Regel (Kap. 9-2.1.2) aus Grundwerten und Inkrementen aufgebaut ist (Tab. 9-6). Von A.T. Nielson wurde eine ähnliche Regel für Carbonsäuren und Ester aufgestellt (Tab. 9-7).

Bei Rechnungen nach der Keton-Regel sind die Lösungsmitteleinflüsse auf die Lage der Absorptionsmaxima zu beachten. Allgemein wird mit zunehmender Polarität des Lösungsmittels die π → π*-Bande bathochrom, die n → π*-Bande hypsochrom verschoben. Die für den π → π*-Übergang geltende Keton-Regel bezieht sich auf Messungen in Alkoholen. Werden bei der Messung andere Lösungsmittel verwendet, so sind zu den berechneten Werten die folgenden Korrekturwerte zu addieren: für Wasser + 8 nm; Chloroform − 1 nm; Dioxan − 5 nm; Ether − 7 nm; Hexan und Cyclohexan − 11 nm. Will man die in anderen Lösungsmitteln gemessenen Werte auf Alkohole umrechnen, so kehren sich die Vorzeichen um.

Tab. 9-6: Keton-Regel nach R. B. Woodward.

Grundwerte: (für Alkohole als Lösungsmittel)				
α, β-ungesättigter Aldehyd				207 nm
α, β-ungesättigtes acyclisches Keton				215 nm
α, β-ungesättigtes Sechsring-Keton (und größer)				215 nm
α, β-ungesättigtes Fünfring-Keton				202 nm
Inkremente:				
Zusätzliche konjugierte Doppelbindung				+30 nm
Exocyclische Natur einer Doppelbindung				+ 5 nm
Homoannulare Dien-Komponente				+39 nm
Besonders hohe Ringspannung (z. B. Cyclobutan)				+15 nm
Substituenten:	Stellung zur Carbonylgruppe (Werte in nm)			
	α	β	γ	höher
Alkyl bzw. Ringrest	10	12	18	18
Cl	15	12		
Br	25	30		
OH	35	30		50
O-Alkyl	35	30	17	31
O-Acyl	6	6	6	6
S-Alkyl		85		
$N\text{-}(Alkyl)_2$		95		

Beispiel: Abschätzung der Lage des UV-Maximums von Testosteron (Abb. 9-6).

α, β-ungesättigtes Sechsring-Keton		215 nm
Exocyclische Natur einer Doppelbindung		+ 5 nm
2β-Ringreste		+24 nm
	Berechnet	244 nm
	Gefunden	240 nm

Tab. 9-7: Carbonsäure-Regel nach A. T. Nielson.

Grundwert: R—C=C—COOH	208 nm
Inkremente:	
Zusätzliche α- oder β-Alkylsubstitution	+ 9 nm
Zusätzliche α- und β-Alkylsubstitution	+17 nm
Grundwert: R—C=C—COOH	208 nm
Zusätzliche konjugierte Doppelbindung	+30 nm
Exocyclische Natur einer Doppelbindung	+ 5 nm
Endocyclische Doppelbindung im 5- oder 7-Ring	+ 5 nm

Beispiel: Abschätzung der Lage des UV-Maximums von 3,3-Dimethylacrylsäure.

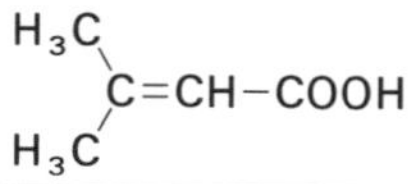

Grundwert	208 nm
β-Alkylsubstitution	+9 nm
Berechnet	217 nm
Gefunden	214 nm

9-3.2.2 Gekreuzt konjugierte ungesättigte Ketone

Die Lage der längstwelligen Absorptionsbande einer Substanz mit gekreuzt konjugiertem Enon-Chromophor wird im wesentlichen durch den längeren Chromophor bestimmt, der die Banden des kürzerwelligen Chromophors überlagert. Bei Berechnungen nach der Keton-Regel können sich erhebliche Abweichungen ergeben (vgl. S. 69).

9-3.3 Weitere Verbindungen mit π- und n-Übergängen

α-Diketone zeigen zwei Banden für n → π*-Übergänge bei ca. 290 nm und 340 bis 344 nm (ε ca. 30); α, β-ungesättigte Amide besitzen eine Bande bei ca. 200 nm (ε ca. 800), α, β-ungesättigte Lactame eine zusätzliche Bande bei 240 bis 250 nm (ε ca. 1000). Gesättigte Nitroverbindungen haben ähnliche Spektren wie gesättigte Carbonylverbindungen.

9-3.4 Heterocyclische Verbindungen

Für die UV-Vis-Spektren heterocyclischer Verbindungen (Tab. 9-8) lassen sich keine allgemein gültigen Regeln ableiten; es muß

Tab. 9-8: UV-Vis-Absorption einiger Heterocyclen (die Angaben in der Literatur weichen teilweise erheblich voneinander ab).
C: Cyclohexan; E: Ethanol; H: Hexan; M: Methanol; s: Schulter

Verbindung		λ**max** (ε) (gerundet)
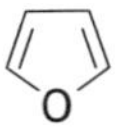	Furan	252 (1) 200 (10000) C
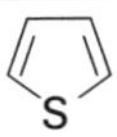	Thiophen	270 (1.5) 231 (7100) H
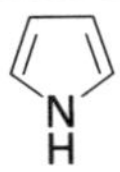	Pyrrol	240 (300) 211 (15000) H
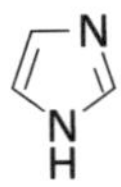	Imidazol	250 (60) 210 (5000) E
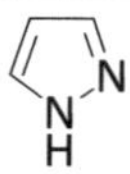	Pyrazol	214 (3160) E
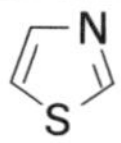	Thiazol	240 (4000) E
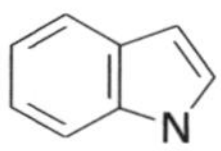	Indol	218 (25120) 271 (6310) 278 (6310) 287 (5010) E
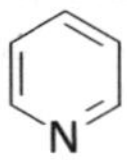	Pyridin	235 (1000) 239 (1260) 246 (2000) 250 (2000) 256 (2510) 262 (2000) E
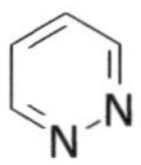	Pyridazin	243 (1590) 248 (1590) 311 (316) E
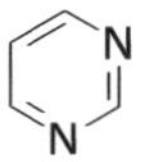	Pyrimidin	243 (3160) 280 (400) E
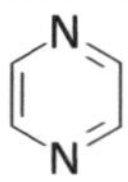	Pyrazin	256 (5010) 260 (5010) 266 s (3980) 311 (630) 316 (630) E
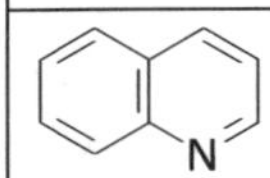	Chinolin	228 (25120) 232 (25120) 275 (3160) 305 (2510) 315 (3510) E
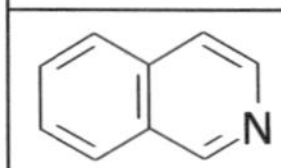	Isochinolin	217 (84500) 248 (2000) 258 (3160) 265 (316) 280 (2000) 295 (1260) 300 (1590) 305 (2000) 315 (2000) 320 (3160) E
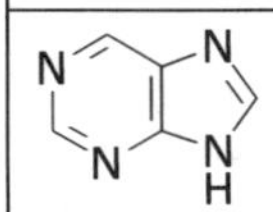	Purin	<220 (3000) 263 (7850) E

Tab. 9-8: UV-Vis-Absorption einiger Heterocyclen (Fortsetzung)

Verbindung		**λmax** (ε) (gerundet)
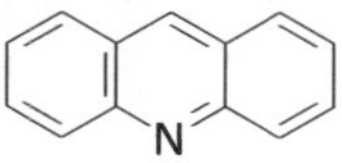	Acridin	385 s 355 (10000) 344 (7940) 250 (602060)
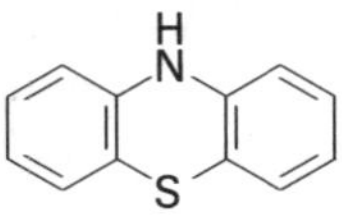	Phenothiazin	316 (4720) 252 (40860) M
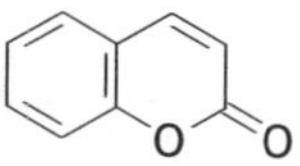	Cumarin	310 (6000) 278 (10500) E
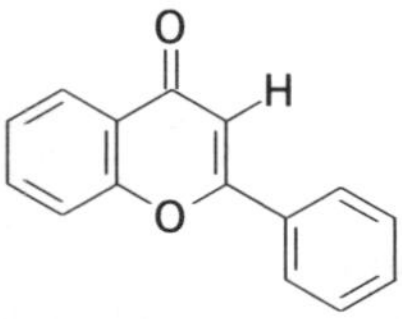	Flavon	304 (25000) 250 (17000) E
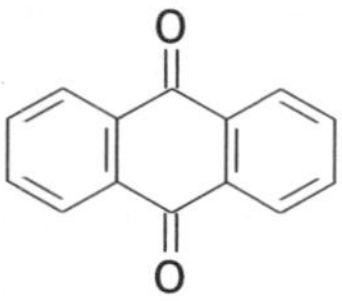	Anthrachinon	322 (300) 269 (900) 260 s 250 (2900) E

auf die Literatur verwiesen werden (Lit. 6, 7, 8). Die Auswertung erfolgt oft empirisch durch Vergleich mit den Spektren bekannter Verbindungen.

Beispiel: Abschätzung des längstwelligen UV-Maximums für nachstehendes Steroid.

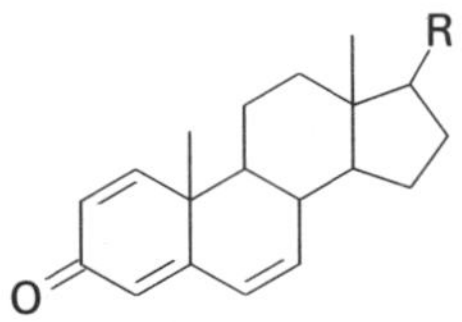

α, β-ungesättigtes Sechsring-Keton	215 nm
zusätzl. konjugierte Doppelbindung	+30 nm
β-Ringrest	+12 nm
δ-Ringrest	+18 nm
exocyclische Natur einer Doppelbindung	+5 nm
Berechnet	280 nm
Gefunden	298 nm

Protonierung des Heteroatoms führt zu Verschiebungen der Maxima zu längeren oder kürzeren Wellenlängen und zur Erhöhung oder Erniedrigung des Absorptionskoeffizienten. Daher ist bei Spektrenvergleichen auf die Identität des Lösungsmittels, insbesondere des pH-Wertes, zu achten. Potentiell tautomere Heterocyclen sind in ihrer Absorption vom pH-Wert der Lösung abhängig. Deshalb kann das UV-Spektrum zur Analyse von Tautomeriegleichgewichten herangezogen werden. Hierbei wird bei Änderungen des pH-Wertes ein isosbestischer Punkt erhalten (Kap. 9-4.9).

9-3.5 Substanzen mit mehreren voneinander unabhängigen Chromophoren

Liegen in einem Molekül zwei oder mehrere voneinander durch mindestens zwei Einfachbindungen voneinander getrennte chromophore Systeme vor, so ist das UV-Vis-Spektrum des Gesamtmoleküls das Ergebnis einer Addition der Absorptionskurven beider Chromophore, ähnlich dem Spektrum eines Gemisches (Kap. 9-4.4). Hierbei ergeben sich zwei Grenzfälle, zwischen welchen Übergänge möglich sind:

- Absorbieren beide Chromophore bei gleichen Wellenlängen, so ergibt die Addition ihrer Absorptionskurven eine Kurve mit nur einem Absorptionsmaximum von erhöhter Extinktion.
- Absorbieren die beiden chromophoren Systeme bei unterschiedlichen Wellenlängen, so können Maxima bei beiden Wellenlängen auftreten. Die Lage der längstwelligen Absorptionsbande wird durch den längeren Chromophor bestimmt.

9-4 Anwendungen der UV-Vis-Spektroskopie in der Pharmazie

In der Pharmazie werden UV-Vis-Spektren zur Identitäts- und Reinheitsprüfung, zur quantitativen Analyse und zur Strukturanalyse pharmazeutisch wichtiger Substanzen herangezogen. Weitere Anwendungsgebiete bilden z. B. die Untersuchung der Stabilität von Arzneimitteln, Studien über den Wirkungsmechanismus von Arzneistoffen u. a.

9-4.1 Durchführung von Messungen im UV-Vis-Bereich

9-4.1.1 Meßgeräte

Die Geräte zur Messung der UV-Vis-Absorption sind von sehr unterschiedlicher Ausstattung und können von dem in Kap. 8-5 beschriebenen Grundschema stark abweichen. Das Arzneibuch schreibt lediglich ein „Spektrophotometer" vor, welches im Bereich von 200 bis 800 nm monochromatisches Licht liefert. Die nachfolgende Einteilung ist nur grob, die Übergänge sind fließend:

Kolorimeter: Sichtbarer Spektralbereich; meist Verwendung von polychromatischem Licht.

Photometer: Sichtbarer oder UV-Bereich oder beide Bereiche. Meist keine automatische Registrierung des gesamten Spektrums.

- Filterphotometer mit kontinuierlicher Lichtquelle z. B. einer Glühlampe („Kontinuumstrahler"), aus welcher bestimmte Wellenlängenbereiche durch Filter aussortiert werden („breitbandige Photometer").
- Spektrallinienphotometer mit Spektrallampen, aus welchen mit Filtern eine Spektrallinie zur Messung ausgefiltert wird („Linienstrahler, schmalbandige Photometer"). Durch Kombination einer Quecksilberdampflampe mit Filtern ist z. B. Licht folgender Meßwellenlängen zu erzeugen: 334, 365, 405, 436, 546, 578 nm.

Spektrometer: Sichtbarer und UV-Bereich; Verwendung von praktisch monochromatischem Licht, erzeugt durch einen Monochromator. Meist automatische Registrierung des gesamten Spektrums.

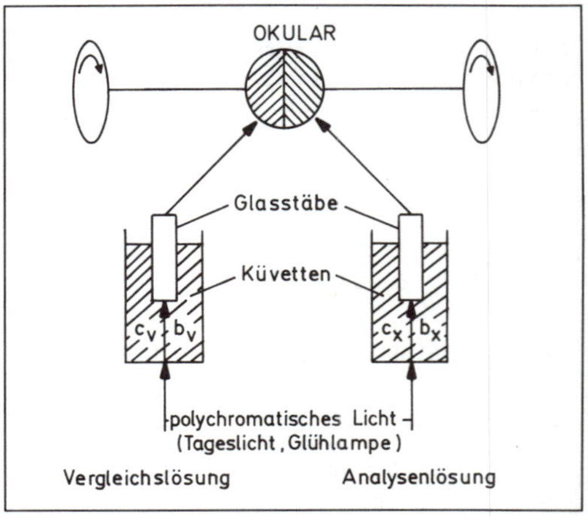

Abb. 9-8: Eintauchkolorimeter nach Dubosq; v: Vergleichslösung, x: Lösung unbekannter Konzentration.

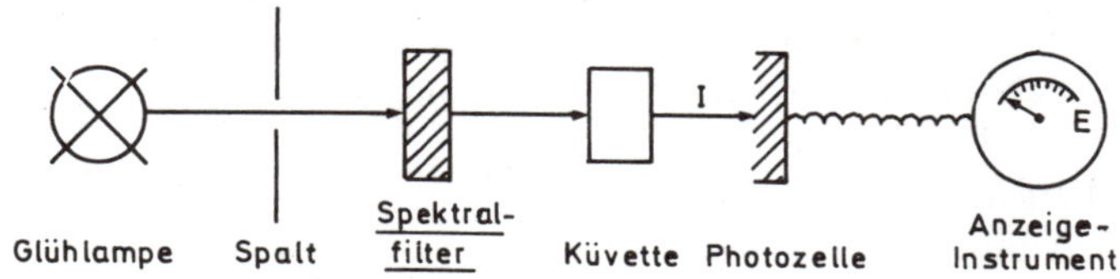

Abb. 9-9: Aufbau eines Einstrahl-Photometers für den sichtbaren Spektralbereich.

Bezüglich der Kompensation der Eigenabsorption des Lösungsmittels unterscheidet man folgende Spektrometer-Typen:

Einstrahl-Photometer: Zunächst wird mit Hilfe einer Vergleichsküvette, gefüllt mit dem Lösungsmittel, bei der ausgewählten Meßwellenlänge der Nullwert (A = 0 bzw. T = 100%) eingestellt. Erst dann kommt die in der Meßküvette befindliche Probe zur Messung (Abb. 9-9).

Zweistrahl-Photometer: Es bestehen zwei Möglichkeiten. In beiden Fällen erfolgt die Einstellung des Nullwertes automatisch:

- Der Lichtstrahl wird abwechselnd durch die Vergleichsküvette und durch die Meßküvette geleitet.
- Es erfolgt Teilung des Strahls meist durch eine rotierende Scheibe in einen Vergleichsstrahl, der durch die Vergleichsküvette läuft und den Meßstrahl, der durch die Probe läuft (Abb. 8-5).

Eintauchkolorimeter nach Dubosq: Visuelle kolorimetrische Messungen wurden früher z. B. mit dem Eintauchkolorimeter nach Dubosq durchgeführt (Abb. 9-8). Die Schichtdicken der Vergleichs- und Analysenlösung (b_v, b_x) werden durch Eintauchen von Glasstäbchen so lange variiert, bis das Auge in beiden Lösungen die gleiche Farbtiefe wahrnimmt. Dann sind die Absorptionswerte beider Lösungen (Av, Ax) als gleich anzusehen:

$$Av = Ax$$

$$\varepsilon \cdot c_v \cdot b_v = \varepsilon \cdot c_x \cdot b_x$$

Aus dieser Gleichung kann unter Verwendung der Konzentration der Vergleichslösung (c_v), die gesuchte Konzentration c_x errechnet werden:

$$c_x = c_v \cdot \frac{b_v}{b_x}$$

Einstrahl-Photometer für den Vis-Bereich: Der Aufbau eines einfachen Einstrahlgerätes für den sichtbaren Spektralbereich ist in Abb. 9-9 dargestellt. Als Lichttquelle dient eine Glühlampe oder eine Metalldampflampe (z. B. Quecksilberdampflampe, Cadmiumdampflampe). Das Licht fällt durch einen Spalt auf ein Spektralfilter, welches nur für einen bestimmten Wellenlängenbereich durchlässig ist. Zunächst wird mit Hilfe einer mit dem Lösungsmittel (einschließlich aller Reagenzien) gefüllten Vergleichsküvette der Nullpunkt A = 0 eingestellt. Dann erfolgt die Messung von A an der mit der Probelösung gefüllten Meßküvette.

Die Auswahl des Spektralfilters richtet sich nach der Färbung der zu bestimmenden Substanz. Ihre Lösung absorbiert die zu ihrer Farbe komplementäre Farbe. Deshalb muß das Spektralfilter Licht dieser Komplementärfarbe durchlassen. Eine Lösung ist z. B. orange gefärbt, wenn sie die zu orange komplementäre Farbe „Blau" bei ca. 450 nm absorbiert (Tab. 1-3). Deshalb muß in diesem Falle ein Spektralfilter verwendet werden, welches blaues Licht des Spektralbereiches um 450 nm durchläßt. Spektralfilter lassen aber neben einer „Schwerpunktwellenlänge" auch Licht der benachbarten Wellenlängen mit schwächerer Intensität durch („breitbandige Photometer"). Im UV-Bereich müssen *Quarzküvetten* verwendet werden.

9-4.1.2 Fehlermöglichkeiten, Kontrolle und Optimierung von Photometern

Bei der Messung von UV-Vis-Spektren sind u. a. folgende Fehlermöglichkeiten von Bedeutung (Lit. 3):

- Ungeeignete Lösungsmittel
- Küvettenfehler

- Temperatureinflüsse
- Fehler bei der Messung der Absorption
- Fehler bei der Messung der Wellenlänge
- Zu große spektrale Bandbreite
- Einflüsse von Fehlstrahlung (Streulicht)
- Ungenügendes Auflösungsvermögen

Lösungsmittel, Lösungen

Lösungsmittel für die Spektroskopie sollen keine Reaktionen mit der gelösten Substanz eingehen und im betreffenden Spektralbereich möglichst nicht absorbieren. Neben organischen Lösungsmitteln werden Wasser sowie schwache Säuren oder Alkalien bzw. Pufferlösungen herangezogen (Tab. 9-9). Die Durchlässigkeitsgrenzen des Lösungsmittels sollten für das verwendete Gerät unter den angewandten Meßbedingungen bestimmt werden. Die Eigenabsorption des Lösungsmittels sollte möglichst kleiner als 0.2 sein. Bei trüben Lösungen tritt Lichtstreuung an ungelösten Partikeln auf, die die Messung beeinflussen kann (Lit. 3). Fluoreszierende Bestandteile der Analysenlösung können ebenfalls das Meßergebnis verfälschen.

Tab. 9-9: Kurzwellige Durchlässigkeitsgrenzen von Lösungsmitteln (UV-Vis-Spektrometer Perkin-Elmer 550 S).

Lösungsmittel (b = 1 cm)	nicht ohne Fehler anwendbar unterhalb [nm]
Wasser	200
Cyclohexan	210
Methanol	210
Ethanol	210
Isopropanol	210
1N–HCl	210
n-Hexan	215
Petrolether	215
Isooctan	215
Diethylether	215
1N–NaOH	220
0.1N–NaOH	220
Methylenchlorid	240
Chloroform	250
Essigester	260
Tetrachlorkohlenstoff	270
Benzol	280
Toluol	290

Zur Erzielung einer hohen Meßgenauigkeit sollte die Konzentration der Lösungen so gewählt werden, daß der Meßwert für die Absorption zwischen 0.25 und 0.75 liegt. Für die Schichtdicke b = 1 cm entspricht dies je nach Lichtabsorption einer Konzentration von 10^{-1} bis 10^{-4}% bzw. 10^{-3} bis 10^{-6} mol · l^{-1}. Jedoch sollten bei der Herstellung der Lösungen die Einwaagen nicht zu klein gewählt werden. Es ist genauer, die Lösung durch exakte Verdünnung einer konzentrierten Lösung auf die richtige Konzentration zu bringen.

Bestimmung der Durchlässigkeitsgrenze von Lösungsmitteln: Proben- und Vergleichsküvette werden mit dem Lösungsmittel gefüllt und das Spektrum registriert. Die Durchlässigkeitsgrenze liegt bei derjenigen Wellenlänge, bei der die Absorption größer als Null (im Höchstfalle 0.2) wird oder das Rauschen stark zunimmt.

Küvetten

Die Küvetten müssen sorgfältig behandelt und gereinigt werden. Die höchstzulässige Abweichung von der angegebenen Schichtdicke beträgt nach Arzneibuch ±0.005 cm. Proben- und Vergleichsküvette müssen, mit dem verwendeten Lösungsmittel gefüllt, gegen Luft gemessen, eine Transmission bzw. Absorption ergeben, deren Abweichung nicht größer als 0.01 ist. Bei größeren Abweichungen müssen die Meßergebnisse entsprechend korrigiert werden. Eine Sonderbestimmung gilt für die Gehaltsbestimmung von Vitamin A: dort dürfen die mit Isopropylalkohol R1 gefüllten Quarzküvetten bei 300, 325, 350 und 370 nm höchstens um 0.002 voneinander abweichen.

Temperatureinflüsse

Der Einfluß geringer Temperaturschwankungen auf die Absorption in der Küvette ist nicht sehr groß, größer jedoch auf die Funktion der Meßgeräte. Das Arzneibuch schreibt eine Meßtemperatur von 19 bis 21 °C vor.

Absorptionsmessung

Fehler der Absorptionsmessung werden bereits durch ungenaue Einstellung des Nullwertes verursacht (Kap. 9-4.1.1). Für die Absorptionsmessung ist nach Arzeibuch eine Abweichung von höchstens ±0.01 zulässig. Die Kontrolle erfolgt im Bereich 200 bis 400 nm durch Messung der Absorption (A) bzw. der spezifischen Absorption ($A^{1\%}_{1\,cm}$) (Kap. 9-4.3.1) einer schwefelsauren Kaliumdichromat-Lösung bei zwei Maxima und zwei Minima (Tab. 9-10).

Tab. 9-10: Absorption der Kaliumdichromat-Lösung zur Kontrolle der Absorptionsmessung nach DAB im Bereich 200 bis 400 nm.

λ [nm]		**A** b = 1 cm	$A^{1\%}_{1\,cm}$
235	(Min.)	0.748	122.9 bis 126.2
257	(Max.)	0.865	142.4 bis 145.7
313	(Min.)	0.292	47.0 bis 50.3
350	(Max.)	0.640	104.9 bis 108.2

Tab. 9-11: Absorption von Cobaltsulfat, Nickelsulfat und Kaliumpermanganat.

	λ [nm]	**A** (0.300 g/ 10 ml H_2O) b = 1 cm	$A^{1\%}_{1\,cm}$
$CoSO_4 \cdot 7H_2O$	509	0.517	0.172
$NiSO_4 \cdot 6H_2O$	392	0.576	0.192
	655	0.212	0.0708
	718	0.240	0.0806
	λ [nm]	**A** (0.050 g/ 1000 ml H_2O) b = 1 cm	$A^{1\%}_{1\,cm}$
$KMnO_4$	307	0.580	116
	503	0.580	116
	522	0.770	154
	542	0.740	148

Kaliumdichromat-Lösung: 60.0 mg Kaliumdichromat R, das zuvor bei 130 °C bis zur konstanten Masse getrocknet wurde, werden im Meßkolben in 0.01 N-Schwefelsäure zu 100.0 ml gelöst. 10.0 ml dieser Lösung werden mit 0.01 N-Schwefelsäure auf 100.0 ml verdünnt und zur Messung verwendet.

Im Bereich 400 bis 800 nm gibt das Arzneibuch keine Kontrollsubstanz an. Geeignet wäre z. B. eine Cobalt(II)-sulfat-Heptahydrat-Lösung, eine Nickel(II)-sulfat-Hexahydrat-Lösung oder eine Kaliumpermanganat-Lösung (Tab. 9-11).

Wellenlängenanzeige

Eine ungenaue Wellenlängenanzeige kann auch zu einem Fehler in der Absorptionsmessung führen, besonders, wenn quantitative Untersuchungen an scharfen Absorptionsmaxima oder an steilen Flanken von Banden ausgeführt werden. Fehler in der Wellenlängenzuordnung ergeben sich bei selbstregistrierenden Spektralphotometern aus einer zu hohen Registrierungsgeschwindigkeit. Für die Eichung der Wellenlängenanzeige empfiehlt das Arzneibuch die Maxima einer Holmiumperchlorat-Lösung, die Linien einer Wasserstoff- oder Deuterium-Entladungslampe oder die Linien einer Quecksilberdampf-Lampe (Tab. 9-12). Die

Tab. 9-12: Geeignete Maxima bzw. Linien zur Kontrolle der Wellenlängenanzeige von Photometern (* im Arzneibuch vorgeschlagen).

Holmium-perchlorat-Lösung	**Queck-silber-Hoch-druck lampe λ [nm]**	**Wasser-stoff-Lampe**	**Deute-rium-Lampe**
641.1	579.07*	656.29	656.10
536.3*	576.96*	486.1*	486.00*
485.3	546.07*		
	435.83*		
451.3	407.78		
	404.66*		
417.2	366.3		
361.5*	365.48*		
287.15*	334.15*		
278.7	313.16*		
241.15*	302.25*		
	253.7*		

erlaubte Abweichung beträgt ±1 nm im UV-Bereich und ± 3 nm im Vis-Bereich.

Holmiumperchlorat-Lösung R: 1.2 ml Perchlorsäure (70%) werden mit Wasser zu 10 ml verdünnt und in dieser Lösung unter leichtem Erwärmen 400 mg Holmium(III)-oxid (Ho_2O_3) gelöst.

Spektrale Bandbreite

Die aus dem Spalt des Monochromators (Filter, Prisma, Gitter) austretende Strahlung umfaßt einen mehr oder weniger breiten Wellenlängenbereich. Die Intensitätsverteilung über diesen Bereich besitzt etwa die Form eines gleichschenkligen Dreiecks. Man bezeichnet den in halber Höhe dieses Dreiecks gemessenen Wellenlängenbereich als spektrale Bandbreite*) $\Delta\lambda$. Sie bestimmt die Qualität des Meßgerätes und die Genauigkeit der Messungen und sollte möglichst klein sein, um weitgehend monochromatisches Licht zur Messung zur Verfügung zu haben. Die spektrale Bandbreite $\Delta\lambda$ hängt u.a. ab von:

- der Breite des Monochromator-Spaltes (s), bei modernen Geräten ca. 0.1 mm
- den Eigenschaften des Monochromators, hauptsächlich von seiner Dispersion ($d\lambda/ds$); diese entspricht der Änderung der Wellenlänge $d\lambda$, die durch eine bestimmte Änderung der Spaltbreite ds hervorgerufen wird:

$$\Delta\lambda = s \cdot \frac{d\lambda}{ds}$$

Eine Verringerung der spektralen Bandbreite $\Delta\lambda$ läßt sich nach dieser Gleichung bei einem vorgegebenen Gerät mit festliegender linearer Dispersion durch Verkleinerung der Spaltbreite (s) erreichen. Jedoch sind einer Verengung des Spaltes Grenzen gesetzt, weil bei zu engem Spalt die Lichtintensität zu gering wird. Die Spaltbreite muß also einerseits möglichst klein sein, um hinreichend monochromatisches Licht zu erhalten, andererseits aber so groß wie möglich, um eine genügend hohe Lichtintensität zu erreichen.

Für die Absorption (A) registrieren die Spektrometer einen über die spektrale Bandbreite gemittelten Wert. Ist die spektrale Bandbreite zu groß, so entsprechen diese Absorptionswerte nicht dem Lambert-Beerschen Gesetz.

Fehler bei der Messung am Absorptionsmaximum: Bei zu großer spektraler Bandbreite erhält man einen zu kleinen, nicht dem Lambert-Beerschen Gesetz entsprechenden Wert für A. Eine Verkleinerung der spektralen Bandbreite führt zu einem richtigen Wert. Es gilt folgende Faustregel: Um den Fehler der Absorptionsmessung unter ca. 0.5% zu halten, muß die spektrale Bandbreite des Spektrometers etwa $^1/_{10}$ der in halber Höhe gemessenen Breite des Absorptionsbandes betragen.

Fehler bei der Messung am Absorptionsminimum: Bei großer spektraler Bandbreite wird ein bezüglich des Lambert-Beerschen Gesetzes zu großer Absorptionswert A gemessen. Erst eine Verkleinerung der spektralen Bandbreite führt zum annähernd richtigen Wert.

Die einzelnen Spektrometer-Typen sind je nach technischer Ausstattung durch einen (bei Prismen-Geräten auch von der Wellenlänge abhängigen) minimalen Wert der spektralen Bandbreite gekennzeichnet (minimale Bandbreite). Dieser liegt bei den z.Zt. handelsüblichen Geräten unterhalb von 1 nm.

Einstellung der Spaltbreite bei Geräten mit variablem Spalt: Bei der Wellenlänge des Absorptionsmaximums der Probe wird der Spalt weit geöffnet und dann die Spaltbreite allmählich verringert. Die Absorption wird zunächst größer und dann infolge zu geringer Lichtintensität am Empfänger, wieder kleiner. Der günstigste Wert für die Spaltbreite wird durch den größten Absorptionswert angezeigt.

Fehlstrahlung (Streulicht)

Aus dem Monochromatorspalt tritt nicht nur Strahlung des ausgewählten Wellenlän-

*) Gelegentlich wird auch der gesamte aus dem Monochromator austretende Wellenlängenbereich als „spektrale Bandbreite“ bezeichnet.

genbereiches aus, sondern auch Licht anderer Wellenlängen (Fehlstrahlung, Streulicht). Fehlstrahlung entsteht durch Streuung von Licht an optischen Grenzflächen, Staubteilen, usw., sowie durch Eigenabsorption, Emissionen oder Verunreinigung der Lösungsmittel. Der prozentuale Streulichtanteil, der zum Detektor gelangt, ist im kurzwelligen Spektralbereich besonders hoch, weil dort die Lichtintensität der Quelle stark abnimmt. Ein Streulichtanteil von 0.1% bei 250 nm kann z. B. beim Übergang auf 200 nm auf über 10% ansteigen. Streulicht verfälscht die Absorptionsmessung und verursacht damit Abweichungen der Meßwerte vom Lambert-Beerschen Gesetz, gelegentlich auch künstliche Maxima *(Endabsorptionen)*.

Zur Kontrolle des Streulichtes bei 200 nm kann eine Kaliumchlorid-Lösung 1.2% (m/V) bei einer Schichtdicke von b = 1 cm gegen Wasser vermessen werden. Die Absorption (A) muß größer als 2 sein.

Auflösungsvermögen

Das Auflösungsvermögen ist ein Maß für die Fähigkeit eines Spektrometers, die Absorption bei zwei verschiedenen Wellenlängen noch hinreichend genau getrennt zu messen. Es ist definiert durch den Quotienten $\lambda/d\lambda$ (λ = Wellenlänge, $d\lambda$ = kleinste Entfernung von λ, bei der die Absorption noch genau gemessen wird). Bei Prismengeräten ist das Auflösungsvermögen u. a. von der Länge der Prismenbasis, bei Gittergeräten u. a. von der Gitterkonstanten abhängig.

Die Kontrolle des Auflösungsvermögens kann z. B. für den Bereich um λ = 270 nm durch Messung des Spektrums einer 0.02% (V/V) Lösung von Toluol in Hexan erfolgen. Hierbei soll der Quotient der Absorption (A) bei λ max 269 nm und bei λ min 266 nm bestimmt werden. Der geforderte Wert ist in der Monographie jeweils angegeben (meist 2.0).

9-4.2 Anwendung der UV-Vis-Spektroskopie zur Strukturaufklärung

Ziel der Interpretation des UV-Vis-Spektrums einer Verbindung ist die Identifizierung des chromophoren Systems. Bei folgenden Stoffgruppen ist das Elektronenspektrum z. B. zur Strukturaufklärung besonders wichtig: Polyacetylene, Azulene, Carotinoide, Steroide, Anthrachinone, Tropolone, Flavonoide, Alkaloide, Porphyrin-Farbstoffe u.a. (vgl. Lit. 6, 7, 8).

Für die Auswertung des UV-Vis-Spektrums ist von Bedeutung:

- die Lage der Absorptionsmaxima (λ max)
- die molaren Absorptionskoeffizienten (ε)
- die Feinstruktur der Banden.

Maxima unterhalb von etwa 215 nm sind oft apparativ bedingte Artefakte (Streulicht, Endabsorptionen: Kap. 9-4.1.2, Abb. 9-3, 9-6). Maxima in diesem Bereich dürfen zur Interpretation erst dann herangezogen werden, wenn nachgewiesen ist, daß es sich um echte Absorptionsmaxima handelt, d. h., daß ihre Absorption dem Lambert-Beerschen Gesetz gehorcht.

Die Lage der Maxima bzw. das Aussehen von Elektronenspektren können durch das Lösungsmittel beeinflußt werden. Im allgemeinen erfolgt mit zunehmender Polarität des Lösungsmittels eine Verschiebung der Maxima zu längeren Wellenlängen (bathochrome Verschiebung). Man gibt meist die Absorptionsmaxima für Ethanol bzw. Methanol als Lösungsmittel an.

Wie schon erwähnt, kann im Falle von Carbonylverbindungen bei Verwendung eines anderen Lösungsmittels mit Hilfe von Korrekturwerten auf alkoholische Lösungsmittel umgerechnet werden (Lit. 4, 5; Kap. 9-3.2.1).

9-4.2.1 Auswertung von UV-Vis-Spektren

Zur Auswertung von UV-Vis-Spektren sind die in Kap. 9-2 und 9-3 behandelten Beziehungen zwischen Struktur und Spektrum heranzuziehen. Die Interpretation könnte etwa nach folgendem Schema vorgenommen werden:

1. Bestimmung der Absorptionsmaxima (λ max). Bei Vorliegen einer Feinstruktur Berechnung der Wellenzahlendifferenzen $\Delta\tilde{\nu}$ (Kap. 9-2.4).
2. Lösungsmittelkorrektur der Maxima (Kap. 9-3.2.1).
3. Berechnung der ε-Werte wenn die relative Molmasse der Substanz aus dem Massenspektrum bekannt ist.
4. Identifizierung von n → π^*-Übergängen mit kleinen ε-Werten unter 2000 (Kap. 9-2 und 9-3).
5. Falls notwendig, erneute Messung des Spektrums mit erhöhter Konzentration zur Festlegung von n → π^*-Übergängen (Kap. 9-3.2).
6. Erneute Messung des Spektrums nach Zugabe eines Tropfens alkoholischer Kaliumhydroxid-Lösung (Enole und Phenole zeigen evtl. Verschiebungen in den längerwelligen Bereich).
7. Erneute Messung des Spektrums nach Zugabe eines Tropfens Salzsäure (aromatische Amine zeigen evtl. eine Verschiebung in den kürzerwelligen Bereich).
8. Falls ein Polyen vorliegt (Wellenzahldifferenz, Kap. 9-2.4): Abschätzung der Zahl der konjugierten Doppelbindungen nach der Dien-Regel bzw. dem Quadratwurzelgesetz (Kap. 9-2.1).
9. Falls ein Polyin vorliegt (Wellenzahldifferenz, Kap. 9-2.4): Abschätzung der Zahl der konjugierten Mehrfachbindungen nach dem Quadratwurzelgesetz (Kap. 9-2.1).
10. Falls ein Aromat vorliegt: Versuch der Zuordnung der Substituenten (Kap. 9-2.3).
11. Falls ein ungesättigtes Keton bzw. Aldehyd vorliegt (n → π^*-Übergang): Abschätzung der Zahl der konjugierten Doppelbindungen nach der Keton-Regel (Kap. 9-2.1).

9-4.3 Anwendung der UV-Vis-Spektroskopie zur Analyse von Arzneimitteln

Die Vorteile der UV-Vis-spektroskopischen Arzneimittelanalyse liegen in der großen Empfindlichkeit und der schnellen Durchführbarkeit der Methode, die Nachteile in ihrer oft geringen Substanzspezifität. Im Bereich der Arzneimittelanalytik werden photometrische Methoden in folgenden Bereichen eingesetzt:

- Identitätsprüfung und Identifizierung von Arzneistoffen
- Reinheitsprüfung von Arzneistoffen
- Gehaltsbestimmung von Arzneistoffen

Zur Arzneistoffanalyse wird meist nicht der molare Absorptionskoeffizient ε, sondern die spezifische Absorption $A_{1\,cm}^{1\,\%}$ (bisher spezifische Extinktion $E_{1\,cm}^{1\,\%}$) herangezogen (Kap. 9-4.3.1).

9-4.3.1 Spezifische Absorption

Das Lambert-Beersche Gesetz gibt die Abhängigkeit der Absorption (A) (bisher Extinktion E) von der molaren Konzentration (c) eines Stoffes bei konstanter Schichtdicke (b) wieder (Kap. 8-4):

$$A = \varepsilon \cdot c \cdot b$$

Wie bereits erwähnt wurde (Kap. 8-4), entspricht der molare Absorptionskoeffizient der bei einer bestimmten Wellenlänge in 1 cm Schichtdicke gemessenen Absorption (A) einer 1-molaren Lösung der Substanz:

$$\varepsilon \equiv A_{1\,cm}^{1\,mol}$$

Im Bereich der Pharmazie sind die Konzentrationsangaben von Lösungen meist in Prozent erforderlich. Daher zieht man zur Analyse von Arzneimitteln eine Form des Lambert-Beerschen Gesetzes heran, in welcher nicht die molare, sondern die prozentuale Konzentration eingesetzt wird:

$$A = A_{1\,cm}^{1\,\%} \cdot c \cdot b; \quad c \text{ in } \% \text{ (m/V)}$$

Anstelle von $\varepsilon = A_{1\,cm}^{1\,mol}$ steht hier die *spezifische Absorption* $A_{1\,cm}^{1\,\%}$. Dieser Wert entspricht der Absorption A einer in 1 cm Schichtdicke gemessenen 1 proz. Lösung (m/V) bei einer bestimmten Wellenlänge und ist wie ε eine charakteristische Stoffkonstante, die zur Identitäts- und Reinheitsprüfung, sowie zur Gehaltsbestimmung von Arzneistoffen herangezogen wird. Der Zusammenhang zwischen der molaren und spezifischen Absorption ist durch die folgende Beziehung gegeben (M_r = relative Molmasse):

$$A_{1\,cm}^{1\%} = \frac{10 \cdot \varepsilon}{M_r}$$

(DIN 1349 definiert für Lösungen von c = 1 g/l den „spektralen Absorptionskoeffizienten" a(λ) ($A_{1\,cm}^{1\%}$ = 10 a).

9-4.3.2 Identitätsprüfung und Identifizierung von Arzneistoffen

9-4.3.2.1 Identitätsprüfungen nach dem Arzneibuch

Um wegen des apparativen Aufwandes die Aufnahme des gesamten UV-Vis-Spektrums zu vermeiden, andererseits aber die Prüfung möglichst spezifisch zu gestalten, zieht das Arzneibuch folgende Meßgrößen oder deren Kombinationen zur Identitätsprüfung heran:

- Absorptionsmaxima (λ max)
- Absorptionsmaxima (λ max) und Absorptionen (A) in festgelegten Prüflösungen
- Absorptionsmaxima (λ max) und spezifische Absorptionen $A_{1\,cm}^{1\%}$
- Absorptionsmaxima und -minima und spezifische Absorptionen $A_{1\,cm}^{1\%}$
- Verhältnis der Absorption zweier Maxima bzw. von Maximum und Minimum in festgelegten Prüflösungen.

Zur Erhöhung der Spezifität werden Verschiebungen der Maxima durch Ansäuern oder Alkalisieren vorgenommen (z. B. Pyridoxinhydrochlorid) oder Farbreaktionen durchgeführt (z. B. Porter-Silver-Reaktion bei Betamethason und Dexamethason, Photoreaktion bei Diethylstilbestrol). Insgesamt wird bei vielen Stoffen des Arzneibuches eine UV-Vis-photometrische Identitätsprüfung durchgeführt.

9-4.3.2.2 Charakteristische UV-Vis-Spektren von Arzneistoff-Gruppen

Acridin-Derivate: Sie zeigen eine Bande von hoher Intensität bei ca. 250 bis 270 nm (ε 40000 bis 90000) (Tab. 9-8). Bei substituierten Verbindungen sind zusätzliche Banden möglich.

Anilide:

a) Säureanilide (schwache Analgetika), absorbieren zwischen 240 und 250 nm (ε ca. 10000–20000) mit einer Schulter zwischen 270 und 300 nm. Bei zusätzlicher phenolischer OH-Gruppe erfolgt in 0.1 N–NaOH eine bathochrome Verschiebung.

b) 2,6-disubstituierte Anilide (Lokalanästhetika) zeigen eine schwache Absorption bei ca. 265 nm (ε ca. 350).

Aromaten: Das UV-Vis-Spektrum vieler Arzneistoffe wird durch die im Molekül vorliegenden Aromaten-Chromophore geprägt (Kap. 9-2.3).

Barbiturate: Bei aliphatisch substituierten Barbitursäuren tritt in saurer und schwach alkalischer Lösung (bis pH 7) allenfalls eine geringe Absorption bei ca. 250 nm auf. Erst in stärker alkalischer Lösung (pH 10; 0.05 M-Boraxpuffer) wird ein Maximum bei 235 bis 245 nm infolge Lactam-Lactim-Tautomerie ausgebildet. Bei pH 12.5 erfolgt Absorption bei 255 bis 260 nm, mit Ausnahme der N-methylierten Barbiturate (Kap. 9-4.6.1). Aromatisch substituierte Barbitursäuren (z. B. Phenobarbital) zeigen die Absorption des Aromaten bei 250 bis 260 nm.

Benzodiazepine: 1,4-Benzodiazepine vom Säureamid-Typ zeigen in alkoholischer Lösung eine flache Bande zwischen 290 und 320 nm (ε ca. 2000–3000), die bei 7-Nitro-Derivaten von stärkerer Intensität ist (ε ca. 10000). Letztere zeigen zusätzlich eine Bande bei ca. 250 nm (ε ca. 16000), ebenso Chlordiazepoxid. Bei allen Benzodiazepinen erfolgt hypsochrome Verschiebung der langwelligen Bande in saurer Lösung (0.1 N–HCl) um ca. 20 nm und Erhöhung der Intensität (ε ca. 12000). Bei fehlender N-1-Substitution erfolgt in 0.1 N–NaOH bathochrome Verschiebung dieses Maximums (Oxazepam: 314 → 345 nm).

Chinolin- und Isochinolin-Derivate: Meist liegen zwei Banden unterschiedlicher Intensität bei ca. 230 bis 260 nm und ca. 310 bis 330 nm. Zusätzliche Banden sind möglich (Tab. 9-8). In 0.1 N–HCl erfolgt meist bathochrome Verschiebung beider Banden.

4-Hydroxycumarine: Zwei Maxima von ähnlicher Intensität liegen bei ca. 310 nm (ε ca. 12000 bis 20000) und ca. 280 bis 285 nm (ε ca. 12000 bis 20000) (Tab. 9-8).

Indol-Derivate: Indole (einschl. der Δ^9-hydrierten Lysergsäuren und Yohimbin) zeigen ein Maximum bei ca. 280 nm (ε ca. 6000–8000) mit einer zusätzlichen Bande bei ca. 289 nm (ε ca. 6000) und eventuell einer Schulter bei ca. 274 nm (Tab. 9-8). Nicht hydrierte Lysergsäure-Derivate absorbieren bei ca. 315 nm. Reserpin hat Maxima bei 294 und 266 nm (Benzoyl-Partialstruktur).

Phenothiazine: Meist tritt eine Bande bei 245 bis 250 nm (ε ca. 30000) auf, eine schwächere Bande liegt bei ca. 300 nm (ε ca. 3000 bis 5000) (Tab. 9-8). Bei 2-Substitution erfolgt meist eine bathochrome Verschiebung beider Banden bis zu 20 nm.

Pyrazolone: In alkoholischer Lösung liegen breite Maxima bei 265 bis 275 nm und 243 bis 245 nm von relativ großer Intensität (ε ca. 10000). Bei basischer Substitution wird in 0.1N–HCl stattdessen der Aufbau eines neuen Maximums bei ca. 250 bis 260 nm beobachtet, etwa dort, wo das Minimum in alkoholischer Lösung liegt.

Salicylsäure-Derivate: Salicylsäure absorbiert in alkoholischer Lösung bei 303 nm (ε ca. 3900) und 234 nm (ε ca. 7500). In 0.1N–NaOH erfolgt hypsochrome Verschiebung nach 296 nm und Ausbildung einer Schulter bei ca. 230 nm. Salicylsäureester und Salicylamid zeigen in alkoholischer Lösung ähnliche Maxima mit einer bathochromen Verschiebung der langwelligen Bande in 0.1N–NaOH um ca. 30 nm. Acetylsalicylsäure hat Maxima bei 276 nm (ε ca. 1200) und 228 nm (ε ca. 9000).

Steroidhormone einschließlich Corticoide: Bei 4-En-3-on- bzw. 1,4-Dien-3-on-Struktur ist die typische Absorption α,β-ungesättigter Ketone mit einer starken Bande bei ca. 240 nm (ε ca. 16000) und meist einer sehr schwachen Bande bzw. Schulter bei ca. 313 nm zu erkennen, die nur bei ca. 300-facher Konzentration zu erfassen ist (Kap. 9-3.2). Bei höher konjugierten Polyen-on-Chromophoren vgl. Keton-Regel (Kap. 9-3.2.1). Estrogene zeigen ein Maximum bei ca. 280 nm (ε ca. 2000). Bei freier phenolischer OH-Gruppe erfolgt in 0.1N–NaOH wie bei Phenolen bathochrome Verschiebung um ca. 10 bis 20 nm.

Sulfonamide: 4-Aminobenzolsulfonamid zeigt eine Hauptbande bei 270 nm (ε ca. 10000–20000). Stark absorbierende Substituenten an N-1 bzw. N-4 führen zu erheblichen Veränderungen des Spektrums, oft unter Erhalt der Bande bei ca. 270 nm. In 0.1N–NaOH erfolgt meist hypsochrome Verschiebung dieser Bande um ca. 3 bis 20 nm.

Sulfonamid-Duretika (Benzothiadiazine): Verbindungen mit o-Chlor-p-aminosulfonamid-Struktur haben starke Banden bei ca. 270 bis 278 nm (ε ca. 20000) und eine schwächere Bande bei ca. 315 bis 320 nm (ε ca. 3000 bis 4000). Bei Chlorothiazid erfolgt Verschiebung der starken Bande nach 280 nm und Überlagerung mit der längerwelligen Bande.

Xanthine: Eine starke, lagekonstante Bande liegt bei 272 nm (ε ca. 9000 bis 10000) mit einem Minimum bei 242 nm (Tab. 9-8). Bei 225 bis 230 nm tritt eine Schulter auf. Nur bei Theophyllin erfolgt in 0.1N–NaOH bathochrome Verschiebung um ca. 5 nm.

9-4.3.3 Reinheitsprüfung von Arzneistoffen

Das UV-Vis-Spektrum eines verunreinigten Arzneistoffes entspricht der Summe der Spektren des reinen Arzneistoffes und der Verunreinigung (Abb. 9-10). Deshalb ist bei

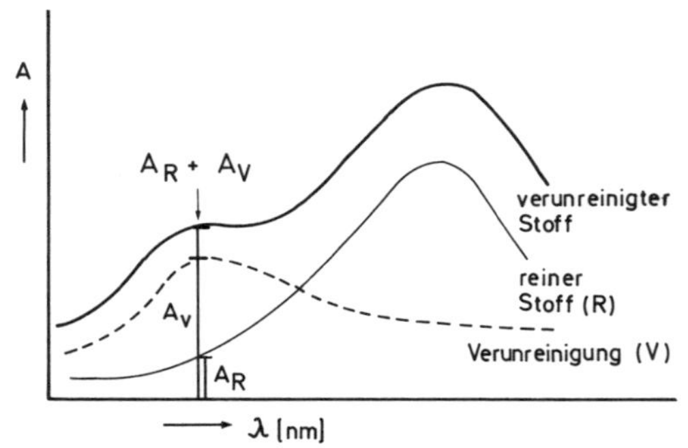

Abb. 9-10: Photometrische Reinheitsprüfung.

Verunreinigungen von Arzneistoffen mit Veränderungen der Absorption zu rechnen. Geringe Mengen von Verunreinigungen können nicht erfaßt werden.

9-4.3.3.1 Reinheitsprüfungen nach dem Arzneibuch

Zur Reinheitsprüfung nach dem Arzneibuch werden Absorptionsmessungen in vorgeschriebenen Prüflösungen herangezogen:

- Bei festgelegten Wellenlängen darf die Absorption A bzw. die spezifische Absorption $A_{1\,cm}^{1\%}$ die Werte des reinen Arzneistoffes nicht über- oder unterschreiten.
- Die Differenz der Absorptionen bei zwei verschiedenen Wellenlängen darf einen bestimmten Wert nicht über- oder unterschreiten.
- Der Quotient aus den bei zwei Wellenlängen gemessenen Absorptionswerten muß innerhalb eines festgelegten Intervalls liegen.

Weitere Möglichkeiten zur photometrischen Reinheitsprüfung sind:

- Vergleich des gesamten oder eines Teiles des Spektrums der zu prüfenden Substanz mit der Standardsubstanz (CRS).
- Durchführung einer Farbreaktion zum Nachweis der Verunreinigung und Messung der Absorption des Reaktionsproduktes (Tab. 9-13).

Von Bedeutung sind auch folgende Verfahren des Arzneibuches zur Reinheitsprüfung:

- Untersuchung von Aceton, Benzin, Ethanol 96 %, Paraffin, Vaselin und Penicillamin auf Aromaten. In vorgeschriebenen Prüflösungen dürfen bestimmte Absorptionswerte nicht überschritten werden. Es können noch etwa 0.001 mg aromatische Kohlenwasserstoffe pro Gramm Substanz erfaßt werden. Olivenöl wird auf Verschnitte mit raffiniertem Öl, Rizinusöl auf heißgepreßte und überalterte Öle überprüft.
- Prüfung von Arzneistoffen auf Dehydratisierungs- bzw. Oxidationsprodukte: Atropin-Derivate auf Apo-Verbindungen; Epinephrinhydrogentartrat, Isoprenalinsulfat, Norepinephrinsalze auf Ketone; Reserpin auf Oxidationsprodukte. In den Verunreinigungen kommt es zu einer Verlängerung des chromophoren Systems und zu einer Absorptionserhöhung.
- Bei Verunreinigungen, die nicht absorbieren, kann durch eine chemische Reaktion ein zur photometrischen Bestimmung geeignetes Derivat mit einem UV-Maximum hergestellt werden. Zum Beispiel kann an dem oral unwirksamen Digitalis-Glycosid Gitoxin, das an C-16 eine zusätzliche OH-Gruppe enthält, durch Abspaltung von zwei Molekülen Wasser ein

Tab. 9-13: Reinheitsprüfungen durch Farbreaktionen.

Arzneistoff	Verunreinigung	Farbreaktion (Reaktionsprodukt)
Cephaloridin	Pyridin	Bromcyan/Anilin-Reaktion (Cyanin-Farbstoff)
Dexamethasonnatriumphosphat	freies Phosphat	Molybdänblau
Dihydrostreptomycinsulfat	Streptomycin	Maltol-Reaktion
Dihydralazinsulfat	Hydrazin	Dimethylaminobenzaldehyd-Reaktion
Furosemid	primäre, aromatische Amine	Diazoreaktion
Nitroprussidnatrium	Ferro- und Ferricyanid	Berliner Blau-Reaktion
Natriumchromoglicat	Oxalat	Entfärbung von Eisen(III)-salicylat

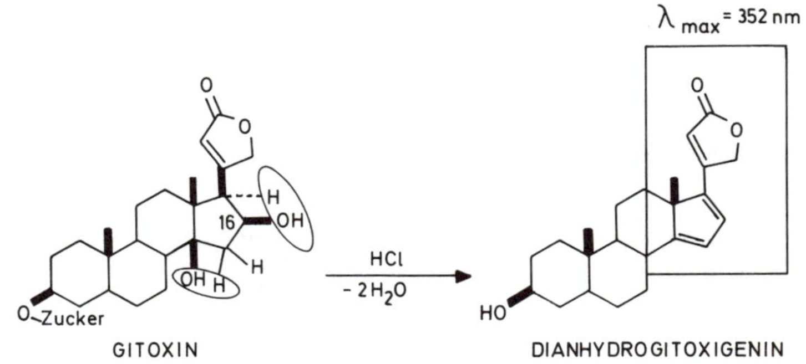

chromophores System mit drei konjugierten Doppelbindungen und einer CO-Gruppe ausgebildet werden (Dianhydrogitoxigenin). Das Absorptionsmaximum bei 352 nm wurde nach Ph.Eur. 1 zur Bestimmung von Gitoxin in Digitoxin herangezogen. Digitoxin und Digoxin stören die Bestimmung nicht, weil sie an C-16 des Steroid-Gerüstes keine Hydroxyl-Gruppe besitzen.

9-4.3.4 Gehaltsbestimmung von Arzneimitteln

UV-Vis-spektroskopische Gehaltsbestimmungen sollten, um eine möglichst hohe Genauigkeit zu erzielen, an einem breiten Absorptionsmaximum der zu bestimmenden Substanz durchgeführt werden. Ist dies nicht möglich, so müssen nicht zu steil verlaufende Abschnitte der Absorptionskurve (z. B. Schultern) mit ausreichend großer Absorption herangezogen werden. Scharfe Absorptionsmaxima und ihre steilen Flanken sind wegen der starken Änderung der Absorption bei kleinen Änderungen der Wellenlänge weniger geeignet. Die Fehlergrenze der Methode liegt zwischen ±1% und ±10%. Bei günstigen Bedingungen kann ein Meßfehler unter 1% erreicht werden. Näheres über Fehlergrenzen und Fehlermöglichkeiten quantitativer photometrischer Bestimmungen: Lit. 3, Lit. 33. Vor den Messungen ist das Meßgerät zu optimieren und auf Fehlermöglichkeiten zu kontrollieren (Kap. 9-4.1.2).

Man unterscheidet je nach dem Wellenlängenbereich und der spektralen Zusammensetzung des zur Messung verwendeten Lichtes *kolorimetrische, photometrische* und *spektrometrische Bestimmungen.* Zeigt eine Substanz keine Absorption im sichtbaren oder ultravioletten Spektralbereich, so kann sie durch eine chemische Reaktion in ein Derivat mit einem Maximum überführt werden, an dem die Bestimmung vorgenommen wird (Kap. 9-4.3.3.1 und 9-4.3.4.2).

9-4.3.4.1 Meßverfahren zur Gehaltsbestimmung

Zunächst wird die Absorption A_x der Analysenlösung gemessen. Aus A_x kann die Konzentration c_x der zu bestimmenden Substanz mit Hilfe eines der folgenden Verfahren ermittelt werden:

- Lambert-Beersches Gesetz
- Vergleichslösung
- Kalibrierkurve.

Anwendung des Lambert-Beerschen Gesetzes: Bei Kenntnis des molaren Absorptionskoeffizienten ε oder der spezifischen Absorption $A_{1\,cm}^{1\%}$ ergibt sich die Konzentration der zu bestimmenden Substanz aus der gemessenen Extinktion A_x als molare Konzentration oder in %:

$$c_x = \frac{A_x}{\varepsilon \cdot b}\ [\text{mol} \cdot l^{-1}]$$

$$c_x = \frac{A_x}{A_{1\,cm}^{1\%} \cdot b}\ [\%]$$

Analyse mit Hilfe einer Vergleichslösung: Sind die ε- bzw. $A_{1\,cm}^{1\,\%}$-Werte nicht bekannt, so können Gehaltsbestimmungen mit Hilfe einer Vergleichslösung von bekannter Konzentration c_v der zu bestimmenden Substanz durchgeführt werden. Man mißt bei gleicher Schichtdicke (b) die Absorption dieser Lösung (A_v) und die der Probe (A_x). Für beide Lösungen gilt das Lambert-Beersche Gesetz:

$$A_v = \varepsilon \cdot c_v \cdot b \qquad A_x = \varepsilon \cdot c_x \cdot b$$

Bildet man den Quotienten der bei gleicher Schichtdicke gemessenen Absorptionswerte, so läßt sich die unbekannte Konzentration c_x errechnen:

$$\frac{A_x}{A_v} = \frac{c_x}{c_v} \qquad c_x = c_v \cdot \frac{A_x}{A_v}$$

Analyse mit Hilfe einer Kalibrierkurve: Zur Erstellung einer Kalibrierkurve mißt man die Absorption mehrerer Lösungen von bekannter aber unterschiedlicher Konzentration und trägt diese in einem Diagramm als Funktion der Konzentration auf (Abb. 9-11). Der Verlauf der Geraden sollte mit Hilfe der Methode der kleinsten Fehlerquadrate als Ausgleichsgerade festgelegt werden (Kap. 27-2.2.6).

Für eine Lösung von unbekannter Konzentration ergibt sich aus der gemessenen Absorption (A_x) die gesuchte Konzentration (c_x).

Die Kalibrierkurve gibt zusätzlich Aufschluß darüber, ob für den in Betracht kommenden Konzentrationsbereich das Lambert-Beersche Gesetz gilt. Abweichungen vom Lambert-Beerschen Gesetz sind an gekrümmten Kurven zu erkennen (Abb. 9-11).

„Wahre Abweichungen" vom Lambert-Beerschen Gesetz werden durch chemische Veränderungen verursacht (z. B. Dissoziationen, Assoziationen, Wechselwirkungen mit dem Lösungsmittel). *„Scheinbare Abweichungen"* sind durch physikalische Einflüsse bedingt (z. B. Fehlstrahlung, Streulicht). Die Abweichung vom Lambert-Beerschen Gesetz infolge Fehlstrahlung tritt hauptsächlich im höheren Konzentrationsbereich (bei starker Absorption) auf und kann schon bei

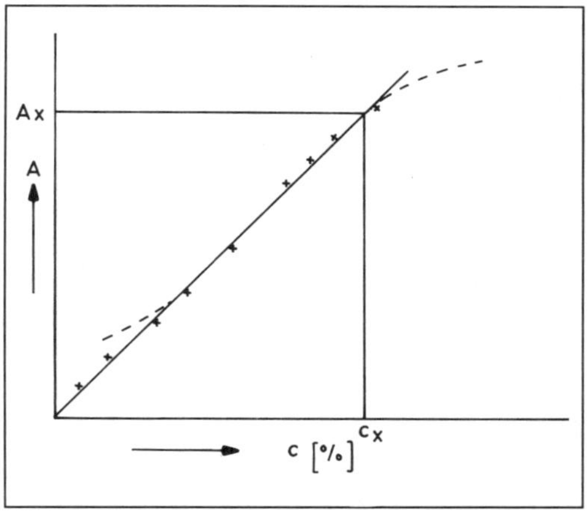

Abb. 9-11: Kalibriergerade zur quantitativen Bestimmung eines Arzneistoffes.

0.1 % Fehlstrahlung deutliche Abweichungen von den Geraden (Kalibrierkurve) hervorrufen (Kap. 8-4).

Ein Beispiel für die Anwendung einer Kalibrierkurve bildet die quantitative Reinheitsprüfung auf Bor in Salbutamolsulfat nach Farbreaktion mit Curcumin (DAB).

9-4.3.4.2 Gehaltsbestimmungen im Vis-Bereich

Im Vis-Bereich sind Gehaltsbestimmungen nur möglich, wenn der zu bestimmende Arzneistoff farbig ist oder wenn er durch eine Farbreaktion in ein farbiges Reaktionsprodukt überführt werden kann. Die Bestimmungen werden als kolorimetrische, photometrische oder spektrometrische Messungen durchgeführt.

Kolorimetrische Bestimmungen: Kolorimetrische Bestimmungen werden meist unter Verwendung von Vergleichslösungen des zu bestimmenden Stoffes von bekannter Konzentration vorgenommen. Man läßt polychromatisches Licht (weißes Tageslicht, Licht einer Glühlampe) durch die zu untersuchende Lösung und durch die Vergleichslösung fallen. In beiden Lösungen absorbiert die Substanz Licht der gleichen Wellenlänge. Das partiell in der Komplementärfarbe zu dieser Wellenlänge (Tab. 1-3) gefärbte Restlicht tritt aus den Küvetten wieder heraus. Die Farbintensität dieses Misch-Lichtes ist umso größer, je mehr Licht in der Küvette absorbiert wurde. Sie ist den Absorptionswerten der Lösungen bei der absorbierten Wellenlänge und damit der Konzentration proportional. Ein einfaches Beispiel bildet das Eintauchkolorimeter nach Dubosq (Kap. 9-4.1.1).

Einfache kolorimetrische Bestimmungen sind auch viele *Grenzprüfungen des Arzneibuches*. Es wird meist eine Farbreaktion ausgeführt, deren Färbung mit der einer Vergleichslösung visuell zu vergleichen ist. Die Prüflösung darf nicht stärker gefärbt sein als die Vergleichslösung. „Meßgerät" ist in diesem Fall das menschliche Auge.

Farbreaktionen zur Bestimmung von Arzneistoffen: Für die meisten anorganischen Ionen und für viele organische Stoffe – einschließlich Arzneistoffen – sind zur photometrischen Bestimmung geeignete Farbreaktionen bekannt (Lit. 10, 11, 11a). Farbreaktionen des Arzneibuches vgl. Tab. 9-14.

Eine Besonderheit bildet z. B. die *Farbstoffmethode* zur Gehaltsbestimmung von Rauwolfiawurzel (Tab. 9-14). Die Rauwolfia-Alkaloide (z. B. Reserpin) bilden mit dem sauren Farbstoff Eriochromschwarz-T ein Salz, das sich aus gepufferter wäßriger Lösung mit Chloroform ausschütteln läßt, während der überschüssige Farbstoff in der wäßrigen Phase verbleibt. In der Chloroform-Lösung wird das Alkaloid-Eriochromschwarz-T-Salz photometrisch erfaßt.

Tab. 9-14: Farbreaktionen zur Gehaltsbestimmung von Arzneistoffen.

Anwendung im Arzneibuch	Reagenz bzw. Reaktion
Birkenblätter, Weißdornblätter Passionsblumenkraut	Aluminiumchlorid (Flavonoide)
Digitoxin, Digoxin, Quabain, Lanatosid C	Baljet-Reaktion
Aloe, Cascararinde, Faulbaumrinde, Rhabarber, Sennesblätter, Sennesfrüchte	Bornträger-Reaktion (Anthrachinone)
Schöllkraut	Chromotropsäure (Alkaloide)
Mariendistelfrüchte	Dinitrophenylhydrazin (Silymarin)
Roßkastaniensamen	Eisen(III)-chlorid/Essigsäure (Triterpenglycoside)
Bärentraubenblätter, Thymian, Thymian-Fluidextrakt	Emerson-Reaktion
Rauwolfiawurzel	„Farbstoffmethode" (Reserpin)
Pepsin	Folins-Reagenz
Cayennepfeffer	Indophenolreaktion (Capsaicinoide)
Digitalis-purpurea-Blätter	Keddé-Reaktion
Diethylstilbestrol	„Photochemische Reaktion"
Javanische Gelbwurz	„Rubrocurcumin-Reaktion"
Betamethason, Cortisonacetetat, Desoxycortonacetat, Dexamethason, Fluocinolonacetonid, Hydrocortison, Hydrocortisonacetat, Prednisolon, Prednison	TTC-Reaktion

9-4.3.4.3 Gehaltsbestimmungen im UV-Bereich

Photometrische Gehaltsbestimmungen von Arzneistoffen im UV-Bereich (Lit. 14, 15, 16) entsprechen prinzipiell den Bestimmungen im sichtbaren Bereich (Kap. 9-4.3.4.2). Bei Verbindungen, die im UV-Bereich nicht oder unzureichend absorbieren, wird gelegentlich durch eine chemische Reaktion ein zur Messung geeignetes Derivat hergestellt. Im folgenden sind zwei Beispiele für Gehaltsbestimmungen im UV-Bereich ausführlich dargestellt.

Bestimmung von Riboflavin nach DAB 9: 65.0 mg Riboflavin werden in einem 500 ml Meßkolben aus braunem Glas in 5 ml Wasser suspendiert, mit 5 ml Natriumhydroxid-Lösung 8.5% R zur Lösung gebracht, 100 ml Wasser und 2.5 ml Essigsäure 98% R zugefügt und mit Wasser auf 500 ml aufgefüllt. 20 ml dieser Lösung werden mit 3,5 ml Natriumacetat-Lösung (1.4% m/V) versetzt und mit Wasser zu 200 ml verdünnt. Ihre Konzentration beträgt $1.3 \cdot 10^{-3}$ g/100 ml. Nach Messung der Absorption A_x bei 444 nm wird die spezifische Absorption der Analysenlösung ($A^{1\%}_{1\,cm}$) berechnet:

$$A_{x\,1\,cm}^{1\%} = \frac{A_x}{1.3 \cdot 10^{-3}}$$

Bestimmung von Vitamin A nach DAB 9: Zunächst ist nach der Monographie „Ölige Lösung von Vitamin“ A das Photometer zu überprüfen. Die Bestimmung des Vitamin A (Retinol) wird am Absorptionsmaximum der Vitamin-A-Ester bei 326 nm oder des Vitamin A-Alkohols bei 325 nm durchgeführt. Das Arzneibuch führt zwei Methoden an:

- *Methode A:* Bestimmung ohne Verseifung, wenn die Zubereitung keine störenden Substanzen enthält (z. B. bei Öligen Lösungen von Vitamin A).
- *Methode B:* Verseifung der Retinolester und Abtrennung von Substanzen die ebenfalls bei ca. 326 nm absorbieren (Ölige Lösungen von Vitamin A, Vitamin A-Pulver, Wasserdispergierbares Vitamin A).

Bei Öligen Lösungen von Vitamin A muß zunächst durch eine Reinheitsprüfung festgestellt werden, ob störende Substanzen vorliegen. Dies geschieht durch Überprüfung des Maximums zwischen 325 und 327 nm und durch Bestimmung des Verhältnisses der Absorption bei 370, 350 und 300 nm zur Absorption bei 326 nm in einer vorgeschriebenen Prüflösung von 10 bis 15 Internationalen Einheiten (I.E.) Vitamin A pro ml in Isopropanol. Wenn das Absorptionsmaximum den vorgeschriebenen Wert besitzt und folgende Werte für das Absorptionsverhältnis unterschritten werden, kann die einfachere Methode A angewandt werden: A_{370}/A_{326} : 0.142; A_{350}/A_{326} : 0.537; A_{300}/A_{326} : 0.593.

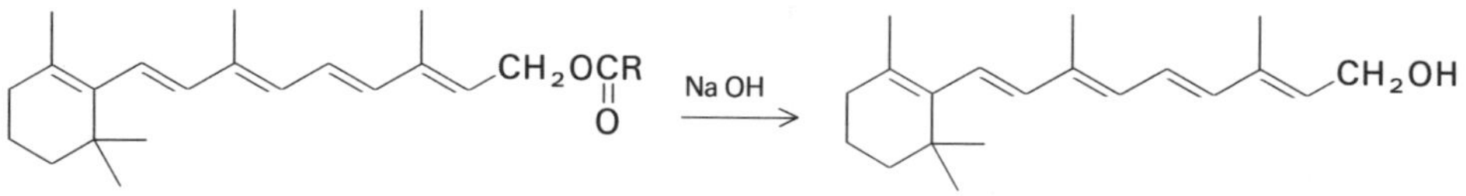

Vitamin-A-Ester (Retinol-Ester) Vitamin-A (Retinol)

Unter Verwendung der spezifischen Extinktion für reines Riboflavin, $A^{1\%}_{1\,cm} = 328$, erhält man den Gehalt der Probe in %:

$$\%\ \text{Riboflavin} = \frac{A_{x\,1\,cm}^{1\%} \cdot 100}{A^{1\%}_{1\,cm}} = \frac{A_{x\,1\,cm}^{1\%} \cdot 100}{328}$$

Setzt man für die spezifische Absorption $A_{x\,1\,cm}^{1\%}$ der Probe den oben abgeleiteten Wert ein, so kann der Gehalt an Riboflavin direkt aus der gemessenen Absorption A_x errechnet werden:

$$\%\ \text{Riboflavin} = \frac{A_x \cdot 100}{1.3 \cdot 10^{-3} \cdot 328} = 234.5 \cdot A_x$$

Methode A:

$$\text{Vitamin A-Gehalt} = 1900 \cdot \frac{A_{326} \cdot V}{100 \cdot m}\ [\text{I.E./g}]$$

1900 = Umrechnungsfaktor von $A^{1\%}_{1\,cm}$ auf I.E./g Retinolester
A_{326} = Absorption bei 326 nm
V = Volumen auf das die Lösung verdünnt wurde, um eine Konzentration von 10 bis 15 I.E./ml zu erhalten
m = Einwaage [g]

Methode B: Diese Methode wird angewandt, wenn die Substanz der oben beschriebenen Reinheitsprüfung nicht entspricht. Man verseift zunächst mit Natriumhydroxid-Lösung unter Zusatz von Natriumascorbat-Lösung als Antioxidans und extrahiert die unverseifbaren Anteile mit Pentan. Aus der Pentan-Phase wird durch Verdünnen mit Isopropanol eine Meßlösung hergestellt, die 10 bis 15 I.E. Vitamin A pro ml enthält. Zunächst wird überprüft, ob das Absorptionsmaximum zwischen 324 und 326 nm liegt. Wie bei der ersten Reinheitsprüfung wird das Verhältnis der Absorptionswerte ermittelt. Dabei müssen folgende Werte unterschritten werden: A_{370}/A_{325} : 0.093; A_{350}/A_{325} : 0.452; A_{300}/A_{325} : 0.602. Ist diese Bedingung erfüllt, so läßt sich der Vitamin-A-Gehalt wie bei der Methode A errechnen. In diesem Falle wird der für Vitamin A-Alkohol geltende Umrechnungsfaktor 1830 herangezogen:

$$\text{Vitamin A-Gehalt} = 1830 \cdot \frac{A_{325} \cdot V}{100 \cdot m} \ [\text{I.E./g}]$$

Sind die obigen Bedingungen nicht erfüllt, so entspricht die Zubereitung nicht den Anforderungen des Arzneibuches.

9-4.4 Photometrische Bestimmung von Arzneistoffen in Gemischen; Mehrkomponentenanalysen

Photometrische Mehrkomponentenanalysen sind in der pharmazeutischen Analytik von besonderer Bedeutung, weil häufig Arzneistoffkombinationen zu untersuchen sind (Übersicht Lit. 18). Auch sind bei der Aufarbeitung von Arzneizubereitungen störende Begleitstoffe mit Eigenabsorption zu erwarten.

Zur Ausarbeitung einer für die photometrische Analyse von Arzneizubereitungen geeigneten Aufarbeitungsmethode ist es zweckmäßig, folgende Vorversuche durchzuführen (Lit. 18):

a) Auswahl eines zur Extraktion der zu bestimmenden Substanz geeigneten Lösungsmittels. Planung eines Aufarbeitungsverfahrens nach den Erfahrungen der pharmazeutischen Analyse (vgl. Lehrbücher der pharmazeutischen Analytik).
b) Aufnahme eines Absorptionsspektrums des reinen zu bestimmenden Arzneistoffes in dem ausgewählten Lösungsmittel.
c) Behandlung des zu bestimmenden Arzneistoffes nach dem geplanten Extraktions- bzw. Aufarbeitungsverfahren. Danach Aufnahme seines Absorptionsspektrums.
d) Behandlung der genau eingewogenen Begleitstoffe wie in c) und Aufnahme ihres Absorptionsspektrums.
e) Herstellung einer Mischung aus dem zu bestimmenden Arzneistoff und den Begleitstoffen und Behandlung wie in c).

Wenn zwischen den Spektren b), c) und e) im Rahmen der Fehlergrenzen keine Abweichungen zu erkennen sind, ist die Aufarbeitungsmethode zur photometrischen Bestimmung geeignet.

9-4.4.1 Bestimmung einer Komponente in Mischungen

Photometrische Bestimmungen eines einzelnen Arzneistoffes in einer Mischung können bei Vorliegen günstiger Bedingungen ohne vorherige Abtrennung von absorbierenden Begleitstoffen durchgeführt werden (Lit. 18).

Ist z. B. in einem Gemisch bei der Meßwellenlänge die Untergrundabsorption konstant, so kann die gemessene Absorption durch Abzug dieses Wertes korrigiert werden. Verändert sich die Untergrundabsorption zwischen zwei Wellenlängen λ_1 und λ_2, die sich in gleicher Entfernung rechts und links von der Meßwellenlänge befinden linear, so ergibt sich die Korrektur aus dem Mittelwert der Absorptionswerte $A_{\lambda 1}$ und $A_{\lambda 2}$:

$$A_{korr} = A_{beob} - \frac{A_{\lambda 1} - A_{\lambda 2}}{2}$$

9-4.4.2 Bestimmung von zwei Komponenten nebeneinander

Die photometrische Bestimmung zweier Arzneistoffe im Gemisch nebeneinander entspricht der Bestimmung zweier Einzelstoffe, wenn die Absorptionsmaxima der beiden Komponenten bei stark unterschiedlichen Wellenlängen liegen. In den meisten Fällen überdecken sich jedoch die Absorptionskurven und man mißt ihre Summe (Abb. 9-12).

Gelegentlich kann ein Wechsel des Lösungsmittels bzw. eine Änderung des pH-Wertes zu einem Auseinanderrücken der Absorptionsmaxima führen z. B. bei Gemischen von Phenolen bzw. Enolen mit aromatischen Aminen (Kap. 9-2.3.2).

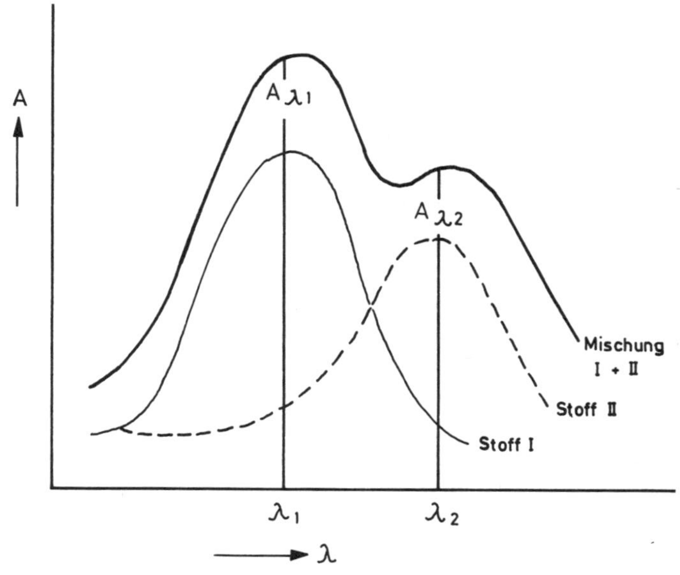

Abb. 9-12: Photometrische Bestimmung von zwei Stoffen nebeneinander.

Besteht keine Möglichkeit der Vereinfachung, so muß eine aufwendigere *Zweikomponentenanalyse* durchgeführt werden.

Rechnerisches Verfahren: Die Konzentrationen c_I und c_{II} zweier Komponenten I und II in einem binären Gemisch werden aus zwei Gleichungen mit zwei Unbekannten errechnet. Zu diesem Zwecke muß die Gesamtabsorption des Substanzgemisches bei zwei verschiedenen Wellenlängen gemessen werden: $A_{\lambda 1}$, $A_{\lambda 2}$ (Abb. 9-12). Die Meßwellenlängen $\lambda 1$ und $\lambda 2$ sollten möglichst charakteristisch für die Stoffe I und II sein, d.h. möglichst dem Maximum oder starker Absorption der einen Komponente und jeweils geringer Absorption der anderen Komponente entsprechen (Abb. 9-12). Für $\lambda 1$ und $\lambda 2$ müssen die $A^{1\%}_{1\,cm}$-Werte für beide Komponenten bekannt sein:

Substanz I: ${}^{I}_{\lambda 1}A^{1\%}_{1\,cm}$, ${}^{I}_{\lambda 2}A^{1\%}_{1\,cm}$;
Substanz II: ${}^{II}_{\lambda 1}A^{1\%}_{1\,cm}$, ${}^{II}_{\lambda 2}A^{1\%}_{1\,cm}$.

Für die Wellenlänge $\lambda 1$ beträgt dann die Gesamtabsorption des Gemisches (Schichtdicke b = 1 cm):

$$A_{\lambda 1} = {}^{I}_{\lambda 1}A^{1\%}_{1\,cm} \cdot c_I + {}^{II}_{\lambda 1}A^{1\%}_{1\,cm} \cdot c_{II}$$

Für die Wellenlänge $\lambda 2$ gilt entsprechend:

$$A_{\lambda 2} = {}^{I}_{\lambda 2}A^{1\%}_{1\,cm} \cdot c_I + {}^{II}_{\lambda 2}A^{1\%}_{1\,cm} \cdot c_{II}$$

Durch Auflösung nach c_I und c_{II} erhält man die beiden Konzentrationen:

$$c_I = \frac{A_{\lambda 1} \cdot {}^{II}_{\lambda 2}A^{1\%}_{1\,cm} - A_{\lambda 2} \cdot {}^{II}_{\lambda 1}A^{1\%}_{1\,cm}}{{}^{I}_{\lambda 1}A^{1\%}_{1\,cm} \cdot {}^{II}_{\lambda 2}A^{1\%}_{1\,cm} - {}^{I}_{\lambda 2}A^{1\%}_{1\,cm} \cdot {}^{II}_{\lambda 1}A^{1\%}_{1\,cm}}$$

$$c_{II} = \frac{A_{\lambda 2} \cdot {}^{I}_{\lambda 1}A^{1\%}_{1\,cm} - A_{\lambda 1} \cdot {}^{I}_{\lambda 2}A^{1\%}_{1\,cm}}{{}^{I}_{\lambda 1}A^{1\%}_{1\,cm} \cdot {}^{II}_{\lambda 2}A^{1\%}_{1\,cm} - {}^{I}_{\lambda 2}A^{1\%}_{1\,cm} \cdot {}^{II}_{\lambda 1}A^{1\%}_{1\,cm}}$$

Nachteile des Verfahrens sind:

- es werden nur zwei Punkte der gesamten Absorptionskurve für die Bestimmung ausgenutzt
- geringfügig falsche Absorptionsmessungen können die Ergebnisse stark beeinflussen
- kleine Rechenfehler (z.B. Rundungsfehler eines Rechners) führen ebenfalls zu einer stärkeren Beeinflussung des Ergebnisses.

Graphisches Verfahren („Vielpunktverfahren"): Diese Methode umfaßt Messungen bei beliebig vielen Wellenlängen und ist deshalb weniger empfindlich gegenüber Meßfehlern. Zur Durchführung ist je eine Vergleichslösung der Komponenten I und II von bekannter Konzentration (c_{Iv}, c_{IIv}) erforderlich. Die Absorption dieser Lösungen bei einer bestimmten Wellenlänge soll A_{Iv} und A_{IIv} betragen.

Die Gesamtabsorption des Gemisches von I und II mit unbekannter Konzentration c_I und c_{II} errechnet sich zu:

$$A = {}^{I}A^{1\%}_{1\,cm} \cdot c_I + {}^{II}A^{1\%}_{1\,cm} \cdot c_{II}$$

Die spezifische Absorption für I und II ergibt sich aus der Absorptionsmessung der Vergleichslösungen. Die Werte werden in die obige Gleichung eingesetzt:

$${}^{I}A^{1\%}_{1\,cm} = \frac{{}^{I}A_v}{c_{Iv}}; \quad {}^{II}A^{1\%}_{1\,cm} = \frac{{}^{II}A_v}{c_{IIv}}$$

$$A = \frac{{}^{I}A_v}{c_{Iv}} \cdot c_I + \frac{{}^{II}A_v}{c_{IIv}} \cdot c_{II}$$

Wenn man diese Gleichung durch ${}^{I}A_v$ dividiert, so erhält man die Gleichung einer Geraden ($y = b + ax$):

$$\frac{A}{{}^{I}A_v} = \frac{c_I}{c_{Iv}} + \frac{{}^{II}A_v}{{}^{I}A_v} \cdot \frac{c_{II}}{c_{IIv}}$$

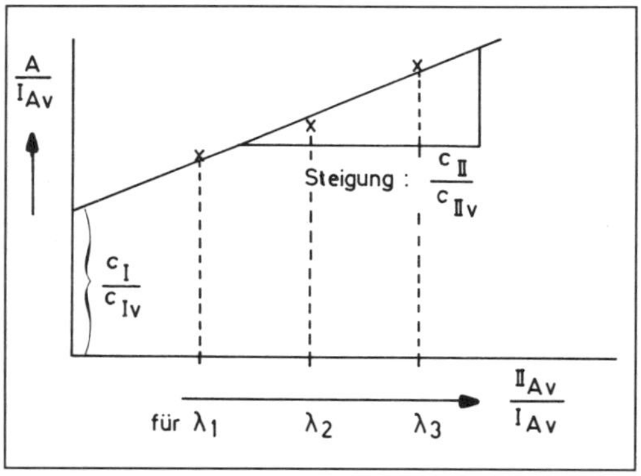

Abb. 9-13: Zweikomponentenanalyse nach dem „Vielpunktverfahren".

Für diese Gerade gilt $y = A/{}^{I}A_v$ und $x = {}^{II}A_v/{}^{I}A_v$. Die Steigung beträgt c_{II}/c_{IIv}, der Achsenabschnitt c_I/c_{Iv}. Mißt man für eine beliebige Zahl von Wellenlängen die Absorption A der Mischung und die Absorption A_{Iv} und A_{IIv} der beiden Vergleichslösungen, so erhält man durch graphische Auftragung von $A/{}^{I}A_v$ gegen ${}^{II}A_v/{}^{I}A_v$ eine Gerade (Abb. 9-13). Aus ihrem Achsenabschnitt c_I/c_{Iv} läßt sich die unbekannte Konzentration c_I und aus ihrer Steigung c_{II}/c_{IIv} die Konzentration c_{II} ermitteln.

9-4.4.3 Bestimmung von mehr als zwei Komponenten

Die Analyse von Mehrkomponentensystemen verläuft prinzipiell wie das rechnerische Verfahren der Zweikomponentenanalyse. Für eine ausführliche Darstellung vgl. Lit. 3, 23. Voraussetzungen für die Bestimmungen sind:

- Es müssen so viele Messungen bei geeigneten Wellenlängen durchgeführt werden, wie das Gemisch Komponenten enthält. Die Meßwellenlängen sollten für jeweils eine Komponente möglichst charakteristisch sein.
- Für die Meßwellenlängen müssen die Absorptionskoeffizienten der Reinstubstanzen bekannt sein.
- Die Mischung sollte – abgesehen von Spezialfällen – nicht mehr als 5 absorbierende Komponenten enthalten.

9-4.5 Charge-Transfer-Spektren

Mischt man Lösungen bestimmter Substanzen, z. B. von Atropin (in Ethylendichlorid) und Iod (Abb. 9-14), so kommt es zu Veränderungen des Absorptionsspektrums, die durch eine partielle Überführung von Elektronen von der einen auf die andere Substanz hervorgerufen werden (englisch: charge transfer). Die dabei auftretenden „Komplexe" zwischen dem Elektronendo-

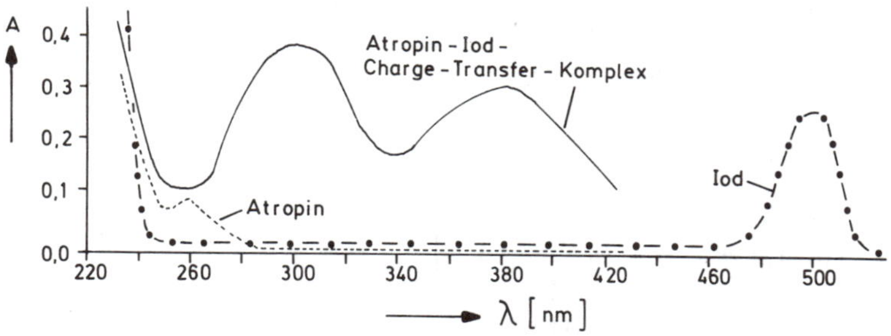

Abb. 9-14: UV-Vis-Spektrum von Atropin und Iod und des Charge-Transfer-Komplexes Atropin-Iod.

nator (z. B. Atropin) und dem Elektronenacceptor (z. B. Iod) bezeichnet man als *Charge-Transfer-Komplexe* (Abkürzung: *CT-Komplexe*) oder *Elektronen-Donator-Acceptor-Komplexe* (Abkürzung: *EDA-Komplexe*) (Lit. 30).

Nach Art der Elektronen unterscheidet man π-, σ- und n-Donatoren und je nachdem, wohin die Ladung gelangt, π- und σ-Acceptoren. Es sind verschiedene Kombinationen dieser Donatoren und Acceptoren möglich, die zu unterschiedlichen Komplexen führen. Aromaten sind z. B. π-Donatoren; n-Donatoren sind Substanzen mit n-Elektronen wie z. B. Alkaloide. Als π-Acceptoren werden neutrale Moleküle mit einem abgeschlossenen π-System und elektrophilen Substituenten herangezogen, z. B. 1,3,5-Trinitrobenzol, Pikrinsäure, Tetracyanoethylen, Tetracyanochinondimethan. σ-Acceptoren sind z. B. Halogene und Pseudohalogene.

Die Bildung der Charge-Transfer-Komplexe geht von den zwischenmolekularen Kräften zwischen den Partnern A und D aus. Der andere Grenzzustand ist durch den kompletten Übergang eines Elektrons aus dem höchstbesetzten bindenden Orbital (HOMO) des Donators (D) in das tiefste unbesetzte Orbital (LUMO) des Acceptors (A) gekennzeichnet und führt zur Bildung eines Radikal-Kations und eines Radikal-Anions. Zwischen diesen beiden extremen Grenzzuständen liegen die Charge-Transfer-Komplexe:

$$D + A \rightleftharpoons \underbrace{\boxed{D - A}}_{\text{EDA-Komplex}} \rightleftharpoons D^{\dot{+}} + A^{\dot{-}}$$

Die zum Ladungsübergang notwendige „Charge-Transfer-Energie" kann in Form von Lichtenergie aufgenommen werden. Ihre Absorption verursacht Charge-Transfer-Maxima bei einer anderen Wellenlänge als die Maxima der beiden Komponenten (Abb. 9-14). Liegen diese Maxima im sichtbaren Bereich, so ist der Charge-Transfer-Komplex gefärbt.

Die Absorptionskoeffizienten der Charge-Transfer-Maxima liegen zwischen 500 und 50000. Sie sind wie die Wellenlängen der Maxima stark temperatur- und lösungsmittelabhängig. Für die Charge-Transfer-Absorption gilt das Lambert-Beersche Gesetz.

In der Pharmazie finden Charge-Transfer-Spektren folgende Anwendungen (Lit. 31):

- Untersuchung der Komplexbildung von Arzneistoffen.
- Identifizierung von Arzneistoffen (Beispiele: Nachweis von Phenobarbital mit Natriumnitrit nach Ph. Eur. 1; Arnolds Reagenz zum Nachweis von Ozon; Detektion von basischen Arzneistoffen auf der Dünnschichtplatte und in der HPLC-Analyse).
- Quantitative Analyse: Meist werden Charge-Transfer-Komplexe mit Iod als Acceptor verwendet (z. B. Atropin, Abb. 9-14, Ephedrin, Coffein, Papaverin, Chinin, Ergotamin, Tolazolin, Xylometazolin u. a.).
- Mehrkomponentenanalyse (z. B. Procain neben Coffein: im Gegensatz zu Procain bildet Coffein keinen Charge-Transfer-Komplex).

9-4.6 Photometrische Bestimmungen in biologischem Material

Wegen ihrer hohen Empfindlichkeit eignet sich die UV-Vis-Spektroskopie zur Bestimmung von Arzneistoffen, ihrer Metaboliten und von körpereigenen Substanzen in biologischem Material (Harn, Blut, Organe). Nachteile bringt die verhältnismäßig geringe Substanzspezifität der Spektren; auch werden häufig die Absorptionskurven der Arzneistoffe durch die Absorptionskurven körpereigener Substanzen überdeckt. In diesem Falle sind Trennungs- und Reinigungsoperationen notwendig. Anwendungsbereiche sind:

- die toxikologische Analyse
- die klinisch-chemische Analyse
- Untersuchungen zur Pharmakokinetik und Biotransformation von Arzneistoffen.

9-4.6.1 Toxikologische Analyse

Gifte mit Absorptionsmaxima im sichtbaren oder UV-Bereich (z. B. Schlafmittel-Wirkstoffe, Alkaloide u. a.) können aufgrund dieser Maxima identifiziert werden. Um Störungen zu vermeiden, trennt man die zu identifizierenden Substanzen meist dünnschicht- oder hochdruckflüssigchromatographisch ab; zu ihrem Nachweis werden neben dem Elektronenspektrum auch die chromatographischen Daten (Rf-Werte, Retentionszeiten) herangezogen. UV-Vis-Daten wichtiger Arzneistoffe sind in Tab. 9-16 zusammengefaßt.

Bedeutung besitzt die Vis-Spektroskopie zur Untersuchung von Vergiftungen durch Veränderungen des Blutfarbstoffes (z. B. nach Einatmen von CO, Bildung von Methämoglobin bei Aufnahme von Nitriten). Die Absorptionsspektren der verschiedenen Blutfarbstoff-Derivate unterscheiden sich. Zur Bestimmung des Gehaltes an CO-Hämoglobin wird z. B. die Extinktion an den Maxima 568 und 540 nm sowie am Minimum 560 nm gemessen und aus dem Verhältnis dieser Werte der Gehalt berechnet (Lit. 25). Wie bereits erwähnt (Kap. 9-4.3.2.2) zeigen Barbiturate charakteristische Verschiebungen in alkalischer Lösung, die zu ihrer Identifizierung herangezogen werden (Abb. 9-15).

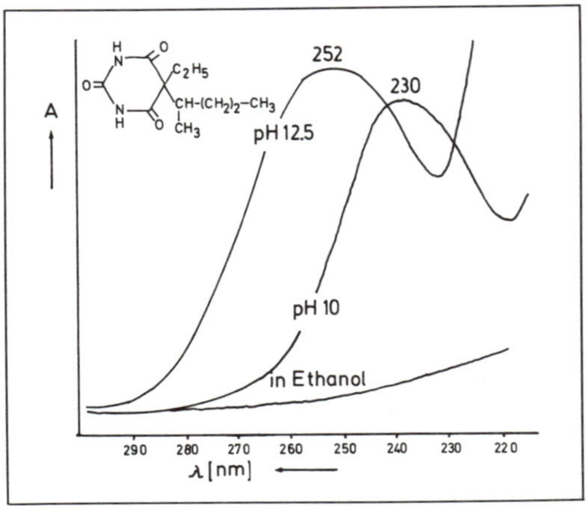

Abb. 9-15: UV-Vis-Spektrum von Pentobarbital.

Zur Bestimmung des Blutalkoholgehaltes wird das ADH-Verfahren eingesetzt, das auf einer enzymatischen Reaktion beruht (vgl. Kap. 9-4.6.2.2).

9-4.6.2 Klinisch-chemische Analyse

Die meisten quantitativen Bestimmungsmethoden der klinisch-chemischen Analyse beruhen auf photometrischen Messungen. Sie werden zur Untersuchung von Blut und Blutserum, zur Prüfung der Leberfunktion, der Nierenfunktion und der Darmresorption sowie zur Analyse des Harns, von Punktionsflüssigkeiten, Magensaft, Sputum und Stuhl eingesetzt (Lit. 25, 26, 27, 29).

Die photometrische Bestimmung erfolgt entweder mit Hilfe von ε bzw. $A^{1\%}_{1\,cm}$, anhand einer Eichkurve oder aus Vergleichsmessungen an Standard-Lösungen. Die Verfahren können als Mikromethoden mit Proben von etwa 5 bis 10 µl durchgeführt werden („Mikroliteranalyse") (Lit. 25, 26). Es ist zu unterscheiden zwischen:

- der photometrischen Bestimmung von definierten Substanzen oder Substanzgemischen
- der photometrischen Bestimmung der Enzymaktivität.

Die Bestimmung von Substanzen oder Substanzgemischen erfolgt aufgrund einer Eigenabsorption, einer Farbreaktion oder enzymatisch nach dem *NADH-Verfahren*. Zur Bestimmung von Enzymaktivitäten wird entweder das NADH-Verfahren herangezogen oder es werden künstliche Substrate eingesetzt.

9-4.6.2.1 Einfache photometrische klinisch-chemische Bestimmungen

Bestimmungen von Substanzen aufgrund der Eigenabsorption: Bromsulfophthalein-Test (Leberfunktionstest); Phenolrot-Test (Nierenfunktionstest); Serumproteine aufgrund aromatischer Aminosäuren.

Bestimmungen von Substanzen aufgrund einer Farbreaktion: Es wird entweder eine chemische Farbreaktion durchgeführt oder die Substanz wird zunächst enzymatisch abgebaut (oft zu H_2O_2) und das Reaktionsprodukt durch eine Farbreaktion bestimmt. Farbreaktionen (in Klammern farbiger Stoff bzw. Reaktion): Hämoglobin (Cyan-Methämoglobin); Bilirubin im Serum (Azobilirubin); Cholesterol im Serum (Liebermann-Burchard-Reaktion); Gesamtlipide im Serum (unspezifische Reaktion mit H_2SO_4/H_3PO_4/Vanillin); Phosphatide im Serum (Ammoniumphosphomolybdat); Kupfer (Bathocuproin-Komplex); Coeruloplasmin (unbekannter Farbstoff aus p-Phenylendiamin); Eisen (Bathophenanthrolindisulfonat); Gesamteiweiß im Serum (Biuretmethode); Harnstoff im Serum (Indophenol); Xylose-Belastungstest; Creatinin-Clearance (Nierenfunktionstest). Durch enzymatischen Abbau zu Wasserstoffperoxid werden z. B. Cholesterol und Glucose im Serum bestimmt.

In der *Harnanalytik* können z. B. die folgenden Substanzen quantitativ photometrisch bestimmt werden (Lit. 26): α-Aminostickstoff, Ammoniak, α-Amylase, α-Aminolävulinsäure, Ascorbinsäure, Eisen, Glucose, Harnsäure, 5-Hydroxyindolessigsäure, 5-Hydroxy-3-methoxymandelsäure, 17-Hydroxycorticoide, Indikan, 17-Ketosteroide, Koproporphyrin, Kreatinin, Phosphat, Porphobilinogen, Uroporphyrin.

9-4.6.2.2 NADH-Verfahren (Optischer Test, UV-Test)

Das NADH-Verfahren, auch als „Optischer Test“ oder „UV-Test“ bezeichnet, findet in der klinisch-chemischen Analyse breite Anwendung:

- zur Bestimmung von Substanzen in Blut, Serum und Urin
- zur Aktivitätsbestimmung von Enzymen.

Das Verfahren beruht auf dem Gleichgewicht zwischen dem Coenzym Nicotinamid-adenin-dinucleotid (NAD^+) und seiner hydrierten Form NADH (NADH $+ H^+$). NADH besitzt ein Absorptionsmaximum bei 340 nm während NAD^+ dort keine Absorption zeigt (Abb. 9-16). Daher kann der Verbrauch bzw. die Bildung von NADH photometrisch kontrolliert werden.

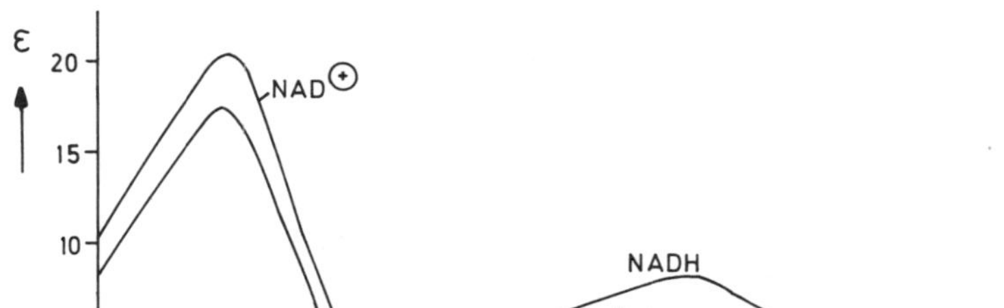

Abb. 9-16: UV-Vis-Spektrum von NAD^+ und NADH.

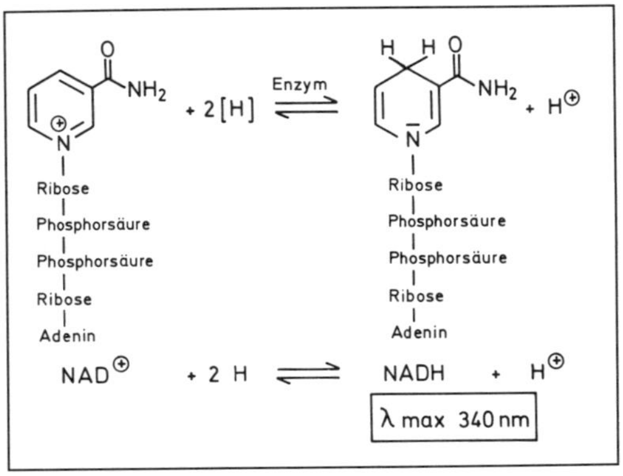

Zur Bestimmung von Substanzen oder Substanzgemischen (Substraten) werden der Serum-Probe die entsprechenden Enzyme einschließlich NADH bzw. NAD^+ im Überschuß zugesetzt. Die Abnahme, bzw. Zunahme der Absorption des NADH bei 340 nm führt zu einem konstanten Endwert, aus dem die *Substratkonzentration* ermittelt wird (Endwertmethode). Die *Enzymaktivität* ist durch den Substrat-Umsatz pro Zeiteinheit unter definierten Reaktionsbedingungen charakterisiert*). Daher muß die Lichtabsorption in Abhängigkeit von der Zeit gemessen und eine Zeit-Umsatzkurve erstellt werden.

Direkte Bestimmungen nach dem NADH-Verfahren: Das Substrat wird unter Katalyse eines Enzyms entweder durch NADH hydriert oder durch NAD^+ dehydriert. Zur Konzentrationsbestimmung des Substrats wird die NADH-Konzentration zu Beginn der Analyse und nach Gleichgewichtseinstellung (Endwert) gemessen.

Beispiele: Ammoniak im Serum und Urin; Galactose im Blut und Urin; Galactose-Toleranztest (Leberdiagnostik); Sorbit-Dehydrogenase (SDH) (Leberdiagnostik); Glutamat-Dehydrogenase (GLDH) (Leberdiagnostik); Isocitrat-Dehydrogenase (ICDH) (Leberdiagnostik); Lactat-Dehydrogenase (LDH) (Leberdiagnostik).

Ein weiteres Beispiel bildet das ADH-Verfahren zur Bestimmung des Blutalkohol-Gehaltes. Durch Dehydrierung des Ethanols (Katalyse durch Alkoholdehydrogenase-ADH) wird Wasserstoff auf NAD^+ übertragen. Das hierbei gebildete NADH wird photometrisch bestimmt. Daraus läßt sich der Alkoholgehalt errechnen.

$$CH_3CH_2OH \xrightarrow{ADH} CH_3CHO + [2H]$$

$$NAD^+ + [2H] \rightleftharpoons NADH + H^+$$

Die NADH-Reaktion als Indikator-Reaktion: Verbraucht das Substrat kein NADH, so muß eine zusätzliche Reaktion vorgeschaltet werden. Erst in der nachgeschalteten „Indikator-Reaktion“ wird das Reaktionsprodukt I der Enzym-Reaktion mit NADH umgesetzt. Die Bestimmung der Substratkonzentration bzw. der Enzymaktivität erfolgt indirekt aufgrund der photometrisch ermittelten Änderung der NADH-Konzentration.

$$\text{Substrat} \xrightarrow{\text{Enzym}} \text{Reaktionsprodukt I}$$

$$\text{Reaktionsprodukt I} + NADH + H^+ \rightleftharpoons \text{Reaktionsprodukt II} + NAD^+$$

Beispiele: Glucose im Serum; Glutamat-Pyruvat-Transaminase/GPT (Leberdiagnostik); Glutamat-Oxalacetat-Transaminase (GOT) (Leberdiagnostik); Fructose-1,6-diphosphat-Aldolase (F-1, 6-P_2-ALD) (Leberdiagnostik).

Bestimmungen mit einer Hilfsreaktion und einer NADH-Indikator-Reaktion: Reagiert auch das Reaktionsprodukt I der Enzym-Reaktion nicht mit NADH, so muß zusätzlich noch eine Hilfsreaktion eingeschaltet werden. So wird z. B. bei der Bestimmung von Triglyceriden oder von phosphatübertragenden Enzymen (Lit. 25, 26) zunächst ein Substrat durch ATP (Adenosintriphosphat) unter Katalyse eines Enzyms phosphoryliert. ATP geht in ADP (Adenosindiphosphat) über. In einer „Hilfsreaktion“ mit Phosphoenolpyruvat bildet ADP durch Übernahme des Phosphatrestes dieser Sub-

*) Die Enzymaktivität wird meist in folgenden Einheiten angegeben: 1 Internationale Einheit (U): Umsatz von 1 μmol Substrat pro Minute. 1 Katal: Umsatz von 1 mol Substrat pro Sekunde.

stanz wieder ATP. Erst das hierbei gebildete Pyruvat kann mit NADH reagieren. Aus dieser Bestimmung ermittelt man indirekt den Gehalt an Triglyceriden oder die Aktivität an phosphatübertragendem Enzym.

$$\text{Substrat} + \text{ATP} \xrightleftharpoons{\text{Enzym}} \text{Substrat-Phosphat} + \text{ADP}$$

$$\text{ADP} + \text{Phosphoenolpyruvat} \rightleftharpoons \text{Pyruvat} + \text{ATP(Hilfsreaktion)}$$

$$\text{Pyruvat} + \text{NADH} + \text{H}^+ \rightleftharpoons \text{Lactat} + \text{NAD}^+$$

Beispiele: Harnsäure im Serum; Triglyceride und Glycerol; α-Amylase (Pankreasdiagnostik); Creatin-Kinase (CT) (Diagnostik des Herzinfarktes); Inulin-Clearance (Nierendiagnostik).

9-4.6.3 Pharmakokinetische Untersuchungen

Voraussetzung für Untersuchungen über die Freisetzung von Arzneistoffen, den Plasmaspiegel u. a. ist ein leistungsfähiges, analytisches Verfahren zur Erfassung der Konzentration des Wirkstoffes. Solche Untersuchungen können durch UV-Vis-Spektroskopie durchgeführt werden. Hierbei sind jedoch auch die Einflüsse des Mediums zu berücksichtigen, z. B. von Plasma bei in-vivo-Untersuchungen.

Bei pharmakokinetischen Untersuchungen sollte der Arzneistoff so empfindlich bestimmbar sein, daß noch etwa $^1/_{10}$ des maximalen Plasmaspiegels erfaßt wird. Mit Hilfe der UV-Vis-Spektroskopie mit Nachweisgrenzen bis zu ca. 0.1 µg/ml können daher noch Substanzen mit einem maximalen Plasmaspiegel von ca. 1 µg/ml untersucht werden (Lit. 23a). Wegen der verhältnismäßig geringen Spezifität der UV-Vis-Spektroskopie sollte geprüft werden, ob Metaboliten bzw. andere Substanzen mit ähnlichem Chromophor vorliegen können. Gegebenenfalls kann eine für den Arzneistoff spezifische Farbreaktion herangezogen werden.

Auch Untersuchungen über die Wechselwirkung von Arzneistoffen mit Proteinen sind durch UV-Vis-Spektroskopie möglich, weil sich mit der Bindung an ein Protein die Lage der Absorptionsmaxima und die Größe der Absorptionskoeffizienten ändern können. Als Folge dieser Veränderungen zeigt eine Mischung aus Arzneistoff und Protein andere UV-Vis-Spektren als aus der Überlagerung der Spektren von Arzneistoff und Protein zu erwarten wäre. Daraus können andererseits Aufschlüsse über die Konzentration der Addukte, ihre Stabilität und ihre Struktur erhalten werden.

Bei der Interpretation derartiger Messungen muß beachtet werden, daß der Arzneistoff nach Zugabe des Proteins nicht mehr in Wasser, sondern in einer wäßrigen Protein-Lösung gelöst ist. Dies kommt einem Wechsel des Lösungsmittels gleich und kann zu Veränderungen der Absorptionskurve des Arzneistoffes führen, ohne daß eine Adduktbildung mit dem Protein eingetreten ist.

9-4.7 Stabilitätsuntersuchungen an Arzneistoffen

Die UV-Vis-Spektroskopie wird auch zur Untersuchung der Stabilität von Arzneistoffen herangezogen (Lit. 14, 16, 22). Falls das chromophore System des Arzneistoffes an einer Abbaureaktion beteiligt ist, kann es zu Veränderungen der Absorption oder einer Verschiebung von Absorptionsmaxima bzw. zur Ausbildung neuer Absorptionsmaxima kommen. Wegen der Bildung von Abbauprodukten ähnelt eine photometrische Stabilitätsuntersuchung einer Mehrkomponentenanalyse (Kap. 9-4.4). Diese wird dadurch erschwert, daß die eine Komponente, nämlich der Wirkstoff, gewöhnlich in einem großen Überschuß gegenüber der anderen Komponente, dem Abbauprodukt, vorliegt. Deshalb müssen oft weitergehende Verfahren herangezogen werden (Lit. 22).

9-4.8 Derivativspektroskopie (Ableitungsspektroskopie)

Derivativspektren sind Kurven der ersten oder einer höheren mathematischen Ablei-

Tab. 9-15: Änderungen in der 1. bis 4. Ableitung eines UV-Vis-Spektrums.

Grundspektrum	1. Ableitung	2. Ableitung	3. Ableitung	4. Ableitung
Maximum	Nulldurchgang	Minimum	Nulldurchgang	Maximum
Wendepunkt	Maximum (oder Minimum)	Nulldurchgang	Minimum (oder Maximum)	Nulldurchgang
Minimum	Nulldurchgang	Maximum	Nulldurchgang	Minimum

tung einer UV-Vis-Absorptionskurve (Lit. 20, 23). Im Vergleich zum Grundspektrum zeigen Derivativspektren einen Kurvenverlauf, der zu einer erheblichen Verbesserung der Auswertbarkeit führen kann (Tab. 9-15).
So entstehen z. B. in der n-ten Ableitung aus dem Maximum des Grundspektrums n + 1 Extremwerte (Maxima bzw. Minima). Dies hat zur Folge, daß mit steigender Ableitungsordnung die Breite der in den Derivativspektren auftretenden Banden ab- und die Schärfe der Maxima zunimmt. Die Feinstruktur der Banden kann daher besser erkannt werden.

Zum Beispiel besitzt eine Schulter im Grundspektrum zwei zusätzliche Wendepunkte, die in der ersten Ableitung je ein Maximum und Minimum und damit eine deutliche Bande verursachen (Abb. 9–17). Da solche Schultern auch von einer zweiten Komponente herrühren können, bietet die Derivativspektroskopie eine gute Möglich-

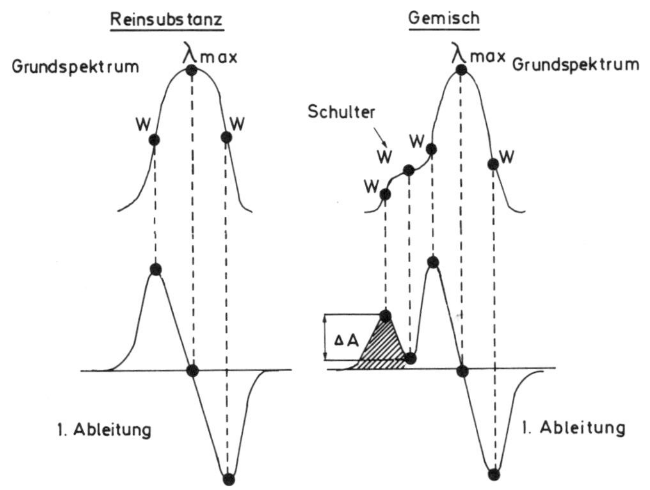

Abb. 9-17: 1. Ableitung des UV-Vis-Spektrums einer Reinsubstanz und eines Gemisches (W = Wendepunkte).

keit, Verunreinigungen zu erkennen bzw. Mischungen zu analysieren.

Die Maxima und Minima einer Grundkurve sind am besten in der 2. und 4. Ableitung, Schultern in der 1. und 3. Ableitung (Abb. 9-17) zu erkennen. Aus der Ableitung des Lambert-Beerschen Gesetzes ergibt sich, daß der Ausschlag der Derivativspektren der Konzentration der Substanz proportional ist. Diese Größe kann zur quantitativen Analyse herangezogen werden:

$$\frac{dA}{d\lambda} = \frac{d\varepsilon}{d\lambda} \cdot c \cdot b$$

$$\frac{d^2A}{d\lambda^2} = \frac{d^2\varepsilon}{d\lambda^2} \cdot c \cdot b \qquad \text{usw.}$$

So ist z. B. in der 1. Ableitung die durch eine Schulter im Grundspektrum verursachte Differenz zwischen Maximum und Minimum (Abb. 9-17, ΔA) der Konzentration der Substanz proportional, welche die Schulter verursacht; ΔA wird zur quantitativen Bestimmung herangezogen.

Trübungen zeigen im Grundspektrum meist eine zu kürzeren Wellenlängen stetig zunehmende Absorption, die in der 1. und 2. Ableitung keine Maxima verursacht. Auf diese Weise kann bei quantitativen Bestimmungen z. B. in Extrakten oder biologischem Material die durch Trübung verursachte Absorption eliminiert werden.

9-4.9 Untersuchung von Reaktionsabläufen. Isosbestische Punkte.

Im Verlauf chemischer Reaktionen kann es zu einer Änderung des chromophoren Systems der an der Reaktion beteiligten Partner und damit zu Änderungen der Lichtabsorption kommen. In diesem Falle bietet die Elektronenspektroskopie die Möglichkeit, den Ablauf der Reaktion qualitativ und quantitativ zu verfolgen. Infrage kommen Farbreaktionen zum Nachweis von Arzneistoffen, Komplexbildungsreaktionen von Arzneistoffen in Lösung, Tautomeriegleichgewichte, Spaltungsreaktionen von Arzneistoffen und Enzym-Reaktionen (Kap. 9-4.6.2).

Isosbestische Punkte: Ist eine Substanz an einem binären, konzentrationsabhängigen Gleichgewicht beteiligt, dessen Partner eine unterschiedliche Absorption besitzen, so erhält man bei unterschiedlicher Lage des Gleichgewichts auch unterschiedliche Absorptionskurven für die Gesamtabsorption des Gemisches. Diese setzen sich additiv aus den Absorptionskurven der beiden Komponenten zusammen (Kap. 9-4.3.3).

Bei derjenigen Wellenlänge, bei der beide Bestandteile des Gleichgewichts (zufällig) den gleichen Absorptionskoeffizienten besitzen, ist die Gesamtabsorption immer gleich, unabhängig davon in welchem Verhältnis zueinander die beiden Bestandteile vorliegen. Dies bedeutet, daß sich alle Absorptionskurven einer Gleichgewichtsmischung unabhängig von der Gleichgewichtslage in diesem Punkte schneiden. Er wird als *isosbestischer* Punkt bezeichnet (Abb. 9-18). Wenn die Gleichgewichtspartner bei mehreren Wellenlängen gleiche Absorptionskoeffizienten besitzen, so werden mehrere isosbestische Punkte beobachtet.

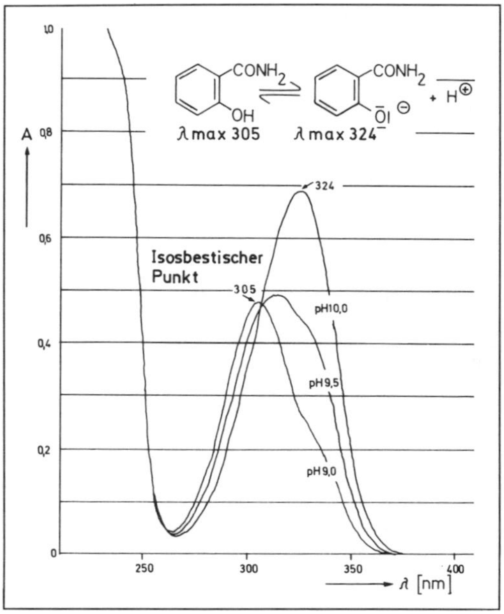

Abb. 9-18: Isosbestischer Punkt von Salicylamid und seines Anions.

Tab. 9-16: Absorptionsmaxima und spezifische Absorptionskoeffizienten wichtiger Arzneistoffe. Die Auswahl der Substanzen erfolgte nach H. Auterhoff u. K. A. Kovar, Identifizierung von Arzneistoffen, 5. Aufl., Wissenschaftliche Verlagsgesellschaft, Stuttgart 1985. Die $A^{1\%}_{1cm}$-Werte sind mit einem Fehler bis zu ±10% behaftet.

S: Schulter; E: Ethanol; M: Methanol; W: Wasser; BP (Boraxpuffer): 19.05 g $Na_2B_4O_7 \cdot 10H_2O$ in 1 l H_2O, pH 10.

Arzneistoff	λ[nm] ($A^{1\%}_{1cm}$)
Acetylsalicylsäure, Aspirin®	275(64)225(460) E 275(65)228(485) 0.1 N–HCl
Allopurinol	250(560) 0.1 N–HCl
Alprenol	275(55)270(60) 0.1 N–HCl
Aminophenazon, Pyramidon®	270(275)237(323) E 255(385) 0.1 N–HCl 265(355) 0.1 N–NaOH
p-Aminosalicylsäure, PAS	304(401)281(949)239(545) E 300(245)370(235) 0.1 N–HCl
Amitryptilin · HCl	239(435–475) M
Amitryptilin-Base	240(500) 0.1 N–H_2SO_4
Antazolin · HCl, Antistin®	292(71)242(524) M 290(65)240(500) 0.1 N–HCl
L-Ascorbinsäure	264(579) W243(560) 0.01 N–HCl
Atropin (Base)	262(6)258(7)252(6) M
Bamipin · HCl · H_2O, Soventol®	297(66)251(466) M
Barbital, Veronal®	240(538) BP
Benzocain, Anaesthesin®	294(1340)221(553) E 294(1155)222(494) Isopropanol 272(100)227(790) 0.1 N–HCl
Benzoesäure	272(72)266(60)228(116) E
Bisacodyl	265(200) 0.1 N–H_2SO_4 248(610) 0.1 N–NaOH
Bromhexin	310(80)245(230) 0.1 N–HCl
Bromisoval	228(160) 0.1 N–NaOH
Carbocromen	320(450) 0.1 N–HCl
Chinidin	345(175)250(900) 0.1 N–HCl
Chinin (Base)	332(163)278(133)236(1110) E 345(155)250(750) 0.1 N–HCl
Chloramphenicolpalmitat	271(176) E 278(298) W

Tab. 9-16: Absorptionsmaxima und spezifische Absorptionskoeffizienten wichtiger Arzneistoffe. (Fortsetzung)

Arzneistoff	λ [nm] ($A_{1\,cm}^{1\%}$)
Chlordiazepoxid · HCl, Librium®	309(280–298)246(996–1058) 0.1 N–HCl
Chloroquin (Base), Resochin®	330(347)259(513)254(523)235 (S) E 343(370)329(320)256(300)237(350) 222(570) 0.01 N–HCl
Chlorpromazin, Megaphen®	308(120)257(937) E 254(920) 0.1 N–HCl
Clotrimazol	262(25) 0.1 N–HCl
Codein (Base)	286(54)236(S) E 285(40) 0.1 N–HCl
Coffein	273(519) E 272(470) 0.1 N–HCl
Cyclobarbital, Phanodorm®	240(423) BP
Dantron, Istizin®	430(916)284(889)272(871)253(1782) E 430(450)278(500) 0.1 N–NaOH
Diazepam, Valium®	360(150)282(475) 0.1 N–HCl
Diethylstilbestrol	276(160)228(1200) E 260(765) 0.1 N–NaOH
Dihydrocodein (Base), Paracodin®	286(37)233(S) E 282(40) 0.1 N–H_2SO_4
Diphenhydramin	257(18)252(16) 0.1 N–H_2SO_4
Diphenhydramin-HCl	264(14)258(16)253(12) E
Dipyridamol	400(135)282(550)235(550) 0.1 N–HCl
Emetindihydrochlorid	230(285)282(125) 0.1 N–HCl
Emetin (Base)	280(225)228(250) 0.1 N–H_2SO_4
L-Ephedrin · HCl	263(7)257(9)251(7) M
Etacrynsäure	275(170)225(500) 0.1 N–NaOH
Ethacridin (Base), Rivanol®	423(220)412(220)372(476)357(S)306 (215)293(378)272(1512)257(1065) E 360(280)270(875) W 410(170)364(295)270(875) 0.1 N–H_2SO_4
Ethaverin	315(200)255(1450) 0.1 N–HCl
Ethylmorphin	287(46)241(S) M 285(45) 0.1 N–HCl
Etofyllin, Cordalin®	273(437)234(S) E 270(410) 0.1 N–HCl

Tab. 9-16: Absorptionsmaxima und spezifische Absorptionskoeffizienten wichtiger Arzneistoffe.
(Fortsetzung)

Arzneistoff	λ [nm] ($A_{1\,cm}^{1\%}$)
Flufenaminsäure	285(550) 0.1 N–NaOH
Furosemid, Lasix®	342(136)273(631)233(1100)228(S)
Glutethimid	264(< 20)258(< 20)252(< 20) E 256(< 20)250(< 20) 0.1 N–HCl 270(600)228(1060) 0.1 N–NaOH
Glymidin Na-Salz, Redul®	310(46)273(S)238(421)218(433) E
Hexobarbital, Evipan®	243(190) BP
L-Histidin	220(ε 9000) (S) 250 50 % E
Homatropin · HBr	269(S)264(4)258(6)252(S) E
Hydrochlorothiazid, Esidrix®	371(660)318(120) E 323(90)273(490)222(950) 0.1 N–NaOH
Hydrocortison	240(445) E
Imipramin	250(265) 0.1 N–HCl
Indometacin, Amuno®	320(180) E 280(200) 0.1 N–NaOH
Isoniazid, Netoben®	263(366) E 266(380) W
Lidocain	263(15) W
Mafenid · HCl, Marfanil®	274(35)266(38)261(28)253(S)221(616) W
Mandelsäure	264(8)258(11)251(9) E
Meclozin	230(350) 0.1 N–HCl
Mefenaminsäure	285(420) 0.1 N–NaOH
Mefrusid	285(50)275(40) 0.1 N–HCl
Menadion	333(160)263(800)250(1100)245(1080) E 340(160)250(1130) 0.1 N–HCl
Metamizol-Natrium, Novalgin®	265(230)236(265) E
Methaqualon, Revonal®	317(135)305(165)294(S)276(S)265(413) 232(S)225(1553) E 272(325)234(320) 0.1 N–HCl
Methylphenobarbital, Prominal®	244(458) BP
Methylthiouracil	276(1100) M
Methyprylon, Noludar®	290(2)

Tab. 9-16: Absorptionsmaxima und spezifische Absorptionskoeffizienten wichtiger Arzneistoffe. (Fortsetzung)

Arzneistoff	λ[nm] ($A^{1\%}_{1\,cm}$)
Morphin (Base)	298(70) 0.1 N–NaOH 285(40) 0.1 N–HCl
Nalidixinsäure	335(500)260(1100) 0.1 N–NaOH
Narcotin (Base)	siehe Noscapin
Neostigmin · CH_3Br, Prostigmin®	266(S)260(19) M
Niclosamid	333(600) M 377(420)335(410) 0.1 N–NaOH
Nicotinamid	262(238) E 260(410) 0.1 N–HCl
Nicotinsäure	260(420) 0.1 N–HCl
Nipagin M	256(1100) M 260(455) 0.1 N–HCl
Nitrazepam	280(910) N–HCl/M(9 + 1)
Nitrofurantoin, Furadantin®	357(797)266(441)242(385) M
Propallylonal, Noctal®	240(301) BP
D-Norpseudoephedrin	266(4)263(8)257(10)251(8)247(5) 0.1 N–H_2SO_4
Noscapin	310(120)291(100) E 312(90) 0.1 N–HCl
Oxazepam, Adumbran®	315(85)230(1200) E 360(120)283(400) 0.1 N–HCl 345(100) 0.1 N–NaOH
Oxedrin, Sympathol®	272(50) W 290(100)240(560) 0.1 N–NaOH
Papaverin (Base)	327(166)314(141)278(253)269(S) 239(2350) E 310(255)285(195)250(1850) 0.1 N–HCl
Paracetamol	249(880) M 255(710) 0.1 N–NaOH
Pentetrazol	265(4) 0.1 N–H_2SO_4
Pentobarbital	240(540) BP
Perazin	250(530) W
Phenacetin	250(908) E 245(650) 0.1 N–HCl
Phenazon, Antipyrin®	267(496)243(511) E

Tab. 9-16: Absorptionsmaxima und spezifische Absorptionskoeffizienten wichtiger Arzneistoffe. (Fortsetzung)

Arzneistoff	**λ[nm] ($A^{1\%}_{1\,cm}$)**
Phenobarbital, Luminal®	240(431) BP
Phenolphthalein	276(145) M; 555(1055) W (pH 11)
Phenoxymethylpenicillin K-Salz	275(27)269(40)263(29) E 275(25)268(30) W
Phenylbutazon, Butazolidin®	240(534) E 265(660)0.1 N–NaOH
Phenytoin, Zentropil®	258(29) M
Phthalysulfathiazol, Taleudron®	291(651)260(497) E
Physostigmin (Base)	309(115)252(468) M 302(100)245(460) 0.1 N–HCl
Pilocarpin-HCl	216(245) M
Pilocarpin (Base)	215(240) 0.1 N–HCl
Procain · HCl	296(838) M 290(680) W
Promethazin · HCl, Atosil®	249(915) 0.1 N–HCl
Propranolol · HCl	295(220) W
Propranolol(Base)	320(70)330(130)290(220) 0.1 N–H_2SO_4
Propylthiouracil	275(1000)215(1000) 0.1 N–HCl 305(430)260(690)230(700) 0.1 N–NaOH
Propyphenazon	277(468)247(468) E 278(454)248(454) Isopropanol 240(400) 0.1 N–HCl
Pyridoxin · HCl	324(425)254(220) W
Reserpin	294(170)268(275) E 290(180)268(280) 0.1 N–HCl
Riboflavin	444(324)373(277)267(873)223(942) W 323(444)374(277)266(860) 222(790)Essigsäure u. Na-Acetat
Rutosid, Rutin	358(267)300(S)268(S)257(322) M
Saccharin	285(44)277(55)222(S) E 268(75) 0.1 N–NaOH
Salicylamid	302(295)235(543) E 328(435)242(530) 0.1 N–NaOH
Salicylsäure	303(267)235(506) E 328(435)242(535) 0.1 N–NaOH

Tab. 9-16: Absorptionsmaxima und spezifische Absorptionskoeffizienten wichtiger Arzneistoffe. (Fortsetzung)

Arzneistoff	λ [nm] ($A^{1\%}_{1\,cm}$)
Scopolamin-N-butylbromid	276(292) 0.1 N–H_2SO_4
Streptomycinsulfat	325(0.14) W
Strychnin(Base)	255(377) 255(300) 0.1 N–HCl
Sulfadimethoxin, Madribon®	273(74)259(66) E
Sulfaguanidin · H_2O, Resulfon®	264(800) E 260(635) W
Sulfamethoxazol	257(665) 0.1 N–NaOH
Sulfametoxydiazin, Durenat®	271(745)230(600) E 318(100)245(930) 0.1 N–NaOH
Sulfanilamid, Prontalbin®	263(1106) E 254(930) 0.1 N-NaOH
Sulfathiazol, Eleudron®	290(763)260(563) E 254(720) 0.1 N–NaOH
Sulfathiourea, Badional®	280(933)262(875) E
Sulfisomidin, Aristamid®	276(636) E 262(760) 0.1 N–NaOH
Tetracain · HCl	311(986)227(252)M
Tetracyclin	358(312)269(370) E 356(360)270(500) 0.1 N–HCl
Theobromin	273(549)234(404) M 273(575) 0.1 N–NaOH
Theophyllin · H_2O	270(514)226(S) M 275(630) 0.1 N–NaOH
Thiaminchlorid	267(240)233(380) E 246(415) 0.1 N–HCl
Thiaminnitrat	247(250) 0.1 N–H_2SO_4
Tolbutamid, Rastinon®	275(22)268(25)263(26)258(22)228(500) E 288(520) 0.1 N–HCl
Trihexyphenidyl	264(6)258(8)252(7)247(6)
Trimethoprim	287(245) M 270(210) 0.1 N–HCl
Zimtsäure	274(1390)222(903)216(1069) E

Das Auftreten isosbestischer Punkte kann herangezogen werden:

- als Beweis dafür, daß zwei Komponenten in einem Gleichgewicht vorliegen, bzw. daß an dem Gleichgewicht nur *zwei* absorbierende Molekülarten beteiligt sind
- zur Untersuchung, welche beiden von mehreren denkbaren Formen (z. B. tautomeren Formen) einer Substanz an einem Gleichgewicht beteiligt sind
- zur Ermittlung von Gleichgewichtskonstanten (Dissoziationskonstanten, Aciditätskonstanten, Komplexbildungskonstanten u. a.),
- zur quantitativen Analyse von Zweikomponentengemischen. (Kap. 9-4.4.2).

9-5 Literatur über UV-Vis-Spektroskopie

Einführungen und Übersichten

1) R. Borsdorf und M. Scholz, Spektroskopische Methoden in der organischen Chemie, WTB, Vieweg u. Sohn, Braunschweig, 1968.
2) D.A. Skoog, Principles of Instrumental Analysis, Saunders College, Publishing, Philadelphia, 1985.
3) G. Gauglitz, Praktische Spektroskopie, Attempto-Verlag, Tübingen, 1983.
4) M. Hesse, H. Meier und B. Zeh, Spektroskopische Methoden in der organischen Chemie, Georg-Thieme-Verlag, Stuttgart, 1984.
5) D.H. Williams und I. Fleming, Spektroskopische Methoden in der organischen Chemie, Georg Thieme-Verlag, Stuttgart, 1985.

Weiterführende Literatur zur Strukturaufklärung

6) A.E. Gillam und E.S. Stern, An Introduction to Electronic Absorption Spectroscopy in Organic Chemistry, Edward Arnold Ltd., London, 1960.
7) S.F. Mason in K.A. Katritzky (Herausg.) Physical Methods in Heterocyclic Chemistry, Vol. II, Academic Press, New York, 1983.
8) A.I. Scott, Ultraviolet Spectra of Natural Products, Pergamon Press, 1964.
9) Ullmanns Encyklopädie der technischen Chemie, Bd. 2/I, S. 198, Urban u. Schwarzenberg, München–Berlin, 1961.
10) B. Lange, Kolorimetrische Analyse, Verlag Chemie, Weinheim, 1964.
10a) K.E. Schulte, Korean J. Pharmacognosy **9**, 11 (1978).

Weiterführende Literatur zur quantitativen Analyse

11) B. Kakač und Z.J. Vejdělek, Handbuch der Kolorimetrie, Bd. I–III, VEB Gustav-Fischer-Verlag, Jena 1962–1966. B. Kakač und Z.J. Vejdělek, Handbuch der photometrischen Analyse organischer Verbindungen, Bd. 1 und 2, Verlag Chemie, Weinheim 1974.
11a) O. Schwedt, Photometrische Analysenverfahren, Wissenschaftliche Verlagsgesellschaft, Stuttgart 1983–1985.

Anwendungen in der Pharmazie

12) B. Hampel, Absorptionsspektroskopie im ultravioletten und sichtbaren Spektralbereich, Friedrich Vieweg, Braunschweig, 1962.
13) B. Kakač und Z.J. Vejdělek, Handbuch der Kolorimetrie, Bd. 1, Kolorimetrie in der Pharmazie; VEB Gustav Fischer-Verlag, Jena, 1962.
14) J. Krácmar und L.J. Kraus, Pharmazie **19**, 369 (1964).
15) J. Krácmar und J. Krácmarova, Pharmazie **22**, 401 (1967).
16) J. Krácmar und J. Krácmarova, Pharmazie **26**, 1, (1971).
17) E.G.C. Clarke, Isolation and Identification of Drugs, The Pharmaceutical Press, London 1969.
18) H. Sattler, Pharm. Ztg. **109**, 584, 1269 (1964); **110**, 448 (1965); **111**, 1395 (1966).
18a) B. Lubina, Pharm. Ztg. **119**, 2 (1974).
19) K. Hartke und E. Mutschler, DAB 9-Kommentar, Wissenschaftliche Verlagsgesellschaft, Stuttgart, Govi-Verlag, Frankfurt, 1987.
20) G. Talsky, L. Mayring und H. Kreuzer, Angew. Chemie. **90**, 840 (1978).
21) H. Pischel, Über die Anwendung der UV-Vis-Spektroskopie in der Arzneimittelkontrolle, Akademie-Verlag, Berlin, 1978.
22) W. Grimm und G. Schepsky, Stabilitätsprüfung in der Pharmazie, Editio Cantor, Aulendorf, 1980.
22a) H. Glasl, Dtsch. Apoth.-Ztg. **123**, 1979 (1983).
23) H. Weitkamp in H. Feltkamp, P. Fuchs und H. Sucker, Pharmazeutische Qualitätskontrolle, Georg-Thieme-Verlag, Stuttgart, 1983.
23a) J. Meier, H. Rettig und H. Hess, Biophar-

mazie, Georg-Thieme-Verlag, Stuttgart, 1981.

23b) H.W. Dibbern, UV- und IR-Spektren wichtiger pharmazeutischer Wirkstoffe, Editio Cantor, Aulendorf, 1978.

Toxikologische und klinisch-chemische Analyse

24) F.A. Neugebauer in Gadamers Lehrbuch der chemischen Toxikologie und Anleitung zur Ausmittlung der Gifte, Bd. II, Vandenhoeck u. Ruprecht, Göttingen, 1966.

25) R. Richterich, Klinische Chemie, Akademische Verlagsgesellschaft, Frankfurt 1965.

26) Klinisches Labor, E. Merck, Darmstadt, 1970.

27) G. Michal in F. Korte (Hrsg.), Methodicum Chimicum, Bd. 1/2, Georg-Thieme-Verlag, Stuttgart, 1973.

28) M. Geldmacher – von Mallinckrodt, Einfache Untersuchungen auf Gifte im klinisch-chemischen Laboratorium, Georg-Thieme-Verlag, Stuttgart, 1976.

29) U. Pindur und G. Pindur, Medizinische Laboratoriumsdiagnostik, Wissenschaftliche Verlagsgesellschaft, Stuttgart, 1983.

30) R. Foster, Organic Charge-Transfer Complexes, Academic Press, London, New York, 1969.

31) K.A. Kovar und W. Mayer, Pharmazie i. unserer Zeit **8**, 46 (1979).

32) L. Kny, T. Beyrich und B. Göber, Lehrbuch der Arzneimittelkontrolle, VEB Verlag Volk und Gesundheit, Berlin, 1983.

33) P. Surmann, Quantitative Analyse von Arzneistoffen und Arzneizubereitungen, Wissenschaftliche Verlagsgesellschaft, Stuttgart, 1987.

10 Fluorimetrie

10-1 Grundlagen der Fluorimetrie

Bei der Fluorimetrie handelt es sich um eine Methode der Emissionsspektroskopie (Kap. 1-5) bei der Moleküle durch Licht zur *Fluoreszenz* angeregt werden. Das emittierte Fluoreszenzlicht wird als *Fluoreszenzspektrum* registriert und analytisch ausgewertet.

Bei der Anregung des Elektronensystems eines Moleküls durch Lichtabsorption gibt es für die Rückkehr aus dem Anregungszustand in den Grundzustand nach dem Jablonski-Termschema (Kap. 9-1.2, Abb. 9-1) drei Möglichkeiten:

- *Strahlungslose Inaktivierung* durch Zusammenstöße mit Nachbarmolekülen z.B. des Lösungsmittels. Die Energie wird in Wärmeenergie umgewandelt (vgl. UV-Vis-Spektroskopie, Kap. 9)
- *Fluoreszenz* durch Umwandlung der Elektronenanregungsenergie in Lichtenergie unter Emission von Fluoreszenzlicht
- *Phosphoreszenz* durch strahlungslosen Übergang der Elektronen aus Singulett- in Triplett-Zustände unter Spin-Umkehr und danach Übergang unter Lichtemission in den Grundzustand.

Die durch Ausstrahlung von Licht gekennzeichneten Erscheinungen der *Fluoreszenz* und *Phosphoreszenz* faßt man unter dem Oberbegriff *Lumineszenz* zusammen.

Fluoreszenz tritt nur während oder unmittelbar nach der Anregung des Elektronensystems auf. Sie ist wegen der Schnelligkeit der ohne Spin-Umkehr verlaufenden Elektronenübergänge mit der Lichteinstrahlung beendet. Die Spin-Umkehr Singulett → Triplett → Singulett beansprucht dagegen mehr Zeit. Daher dauert die Phosphoreszenz nach Beendigung der Anregung noch meßbar an.

10-1.1 Anregungsspektrum und Fluoreszenzspektrum

Um Fluoreszenz herbeizuführen, muß das Elektronensystem zunächst durch Lichtabsorption angeregt werden. Das Absorptionsspektrum bezeichnet man in der Fluorimetrie als *Anregungsspektrum* (Abb. 10-1).

Mißt man dagegen die Intensität des ausgestrahlten Fluoreszenzlichtes in Abhängigkeit von der Wellenlänge, so erhält man das *Fluoreszenzspektrum*, ein Emissionsspektrum. Wie Abb. 10-1 zeigt, sind Absorptionsspektrum und Fluoreszenzspektrum in bezug auf eine bestimmte Wellenlänge in erster Näherung spiegelbildlich angeordnet.

Diese Besonderheit läßt sich wie folgt begründen: Nach dem Jablonski-Termschema (Abb. 9-1) befinden sich die Elektronen nach der Anregung in den verschiedenen Schwingungsniveaus (v = 0, 1, 2 usw.) der Elektronenanregungszustände S_1, S_2 usw. In den meisten Fällen fallen sie von hier strahlungslos direkt in die Schwingungszustände (v = 0, 1, 2 usw.) des Grundzustandes S_0 zurück (UV-Vis-Spektroskopie) (Abb. 9-1).

In Molekülen die zur Fluoreszenz fähig sind, verläuft die Rückkehr in den Grundzustand nach einem anderen Mechanismus (Abb. 9-1). Die Elektronen fallen zunächst alle strahlungslos in

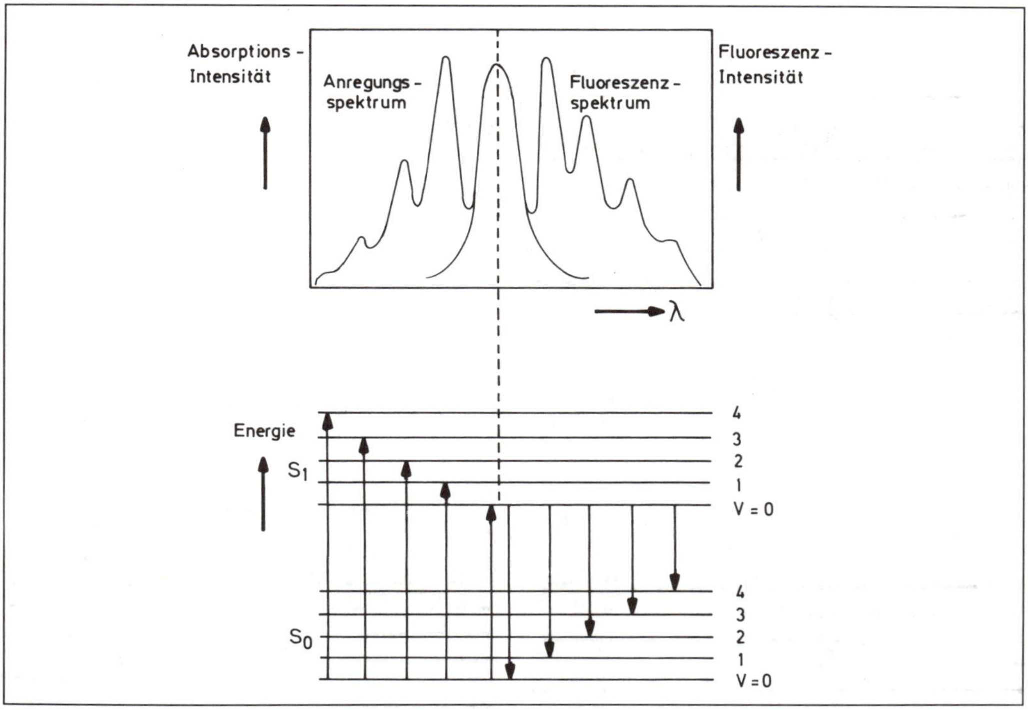

Abb. 10-1: Anregungsspektrum und Fluoreszenzspektrum.

den Schwingungszustand v = 0 des Anregungszustandes S_1. Erst von hier erfolgt Übergang in die verschiedenen Schwingungszustände (v = 0, 1, 2 usw.) des Grundzustandes S_0 unter Aussendung von Fluoreszenzlicht (Abb. 10-1). Aus Abb. 10-1 ergibt sich, daß nahezu alle Übergänge der Elektronenanregung mehr Energie erfordern, als bei der Fluoreszenz in Form von Strahlungsenergie wieder frei wird (Gesetz von Stokes). Die einzige Ausnahme bildet der Übergang von S_0 (v = 0) nach S_1 (v = 0), bei welchem die gesamte aufgenommene Lichtenergie wieder als Strahlungsenergie anfällt. Bei der Wellenlänge dieser Strahlung befindet sich die Symmetrieebene zwischen dem Anregungs- und dem Fluoreszenzspektrum (Abb. 10-1).

10-1.2 Fluoreszenzintensität

Die Intensität des Fluoreszenzlichtes einer Substanzlösung von bestimmter Konzentration bei einer bestimmten Wellenlänge (I_λ) kann durch folgende Beziehung beschrieben werden:

$$I_\lambda \sim \varepsilon \cdot I_0 \cdot Q \cdot K$$

Danach hängt die Fluoreszenzintensität I_λ von folgenden Größen ab:

- vom molaren Absorptionskoeffizienten ε bei der Anregungswellenlänge (je größer ε, umso mehr Energie wird von den Molekülen absorbiert und kann durch Fluoreszenz wieder emittiert werden)
- von der Intensität I_0 des Anregungslichtes (je mehr Anregungslicht zur Verfügung steht, umso stärker ist die Fluoreszenz)
- von der Fluoreszenzquantenausbeute Q, d. h. dem Bruchteil an Anregungslichtenergie, der in Fluoreszenzlicht umgewandelt wird. Eine Verringerung der Quantenausbeute durch äußere Einflüsse (z. B. das Lösungsmittel) bezeichnet man als *Quenching*
- von einer Gerätekonstanten K.

Es ergibt sich ein besonders starkes Fluoreszenzmaximum, wenn mit hoher Intensität

I_0 des Anregungslichtes eine starke Absorptionsbande der Substanz (großes ε) angeregt wird. Bei konstanter Anregungsintensität I_0 ist unter konstanten Meßbedingungen die Intensität des Fluoreszenzlichtes der Konzentration der Substanz proportional. Wegen verschiedener unübersichtlicher Einflüsse auf die Quantenausbeute (wie z. B. pH-Wert, Lösungsmittel, „Selbstabsorption", Quenching u. a.) sind jedoch Absolutmessungen nicht möglich. Daher werden quantitative fluorimetrische Bestimmungen mit Hilfe von Vergleichskonzentrationen oder nichtlinearen Eichkurven ausgeführt (Kap. 10-3.3).

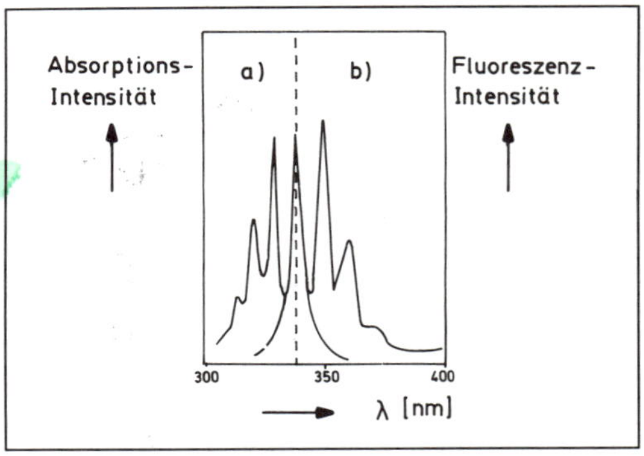

Abb. 10-2: Anregungsspektrum (a) und Fluoreszenzspektrum (b) von Anthracen.

10-1.3 Fluoreszenz und Struktur

Die Rückkehr von Elektronen in den Grundzustand läuft nach demjenigen Mechanismus ab, bei dem die Lebensdauer des angeregten Zustandes am kürzesten ist. Dies trifft insbesondere bei starren Molekülen eher für die Fluoreszenz als für eine strahlungslose Energieabgabe zu. Fluoreszenz wird daher häufig bei Stoffgruppen beobachtet, die eine gewisse Starrheit des Molekülbaus aufweisen, wie z. B. (Lit. 3):

- Aromatische Systeme (Abb. 10-2)
- Verbindungen mit konjugierten Doppelbindungen
- Carbonylverbindungen
- Kondensierte Heterocyclen wie Chinolin, Isochinolin, Indol u. a.

Den für die Fluoreszenz eines Moleküls verantwortlichen Teil bezeichnet man als *Fluorophor*. Bei der Fluoreszenzanregung sind $\pi \rightarrow \pi^*$-Übergänge gegenüber $n \rightarrow \pi^*$-Übergängen bevorzugt. So fluoresziert z. B. Benzol, nicht aber Pyridin. Bei planaren Molekülen tritt häufiger Fluoreszenz auf als bei nicht planaren. Gelegentlich wird die Fluoreszenzfähigkeit durch das Anion beeinflußt: Chininsulfat fluoresziert, Chininchlorid kaum. Bei Phenolen ist die Fluoreszenz abhängig vom pH-Wert der Lösung.

Die Fähigkeit einer Substanz zur Fluoreszenz kann auch bei ihrer Absorption an festen Oberflächen, durch Chelatbildung, bei tiefen Temperaturen u. a. zunehmen. Arzneistoffe können z. B. fluoreszieren, wenn sie an Zelloberflächen absorbiert sind. Die Erzeugung von Fluoreszenz durch Chelatbildung wird zur fluorimetrischen Bestimmung von Tetracyclinen ausgenützt. In der quali-

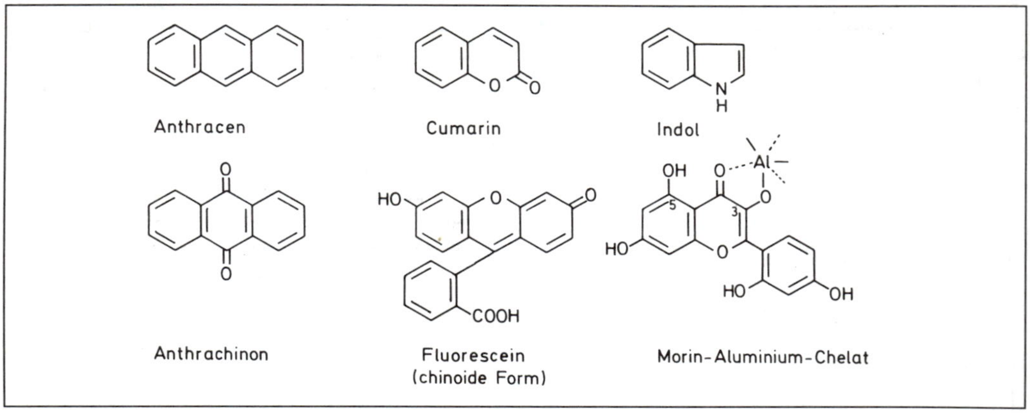

tativen Analyse werden Metallionen wie Al^{3+}, Be^{2+} u. a. aufgrund von fluoreszierenden Chelatkomplexen mit organischen Molekülen (8-Hydroxychinolin, Alizarin, Morin) nachgewiesen. Verbindungen, die nicht fluoreszieren, können mit geeigneten Reagenzien in fluoreszierende Derivate überführt werden (*Fluoreszenzmarkierung*).

10-2 Messung der Fluoreszenz

10-2.1 Meßgeräte

Meßgeräte zur Messung der Fluoreszenz bezeichnet man als *Fluorimeter*. Sie sind aus folgenden Grundelementen aufgebaut (Lit. 3) (Abb. 10-3):

- Lichtquelle
- Anregungs-Monochromator
- Küvette mit der zu messenden Substanz
- Absorptions-Monochromator
- Empfänger zur Messung der Absorption
- Emissions-Monochromator
- Empfänger zur Messung der Emission (Fluoreszenz)

Als *Lichtquellen* werden meist Hochdruck-Gasentladungslampen (Quecksilberdampf-, Xenon- oder Quecksilber-Xenon-Lampen) verwendet. Ihre Strahlungsintensität muß möglichst konstant gehalten werden, da die Fluoreszenzintensität von der Intensität des Anregungslichtes abhängt (Kap. 10-1.2). Durch Erhöhung der Anregungsintensität kann die Empfindlichkeit der Messung gesteigert werden. Man verwendet zur Steigerung der Empfindlichkeit auch Laser-Strahlung. Der *Anregungs-Monochromator* gestattet die Anregung der Probe mit monochromatischem Licht. Die Beobachtung der Fluoreszenz erfolgt entweder in der Durchstrahlungsrichtung, meist aber senkrecht zu ihr. Der *Emissions-Monochromator* dient der Analyse des Fluoreszenzlichtes und der Entfernung von Resten des Anregungslichtes (z. B. Streulicht). Häufig werden Spektralfilter verwendet. Als Empfänger verwendet man meist Photomultiplier.

Es werden oft rechteckige Küvetten meist von 1 × 1 cm Grundfläche und 5–6 cm Höhe oder Fluorimeterrohre aus Glas oder Quarz verwendet, falls Anregungswellenlänge und Fluoreszenzspektrum bei Wellenlängen unter 350 nm liegen. Da natürlicher Quarz eine Eigenfluoreszenz bei etwa 420 nm besitzt, wird meist synthetischer Quarz eingesetzt.

10-2.2 Lösungsmittel

Die Fluoreszenzintensität ist – wie bereits erwähnt (Kap. 10-1.2) – stark lösungsmittel-

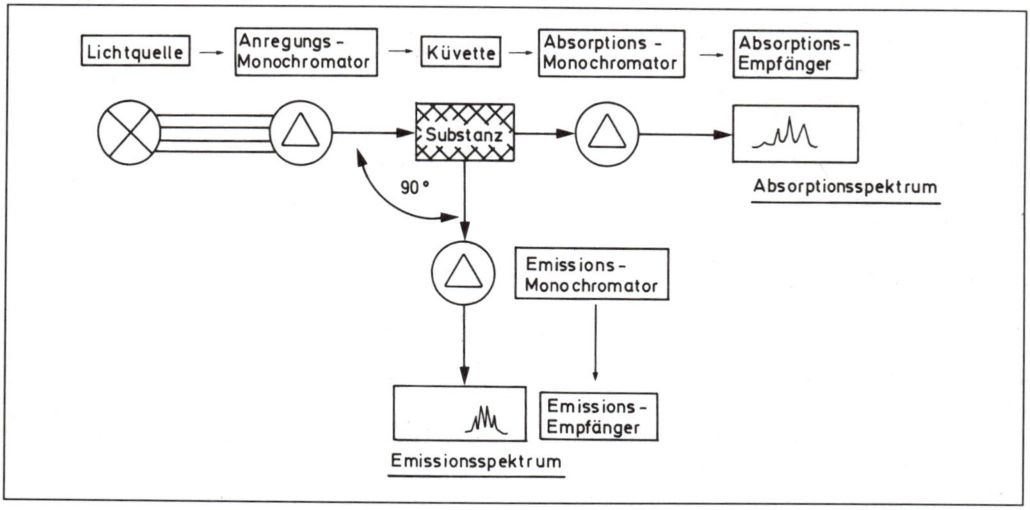

Abb. 10-3: Aufbau eines Fluorimeters.

Teil I

Fluorimetrie 10

abhängig. Auch sind wegen der großen Empfindlichkeit der Fluorimetrie (Kap. 10-3.3) extreme Reinheitsanforderungen an die Lösungsmittel zu stellen. Diese dürfen keine Eigenabsorption und keine Eigenfluoreszenz aufweisen und müssen photostabil sein.

Es werden sowohl unpolare (z. B. Pentan, Cyclohexan, Methylcyclohexan) als auch polare Lösungsmittel verwendet (Aceton, Acetonitril, Acetanhydrid, Ethylacetat, Dioxan, Wasser). Auch protische Lösungsmittel werden eingesetzt (Ethanol, Isopropanol, Triethanolamin, Wasser, Phosphorsäure, Schwefelsäure). Unpolare Lösungsmittel werden oft bevorzugt, weil Wechselwirkungen der Probe mit polaren Lösungsmitteln zur Bandenverbreiterung führen können. In Säuren und Basen kann die Fluoreszenzintensität pH-abhängig sein. Häufig ist Entgasung des Lösungsmittels notwendig, da Sauerstoff ein starker Fluoreszenzlöscher ist.

10-2.3 Fluoreszenzminderung (bzw. Phosphoreszenzminderung) zur Detektion von Substanzen auf der Dünnschichtplatte

Zur Auswertung von Dünnschichtchromatogrammen mit *„Fluoreszenzindikator“* benutzt man „Fluotest-Lampen“, die mit Lichtquellen zur Fluoreszenzanregung (bzw. Phosphoreszenzanregung) bei 254 nm und 365 nm ausgerüstet sind (Emissionswellenlängen des Quecksilbers). Den hier verwendeten Adsorbentien sind Fluoreszenzindikatoren (bzw. Phosphoreszenzindikatoren) zugesetzt, die durch kurzwelliges UV-Licht (ca. 254 nm) zur Lumineszenz angeregt werden (z. B. Zinksilikat, Zinkcadmiumsulfid, Calciumphosphate u. a. anorganische Leuchtpigmente). Sind nach der Entwicklung eines Chromatogramms Zonen von Substanzen belegt, die kurzwelliges UV-Licht absorbieren oder die durch Interaktion mit dem Indikator die Quantenausbeute (Kap. 10-1.2) der Fluoreszenz bzw. Phosphoreszenz mindern (Quenching), so findet Löschung bzw. Minderung der Fluoreszenz statt: Dort treten auf der fluoreszierenden oder phosphoreszierenden Dünnschichtplatte dunkle Flecken auf, die der zerstörungsfreien Detektion dienen. Die Fluoreszenzminderung ist wichtig für die quantitative Dünnschichtchromatographie (Kap. 18-2).

Das Licht mit der Wellenlänge 365 nm dient der Anregung der Eigenfluoreszenz getrennter Substanzen auf der Dünnschichtplatte.

10-3 Anwendungen der Fluorimetrie in der Pharmazie

In der pharmazeutischen Analytik wird die Fluorimetrie sowohl zur Identitäts- und Reinheitsprüfung als auch zur Gehaltsbestimmung eingesetzt (Lit. 3). Von großer Bedeutung ist die Fluorimetrie in der toxikologischen, biochemischen und klinischen Analytik (Lit. 3). In der Strukturaufklärung unbekannter Substanzen spielt sie nur dann eine Rolle, wenn die Substanz in äußerst geringer Konzentration oder in einer besonderen Matrix vorliegt. So wurde z. B. der karzinogen wirkende Metabolit des Benzpyrens fluorimetrisch identifiziert.

Zur Messung der Fluoreszenz empfiehlt das Arzneibuch ein Fluorimeter, bei dem nach Ausfilterung des Anregungslichtes die Emission in einem Winkel von 90° zum eingestrahlten Lichtstrahl gemessen wird.

Unter der Bedingung, daß man gleiche Resultate erhält, läßt das Arzneibuch auch andere Fluorimeter zu. Die Anregung der Fluoreszenz soll mit einer in der Monographie vorgeschriebenen, möglichst monochromatischen, Anregungsstrahlung erfolgen.

10-3.1 Identitätsprüfung von Arzneistoffen

Bei der Identitätsprüfung von Arzneistoffen wird oft lediglich die Tatsache, daß eine Substanz fluoresziert – ohne genaue Analyse des Fluoreszenzspektrums – als Identitätsnachweis gewertet. Zur Anregung dient dann Tageslicht oder UV-Licht ohne Festlegung der Wellenlänge.

Identitätsprüfungen von Arzneistoffen werden durchgeführt:

- durch Beobachtung der *Eigenfluoreszenz* (z. B. Chinidinsulfat, Chinin-Salze – erst nach Zusatz von H_2SO_4, Ethacridinlactat)
- nach einer *chemischen Reaktion*, die zur Fluoreszenz führt
- auf der *Dünnschichtplatte* durch Beobachtung der Eigenfluoreszenz bei 365 nm oder einer Fluoreszenz- oder Phosphoreszenzlöschung bei 254 nm (Kap. 10-2.3).

Einige Beispiele für Umsetzungen zur Herbeiführung von Fluoreszenz, einschließlich von Reaktionen auf der Dünnschichtplatte, die im Arzneibuch aufgeführt sind:

Schwefelsäure: Hydrocortison, Progesteron, Testosteron
Molybdänschwefelsäure: Testosteronpropionat, Estradiolbenzoat
Ammoniak: Tetracycline
Coralyn-Reaktion: Papaverin
Reaktion nach Jensen (Chloramin-Trichloressigsäure): Cardenolide
Naturstoff-Reagenz: Flavonoide u. a.
Thiochrom-Reaktion: Thiamin-Salze

10-3.2 Reinheitsprüfung von Arzneistoffen

Fluorimetrische Reinheitsprüfungen werden in ähnlicher Weise durchgeführt wie Identitätsprüfungen.

Nachweis von Verunreinigungen aufgrund ihrer Eigenfluoreszenz: Prüfung von Verbandmaterialien auf optische Aufheller; medizinische Kohle auf fluoreszierende Substanzen; Saccharose auf Farbstoffe; Belladonnaextrakt auf Belladonna-Wurzelauszüge; Benzin auf Verunreinigungen; Minzöl auf Menthofuran.

Grenzprüfung auf Aluminium: $CaCl_2$, KCl, $MgCl_2$, NaCl, Gereinigtes Wasser u. a.

10-3.3 Gehaltsbestimmung von Arzneimitteln

Wie schon erwähnt (Kap. 10-1.2) wird die Fluoreszenzintensität eines Stoffes durch Lösungsmittel, pH-Wert, Intensität des Anregungslichtes u. a. so stark beeinflußt, daß nicht unbedingt eine lineare Beziehung zwischen Konzentration und Fluoreszenz besteht, wie sie durch das Lambert-Beersche Gesetz beschrieben wird (Kap. 8-4). Aus diesem Grunde führt man quantitative fluorimetrische Bestimmungen häufig unter Verwendung von Referenzlösungen oder Kalibrierkurven durch. Fluorimetrische Bestimmungen sind bis in den ppb-Bereich (10^{-9} g · g^{-1}) möglich. Ein Vorteil ist, daß fluoreszierende Substanzen in Gegenwart nicht fluoreszierender Begleitstoffe bestimmt werden können. Daher ist die Fluorimetrie auch zur Mehrkomponentenanalyse geeignet.

Zur quantitativen fluorimetrischen Analyse bestehen folgende Möglichkeiten (Lit. 2, 3):

- Bestimmung einer Substanz aufgrund ihrer Eigenfluoreszenz (*„direkte Methode"*)
- *Fluoreszenzmarkierung* einer nicht fluoreszierenden Substanz durch Derivatisierung mit einem fluoreszierenden Reagenz (*„chemische Methode"*)
- Bestimmung einer nicht fluoreszierenden Substanz aufgrund der Fluoreszenzlöschung einer fluoreszierenden Indikatorsubstanz (*„indirekte Methode"*).

10-3.3.1 Fluorimetrische Analyse mit Referenzsubstanzen

Wenn Proportionalität zwischen der Konzentration der Substanz und der Intensität des Fluoreszenzlichtes besteht, kann eine definierte Vergleichslösung zur quantitativen Bestimmung eingesetzt werden. In diesem Falle verhalten sich die unbekannte Konzentration der Probe (c_x) und die Konzentration der Vergleichslösung (c_s) wie die entsprechenden Fluoreszenzintensitäten (I_x, I_s):

$$\frac{c_x}{c_s} = \frac{I_x}{I_s}$$

Die Konzentration der Probe beträgt:

$$c_x = \frac{c_s \cdot I_x}{I_s}$$

10-3.3.2 Fluorimetrische Analyse mit Kalibrierkurven

Kalibrierkurven werden in üblicher (Kap. 9-4.3.4) Weise mit Hilfe von Vergleichslösungen der zu bestimmenden Substanz oder mit Lösungen einer anderen fluoreszierenden Substanz hergestellt, wie z. B. Chinin als Eichsubstanz für Thiamin. Auch kann ein *Fluoreszenzglas* als Vergleich verwendet werden.

Es wurden eine ganze Reihe fluorimetrischer Methoden zur Bestimmung von Arzneistoffen (z. B. Tetracycline, Estrogene u. a.) erarbeitet. Im DAB 8 war z. B. die Gehaltsbestimmung von Thiamin-Tabletten nach Umsetzung des Thiamins zu Thiochrom anhand einer Kalibrierkurve vorgesehen.

10-3.4 Analyse von biologischem Material

Wegen ihrer Selektivität und hohen Empfindlichkeit wird die Fluorimetrie häufig zur Analyse von biologischem Material herangezogen (Lit. 3):

- Bestimmung von fluoreszierenden Arzneistoffen oder ihrer Derivate und Metaboliten bei pharmakokinetischen Untersuchungen (z. B. Tetracycline)
- Bestimmung fluoreszierender Giftstoffe in der toxikologischen Analyse (z. B. Lysergsäurediethylamid, Tetrahydrocannabinol)
- in der Vitaminanalytik z. B. zur Bestimmung von Thiamin, Pyridoxin u. a.
- in der biochemischen Analytik z. B. zur Bestimmung von NAD, Flavinnucleotiden, Tryptophan u. a.
- Untersuchung von Proteinen entweder aufgrund der fluorimetrisch zugänglichen Aminosäuren Phenylalanin, Tyrosin oder Tryptophan oder durch Einführung eines physikalisch oder kovalent gebundenen fluoreszierenden Chromophors („Fluorogen"). Bestimmung des Aminostickstoffs im Blutplasma, in der Immunologie usw.
- Analyse von Nucleinsäuren. Die Pyrimidin-Basen Uracil, Thymin und Cytosin, sowie die Purin-Basen Adenin und Guanin zeigen Fluoreszenz.
- in der Enzym-Analytik z. B. zur Bestimmung der proteolytischen Aktivität von Pepsin, Trypsin u. a.

10-3.5 Kopplungen der Fluorimetrie mit chromatographischen Verfahren

In der modernen Analytik spielen Kopplungen der Fluorimetrie mit chromatographischen Trennmethoden eine wichtige Rolle (Lit. 3) (Kap. 18-2):

- Detektion von Substanzen auf der Dünnschichtplatte durch Eigenfluoreszenz oder Fluoreszenzminderung (Kap. 10-2.3)
- Detektion und quantitative Bestimmung von Substanzen in der Hochleistungsflüssigchromatographie (Kap. 17). Moderne HPLC-Geräte sind mit Fluoreszenzdetektoren ausgerüstet, die zur Anwendung beliebiger Anregungs- und Emissionswellenlängen geeignet sind. In der HPLC spielt auch die Fluoreszenzmarkierung (Derivatisierung) eine wichtige Rolle.

10-4 Literatur über Fluorimetrie

1) S. Ebel in K. Hartke und E. Mutschler (Hrsg.), DAB 9-Kommentar, Wissenschaftliche Verlagsgesellschaft Stuttgart, Govi-Verlag Frankfurt, 1987.
2) M. Zander, Fluorimetrie, Springer-Verlag, Berlin, Heidelberg, New York, 1981.
3) G. Schwedt, Fluorimetrische Analyse, Verlag Chemie, Weinheim, 1981.
4) H. Weitkamp in H. Feltkamp, P. Fuchs und H. Sucker, Pharmazeutische Qualitätskontrolle, Georg Thieme-Verlag, Stuttgart, 1983.

11 IR-Spektroskopie, Raman-Spektroskopie

0,8 – 500 µm

11-1 Prinzip der IR-Spektroskopie

Durch Absorption von Strahlung des infraroten Spektralbereiches (IR-Bereich, Tab. 2-2) werden in Molekülen mechanische Schwingungen der Atome angeregt (Kap. 8-1.3). Diese *Molekülschwingungen* können entweder in Richtung der Bindungsachse zweier Atome oder Molekülteile (*Valenzschwingungen*) oder unter Deformation des Bindungswinkels (*Deformationsschwingungen*) erfolgen (Abb. 8-2). Man bezeichnet die Valenzschwingungen auch als *Streckschwingungen*, die Deformationsschwingungen als *Biegeschwingungen*.

Die Molekülschwingungen bestimmter Atomgruppen sind besonders charakteristisch. Daher eignet sich die IR-Spektroskopie zur Identifizierung der funktionellen Gruppen eines Moleküls, wie Hydroxy-Gruppen, Carboxy-Gruppen, Amino-Gruppen, Doppelbindungen, Dreifachbindungen und Aromaten. Darüber hinaus sind Teile des IR-Spektrums wie ein „Fingerabdruck" für das Molekül als Ganzes charakteristisch und zur Identifizierung von Substanzen geeignet. Seltener wird die IR-Spektroskopie in der quantitativen Analyse eingesetzt. In der *Raman-Spektroskopie* werden Molekülschwingungen in Form von Emissionsspektren gemessen (Kap. 11-5).

11-2 Grundlagen der IR-Spektroskopie

11-2.1 Infraroter Bereich des Spektrums der elektromagnetischen Wellen

Die Strahlung des IR-Bereiches umfaßt im weitesten Sinne Wellenlängen zwischen $\lambda = 0.8$ und 500 µm (Tab. 1-1) entsprechend Wellenzahlen zwischen $\tilde{\nu} = 12\,500$ und $20\ \text{cm}^{-1}$ mit einer Energie zwischen 40 und $0.06\ \text{kcal} \cdot \text{mol}^{-1}$ (ca. 160 bis $0.24\ \text{kJ} \cdot \text{mol}^{-1}$). Aus praktischen Gründen wird der IR-Bereich in drei Teilbereiche gegliedert:

- den *nahen IR-Bereich* („nahes IR") zwischen $\tilde{\nu} = 12\,500$ und $4000\ \text{cm}^{-1}$ (entsprechend 0.8 bis 2.5 µm). Dieser Spektralbereich liegt „nahe" am sichtbaren Bereich.
- den *normalen (mittleren) IR-Bereich* („IR") zwischen $\tilde{\nu} = 4000$ und $200\ \text{cm}^{-1}$ (entsprechend 2.5 bis 50 µm). Dieser Bereich besitzt die größte Bedeutung.
- den *fernen IR-Bereich* („fernes IR") zwischen $\tilde{\nu} = 200$ und $20\ \text{cm}^{-1}$ (entsprechend 50 bis 500 µm). Dieser Spektralbereich ist vom sichtbaren Bereich weiter entfernt. Im fernen IR werden meist keine Molekülschwingungen, sondern Molekülrotationen angeregt (Lit. 1).

11-2.2 Molekülschwingungen

Absorbieren organische Moleküle Strahlung des infraroten Bereiches, so werden mechanische Schwingungen der Atome angeregt (*Molekülschwingungen*). Wie schon erwähnt, unterscheidet man Valenzschwingungen durch Dehnung und Stauchung der Bindung zwischen zwei Atomen (Symbol: ν) und Deformationsschwingungen durch Deformation des Bindungswinkels (Symbol: δ) (Abb. 8-2).

Zur Beschreibung der Molekülschwingungen werden einfache Modelle herangezogen, wie z. B. eine Spiralfeder, die zwei Kugeln bestimmter Massen miteinander verbindet (Abb. 8-2; 11-1). Die Kugeln entsprechen Atomen oder Molekülteilen, die Spiralfeder der chemischen Bindung. Ein solches schwingungsfähiges System (*Oszillator*) kann harmonische Schwingungen ausführen (*harmonischer Oszillator*). Wie später noch gezeigt wird, reicht jedoch das Modell des harmonischen Oszillators zur Beschreibung der Molekülschwingungen nicht aus. Sie entsprechen eher dem *anharmonischen Oszillator* (Kap. 11-2.2.2).

11-2.2.1 Harmonischer Oszillator

11-2.2.1.1 Schwingungen des harmonischen Oszillators; Hooksches Gesetz

Zur Auslenkung der in Abb. 11-1 dargestellten Masse m_A um den Betrag x bedarf es einer Kraft, die proportional zur Auslenkung zunimmt. Sie steht im Gleichgewicht mit einer rücktreibenden Kraft K (Federspannung), die dem *Hookschen Gesetz* gehorcht:

$$K = -k \cdot x$$

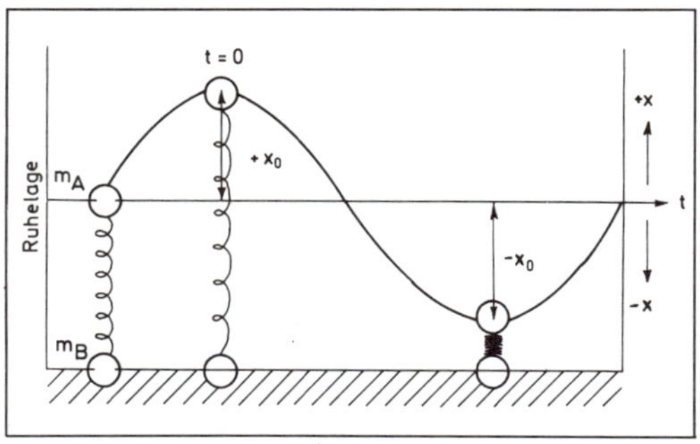

Abb. 11-1: Harmonische Schwingung einer Spiralfeder.

Der Proportionalitätsfaktor k (Kraftkonstante) ist ein Maß für die Stärke der Feder bzw. der chemischen Bindung. Das Minuszeichen macht deutlich, daß die Dehnung x der rücktreibenden Kraft K entgegengerichtet ist.

Wenn man die Masse losläßt, so führt sie eine Schwingung aus (Abb. 11-1). Diese kann durch folgende Gleichung beschrieben werden (vgl. Lehrbücher der Physik):

$$x = x_0 \cdot \cos(2\pi \cdot \nu \cdot t)$$

x = Dehnung der Feder zur Zeit t
x_0 = größte Dehnung der Feder (Amplitude)
ν = Schwingungsfrequenz (Zahl der Schwingungen pro Sekunde)

Die *Schwingungsgleichung* besagt: Stellt man die Dehnung (x) der Feder in Abhängigkeit von der Zeit (t) graphisch dar, so erhält man eine Cosinus-Kurve (Abb. 11-1, beginnend mit t = 0). Schwingungen, die einer solchen Gleichung gehorchen, bezeichnet man als *harmonische Schwingungen*, das System als *harmonischen Oszillator*.

11-2.2.1.2 Schwingungsfrequenz des harmonischen Oszillators

Der *harmonische Oszillator* ist durch seine Schwingungsfrequenz (Zahl der Schwingungen pro Sekunde) gekennzeichnet. Wichtig ist, durch welche Eigenschaften die Größe dieser Frequenz bestimmt wird. Aus der Schwingungsgleichung der harmonischen Schwingung (Kap. 11-2.2.1.1) erhält man folgende Beziehung für die Schwingungsfrequenz ν (vgl. Lehrbücher der Physik):

$$\nu = \frac{1}{2\pi} \cdot \sqrt{\frac{k}{M}}$$

k = Kraftkonstante

$$M = \frac{m_A \cdot m_B}{m_A + m_B}$$

M bezeichnet man als die *„reduzierte Masse"*. Sie ist ein Maß für die Masse der schwingenden Kugeln (m_A, m_B). Im Modell der Abb. 11-1 ist die Masse m_B fest in einer Wand verankert.

Aus der Gleichung lassen sich folgende Aussagen ableiten:

Die Schwingungsfrequenz des harmonischen Oszillators ist

- um so größer, je größer die Kraftkonstante k ist, d.h., je kräftiger die Feder ist
- um so kleiner, je größer die Massen m_A und m_B der schwingenden Kugeln sind.

11-2.2.1.3 Lage der IR-Absorptionsbanden

Die Schwingungsfrequenz einer Molekülschwingung ist entsprechend einem harmonischen Oszillator um so größer, je fester die Bindung zwischen den schwingenden Atomen und je kleiner die Masse der schwingenden Atome ist. Die zur Anregung einer Molekülschwingung notwendige Energie wird durch Einstrahlung von IR-Licht geliefert. Strahlung welcher Wellenzahlen absorbiert wird, ergibt sich aus dem Energiebedarf der jeweiligen Molekülschwingung. Daher hängt die Lage eines IR-Absorptionsmaximums entsprechend dem Federmodell (Abb. 11-1) von den Eigenschaften der betreffenden Atomgruppe ab: *starke chemische Bindungen und Atome kleiner Masse verursachen im IR-Spektrum Absorptionsmaxima bei großen Wellenzahlen* (*hohe Energie*). *Große Massen verursachen IR-Absorptionsmaxima bei kleinen Wellenzahlen* (*niedrige Energie*):

$$\text{Wellenzahl } \tilde{\nu} \text{ der IR-Bande} \sim \sqrt{\frac{\text{Bindungsstärke der schwingenden Bindung}}{\text{reduzierte Masse der schwingenden Atome}}}$$

Daraus ergibt sich, daß die Lage des IR-Absorptionsmaximums charakteristisch für den chemischen Bau der schwingenden Gruppe ist und daher zur Identifizierung funktioneller Gruppen herangezogen werden kann (Kap. 11-4.2).

11-2.2.2 Anharmonischer Oszillator; Gekoppelte Oszillatoren

Eine schwingende Atomgruppe in einem organischen Molekül (*molekularer Oszillator*) weicht in mehreren Punkten von den Vorstellungen über den harmonischen Oszillator ab. Man kommt zum Modell des *anharmonischen Oszillators* mit folgenden Eigenschaften:

- Die chemische Bindung ist nur begrenzt dehnbar. Sie reißt, wenn eine bestimmte Dehnung überschritten wird.
- Auch die Stauchung der chemischen Bindung über die Ruhelage hinaus ist nicht unbegrenzt möglich. Bei sehr kleinen Abständen der Atome wird ihr mehr Widerstand entgegengesetzt, als im Modell des harmonischen Oszillators.
- Nach der Quantentheorie kann eine schwingungsfähige Atomgruppe nicht jede beliebige Schwingungsfrequenz, sondern nur diskrete Energie- und damit Schwingungszustände einnehmen. Diese Zustände sind durch die Schwingungsquantenzahl v = 0, 1, 2, 3 usw. gekennzeichnet (Abb. 9-1).

Der Energiebedarf für eine harmonische Molekülschwingung beträgt nach der Planckschen Gleichung $E = h \cdot \nu$. Neben dieser „Grundenergie" kann ein molekularer Oszillator nur bestimmte Vielfache dieses Betrages aufnehmen; neben der Grundschwingung bestehen deshalb auch *„Oberschwingungen"*. Zur Beschreibung der Verhältnisse muß in die Energiegleichung des harmonischen Oszillators die Schwingungsquantenzahl v = 0, 1, 2, 3 usw. eingeführt werden (Kap. 9-1.2):

$$E = h \cdot \nu \left(v + \frac{1}{2} \right)$$

Setzt man v = 0, so erhält man die *Nullpunktenergie* des Oszillators $E = \frac{1}{2} h \cdot \nu$. Für v = 1 ergibt sich die *Grundschwingung*, für v = 2 die *erste Oberschwingung* usw. Für den anharmonischen Oszillator gilt eine erweiterte Energiegleichung (vgl. Lehrbücher der Physik).

Wie schon erwähnt, führen Moleküle neben Molekülschwingungen gleichzeitig auch *Rotatio-*

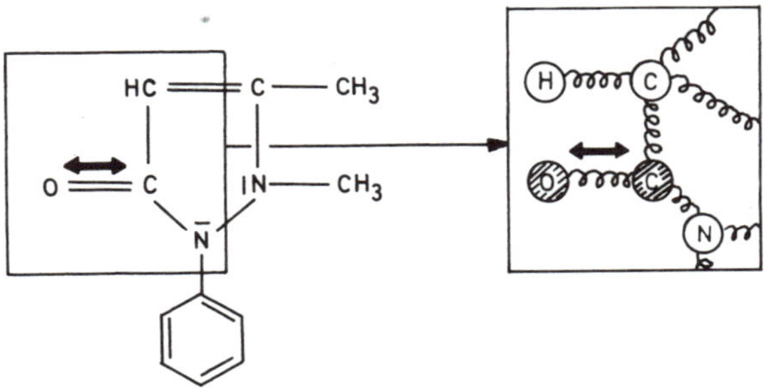

Abb. 11-2: Gekoppelte Oszillatoren.

nen aus. Dies führt dazu, daß sich infolge der Drehung des Moleküls der Atomabstand der schwingenden Atomgruppe noch mehr verändern kann als es bei der reinen Schwingung der Fall wäre. Man bezeichnet ein solches Molekül als einen *„rotierenden Oszillator"*. Jedem *Schwingungsniveau* sind zusätzlich noch *Rotationsniveaus* (I = 1, 2, 3 usw. Abb. 9-1) überlagert. Die den Rotationsniveaus entsprechenden Linien werden normalerweise nicht mehr aufgelöst. Man mißt deshalb auch in der IR-Spektroskopie Bandenspektren (*Rotations-Schwingungsspektren*) (Kap. 8-2).

In Molekülen liegen fast immer mehrere schwingungsfähige Gruppen vor, die nicht isoliert betrachtet werden können, da sie durch ebenfalls schwingungsfähige chemische Bindungen verbunden sind. Daher beeinflußt die Schwingung der einen funktionellen Gruppe eines Moleküls die Schwingungen anderer Gruppen und umgekehrt (*gekoppelte Oszillatoren*).

Ein Beispiel für ein System gekoppelter Oszillatoren bildet die Schwingung der CO-Gruppe des Phenazons (Abb. 11-2). Versucht man, die der CO-Bindung entsprechende Feder zu dehnen und in Schwingung zu versetzen, dann führen auch die anderen Federn Schwingungen aus, welche ihrerseits die Schwingung der CO-Gruppe beeinflussen.

Die Kopplung einer Molekülschwingung mit einer anderen hat eine Verschiebung des für die betreffende Atomgruppe charakteristischen Absorptionsmaximums zu größeren oder kleineren Wellenzahlen zur Folge.

Dies ist für die praktische IR-Spektroskopie von zweierlei Bedeutung:

- Die Wellenzahl $\tilde{\nu}$ eines IR-Absorptionsmaximums ist für eine Atomgruppe um so charakteristischer, je weniger die Schwingung mit Schwingungen anderer Gruppen koppelt.
- Umgekehrt können aus der Verschiebung des Absorptionsmaximums Schlüsse auf Kopplungen der Molekülschwingung und damit auf die Umgebung der schwingenden Gruppe gezogen werden.

11-2.2.3 Absorption von IR-Strahlung

Wie UV-Vis-Licht, so wird auch IR-Strahlung nur dann von Molekülen absorbiert, wenn das elektrische Wechselfeld des Lichtes mit einer als Dipol vorliegenden Atomgruppe in Wechselwirkung treten kann. Dies ist der Fall, wenn das Dipolmoment in den verschiedenen Schwingungszuständen der Atomgruppe unterschiedlich groß ist. Solche Schwingungen bezeichnet man als *IR-aktiv*. Andererseits findet in Molekülen mit einem Symmetriezentrum bei allen Schwingungen symmetrisch zum Symmetriezentrum keine Änderung des Dipolmoments statt. Diese Schwingungen sind *IR-inaktiv*.

Wie später gezeigt wird (Kap. 11-5), können IR-inaktive Schwingungen in der *Raman-Spektroskopie* angeregt werden, sie sind *Raman-aktiv*. Da die meisten funktionellen Gruppen kein Symmetriezentrum besitzen, liefert das IR-Spektrum meist mehr Informationen als das Raman-Spektrum. Jedoch ergänzen sich IR- und Raman-Spektren.

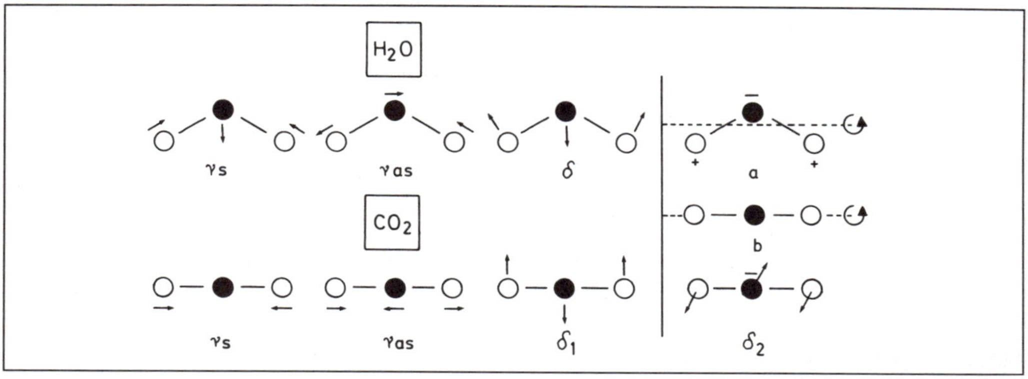

Abb. 11-3: Normalschwingungen von Wasser und Kohlendioxid.

11-2.2.4 Normalschwingungen

Die Anzahl der Schwingungsmöglichkeiten eines Moleküls wird durch die Zahl N seiner Atome bestimmt: Jedes Atom kann Bewegungen in den 3 Richtungen des Raumes ausführen, es besitzt 3 *Freiheitsgrade*. Für das Gesamtmolekül ergeben sich daher insgesamt 3N Bewegungsfreiheitsgrade. Von diesen Bewegungsmöglichkeiten führen aber 6 nicht zu Molekülschwingungen. Bei drei davon bewegen sich nämlich alle Atome in dieselbe Richtung des Raumes, d.h., das Gesamtmolekül bewegt sich. Drei weitere Bewegungen führen zu Rotationen des Moleküls, nämlich dann, wenn sich alle Atome auf einer gleichgerichteten Kreisbahn bewegen (Abb. 11-3, a). Daher beträgt die Zahl Z der eigentlichen Schwingungsmöglichkeiten eines Moleküls:

$$Z = 3N - 6$$

Man bezeichnet die daraus resultierenden Schwingungen als *Normalschwingungen*.

Für das gewinkelte Wassermolekül mit 3 Atomen errechnen sich $Z = 3 \cdot 3 - 6 = 3$ Normalschwingungen, die im gasförmigen Zustand im IR-Spektrum auch zu beobachten sind: die symmetrische und antisymmetrische Valenzschwingung bei $\nu_s = 3657$ und $\nu_{as} = 3756\ \text{cm}^{-1}$ und die Deformationsschwingung bei $\delta = 1995\ \text{cm}^{-1}$ (Abb. 11-3).

Bei gestreckten (linearen) Molekülen fällt die Rotationsmöglichkeit um die Molekülachse weg, weil dabei weder die Atome noch ihr Massenschwerpunkt eine Bewegung ausführen (Abb. 11-3, b). Daher sind hier nicht drei, sondern nur zwei Rotationen abzuziehen. Die Gesamtzahl der Normalschwingungen beträgt:

$$Z = 3N - 5$$

Danach sollte das lineare CO_2-Molekül $Z = 3 \cdot 3 - 5 = 4$ Normalschwingungen besitzen (Abb. 11-3). Von diesen ist die symmetrische Valenzschwingung ν_s IR-inaktiv, weil keine Änderung des Dipolmoments eintritt (Kap. 11-2.2.3). Die asymmetrische Valenzschwingung liegt bei $\nu_{as} = 2349\ \text{cm}^{-1}$. Die beiden Deformationsschwingungen δ_1 und δ_2 sind identisch, nur die Schwingungsrichtung ist unterschiedlich: bei δ_1 liegt sie in der Papierebene, bei δ_2 senkrecht zu ihr. Beide Schwingungen zeigen daher die gleiche Wellenzahl $\tilde{\nu}$ bei $667\ \text{cm}^{-1}$. Man bezeichnet solche Schwingungen als *entartet*.

Das IR-Spektrum einer Substanz besteht jedoch nicht nur aus den Banden der Normalschwingungen. Es treten zusätzlich eine Vielzahl von gekoppelten Schwingungen sowie Ober- und Kombinationsschwingungen auf.

11-3 Praktische IR-Spektroskopie

Da in organischen Molekülen nahezu alle Schwingungen gekoppelt sind (Kap. 11-

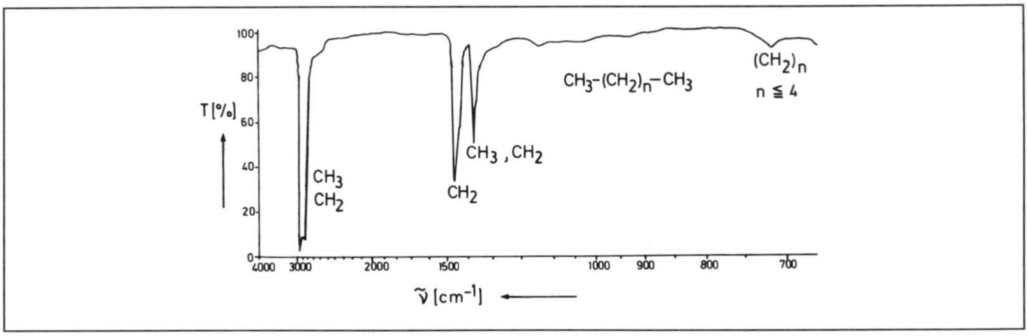

Abb. 11-4: IR-Spektrum von Paraffinöl (Film).

2.2.2), ist es nur in Ausnahmefällen möglich, die Schwingungsfrequenz einer Atomgruppe und damit die Lage des Absorptionsmaximums exakt zu berechnen. Die Absorptionsmaxima funktioneller Gruppen sind in Tabellen zusammengefaßt (Tab. 11-4). Mit ihrer Hilfe können empirisch funktionelle Gruppen unbekannter Substanzen aus dem IR-Spektrum ermittelt werden (Lit. 1 bis 7).

11-3.1 IR-Spektrum

Im IR-Spektrum (z.B. Abb. 11-4) wird nicht wie im UV-Vis-Spektrum die Absorption A (Kap. 8-3), sondern meist die Transmission T (Durchlässigkeit D; englisch: transmittance) in aufsteigender Richtung registriert. Daher zeigen IR-Spektren gegenüber UV-Spektren ein „umgekehrtes" Bild: Bereiche großer Absorption, d.h. geringer Durchlässigkeit für IR-Strahlung schlagen nach unten aus. Seltener sind IR-Spektrometer, welche die prozentuale Absorption oder die Absorption A registrieren.

Man beschreibt die Lage von IR-Banden meist durch die Wellenzahl $\tilde{\nu}$ [cm^{-1}] (Tab. 1-1), seltener durch die Wellenlänge [µm]. Die Intensität der IR-Banden wird oft durch die Zusätze „s" für stark, „m" für mittel und „w" für schwach (englisch: weak) gekennzeichnet (Tab. 11-2, 11-3, 11-4). So liegen z.B. im IR-Spektrum des Paraffinöls (Abb. 11-4) folgende Banden vor: $\tilde{\nu}$ = 2900 (s); 1470 (m); 1380 (m); 725 (w) cm^{-1}.

11-3.2 IR-Spektrometer

Abweichend vom grundsätzlichen Aufbau eines Absorptionsspektrometers (Kap. 8-5, Abb. 8-5) sind mehrere Elemente des IR-Spektrometers (Abb. 11-5) den speziellen Erfordernissen des IR-Bereiches angepaßt. Da Glas (auch Quarzglas) für normale IR-Strahlung undurchlässig ist, schneidet man die lichtdurchlässigen Teile aus Kristallen von Kochsalz, Kaliumbromid, Lithiumfluorid oder anderen Materialien. Wegen der Empfindlichkeit dieser Stoffe gegen Feuchtigkeit sind besondere Vorkehrungen zum Ausschluß von Wasser, auch in den Substanzproben, notwendig.

Lichtquelle: Als Lichtquelle wird der *Nernst-Stift* verwendet, ein Stab aus keramischem Material (Zirkonoxid mit Oxiden seltener Erden), der elektrisch auf etwa 1600 °C aufgeheizt wird und einen hohen Anteil an IR-Strahlung liefert. Eine andere Möglichkeit bietet der „Globar" aus Siliciumcarbid.

Küvetten: IR-Spektren von Gasen, Flüssigkeiten oder Lösungen werden mit Hilfe von Küvetten gemessen (Abb. 11-6). Außer der *Substanzküvette* wird eine *Vergleichsküvette* verwendet, in der sich das verwendete Lösungsmittel befindet. Das IR-Licht wird durch Spiegel in zwei Strahlen auf-

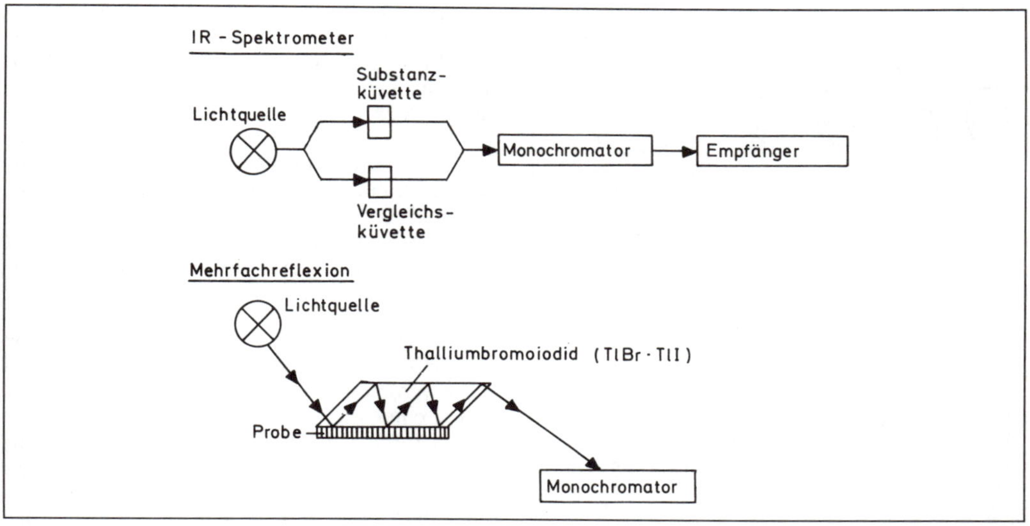

Abb. 11-5: IR-Spektrometer. Aufnahme von IR-Spektren durch Mehrfachreflexion.

geteilt, von welchen einer durch die Substanzküvette („Meßstrahl"), der andere durch die Vergleichsküvette („Vergleichsstrahl") läuft (Abb. 11-5).

Monochromator: Der Monochromator (ein Prisma bzw. Gitter), befindet sich meist hinter den Küvetten (Abb. 11-5). Ein Drehspiegel („Sektorspiegel") bringt durch Drehung abwechselnd den Meßstrahl und den Vergleichsstrahl zur spektralen Zerlegung auf den Monochromator. Die Zerlegung des polychromatischen Lichtes erfolgt also erst nach dem Durchgang durch die Probe.

Empfänger: Da IR-Strahlung eine Wärmestrahlung ist, wird als Empfänger ein Thermoelement verwendet. Dort wird abwechselnd die Intensität des monochromatischen Meßstrahls (I) und des monochromatischen Vergleichsstrahls (I_0) gemessen. Der Vergleichsstrahl wird dann durch eine „Kammblende" soweit abgeschwächt, bis er die gleiche Intensität besitzt wie der (schwächere) Meßstrahl. Die Bewegung der Kammblende wird auf den Schreiber übertragen und als IR-Spektrum registriert.

11-3.3 Messung von IR-Spektren

11-3.3.1 Aufnahmetechnik

Der Substanzbedarf zur Aufnahme eines IR-Spektrums liegt je nach Aufnahmetechnik zwischen 1 und 15 mg. IR-Spektren können unter den folgenden Bedingungen gemessen werden:

- in der Gasphase
- in flüssiger Phase als *dünner Film* zwischen zwei Kochsalz-Scheiben (z. B. Abb. 11-4)
- in Lösung (z. B. CCl_4, $CHCl_3$, CS_2) (z. B. Abb. 11-9)
- in geschmolzenem Zustand zwischen zwei Kochsalz-Scheiben
- in festem Zustand als Suspension (*Paste*) in Paraffinöl („Nujol")
- in festem Zustand im Gemisch mit KBr oder KCl zu einer Tablette gepreßt (*Preßling*) (z. B. Abb. 11-10, 11-11, 11-12).

Aufnahme der IR-Spektren von Gasen: Hierzu ist eine Gasküvette mit NaCl-Fenstern notwendig. Die Schichtdicken betragen bis zu 10 cm (Abb. 11-6).

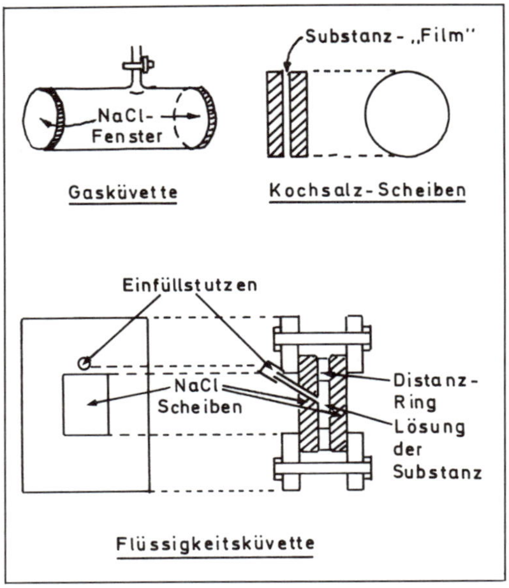

Abb. 11-6: Küvetten zur Messung der IR-Spektren von Gasen, Flüssigkeiten und Lösungen.

Aufnahme der IR-Spektren von flüssigen Substanzen als dünner Film: Die Substanz wird auf eine Scheibe aus Kochsalz getropft. Durch Auflegen einer zweiten Kochsalz-Scheibe entsteht ein dünner Film, der in den Strahlengang des Spektrometers gebracht wird (Abb. 11-6).

Aufnahme in Lösung: Als Lösungsmittel werden meist CCl_4, $CHCl_3$ und CS_2 benutzt. Die Lösungen sollen eine Konzentration von etwa 1 bis 10% besitzen (z.B. 10 mg Substanz in 0.2 ml CCl_4). Man benutzt Flüssigkeitsküvetten (Abb. 11-6) mit einer Schichtdicke von etwa 0.1 bis 1 mm (Distanz-Ring). In den Vergleichsstrahlengang wird eine Küvette der gleichen Schichtdicke mit dem Lösungsmittel gebracht. Es ist zu beachten, daß auch das Lösungsmittel eine IR-Absorption (*Eigenabsorption*) besitzt. Störungen können in den folgenden Bereichen eintreten: CCl_4: 1560–1550; 820–700 cm^{-1}; $CHCl_3$: 3030–2990; 1260–1180; 940–920; 860–700 cm^{-1}. CS_2: 2400–2200; 1600–1400 cm^{-1}. Wäßrige Lösungen können in Calciumfluorid-Küvetten vermessen werden.

Aufnahme im geschmolzenen Zustand: In Sonderfällen kann die geschmolzene Substanz zwischen Kochsalzscheiben vermessen werden.

Aufnahme als Paste in flüssigem Paraffin: Schwerlösliche Substanzen werden durch Verreiben mit Paraffinöl („Nujol") fein verteilt (ca. 2 mg Substanz in einem Tropfen Paraffinöl). Die Messung des IR-Spektrums dieser Suspension erfolgt wie bei Flüssigkeiten zwischen Kochsalz-Scheiben. Bei dieser Aufnahmetechnik stören die IR-Banden der Kohlenwasserstoffketten des Paraffinöls bei ca. 2900, 1470, 1380 und 725 cm^{-1} (Abb. 11-4). Sollen CH-Schwingungen identifiziert werden, so kann Hexachlor- oder Hexafluorbutadien als Suspensionsphase verwendet werden.

Aufnahme in festem Zustand als Preßling mit KBr oder KCl, „Halogenid-Preßling": 1 bis 2 mg Substanz werden mit ca. 130 mg KBr fein verrieben und in einer speziellen Presse zu einem Preßling („Tablette") gepreßt (Durchmesser ca. 13 mm; Dicke ca. 1 mm), der in den Strahlengang gebracht wird. Da KBr bzw. KCl nicht absorbieren, erhält man lediglich das IR-Spektrum der Probe. Nach Arzneibuch muß ein brauchbarer Preßling einheitlich aussehen und die Transmission muß bei 2000 cm^{-1} ohne Kompensation mehr als 75% betragen (falls dort nicht eine Substanz-Bande vorliegt).

11-3.3.2 Aufnahme von IR-Spektren durch Mehrfachreflexion

Diese Aufnahmetechnik (englisch: attenuated total reflexion; Abkürzung: *ATR-Technik*) wird bei Materialien eingesetzt, bei welchen eine normale Absorptionsmessung schwierig ist, z.B. bei viskosen Substanzen, Kunststoffen, Fasern, Lackschichten, Salben usw.. Die Probe befindet sich als Schicht auf einer Scheibe aus einem optisch dichteren Medium (Abb. 11-5). Durch dieses Medium wird der Meßstrahl so eingestrahlt, daß er an der Probe als optisch dünnerem Medium durch Totalreflexion reflektiert wird (Abb. 11-5; vgl. Kap. 2, Refraktometrie).

Der Strahl läuft erneut durch die optisch dichtere Scheibe, wird an ihrer Oberseite erneut total reflektiert und der Vorgang wiederholt sich mehrmals. Bei jeder Totalreflexion an der Grenze zur Probe dringt der Meßstrahl ein wenig in die Probe ein und es kommt dort zur Lichtabsorption. Durch die zahlreichen Reflexionen wird die effektive Schichtdicke stark vergrößert, so daß ein auswertbares Spektrum gemessen wird.

Als optisch dichteres Medium wird nach dem Arzneibuch Thalliumbromidiodid verwendet, ein Mischkristall aus 42% TlBr und 58% TlI. Wegen ihrer Unlöslichkeit in Wasser kann diese Substanz für wäßrige Lösungen und wegen des

Durchlässigkeitsbereiches auch im langwelligen IR (bis ca. 250 cm^{-1}) eingesetzt werden. Thalliumbromidiodid ist giftig. Daher sind bei der Verarbeitung Handschuhe zu tragen und Abfälle sorgfältig zu entfernen. Die Substanz wird entweder direkt auf die „Thalliumbromidiodid-Platte" gebracht oder zunächst in einem Lösungsmittel gelöst, und die Lösung aufgebracht und eingedampft.

11-3.3.3 Mikrotechnik zur Aufnahme von IR-Spektren

In *Mikroküvetten* sind Lösungen von wenigen Mikrolitern meßbar, z. B. Eluate aus der Gaschromatographie oder Extrakte aus Dünnschichtchromatogrammen. Spezielle Preßwerkzeuge ermöglichen die Herstellung von *Mikropreßlingen*. Kleinste Substanzmengen können auch auf der Spitze eines Kegels aus KBr (z. B. „Kaliumbromid-Pyramiden Spectro-Tip") zur Messung gebracht werden. Mit Hilfe einer Mikrogasküvette und eines schnell registrierenden Spektrometers können aus dem Gaschromatographen austretende Fraktionen unmittelbar gemessen werden (*GC/IR-Kopplung*).

11-3.3.4 Fourier-Transformations-IR-Spektroskopie (FT-IR-Spektroskopie)

Die Probe wird nicht mit monochromatischer Strahlung von ansteigender Wellenlänge, sondern von der gesamten Strahlung der Lichtquelle, d. h. von allen Wellenlängen gleichzeitig durchstrahlt. Nach verschiedenen optischen Operationen, mißt man letztlich ein *Interferogramm*, welches eine Überlagerung aller im Spektrum vorhandenen Wellenlängen darstellt (Lit. 2). Mit Hilfe eines Rechners kann das Interferogramm durch eine Fourier-Transformation (FT) in ein normales IR-Spektrum überführt werden (vgl. Kap. 13). Vorteile sind:

- hohe Meßempfindlichkeit, da die gesamte Intensität der Lichtquelle ausgenutzt wird
- die Messung erfolgt schneller (Kopplung mit chromatographischen Verfahren)
- bessere Meßmöglichkeiten im langwelligen Gebiet unterhalb 400 cm^{-1}
- höhere Wellenlängenpräzession.

11-3.4 Einteilung der Molekülschwingungen

Es wurde schon erwähnt, daß die Molekülschwingungen in zwei Gruppen unterteilt werden können (Abb. 8-2, 11-7):

- Valenzschwingungen (in Richtung der Bindungsachse)
- Deformationsschwingungen (Deformation des Bindungswinkels).

Schwingungen, die unter Erhaltung der Symmetrie ablaufen, bezeichnet man als symmetrische (Symbol: s), die anderen als antisymmetrische Schwingungen (Symbol: as). Man unterscheidet also *symmetrische* und *antisymmetrische Valenzschwingungen* (ν_s, ν_{as}) und *symmetrische* und *antisymmetrische* Deformationsschwingungen (δ_s, δ_{as}) (Abb. 11-3).

Zur Anregung von Valenzschwingungen sind größere Energiebeträge notwendig als zur Anregung von Deformationsschwingungen. Daher treten im IR-Spektrum oberhalb von ca. $\tilde{\nu} = 1500\ cm^{-1}$ vorwiegend Valenzschwingungen, bei kleineren Wellenzahlen vorwiegend Deformationsschwingungen auf (Abb. 11-7). Eine Ausnahme bildet die NH-Deformationsschwingung, die oberhalb von 1500 cm^{-1} liegt. Bei den Valenzschwingungen sind die folgenden Bereiche zu unterscheiden (Abb. 11-7):

- Valenzschwingungen, an welchen Wasserstoffatome beteiligt sind (OH-, NH-, CH-Valenzschwingungen) liegen zwischen ca. 4000 und 2800 cm^{-1}
- Valenzschwingungen dreifach gebundener Atomgruppen und kumulierter Doppelbindungen (z. B. $-C{\equiv}C-$, $-C{\equiv}N$, $>C{=}C{=}C<$) liegen bei ca. 2800 bis 2100 cm^{-1}
- Valenzschwingungen doppelt gebundener Atome (z. B. $-C{=}C-$, $>C{=}O$, $>C{=}N-$, $-N{=}O$) liegen zwischen ca. 2100 bis 1500 cm^{-1}.

Wie in Kap. 11-2.2.1.3 dargelegt wurde, ist der Energiebedarf zur Anregung einer Valenzschwingung um so größer, je größer die Bindungsstärke zwischen den schwingenden Atomen und je klei-

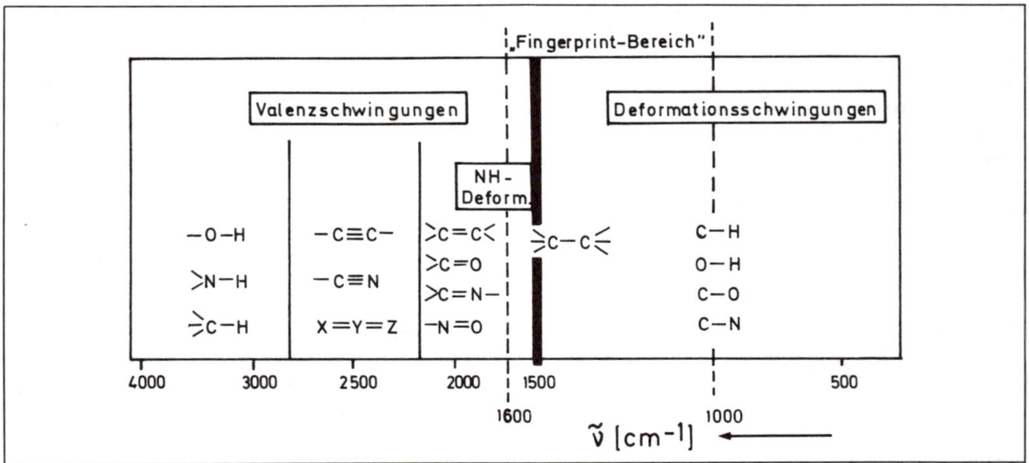

Abb. 11-7: Valenz- und Deformationsschwingungen im IR-Spektrum.

ner die Masse dieser Atome ist. Nach dieser Regel sollten die Banden dreifach gebundener und doppelt gebundener Atomgruppen bei höheren Wellenzahlen als die Valenzschwingungen einfach gebundener Gruppen liegen. Jedoch besitzt das Wasserstoffatom im Vergleich zu Kohlenstoff, Stickstoff oder Sauerstoff eine geringe Masse. Dies führt nach Kap. 11-2.2.1.3 zu einer verhältnismäßig hohen Schwingungsfrequenz. Daher liegen die Banden von Valenzschwingungen, an welchen Wasserstoff beteiligt ist, (OH, NH, CH) bei hohen Wellenzahlen.

Im Bereich zwischen ca. 1600 und ca. 1000 cm^{-1} treten Banden auf, die auf Schwingungen des Molekülgerüsts zurückzuführen sind (*Gerüstschwingungen*). Sie sind nicht für bestimmte funktionelle Gruppen charakteristisch, sondern für das Gesamtmolekül. Daher kann die IR-Absorptionskurve in diesem Bereich wie ein „Fingerabdruck" zur Identifizierung einer bestimmten Verbindung herangezogen werden. Man bezeichnet deshalb den Bereich zwischen etwa 1600 und 1000 cm^{-1} als den *Fingerprint*-Bereich (englisch: fingerprint, Fingerabdruck) (Abb. 11-7). Andere Autoren definieren den *Fingerprint-Bereich* „unterhalb" 1500 cm^{-1} (Lit. 2) oder von 1300–650 cm^{-1} (Lit. 7) oder von 1500–700 cm^{-1} (Lit. 22).

11-4 Anwendungen der IR-Spektroskopie in der Pharmazie

Wichtiges Anwendungsgebiet der IR-Spektroskopie in der Pharmazie ist die Identitätsprüfung von Arzneistoffen und die Identifizierung funktioneller Gruppen in der Strukturaufklärung. Daneben wird diese spektroskopische Methode auch zur Reinheits- und Gehaltsbestimmung von Arzneistoffen eingesetzt. Eine ähnliche Anwendung hat die IR-Spektroskopie auch in der toxikologischen Analyse gefunden. Unentbehrlich sind IR-Spektren zur Untersuchung polymorpher Formen von Arzneistoffen.

11-4.1 Kontrolle und Optimierung von IR-Spektrometern

11-4.1.1 Kontrolle der Wellenzahlenskala

Nach dem Arzneibuch wird die Überprüfung der Wellenzahlenskala mit Hilfe eines Polystyrol-

Tab. 11-1: Maxima des Polystyrolfilmes $\tilde{\nu}$ [cm^{-1}] zur Überprüfung der Wellenzahlenskala nach dem Arzneibuch. (Die Zahlen in Klammern geben die Genauigkeit an, mit der diese Wellenzahlen festgelegt wurden).

3027.1(±0.3);	2924(±2);	2850.7(±0.3);
1944(±1);	1871.0(±0.3);	1801.6(±0.3);
1601.4(±0.3);	1583.1(±0.3);	1181.4(±0.3);
1069.1(±0.3);	1028.0(±0.3);	906.7(±0.3);
1154.3(±0.3)	698.9(±0.5).	

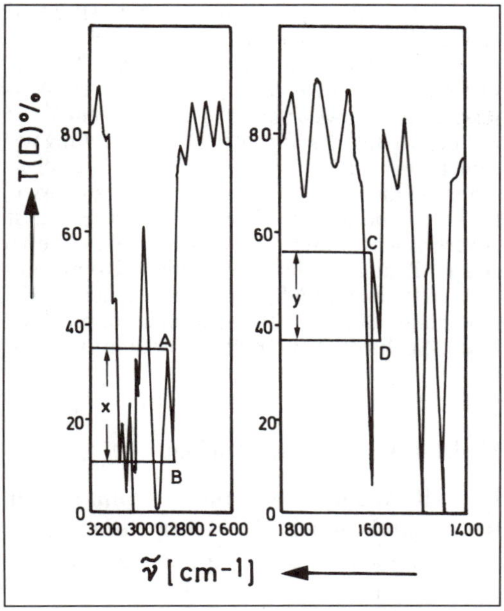

Abb. 11-8: Kontrolle der Auflösung des IR-Spektrometers mit Polystyrol.

filmes vorgenommen. Der Film muß die in Tab. 11-1 angegebenen Maxima aufweisen.

11-4.1.2 Kontrolle der Auflösung

Das Spektrum eines 0.05 mm dicken Polystyrolfilmes wird aufgenommen. Die Transmissionsdifferenz (%) zweier Maxima bei 2851 und 1583 cm^{-1} und der daneben liegenden Minima (Abb. 11-8) darf die Werte A–B = 18% und C–D = 12% nicht unterschreiten.

11-4.2 Strukturaufklärung

Wie schon erwähnt wurde (Kap. 11-2.2.1.3), eignet sich das IR-Spektrum insbesondere zur Bestimmung der funktionellen Gruppen einer Substanz. Besonders eindeutig lassen sich die folgenden Strukturelemente charakterisieren:

- Alkane
- Doppelbindungen
- aromatische Ringe
- Dreifachbindungen und kumulierte Doppelbindungen
- OH-Gruppen
- CO-Gruppen
- NH-Gruppen

Aus dem IR-Spektrum läßt sich nicht nur ableiten, ob diese Gruppen vorhanden sind, sondern man erhält gegebenenfalls auch Informationen über die Art ihrer Bindung im Molekül und über ihre sterische Anordnung.

Die Auswertung der IR-Spektren erfolgt empirisch. Man entnimmt dem Spektrum die Wellenzahlen der Absorptionsbanden und sucht in einer Zuordnungstabelle (Tab. 11-2, 11-3, 11-4, Lit. 1 bis 7) diejenigen funktionellen Gruppen, die bei dieser Wellenzahl absorbieren. Dabei muß auch die Intensität der Banden (Kap. 11-3.1) mit der in der Tabelle geforderten Intensität in Einklang sein.

11-4.2.1 Charakteristische IR-Banden funktioneller Gruppen

11-4.2.1.1 Alkyl-Gruppen

Für Alkane liegen in drei Bereichen des IR-Spektrums Banden vor (Lit. 1 bis 7) (Abb. 11-4):

- Banden für C—H-Valenzschwingungen zwischen 3000 und 2850 cm^{-1}
- je eine Bande für CH-Deformationsschwingungen bei 1470 bis 1430 cm^{-1} und 1390 bis 1370 cm^{-1}
- die Bande der „CH_2-Rocking"-Schwingung bei ca. 720 cm^{-1}.

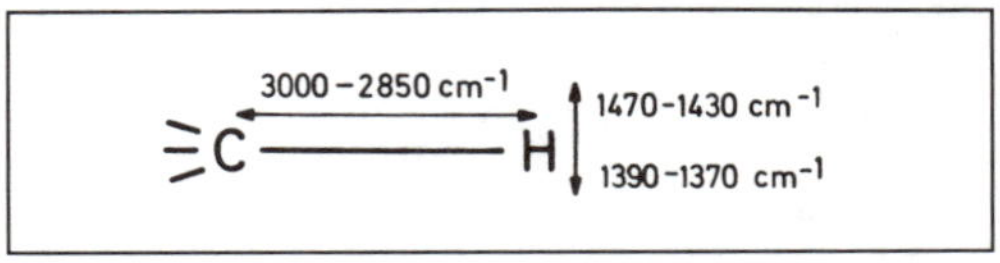

Die C—H-Valenz- und Deformationsschwingungen sind meist nur von begrenztem Wert, da sie bei der überwiegenden Zahl organischer Verbindungen auftreten. Ihre Abwesenheit würde auf die Abwesenheit gesättigter CH-Gruppen hinweisen. Die Lage der Rocking-Schwingung zwischen 720 und 725 cm^{-1} läßt eine Alkan-Kette mit mindestens vier CH_2-Gruppen vermuten.

11-4.2.1.2 Doppelbindungen

Für Kohlenstoff-Doppelbindungen sind die folgenden IR-Banden zu erwarten (Lit. 1 bis 7; Tab. 11-2, 11-4):

- Banden für CH-Valenzschwingungen zwischen 3100 und 3000 cm^{-1}
- Banden für CH-Deformationsschwingungen senkrecht zur Ebene der Doppelbindungen zwischen 1000 und 600 cm^{-1}
- Banden für C=C-Valenzschwingungen zwischen 1700 und 1600 cm^{-1}.

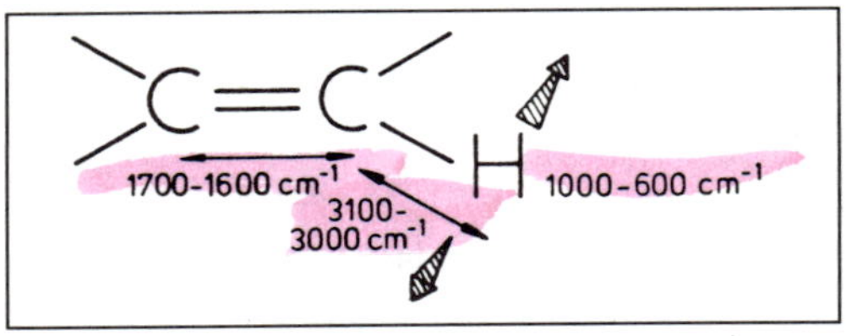

Eine CH-Valenzschwingung zwischen 3100 und 3000 cm^{-1} tritt auch bei Aromaten, Cyclopropanen, Epoxiden und Ethyleniminen auf. Die CH-Deformationsschwingung des olefinischen Wasserstoffatoms zwischen 1000 und 600 cm^{-1} ist zur Festlegung des Typs der Doppelbindung geeignet (Tab. 11-2). Wichtig ist die Unterscheidungsmöglichkeit von cis- und trans-konfigurierten Doppelbindungen. Ihre Charakterisierung ist zuverlässiger durch ^{1}H-NMR-Spektroskopie (Kap. 12) möglich. Tetrasubstituierte Doppelbindungen treten im IR-Spektrum meist nicht in Erscheinung (Lit. 1 bis 7). Sie können durch ^{13}C-NMR-Spektroskopie (Kap. 13) erkannt werden.

11-4.2.1.3 Aromatische Ringe

Die IR-Absorptionsbanden aromatischer Ringe sind denen der Doppelbindungen ähnlich. Es sind die folgenden Banden zu erwarten (Lit. 1 bis 7; Tab. 11-3, 11-4, Abb. 11-10, 11-11, 11-12):

- Banden für CH-Valenzschwingungen zwischen 3100 und 3000 cm^{-1}
- Banden für C=C-Valenzschwingungen zwischen 1630 und 1460 cm^{-1}

Tab. 11-2: Banden der verschiedenen Typen von Doppelbindungen.

Doppelbindungs-Typ	Bande bei $\tilde{\nu}$ [cm^{-1}] (± 20 cm^{-1})		
	CH-Valenz-schwingung	C=C-Valenz-schwingung	CH-Deformations-schwingung
R−CH=CH_2	3080w	1645 m	990s 910s
R_2C=CH_2		1655m	890s
RHC=CHR (cis)		1660m	730–675m („cis-Peak“)
RHC=CHR (trans)	3020w	1675w	965s
R_2C=CHR		1670w	840–800s

Tab. 11-3: Banden der verschiedenen Substitutionstypen des aromatischen Ringes.

Substitutions-Typ	Banden [cm^{-1}]	Substitutions-Typ	Banden [cm^{-1}]	Substitutions-Typ	Banden [cm^{-1}]
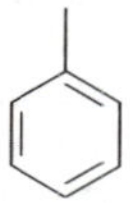 mono	770–730 710–690	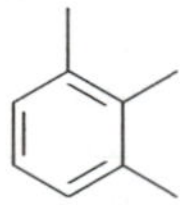 tri-1.2.3	780–760 745–705	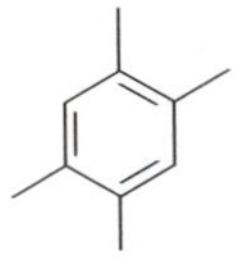 tetra-1.2.4.5	870–855
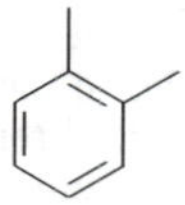 di-ortho	770–735	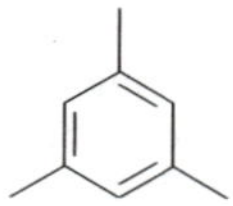 tri-1.3.5	865–810 730–675	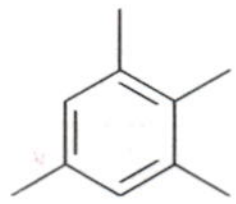 tetra-1.2.3.5	850–840
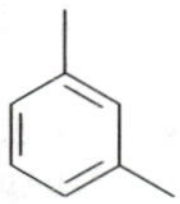 di-meta	810–750 710–690	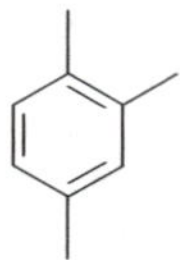 tri-1.2.4	825–805 885–870	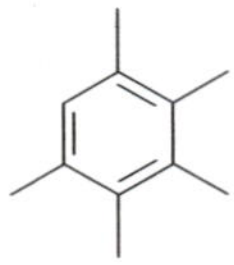 penta	870
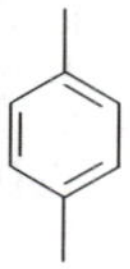 di-para	840–810	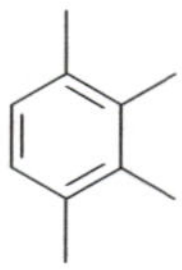 tetra-1.2.3.4	810–800	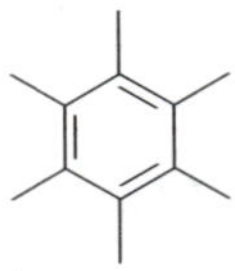 hexa	–

- Banden für CH-Deformationsschwingungen (senkrecht zur Ringebene zwischen 1000 und 600 cm^{-1}.

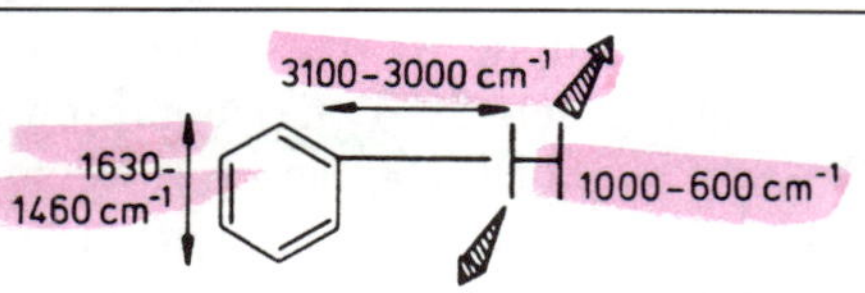

Charakteristisch für die Anwesenheit eines aromatischen Ringes sind die C=C-Valenzschwingungen: liegt bei etwa 1500 (±30) cm^{-1} und bei 1600(±30) cm^{-1} je eine starke oder mittlere bis schwache Bande, so kann mit dem Vorhandensein eines aromatischen Ringes gerechnet werden.

Die Art der Substitution eines Benzolringes läßt sich aus den Banden der CH-Deformationsschwingung zwischen 1000 und 600 cm^{-1} ableiten (Tab. 11-3). Besser ist der Substitutionstyp durch ^{1}H-NMR-Spektroskopie (Kap. 12) festzulegen. Heteroaromatische Verbindungen zeigen ähnliche Spektren.

11-4.2.1.4 Dreifachbindungen und kumulierte Doppelbindungen

Die Acetylenbindung und die Dreifachbindung der Nitrile können aufgrund von Valenzschwingungen zwischen 2500 und 2000 cm^{-1} identifiziert werden. Bei symmetrisch substituierten Acetylenen liegen häufig keine Banden vor. Für endständige Acetylene tritt zusätzlich noch die Valenzschwingung des Wasserstoffatoms zwischen

3300 und 3000 cm^{-1} in Erscheinung (Tab. 11-4). Im Bereich der Valenzschwingung der Dreifachbindung liegen auch Banden von kumulierten Doppelbindungen: Allene, Ketene, Carbodiimide, Ketenimine, Isocyanate, Thiocyanate, Isothiocyanate, Diazoniumsalze, Azide.

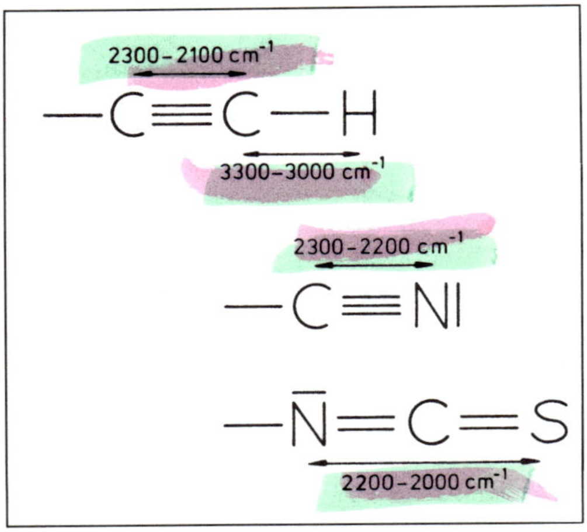

11-4.2.1.5 Hydroxyl-Gruppen

Für Substanzen mit Hydroxyl-Gruppen treten in drei Bereichen des IR-Spektrums Banden auf (Lit. 1 bis 7; Tab. 11-4, Abb. 11-9, 11-10):

- Banden der OH-Valenzschwingung zwischen 3700 und 2500 cm^{-1}
- die Bande der OH-Deformationsschwingung zwischen 1400 und 1200 cm^{-1}
- die Bande der CO-Valenzschwingung zwischen 1200 und 1000 cm^{-1}.

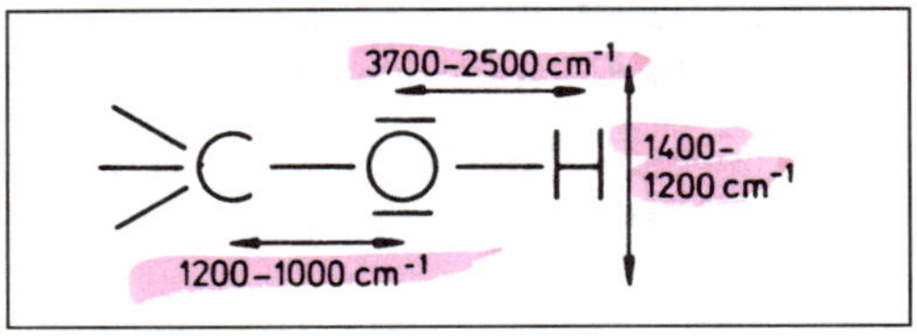

Den größten Informationswert besitzt die OH-Valenzschwingung. Aus ihrer Lage und Form können Aufschlüsse über folgende Eigenschaften der Hydroxyl-Gruppe erhalten werden:

- über die dimere und polymere intermolekulare Assoziation von Alkoholen durch Wasserstoffbrückenbindungen (Abb. 11-9). Die Wasserstoffbrücke führt zu einer Verminderung der Bindungsstärke der OH-Bindung und damit zu einer Verschiebung der Bande zu kleineren Wellenzahlen (vgl. Kap. 11-2.2.1.3). Durch Messung in verdünnter Lösung „brechen“ die intermolekularen Wasserstoffbrücken auf (Lit. 5 bis 7, Tab. 11-4).
- über intramolekulare Wasserstoffbrückenbindungen und Chelate (intramolekulare Wasserstoffbrücken werden durch Verdünnung der Lösung nicht beeinflußt) (Lit. 5 bis 7). In diesem Falle ist die OH-Bande meist sehr breit und bis in den Bereich von 3200 bis 2500 cm^{-1} verschoben. Grund für die Verschiebung ist die starke Erniedrigung der Bindungsstärke der OH-Bindung durch die starke Wasserstoffbrücke.
- Hinweise darauf, ob ein primärer, sekundärer, tertiärer Alkohol oder ein Phenol vorliegt (Lit. 5, 7, Tab. 11-4).
- Hinweise darauf, ob es sich um die OH-Gruppe eines Enolats oder einer Carbonsäure handelt (Lit. 1 bis 7, Abb. 11-10). Im letzteren Fall liegt die Bande breit auseinandergezogen meist im Bereich zwischen 3200 und 2500 cm^{-1}, überlagert von den CH-Valenzschwingungen bei 2800 bis 3000 cm^{-1} („Säuresack“).

11-4.2.1.6 Carbonyl-Gruppen

Carbonyl-Gruppen in ihren verschiedenen Bindungszuständen können mit Hilfe des IR-Spektrums in ausgezeichneter Weise charakterisiert werden (Lit. 1 bis 7; Tab. 11-4, Abb. 11-10, 11-12):

- Wichtigstes Merkmal für das Vorliegen einer CO-Gruppe ist die starke Valenzschwingung der CO-Doppelbindung im Bereich zwischen 2000 und 1600 cm^{-1} (Abb. 11-10). Zum Teil können die verschiedenen Typen von Carbonylverbindungen aus der genauen Lage dieser Bande differenziert werden (Tab. 11-4).
- Die schwache Bande der CH-Valenzschwingung zwischen 2900 und 2700 cm^{-1} kann zur Charakterisierung von Aldehyden herangezogen werden. Eindeutiger werden Aldehyde im ^{1}H-NMR-Spektrum (Kap. 12) identifiziert.

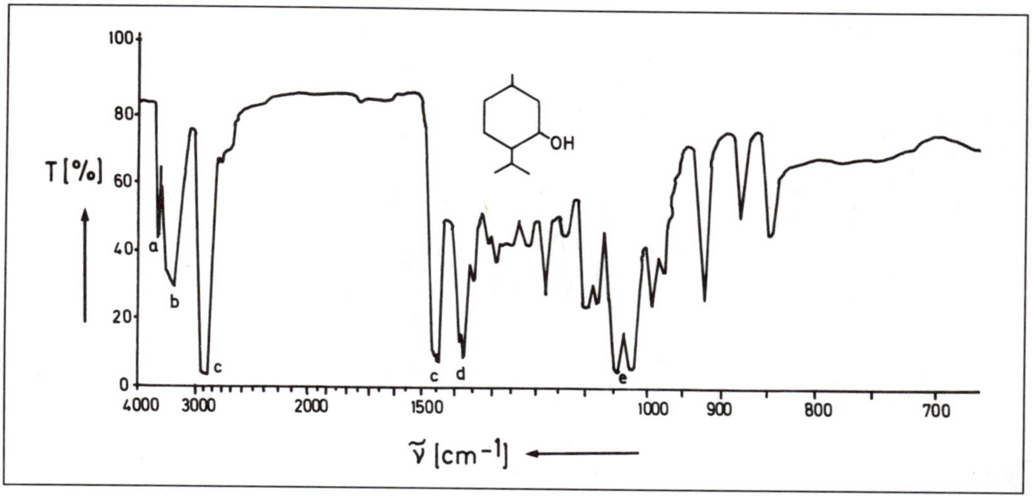

Abb. 11-9: IR-Spektrum von Menthol in CCl_4: a: freies OH; b: assoziiertes OH; c: CH_3,CH_2; d: Isopropyl; e: C—O.

- Die Valenzschwingung der CO-Einfachbindung zwischen 1300 und 1050 cm^{-1} gibt Hinweise auf Ester und Lactone. Entsprechende CN-Valenzschwingungen sind bei Säureamiden und Lactamen zu erwarten.
- Bei Carbonsäuren bieten die Banden der an Wasserstoffbrücken beteiligten OH-Gruppen (3000 bis 2500 cm^{-1}, m bis w) eine zusätzliche Möglichkeit der Charakterisierung (Abb. 11-10).

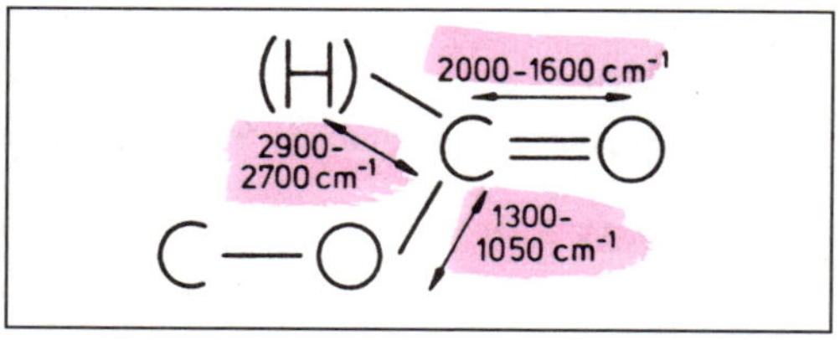

Aus der Lage der Valenzschwingung der CO-Doppelbindung sind weitere Informationen über die Umgebung der Carbonyl-Gruppe zugänglich (Lit. 1 bis 7, Tab. 11-4) wie z. B.:

- die Anwesenheit von Doppelbindungen in Konjugation zur CO-Gruppe; eine Doppelbindung in α,β-Stellung bedingt im allgemeinen eine Verschiebung um 20 bis 30 cm^{-1} zu kleineren Wellenzahlen
- die Ringgröße cyclischer Carbonyl-Verbindungen (Ketone, Lactone, Lactame, cyclische Carbonsäureanhydride)
- die Beteiligung der Carbonyl-Gruppe an Wasserstoffbrückenbindungen.

11-4.2.1.7 Stickstoffhaltige Atomgruppen

Stickstoffhaltige organische Verbindungen können IR-Banden in folgenden Bereichen des Spektrums aufweisen (Lit. 1 bis 7; Tab. 11-4):

- Banden der NH-Valenzschwingungen zwischen 3500 und 2200 cm^{-1}
- Banden der NH-Deformationsschwingungen zwischen 1650 und 1500 cm^{-1}
- Banden der CN-Valenzschwingungen zwischen 1300 und 1200 cm^{-1}.

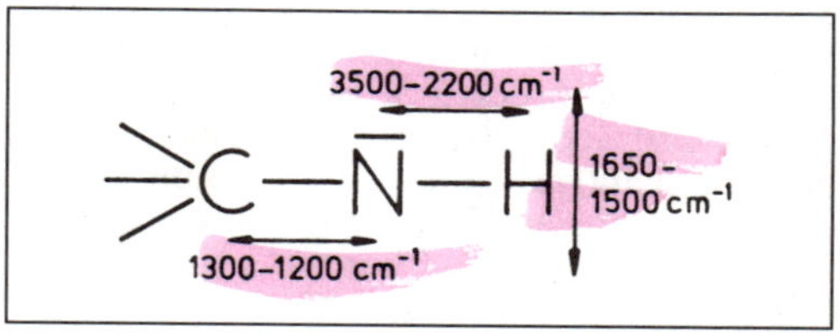

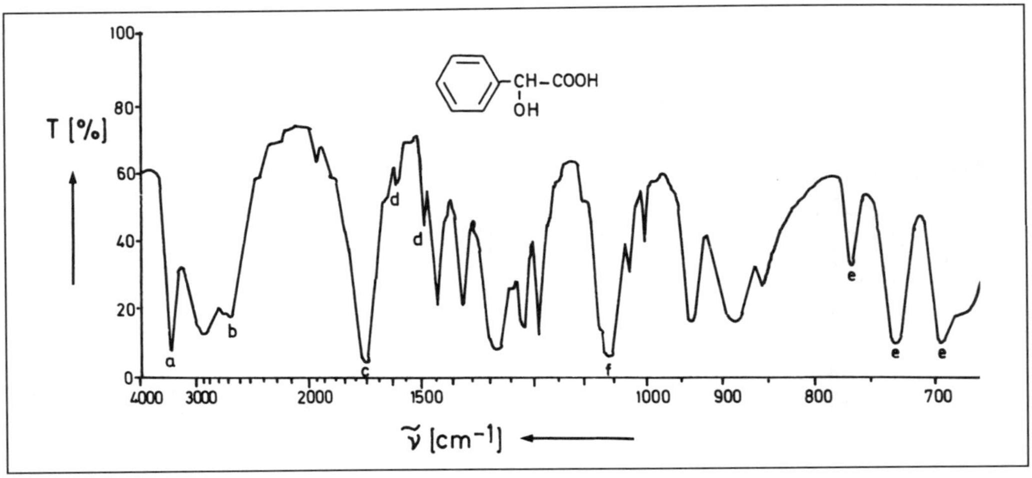

Abb. 11-10: IR-Spektrum von Mandelsäure in KBr; a: alkohol. OH; b: assoziiertes OH der Säure; c: C=O; d: Aromat; e: monosubstituierter Aromat; f: C—O.

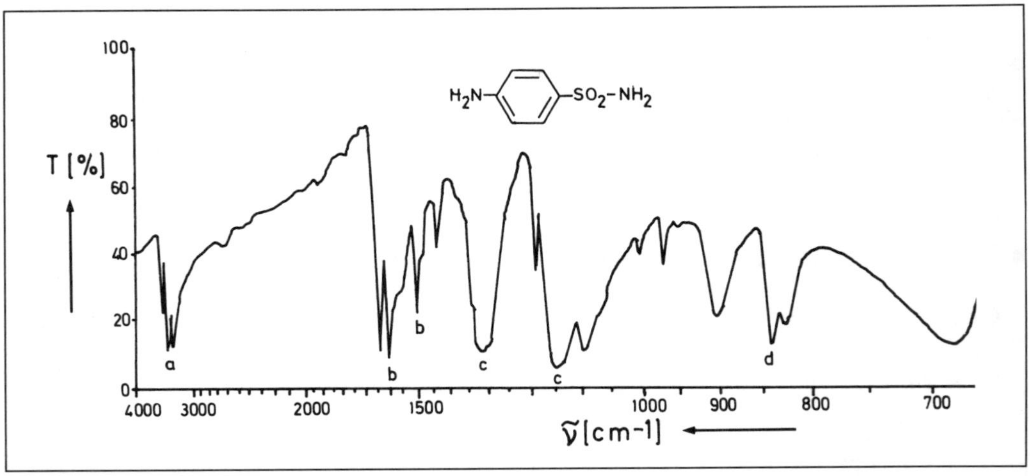

Abb. 11-11: IR-Spektrum von Sulfanilamid in KBr; a: primäres Amin; b: Aromat; c: Sulfonamid; d: parasubstituierter Aromat.

Wie bei der Hydroxy-Gruppe sind auch bei NH-Gruppen die Banden der Valenzschwingung für die Spektreninterpretation am wertvollsten. Ihre Zahl und Lage kann Schlüsse darauf zulassen, ob eine primäre oder eine sekundäre Aminogruppe vorliegt und ob sie an inter- bzw. intramolekularen Wasserstoffbrücken beteiligt ist (Tab. 11-4). Die Klassifizierung quartärer Ammoniumverbindungen aufgrund ihres IR-Spektrums ist nur annähernd möglich (Tab. 11-4). Säureamide und ihr Assoziationszustand können meist aus dem IR-Spektrum charakterisiert werden.

Liegen in der Substanz NH-Gruppen und OH-Gruppen nebeneinander vor, so ist die Unterscheidung ihrer Banden schwierig. In diesem Falle kann die Aufnahme des IR-Spektrums nach Umsetzung zur Ammoniumverbindung (Tab. 11-4) sowie eine Messung des Spektrums in verdünnter Lösung zur Sichtbarmachung der Bande des nicht assoziierten Alkohols von Bedeutung sein (Lit. 1 bis 7).

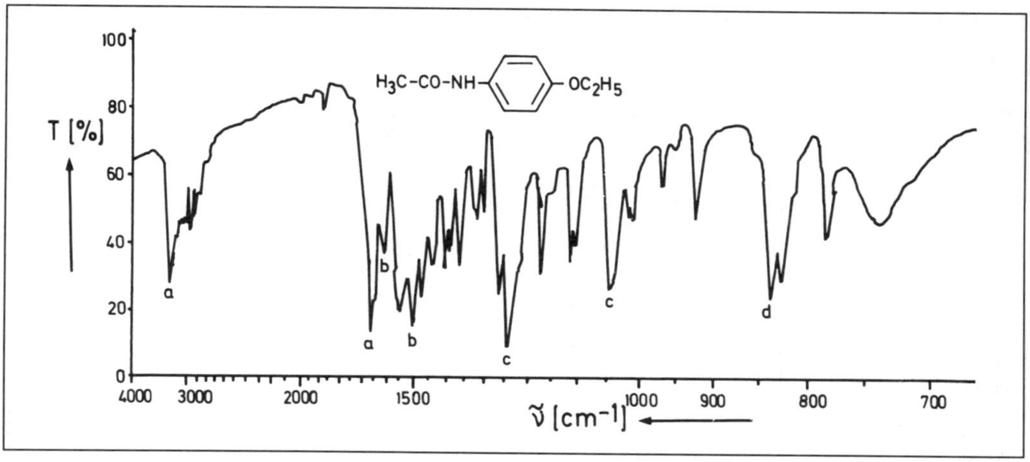

Abb. 11-12: IR-Spektrum von Phenacetin in KBr; a: Säureamid; b: Aromat; c: aromat. Ether; d: parasubstituierter Aromat.

11-4.3 Analyse von Arzneimitteln

Die Anwendung der IR-Spektroskopie zur Analyse von Arzneimitteln erstreckt sich auf folgende Gebiete:

- Identifizierung und Identitätsprüfung von Arzneistoffen
- Reinheitsprüfung von Arzneistoffen
- Gehaltsbestimmung von Arzneimitteln.

Hauptanwendungsgebiet im Arzneibuch ist die Identitätsprüfung.

11-4.3.1 Identifizierung und Identitätsprüfung von Arzneistoffen

Das IR-Spektrum ist insbesondere im *Fingerprint-Bereich* (Kap. 11-3.4) für die betreffende Substanz charakteristisch. Arzneistoffe können deshalb durch Vergleich ihres IR-Spektrums mit Referenzspektren identifiziert werden. Die Identität ist nachgewiesen, wenn das Spektrum der Probe mit dem unter gleichen Bedingungen aufgenommenen Spektrum der bekannten Substanz bezüglich der Bandenlagen und Intensitäten deckungsgleich ist. IR-Spektren pharmazeutisch wichtiger Substanzen vgl. Lit. 16, 17, 17a. Das DAB verwendet zur IR-spektroskopischen Identitätsprüfung entweder Standard-Substanzen (*Chemische Referenzsubstanzen*, Abkürzung: *CRS*), die vom Technischen Sekretariat der europäischen Arzneibuchkommission ausgeliefert werden, oder Referenzspektren.

11-4.3.1.1 Identifizierung mit Referenzsubstanzen

Die IR-Spektren der zu untersuchenden Substanz und der Referenzsubstanz werden unter identischen Bedingungen zwischen 4000 und 670 cm^{-1} gemessen und verglichen. Die Maxima und relativen Intensitäten, d. h. der Kurvenverlauf, müssen übereinstimmen. Bei Proben, die im festen Zustand untersucht werden (Preßling, Paste in Paraffinöl), können Störungen durch polymorphe Formen auftreten (Kap. 11-4.3.1.3).

11-4.3.1.2 Identifizierung mit Referenzspektren

Es liegt ein Referenzspektrum vor, mit dem das Spektrum der zu untersuchenden Sub-

Text Fortsetzung S. 132

Tab. 11-4: IR-Banden wichtiger funktioneller Gruppen [cm^{-1}]

Alkane			
H_3C-	2960 s; 2870 m; 1460 m; 1380 s	$H_3C-COO-$ H_3C-CO- H_3COOC-	1380–1350
H_3CO- $H_3CN<$	2850–2810 m 2820–2780 m	$-CH_2-$	2925 s; 2850 m; 1470 m
$(H_3C)_2CH-$	1380 s-m; 1370 s-m; 1170 s-m; 1145 m	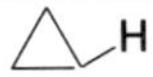 $-(CH_2)_4-$	3050 w 725–720 m-w
$(H_3C)_3C-$	1380 s-m; 1370 s-m; 1255 s-m; 1210 s-m	$-CH_2-C{=}C-$ $-CH_2-C{\equiv}C-$ $-CH_2-CO-$ $-CH_2-N^{\oplus}$	1450–1400 m
		$-CH_2-Hal$	3050 w
Alkene			
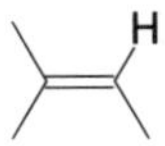	3100–3000 w	1700–1600 w-m Diene, Triene: 1650; 1600 Polyene: 1650–1580 (breit)	1000–650 s-m (vgl. Tab. 11-2)
Aromaten			
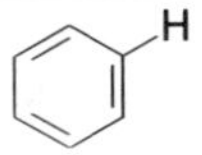	3100–3000 w	2000–1660 m-w	1600 s-w 900–700 1500 s-w s-m (vgl. Tab. 11-3)
Alkine, kumulierte Doppelbindungen			
$-C{\equiv}C-H$	3300 w; 2140–2100 s-w	$>C{=}C{=}CH_2$	1950; 850
$-C{\equiv}C-$	2300–2100 s-w	$>C{=}C{=}C<$	1950
$-C{\equiv}N$	2300–2200	$-N{=}C{=}O$	2275–2250 s
$-N{\equiv}N^{\oplus}$	2260	$-N{=}C{=}S$	2200–2000 s
		$-S-C{\equiv}N$	2200–2000 s
$-N_3$	2160–2120 s	$-N{=}C{=}N-$	2155–2130 s
$>C{=}C{=}O$	2150 s	$>C{=}C{=}N-$	2000 s

Tab. 11-4: IR-Banden wichtiger funktioneller Gruppen [cm^{-1}] (Fortsetzung)

Alkohole Phenole			
—OH (dimer und polymer assoziiert)	3600–3200 s-m; 1400–1260 s; 1200–1000 s	monomer: —CH_2OH	3640 m-w; 1050 s
		>CH—OH	3630 m-w; 1100 s
		—C(<)—OH	3620 m-w; 1150 s
		H_5C_6—OH	3610 m-w; 1200 s
—OH Chelate Carbonsäuren	3200–2500 s-w (breit)	Kristallwasser (in KBr)	3600–3100 w (meist 3450 breit)
		Wasser (in Lösung)	3710
Ether			
>C—O—C<	1150–1070 s	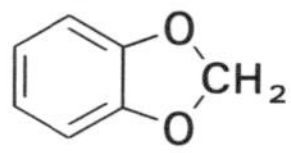	2780 m; 925; 720
=C—O—C<	1275–1200 s; 1075–1020 s	>C—O—C(<)—O—C<	1200–1040 s
>C—OCH_3	2850–2810 m	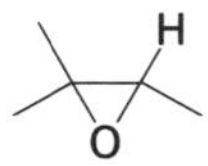	3100–3000 w; 1250 s; 950–810 m; 840–750 m
H_5C_6—OCH_3	2850 m	>C—O—O—C<	1000–800 w
Aldehyde*)			
>C—CHO	2820 w; 2870 w 1725 s	—C=C—CHO	2820 w; 2870 w; 1705–1680 s
Aryl —CHO	2820 w; 2870 w 1700 s	—$(C{=}C)_2$—CHO	2820 w; 2870 w; 1680–1660
Ketone*)			
R—CO—R	1725–1705 s	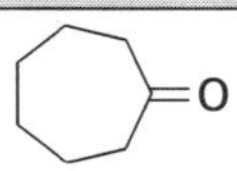	1705 s
Aryl —CO—R	1700–1680 s	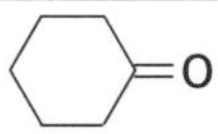	1715 s
—C=C—CO—R	1685–1665	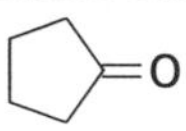	1745 s
—C=C—CO—C=C—	1670–1600	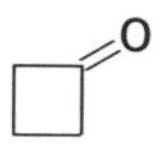	1780 s

*) Werte für Lösungsspektren. Bei Film oder Preßling Erniedrigung um ca. 10 cm^{-1}.

Tab. 11-4: IR-Banden wichtiger funktioneller Gruppen [cm^{-1}] (Fortsetzung)

Ketone*)			
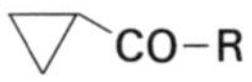	1705–1685	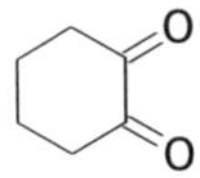	1760 s 1730 s
Hal –C–CO–R	1745–1725	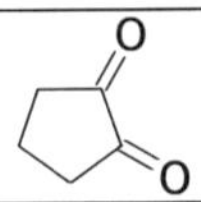	1775 s 1760 s
α-Diketone (s-trans)	1730–1710	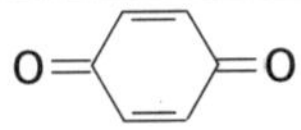	1690–1660 s
β-Diketone (Enol)	1640–1600	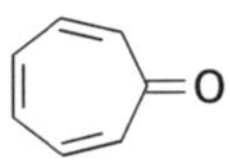	1650 s

*) Werte für Lösungsspektren. Bei Film oder Preßling. Erniedrigung um ca. 10 cm^{-1}.

Carbonsäuren*)			
–C–COOH	1725–1700 s	$-COO^{\ominus}$	1610–1550 s 1420–1300 s
–C=C–COOH	1715–1690 s	$H_3\overset{\oplus}{N}-C-COO^{\ominus}$	3400 s-m 3030 m 2500, 2100 m-w 1665 m-w 1585 s 1555 m
Aryl –COOH	1700–1680 s		
Hal –C–COOH	1740–1720 s		

*) Alle Carbonsäuren: breite Bande zwischen 3000 und 2500 cm^{-1} (m-w).

Ester und Lactone*)			
–C–COOR	1750–1735 s	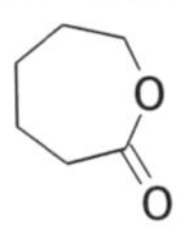	1730 s
–C=C–COOR	1730–1715 s	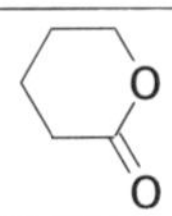	1750 s
Aryl –COOR	1730–1715 s	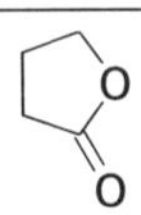	1770 s

*) Alle Ester und Lactone: meist zwei starke Banden zwischen 1300 und 1050 cm^{-1}.

Tab. 11-4: IR-Banden wichtiger funktioneller Gruppen [cm^{-1}] (Fortsetzung)

Ester und Lactone*)			
>C—COO—C=C—	1800–1750 s	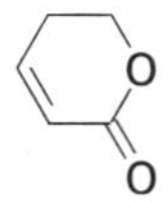	1720 s
Hal >C—COOR	1770–1745 s	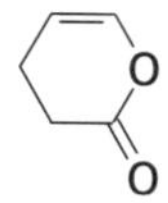	1760 s
—C(=O)—COOR	1755–1740 s	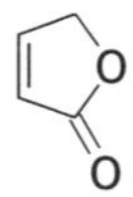	1755 s 1785 s
—C(OH)=CH—COOR	~1650 s	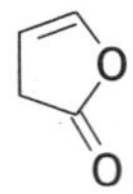	1800 s

*) Alle Ester und Lactone: meist zwei starke Banden zwischen 1300 und 1050 cm^{-1}.

Carbonsäureanhydride*)- und halogenide			
R—CO—O—CO—R	1850–1800 s 1790–1740 s	R—COCl	1815–1790 s
—C=C—CO—O—CO—	1830–1780 s 1770–1710 s	—C=C—COCl	1790–1750 s
Aryl—CO—O—CO—	1830–1780 s 1770–1710 s	Aryl —COCl	1790–1750

*) Alle Anhydride: meist zwei starke Banden zwischen 1300 und 1050 cm^{-1}.

Amide und Lactame			
>C—$CONH_2$	1690 s (Amid I) 1600 s (Amid II) als Preßling: 1650 s 1640 s	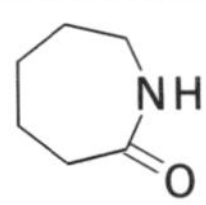	1669 s
		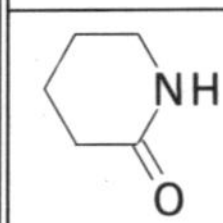	1670 s
		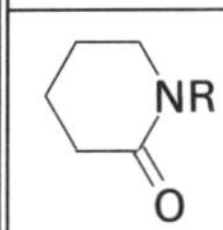	1640 s

Tab. 11-4: IR-Banden wichtiger funktioneller Gruppen [cm^{-1}] (Fortsetzung)

Amide und Lactame			
$>C-CONH-R$	1700–1670 s 1550–1510 s als Preßling: 1680–1630 s 1570–1515 s	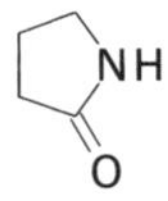	1717 s
		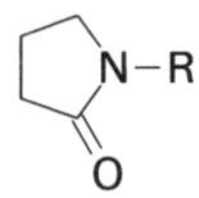	1700 s
$>C-CONR_2$	1670–1630 s	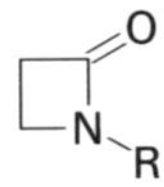	ca. 1800 s
$>C-CO-\overset{\vert}{N}-C=C-$	1685–1645 s	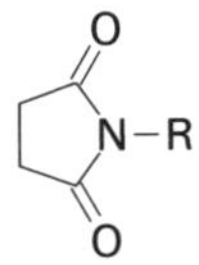	1770 s 1700 s
$-C=C-CO-NR_2$	1685–1645 s	$>N-CO-N<$	1660 s
$R-O-CO-N<$	1740–1690 s	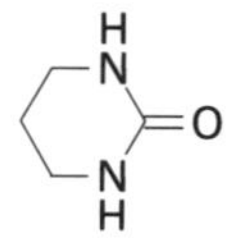	1640 s
Amine und Ammoniumsalze			
$-NH_2$	3500 w; 3400 w (frei) 3300 s-m (assoziiert) 1650–1560 s-m 1230–1030 m 900– 650 m (breit)	$-\overset{\oplus}{N}H_3$	3000 s (breit) 2500–2000 m 1600–1575 s 1500 s
$>NH$	3350–3300 w (frei) 3200 s-m (assoziiert) 1580–1490 w 1360–1180 m	$>\overset{\oplus}{N}H_2$	2700–2250 s (breit) 2000 m 1600–1575 m
		$-\overset{\oplus}{N}H$ (mit drei Substituenten)	2700–2300 s (breit)
$>C=NH$	3400–3300 1690–1640	$>C=\overset{\oplus}{N}-$ (mit zusätzlichem Substituenten)	2500–2300 s (breit) 2200–1800 m 1680 m
$>C=N-$	1690–1640	$-N=N-$	1575 (w) (oft IR-inaktiv)

Tab. 11-4: IR-Banden wichtiger funktioneller Gruppen [cm^{-1}] (Fortsetzung)

Nitro- und Nitrosoverbindungen			
$-C-NO_2$	1560; 1350; 870	$-C-NO$	1600–1500
$-C-O-NO_2$	1640–1620 1285–1270	$-C-O-NO$	1680–1610 815– 750
$\gt N-NO$	1460–1430 s	$-N\rightarrow O$	1410–1340 860– 800
Schwefelhaltige Gruppen			
$-SH$	2600–2550 w	$-SO_2-N\lt$	1370–1330 1180–1160
$\gt C=S$	1200–1050 s	$-SO_2-OH$	1260–1150 s 1080–1010 s 700– 600
$\gt S=O$	1060–1040 s	$\gt N-C(=S)-$	1550–1460 s 1300–1100 s
$\gt SO_2$	1350–1310 s 1160–1120 s	$RO-SO_2OR'$	1420–1330 1200–1145
Phosphorhaltige Gruppen			
$\gt P(=O)OH$	2700–2560 1240–1180 s	$P-O-Alkyl$	1050–1330 s
$P=O$	1300–1250 s	$P-O-Alkyl$	1240–1190 s
Halogenhaltige Gruppen			
$-C-F$	1365–1120 s 1270–1100*)	$-C-Br$	680– 515 s 1075–1030*)
$-C-Cl$	830– 560 s 1100–1030*)	$-C-I$	ca. 500 s ca. 1060*)

*) An Aryl gebundenes Halogen

Anorganische Gruppen			
$NH_4^{\oplus}$	3335–3030 s 1485–1390	NO_2^-	1410–1370
CO_3^{2-}	1450–1410 s 880– 800	PO_4^{3-}	1100– 950
SO_4^{2-}	1130–1080 s 680– 610	HSO_4^-	1180–1160 1080–1000 880– 840

Tab. 11-4: IR-Banden wichtiger funktioneller Gruppen [cm^{-1}] (Fortsetzung)

Anorganische Gruppen			
NO_3^-	1410–1340 860– 800	HCO_3^-	1420–1400 1000– 990 840– 830; 700
SiO_4^{4-}	1100– 900	CrO_4^{2-}, $Cr_2O_7^{2-}$	950– 800

stanzen verglichen wird. Um sicherzustellen, daß das verwendete IR-Spektrometer mit gleicher Qualität mißt wie das Gerät mit dem das Referenzspektrum aufgenommen wurde, müssen zunächst Wellenlängenskala und Auflösung überprüft werden (Kap. 11-4.1). Dann wird das Spektrum der Probe nach den Vorschriften der Monographie aufgenommen. Dem Spektrum werden die Absorptionsbanden des Polystyrols bei 2851, 1601 und 1028 cm^{-1} überlagert. Sie dienen als Bezugsgrößen für die Festlegung der Wellenzahlen der charakteristischen Banden. Die Wellenzahlen der charakteristischen Banden der Probe dürfen höchstens um 0.5% von den entsprechenden Banden des Referenzspektrums abweichen.

11-4.3.1.3 Identitätsprüfung bei Vorliegen polymorpher Modifikationen

Einen Sonderfall bildet die IR-spektroskopische Identitätsprüfung von Arzneistoffen in fester Form (Preßling oder Paste in Paraffinöl), die in *polymorphen Formen* auftreten, d. h., die in unterschiedlichen Kristallformen kristallisieren. Man schätzt, daß etwa ein Drittel aller Arzneistoffe polymorphe Formen bilden (Lit. 18, 19). Bekanntlich kann die Kristallstruktur eines in fester Form applizierten Arzneistoffes die Bioverfügbarkeit und damit den therapeutischen Effekt entscheidend beeinflussen, falls die Auflösungsgeschwindigkeit der begrenzende Faktor der Resorption ist. Die IR-Spektren polymorpher Formen können sich unterscheiden durch:

- die Zahl der Absorptionsbanden (Abb. 11-13)
- unterschiedliche Intensitätsverhältnisse der Banden

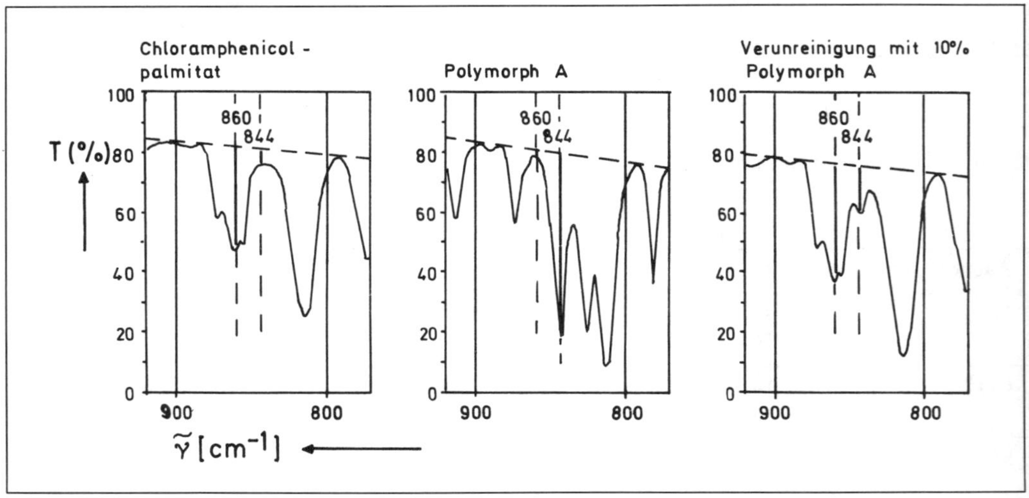

Abb. 11-13: Reinheitsprüfung von Chloramphenicolpalmitat (Lit. 9).

- unterschiedliche Bandenformen
- Bandenaufspaltungen.

Diese Unterscheidungsmerkmale müssen nicht in allen Fällen auftreten. Bei der Identitätsprüfung von Arzneistoffen die in polymorphen Formen existieren, sind zwei Fälle zu unterscheiden:

a) Wird bei Applikation in fester Form ausschließlich eine bestimmte polymorphe Form eines Arzneistoffes therapeutisch verwendet, so muß die Übereinstimmung des zu prüfenden Arzneistoffes mit der für den therapeutischen Einsatz am besten geeigneten polymorphen Form nachgewiesen werden*).

   Ein Beispiel bildet Chloramphenicolpalmitat, welches auch in einem therapeutisch ungünstigen „Polymorph A" kristallisieren kann. Die therapeutisch verwendbare Form und Polymorph A unterscheiden sich in ihren IR-Spektren (Abb. 11-13). Polymorph A zeigt statt einer Bande bei 860 cm^{-1} eine Absorption bei 844 cm^{-1}. Im Bereich der Bande der einen Form zeigt die jeweils andere ein Absorptionsminimum (Lit. 9). Das 2. AB-DDR schreibt zur Unterscheidung die Aufnahme des IR-Spektrums zwischen 750 und 950 cm^{-1} als Paste in Paraffinöl vor und läßt die Banden bei 860 und 844 cm^{-1} überprüfen (Abb. 11-13). Die Prüfung entspricht gleichzeitig einer Reinheitsprüfung auf Polymorph A, dessen auf maximal 10% begrenzter Gehalt im IR-Spektrum klar erkennbar ist (Abb. 11-13).

b) Ist die Kristallform für den therapeutischen Zweck ohne Bedeutung oder werden die Stoffe ohnehin in Lösung appliziert, so kann es trotzdem zu Störungen bei der IR-spektroskopischen Identitätsprüfung kommen. Liegen nämlich Referenzsubstanz und Probe in unterschiedlichen polymorphen Formen vor, so können trotz molekularer Identität die IR-Spektren unterschiedlich sein.

Um sicherzustellen, daß bei Messungen in fester Form die Abweichungen nicht auf Polymorphie von Referenzsubstanz und Probe zurückzuführen sind, läßt das Arzneibuch beide Substanzen in der gleichen Weise umkristallisieren damit sie in derselben Kristallform anfallen. Auch eine Messung in Lösung kann durchgeführt werden.

Sind die Unterschiede durch diese Maßnahmen nicht zu beseitigen, so sind die Substanzen auch molekular nicht identisch.

*) In einigen Fällen wird zum Nachweis der „richtigen" Form eine *Kristallstrukturanalyse* verlangt (z.B. Carbamazepin, Cyclomethacainsulfat (USP XXI).

Derartige Maßnahmen sind nach dem Arzneibuch z.B. bei folgenden in polymorphen Formen auftretenden Arzneistoffen notwendig: Cephaloridin, Dexamethason, Ethinylestradiol, Progesteron.

11-4.3.2 Reinheitsprüfung von Arzneistoffen

Bei der IR-spektroskopischen Reinheitsprüfung vergleicht man wie bei der Identitätsprüfung das IR-Spektrum der Probe mit dem der Standardsubstanz. Zeigen sich zusätzliche Banden, so liegt eine Verunreinigung vor. Besitzt die Verunreinigung intensive IR-Absorptionsbanden, so können in günstigeren Fällen schon etwa 0.5% der Beimischung erkannt werden. Andererseits ist zu berücksichtigen, daß IR-Banden des Arzneistoffes wenig intensive IR-Banden der Verunreinigung überdecken können, so daß die Verunreinigung erst in Mengen von 10% und darüber erkannt werden kann. Polymorphe Formen von Arzneistoffen (Kap. 11-4.3.1.3) können eventuell eine Verunreinigung vortäuschen. Insgesamt gesehen ist die IR-Spektroskopie nur bedingt zur Reinheitsprüfung anwendbar.

11-4.3.3 Gehaltsbestimmungen

IR-spektroskopische Gehaltsbestimmungen (Lit. 10, 11) werden seltener durchgeführt als Gehaltsbestimmungen im UV-Vis-Bereich. Gründe sind die verhältnismäßig geringe Empfindlichkeit und der größere apparative Aufwand. In der industriellen Analytik werden sie wegen ihrer hohen Selektivität häufiger zur Analyse von Arzneizubereitungen eingesetzt. Bei der quantitativen Anwendung der IR-Spektroskopie geht man davon aus, daß die Intensität einer IR-Bande von der Konzentration der Substanz abhängt. Als Maß für die Intensitätsmessung werden herangezogen (Lit. 12):

- die Transmission T (Durchlässigkeit D)
- die Absorption A (die aus der Transmission T berechnet werden kann)

- die *integrale Absorption* d.h. die Fläche unterhalb einer charakteristischen IR-Bande. Die integrale Absorption wird wegen des größeren Aufwandes seltener verwendet.

Wegen der schlechten Reproduzierbarkeit von Paste und Preßling werden quantitative Bestimmungen in Lösung ausgeführt, z.B. in $CHCl_3$ oder CS_2. Es werden Küvetten mit Schichtdicken von 0.1 bis 3 mm verwendet.

11-4.3.3.1 Auswahl einer Meßbande

Quantitative IR-spektroskopische Bestimmungen sollten an einer möglichst charakteristischen Bande im Spektrum der zu bestimmenden Substanz durchgeführt werden. Auch sollte sich entweder ein ausgeprägtes Minimum in der Nähe befinden, oder es sollte das einwandfreie Anlegen einer Basislinie möglich sein (Abb. 11-14).

11-4.3.3.2 Ermittlung der Absorption; Basislinienverfahren

Zur Messung der Transmission (T) am Maximum der Meßbande ist die Festlegung einer Nullinie (Abb. 11-14) als Ausgangspunkt für die Messung erforderlich. Die auf den Spektren aufgedruckte 100%-Linie ist dafür nicht geeignet. Die Nullinie wird entweder an einem in der Nähe der Meßbande liegenden Minimum oder nach dem Basislinienverfahren festgelegt (Abb. 11-14). Oft sind Minimum (und Meßbande) in den Arbeitsvorschriften angegeben.

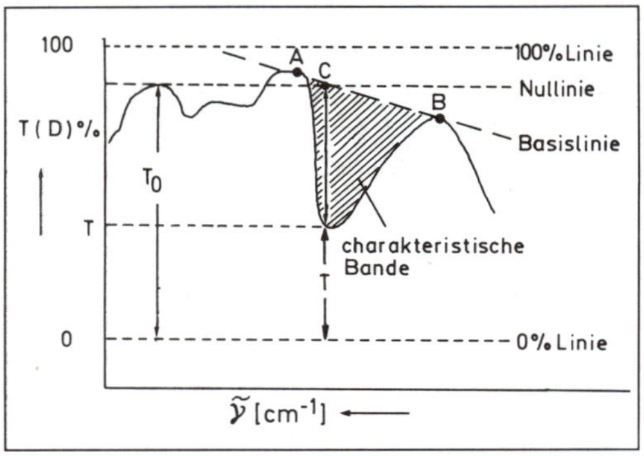

Abb. 11-14: Gehaltsbestimmung durch IR-Spektroskopie. Ermittlung der Absorption A.

Das *Basislinienverfahren* wird angewandt, wenn Einflüsse einer eventuellen Untergrundabsorption wie z.B. Ausläufer anderer Banden sowie andere Einflüsse ausgeschaltet werden sollen. Für das Anlegen der *Basislinie* gibt es z.B. folgende Möglichkeiten:

- als Gerade durch zwei durch ihre Wellenzahl definierte Punkte (Abb. 11-14, A, B). Die beiden Punkte A und B sollten möglichst an Minima liegen.
- als waagerechte Basislinie.

Durch den Schnittpunkt (C) der Basislinie und einer senkrecht durch das Absorptionsmaximum zu ziehenden Geraden wird die *Nullinie* gezogen (Abb. 11-14). Ausgehend von der 0%-Linie des Spektrums liest man bis zur Nullinie den Wert für T_0 und bis zum Absorptionsmaximum den Wert für T ab (Abb. 11-14). Diese Werte können entweder in mm oder in den auf dem Spektrum aufgedruckten %-Einheiten gemessen werden. Gemäß der Definition der Absorption A und der Transmission T (Kap. 8-3) erhält man durch Dividieren und Logarithmieren von T_0 und T die Absorption (Lit. 12):

$$A = \log_{10}\frac{I_0}{I} = \log_{10}\frac{T_0}{T}$$

11-4.3.3.3 Durchführung der Gehaltsbestimmung

In der IR-Spektroskopie gilt zwar das Lambert-Beersche Gesetz, jedoch wird die Absorption A durch verschiedene Faktoren beeinflußt, wie spektrale Bandbreite des Meßlichtes, Spaltbreite, Streulicht, Emissionsstrahlung u.a. Daher wird der Zusammenhang zwischen A und c empirisch anhand eines äußeren oder inneren Standards oder mit Hilfe einer Eichkurve ermittelt. In der Eichkurve kann die Transmission T oder die Absorption A gegen die Konzentration der zu bestimmenden Substanz aufgetragen werden.

Bestimmung mit einem äußeren Standard: Es wird eine Vergleichslösung hergestellt, deren Konzentration c_s etwa der erwarteten Konzentration der Probe entspricht. Aus dem Verhältnis der Absorption der Probe (A_x) und des Standards (A_s) ergibt sich der Gehalt der Probe (c_x) zu:

$$\frac{c_x}{c_s} = \frac{A_x}{A_s} \qquad c_x = \frac{c_s \cdot A_x}{A_s}$$

Dieses Verfahren wird in Arzneibüchern am häufigsten angewandt.

Bestimmung mit einem inneren Standard: Die Standard-Substanz muß bei einer Wellenlänge absorbieren, bei der das Spektrum der Probe frei von Banden ist. Sie darf die Meßbande der Probe nicht stören. Zunächst wird durch Messung verschiedener Mischungen der gleichen Menge Standard mit wechselnden Mengen der zu bestimmenden Substanz eine Kalibrierkurve erstellt. Aufgetragen wird das Absorptionsverhältnis von Arzneistoff und Standard (A_A/A_S) gegen den Gehalt. Der Probe wird die gleiche Menge Standard zugesetzt wie bei der Erstellung der Kalibrierkurve und das IR-Spektrum gemessen. Aus dem Verhältnis der Absorption von Probe und Standard (A_X/A_S) ermittelt man den Gehalt. Die Absorption wird nach dem Basislinien-Verfahren bestimmt.

Von dieser Methode machte z. B. die USP XVIII bei der Gehaltsbestimmung von Cyclophosphamid (Endoxan®) Gebrauch. Als Standard-Substanz diente $Fe(SCN)_3$.

11-4.3.3.4 Gehaltsbestimmung mehrerer Arzneistoffe nebeneinander – Mehrkomponentenanalysen

Die simultane infrarotspektroskopische Gehaltsbestimmung mehrerer Komponenten eines Arzneistoffgemisches bzw. einer Arzneizubereitung nebeneinander (z. B. Tabletten, Lösungen) ist möglich, wenn für alle zu bestimmenden Komponenten eine charakteristische Meßbande zur Verfügung steht (Lit. 10, 11).

Auswahl der Meßbanden: Zunächst sind die Spektren aller reinen Komponenten des Gemisches einzeln zu registrieren. Gesucht werden Meßbanden, die jeweils nur in den Spektren einer der zu bestimmenden Substanzen vorkommen. Die Separation einer Bande ist eventuell durch einen Wechsel der Meßbedingungen möglich (z. B. des Lösungsmittels). Zur Festlegung der besten Analysenbedingungen stellt man mit Hilfe der Reinsubstanzen verschiedene Lösungen des Gemisches mit unterschiedlichen Konzentrationen der zu bestimmenden Stoffe her. Anhand dieser Spektren kann man die günstigste Basislinie festlegen.

11-4.4 IR-Spektroskopie in der toxikologischen und biochemischen Analyse

Wegen der hohen Substanzspezifität eignet sich das IR-Spektrum zur Identifizierung von Giften (Schlafmittel, Alkaloide u. a.). Die Isolierung der Substanzen aus Organmaterial erfolgt nach bekannten Trennungsgängen (z. B. Stas-Otto-Trennungsgang). Zur Aufnahme der IR-Spektren kleinster Substanzproben, wie sie in der toxikologischen Analyse oft anfallen, wurden besondere Mikrotechniken entwickelt (Kap. 11-3.3.2, 11-3.3.3).

Die IR-Spektroskopie wird auch zur Identifizierung von Arzneistoffen und ihrer Stoffwechselprodukte in Körperflüssigkeiten (z. B. Gallenflüssigkeit und Urin) herangezogen. In diesem Falle wird das Untersuchungsmaterial entweder in einem Trennungsgang aufgearbeitet oder zur Trockne eingedampft und der Rückstand zur Messung gebracht.

Aus dem IR-Spektrum des Trockenrückstandes der Gallenflüssigkeit von Versuchstieren wurde z. B. auf die Menge vorher applizierter Choleretica geschlossen. Der infrarotspektroskopische Nachweis von Steroiden im Harn kann für die klinische Analyse von Bedeutung sein.

11-4.5 Untersuchung der Stabilität von Arzneistoffen

Sofern Veränderungen im Molekül eines Arzneistoffes auch zu Änderungen seines IR-Spektrums führen, eignet sich die IR-Spektroskopie auch zur Untersuchung der Stabilität. Bei darartigen Untersuchungen werden in zeitlicher Reihenfolge Spektren des in bestimmter Weise behandelten bzw. gelagerten Arzneistoffes mit dem der Reinsubstanz verglichen.

Als Beispiel sei die Stabilitätsprüfung der Penicilline erwähnt, deren Zerfall mit einem Abbau des hochgespannten β-Lactam-Ringes beginnt. Dieses Strukturelement ist durch die Bande der CO-Valenzschwingung im IR-Spektrum bei etwa 1800 cm^{-1} charakterisiert (Tab. 11-4), die bei zunehmendem Abbau des Lactam-Ringes an Intensität verliert.

11-4.6 Untersuchung polymorpher Formen von Arzneistoffen

Die IR-Spektroskopie bildet eine wichtige Methode zur Untersuchung polymorpher Formen von Arzneistoffen. Die Grundlagen dieser Anwendung wurden in Kap. 11-4.3.1.3 dargelegt.

11-4.7 Beziehungen zwischen IR-Spektrum und biologischer Wirkung

Um Einblick in die Beziehungen zwischen Struktur und Wirkung von Arzneistoffen zu erhalten, wurde die Lage von IR-Banden mit der pharmakologischen Wirkung in Beziehung gesetzt. Die Wirkungsstärke eines Arzneistoffes kann sich bekanntlich durch Einführung von Substituenten in das Molekül ändern. Diese Änderung kann auf Veränderungen derjenigen physikalisch-chemischen Eigenschaften des Moleküls (wie z. B. die Lipoid-Löslichkeit) zurückgeführt werden, welche seine Transportgeschwindigkeit zum Wirkungsort oder seine Bindung an den Rezeptor beeinflussen. Dazu gehört z. B. auch die Elektronendichte-Verteilung innerhalb des Arzneistoff-Moleküls, die von unterschiedlichen Substituenten im Molekül unterschiedlich beeinflußt wird.

Andererseits bedeutet eine höhere bzw. niedrigere Elektronendichte an einer chemischen Bindung auch eine Verstärkung bzw. Verminderung der Bindungsstärke und damit eine Verschiebung der entsprechenden IR-Bande nach höheren oder niedrigeren Wellenzahlen. So wurde z. B. die Lage der CO-Bande in den IR-Spektren von Barbitursäure-Derivaten mit der Dauer der hypnotischen Wirkung in Beziehung gesetzt. Mit steigender Wellenzahl der CO-Bande, d. h. mit größerer Elektronendichte an der CO-Gruppe zeigte sich eine längere Wirkungsdauer der Barbiturate.

11-5 Raman-Spektroskopie

11-5.1 Prinzip der Raman-Spektroskopie

Raman-Spektren (Lit. 20, 21, 22) ähneln den IR-Spektren (Abb. 11-15). Wie in der IR-Spektroskopie werden Atomgruppen zu Molekülschwingungen angeregt und charakteristische *Raman-Banden* registriert. Besonders charakteristische Raman-Banden erhält man von unpolaren oder wenig polaren Atom-Gruppen wie C≡C, C=C, N=N, C—C, O—O und S—S. Auch die von C—C-Schwingungen herrührenden Gerüstschwingungen von Molekülen lassen sich oft im Raman-Spektrum besser zuordnen als im IR-Spektrum, z. B. können Ringgrößen von Kohlenstoff-Ringen bestimmt werden. Der Vorteil der Raman-Spektroskopie liegt darin, daß in vielen Fällen die IR-inaktiven Gruppen Raman-aktiv sind und umgekehrt (Kap. 11-2.2.3). In der pharmazeutischen Analytik wird die Raman-Spektroskopie bisher selten eingesetzt.

11-5.2 Raman-Effekt

Der Raman-Effekt ist nach dem indischen Physiker C. V. Raman benannt. Strahlt man monochromatisches Licht in eine Lösung, so treten drei physikalische Erscheinungen auf (vgl. Lehrbücher der Physik):

- *Durchstrahlung* der Schicht ohne Änderung der Wellenzahl des verwendeten Lichtes
- *Streuung* des Lichtes in alle Raumrichtungen ohne Änderung der Wellenzahl (Rayleigh-Streuung, Tyndall-Effekt)
- *Streuung* des Lichtes unter Änderung der Wellenzahl (*Raman-Streustrahlung*).

Analysiert man die *Raman-Streustrahlung* mit Hilfe eines Prismas oder Gitters, so stellt man fest, daß sie sich in Linien bestimmter Wellenlängen zerlegen läßt (*Stokessche Linien*). Verglichen mit der Wellenzahl des eingestrahlten Lichtes (Anregungslicht) haben diese *Raman-Linien* fast ausschließlich kleinere Wellenzahlen (von den kürzerwelligen *anti-Stokes-Linien* soll abgesehen werden). Dabei stimmen die Wellenzahlendifferenzen zwischen den Linien der Raman-Streustrahlung und dem monochromatischen Anregungslicht mit den Wellenzahlen IRaktiver Absorptionsbanden der Substanz überein.

Offenbar werden durch das eingestrahlte Licht analog zur IR-Spektroskopie Molekülschwingungen angeregt. Der Verlauf der Anregung ist jedoch anders als in der IR-Spektroskopie: Einige Lichtquanten der monochromatischen Anregungsstrahlung (weniger als 1%) geben einen Teil ihrer Energie an die Probenmoleküle zur Anregung von Molekülschwingungen ab. Diese nun energieärmeren Lichtquanten werden als *Raman-Streustrahlung* emittiert und ihre Wellenzahl gemessen. Die Wellenzahldifferenz zwischen den emittierten Raman-Linien und der eingestrahlten Anregungsstrahlung entspricht der zur Schwingungsanregung notwendigen Energie. Im *Raman-Spektrum* (Abb. 11-15), wird diese Wellenzahldifferenz registriert und den angeregten Molekülschwingungen zugeordnet.

11-5.3 Raman-Spektroskopie

Das schwingende Molekül kann nur dann Raman-Streustrahlung emittieren, wenn es wie ein Sender wirkt, d. h. einen oszillierenden Dipol darstellt, der Strahlung seiner eigenen Schwingungsfrequenz abgibt. Der Raman-Effekt kann daher nur dann beobachtet werden, wenn sich die *Polarisierbarkeit* des Moleküls während der Molekülschwingung ändert.

Die *Polarisierbarkeit* ist ein Maß für die Deformierbarkeit der Elektronenhülle des Moleküls. Das heißt, daß nur solche Atom-Gruppen Raman-aktiv sind, die zu einer Änderung der Deformierbarkeit ihrer Elektronenhülle in der Lage sind. Häufig sind dies diejenigen Atomgruppen, die mangels Änderung des Dipolmomentes nicht IR-aktiv sind (vgl. Kap. 11-2.2.3). Somit ergänzen sich IR- und Raman-Spektrum in willkommener Weise.

Raman-Spektrometer erfordern wegen der geringen Intensität der Streustrahlung (weniger als 1% des Anregungslichtes) eine intensive Lichtquelle. Meist wird ein Laser (z. B. $\lambda = 632.8$ nm) verwendet. Die Probe darf nicht fluoreszieren bzw. keine fluoreszierenden Verunreinigungen enthalten. Die Streustrahlung wird – wie in der Fluorimetrie – quer zur Durchstrahlungsrichtung beobachtet. Die erforderlichen Substanzmengen betragen wenige Milligramm.

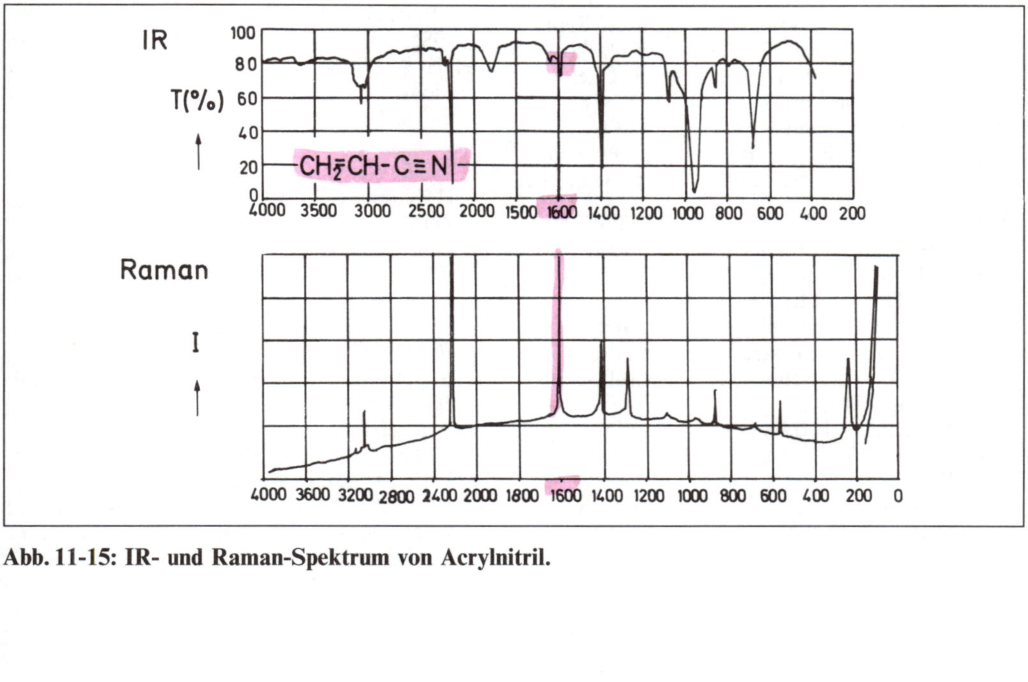

Abb. 11-15: IR- und Raman-Spektrum von Acrylnitril.

Als Beispiel zeigt Abb. 11-15 das IR- und das Raman-Spektrum von Acrylnitril. Im Raman-Spektrum ist die Valenzschwingung der Doppelbindung bei 1600 cm^{-1} eindeutig zu identifizieren. Im IR-Spektrum zeigt sie nur eine geringe Intensität.

Die Raman-Spektroskopie findet folgende Anwendungen:

- Identifizierung apolarer Atom-Gruppen in der Strukturaufklärung
- Untersuchung symmetrischer Atomgruppen bzw. von Molekülen, die IR-inaktiv sind
- Zuordnung von Schwingungen der IR-Spektroskopie
- Messung wäßriger Lösungen (eventuell von Arzneistoffen)
- Festkörperuntersuchungen
- Quantitative Bestimmungen.

11-6 Literatur über Infrarot- und Raman-Spektroskopie

Einführungen

1) R. Borsdorf und M. Scholz, Spektroskopische Methoden in der organischen Chemie, WTB, Vieweg u. Sohn, Braunschweig 1968.
2) M. Hesse, H. Meier, B. Zeeh, Spektroskopische Methoden in der organischen Chemie, Georg Thieme-Verlag, Stuttgart, 1984.
3) D. H. Williams und I. Fleming, Spektroskopische Methoden in der organischen Chemie, Georg Thieme-Verlag, Stuttgart, 1984.

Weiterführende Literatur zur Strukturaufklärung

4) L. J. Bellamy, Ultrarotspektrum und chemische Konstitution, Dr. Dietrich Steinkopf Verlag, Darmstadt, 1966.
5) J. Derkosch, Absorptionsspektralanalyse im ultravioletten, sichtbaren und infraroten Gebiet, Akademische Verlagsgesellschaft, Frankfurt 1967.
6) H. J. Hediger, Infrarotspektroskopie, Akademische Verlagsgesellschaft, Frankfurt, 1971.
7) K. Nakanishi, Infrared Absorption Spectroscopy, Holden Day Inc., San Francisco, 1962.

Anwendung der IR-Spektroskopie in der Pharmazie

8) F. Moll, Mitt. Dtsch. Pharm. Ges. **41**, 119, 145 (1971).
9) S. Ganschow und W. Heil, Über die Anwendung der IR-Spektroskopie in der Arzneimittelkontrolle, Akademie-Verlag, Berlin, 1980.

Quantitative infrarotspektroskopische Analyse

10) H. Kienitz in Ulmanns Encyklopädie der technischen Chemie, Band 2/1, Urban und Schwarzenberg, München, 1961.
11) H. Weitkamp in H. Feltkamp, P. Fuchs und H. Sucker, Pharmazeutische Qualitätskontrolle, Georg Thieme Verlag, Stuttgart, 1983.
12) H. Günzler und H. Böck, IR-Spektroskopie, Verlag Chemie, Weinheim, 1975.

Toxikologische Analyse

13) W. Otting in Gadamers Lehrbuch der chemischen Toxikologie und Anleitung zur Ausmittelung der Gifte, Band II, Vandenhoek und Ruprecht, Göttingen, 1966.

Spektrensammlungen

14) DMS-Arbeitsatlas der Infrarotspektroskopie, Verlag Chemie, Weinheim, 1972.
15) Sadtler Standard Spectra, Verlag Heyden a. Son, London.
16) E. G. C. Clarke, Isolation and Identification of Drugs, The Pharmaceutical Press, Bd. 1 und 2, London, 1978.
17) H. Auterhoff und K. A. Kovar, Identifizierung von Arzneistoffen, 5. Aufl., Wissenschaftliche Verlagsgesellschaft, Stuttgart, 1985.
17a) H. W. Dibbern, UV- und IR-Spektren wichtiger pharmazeutischer Wirkstoffe, Editio Cantor, Aulendorf, 1978.

Polymorphie

18) H. Kuhnert-Brandstätter, Pharmaz. in u. Zeit **4**, 131 (1975).
19) A. Burger, in D. D. Bremer und D. Speiser (Hrsg.) Topics in Pharmaceutical Sciences, 347 (1983).

Raman-Spektroskopie

20) B. Schrader, in F. Korte (Hrsg.) Methodicum Chimicum Bd. 1/1, Thieme Verlag, Stuttgart, 1973.
21) H. Günzler und H. Böck, IR-Spektroskopie, Verlag Chemie, Weinheim, 1975.
22) D. A. Skoog, Principles of Instrumental Analysis, Saunders College Publishing, Philadelphia, 1985.

12 ^{1}H-NMR-Spektroskopie

12-1 Prinzip der Kernresonanzspektroskopie

In der Kernresonanzspektroskopie (englisch: nuclear magnetic resonance spectroscopy; Abkürzung: NMR-Spektroskopie) wird das Verhalten von Atomkernen in Magnetfeldern beobachtet. Untersucht man Wasserstoffkerne (Protonen), so spricht man von *Protonenresonanzspektroskopie* (*^{1}H-Kernresonanzspektroskopie*, *^{1}H-NMR-Spektroskopie*). Daneben hat die Resonanzspektroskopie anderer Atome, vor allem von ^{13}C-Kernen große Bedeutung (Kap. 13).

Für die Kerne der in einem Molekül gebundenen Wasserstoffatome gibt es im Magnetfeld zwei verschiedene Einstellungsmöglichkeiten: eine energiereichere und eine energieärmere. Durch Zufuhr von Energie können die in der energieärmeren Stellung befindlichen Atomkerne in die energiereichere Stellung übergehen und anschließend unter Abgabe dieser Energie wieder in die energieärmere Stellung zurückkehren. Die Energiezufuhr erfolgt durch Einwirkung elektromagnetischer Strahlung (Radiowellen). Die Kerne nehmen diese Energie nur dann auf, wenn sie zur Überführung in den energiereicheren Zustand gerade ausreicht (*Kernresonanz*, *Protonenresonanz*). Die Energieaufnahme wird im Kernresonanzspektrum (*^{1}H-NMR-Spektrum*, *Protonenresonanzspektrum*) registriert.

Die Größe der zur Kernresonanz notwendigen Energie und damit die Lage des Signals im Kernresonanzspektrum, die *chemische Verschiebung*, hängt von den Bindungsverhältnissen des betreffenden Atoms ab. Die Fläche unterhalb der Kernresonanzsignale ist proportional zu der Zahl der in Resonanz befindlichen Atome. Durch den Einfluß benachbarter Wasserstoffatome können Kernresonanzsignale in mehrere Teilsignale aufgespalten werden (Spin-Kopplung). Aus der Lage der Signale und ihrer Aufspaltung erhält man Informationen über Anordnung und Eigenschaften der Wasserstoffatome innerhalb organischer Moleküle.

Die Kernresonanzspektroskopie wurde insbesondere von H. J. Bernstein, F. Bloch, R. R. Ernst, L. M. Jackmann, M. Karplus, P. C. Lauterbur, J. A. Pople, E. M. Purcell und J. N. Shoolery entwickelt und gefördert.

12-1.1 Kernspin und magnetisches Moment von Atomkernen

Voraussetzung für die Ausführung von Kernresonanzmessungen ist ein permanentes magnetisches Moment der Atomkerne. Verursacht wird ein solches Magnetfeld durch den Kernspin, d.h. durch eine Drehung der Atomkerne um ihre eigene Achse. Die Verhältnisse sollen am Beispiel des Wasserstoffkerns (des Protons) deutlich gemacht werden (Abb. 12-1). Das Proton besitzt einen Spin. Ebenso wie andere bewegte elektrisch geladene Teilchen (z. B. die Elektronen eines elektrischen Stromes in einem Metalldraht) baut das sich bewegende, posi-

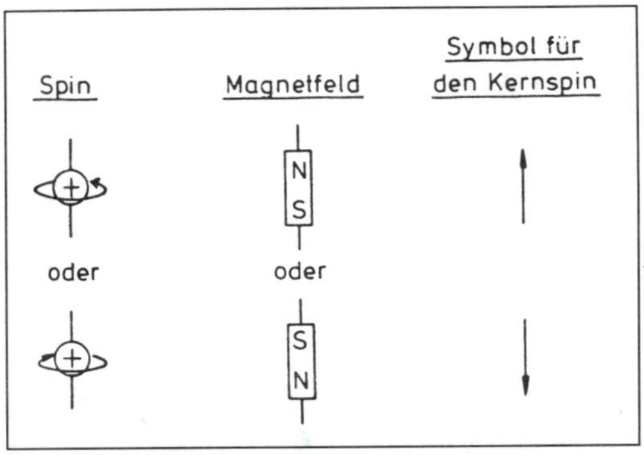

Abb. 12-1: Der Spin des Wasserstoffkerns.

tiv geladene Proton ein Magnetfeld auf. Es verhält sich wie ein Stabmagnet (Kernmagnet), der einen Nord- und einen Südpol besitzt (Abb. 12-1). Die Richtung des Magnetfeldes wird durch die Drehungsrichtung (Spinrichtung) des Kerns bestimmt.

Die Richtung des Kernspins und damit auch die des Magnetfeldes werden durch Pfeile beschrieben (Abb. 12-1). Haben zwei Atomkerne die gleiche Spinrichtung, so bezeichnet man ihren Spin als parallel (Symbol: $\uparrow\uparrow$), bei entgegengesetzter Spinrichtung als antiparallel ($\uparrow\downarrow$).

Wie der Wasserstoffkern so haben auch andere Atome einen Kernspin und sind deshalb für Kernresonanzmessungen geeignet, z. B.: ^{2}D, ^{13}C, ^{15}N, ^{19}F, ^{23}Na, ^{29}Si, ^{31}P, ^{77}Se. Die Kerne der folgenden Atome zeigen z. B. diese Eigenschaft nicht: ^{12}C, ^{16}O, ^{32}S. Sie sind Kernresonanzmessungen nicht zugänglich.

Welche Atomkerne einen Spin und damit ein Magnetfeld besitzen, d. h. Kernresonanzmessungen zugänglich sind, hängt von ihrem Aufbau ab. Der Gesamtspin des Kerns ergibt sich aus der Summe der Spins der Kernbausteine, der Protonen und Neutronen. Damit läßt sich die Frage nach dem Kernspin aus der Ordnungszahl und der Massenzahl der Elemente beantworten. Atomkerne mit gerader Ordnungs- und Massenzahl (*g/g*-Kerne) haben keinen von außen meßbaren Spin. Sind Ordnungszahl oder Massenzahl oder beide Zahlen ungerade (*u/g*-, *g/u*-, *u/u-Kerne*), so tritt ein Kernspin und damit ein nach außen wirksames magnetisches Moment auf.

Nach der Quantentheorie wird der Spin von Atomkernen (Kernspin, Drehimpuls P) durch die folgende Beziehung beschrieben:

$$P = \frac{h}{2\pi} \cdot \sqrt{I(I+1)}$$

h = Plancksche Konstante

Die entscheidende Größe in dieser Gleichung ist die Kernspinquantenzahl I. Nach der Quantentheorie kann sie für die verschiedenen Atome nur ganz- oder halbzahlige Werte annehmen: $I = 0, \frac{1}{2}, 1, \frac{3}{2}, 2$ usw. (Beispiele: $^{1}H = \frac{1}{2}$; $^{2}D = 1$; $^{13}C = \frac{1}{2}$; $^{14}N = 1$; $^{19}F = \frac{1}{2}$; $^{23}Na = \frac{3}{2}$; $^{31}P = \frac{1}{2}$, $^{11}B = \frac{3}{2}$).

Der Kernspin P wiederum bestimmt die Größe des magnetischen Moments μ des Atomkerns (der Proportionalitätsfaktor γ ist das gyromagnetische Verhältnis, eine für jede Kernart charakteristische Größe):

$$\mu = \gamma \cdot P = \gamma \cdot \frac{h}{2\pi} \cdot \sqrt{I(I+1)}$$

Je nach der Größe der Kernspinquantenzahl und damit des magnetischen Momentes gibt es folgende Arten von Atomkernen: Kerne mit $I = 0$ haben keinen Spin und damit kein magnetisches Moment. Kerne mit $I > 0$ besitzen einen Kernspin und damit auch ein magnetisches Moment.

Die wichtigsten Methoden der Kernresonanzspektroskopie beziehen sich auf den Wasserstoffkern und den Kern des Kohlenstoffisotops ^{13}C:

- ^{1}H-Kernresonanz-Spektroskopie, Protonenresonanzspektroskopie (englisch: nuclear magnetic resonance spectroscopy; Abkürzung: ^{1}H-NMR-Spektroskopie)
- ^{13}C-Kernresonanz-Spektroskopie (^{13}C-NMR-Spektroskopie).

12-2 Grundlagen der ^{1}H-NMR-Spektroskopie

12-2.1 Verhalten der Wasserstoffkerne im Magnetfeld (Kreiselmodell)

In der ^{1}H-NMR-Spektroskopie bringt man organische Moleküle in das statische, homogene Magnetfeld zwischen den Polen ei-

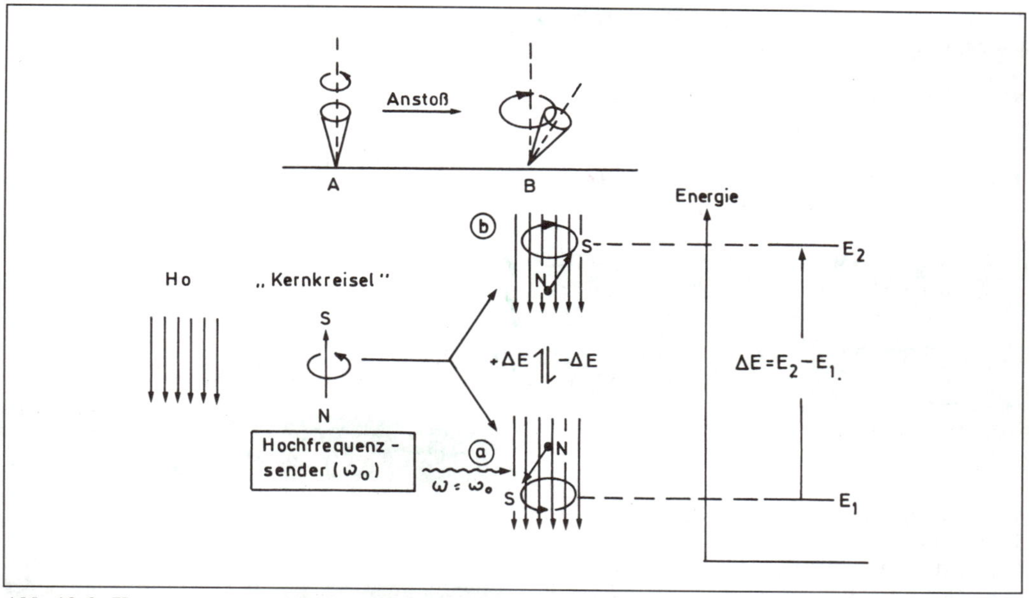

Abb. 12-2: Kernresonanz und Relaxation des Wasserstoffkerns.

nes starken Magneten mit der Feldstärke H_0 (*äußeres Magnetfeld, Hauptfeld*).* Das Verhalten eines Wasserstoffkerns im Magnetfeld kann anschaulich durch Vergleich mit einem mechanischen Kreisel beschrieben werden. Dieser dreht sich zunächst um seine Längsachse (Abb. 12-2, A). Nach einem Anstoß von der Seite führt er zusätzlich noch eine „torkelnde" Bewegung aus, die als *Präzessionsbewegung* bezeichnet wird (Abb. 12-2, B), (vgl. Lehrbücher der Physik).

Der um seine Achse rotierende Wasserstoffkern (*Kernkreisel*) erhält durch das äußere Magnetfeld, in das er gebracht wird, ebenfalls einen „Anstoß" (Abb. 12-2). Dabei kommt es ebenfalls zu einer Art Präzessionsbewegung. Für diese Bewegung gibt es zwei bevorzugte Richtungen (*Richtungsaufspaltung, Richtungsquantelung*) (Abb. 12-2):

- Der Kernkreisel kann die Präzessionsbewegung in Richtung des äußeren Feldes H_0 ausführen (Abb. 12-2, a)
- Der Kernkreisel führt seine Bewegung in umgekehrter Stellung aus (Abb. 12-2, b).

Diese *Richtungsaufspaltung* der Präzessionsbewegung des Kernkreisels im Magnetfeld bedeutet gleichzeitig eine *Energieaufspaltung* (Energiequantelung). Die Präzessionsbewegung in Richtung des äußeren Feldes (Abb. 12-2, a) ist energieärmer (Energie: E_1) und damit wahrscheinlicher als die andere (Abb. 12-2, b, Energie: E_2). Die beiden Energiezustände E_1 und E_2 bezeichnet man als *Kern-Zeeman-Niveaus*. Man kann die beiden Einstellungen für die energiereichere und energieärmere Präzessionsbewegung auch als *Präzessionsdoppelkegel* darstellen (Abb. 12-3).

Allgemein läßt sich die Zahl der Energiezustände N (Kern-Zeeman-Niveaus), die ein Atomkern in einem Magnetfeld einnehmen kann, ausgehend von seiner Kernspinquantenzahl I berechnen:

$$N = 2I + 1$$

Daraus ergibt sich, daß der Wasserstoffkern und andere Kerne mit $I = \frac{1}{2}$ (z. B. auch Kohlenstoff

*) Zur Beschreibung der Stärke des äußeren Magnetfeldes verwendet man entweder die Magnetische Feldstärke H_0 (in Gauß) oder die Magnetische Induktion (Magnetische Flußdichte) B_0 (in Tesla). Die Größen sind proportional: $B_0 = \mu_0 \cdot \mu_r \cdot H_0$ (Vgl. Kap. 12-2.7.2).

^{13}C) wie oben beschrieben, zwei Energiezustände einnehmen. Für Kerne mit I = 1 (z.B. ^{2}D, ^{14}N) würden sich drei, für $I = \frac{3}{2}$ (z.B. ^{11}B, ^{23}Na) vier unterschiedliche Energiezustände ergeben.

12-2.2 Energieniveaus der Wasserstoffkerne im Magnetfeld

Die Energie ΔE, die aufgewandt werden muß, um den Kern aus dem energieärmeren Niveau (Abb. 12-2, a) in das energiereichere (b) zu überführen, entspricht der Energiedifferenz zwischen den beiden Energiezuständen:

$$\Delta E = E_2 - E_1$$

Zur Berechnung der Energiedifferenz ΔE muß zunächst die Energie der beiden Niveaus ermittelt werden. Die potentielle Energie E eines Kernmagneten mit dem magnetischen Moment μ im äußeren Magnetfeld H_0 ist durch folgende Gleichung gegeben (vgl. Lehrbücher der Physik):

$$E = -\mu_H \cdot H_0$$

Hierbei ist μ_H die dem äußeren Feld H_0 gleichgerichtete Komponente des magnetischen Momentes μ des Kerns. Dieser Anteil kann nach der Gleichung $\mu_H = \gamma \cdot P_{H_0}$ aus dem entsprechenden Anteil des Kernspins (Drehimpuls P_{H_0}) errechnet werden. Dieser Anteil beträgt:

$$P_{H_0} = m \cdot \frac{h}{2\pi}$$

Damit ergibt sich für die potentielle Energie des Kernmagneten im äußeren Feld:

$$E = -\mu_H \cdot H_0 = -\gamma \cdot P_{H_0} \cdot H_0 =$$

$$= -\gamma \cdot m \cdot \frac{h}{2\pi} \cdot H_0$$

m ist die *Orientierungs- oder magnetische Quantenzahl*, die nur bestimmte Einstellungen des Kernkreisels im Feld H_0 zuläßt. Sie kann die folgenden durch die Größe der Kernspinquantenzahl festgelegten Werte annehmen:

$$m = +I, I-1, I-2 \ldots -I+1, -I.$$

Wie erwähnt, besitzt der Wasserstoffkern im Magnetfeld zwei Energiezustände, die durch $m = -\frac{1}{2}$ und $m = +\frac{1}{2}$ gekennzeichnet sind. Man erhält daher für die beiden Energiezustände folgende Werte:

$$E_2 = +\frac{1}{2} \cdot \gamma \cdot \frac{h}{2\pi} \cdot H_0$$

$$E_1 = -\frac{1}{2} \cdot \gamma \cdot \frac{h}{2\pi} \cdot H_0$$

Die zur Überführung des Kerns aus dem energieärmeren (E_1) in den energiereicheren Zustand (E_2) aufzuwendende Energie ΔE beträgt:

$$\Delta E = E_2 - E_1 = \gamma \cdot \frac{h}{2\pi} \cdot H_0$$

12-2.3 Larmor-Gleichung

Die Präzessionsbewegung des Kernkreisels im äußeren Magnetfeld H_0 verläuft mit einer bestimmten Kreisfrequenz ω. Diese wird in Hertz [Hz] gemessen. Nach dem englischen Sprachgebrauch wird für [Hz] auch die Abkürzung [cps] benutzt (cycles per second). Mit der Frequenz ν (Zahl der Umläufe pro Sekunde) hängt ω wie folgt zusammen: $\omega = 2\pi\nu$ (vgl. Lehrbücher der Physik).

Wenn man berücksichtigt, daß für die Energie ΔE zwischen den beiden Niveaus des Kernkreisels auch die Plancksche Gleichung ($\Delta E = h \cdot \nu$) gilt, so erhält man:

$$\Delta E = \gamma \cdot \frac{h}{2\pi} \cdot H_0 = h \cdot \nu$$

Daraus errechnet sich die Frequenz der Präzessionsbewegung zu:

$$\nu = \gamma \cdot \frac{1}{2\pi} \cdot H_0$$

Zieht man zusätzlich die Definition der Kreisfrequenz ω heran, so ergibt sich durch Multiplikation mit 2π die Grundgleichung der Kernresonanzspektroskopie, die *Larmor-Gleichung*:

$$\omega = 2\pi\nu = \gamma \cdot H_0$$

Die Larmor-Gleichung besagt, daß die Kreisfrequenz ω der Präzessionsbewegung des Kernkreisels im Magnetfeld um so größer wird, je stärker das Magnetfeld H_0 ist.

Der Proportionalitätsfaktor γ der Larmor-Gleichung (*gyromagnetisches Verhältnis*) ist eine für jedes Element charakteristische Konstante des Atomkerns (vgl. Kap. 12-1.1).

12-2.4 Besetzungsunterschied und Magnetisierung

Bringt man bei Kernresonanzmessungen eine Substanz in das Magnetfeld H_0 eines Magneten, so befinden sich normalerweise mehr Wasserstoffkerne im energieärmeren Zustand als im energiereicheren, d. h. zwischen beiden Energiezuständen besteht ein *Besetzungsunterschied.* Die Resultierende aus den Feldstärken aller Elementarmagneten besitzt daher in Richtung des äußeren Feldes (energieärmeres Niveau) einen größeren Wert als entgegengesetzt (Abb. 12-3). Daraus ergibt sich ein nach außen wirksames, dem äußeren Feld gleichgerichtetes Magnetfeld der Probe. Die Achse des *Präzessionsdoppelkegels* (Kap. 12-2.1) ist dabei in Richtung des äußeren Feldes ausgerichtet. Man bezeichnet diese Erscheinung als *longitudinale Magnetisierung* (Abb. 12-3).

Der Besetzungsunterschied zwischen den beiden Energieniveaus läßt sich aus der *Boltzmann-Gleichung* ermitteln (vgl. Kap. 6, Flammenphotometrie):

$$\frac{N_1}{N_2} = e^{-\frac{\Delta E}{k \cdot T}}$$

N_1 = Zahl der Kerne im energiereicheren Zustand
N_2 = Zahl der Kerne im energieärmeren Zustand
ΔE = Energiedifferenz der Zustände
k = Boltzmann-Konstante
T = Temperatur [K]

Die Gleichung zeigt, daß der Besetzungsunterschied außer von der Temperatur auch von der Energiedifferenz ΔE zwischen den beiden Energieniveaus abhängt. Da ΔE der Feldstärke H_0 proportional ist (Kap. 12-2.2), übt H_0 einen entscheidenden Einfluß auf den Besetzungsunterschied aus (vgl. Kap. 12-2.7, Tab. 12-1).

Bei Raumtemperatur und einer Magnetischen Induktion von B (Kap. 12-2.7.2) = 1.4 Tesla (14000 Gauß) liegen z. B. von 2 Millionen Wasserstoffkernen lediglich 10 mehr als die Hälfte im energieärmeren Niveau vor. Nur diese 10 Kerne von 2 Millionen sind der Kernresonanz zugänglich.

12-2.5 Kernresonanz, Quermagnetisierung und Kerninduktion

In der Kernresonanzspektroskopie wird der Besetzungsunterschied zwischen den Energieniveaus der Kerne durch Zufuhr von Energie ausgeglichen. Um die erforderliche Energie ΔE zuzuführen, bestrahlt man die im Magnetfeld H_0 befindliche Substanz aus einem Sender mit Radiowellen wählbarer Frequenzen. Dabei werden im wesentlichen folgende Wirkungen beobachtet:

- Kernresonanz
- Quermagnetisierung.

Durch *Kernresonanz* werden Kerne aus dem energieärmeren Niveau in die energiereichere Position überführt. Allerdings kann der Kernkreisel die Energie ΔE nur dann aufnehmen, wenn die Frequenz des Senders (ω_0 bzw. $2\pi\nu_0$) seiner eigenen Präzessionsfrequenz ω entspricht:

$$\omega_0 = \omega \quad \text{bzw.} \quad \nu_0 = \nu$$

Ist diese *Resonanzbedingung* erfüllt, so können die energieärmeren Wasserstoffkerne der elektromagnetischen Strahlung Energie entnehmen und ihre Präzessionsbewegung kann (wie ein Regenschirm im Wind) in die energiereichere Einstellung übergehen (Abb. 12-2).

Kernresonanz ist jedoch nicht das einzige Ergebnis bei der Einstrahlung der Resonanzenergie. Es tritt zusätzlich *Quermagnetisierung der Kerne ein* (Abb. 12-3). Wie bereits beschrieben, liegt die Achse des Doppelkegels der beiden möglichen Präzessionsbewegungen eines Kerns zunächst in Richtung des äußeren Feldes (Abb. 12-3) (*longitudinale Magnetisierung*). Im Resonanzfall zwingt die eingestrahlte Radiowelle die magnetischen Momente aller Kerne zu einer Auslenkung in einem bestimmten Winkel bezüglich der Richtung von H_0. Man be-

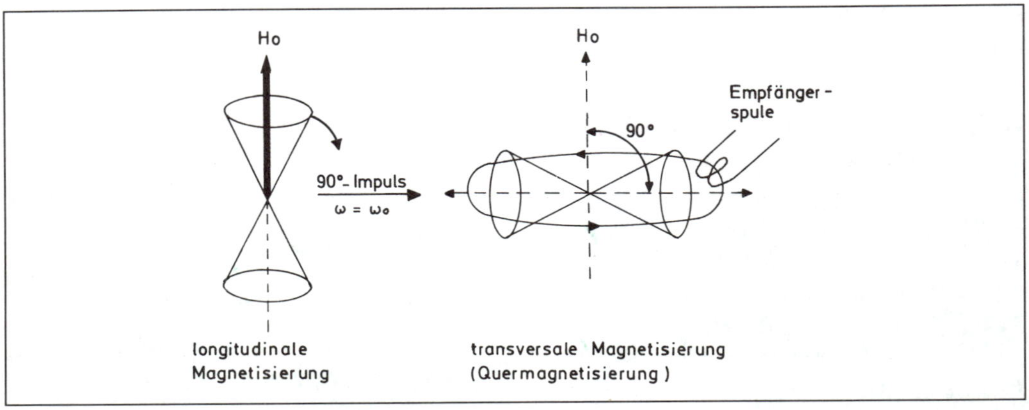

Abb. 12-3: Präzessionsdoppelkegel, Quermagnetisierung und 90°-Impuls.

zeichnet dies als *Quermagnetisierung* bzw. *transversale Magnetisierung*, weil der Feldvektor der Kerne in eine Ebene quer (transversal) zur ursprünglichen Richtung bzw. zur Richtung des äußeren Feldes gedreht wird. Bei einer bestimmten Einwirkungszeit des Wechselfeldes der Radiofrequenz kann diese Drehung 90° betragen. Diesen Impuls bezeichnet man als *90°-Impuls*. Der 90°-Impuls ist ein wichtiges „Instrument" zur Durchführung spezieller Kernresonanz-Experimente (Kap. 13).

Der bezüglich des äußeren Feldes um 90° gedrehte Feldvektor steht in dieser Position nicht still, sondern rotiert in der Ebene senkrecht zum äußeren Magnetfeld. Er schneidet periodisch eine in diesem Bereich angebrachte *Empfängerspule* (Abb. 12-3). Dadurch wird in dieser eine Spannung induziert, die als *Kernresonanzsignal* registriert wird (*Kerninduktion*). Bei der Kerninduktion wird gewissermaßen die Aktivität des Radiowellensenders durch „Vermittlung" der Wasserstoffkerne an der Empfängerspule gemessen (Abb. 12-3, 12-4).

Im *Kernresonanzspektrum* (Abb. 12-4, 12-5) ist auf der Abszisse die Feldstärke des äußeren Magnetfeldes H_0 aufgetragen. Die Ordinate zeigt den Zeigerausschlag eines Meßinstrumentes, welches das induzierte *Kernresonanzsignal* registriert. Die Intensität des Signals hängt von der Zahl der Kerne ab, die aus der energieärmeren in die energiereichere Position überführt werden können.

12-2.6 Relaxation und Relaxationszeit

Strahlt man die Kernresonanz anregende Radiowelle mit sehr hoher Intensität in eine Probe ein, so sollte der Besetzungsunterschied vollständig aufgehoben werden. In diesem Zustand würde kein Kernresonanzsignal mehr registriert werden können. Man bezeichnet ihn als Sättigungszustand (*Sättigung der Kerne*). Glücklicherweise sind die Verhältnisse anders. Die Kerne fallen nämlich unter Energieabgabe schon nach kurzer Zeit wieder in die energieärmere Position zurück und es entsteht erneut ein Besetzungsunterschied. Diesen Vorgang bezeichnet man als *Relaxation*. Wird die Intensität der Radiowelle so gewählt, daß sie gerade soviel Energie nachliefern kann, wie durch Relaxation abgegeben wird, so kann ein stationäres Kernresonanzsignal über längere Zeit aufrechterhalten und beobachtet werden.

Bei der Relaxation wird die Energie im wesentlichen nach zwei Mechanismen abgegeben:

- durch Spin-Gitter-Relaxation
- durch Spin-Spin-Relaxation.

Bei der *Spin-Gitter-Relaxation* wird die Anregungsenergie als Wärmeenergie an die Umgebung der Substanz (an das „Gitter") z. B. an Lösungsmittelmoleküle abgegeben. Der Mechanismus der Spin-Gitter-Relaxation wird wie folgt gedeutet: Die Abgabe der Energie an das „Gitter" erfordert die Rückkehr der transversalen Magnetisierung in die longitudinale Ausgangsmagnetisierung (Abb. 12-3). Dieser Übergang ist besonders erleichtert, wenn ein Partnermolekül im „Gitter" ebenfalls ein Magnetfeld besitzt, mit dem das Feld des Kerns in Wechselwirkung treten kann. Solche Substanzen sind z. B. Dipole oder paramagnetische Substanzen (wie z. B. molekularer Sauerstoff).

Bei der *Spin-Spin-Relaxation* erfolgt die Abgabe der Energie an die Nachbarkerne *der gleichen Probe*. Es kommt zu einer Verminderung der Lebensdauer aller Spin-Zustände, nicht aber zu einer Änderung des Besetzungsunterschiedes. Die Spin-Spin-Relaxation wird besonders durch Atome erleichtert, deren Ladungsverteilung nicht kugelsymmetrisch ist, die also ein elektrisches Quadrupolmoment besitzen, z. B. ^{2}H und ^{14}N.

Die Zeitdauer der Relaxation bezeichnet man als:

- Spin-Gitter-Relaxationszeit (T_1)
- Spin-Spin-Relaxationszeit (T_2).

Lange T_1-Zeiten können zur Sättigung und damit zur Verkleinerung der Signalintensitäten führen, kurze T_1-Zeiten zu einer Verbreiterung der Signale. Im Gegensatz dazu führen lange T_2-Zeiten ebenfalls zu einer Verbreiterung der Signale. Hierfür gibt es verschiedene Ursachen (vgl. z. B. Lit. 3, 10).

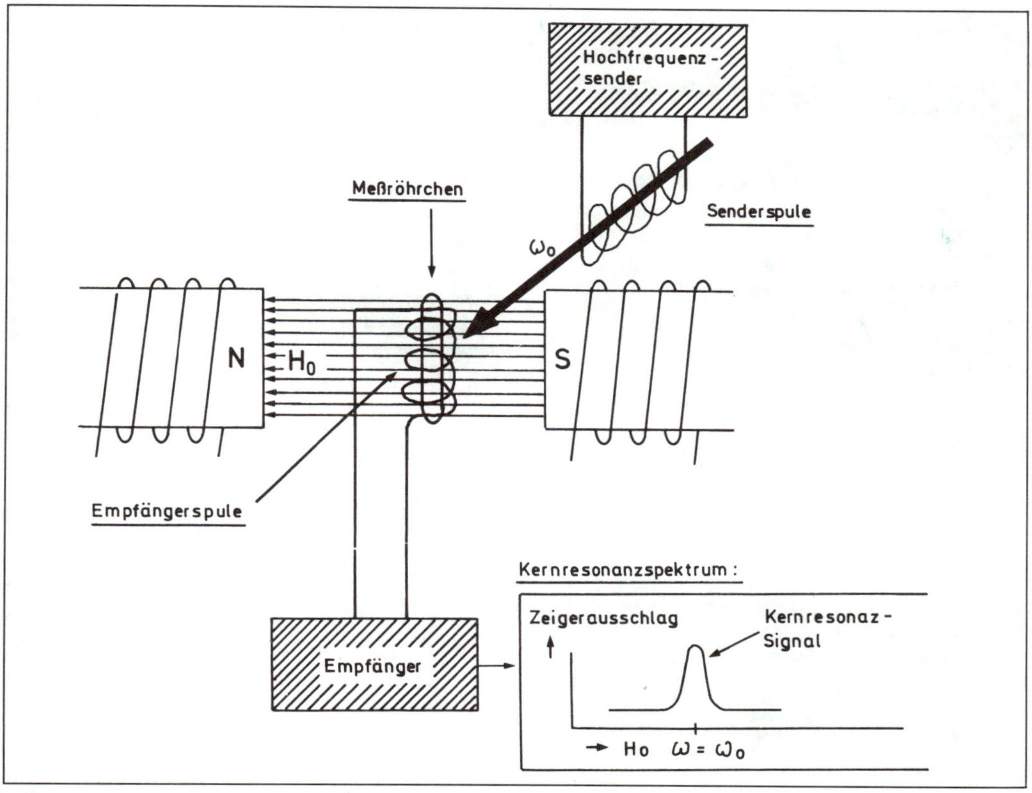

Abb. 12-4: Kernresonanzspektrometer nach F. Bloch (die ebenfalls im Meßbereich angeordnete Senderspule ist wegen der Übersichtlichkeit außerhalb des Meßbereiches gezeichnet).

12-2.7 Messung der Kernresonanz

12-2.7.1 Kernresonanzspektrometer

Zur Durchführung von Kernresonanz-Messungen werden nach den bisherigen Erläuterungen die folgenden Einrichtungen benötigt (Kernresonanzspektrometer nach F. Bloch, Abb. 12-4).

- ein homogenes Magnetfeld der Feldstärke H_0, in welches die Probe eingebracht wird (Elektromagnet oder Permanentmagnet)
- ein Hochfrequenzsender zur Bestrahlung der Probe
- eine Meßeinrichtung (Empfänger), die den Betrag der von den Kernen aufgenommenen Energie mißt und im Kernresonanzspektrum registriert.

Die Probenlösung befindet sich in einem Glasröhrchen, welches um seine Längsachse rotiert, so daß horizontale Feldinhomogenitäten ausgemittelt werden. Von der Senderspule wirkt senkrecht zur Magnetfeldrichtung H_0 die elektromagnetische Strahlung des Hochfrequenzsenders auf die Probe ein. Das Probenröhrchen ist von der Empfängerspule umgeben. Die Empfängerspule steht senkrecht zur Senderspule und zum Magnetfeld. Der Empfänger ist mit einem Schreiber gekoppelt.

12-2.7.2 Continuous-Wave-Spektroskopie (CW-Spektroskopie)

Zur Durchführung von Kernresonanzmessungen gibt es zwei Methoden:

- das *Continuous-Wave-Verfahren* (*CW-Verfahren, Sweep-Verfahren*)
- das Verfahren der *Impulsspektroskopie* (*Fourier-Transformations-NMR-Spektroskopie*, Abkürzung: *FT-NMR-Spektroskopie*).

Bei älteren ^{1}H-NMR-Spektrometern wird noch das CW-Verfahren eingesetzt. Die wesentlich empfindlichere Fourier-Transformations-NMR-Spektroskopie (Kap. 12-5.3) kommt insbesondere in der ^{13}C-NMR-Spektroskopie zur Anwendung.

Zur Herbeiführung von Kernresonanz nach dem CW-Verfahren gibt es nach der Larmor-Gleichung (Kap. 12-2.3) zwei Möglichkeiten:

- Bei konstanter Feldstärke H_0 des äußeren Feldes, d.h. bei konstanter Präzessionsfrequenz ω der Kerne, wird die Frequenz der eingeschalteten Radiowelle ω_0 bzw. $2\pi\nu_0$ kontinuierlich verändert, bis sie ω entspricht. Man bezeichnet dieses Verfahren als *Frequenz-sweep-Methode*.
- Bei der *Feld-sweep-Methode* wird eine konstante Radiofrequenz ω_0 bzw. $2\pi\nu_0$ (*Betriebsfrequenz des Spektrometers*) in die Probe eingestrahlt und die Feldstärke H_0 des Elektromagneten kontinuierlich verändert, bis die Präzessionsfrequenz ω der Kerne der Betriebsfrequenz ω_0 angeglichen ist. Die meisten CW-^{1}H-NMR-Spektrometer arbeiten nach diesem Verfahren.

Wie schon erwähnt, hängt der Besetzungsunterschied des Doppelkegels (Abb. 12-2) und damit die Empfindlichkeit von NMR-Messungen von der Energiedifferenz zwischen den beiden Niveaus und damit von der Stärke des äußeren Feldes H_0 ab. Man verwendet daher, um die Empfindlichkeit der Messungen zu steigern, möglichst hohe Feldstärken. Nach der Larmor-Gleichung (Kap. 12-2.3) ist dies gleichbedeutend mit großen Betriebsfrequenzen (Tab. 12-1).

Zur Beschreibung der Stärke der Magnetfelder verwendet man in der Kernresonanzspektroskopie und in der Massenspektroskopie (Kap. 14) die *Magnetische Induktion* (B) (Synonym: *Magnetische Flußdichte*), die in *Tesla* (früher Gauß) gemessen wird (1 Tesla $= \frac{V \cdot s}{m^2} = 10^4$ Gauß). B ist mit der magnetischen Feldstärke H durch die magnetische Feldkonstante $\mu_0 = 1.256\ V \cdot s/A \cdot m$ und die Permeabilitätszahl μ_r verknüpft:

$$B = \mu_r \cdot \mu_0 \cdot H$$

Die Permeabilitätszahl μ_r beschreibt den Einfluß des Materials in welchem das Magnetfeld aufgebaut wird. *Daher ist für ein bestimmtes Material die Magnetische Induktion B der Magnetischen Feldstärke H proportional.*

Tab. 12-1: Daten zur Messung von Protonenresonanzspektren.

Magn. Induktion ($B \sim H_0$)* [Tesla]	Betriebsfrequenz [MHz]	Wellenlänge λ[m]	Energie E[$J \cdot mol^{-1}$] (1 J = 0.239 cal)
1.41	60	5	$2.4 \cdot 10^{-2}$
2.11	90	3.3	$3.6 \cdot 10^{-2}$
2.35	100	3	$4 \cdot 10^{-2}$
4.70	200	1.5	$8 \cdot 10^{-2}$
9.39	400	0.75	$16 \cdot 10^{-2}$

* Vgl. Kap. 12-2.7.2; früher Feldstärke.

Für die angewandten Felder (Tab. 12-1) liegen die Betriebsfrequenzen der Feld-sweep-Methode im Megahertz-Bereich (1 MHz = 10^6 Hz) und damit im Gebiet der *Radiowellen* (Tab. 1-1). Die auf die Substanz einwirkenden Energiebeträge sind äußerst gering (Tab. 12-1). Kernresonanzspektrometer werden nach der Betriebsfrequenz in [MHz] benannt (Tab. 12-1). So arbeiten 60 MHz-Kernresonanzspektrometer mit einer Betriebsfrequenz von $\nu_0 = 60$ MHz (B ca. 1.41 Tesla/14100 Gauß). Viele Spektrometer benutzen eine Frequenz von $\nu_0 = 90$ MHz bzw. 100 MHz (B ca. 2.11 bzw. 2.35 Tesla/21100 bzw. 23500 Gauß). Spezielleren Forschungszwecken dienen Geräte, die mit einer Frequenz von $\nu_0 = 200$ MHz (B ca. 4.70 Tesla/47000 Gauß) oder gar 400 MHz (B ca. 9.39 Tesla/93900 Gauß) arbeiten (Lit. 10, 11). Zur Herstellung derartig starker Magnetfelder werden supraleitende Magnetspulen mit Helium-Kühlung verwendet.

12-2.7.3 Meßbedingungen bei ^{1}H-NMR-Messungen

Protonenresonanzspektren werden von flüssigen Proben, seltener von festen Körpern (vgl. Lit. 10) aufgenommen. Feste Substanzen müssen in Lösung gebracht werden, flüssige Stoffe können in Lösung oder in Substanz vermessen werden. Als Lösungsmittel kommen zur Anwendung:

- Flüssigkeiten, die keine Wasserstoffatome enthalten und daher kein Protonenresonanzsignal ergeben, wie z. B. Tetrachlorkohlenstoff
- *Deuterierte Lösungsmittel.* Deuteriumatome besitzen zwar ein magnetisches Moment (Kap. 12-1.1), ergeben aber bei den angewandten experimentellen Bedingungen (Betriebsfrequenz, Feldstärke, Empfindlichkeit) keine Kernresonanzsignale. Daher benutzt man Lösungsmittel, in welchen die Wasserstoffatome durch Deuteriumatome ersetzt sind: Deuterochloroform ($CDCl_3$), Deuterodimethylsulfoxid ($(CD_3)_2SO$), Deuterobenzol (C_6D_6) u. a. Bei schwerlöslichen Substanzen hat sich ein Gemisch aus $CDCl_3$ und 10 bis 20% $(CD_3)_2SO$ als brauchbares Lösungsmittel erwiesen.

Die zur Messung eines Kernresonanzspektrums benötigten Substanzmengen liegen je nach dem Geräte-Typ zwischen etwa 1 und 30 mg.

12-3 ^{1}H-NMR-Spektrum (Protonenresonanzspektrum)

Im Protonenresonanzspektrum (Abb. 12-5) ist auf der Abszisse die Stärke des äußeren Magnetfeldes H_0 aufgetragen. Auf der Ordinate zeigt der Ausschlag eines Meßinstruments die der Resonanzenergie entsprechende Induktionsspannung der Empfängerspule an. Für das Aussehen und die Auswertung eines Protonenresonanzspektrums sind drei Parameter von Bedeutung, die im

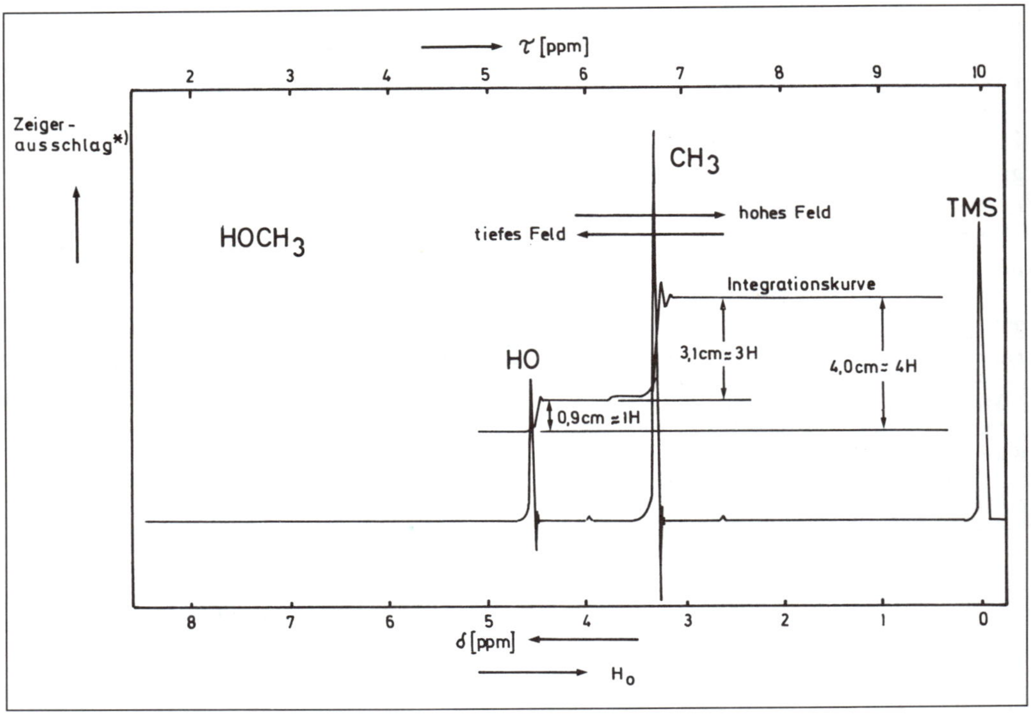

Abb. 12-5: ¹H-NMR-Spektrum von Methanol in $CDCl_3$ ($\omega_0 = 60$ MHz). Diese Bezeichnung wird auf den Spektren weggelassen.

folgenden besprochen werden sollen:

- chemische Verschiebung
- Integrationskurve
- Spin-Spin-Kopplung.

12-3.1 Chemische Verschiebung

12-3.1.1 Definition und Maßsystem der chemischen Verschiebung

Nach der Resonanzbedingung $\omega = \omega_0 = \gamma \cdot H_0$ (Kap. 12-2.5) sollten alle Wasserstoffkerne die gleiche Resonanzfrequenz besitzen, d.h., sie sollten alle ein Kernresonanzsignal bei der gleichen Feldstärke H_0 zeigen.

Im Gegensatz dazu liegen z.B. im ¹H-NMR-Spektrum des Methanols (Abb. 12-5) zwei Signale bei verschiedenen Feldstärken vor: ein Signal für die drei Wasserstoffatome der Methyl-Gruppe und ein zweites für das Wasserstoffatom der Hydroxy-Gruppe. Offensichtlich besitzen diese chemisch verschieden gebundenen Wasserstoffatome auch verschieden große Präzessionsfrequenzen. Zur Angleichung an die eingestrahlte Betriebsfrequenz (Kap. 12-2.7.2) sind daher verschieden große Änderungen von H_0 erforderlich. Die Lage des Kernresonanzsignals eines Wasserstoffatoms ist also offenbar abhängig von der Art seiner chemischen Bindung und seiner Umgebung.

Wasserstoffatome, deren Kernresonanzsignale bei der gleichen Feldstärke H_0 des äußeren Feldes liegen, bezeichnet man als *magnetisch äquivalent*. Es sind aber nicht alle gleich gebundenen (*chemisch äquivalenten*) Wasserstoffatome auch magnetisch äquivalent (Lit. 10).

Weil die verwendeten Kernresonanzspektrometer unterschiedliche Feldstärken bzw. Betriebsfrequenzen benutzen (Tab. 12-1), bezieht man die Lage der Kernresonanzsignale magnetisch nicht äquivalenter Wasserstoffatome auf eine Standard-Substanz. Die relative Entfernung eines Signals der Substanz vom Signal des Standards bezeichnet man als *chemische Verschiebung* (Symbol δ). Als Standard wird gewöhnlich das Kernresonanzsignal der zwölf magnetisch äquivalenten Wasserstoffatome des *Tetramethylsilans* $(CH_3)_4Si$ (abgekürzt TMS) herangezogen. Diese Substanz wird der Probe meist als „innerer Standard" zugemischt. Man ordnet ihrem Kernresonanzsignal die chemische Verschiebung $\delta = 0$ zu (Abb. 12-5). In anderen Fällen wird das Spektrometer vor der Messung mit Hilfe einer TMS-Probe auf $\delta = 0$ geeicht (äußerer Standard). Dabei entspricht die chemische Verschiebung $\delta = 0$ des Standards derjenigen Kreisfrequenz ω_0 bzw. Frequenz ν_0 (Frequenz-sweep-Methode) bzw. derjenigen Feldstärke H_0 (Feld-sweep-Methode), bei welcher die TMS-Protonen in Resonanz treten.

Die δ-Werte bilden eine Skala, auf der die Änderung der Feldstärke ausgehend vom Grundwert für TMS ($\delta = 0$) in Millionstel (englisch: *parts per million*; Abkürzung ppm) aufgetragen wird. Eine Verringerung der Feldstärke um 1 Millionstel entspricht der Skaleneinheit $\delta = 1$ ppm. Muß z. B. die Feldstärke ausgehend von TMS um diesen Betrag verringert werden, um ein bestimmtes Proton zur Resonanz anzuregen, so beträgt die chemische Verschiebung dieses Protons $\delta = 1$ ppm.

Formelmäßig läßt sich die chemische Verschiebung wie folgt definieren:

Frequenz-sweep-Methode (Kap. 12-2.7.2):

$$\delta\,[\text{ppm}] = \frac{\omega_0(\text{Probe}) - \omega_0(\text{TMS})}{\omega_0(\text{TMS})}$$

$$\text{bzw.} = \frac{\nu_0(\text{Probe}) - \nu_0(\text{TMS})}{\nu_0(\text{TMS})}$$

Die Differenz $\Delta\omega_0$ bzw. $\Delta\nu_0$ zwischen den Resonanzfrequenzen der Kerne der Probe und der Resonanzfrequenz des TMS liegt in der Größenordnung von [Hz]. Die absolute Größe der Resonanzfrequenzen liegt in der Größenordnung von [MHz]. Beide unterscheiden sich um den Faktor 10^{-6} („Millionstel", ppm).

Feld-sweep-Methode (Kap. 12-2.7.2):

$$\delta\,[\text{ppm}] = \frac{H_0(\text{Probe}) - H_0(\text{TMS})}{H_0(\text{TMS})}$$

Wegen der Proportionalität von ω_0 bzw. ν_0 und H_0 sind beide Definitionsgleichungen identisch. Formal müßte δ ein negatives Vorzeichen besitzen, das aber nicht berücksichtigt wird.

Bedenkt man, daß die Larmor-Gleichung (Kap. 12-2.3) in der Form $\omega_0(\text{TMS}) = \gamma \cdot H_0(\text{TMS})$ die Betriebsfrequenz des Spektrometers beschreibt, so ergibt sich folgende Beziehung, die für Umrechnungen der δ-Werte in Frequenz-Einheiten und umgekehrt wichtig ist:

$$\delta[\text{ppm}] = \frac{\text{Signalfrequenz}\,[\text{Hz}]}{\text{Betriebsfrequenz}\,[\text{MHz}]}$$

Um z. B. festzustellen, wieviel [Hz] bei einer gegebenen Betriebsfrequenz $\delta = 1$ ppm entsprechen, muß man die Betriebsfrequenz mit 10^{-6} (identisch mit 1 ppm) multiplizieren, d. h. [MHz] in [Hz] überführen: 1 ppm = 60 Hz für 60 MHz-Geräte; 90 Hz für 90 MHz-Geräte; 200 Hz für 200 MHz-Geräte usw.

Tetramethylsilan besitzt als Standard-Substanz mehrere Vorteile:

- Die meisten Signale organischer Verbindungen liegen unterhalb vom TMS-Signal, so daß keine Überlagerungen auftreten
- Das TMS-Signal zeigt wegen der 12 Protonen eine hohe Intensität
- TMS ist leicht flüchtig und kann aus der Probe entfernt werden.

In der δ-Skala der chemischen Verschiebung zeigen größer werdende Werte, daß das äußere Magnetfeld H_0 zur Herbeiführung von Kernresonanz zunehmend verkleinert wurde. Um diese Gegenläufigkeit der δ-Werte und der Feldstärke H_0 des äußeren Magnetfeldes (Abb. 12-5) zu vermeiden, benutzt man auch die *τ-Skala*. Danach besitzt das TMS-Signal ($\delta = 0$ ppm) eine chemische Verschiebung von $\tau = 10$ ppm. Man erhält:

$$\tau = 10 - \delta\,[\text{ppm}]$$

Das Kernresonanzsignal der Methyl-Protonen des Methanols z. B. (Abb. 12-5) liegt bei $\delta = 3.3$ ppm bzw. bei $\tau = 6.7$ ppm, das Signal des OH-Protons bei $\delta = 4.55$ ppm bzw. $\tau = 5.45$ ppm.

Die δ- bzw. τ-Werte sind relative Größen, die nicht von der eingestrahlten Betriebsfrequenz der verschiedenen Spektrometer-Typen abhängen (Kap. 12-2.7). Man mißt also mit einem 60 MHz-Spektrometer die gleichen δ-Werte in ppm wie mit einem 200 MHz-Spektrometer usw. Im folgenden wird zur Angabe der chemischen Verschiebung die δ-Skala [ppm] herangezogen.

12-3.1.2 Ursachen der chemischen Verschiebung

Nach der Larmor-Gleichung $\omega = \gamma \cdot H_0$ (Kap. 12-2.3) ist die Präzessionsfrequenz eines Wasserstoffatoms abhängig von der Stärke des äußeren Magnetfeldes. Entscheidend ist jedoch nicht die ursprünglich zwischen den Polen des Magneten (Abb. 12-5) erzeugte Feldstärke H_0, sondern die am Ort des betrachteten Wasserstoffatoms tatsächlich vorliegende Feldstärke (*effektive Feldstärke*, H_{eff}), die gegenüber H_0 abgeschwächt oder verstärkt sein kann. In der Physik entspricht die Abschwächung eines Magnetfeldes einem *diamagnetischen Effekt*, seine Verstärkung einem *paramagnetischen Effekt* (vgl. Lehrbücher der Physik). In der Kernresonanzspektroskopie spricht man auch von einer „*Abschirmung*" oder „*Entschirmung*" des äußeren Magnetfeldes H_0.

Abschirmung des äußeren Feldes: Eine Verringerung der Feldstärke H_0 des äußeren Feldes am Ort eines Wasserstoffatoms wird durch den Einfluß in der Nähe befindlicher Atome bzw. Atomgruppen hervorgerufen, deren bindende und nicht bindende Elektronen selbst Magnetfelder besitzen. Die Stärke dieser *Abschirmung* ist abhängig von der Elektronendichte und damit von den Bindungsverhältnissen in der Umgebung der betreffenden Wasserstoffatome. Zur Herbeiführung von Kernresonanz muß die Abschirmung durch Verstärkung des äußeren Feldes kompensiert werden. Daher liegen die Kernresonanzsignale stark abgeschirmter Wasserstoffatome im „*höheren Feld*", d. h. bei kleinen δ-Werten. Da das äußere Magnetfeld H_0 an ihrem Ort verkleinert wurde, spricht man in diesem Falle auch von einer *diamagnetischen Verschiebung* bzw. einer *Hochfeldverschiebung* der Kernresonanzsignale (Abb. 12-5).

Entschirmung des äußeren Feldes: Andererseits können bestimmte, in der Nähe eines Wasserstoffatoms gebundene Strukturelemente mit ihren Magnetfeldern das äußere Feld H_0 verstärken und so eine ursprünglich stärkere Abschirmung wieder verringern (*Entschirmung*). Die äußere Feldstärke H_0 muß deshalb zur Herbeiführung von Kernresonanz verkleinert werden. Die Kernresonanzsignale solcher Wasserstoffatome liegen daher im „*tieferen Feld*" bei größeren δ-Werten. Wegen der Verstärkung des Magnetfeldes H_0 spricht man auch von einer *paramagnetischen Verschiebung* bzw. einer *Tieffeldverschiebung* der Kernresonanzsignale (Abb. 12-5).

Die Abschirmung bzw. Entschirmung von Protonen soll am Beispiel des ^{1}H-NMR-Spektrums des Methanols erläutert werden (Abb. 12-5). Stark abgeschirmt gegenüber dem äußeren Feld H_0 sind z. B. im Vergleich zu den Methylprotonen des Methanols die zwölf Wasserstoffatome des inneren Standards Tetramethylsilan (TMS). Nach der Resonanzbedingung $\omega = \gamma \cdot H_0$ führt dies zu einer verkleinerten Präzessionsfrequenz ω der TMS-Protonen. Um diese Frequenz auf die Größe der Betriebsfrequenz ω_0 des Spektrometers zu bringen (dies ist die Bedingung für Kernresonanz: $\omega = \omega_0$) muß das äußere Magnetfeld H_0 stark sein. Daher liegt das TMS-Signal auf der Skala der magnetischen Feldstärke bei einem relativ großen Wert auf der rechten Seite der H_0-Skala im hohen Feld. Für die Kernresonanz der schwächer abgeschirmten Methylprotonen des Methanols genügt eine um 3.3 Millionstel kleinere Feldstärke ($\delta = 3.3$ ppm) als die für Tetramethylsilan. Um die noch schwächer abgeschirmten Wasserstoffatome der OH-Gruppe zur Resonanz zu bringen, kann die Feldstärke H_0 um 4.55 Millionstel verkleinert werden ($\delta = 4.55$ ppm).

Einflüsse der chemischen Umgebung auf die chemische Verschiebung von Wasserstoffatomen: Wie erwähnt, wird die effektive Feldstärke am Ort eines Wasserstoffatoms und damit seine chemische Verschiebung wesentlich durch die Elektronendichte in seiner Umgebung bestimmt. Effekte, welche die Elektronendichte verringern, führen zu einer Entschirmung und damit zu einer Tieffeldverschiebung und umgekehrt. Wichtig sind folgende Einflüsse:

- die *Elektronendichte* am Kohlenstoffatom, an welches das betrachtete Wasserstoffatom gebunden ist. Sind an dieses C-Atom (elektronegativere) Heteroatome wie Halogen, Sauerstoff, Schwefel oder Stickstoff gebunden, so verringern diese die Elektronendichte und damit die Abschirmung des betrachteten Wasserstoffatoms. Die Größe seiner Verschiebung hängt von der Elektronegativität des Heteroatoms ab (Tab. 12-2, vgl. auch Lehrbücher der Organischen Chemie).
- *Mesomerie-Effekte,* welche zu einer Änderung der Elektronendichte an den wasserstofftragenden Kohlenstoffatomen führen. Diese Einflüsse sind besonders stark an Aromaten und anderen konjugierten Systemen.
- *Elektrische Dipole* in der Umgebung des Wasserstoffatoms
- *Van der Waalssche Kräfte* zwischen den Protonen der Probe, z.B. Abstoßungskräfte, die zu einer Polarisierung von σ-Bindungen führen können
- *Wasserstoffbrücken.* Die Beteiligung eines Protons an einer H-Brücke führt zu einer schwächeren Abschirmung.
- *Einflüsse der Chiralität.* Die Protonen einer Methylen-Gruppe, die an ein Chiralitätszentrum gebunden ist, befinden sich in unterschiedlicher (diastereomerer) chemischer Umgebung und können daher eine unterschiedliche chemische Verschiebung zeigen (*Diastereotopie*).
- *Magnetische Anisotropie* in der Umgebung eines Wasserstoffatoms verursacht durch aromatische Ringe, Carbonyl-Gruppen, Doppel- und Dreifachbindungen u.a. Gruppen (Kap. 12-3.1.3).

12-3.1.3 Magnetische Anisotropie

Beim Einbringen einer Substanz mit einem aromatischen Ring in das äußere Magnetfeld H_0 des NMR-Spektrometers wird in

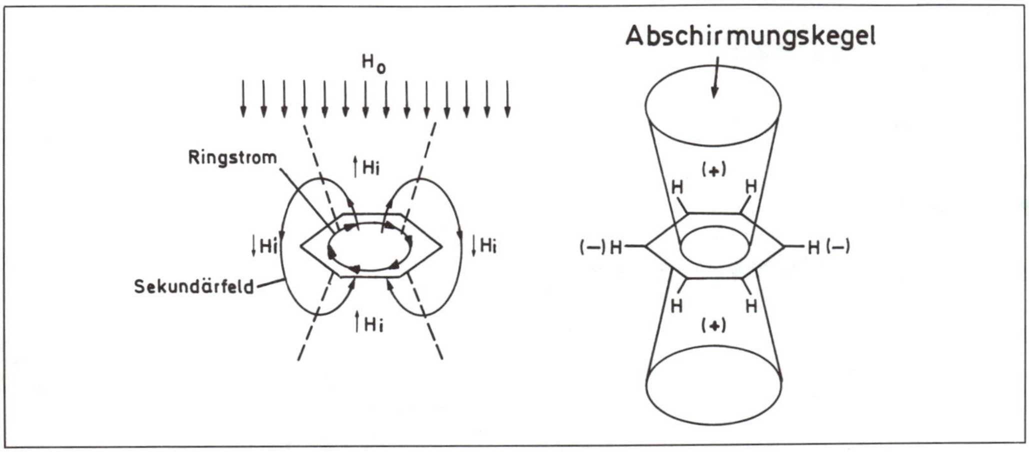

Abb. 12-6: Abschirmungs- und Entschirmungsbereiche des Benzols (magnetische Anisotropie).

der Ebene des Benzolringes ein Ringstrom der π-Elektronen induziert (Abb. 12-6). Dieser besitzt wie jeder andere elektrische Strom ein Magnetfeld (*Sekundärfeld* H_i). Der Ringstrom verläuft so, daß H_i oberhalb und unterhalb der Ebene des Benzolringes dem äußeren Feld H_0 entgegengerichtet ist (Lenzsche Regel, vgl. Lehrbücher der Physik). Da aber die Feldlinien des Sekundärfeldes H_i ebenso wie die Feldlinien eines elektrischen Ringstromes in geschlossenen Kurven verlaufen, gibt es für die Richtung von H_i zwei Bereiche (Abb. 12-6) (Anisotropie):

a) In einem etwa kegelförmigen Raum oberhalb und unterhalb der Ebene des Benzolringes ist das Feld H_i dem äußeren Magnetfeld H_0 entgegengerichtet. Innerhalb dieser *Abschirmungskegel* wird das äußere Feld H_0 abgeschwächt. Wasserstoffatome, die sich im Abschirmungskegel des Benzols befinden, können erst dann zur Kernresonanz gebracht werden, wenn die Abschwächung ($\uparrow H_i$) durch eine entsprechende Vergrößerung des äußeren Magnetfeldes H_0 kompensiert wird. Das Resonanzsignal dieser Wasserstoffatome liegt daher im höheren Feld und ihre chemische Verschiebung bei kleineren δ-Werten. Wegen der Verschiebung von Kernresonanzsignalen zu höheren Feldstärken wird der Abschirmungskegel oft mit einem Plus-Zeichen versehen (Abb. 12-6).

b) Außerhalb der Abschirmungskegel ist das Sekundärfeld H_i des Ringstromes der π-Elektronen dem äußeren Magnetfeld H_0 gleichgerichtet ($\downarrow H_i$). Beide Felder addieren sich. Um die Wasserstoffatome, die sich in diesem Bereich befinden, zur Resonanz zu bringen, muß H_0 um den Betrag H_i verkleinert werden (dieser Bereich wird deshalb oft durch ein Minus-Zeichen gekennzeichnet). Die Kernresonanzsignale solcher Protonen sind im tiefernen Feld (Minuszeichen), d. h. bei größeren δ-Werten, zu beobachten (*Entschirmungsbereich*). Im Entschirmungsbereich befinden sich z. B. die Wasserstoffatome des Benzols selbst (Abb. 12-6), deren Kernresonanzsignale aus diesem Grunde im tieferen Feld bei verhältnismäßig hohen δ-Werten (ca. 7 ppm) beobachtet werden (Tab. 12-2).

Die magnetische Anisotropie am Benzolring ist auch bei Verwendung von aromatischen Lösungsmitteln, z. B. von Hexadeuterobenzol C_6D_6 zur Messung von Kernresonanzspektren von Bedeutung. Dabei kommt es zu einer Annäherung der Moleküle der gelösten Substanz an die Moleküle des Lösungsmittels (*Kollisionskomplexe*, vgl. Lit. 1). Je nach der räumlichen Anordnung der Proben-Moleküle an den Lösungsmittelmolekülen, befinden sich bestimmte wasserstofftragende Gruppen der Probe entweder im Abschirmungs- oder im Entschirmungsbereich des Benzols. Liegen sie im Abschirmungskegel, so wird ihr Kernresonanzsignal zu kleineren δ-Werten verschoben. Sind sie im Entschirmungsbereich angeordnet, so muß eine Verschiebung zu größeren δ-Werten erwartet werden. Dies kann dazu führen, daß Kernresonanzsignale beim Wechsel des Lösungsmittels, z. B. von $CDCl_3$ zu C_6D_6 unterschiedlich stark verschoben werden und hat für die praktische NMR-Spektroskopie Bedeutung: Es ist möglich, Signale, die sich in üblichen Lösungsmitteln überdecken, in einem aromatischen Lösungsmittel auseinanderzuziehen und damit die Interpretation des Spektrums zu erleichtern.

Anisotropie des Magnetfeldes findet man z. B. auch an der Carbonyl-Gruppe, an der C=C-Doppelbindung und an der C≡C-Dreifachbindung (Abb. 12-7). Aus diesem Grunde werden die δ-Werte von Wasserstoffatomen, die an diese Strukturelemente gebunden sind, je nach ihrer Stellung im Abschirmungskegel (+) oder im Entschirmungsbereich (−), verschieden beeinflußt. So ist z. B. das Proton der Aldehyd-Gruppe im starken Entschirmungsbereich angeordnet (Abb. 12-7). Daher sind die NMR-Signale von Aldehyd-Protonen weit in das „tiefere Feld" (d. h. zu hohen δ-Werten von 9 bis 12 ppm) verschoben (Tab. 12-2).

Die olefinischen Protonen befinden sich im Entschirmungsbereich der Doppelbin-

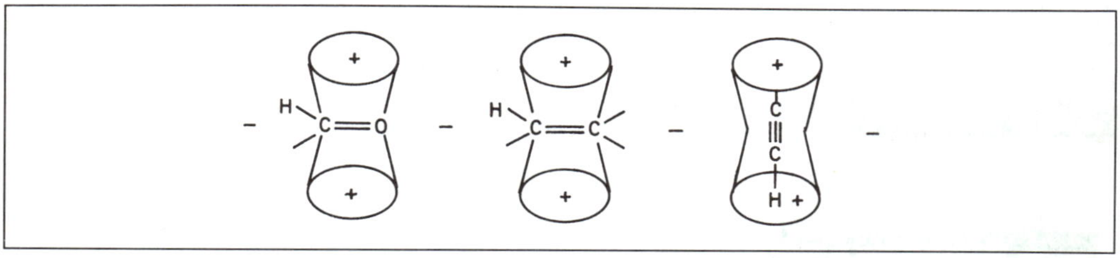

Abb. 12-7: Magnetische Anisotropie an Carbonyl-Gruppen, Doppelbindungen und Dreifachbindungen.

dung (Abb. 12-7), ihr Kernresonanzsignal liegt deshalb bei kleinen Feldstärken H_0 (d. h. bei hohen δ-Werten von 4 bis 8 ppm; Tab. 12-2). Im Gegensatz dazu liegt das Wasserstoffatom des Acetylens wegen seiner linearen Anordnung an der Kohlenstoff-Achse im Abschirmungskegel der Dreifachbindung (Abb. 12-7). Es zeigt deshalb δ-Werte im „höheren Feld" bei etwa 2 ppm.

12-3.1.4 Tabellen der chemischen Verschiebung

Die δ-Werte von verschieden gebundenen Wasserstoffatomen sind in Tabellen zusammengefaßt (Tab. 12-2). Mit ihrer Hilfe kann aus der Lage der ^{1}H-NMR-Signale einer unbekannten Substanz ermittelt werden, wie die einzelnen Wasserstoffatome gebunden sind (Lit. 1 bis 4).

Die chemische Verschiebung der meisten Wasserstoffatome liegt zwischen 0 und 15 ppm. Bei relativ kleinen δ-Werten bis zu etwa 2.5 ppm (im hohen Feld) sind die Signale von CH_3- und CH_2-Gruppen zu finden, die an gesättigte Kohlenstoffatome gebunden sind. Wasserstoffatome, die an C-Atome mit Heteroatomen (O, N, S) gebunden sind (Ether, Amine, Thioether), zeigen δ-Werte zwischen etwa 2 und 5 ppm. Noch stärker entschirmt sind die Wasserstoffatome an Doppelbindungen und aromatischen Ringen; ihre Signale liegen bei δ-Werten zwischen 6 und 9 ppm. Eine sehr starke Entschirmung und damit eine starke Verschiebung des Kernresonanzsignals in das „tiefere Feld" (d. h. zu großen δ-Werten zwischen 9 und 12 ppm) erfährt das Wasserstoffatom der Aldehyd-Gruppe.

Für bestimmte Strukturelemente organischer Moleküle wurden empirische Regeln zur Berechnung der chemischen Verschiebung von Wasserstoffatomen abgeleitet: Methylen- und Methin-Protonen: *Shoolery-Regel* (Lit. 2, 4). Olefinische Protonen: *Pascual-Regel* (Lit. 2, 4). Aromatische Protonen (Lit. 2, 4). Heterocyclen (Lit. 7).

12-3.2 Integrationskurve

Die Flächen unterhalb der Signale eines Kernresonanzspektrums sind von der Konzentration der Substanz in der Meßlösung abhängig. Innerhalb eines ^{1}H-NMR-Spektrums in einer vorgegebenen Lösung verhalten sich die Flächen der Signale einer Substanz wie die Anzahlen der entsprechenden Protonen, die diese Signale verursachen. Zur Bestimmung der Flächen sind die Kernresonanzspektrometer mit *Integratoren* ausgestattet, die eine *Integrationskurve* registrieren (Abb. 12-5, 12-8).

Die *Auswertung der Integrationskurve* verläuft wie folgt (Abb. 12-5): Die Gesamthöhe des Integrals (d. h. alle Stufen der Integrationskurve zusammen in cm) entspricht der Gesamtzahl der im Molekül vorhandenen Wasserstoffatome wie sie die Summenformel angibt. Dividiert man diese *Integralhöhe* (in cm) durch die Zahl der Wasserstoffatome, so erhält man die für ein Wasserstoffatom geltende Stufenhöhe. Mit Hilfe dieses Wertes kann berechnet werden, wieviele Wasserstoffatome die Integrationsstufen der einzelnen Signale bzw. Signalgruppen anzeigen.

Im NMR-Spektrum des Methanols (Abb. 12-5) z. B. beträgt die Gesamthöhe des Integrals 4 cm. Bei insgesamt 4 Wasserstoffatomen (Sum-

Tab. 12-2: Chemische Verschiebungen von Wasserstoffatomen (Fehler etwa ±0.2 ppm).

CH_3—	δ[ppm]	—CH_2—	δ[ppm]	>CH—	δ[ppm]
CH_3—C	0.9	—C—CH_2—C	1.4	—C—CH—C	1.5
CH_3—C—C=C	1.1	—C—CH_2—C—C=C	1.7		
CH_3—C—O	1.4	—C—CH_2—C—O	1.9	—C—CH—C—O	2.0
CH_3—C=C	1.6	—C—CH_2—C=C	2.3	—C—CH—C=C	2.3
CH_3—Ar	2.3	—C—CH_2—Ar	2.7	—CH—Ar	3.0
CH_3—C≡C—	1.8–2.5	—CH_2—C≡C—	2.0–2.2		
CH_3—CO—R	2.2	—C—CH_2—CO—R	2.4	—C—CH—CO—R	2.7
CH_3—CO—Ar	2.6	—C—CH_2—CO—Ar	2.6	—C—CH—CO—Ar	3.3
CH_3—CO—O—R	2.0	—C—CH_2—CO—O—R	2.2		
CH_3—CO—O—Ar	2.4				
CH_3—CO—N—R	2.0	—C—CH_2—CO—N—R	2.2		
CH_3—O—R	3.3	—C—CH_2—O—R	3.4	—C—CH—O—R	3.7
CH_3—O—H	3.3	—C—CH_2—O—H	3.6	—C—CH—OH	3.9
CH_3—O—C=C	3.7	—C—CH_2—O—C=C—	3.7		
CH_3—O—Ar	3.8	—C—CH_2—O—Ar	4.3		
CH_3—O—CO—R	3.7	—C—CH_2—O—CO—R	4.1	—C—CH—O—CO—R	4.8
CH_3—N	2.3	—C—CH_2—N	2.5	—C—CH—N	2.8
CH_3—N^+	3.3				
CH_3—N—CO—R	2.9	—C—CH_2—N—CO—R	3.3	—C—CH—N—CO—R	4.1
CH_3—S	2.1	—C—CH_2—S	2.4	—C—CH—S	3.2
CH_3—NO_2	4.3	—C—CH_2—NO_2	4.4	—C—CH—NO_2	4.7
CH_3—C—NO_2	1.6	—C—CH_2—C—NO_2	2.1		
CH_3—C=C—CO	2.0	—C—CH_2—C=C—CO	2.4		
—C=C(CH_3)—CO	1.8	—C=C(CH_2)—CO	2.4		
CH_3—Cl	3.0	—C—CH_2—Cl	3.6	—C—CH—Cl	4.0
CH_3—Br	2.7	—C—CH_2—Br	3.5	—C—CH—Br	4.3
CH_3—I	2.2	—C—CH_2—I	3.2	—C—CH—J	4.3
CH_3—C≡N	2.2	—C—CH_2—C≡N	2.3	—C—CH—C≡N	2.7
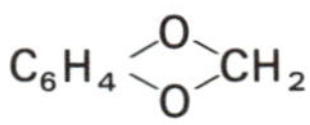	5.9	CH_2 – Cyclopropan	0.3	CH – Cyclopropan	0.7
		CH_2 – Epoxid	2.6	CH – Epoxid	3.1
olefinische Protonen	**δ[ppm]**	**aromatische Protonen**	**δ[ppm]**		
>C=CH_2	4.6–5.3	C_6H_6	7.27		
—CH=C—	5.1–7.3				
—CH=C—CO	6.8	Ar—H	7.0–9.0		
—C=CH—CO	5.9	C_6H_5—CH_3	7.1		
Weitere Protonen	**δ[ppm]**		**δ[ppm]**		**δ[ppm]**
R—C≡C—H	2.0–3.2	R—NH_2	1–4	—OH	0.5–5
R—CHO	9.7	R—NH—R	1–4	—OH (mit H-Brücken)	bis 16
R—C=C—CHO	9.5	R—CO—NH_2	5–9	R—COOH	9–13
Ar—CHO	9.9	R—CO—NH—R	5–9	=N—OH	10–12
HCO—	8.0	R—CO—NH—CO—R	9–12	R—SH	1–2
H_2O	ca. 5	Ammoniumsalze Lit. 8			
$CHCl_3$	7.27	Heterocyclische Verbindungen Lit. 1, 8			

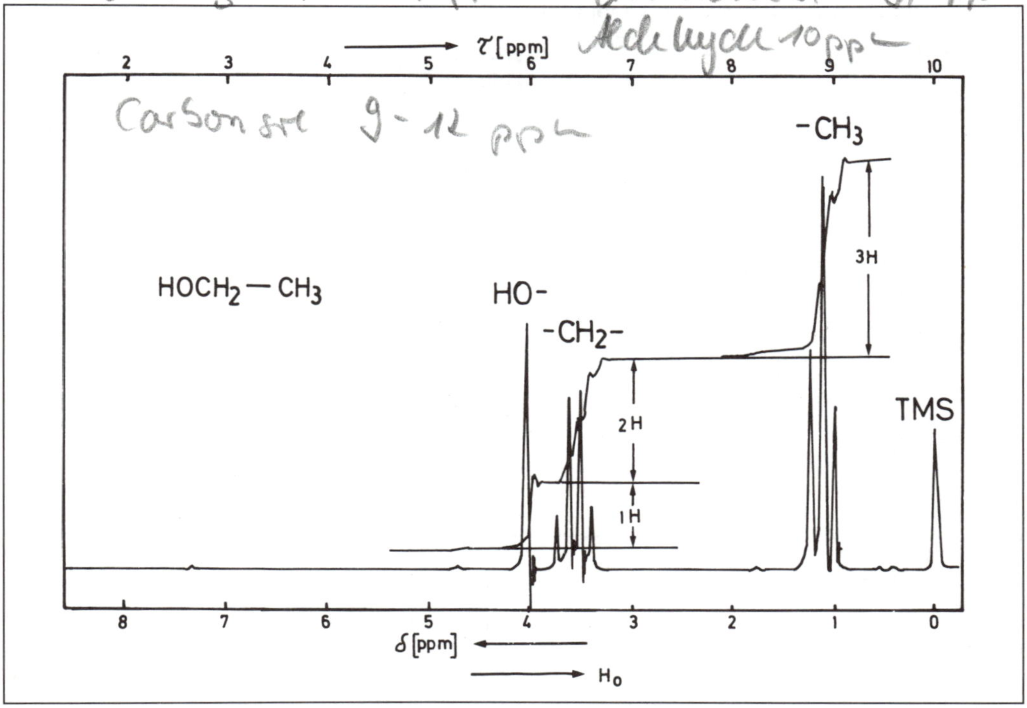

Abb. 12-8: ^{1}H-NMR-Spektrum von Ethanol in $CDCl_3$ (ω_0 = 60 MHz).

menformel CH_4O) entspricht 1 cm einem Wasserstoffatom. Für das Signal bei $\delta = 3.3$ ppm errechnen sich somit aus der Integralhöhe von 3.1 cm (die Messung ist mit einem Fehler behaftet) drei Wasserstoffatome; für das Signal bei $\delta = 4.55$ ppm ergibt sich aus der Integralhöhe von 0.9 cm ein Wasserstoffatom. Die Anzahl der Wasserstoffatome wird für die einzelnen Signale in Klammern angegeben. Für Methanol gilt (Abb. 12-5): $\delta = 3.3$ ppm (3H) und $\delta = 4.55$ ppm (1H).

12-3.3 Spin-Spin-Kopplung

In ^{1}H-NMR-Spektren sind die Signale bestimmter Wasserstoffatome oft in mehrere Linien aufgespalten (Abb. 12-8, Tab. 12-3). Die Aufspaltung wird durch benachbarte Protonen hervorgerufen; sie ist eine Folge der *Spin,Spin-Kopplung* der Protonen, die man meist kürzer als *Spin-Kopplung* bezeichnet. Die Spin-Kopplung ermöglicht z. B. Aussagen darüber, welche Wasserstoffatome eines Moleküls an benachbarte Kohlenstoffatome gebunden sind.

12-3.3.1 Signal-Aufspaltungen erster Ordnung

Im ^{1}H-NMR-Spektrum des Ethanols (Abb. 12-8) sollte man drei Kernresonanzsignale erwarten, weil drei „Sorten“ verschieden gebundener Wasserstoffatome im Molekül vorliegen:

- drei äquivalente Wasserstoffatome der CH_3-Gruppe $\delta = 1.1$ ppm (3H)
- zwei äquivalente Wasserstoffatome der CH_2-Gruppe $\delta = 3.6$ ppm (2H)
- ein Wasserstoffatom der OH-Gruppe $\delta = 4.05$ ppm (1H).

Zwei dieser Signale sind durch Spin-Kopplung aufgespalten: das Signal der CH_3-Gruppe in drei Linien und das Signal der CH_2-Gruppe in vier Linien. Für die aufgespaltenen Signale (allgemein: Multipletts) verwendet man je nach der

Tab. 12-3: Signal-Aufspaltungen erster Ordnung.

Aussehen des Signals δ	Zahl der Linien (n + 1)	Bezeichnung (Abkürzung)	Zahl der benachbarten H-Atome (n)	Intensitätsverhältnis der Linien
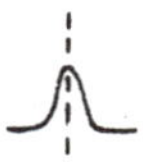	1	Singulett (s)	0	1
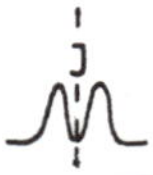	2	Dublett (d)	1	1 : 1
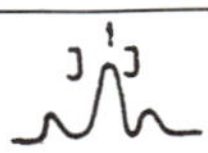	3	Triplett (t)	2	1 : 2 : 1
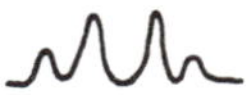	4	Quartett (q)	3	1 : 3 : 3 : 1
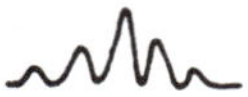	5	Quintett (quint)	4	1 : 4 : 6 : 4 : 1
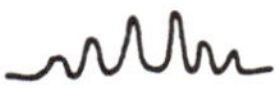	6	Sextett (sext)	5	usw.
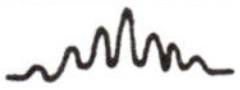	7	Septett (sept)	6	
verschiedene Erscheinungsbilder	mehr als 7 Linien bzw. nicht genau festgelegt	Multiplett (m)	mehr als 6	

Zahl der Linien die in Tab. 12-3 aufgeführten Bezeichnungen. Danach bildet im Spektrum des Ethanols (Abb. 12-8) die CH_3-Gruppe ein Triplett (t) und die CH_2-Gruppe ein Quartett (q). Das Signal des Protons der OH-Gruppe ist ein Singulett (s).

Die chemische Verschiebung (δ) eines durch Spin-Kopplung aufgespaltenen Signals wird an der Symmetrieachse des Multipletts abgelesen (Tab. 12-3). Die Abstände zwischen den einzelnen Maxima sind gleich. Man bezeichnet diesen Abstand als *Kopplungskonstante* (Symbol: J), gemessen in [Hz]. Für Ethanol (Abb. 12-8) ist die Kopplungskonstante des Tripletts mit J = 7 Hz gleich der des Quartetts.

Zur Bestimmung der Kopplungskonstanten ist auf den Spektrenformularen meist auch eine Frequenz-Skala [Hz] aufgedruckt. Andernfalls kann die einem [ppm] entsprechende Größe in [Hz] der Betriebsfrequenz des Spektrometers entnommen werden (Kap. 12-3.1.1).

Allgemein werden Signale mit Spin-Kopplungen durch die chemische Verschiebung, die Zahl der Protonen, die Zahl der Maxima und die Kopplungskonstante J [Hz] charakterisiert (Tab. 12-3). Für die CH_3-Gruppe des Ethanols (Abb. 12-8) würde man z.B. schreiben: $\delta = 1.2$ ppm (3H; t, J = 7 Hz); für die CH_2-Gruppe: $\delta = 3.4$ ppm (2H; q, J = 7 Hz), für die OH-Gruppe: $\delta = 4.1$ ppm (s).

12-3.3.2 Zahl der Linien eines Kernresonanzsignals (Multiplizitäts-Regel)

Die Zahl der Linien, in die das Kernresonanzsignal eines Wasserstoffatoms durch

Spin-Kopplung aufgespalten ist, hängt von der Zahl n der an den benachbarten Kohlenstoffatomen gebundenen Wasserstoffatome ab (Tab. 12-3).

Für die CH_3-Gruppe des Ethanols (Abb. 12-8) ist n = 2, weil das benachbarte C-Atom zwei Wasserstoffatome trägt. Die Aufspaltung der Methyl-Gruppe ergibt sich daraus zu n + 1 = 3, d.h. die Methyl-Gruppe bildet ein Triplett (t). Für die Methylen-Gruppe des Ethanols beträgt die Zahl der an das benachbarte C-Atom – nämlich das der CH_3-Gruppe – gebundenen Wasserstoffatome n = 3. Die Aufspaltung der CH_2-Gruppe ergibt sich danach zu n + 1 = 4, d.h. die Methylen-Gruppe liegt als Quartett (q) vor.

Allgemein ist das Signal einer „Protonen-Sorte" in n + 1 Linien aufgespalten, wenn an benachbarten C-Atomen n Wasserstoffatome gebunden sind. Die Aufspaltungsregel gilt auch dann, wenn diese Wasserstoffatome in gleichem Bindungszustand auf mehrere benachbarte Kohlenstoff-Atome verteilt sind.

Sind z.B. an den benachbarten C-Atomen des Protons H_M die Protonen H_A und H_B gebunden, so ergeben sich für die Aufspaltung des Kernresonanzsignals von H_M zwei Möglichkeiten:

- Die Protonen H_A und H_B sind magnetisch äquivalent, d.h. untereinander gleichwertig in ihrer Wirkung auf H_M. Die Zahl (n) der dem Proton H_M benachbarten Wasserstoffatome beträgt dann n = 2. Das Kernresonanzsignal von H_M erscheint als Triplett (n + 1 = 3).
- Die Protonen H_A und H_B sind magnetisch nicht äquivalent. Daher wirkt jedes von ihnen unabhängig auf H_M ein. Zunächst ergibt z.B. der Einfluß von H_A (n = 1) zwei Linien (n + 1 = 2). Durch H_B (n = 1) wird jede dieser beiden Linien erneut in je zwei Linien (n + 1 = 2) (insgesamt 4 Linien) aufgespalten. H_M erscheint als Quartett, welches man in diesem Falle auch als *Dublett eines Dubletts* bezeichnet (Symbol: dd). Es treten zwei Kopplungskonstanten in Erscheinung: J_{MA} und J_{MB}.

Die Gesamtaufspaltung eines Protonenresonanzsignals ergibt sich allgemein aus dem Produkt $(n_A + 1) \cdot (n_B + 1)$ (*Multiplizitätsregel*). Diese Regel gilt jedoch nicht, wenn – was häufiger der Fall ist – die Kopplungskonstanten beider Aufspaltungen (J_{MA}; J_{MB}) gleich groß sind. Es ergibt sich dann ein Triplett, als seien H_A und H_B magnetisch äquivalent (Lit. 2, 10).

12-3.3.3 Ursachen der Signal-Aufspaltungen

Wie bereits erwähnt wurde (Kap. 12-1.1), bestehen für den Kernspin eines Wasserstoffatoms zwei mögliche entgegengesetzte Richtungen (↑ bzw. ↓). Da der Spin verantwortlich für den Aufbau eines Magnetfeldes ist, weisen Wasserstoffatome mit entgegengesetzter Spin-Richtung auch entgegengerichtete Magnetfelder auf. Innerhalb jeder „Protonen-Sorte" eines Moleküls sind die beiden Richtungen des Kernspins gleich wahrscheinlich. Daher zeigt die Hälfte der Wasserstoffatome jeder Protonen-Art ein Magnetfeld in der einen Richtung, die andere Hälfte in entgegengesetzter Richtung (Abb. 12-9, H_A). Die schwachen Magnetfelder dieser Wasserstoffkerne sind dem äußeren Magnetfeld H_0 des NMR-Spektrometers entweder gleich- oder entgegengerichtet (Abb. 12-9). Dies führt entweder zu einer geringen Verstärkung oder einer geringen Abschwächung der Feldstärke H_0. Diese Feldänderungen wirken sich auch noch am Ort der benachbarten Wasserstoffkerne (H_x, Abb. 12-9) aus. Es wird daher für die eine Hälfte der Moleküle am Ort von H_X das äu-

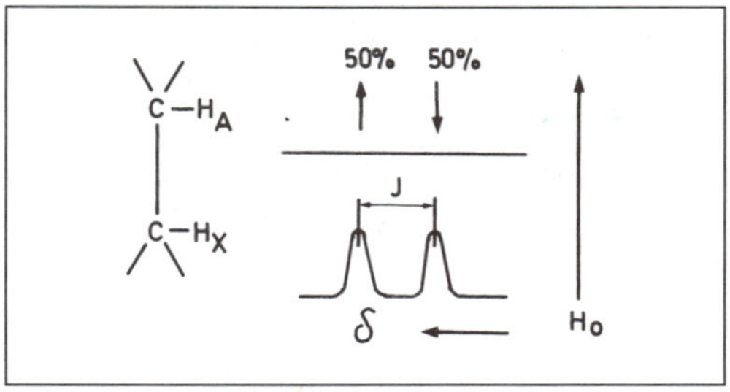

Abb. 12-9: Spin-Kopplung eines Wasserstoffatoms (H_X) mit einem benachbarten Wasserstoffatom (H_A).

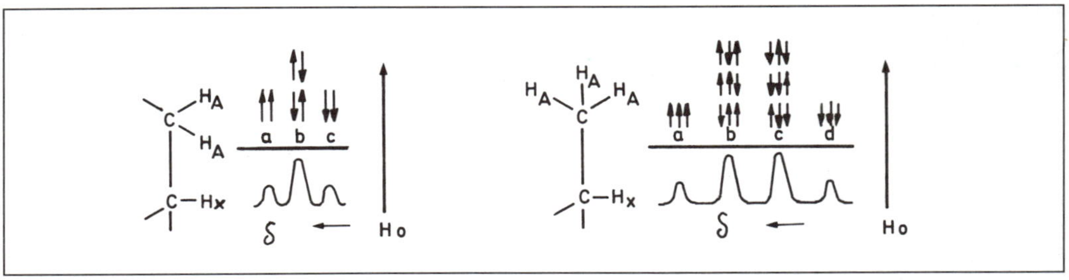

Abb. 12-10: Spin-Kopplung eines Wasserstoffatoms (H_X) mit zwei bzw. drei benachbarten Wasserstoffatomen (H_A).

ßere Feld um einen geringen Betrag verstärkt, für die andere Hälfte der Moleküle um einen geringen Betrag abgeschwächt.

Zur Herbeiführung von Kernresonanz für H_X muß daher bei der einen Hälfte der Moleküle das äußere Magnetfeld des NMR-Spektrometers um den gleichen Betrag abgeschwächt werden, d. h., das Kernresonanzsignal der Protonen H_X dieser Moleküle ist in das tiefere Feld (d. h. zu höheren δ-Werten) verschoben. Bei der anderen Hälfte der Moleküle der Probe muß das äußere Feld des NMR-Spektrometers zur Herbeiführung von Kernresonanz für H_X um den Betrag der Abschwächung des äußeren Feldes vergrößert werden. Das Kernresonanzsignal der Wasserstoffatome H_X ist hier in das höhere Feld (d. h. zu kleineren δ-Werten) verschoben.

Auf diese Weise kommt es zur Aufspaltung des Signals der Protonen H_X in zwei Linien von gleich großer Intensität (Dublett), die bei etwas tieferen und höheren δ-Werten liegen (Abb. 12-9). Die Entfernung der Linien in Hz ist die Kopplungskonstante (J). In gleicher Weise wirkt auch das Proton H_X auf das Proton H_A ein, d. h., die Spin-Kopplung zweier Wasserstoffatome ist gegenseitig.

Sind an ein Kohlenstoffatom zwei Wasserstoffatome H_A gebunden, so gibt es für die Richtung ihrer Kernspins drei Möglichkeiten (Abb. 12-10):

a) Bei 25 % der Moleküle besitzen beide Wasserstoffatome H_A die gleiche Spin-Richtung (↑↑) wie das äußere Feld des NMR-Spektrometers.
b) Bei 50 % der Moleküle besitzen die beiden Wasserstoffatome H_A einen entgegengesetzten Kernspin (↑↓ oder ↓↑). Ihre entgegengerichteten Magnetfelder heben sich auf.
c) Bei weiteren 25 % der Moleküle besitzen beide Protonen H_A einen gleichgerichteten Spin (↓↓), der aber dem äußeren Feld entgegengesetzt ist.

Daher muß das äußere Feld H_0 für die Resonanz des Nachbarprotons H_X im Falle a) leicht abgeschwächt und im Falle c) leicht verstärkt werden. Im Falle b) ist keine Änderung notwendig. Auf diese Weise wird das Kernresonanzsignal von Wasserstoffatomen (H_X), die einer CH_2-Gruppe (H_A) benachbart sind, in ein Triplett aufgespalten (Abb. 12-10). Die Intensitäten der Linien des Tripletts verhalten sich wie 1 : 2 : 1 (25 % : 50 % : 25 %).

Für die drei Protonen H_A einer CH_3-Gruppe gibt es vier Möglichkeiten der gegenseitigen Einstellung des Kernspins (Abb. 12-10). Das äußere Feld am Ort eines an einem Nachbarkohlenstoff gebundenen Wasserstoffatoms H_X wird daher in vierfacher Weise verändert. Es wird stark und leicht verstärkt (a, b) sowie leicht und stark geschwächt (c, d). Das Signal dieses Protons muß daher vier Linien aufweisen (Quartett). Die Intensitäten der Linien verhalten sich wie 1 : 3 : 3 : 1, weil die Einstellungsmöglichkeiten des Kernspins der benachbarten CH_3-Gruppe in diesem Wahrscheinlichkeitsverhältnis stehen.

Allgemein ist die Zahl der Spin-Einstellungen einer wasserstofftragenden Gruppe und damit die Zahl der durch sie verursachten Aufspaltungen der Signale von Nachbarprotonen immer um 1 größer (n + 1) als die Zahl n der Wasserstoffatome, die die Aufspaltung verursachen (Kap. 12-3.3.2). Die Intensitäten der Linien des Multipletts verhalten sich wie die Binomialkoeffizienten des Pascualschen Dreiecks (Tab. 12-3). Man bezeichnet Aufspaltungen, die diesen Regeln gehorchen, als *Signal-Aufspaltungen erster Ordnung*. Sie sind durch Anwendung der Aufspaltungsregeln (Kap. 12-3.3.2) zu interpretieren.

12-3.3.4 Signal-Aufspaltungen höherer Ordnung; Nomenklatur für Spin-Systeme

Signal-Aufspaltungen erster Ordnung (Kap. 12-3.3.1) werden dann beobachtet, wenn die Signale der koppelnden Wasserstoffatome im ^{1}H-NMR-Spektrum genügend weit voneinander entfernt sind. *Aufspaltungen höherer Ordnung* liegen vor, wenn die koppelnden Signale nahe aneinander liegen. Man definiert daher Aufspaltungen erster und höherer Ordnung mit Hilfe der Differenz der chemischen Verschiebung ($\Delta\nu$) der koppelnden Kerne ausgedrückt in [Hz]. Diese Differenz muß bei Kopplungen erster Ordnung mindestens zehnmal größer als die Kopplungskonstante J sein: $\Delta\nu/J > 10$. Liegt $\Delta\nu$ in der Größenordnung der Kopplungskonstanten ($\Delta\nu/J < 10$) so entstehen Aufspaltungen höherer Ordnung als komplizierte Liniensysteme (über die Umrechnung von δ-Werten in ν-Werte vgl. Kap. 12-3.1.1).

Zur Kennzeichnung von Spin-Kopplungen (*Spin-Systemen*) wird folgende Nomenklatur herangezogen:

- Liegen die chemischen Verschiebungen koppelnder Wasserstoffatome weit aus-

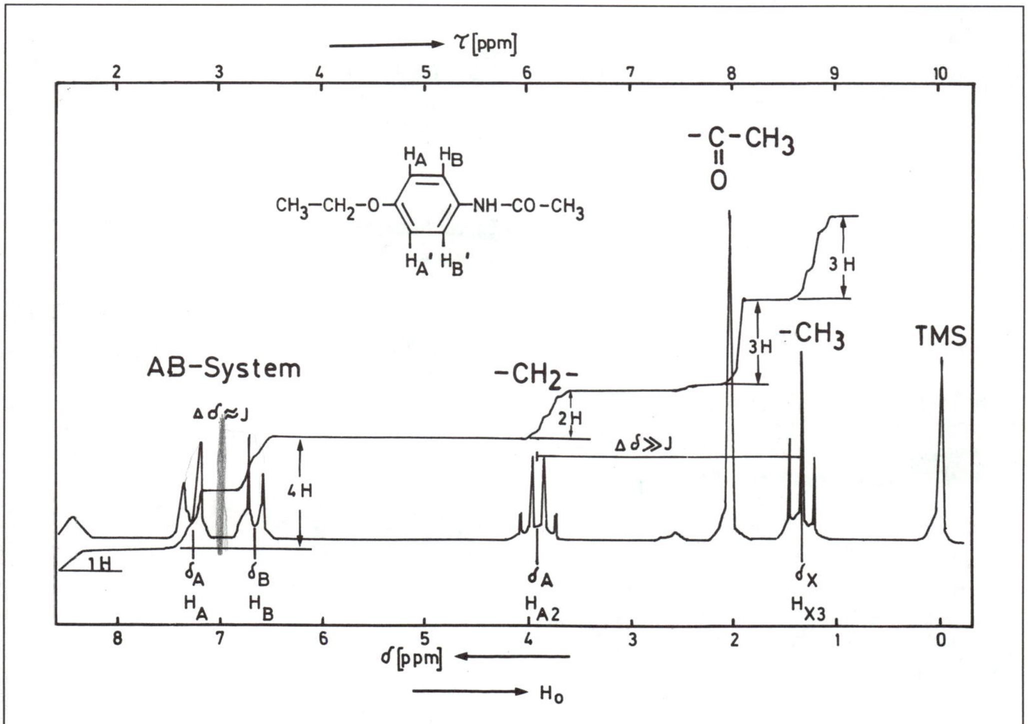

Abb. 12-11: ^{1}H-NMR-Spektrum von Phenacetin in $CDCl_3$ (mit 10% $(CD_3)_2SO$, ω_0 = 60 MHz).

einander ($\Delta\nu/J > 10$), so bezeichnet man die Atome mit am Anfang und Ende des Alphabets liegenden Buchstaben (z. B. H_A und H_X). Die Zahl der Protonen wird durch Indizes gekennzeichnet. Spin-Systeme mit einem Anfangs- und einem End-Buchstaben des Alphabets entsprechen den Signal-Aufspaltungen erster Ordnung (Kap. 12-3.3.1).

In der Ethoxy-Gruppe des Phenacetins z. B. (Abb. 12-11) liegen drei H_X-Protonen der Methyl-Gruppe vor, die mit den zwei H_A-Protonen der Methylen-Gruppe koppeln: $-O-CH_{A2}-CH_{X3}$. Die Ethyl-Gruppe bildet ein „A_2X_3-System".

- Liegen die chemischen Verschiebungen koppelnder Wasserstoffatome näher zusammen ($\Delta\nu/J < 10$), so bezeichnet man diese Atome nur mit am Anfang des Alphabets liegenden Buchstaben (z. B. H_A und H_B). Spin-Systeme mit mindestens zwei Anfangsbuchstaben des Alphabets entsprechen Aufspaltungen höherer Ordnung.

So befinden sich am Benzolring des Phenacetins (Abb. 12-11) je zwei benachbarte aromatische Protonen, die sich in ihrer chemischen Verschiebung nur geringfügig unterscheiden (H_A und H_B) und deshalb ein „AB-System" bilden.

In den ¹H-NMR-Spektren organischer Moleküle werden besonders häufig *AB-Systeme* und *ABX-Systeme* beobachtet.

12-3.3.4.1 AB-Systeme

Im AB-System (Abb. 12-12) koppeln zwei Wasserstoffatome miteinander, deren chemische Verschiebung sehr ähnlich ist. AB-Systeme bestehen aus 4 Linien (Bezeichnung 1 bis 4), von welchen die äußeren weniger intensiv sind als die inneren und die symmetrisch angeordnet sind. Das Aussehen des AB-Systems hängt vom Verhältnis $\Delta\nu/J$ ab. Ist dieses nahe 10, so nähert sich das System einer Aufspaltung 1. Ordnung.

Zur Charakterisierung eines AB-Systems müssen die folgenden Werte ermittelt werden (Abb. 12-12): Die chemischen Verschiebungen (δ_A, δ_B) der beiden koppelnden Wasserstoffatome (H_A und H_B) und die Kopplungskonstante J_{AB}. Diese Werte können aus den Linien 1 bis 4 wie folgt berechnet werden (für die Linienpositionen sind die Frequenzen [Hz] einzusetzen (Berechnung aus den δ-Werten vgl. Kap. 12-3.1.1):

$$J_{AB} = \nu\,\text{Linie 2} - \nu\,\text{Linie 1} = \nu\,\text{Linie 4} - \nu\,\text{Linie 3}\ [\text{Hz}]$$

$$\delta_A - \delta_B = \Delta\delta = \sqrt{(\nu\,\text{Linie 4} - \nu\,\text{Linie 1}) \cdot (\nu\,\text{Linie 3} - \nu\,\text{Linie 2})}\ [\text{Hz}]$$

Zu einem AB-System können z. B. folgende Strukturen führen:

- geminale Wasserstoffatome an Kohlenstoffatomen, die durch nicht frei drehbare Bindungen gebunden sind (z. B. in Ringen):

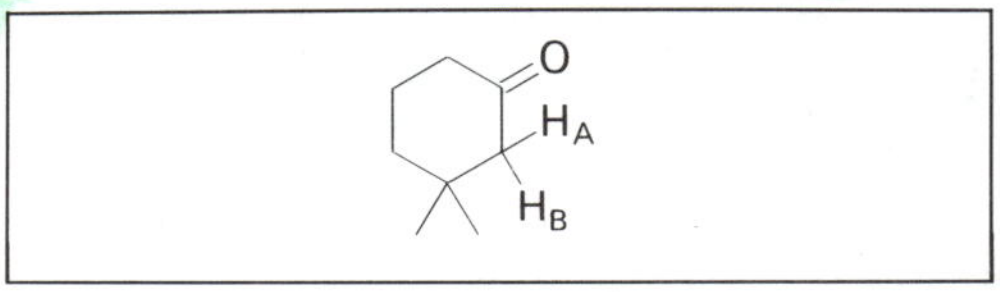

- unsymmetrisch disubstituierte Olefine und α,β-ungesättigte Ketone ($R \neq R'$; beide Reste enthalten am α-C-Atom zur Doppelbindung keinen Wasserstoff):

  $R-CH_A{=}CH_B-R'$

- p-disubstituierte Benzolderivate mit unterschiedlichen Substituenten (z. B. Phenacetin, Abb. 12-11). Dies gilt jedoch nur in erster Näherung. Es treten hier auch Kopplungen zwischen Protonen auf verschiedenen Seiten des Ringes ein: *Meta-Kopplungen*, *Para-Kopplungen* (Tab. 12-4). An den 4 Signalen eines aromatischen AB-Systems erscheinen daher oft noch „4 innere Linien" von geringerer Intensität, die nicht immer vollständig aufgelöst sind (Abb. 12-11).
- γ-substituierte sechsgliedrige und α,β-disubstituierte fünfgliedrige heterocyclische Ringe:

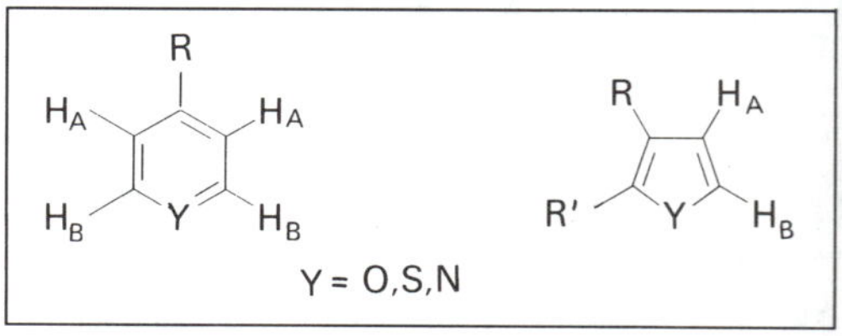

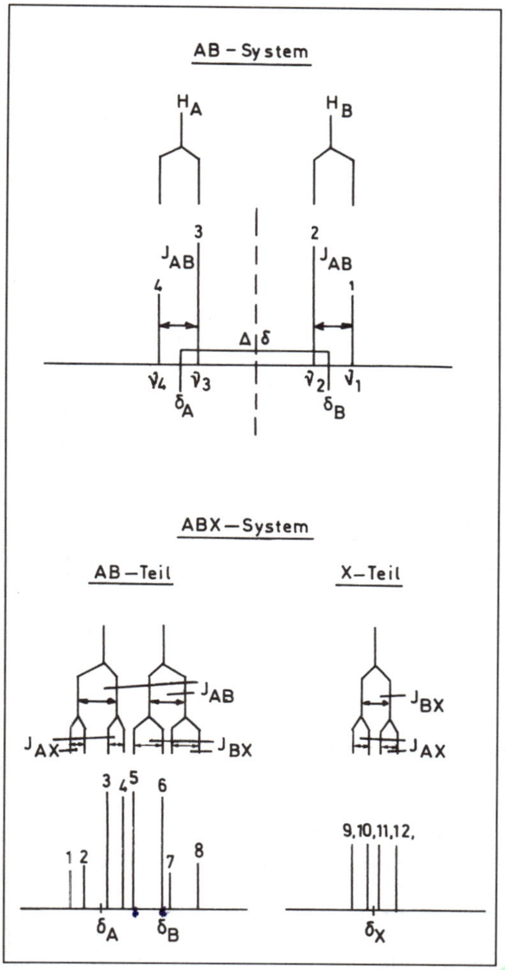

Abb. 12-12: AB- und ABX-System.

12-3.3.4.2 ABX-Systeme

Im ABX-System (Abb. 12-12, 12-13) liegen wie im AB-System zwei Protonen (H_A und H_B) vor, die sich nur wenig in ihrer chemischen Verschiebung unterscheiden ($\Delta\nu/J < 10$). Das zunächst zu erwartende AB-System ist zusätzlich durch ein drittes Proton H_X mit stark abweichender chemischer Verschiebung aufgespalten. Das ABX-System besteht daher aus einem meist 8 Linien umfassenden *AB-Teil* (Protonen H_A und H_B) und einem *X-Teil* (Proton H_X) mit meist 4 Linien. Maximal können bis zu 14 Linien auftreten. Häufig fallen zwei oder mehrere Linien zusammen bzw. sind nicht als Einzel-Linien aufgelöst.

Zur Charakterisierung eines ABX-Systems müssen die chemischen Verschiebungen der drei beteiligten Protonen (δ_A, δ_B, δ_X) und die drei Kopplungskonstanten (J_{AB}, J_{AX}, J_{BX}) angegeben werden. Die Berechnung dieser Werte kann kompliziert sein (Anleitungen vgl. Lit. 2, 4, 10). Folgende Strukturelemente können z. B. ein ABX-System ergeben:

- 1,1,2-Trisubstituierte Ethan-Derivate, wenn die freie Drehbarkeit behindert ist bzw. cycloaliphatische Verbindungen mit dem gleichen Strukturelement

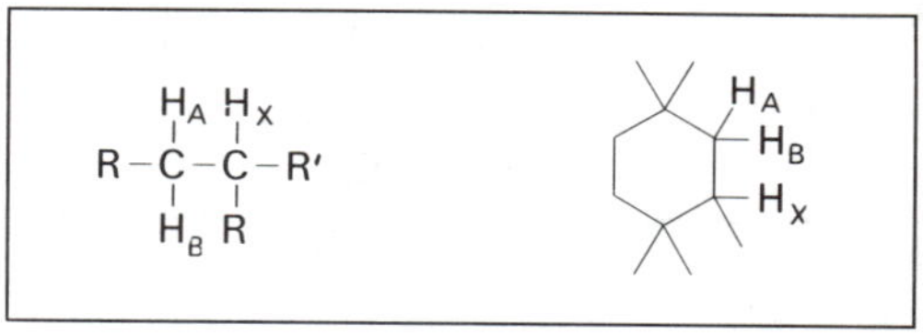

- 1,2-Disubstituierte Olefine (H_A, H_B) mit einem am αC-Atom gebundenen Wasserstoffatom (H_X) (auch entsprechend substituierte α,β-ungesättigte Ketone, z. B. α-Ionon, Abb. 12-13).

12-3.3.5 Einteilung der Spin-Kopplungen. Kopplungskonstanten

Bisher wurden Kopplungen von Wasserstoffatomen betrachtet, die an benachbarte Kohlenstoffatome gebunden sind. Man bezeichnet sie als *vicinale Kopplungen* (Tab. 12-4). Es können aber auch Wasserstoffatome koppeln, die am gleichen oder an weiter voneinander entfernten Kohlenstoffatomen stehen. Man spricht dann von *geminalen Kopplungen* bzw. von *Fernkopplungen* (Tab. 12-4). Zu den Fernkopplungen gehören die *W-Kopplung*, die *allylische* und *homoallylische Kopplung* an Doppelbindungen, die *Acetylen-Kopplung* und die *meta-* und *para-Kopplung* am Benzolring (Tab. 12-4).

Wie aus Tab. 12-4 zu ersehen ist, unterscheiden sich die verschiedenen Kopplungs-

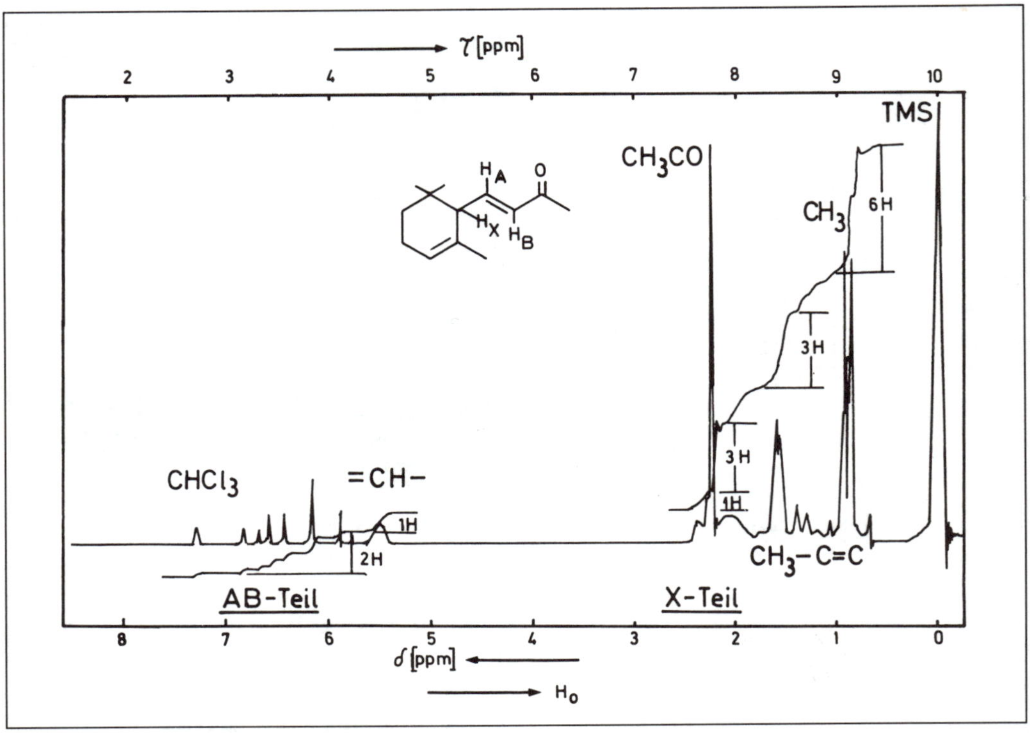

Abb. 12-13: ^{1}H-NMR-Spektrum von α-Ionon in $CDCl_3$ (ω_0 = 60 MHz).

konstanten sehr stark. Die Absolutwerte liegen zwischen 0 und 30 Hz. Die Fernkopplungskonstanten heben sich wegen ihrer meist unter 3 Hz liegenden Werte deutlich ab. Die Kopplungskonstanten sind vom äußeren Feld H_0 unabhängig, so daß bei Spektren von Geräten mit unterschiedlicher Betriebsfrequenz eine Umrechnung nicht notwendig ist.

Atomkerne koppeln im Normalfall über chemische Bindungen. Es gibt aber auch Kopplungen, die über den Raum stattfinden. Die Zahl der Bindungen, über die zwei Kerne koppeln, wird durch einen hochgesetzten Index an der Kopplungskonstante angegeben: ^2J = geminale Kopplungen; ^3J = vicinale Kopplungen; ^4J = allylische Kopplungen; ^5J = homoallylische Kopplungen (Tab. 12-4).

Das Vorzeichen der Kopplungskonstanten ist den Spektren nicht ohne weiteres zu entnehmen. Geminale Kopplungskonstanten (^2J) betrachtet man meist als negativ, vicinale (^3J) als positiv und Fernkopplungen als positiv oder negativ. Das Vorzeichen wird meist nicht angegeben, weil es bei Routine-Auswertungen keine wichtigen Erkenntnisse liefert.

12-3.3.5.1 Geminale Kopplungen

Der Bereich für die Kopplungskonstante ^2J von CH_2-Gruppen liegt zwischen −30 und +6 Hz (Tab. 12-4). Der Wert von J nimmt mit dem s-Charakter der CH-Orbitale und mit zunehmender Substitution zu (Lit. 4); in Epoxiden liegt er z. B. bei +5.5 Hz. Die Konstante für endständige Vinylprotonen ist ähnlichen Substituenteneinflüssen unterworfen. Sie liegt zwischen −3.5 und +7 Hz (Tab. 12-4).

Tab. 12-4: Einteilung der Spin-Kopplungen. Kopplungskonstanten.

	koppelnde H-Atome	Kopplungs-konstante J [Hz]	Bezeichnung
geminale Kopplungen (^{2}J)	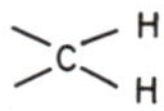	−30 bis +6	
	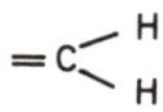	−3.5 bis +7	
vicinale Kopplungen (^{3}J)	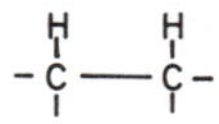	2–14	
	$-CH_2-CH_2-$	7	
	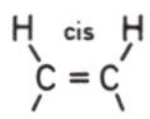	6–14	cis-Kopplung
	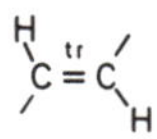	11–18	trans-Kopplung
	=CH − CH<	4–10	
	=CH − CH=	10–13	
	>CH − CHO	3–7	Aldehyd-Kopplung
	=CH − CHO	5–8	Aldehyd-Kopplung
	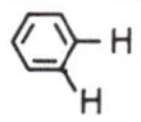	7–10	o-Benzol-Kopplung
Fernkopplungen	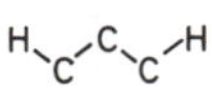	0–10	„W-Kopplung“
(^{4}J) (^{5}J)	>CH − C = CH −	−3 bis +3.5	allylische Kopplung
	>CH − C = C − CH<	0–2.5	homoallylische Kopplung
	>CH − (C≡C)$_n$ − CH< n: 1-4	0–3	Acetylen-Kopplung
	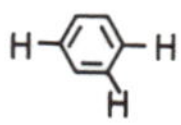	0–3	m- bzw. p-Benzol-Kopplung

12-3.3.5.2 Vicinale Kopplungen; Karplus-Kurve

Die Größe der stets positiven vicinalen Kopplungskonstanten ^{3}J hängt ab:

- von der Bindungslänge
- vom Bindungswinkel
- vom Torsionswinkel
- von Substituenteneinflüssen.

An Doppelbindungen bzw. in Aromaten nimmt ^{3}J mit steigender Bindungslänge ab. Ein zunehmender Bindungswinkel zwischen der Doppelbindung und dem olefinischen H führt ebenfalls zur Abnahme von ^{3}J.

Wichtig ist die vicinale Kopplungskonstante zur Unterscheidung von cis- und trans-Doppelbindungen. Die Konstante der *trans-Kopplung* ist stets größer als die der *cis-Kopplung* (Tab. 12-4).

An Kohlenstoff-Einfachbindungen hängt die vicinale Kopplungskonstante ^{3}J vom Winkel ab, den die koppelnden Protonen bilden, wenn man entlang der C—C-Bindungsachse blickt (Diederwinkel, Torsionswinkel α, Abb. 12-14). Diese Abhängigkeit wurde von M. Karplus (1959) abgeleitet; ihre graphische Darstellung bezeichnet man als *Karplus-Kurve* (Abb. 12-14, Lit. 1 bis 4, 10). Nach dieser Beziehung wird die vicinale Kopplungskonstante ^3J mit steigendem Diederwinkel zunächst kleiner, erreicht bei etwa 90° ein Minimum und steigt dann wieder an. Damit ist es möglich aus der Kopplungskonstanten Informationen über die relative Anordnung der koppelnden Wasserstoffatome innerhalb eines Moleküls zu erhalten.

Wichtig ist z. B. die folgende Anwendung: An Cyclohexan-Ringen kann zwischen Kopplungen der axial angeordneten Protonen einerseits (J_{aa}) und Kopplungen äquatorialer Protonen (J_{ae}, J_{ee}) unterschieden werden. Für spezielle Strukturen wurden später spezielle, der Karplus-Gleichung analoge Beziehungen abgeleitet.

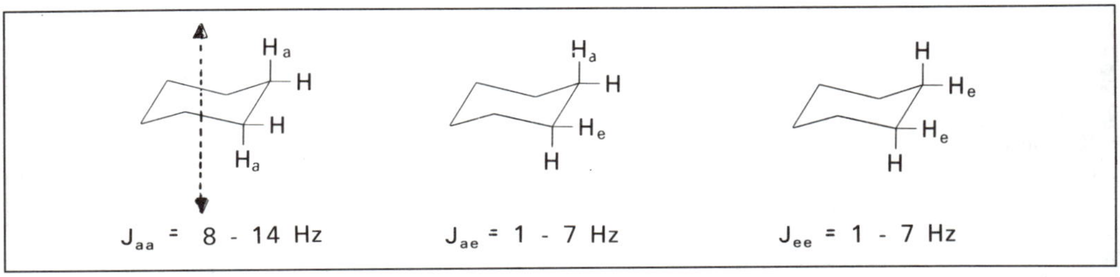

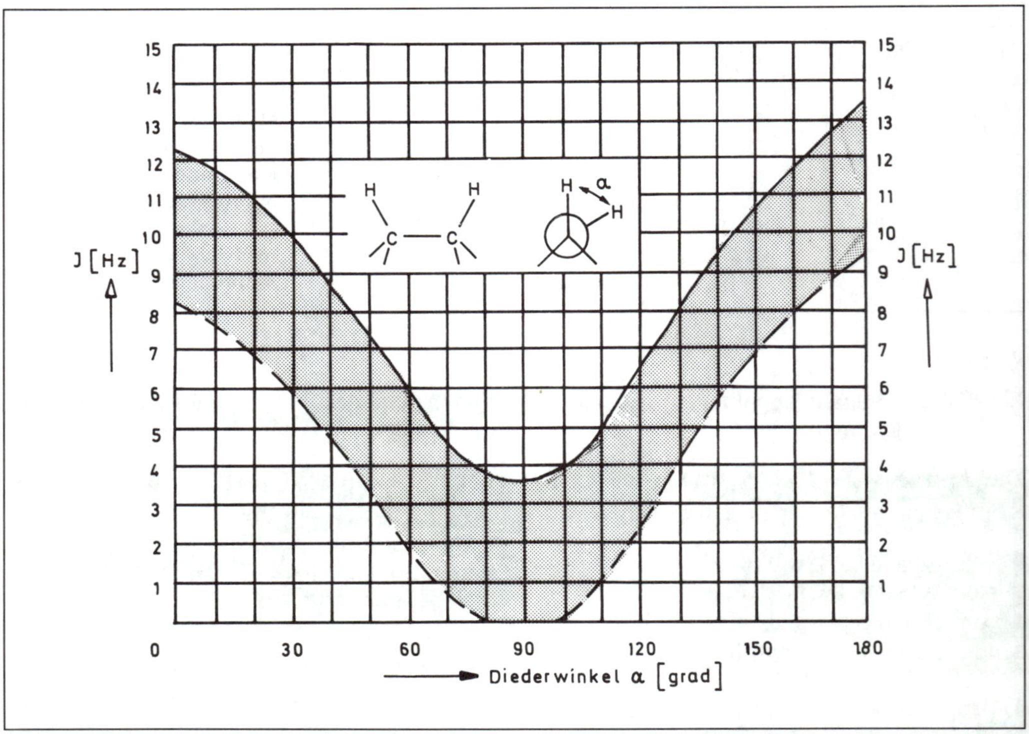

Abb. 12-14: Abhängigkeit der vicinalen Kopplungskonstanten vom Diederwinkel (Karplus-Kurve).

12-3.3.5.3 Kopplungen von OH- und NH-Protonen

Kopplungen von OH-Protonen mit benachbarten CH-Protonen sind meist nicht zu beobachten. Sie treten nur dann auf, wenn die Lösungen wasser- und säurefrei sind und Lösungsmittel verwendet werden, in denen der Protonenaustausch langsam verläuft (z. B. Deuterodimethylsulfoxid).

12-3.3.5.4 Fernkopplungen

In offenkettigen, gesättigten Aliphaten spielen Kopplungen über mehr als drei Bindungen meist keine Rolle. Dagegen können bei starren Cycloaliphaten sogenannte *W-Kopplungen* über vier Bindungen auftreten, wenn diese W-förmig angeordnet sind (Tab. 12-4). Über Fernkopplungen an ungesättigten Systemen und Aromaten vgl. Tab. 12-4. Fernkopplungen an Heterocyclen, vgl. Lit. 4.

Durch *Spin-Entkopplung* kann die Aufspaltung der Signale aufgehoben und dadurch die Zuordnung erleichtert werden (Kap. 12-4.3.4).

12-4 Anwendungen der ^{1}H-NMR-Spektroskopie in der Pharmazie

Die ^{1}H-NMR-Spektroskopie wird insbesondere zur Strukturaufklärung herangezogen. Weniger häufige Anwendungsgebiete bilden die qualitative und quantitative Analyse von Arzneimitteln, das Verhalten von Arzneistoffen in Lösung und Beziehungen zwischen Struktur und Wirkung. In der letzten Zeit sind auch Verfahren zur Anwendung der Kernresonanzspektroskopie in der medizinischen Diagnostik entwickelt worden (z. B. NMR-Tomographie, Kapitel 13-7.1).

Im DAB werden Vorschriften zur Kontrolle und Optimierung des ^{1}H-NMR-Spektrometers und zur Durchführung der Messungen gegeben.

12-4.1 Kontrolle und Optimierung des ^{1}H-NMR-Spektrometers

Auflösung: Die Überprüfung der Auflösung erfolgt anhand der Linienbreite von Signalen folgender Testsubstanzen:

- o-Dichlorbenzol
- Tetramethylsilan.

Im Falle von o-Dichlorbenzol wird eine 20proz. Lösung in Hexadeuteroaceton vermessen. Dabei darf die Signalbreite in halber Höhe der Peaks bei $\delta = 7.33$ ppm oder 7.51 ppm nicht mehr als 0.5 Hz betragen. In einer 5proz. Lösung von Tetramethylsilan in Deuterochloroform muß die Linienbreite des TMS-Signals diese Bedingung ebenfalls erfüllen.

Signal-Rausch-Verhältnis: Das Signal-Rausch-Verhältnis (Abkürzung: S/N; englisch: signal/noise) ist definiert als Quotient aus der Höhe (A) eines Kernresonanzsignals einer Standardprobe und der Höhe (H) des Basislinienrauschens:

$$S/N = 2.5 \cdot \frac{A}{H}$$

Als Standardprobe wird eine 1proz. Lösung von Ethylbenzol in CCl_4 verwendet. Die Messung von A (in mm) erfolgt am größten Signal des Methylenquartetts bei ca. 2.65 ppm. Die Höhe des Signals wird ausgehend von einer Basislinie gemessen, die durch die Mitte des Rauschens geht und zwischen 1.65 und 3.65 ppm gezogen wird.

Die Messung von H (in mm) erfolgt zwischen 4 und 5 ppm von den positiven zu den negativen Spitzen des Basislinienrauschens. Es werden jeweils 5 aufeinanderfolgende Messungen ausgeführt. S/N muß mindestens 25 betragen.

Rotationsseitenbanden: Rotationsseitenbanden entstehen durch Rotation des Meßröhrchens und liegen symmetrisch zum Hauptsignal. Ihr Abstand vom Hauptsignal wird mit zunehmender Rotationsgeschwindigkeit größer, ihre Intensität geringer. Sie müssen möglichst klein gehalten werden, um Verwechslungen mit Substanzsignalen zu vermeiden. Nach dem Arzneibuch darf die Amplitude der Rotationsseitenbanden, gemessen an einem geeigneten Signal einer Substanz, nicht mehr als 2 % der Höhe des Substanzsignals betragen.

Homogenität des Magnetfeldes: Die Überprüfung der Feld-Homogenität erfolgt bei CW-Geräten durch Beobachtung der *Nachschwingungen* (englisch: wiggles) beim Durchlaufen eines Kernresonanzsignals. Diese müssen einen maximalen Ausschlag und ein ungedämpftes Aussehen zeigen.

Reproduzierbarkeit der Integration: Es wird eine 5proz. Lösung von Ethylbenzol in CCl_4 verwendet. Es sind 5 Integrationen für die Protonen der Phenyl- und Ethylgruppe durchzuführen und die Werte zu mitteln. Der Mittelwert ist mit den Einzelmessungen zu vergleichen. Es darf kein Einzelwert um mehr als 2.5% vom Mittelwert abweichen.

12-4.2 Durchführung von ^{1}H-NMR-Messungen

Die Substanz wird in einem geeigneten Lösungsmittel (Kap. 12-2.7.3) vermessen. Wenn nichts anderes vorgeschrieben ist, werden als *innerer Standard* in einer Konzentration von 0.5 bis 1.0% zugesetzt:

- Tetramethylsilan für Lösungen in organischen Lösungsmitteln
- D_4-Natriumtrimethylsilylpropionat für wäßrige Lösungen.

Die Leistung des Radiowellensenders soll beim CW-Verfahren (Kap. 12-2.7.2) so eingestellt werden, daß keine Sättigung eintritt. Das intensivste Signal im Spektrum soll fast die ganze Spektrenordinate beanspruchen. Das Signal der Standardsubstanz ist auf $\delta = 0.00$ ppm einzustellen. Die Durchlaufgeschwindigkeit bei der Spektrenaufnahme darf höchstens 2 Hz/s betragen.

12-4.3 Strukturaufklärung

Mit Hilfe der ^{1}H-NMR-Spektroskopie kann die Anordnung der Wasserstoffatome in organischen Molekülen untersucht werden. Zur Aufklärung des Kohlenstoff-Gerüstes besitzt die ^{13}C-NMR-Spektroskopie (Kap. 13) große Bedeutung.

Die Interpretation von Protonenresonanzspektren muß sich auf die folgenden Punkte erstrecken:

- Integrationskurve (Kap. 12-3.2, 12-4.3.1)
- chemische Verschiebung (Kap. 12-3.1, 12-4.3.2)
- Signalaufspaltungen (Analyse von Spin-Systemen, Kap. 12-3.3, 12-4.3.3).

Bei der Auswertung von ^{1}H-NMR-Spektren ist zu berücksichtigen, daß die zur Messung verwendeten deuterierten Lösungsmittel (Kap. 12-2.7.3) geringe Mengen der nicht deuterierten Verbindungen enthalten, die ebenfalls Kernresonanzsignale ergeben:

$CDCl_3$: 7.27 ppm (s); C_6D_6: 7.25 ppm (s); $(CD_3)_2SO$: 2.50 ppm (quint) und ca. 3.3 ppm (s) (H_2O-Signal: Dimethylsulfoxid ist hygroskopisch und enthält oft Wasser); CD_3OD: 3.30 ppm (s) und ca. 4.75 ppm (s); D_2O: ca. 4.7 ppm (s).

12-4.3.1 Auswertung der Integrationskurve

Ziel der Auswertung der Integrationskurve ist es, für jedes Signal oder jede Gruppe von Signalen die Zahl der Wasserstoffatome zu ermitteln:

- Wenn die Summenformel der Substanz bekannt ist, erfolgt die Auswertung nach Kap. 12-3.2
- Wenn die Summenformel der Substanz nicht bekannt ist, muß die für ein Wasserstoffatom charakteristische Höhe des Integrals aus einzeln stehenden, gut ausgebildeten Signalen bereits bekannter Strukturelemente des Moleküls abgeschätzt werden. Solche Signale sind meist im tieferen Feld (bei höheren δ-Werten) zu finden. So muß z. B. das AB-System der aromatischen Protonen im ^{1}H-NMR-Spektrum des Phenacetins (Abb. 12-11) entweder 2 oder 4 Protonen nicht aber 3 oder 5 Protonen entsprechen.

12-4.3.2 Auswertung der chemischen Verschiebung

Aus den chemischen Verschiebungen (δ-Werten) der Signale oder Signalgruppen eines ^{1}H-NMR-Spektrums lassen sich mit Hilfe von Zuordnungstabellen (Tab. 12-2, Lit. 1 bis 10) Informationen über die Art der Bindung der Wasserstoffatome erhalten (Kap. 12-3.1). Hierbei ist die Zahl der Protonen der Signale in die Überlegungen mit einzubeziehen, weil sich die chemischen Verschiebungen analog gebundener Methyl-, Methylen- und Methin-Gruppen unterscheiden (Tab. 12-2).

Einige Wasserstoffatome sind wegen ihrer extrem kleinen bzw. großen chemischen Verschiebungen leicht zu identifizieren: Protonen an Cyclopropan-Ringen, olefinische Protonen, aromatische Protonen und Aldehyd-Protonen (Tab. 12-2). Es muß beachtet werden, daß die chemische Verschiebung einiger Protonen (OH, NH, COOH) besonders stark von der Art des Lösungsmittels, der Temperatur und der Konzentration abhängt.

12-4.3.3 Signal-Aufspaltungen

Signal-Aufspaltungen erster Ordnung mit vicinalen Kopplungskonstanten lassen Schlüsse auf die Zahl der Nachbarprotonen eines bestimmten Wasserstoffatoms zu (Kap. 12-3.3, Tab. 12-3). Wenn zwei Signalgruppen gleiche Kopplungskonstanten zeigen, so kann eventuell angenommen werden, daß die betreffenden Wasserstoffatome miteinander koppeln, d. h., daß sie im Falle von vicinalen Kopplungskonstanten an benachbarte Kohlenstoffatome gebunden sind. Fernkopplungen über mehr als zwei C-Atome hinweg sind an den meist kleinen Kopplungskonstanten von 0 bis ca. 3 Hz zu erkennen (Kap. 12-3.3.5, Tab. 12-4). Liegt der Diederwinkel von vicinalen Wasserstoffatomen bei etwa 90°, so ist nach der Karplus-Kurve (Kap. 12-3.3.5.2, Abb. 12-14) ebenfalls nur eine geringe bzw. keine Aufspaltung zu erwarten.

Die gegenseitige Verknüpfung zweier Multipletts ist außer aus der Identität der Kopplungskonstanten gelegentlich auch aus dem *Dacheffekt* abzuleiten. Hier zeigen die Multipletts eine in Form der zwei Seiten eines Daches gegeneinander geneigte Asymmetrie (Abb. 12-15). Die Analyse von Spin-Systemen höherer Ordnung (Kap. 12-3.3.4) kann zur Identifizierung größerer

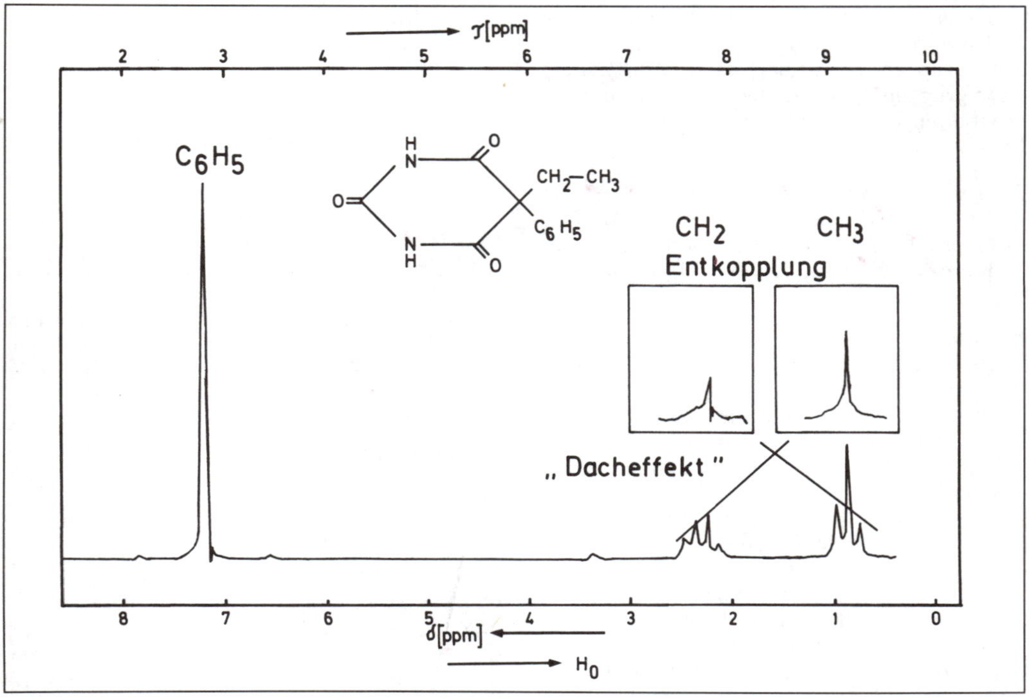

Abb. 12-15: ^{1}H-NMR-Spektrum von Phenobarbital in CCl_4 (ω_0 = 60 MHz).

Strukturelemente eines Moleküls führen. Eine wesentliche Verbesserung der Analyse von Spin-Systemen bringt die zweidimensionale Protonen-Korrelation (COSY) (Kap. 13-6.2.1).

12-4.3.4 Interpretationshilfen zur Auswertung von ^{1}H-NMR-Spektren

Spin-Entkopplung: Die meisten NMR-Spektrometer sind mit Einrichtungen zur Spin-Entkopplung ausgestattet. Dabei wird der Einfluß der Nachbarprotonen, welche die Aufspaltung eines Signals verursachen, durch eine zusätzliche Störfrequenz ausgeschaltet. Das Signal der betrachteten Protonen geht dann in ein Singulett über. Auf diese Weise kann die aus der Identität der Kopplungskonstanten bzw. dem *Dacheffekt* schon vermutete Stellung an benachbarten C-Atomen (Kap. 12-4.3.3) auch experimentell nachgewiesen werden. In Abb. 12-15 ist die Spin-Entkopplung der Signale der Ethyl-Gruppe des Phenobarbitals dargestellt.

D_2O-Austausch: Die Wasserstoffatome von OH-, NH- und COOH-Gruppen können durch Schütteln ihrer Lösung mit D_2O gegen Deuteriumatome ausgetauscht werden. Das Verschwinden der entsprechenden Signale im ^{1}H-NMR-Spektrum und das Auftreten eines HOD-Signals (Abb. 12-18) zeigen die Richtigkeit der Zuordnung solcher Gruppen. Auch die Deuterierung anderer Atomgruppen kann zu wichtigen Informationen führen (über Deuterierungsreaktionen vgl. Lit. 4).

Lösungsmittel-Effekte: Änderungen im ^{1}H-NMR-Spektrum einer Substanz bei Wechsel des Lösungsmittels können die Interpretation erleichtern. Wichtig sind z. B. die folgenden Versuche:

- Aufnahme des ^{1}H-NMR-Spektrums in Deuterodimethylsulfoxid $(CD_3)_2SO$ zur Charakterisierung von Aminen und Alkoholen: In diesem Lösungsmittel sind die Signale der OH-Protonen zu größeren δ-Werten von etwa 3 bis 7 ppm verschoben. Außerdem werden bei Abwesenheit von Feuchtigkeit (Kap. 12-3.3.5.3) die Austausch-Reaktionen mit den OH-Protonen anderer Moleküle so stark verlangsamt, daß oft Spin-Kopplungen mit Nachbar-Protonen zu erwarten sind. Somit kann das OH-Proton primärer Alkohole ein Triplett und das sekundärer ein Dublett ergeben; in $CDCl_3$ wird eine solche Aufspaltung selten beobachtet.
- Wie schon erwähnt wurde (Kap. 12-3.1.3), ändern sich im Lösungsmittel Benzol (C_6D_6) die chemischen Verschiebungen der einzelnen Signale gegenüber den in $CDCl_3$ gemessenen δ-Werten nicht um den gleichen Betrag. Auf diese Weise können Signale, die sich im $CDCl_3$ überlagern, durch Messung in C_6D_6 eventuell getrennt werden.
- Chirale Lösungsmittel (z. B. R- oder S-2,2,2-Trifluor-1-phenyl-ethanol) können mit enantiomeren Verbindungen diastereomere Solvatationskomplexe bilden, die zu unterschiedlichen ^{1}H-NMR-Spektren führen. Auf diese Weise kann z. B. die optische Reinheit von Substanzen ermittelt werden.

Verschiebungs-Reagenzien: Mißt man das ^{1}H-NMR-Spektrum einer Substanz in $CDCl_3$ in Gegenwart von Komplexen aus β-Diketonen mit Elementen der Lanthaniden-Gruppe (*Verschiebungs-Reagenzien*), so kann es zu Verschiebungen der Signale bis zu etwa 25 ppm kommen. Die Verschiebung hängt vom Mengen-Verhältnis Reagenz/Substanz und von der Entfernung der Wasserstoffatome von den im Molekül vorliegenden Heteroatomen (O, N) ab, an welchen die Komplexbildung stattfindet (vgl. Lit. 4). Ein gebräuchliches Verschiebungs-Reagenz ist Tris(dipivaloylmethanato)-europium (abgekürzt: Eu $(DPM)_3$). Hier ist ein Europium-Ion durch drei Moleküle Dipivaloylmethan (DPM) (in der Enol-Form) komplex gebunden (weitere Reagenzien vgl. Lit. 4).

12-4.3.5 Nuclear Overhauser-Effekt (NOE)

Befinden sich zwei Wasserstoffkerne in räumlicher Nähe, so kann die Relaxation (Kap. 12-2.6) des einen Kerns weitgehend durch Wechselwirkung mit dem benachbarten Kern stattfinden. Bei Einstrahlung der Resonanzfrequenz in den einen Kern wird dessen Energie auf den zweiten Kern übertragen, so daß die relative Intensität seines Signals, d.h. sein Integral, ansteigt. Bei einem Abstand der Kerne von weniger als etwa 3 Å kann die Zunahme der Integralhöhe bis zu 50% betragen; in der Praxis gelten schon Werte ab etwa 10% als signifikant. Man bezeichnet diese Erscheinung als *Nuclear-Overhauser-Effekt* (Abkürzung: *NOE*) oder *Kern-Overhauser-Effekt*.

Das Verfahren kann zu Untersuchungen über den Abstand zweier Protonen im Molekül herangezogen werden, beispielsweise zur Entscheidung, ob in einem Strukturelement der eine oder der andere Wasserstoffkern einem dritten Kern näher benachbart ist. Bei der Messung müssen andere Relaxationsvorgänge möglichst ausgeschlossen werden. Daher befreit man die Meßlösungen von molekularem Sauerstoff, der wegen seiner paramagnetischen Eigenschaften die Relaxation erleichtert.

12-4.4 Konformationsanalyse von Arzneistoffen

Organische Moleküle können bekanntlich in verschiedenen Konformationen vorliegen, die durch Drehung um eine oder mehrere Einfachbindungen ineinander übergehen würden (vgl. Lehrbücher der organischen Chemie). Die ^{1}H-NMR-Spektroskopie ist eine der wichtigsten Methoden zur *Konformationsanalyse*. Eine solche Analyse könnte im einfachsten Falle wie folgt ablaufen:

1. Messung des ^{1}H-NMR-Spektrums und Ermittlung der Kopplungskonstanten der H-Atome (Kap. 12-3.3.5)
2. Abschätzung der Diederwinkel aus den Kopplungskonstanten nach der Karplus-Kurve (Kap. 12-3.3.5.2, Abb. 12-14)
3. Ableitung der wahrscheinlichen Konformation unter Verwendung eines maßstabgerechten Molekülmodells (z. B. der Molekülmodelle nach Dreiding)

Die Konformationsanalyse von Arzneistoffen kann von Bedeutung sein, wenn die Wirkung der Substanz von der „richtigen“ Konformation abhängt. Allerdings sind solche Beziehungen noch nicht häufig untersucht worden.

Im Molekülmodell des Ephedrins z. B. ergeben sich für die Seitenkette drei bevorzugte gestaffelte Konformationen A, B und C (Abb. 12-16) die durch Drehung des C1-Atoms um die C1-C2-Achse bei feststehendem C2-Atom ineinander überführt werden können. Der Diederwinkel zwischen den Wasserstoffatomen beträgt für A 180°, für B 60° und für C ebenfalls 60°. Diese Winkel entsprechen nach der Karplus-Kurve (Abb. 12-14) Kopplungskonstanten von 9 bis 18 Hz für A bzw. von 2 bis 4 Hz für B und C. Gemessen wurde für Ephedrinhydrochlorid in wäßriger bzw. D_2O-Lösung eine Konstante von 3.6 Hz (Abb. 12-17, 12-18). Daher sind die Konformeren B und C, die durch eine Wasserstoffbrückenbindung zwischen OH-Gruppen und $NHCH_3$-Gruppe stabilisiert werden, wahrscheinlicher als Konformation A. Man bevorzugt C, weil hier die beiden größten Gruppen des Moleküls (Benzolring und $NHCH_3$-Gruppe) am weitesten voneinander entfernt sind.

12-4.5 Untersuchungen des Zustandes von Arzneistoffen in Lösung

Das Verhalten eines Arzneistoffes in wäßriger Lösung ist von Bedeutung für seine biologische Wirkung. Mit Hilfe der ^{1}H-NMR-Spektroskopie können z. B. folgende Strukturänderungen in Lösung untersucht werden:

- Wasserstoffbrückenbindungen
- tautomere Gleichgewichte

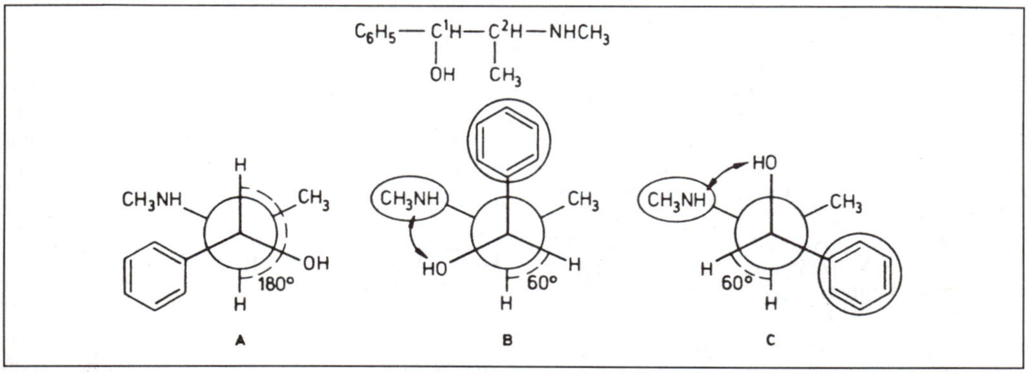

Abb. 12-16: Gestaffelte Konformationen des Ephedrins.

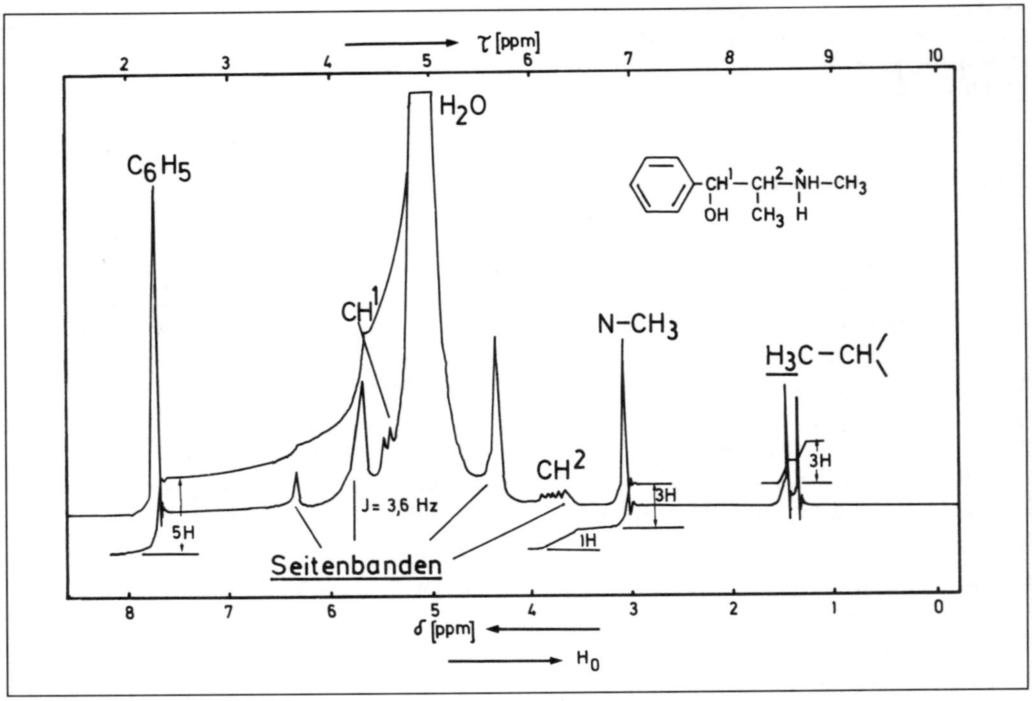

Abb. 12-17: ^{1}H-NMR-Spektrum von Ephedrinhydrochlorid in H_2O (ω_0 = 60 MHz).

- Protonierungen von Stickstoffatomen bzw. Deprotonierung von Carboxygruppen
- Assoziatbildung von Arzneistoff-Molekülen untereinander oder mit anderen Stoffen
- Stabilität von Arzneistoffen (hydrolytische Spaltungen, Oxidationen, photochemische Reaktionen).

Bei derartigen Untersuchungen ist es erforderlich, Kernresonanzspektren in wäßriger Lösung zu messen. Dabei treten die folgenden Schwierigkeiten auf:

- Die Protonen des Wassers ergeben ein breites Kernresonanzsignal bei etwa $\delta = 5$ bis 6 ppm, das zusätzliche Rotationsseitenbanden aufweist. Diese Wassersignale sind nicht lagekonstant und können wichtige ^{1}H-NMR-Signale des Arzneistoffes überdecken (Abb. 12-17).
- Bei stärkerer Verdünnung fallen die Signale austauschfähiger Hydroxy- und Amin-Protonen mit dem Wasser-Signal zusammen.
- Da Deuteriumatome bei den in der ^{1}H-NMR-Spektroskopie angewandten Bedingungen keine Kernresonanzsignale ergeben (Kap. 12-1.1, 12-2.7.3), bringt die Verwendung von schwerem Wasser (D_2O) als Lösungsmittel eine Verbesserung der Verhältnisse.

Aber auch hier treten Schwierigkeiten auf:

- D_2O enthält einen kleinen Anteil H_2O, so daß auch hier ein Wasser-Signal, (H_2O, HOD), wenn auch von wesentlich geringerer Intensität, in Erscheinung tritt (Abb. 12-18).
- In D_2O werden alle Wasserstoffatome von Hydroxy-Gruppen, Amino-Gruppen und Carboxy-Gruppen gegen Deuteriumatome ausgetauscht und sind nicht mehr zu beobachten (Kap. 12-4.3.4).

12-4.5.1 Untersuchung von Wasserstoffbrückenbindungen

Das Kernresonanzsignal des Wasserstoffatoms einer OH-Gruppe wird wegen der Verringerung der Elektronendichte in das

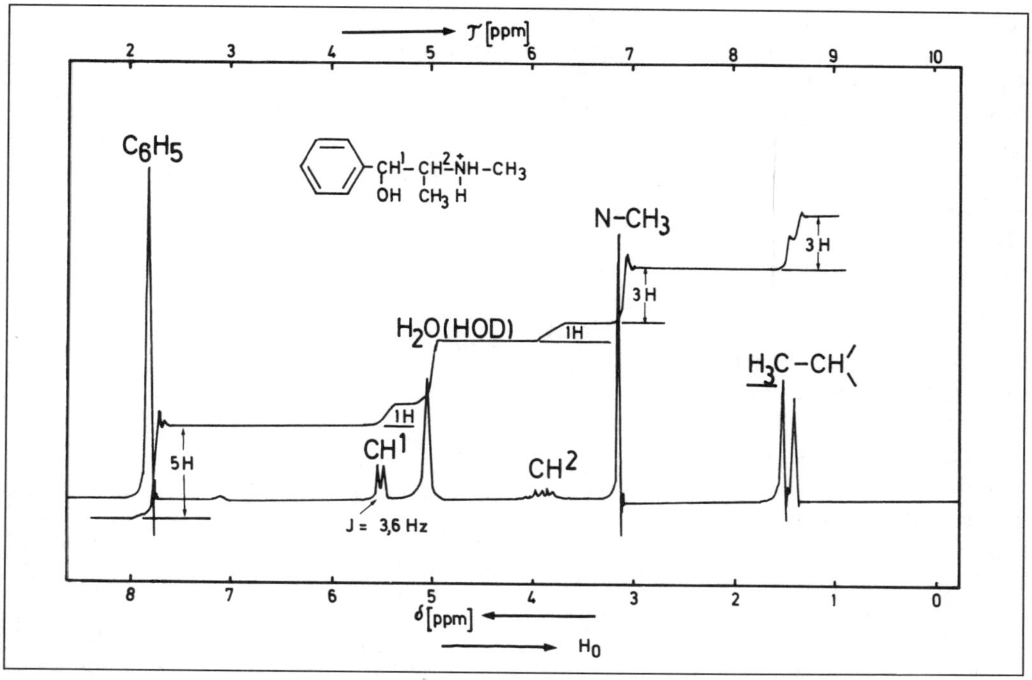

Abb. 12-18: ^{1}H-NMR-Spektrum von Ephedrinhydrochlorid in D_2O (ω_0 = 60 MHz).

tiefere Feld (d. h. zu größeren δ-Werten) verschoben, wenn die Hydroxy-Gruppe an einer Wasserstoffbrückenbindung beteiligt ist. Da intermolekulare H-Brückenbindungen im Unterschied zu intramolekularen mit steigender Verdünnung zunehmend aufgebrochen werden, kommt es mit zunehmender Verdünnung zu einer Verschiebung der Kernresonanzsignale der Hydroxy-Protonen zu kleineren δ-Werten. Größere Bedeutung zur Untersuchung von Wasserstoffbrückenbindungen besitzt die IR-Spektroskopie (vgl. Kap. 11).

12-4.5.2 Untersuchung tautomerer Gleichgewichte

Von vielen Arzneistoffen (z. B. Barbitursäure-Derivaten, Pyrazolinonen, Pyrazolidindionen) kann unter bestimmten Bedingungen die Ausbildung tautomerer Gleichgewichte erwartet werden. Die ^{1}H-NMR-Spektroskopie ist zur Untersuchung solcher Gleichgewichte geeignet. Von Bedeutung ist die Temperaturabhängigkeit der Gleichgewichte. Untersuchungen an Arzneistoffen wurden bisher meist in organischen Lösungsmitteln (z. B. CCl_4, $CDCl_3$) durchgeführt (Lit. 13), weil bei Messungen in wäßriger Lösung und in D_2O die schon erwähnten Schwierigkeiten auftreten (Kap. 12-4.5). Wenn sich aber durch die Enolisierung auch die NMR-Daten (δ-Wert, Aufspaltung) nicht austauschbarer Wasserstoffatome ändern, so ist auch in wäßriger Lösung eine Beobachtung von Tautomeriegleichgewichten möglich.

12-4.5.3 Protonierung basischer Arzneistoffe

Basische Arzneistoffe werden oft als Salze eingesetzt. Sind mehrere Stickstoffatome im Molekül vorhanden, so erhebt sich die Frage, an welchem die Protonierung bevorzugt stattfindet. Durch Protonierung alkylierter Amino-Gruppen ist wegen geringerer Elektronendichte (Fehlen des freien Elektronenpaares) eine Signalverschiebung der am Stickstoffatom gebundenen Alkyl-Reste zu größeren δ-Werten zu erwarten (Tab. 12-2). Diese Verschiebungen können auch in D_2O-Lösung beobachtet werden. Die Einführung des zusätzlichen Protons kann auch zu einer verstärkten Aufspaltung der NMR-Signale der an benachbarte Kohlenstoffatome gebundenen H-Atome führen. In diesem Falle ist es möglich, den Ort der Protonierung aus den Aufspaltungsmustern der Nachbaratome festzulegen. Andererseits gibt auch das Aufspaltungsmuster des angelagerten Protons selbst Hinweise auf die Zahl der benachbarten Wasserstoffatome und damit auf den Ort seiner Bindung, wenn die Messungen in Dimethylsulfoxid durchgeführt werden. Austauschvorgänge können durch Messung des ^{1}H-NMR-Spektrums bei tiefen Temperaturen verlangsamt werden.

12-4.5.4 Assoziatbildung von Arzneistoffen mit aromatischen Verbindungen

Zur Untersuchung der Assoziatbildung von Arzneistoffen ist die ^{1}H-NMR-Spektroskopie dann besonders geeignet, wenn einer der beiden Partner ein aromatisches System (z. B. einen Benzolring) enthält. Dies ist z. B. bei einigen pharmazeutischen Zubereitungen der Fall, bei denen durch Zusatz der Salze von aromatischen Carbonsäuren eine starke Löslichkeitserhöhung der Arzneistoffe erzielt wird (z. B. Coffein-Natriumbenzoat, vgl. Kap. 12-3.1.3 und 12-4.3.4).

12-4.5.5 Bindung von Arzneistoffen an Eiweißstoffe

Die ^{1}H-NMR-Spektroskopie kann zur Untersuchung der Bindung von Arzneistoffen an Eiweißmoleküle herangezogen werden. Die Ergebnisse ermöglichen Einblicke in die Art der *Eiweißbindung* und in die Struktur von Arzneistoff-Rezeptor-Komplexen.

Bei derartigen Untersuchungen wird die Messung der Linienbreite von ^{1}H-NMR-Signalen herangezogen. Als Linienbreite bezeichnet man die in halber Höhe des Signals gemessene Breite. Die Linienbreite wird im wesentlichen bestimmt durch:

- Fernkopplungen
- die Spin-Gitter-Relaxationszeit T_1
- die Spin-Spin-Relaxationszeit T_2.

Die Spin-Spin-Relaxationszeit (T_2) (Kap. 12-2.6) hängt von der Flexibilität der Moleküle bzw. der Wasserstoffatome ab. Eine Einschränkung der Bewegungsmöglichkeiten z. B. die Bindung eines Arzneistoffmoleküls an ein großes Eiweiß-Molekül, kann zu einer Verkleinerung von T_2 führen. Andererseits ist die Relaxationszeit T_2 umgekehrt proportional der Linienbreite der Kernresonanzsignale: eine kleinere Spin-Spin-Relaxationszeit T_2 führt damit zu einer größeren Linienbreite. Daher erlaubt die Linienbreite von Kernresonanzsignalen Schlüsse auf die Bewegungsmöglichkeiten des Moleküls und damit auf die Eiweißbindung.

Aus derartigen Untersuchungen ergab sich z. B., daß Penicilline bevorzugt über den Acylrest an Eiweiß gebunden werden. Sulfonamide werden über den aromatischen Ring an Albumine adsorbiert.

12-4.5.6 Stabilitätsuntersuchungen an Arzneistoffen in Lösung

Die ^{1}H-NMR-Spektroskopie bietet eine aussagekräftige Möglichkeit zur Untersuchung der Stabilität von Arzneistoffen in wäßriger Lösung bzw. in D_2O. Voraussetzung ist, daß sich das NMR-Spektrum der Umwandlungsprodukte von dem der Ausgangssubstanz charakteristisch unterscheidet. Durch Messung des NMR-Spektrums der Arzneistoff-Lösung in bestimmten zeitlichen Abständen kann eventuell aus der Abnahme des Integrals der Signale der Ausgangssubstanz und der Zunahme des Integrals der Signale der Spaltprodukte der Abbauvorgang des Arzneistoffes auch in seinem zeitlichen Ablauf verfolgt werden.

12-4.6 Qualitative und quantitative Analyse von Arzneimitteln

Die ^{1}H-NMR-Spektroskopie kann zur Identifizierung und Reinheitsprüfung sowie zur quantitativen Analyse von Arzneimitteln herangezogen werden. Ein begrenzender Faktor liegt im verhältnismäßig großen apparativen Aufwand und in dem hohen Substanzbedarf von 1 bis 30 mg. Durch Anwendung spezieller Verfahren (Kap. 12-5) kann diese Grenze unter 1 mg gesenkt werden.

12-4.6.1 Identifizierung und Reinheitsprüfung

Ist die Grundstruktur eines Arzneistoffes bekannt, so kann die Identifizierung wasserstofftragender Substituenten mit Hilfe des ^{1}H-NMR-Spektrums erfolgen.

Barbiturate können z. B. anhand der ^{1}H-NMR-Signale der Substituenten in 1 und 5-Stellung des Barbitursäuregerüstes identifiziert werden. Typische Signale ergeben: die N-Methyl-Gruppe, der aromatische Ring, die Bromallyl-Gruppe, die Allyl-Gruppe und die Ethyl-Gruppe. Diese Methode ist in der forensischen Toxikologie zur kernresonanzspektroskopischen Identifizierung von Barbituraten in Organmaterial (Mageninhalt, Urin usw.) angewandt worden.

In der Arzneibuchanalytik wird die ^{1}H-NMR-Spektroskopie zur *Identitätsprüfung* eingesetzt, wenn andere Methoden nicht zur Verfügung stehen (z. B. Tobramycin, DAB 10). Das Arzneibuch zieht die ^{1}H-NMR- und die ^{13}C-NMR-Spektroskopie (Kap. 13) zur Charakterisierung von Referenzsubstanzen (RN) heran: Adenin, Adenosin und Derivate, Aesculin, Butoxycain, Hydroxyethylsalicylat, Orcin, Ribose und Derivate.

Zum Nachweis der Verunreinigungen von Arzneistoffen (*Reinheitsprüfung*) ist die ^{1}H-NMR-Spektroskopie wegen der verhältnismäßig hohen Nachweisgrenze nur dann geeignet, wenn die Begleitstoffe in größeren Konzentrationen vorliegen.

12-4.6.2 Quantitative Arzneimittelanalyse

Wie bereits erwähnt, (Kap. 12-3.2, 12-4.3.1), sind die Flächen unterhalb der Kernresonanzsignale der Konzentration der Substanz in der Meßlösung proportional. Daher kann die ^{1}H-NMR-Spektroskopie zur quantitativen Bestimmung der Bestandteile von Arzneistoff-Gemischen herangezogen werden. Das Verfahren erfordert keine Auftrennung, beansprucht wenig Zeit und arbeitet zerstörungsfrei. Die Fehlergrenze liegt bei 5 bis 10%.

Zunächst muß für jeden zu bestimmenden Stoff ein charakteristisches Kernresonanz-Signal ausgewählt werden, das durch andere Signale des Spektrums nicht überlagert sein darf. Die quantitative Auswertung der Integrationskurve dieser charakteristischen Signale erfolgt am besten mit Hilfe von Kalibrierkurven oder eines externen oder internen Standards:

- Zur Erstellung einer Kalibrierkurve werden ^{1}H-NMR-Spektren der zu analysierenden Arzneistoff-Mischung mit bekanntem Gehalt gemessen und die Integralhöhen der charakteristischen Signale (in cm) gegen die Konzentration aufgetragen. Aus der Integralhöhe der Signale der Probe ermittelt man die Konzentration der betreffenden Substanz.
- Die Konzentration der zu bestimmenden Substanzen kann auch mit Hilfe eines Umrechnungsfaktors ermittelt werden. Dieser Wert (k) entspricht der Integralhöhe (in cm) für ein Proton, wenn eine Substanz in einmolarer Konzentration vorliegt und muß in einem Vorversuch an einer beliebigen Standardsubstanz, die auch eine der später zu bestimmenden Substanzen sein kann, ermittelt werden (externer Standard):

$$k = \frac{h_s \cdot M_s}{n_s \cdot m_s} \, [\mathrm{cm \cdot l \cdot mol^{-1}}]$$

m_s = Einwaage der Standardsubstanz [$\mathrm{mg \cdot ml^{-1}}$]
M_s = Molmasse der Standardsubstanz
n_s = Protonenzahl des charakteristischen Signals der Standardsubstanz
h_s = Integralhöhe des charakteristischen Signals der Standardsubstanz [cm]

Durch Dividieren der für die unbekannte Probe ermittelten und auf ein Proton umgerechneten Integralhöhe (h_p) durch k erhält man die gesuchte Konzentration in $mol \cdot l^{-1}$. Multipliziert man diesen Wert mit der Molmasse so erhält man die Konzentration (c_p) des zu bestimmenden Stoffes in $mg \cdot ml^{-1}$:

$$c_p = \frac{n_s \cdot m_s}{h_s \cdot M_s} \cdot \frac{h_p \cdot M_p}{n_p} = \frac{h_p \cdot M_p}{k \cdot n_p}$$

c_p = Konzentration der zu bestimmenden Substanz [$mg \cdot ml^{-1}$]
M_p = Molmasse der zu bestimmenden Substanz
n_p = Protonenzahl des charakteristischen Signals der zu bestimmenden Substanz
h_p = Integralhöhe des charakteristischen Signals der zu bestimmenden Substanz [cm]

Bei nicht exakt reproduzierbaren Meßbedingungen ist es günstiger, der Analysen-Lösung eine definierte Menge der Standard-Substanz (m_s) zuzusetzen und die Integralhöhen h_s und h_p im gleichen Versuch zu bestimmen (interner Standard).

12-4.7 Untersuchungen über Struktur und Wirkung von Arzneistoffen

Die chemische Verschiebung eines Protons ist u.a. von der Elektronendichte in seiner Umgebung abhängig (Kap. 12-3.1). Zur Untersuchung des Einflusses der Elektronendichte-Verteilung in Arzneistoff-Molekülen auf die pharmakologische Wirkung kann man daher neben anderen Methoden auch die ^1H-NMR-Spektroskopie heranziehen. Dabei wird innerhalb einer homologen Reihe von Substanzen die chemische Verschiebung bestimmter Protonen mit der pharmakologischen Aktivität in Beziehung gesetzt (Lit. 15).

Für den Logarithmus der minimalen Hemmkonzentration von Sulfonamiden gegenüber Coli-Bakterien ergab sich z.B. eine lineare Beziehung zur chemischen Verschiebung der Amin-Protonen des aromatischen Ringes (Lit. 15).

12-5 Verbesserung der Empfindlichkeit von NMR-Messungen. Puls-Fourier-Transformations-NMR-Spektroskopie

^1H-NMR-Messungen nach der klassischen CW-Methode (Kap. 12-2.7.2) sind verhältnismäßig unempfindlich.

Zur Verbesserung der Empfindlichkeit stehen folgende Verfahren zur Verfügung:

- Erhöhung der Feldstärke
- CAT-Verfahren
- Puls-Fourier-Transformations-NMR-Spektroskopie (PFT-NMR-Spektroskopie bzw. FT-NMR-Spektroskopie).

Den größten Fortschritt brachte die PFT-NMR-Spektroskopie, die im Zusammenhang mit der ^{13}C-NMR-Spektroskopie (Kap. 13) entwickelt wurde.

12-5.1 Erhöhung der Feldstärke

Der Besetzungsunterschied der Kerne zwischen dem energieärmeren und dem energiereicheren Niveau und damit die Intensität eines Kernresonanzsignals, d.h. die Empfindlichkeit der Messung, hängt von der Stärke H_0 des äußeren Magnetfeldes ab (Kap. 12-2.4). Daher werden zunehmend Hochfeldgeräte mit Betriebsfrequenzen von 300, 400 oder 500 MHz eingesetzt (Tab. 12-1). Vorteile sind:

- Möglichkeit zur Messung kleinerer Substanzmengen
- bessere Trennung von Signalen
- Verstärkung schwacher Signale
- Vergrößerung des Verhältnisses $\Delta\nu/J$. Damit eventuell Übergang von Spin-Systemen höherer in solche 1. Ordnung (vgl. Kap. 12-3.3).

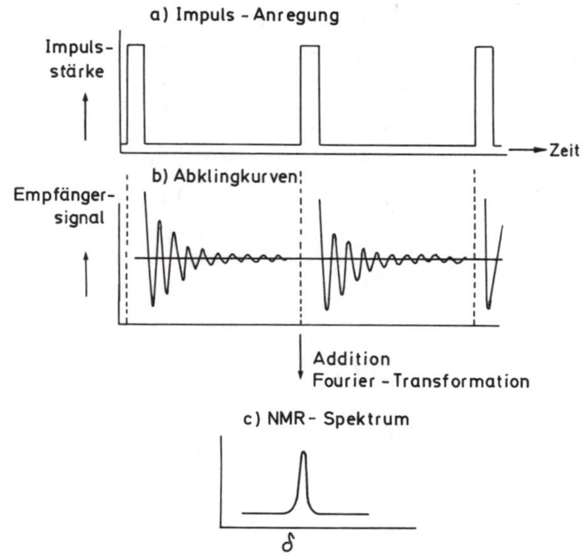

Abb. 12-19: Puls-Fourier-Transformations-NMR-Spektroskopie (PFT-NMR-Spektroskopie) (schematisch dargestellt).

12-5.2 CAT-Verfahren (Computer averaged transients)

Das Signal-Rausch-Verhältnis S/N (Kap. 12-4.1) von NMR-Messungen verbessert sich mit dem Faktor $\sqrt{n}$, wenn man eine größere Zahl n von aufgenommenen Spektren addiert. Die Addition führt man mit Hilfe eines Computers durch und registriert das Summen-Spektrum. Die CAT-Methode hat keine größere Bedeutung erlangt, u. a. weil sie zuviel Zeit in Anspruch nimmt.

12-5.3 Puls-Fourier-Transformations-NMR-Spektroskopie (PFT-NMR-Spektroskopie)

Auch bei der *Puls-Fourier-Transformations-NMR-Spektroskopie* (*Abkürzung PFT-NMR-Spektroskopie*) wird zur Erhöhung der Empfindlichkeit eine große Zahl von Einzelspektren addiert. Diese Einzelspektren erhält man jedoch nicht aus NMR-Messungen nach der CW-Methode. Vielmehr werden durch einen einzigen Hochfrequenz-Impuls alle Kerne einer Kernsorte *gleichzeitig* angeregt. Dies beansprucht nur wenig Zeit; daher können in vertretbaren Zeiträumen viele NMR-Spektren registriert und addiert werden. Im einzelnen sind zur Aufnahme eines PFT-NMR-Spektrums folgende Operationen notwendig (Abb. 12-19):

- Impuls-Anregung der Kerne
- Addition und Speicherung der Abklingkurven
- Überführung der addierten Abklingkurven in das NMR-Spektrum durch Fourier-Transformation (FT)
- Kalibrierung auf die chemische Verschiebung.

Die *Impuls-Anregung* geschieht durch kurze Impulse einer Strahlung starker Intensität (Impulsspektroskopie) (Abb. 12-19, a). Die Dauer der Impulse beträgt meist ca. 1 bis 10 µs. Der eingestrahlte Impuls umfaßt ein breites Frequenz-Band und enthält so die zur Anregung aller Kerne der Probe notwendigen Frequenzen.

Bei der Impuls-Anregung wird Quermagnetisierung der Probe herbeigeführt (Kap. 12-2.5). Diese wird bei der Beendigung des Impulses wieder aufgehoben. Das Signal in der Empfängerspule klingt ab und wird in einer *Abklingkurve* registriert (Abb. 12-19, b). Man bezeichnet diesen Vorgang als *freien Induktionsabfall* (englisch: free induction decay, *FID*). Registriert wird die Abklingkurve in Abhängigkeit von der Zeit (Abb. 12-19). Die Abklingkurven aller eingestrahlten Impulse werden addiert. Die so erhaltene Summenkurve, das *Interferogramm*, muß durch eine mathematische Operation in ein „normales" NMR-Spektrum überführt werden. Dies geschieht durch *Fourier-Transformation* (Abkürzung: *FT*). Die Kalibrierung auf die übliche Skala der chemischen Verschiebung wird anhand des Resonanzsignals eines inneren Standards vorgenommen. Bei einer größeren Zahl verschieden gebundener Kerne mit eventuell unterschiedlichen Spin-Aufspaltungen erhält man durch Überlagerung der FID-Kurven aller Kerne eines Moleküls einen komplizierteren Verlauf der Abklingkurve, als in Abb. 12-19 dargestellt.

12-6 Literatur über Protonenresonanzspektroskopie

Einführungen

1) T. Clerc und E. Pretsch, Kernresonanzspektroskopie, Akademische Verlagsgesellschaft, Frankfurt/Main, 1970.
2) D. H. Williams und I. Fleming, Spektroskopische Methoden in der organischen Chemie, Georg-Thieme-Verlag, Stuttgart, 1984.
3) D. A. Skoog, Principles of Instrumental Analysis, Saunders College Publishing, Philadelphia, 1985.
4) M. Hesse, H. Meier und B. Zeeh, Spektroskopische Methoden in der organischen Chemie, Georg-Thieme-Verlag, Stuttgart, 1984.

Weiterführende Literatur

5) H. Suhr, Anwendungen der Kernmagnetischen Resonanz in der organischen Chemie, Springer-Verlag, 1965.
6) L. M. Jackmann und S. Sternhell, Applications of Nuclear Magnetic Resonance Spectroscopy in Organic Chemistry, Pergamon Press, Oxford, 1969.
7) R. F. M. White und H. Williams in A. R. Katritzky (Herausg.), Physical Methods in Heterocyclic Chemistry Bd. IV, Academic Press, New York und London, 1971.
8) W. Simon und T. Clerc, Strukturaufklärung organischer Verbindungen mit spektroskopischen Methoden, Akademische Verlagsgesellschaft, Frankfurt/Main, 1976.
9) E. Pretsch, T. Clerc, J. Seibl, W. Simon, Tabellen zur Strukturaufklärung organischer Verbindungen, Springer-Verlag, Berlin, Heidelberg, New York, 1976.
10) H. Günther, NMR-Spektroskopie, Georg-Thieme-Verlag, Stuttgart 1973 und 1983.
11) E. Breitmaier, Pharmazie in unserer Zeit, **12**, 161 (1983).
11a) J. K. M. Saunders und B. K. Hunter, Modern NMR Spectroscopy, Oxford University Press, Oxford, 1987.

Pharmazeutische Anwendungen

12) A. F. Casy, J. Pharm. Sci. **56**, 1049 (1967).
13) P. Nuhn, Pharmazie **25**, 577 (1970).
14) A. F. Casy, NMR-Spectroscopy in Medicinal and Biological Chemistry, Academic Press, London, 1971.
15) J. K. Seydel und K. J. Schaper, Chemische Struktur und biologische Aktivität von Wirkstoffen, Verlag Chemie, Weinheim, 1979.
16) K. Florey (Herausg.), Analytical Profiles of Drug Substances, Academic Press, New York.
16a) Th. Kämpchen in K. Hartke und E. Mutschler (Hrsg.), DAB 9-Kommentar, Wissenschaftliche Verlagsgesellschaft, Stuttgart, Govi-Verlag, Frankfurt, 1987.

Biochemische Anwendungen

17) J. J. Katz und H. L. Crespi in Recent Advances in Phytochemistry Bd. 2, 1, North-Holland Publishing Company, Amsterdam, 1969.
18) G. Jung und F. Jüttner, Chemiker-Ztg. **96**, 603 (1972).

19) O. Jardetzky und G. C. K. Roberts, NMR in Molecular Biology, Academic Press, London, 1981.

Spektrensammlungen

20) N. S. Bhacca, L. F. Johnson und J. N. Shoolery, High Resolution NMR-Spectra Catalogue Band I und II, Varian Associates, Palo Alto, 1963.
21) Proton NMR Collection, Sadtler Research Laboratories, Philadelphia, 1980.

13 ^{13}C-NMR-Spektroskopie

13-1 Prinzip der ^{13}C-NMR-Spektroskopie

„Normaler" Kohlenstoff ^{12}C besitzt keinen resultierenden Kernspin und ist daher Kernresonanzmessungen nicht zugänglich (Kap. 12-1.1). Meßbar ist dagegen das Kohlenstoffisotop ^{13}C. Wie die Wasserstoffkerne zeigt es ein Spinmoment von $I = {}^1/_2$. Damit gelten prinzipiell die gleichen Gesetzmäßigkeiten wie in der ^{1}H-Kernresonanzspektroskopie. Jedoch bestehen bei ^{13}C-NMR-Messungen erhebliche Schwierigkeiten bezüglich der Empfindlichkeit:

- Die Konzentration der durch Kernresonanz erfaßbaren ^{13}C-Atome ist mit 1.1 % bezogen auf natürlichen Kohlenstoff sehr gering.
- Das magnetische Moment des ^{13}C-Kerns beträgt nur ca. $^1/_4$ des Protons (die ^{13}C-Kernmagnete sind nur etwa „ein Viertel so stark", wie die Protonen-Kernmagnete).

Um ^{13}C-NMR-Messungen durchführen zu können, mußte die Empfindlichkeit der Messungen erheblich gesteigert werden. Dies ist durch Einführung der *Puls-Fourier-Transformations-NMR-Spektroskopie* (*PFT-NMR-Spektroskopie*, Kap. 12-5.3) sowie besonderer Entkopplungsverfahren gelungen.

13-1.1 Resonanzfrequenzen der ^{13}C-Atome

Der ^{13}C-Kern besitzt ein anderes gyromagnetisches Verhältnis (γ) als das Proton und deswegen nach der *Larmor-Gleichung* bei gegebener Feldstärke H_0 auch eine andere Resonanzfrequenz: $\gamma(^1H) = 2.675$; $\gamma(^{13}C) = 0.673$. Einer Resonanzfrequenz von 90 MHz für Protonen entspricht für das ^{13}C-Atom eine Frequenz von 22.6 MHz.

13-2 Chemische Verschiebung der ^{13}C-Atome

Im Vergleich zu Wasserstoffkernen ist der Bereich der chemischen Verschiebung bei ^{13}C-Kernen wesentlich größer: die δ-Werte liegen zwischen 0 und 200 ppm (Tab. 13-7, Abb. 13-1). Sie werden im wesentlichen durch folgende Größen beeinflußt:

- Hybridisierungsgrad des Kohlenstoffatoms
- Substituenteneinflüsse
- Elektronendichte.

Lösungsmittel und Temperatur üben verhältnismäßig geringe Einflüsse aus. Chemische Verschiebungen wichtiger Kohlenstoffatome sind in Tab. 13-7 zusammengefaßt. Zur Abschätzung der ^{13}C-NMR-Verschiebung verschiedener Substanzgruppen wurden Inkrement-Regeln abgeleitet (vgl. Kap. 13-2.4). Bezüglich weiterer Zuordnungen sei auf Lit. 5, 7, 8 verwiesen.

13-2.1 Einfluß des Hybridisierungsgrades

Einen wichtigen Grund für die starken Unterschiede der ^{1}H- und ^{13}C-Verschiebungen

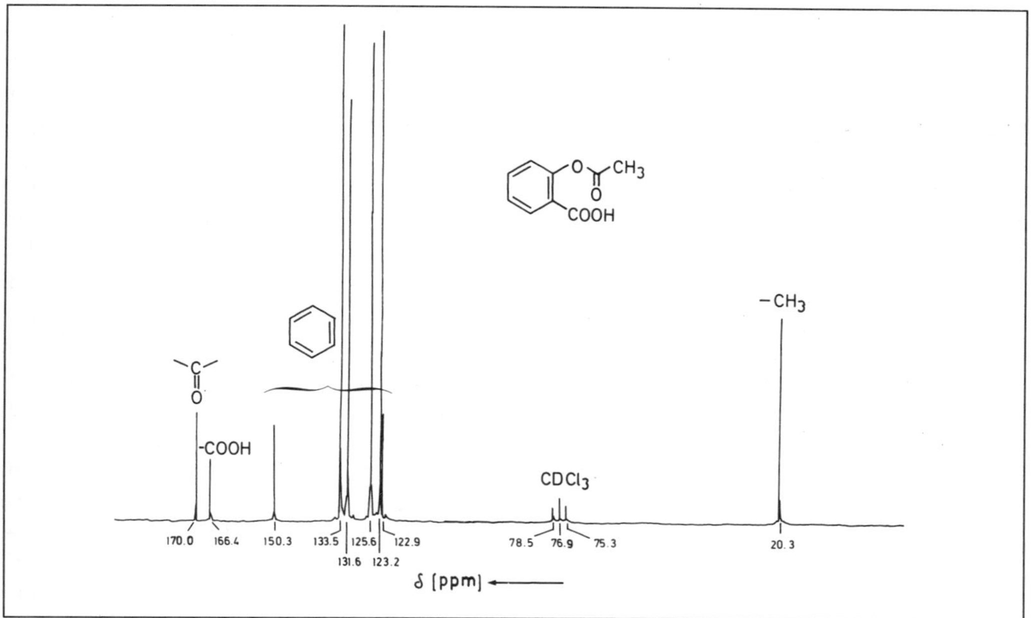

Abb. 13-1: ^{13}C-NMR-Spektrum von Acetylsalicylsäure (Breitband-entkoppelt).

bildet die Elektronenkonfiguration des Kohlenstoff-Atoms: Je nach dem Hybridisierungsgrad liegen auch p-Orbitale vor. Diese zeigen ein dem äußeren Magnetfeld H_0 gleichgerichtetes lokales Feld und führen zu einer Entschirmung der Kerne. Daher wächst die Abschirmung der Kerne mit steigender Hybridisierung. Die chemischen Verschiebungen sp^3-hybridisierter C-Atome liegen deshalb im hohen Feld, d. h., bei kleineren δ-Werten zwischen 0 und ca. 70 ppm als die von sp^2-hybridisierten Atomen (110 bis 150 ppm). Olefinische und aromatische C-Atome absorbieren etwa im gleichen Bereich.

Abb. 13-1 zeigt das ^{13}C-NMR-Spektrum von Acetylsalicylsäure. Das sp^3-hybridisierte CH_3-Atom liegt im hohen Feld bei 20.3 ppm. Die sp^2-hybridisierten C-Atome des Aromaten sind stark in das tiefe Feld verschoben.

13-2.2 Substituenteneinflüsse und γ-Effekt

Steigende Alkylsubstitution eines ^{13}C-Atoms (α) führt zur Entschirmung und damit zur Tieffeld-Verschiebung. Die Entschirmung setzt sich am βC-Atom fort; am γC-Atom steigt die Abschirmung wieder an. Die dadurch bedingte Hochfeld-Verschiebung des γC-Atoms gegenüber dem α- und βC-Atom bezeichnet man als *γ-Effekt*.

Die Einführung polarer Substituenten bewirkt am αC-Atom eine verhältnismäßig starke Entschirmung mit Verschiebungen bis zu ca. 70 ppm gegenüber der unsubsti-

Tab. 13-1: ^{13}C-Verschiebungen bei substituierten Alkanen (berechnet nach Lit. 8).

α β γ δ X—C—C—C—C—	C_α	δ [ppm] C_β	C_γ	C_δ
H—	14.0	22.8	32.0	29.4
Br—	34.0	33.4	28.9	29.5
HOOC—	34.8	25.5	29.7	30.4
H_2N—	42.6	34.3	27.1	29.7
Cl—	45.2	33.3	27.4	29.5
HO—	62.3	33.0	26.2	29.2
O_2N—	78.5	25.9	27.3	28.4
F—	84.1	30.6	25.2	29.7

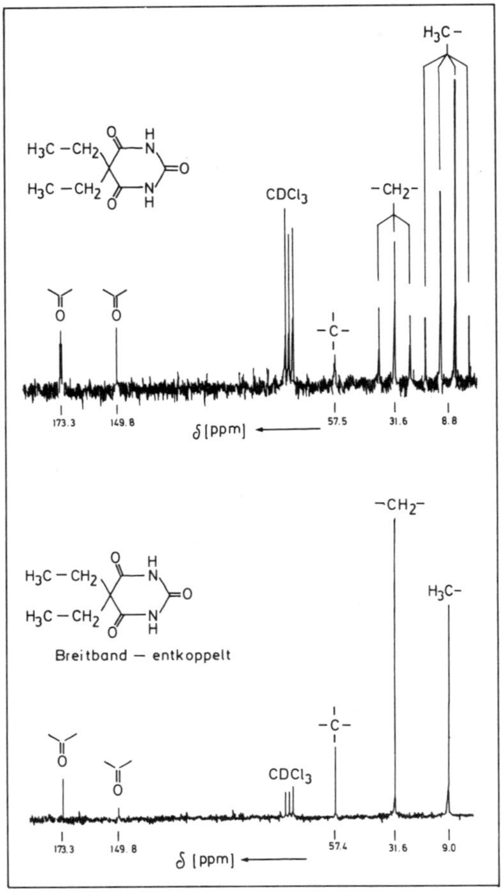

Abb. 13-2: ^{13}C-NMR-Spektrum von Barbital (C/H gekoppelt und Breitband-entkoppelt).

tuierten Verbindung in das *tiefere Feld* (Tab. 13-1). Am βC-Atom treten Verschiebungen bis zu ca. 10 ppm auf. Dagegen zeigt sich am γ-Kohlenstoff eine Abschirmung mit Verschiebungen gegenüber der unsubstituierten Verbindung bis zu 10 ppm in das *höhere Feld* (Tab. 13-1).

Im ^{13}C-NMR-Spektrum von Barbital (Abb. 13-2) sind die unterschiedlich substituierten ^{13}C-Atome klar getrennt. Abb. 13-3 zeigt das ^{13}C-NMR-Spektrum von Bromisoval. Das durch Brom und den Acylureido-Rest substituierte C-Atom ist stark in das tiefe Feld verschoben.

13-2.3 Einfluß der Elektronendichte

Der Einfluß der Elektronendichte auf die chemische Verschiebung ist bei olefinischen Kohlenstoffatomen besonders ausgeprägt: Steigt die Elektronendichte infolge induktiver oder mesomerer Effekte an, so führt dies zu einer erhöhten Abschirmung und damit zu einer Hochfeldverschiebung. Beispielsweise verursachen Elektronendonatoren an Doppelbindungen eine Erhöhung der Elektronendichte am βC-Atom und damit eine Verschiebung zu kleineren δ-Werten (Tab. 13-2). Elektronenacceptoren üben den umgekehrten Einfluß aus (Tab. 13-2). Ähnliches gilt für Aromaten. Hier führen elektronenschiebende Substituenten in o- und p-Stellung zu einer Erhöhung der Elektronendichte und damit zu einer Tieffeldverschiebung, elektronenziehende Substituenten bewirken das Gegenteil.

Zu erwähnen ist auch der Einfluß der Elektronendichte bei Ionen. Die δ-Werte von Carbanionen liegen zwischen ca. 20 und 150 ppm, von Carbokationen zwischen ca. 150 und 350 ppm.

13-2.4 Inkrement-Regeln zur Abschätzung von ^{13}C-Verschiebungen

Zur Abschätzung der ^{13}C-Verschiebung wurden Inkrement-Regeln abgeleitet, von denen die für Alkane, Alkene und Aromaten erwähnt werden sollen.

Regeln für die folgenden Stoffgruppen vgl. Lit. 5, 7, 8: Alkine, Alkohole, Allene, Aminosäuren, Aromaten, Carbonsäuren, Cyclohexan-Derivate, Halogenmethane, Methyldecaline,

Tab. 13-2: ^{13}C-Verschiebungen bei trans-Propenen.

α β X—CH=CH—CH$_3$	δ [ppm] C$_\alpha$	C$_\beta$
H—	115.9	133.4
Cl—	128.9	117.2
H_3CO—	147.6	96.0
O_2N—	139.0	140.9
NC—	101.7	151.5

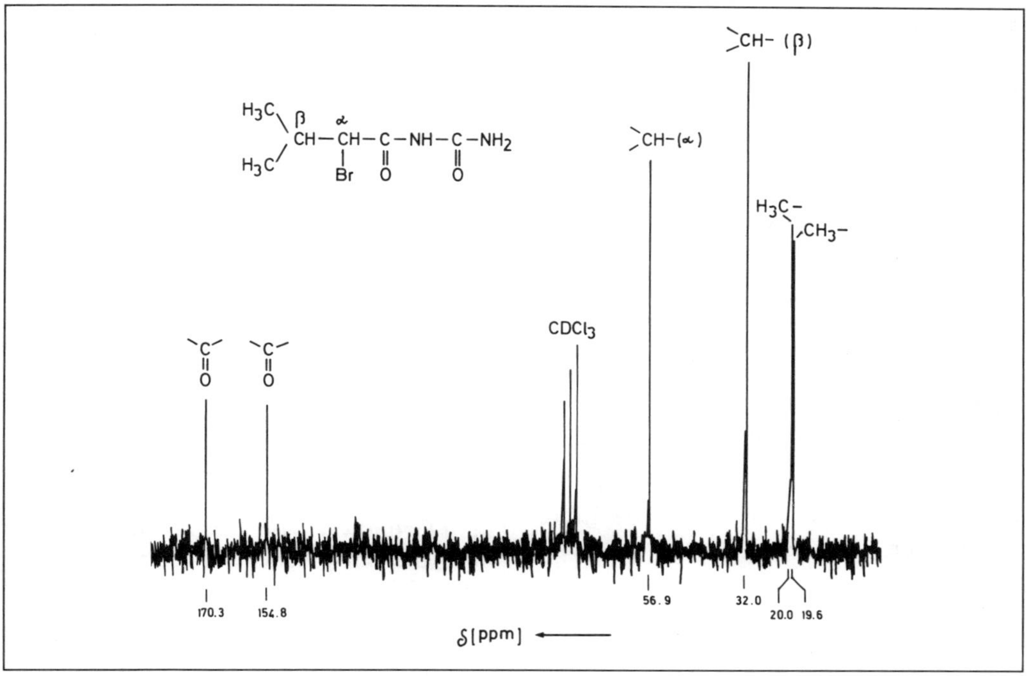

Abb. 13-3: ^{13}C-NMR-Spektrum von Bromisoval (Breitband-entkoppelt).

Naphthalin-Derivate, Oxirane, Piperidin-Derivate, Pyridin-Derivate.

13-2.4.1 Gesättigte Kohlenwasserstoffe (Grant-Paul-Regel)

Für die Kohlenstoff-Atome einer aliphatischen Kette ergibt sich die chemische Verschiebung durch Addition von Substituenten-Inkrementen zum Wert des Methans von $\delta = -2.3$ ppm:

$$\delta = -2.3 + [n_\alpha \cdot A_\alpha + n_\beta \cdot A_\beta + n_\gamma \cdot A_\gamma + n_\delta \cdot A_\delta + n_\varepsilon \cdot A_\varepsilon + S_\alpha]$$

n_i = Zahl der benachbarten Kohlenstoffatome

A_i = Inkremente für benachbarte Kohlenstoffatome ($A_\alpha = +9.1$; $A_\beta = +9.4$; $A_\gamma = -2.5$; $A_\delta = +0.3$; $A_\varepsilon = +0.2$. (Das negative Vorzeichen von A_γ macht den γ-Effekt deutlich, 13-2.2).

S_α = Sterischer Korrekturfaktor für die benachbarten C-Atome (Tab. 13-3).

Tab. 13-3: Sterische Korrekturfaktoren (S_α).

betrachtetes C-Atom	benachbartes C-Atom $-CH_3$	$-CH_2-$	$>CH-$	$>C<$
$-CH_3$	0	0	−1.1	−3.5
$-CH_2-$	0	0	−2.5	−7.5
$>CH-$	0	−3.7	−9.5	−15.0
$>C<$	−1.5	−8.4	−15.0	−25.0

Bei sterisch gehinderten aliphatischen Strukturelementen können sich erhebliche Abweichungen zu den gemessenen Werten ergeben.

Beispiel: Abschätzung der chemischen Verschiebung für 2-Methylbutan (gemessene Werte in Klammern):

$$\overset{1}{H_3C}-\overset{2}{C}H(CH_3)-\overset{3}{C}H_2-\overset{4}{C}H_3$$

$\delta C1 = -2.3 + 9.1 + 2\,(9.4) - 2.5 - 1.1$
$= 22.0\,(21.9)$ ppm
$\delta C2 = -2.3 + 3\,(9.1) + 9.4 - 3.7$
$= 30.7\,(29.9)$ ppm
$\delta C3 = -2.3 + 2\,(9.1) + 2(9.4) - 2.5$
$= 32.2\,(31.6)$ ppm
$\delta C4 = -2.3 + 9.1 + 9.4 - 2\,(2.5)$
$= 11.2\,(11.5)$ ppm

13-2.4.2 Einfluß funktioneller Gruppen in gesättigten Kohlenwasserstoffen

Zum δ-Wert des unsubstituierten Kohlenwasserstoffs werden entsprechende Inkremente für die Substituenten addiert (Tab. 13-4).

Tab. 13-4: Inkremente für Substituenten an gesättigten Kohlenwasserstoffen (nach Lit. 3).

Substituent	k_α	k_β	k_γ	k_δ
—C=C— (mit | |)	20.0	6.9	−2.1	0.4
—C≡C—	4.4	5.6	−3.4	−0.6
$—C_6H_5$	22.1	9.3	−2.6	0.3
—CH=O	29.9	−0.6	−2.7	0
—C(=O)—R	22.5	3.0	−3.0	0
—COOH	20.1	2.0	−2.8	0
—COOR	22.6	2.0	−2.8	0
$—CO—NR_2$	22.0	2.6	−3.2	−0.4
—COCl	33.1	2.3	−3.6	0
—C≡N	3.1	2.4	−3.3	−0.5
—OH	49.0	10.1	−6.2	0
—OR	58.0	7.2	−5.8	0
—O—CO—R	54.0	6.5	−6.0	0
$—NR_2$	28.3	11.3	−5.1	0
$—NR_3^+$	30.7	5.4	−7.2	−1.4
$—NO_2$	61.6	3.1	−4.6	−1.0
—SH	10.6	11.4	−3.6	−0.4
$—SCH_3$	20.4	6.2	−2.7	0
—F	70.1	7.8	−6.8	0
—Cl	31.0	10.0	−5.1	−0.5
—Br	18.9	11.0	−3.8	−0.7
—I	−7.2	10.9	−1.5	−0.9

Beispiel: Abschätzung der chemischen Verschiebung für n-Butanol (gemessene Werte in Klammern):

$$\overset{4}{H_3C}-\overset{3}{C}H_2-\overset{2}{C}H_2-\overset{1}{C}H_2OH$$

Zunächst ist die chemische Verschiebung des unsubstituierten Kohlenwasserstoffs nach der Grant-Paul-Regel (Kap. 13-2.4.1) zu errechnen: C1/C4: 13.1 ppm, C2/C3: 24.9 ppm. Daraus erhält man für den Alkohol:

$\delta C1 = 13.1 + 49.0 = 62.1\,(62.9)$ ppm
$\delta C2 = 24.9 + 10.1 = 35.0\,(35.7)$ ppm
$\delta C3 = 24.9 - 6.2 = 18.7\,(21.0)$ ppm
$\delta C4 = 13.1 + 0 = 13.1\,(15.0)$ ppm

13-2.4.3 Olefine

Zum Grundwert von 123.3 ppm werden jeweils die entsprechenden Inkremente addiert (Tab. 13-5):

Monosubstituierte Olefine:

$X-\overset{1}{C}H=\overset{2}{C}H_2$ $\quad \delta_1 = 123.3 + k_1$
$\delta_2 = 123.3 + k_2$

Disubstituierte Olefine:

$X-\overset{1}{C}H=\overset{2}{C}H-Y$

$\delta_1 = 123.3 + k_1(X) + k_2(Y)$
$\delta_2 = 123.3 + k_2(X) + k_1(Y)$

Tab. 13-5: Inkremente für Substituenten an Olefinen (nach Lit. 3).

Substituent	k_1	k_2
—H	0	0
$—CH_3$	10.6	−8.0
$—C_2H_5$	15.5	−9.7
$—CH_2—CH_2—CH_3$	14.0	−8.2
$—CH(CH_3)_2$	20.3	−11.5
$—(CH_2)_3—CH_3$	14.7	−9.0
$—C(CH_3)_3$	25.3	−13.3
$—CH=CH_2$	13.6	−7.0
—C≡C—R	−7.5	8.9

Tab. 13-5: Inkremente für Substituenten an Olefinen (Fortsetzung).

Substituent	**k_1**	**k_2**
$—C_6H_5$	12.5	−11.0
$—CH_2Cl$	10.2	−6.0
$—CH_2Br$	10.9	−4.5
$—CH_2OR$	13.0	−8.6
—CH=O	13.1	12.7
$—CO—CH_3$	15.0	5.9
—COOH	4.2	8.9
—COOR	6.0	7.0
—CN	−15.1	14.2
—OR	28.8	−39.5
—O—CO—R	18.0	−27.0
$—NR_2$	16.0	−29.0
$—\overset{+}{N}(CH_3)_3$	19.8	−10.6
$—NO_2$	22.3	−0.9
—SR	19.0	−16.0
—F	24.9	−34.3
—Cl	2.6	−6.1
—Br	−7.9	−1.4
—I	−38.1	7.0

Beispiel: Abschätzung der chemischen Verschiebung für trans-Crotonsäure (gemessene Werte in Klammern):

$$HOOC—\overset{1}{C}H=\overset{2}{C}H—CH_3$$

$\delta C1 = 123.3 + 4.2 - 8.0 = 119.5$ (122.8) ppm
$\delta C2 = 123.3 + 8.9 + 10.6 = 142.8$ (146.0) ppm

13-2.4.4 Benzol-Derivate

Zum Grundwert von 128.5 ppm werden Inkremente für die entsprechenden Substituenten addiert (Tab. 13-6).

Beispiel: Abschätzung der chemischen Verschiebung für 4-Nitranilin (gemessene Werte in Klammern):

$\delta C1 = 128.5 + 19.2 + 0 + 0 + 6.0 + 0 + 0 = 153.7$ (157.1) ppm
$\delta C2/C6 = 128.5 + 0 + 0 + 0.8 + 0 + - 12.4 = 116.9$ (141.1) ppm
$\delta C3/C5 = 128.5 + 0 - 5.3 + 0 + 0 + 1.3 + 0 = 124.5$ (127.8) ppm
$\delta C4 = 128.5 + 19.6 + 0 + 0 - 9.5 + 0 + 0 = 138.6$ (137.6) ppm

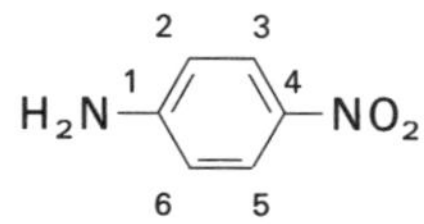

13-3 Spin-Kopplungen

In der ^{13}C-NMR-Spektroskopie unterscheidet man folgende Spin-Kopplungen:

- *heteronukleare Kopplungen* zwischen ^{13}C einerseits und ^1H, ^2D, ^{19}F und ^{31}P andererseits
- *homonukleare Kopplungen* zwischen ^{13}C und ^{13}C.

Die homonuklearen $^{13}C/^{13}C$-Kopplungen sind wegen der geringen Konzentration der ^{13}C-Atome normalerweise nicht zu beobachten.

In der ^{13}C-NMR-Spektroskopie bezeichnet man die Multipletts oft mit Großbuchstaben: S = Singulett, D = Dublett, T = Triplett, Q = Quartett usw.

13-3.1 $^1H/^{13}C$-Kopplungen

Man unterscheidet:

- Kopplungen über *eine* Bindung („direkte $^1H/^{13}C$-Kopplungen"): $^1J_{C,H}$
- Kopplungen über zwei oder mehr Bindungen: $^2J_{C,H}$; $^3J_{C,H}$ usw.

Tab. 13-6: Inkremente für Substituenten des Benzols (nach Lit. 3).

Substituent	k_1 direkt	k_2 ortho	k_3 meta	k_4 para
—H	0	0	0	0
$—CH_3$	9.3	0.6	0.0	−3.1
$—C_2H_5$	15.7	−0.6	−0.1	−2.8
$—CH(CH_3)_2$	20.1	−2.0	0.0	−2.5
$—C(CH_3)_3$	22.1	−3.4	−0.4	−3.1
$—CH{=}CH_2$	7.6	−1.8	−1.8	−3.5
—C≡CH	−6.1	3.8	0.4	−0.2
$—C_6H_5$	13.0	−1.1	0.5	−1.0
$—CF_3$	2.6	−2.6	−0.3	−3.2
$—CH_2Cl$	9.1	0.0	0.2	−0.2
$—CH_2Br$	9.2	0.1	0.4	−0.3
$—CH_2OR$	13.0	−1.5	0.0	−1.0
$—CH_2—NR_2$	15.0	−1.5	−0.2	−2.0
—CH=O	7.5	0.7	−0.5	5.4
$—CO—CH_3$	9.3	0.2	0.2	4.2
—COOH	2.4	1.6	−0.1	4.8
—COOR	2.0	1.0	0.0	4.5
$—CO—NR_2$	5.5	−0.5	−1.0	5.0
—COCl	4.6	2.9	0.6	7.0
—C≡N	−16.0	3.5	0.7	4.3
—OH	26.9	−12.6	1.6	−7.6
$—OCH_3$	31.3	−15.0	0.9	−8.1
$—OC_6H_5$	29.1	−9.5	0.3	−5.3
—O—CO—R	23.0	−6.0	1.0	−2.0
$—NH_2$	19.2	−12.4	1.3	−9.5
$—NR_2$	21.0	−16.0	0.7	−12.0
$—NH—CO—CH_3$	11.1	−9.9	0.2	−5.6
$—N{=}N—C_6H_5$	24.0	−5.8	0.3	2.2
—N=C=O	5.7	−3.6	1.2	−2.8
$-NO_2$	19.6	−5.3	0.8	6.0

Tab. 13-6: Inkremente für Substituenten des Benzols (Fortsetzung).

Substituent	k_1 direkt	k_2 ortho	k_3 meta	k_4 para
–SH	2.2	0.7	0.4	–3.1
$-SCH_3$	10.1	–1.6	0.2	–3.5
$-SC_6H_5$	6.8	0.5	2.2	–1.6
$-SO_3H$	15.0	–2.2	1.3	3.8
–F	35.1	–14.3	0.9	–4.4
–Cl	6.4	0.2	1.0	–2.0
–Br	–5.4	3.3	2.2	–1.0
–I	–32.3	9.9	2.6	–0.4

Tab. 13-7: Chemische Verschiebungen von Kohlenstoffatomen δ [ppm] in $CDCl_3$ als Lösungsmittel (Bei elektronenziehenden- oder schiebenden Substituenten oder unter bestimmten sterischen Voraussetzungen sind stärkere Abweichungen zu erwarten).

Aliphatische Teilstrukturen					
$\underline{CH_3}-CH_2-C$ $\underline{CH_3}-CHC_2$ $\underline{CH_3}-CC_3$	7–17 19–24 25–32	$CH_3-\underline{CH_2}-CH_2$ $CH_3-\underline{CH_2}-CHC_2$ $CH_3-\underline{CH_2}-CC_3$ $R-\underline{CH_2}-CH_2$ $R-\underline{CH_2}-CHC_2$ $R-\underline{CH_2}-CC_3$	20–25 25–32 32–37 29–35 39–42 47	$R-\underline{C}HC_2$ $R-\underline{C}C_3$	20–45 30–35
$\underline{CH_3}-C{=}$ $\underline{CH_3}-C-C{=}$ $\underline{CH_3}-C{\equiv}C-$ $\underline{CH_3}-Ar$	} 10–35 4 14–22	$C-\underline{CH_2}-C{=}$ $C-\underline{CH_2}-C-C{=}$ $C-\underline{CH_2}-C{\equiv}C-$ $C-\underline{CH_2}-Ar$	} 20–40 12–22 25–45	$C_2-\underline{CH}-C{=}$ $C_2-\underline{CH}-C-C{=}$ $C_2-\underline{CH}-Ar$	} 25–40 35

Cycloaliphatische Teilstrukturen						
			C 1	C 2	C 3	C 4
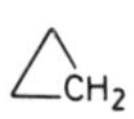	–2.8	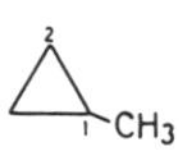	4.9	5.6		
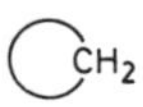	22–30	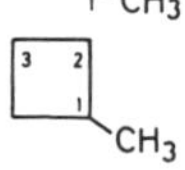	31.2	30.2	18.3	
		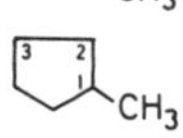	35.8	35.8	26.4	
		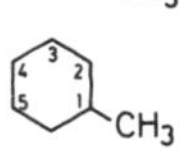	33.1	35.8	26.6	26.4

Tab. 13-7: Chemische Verschiebungen von Kohlenstoffatomen δ [ppm] in $CDCl_3$ als Lösungsmittel (Fortsetzung).

Halogenalkan-Teilstrukturen

C—$\underline{CH}_2$—F	80–85	C_2—$\underline{CH}$—F	85–90	C_3—$\underline{C}$—F	90–95
C—$\underline{CH}_2$—Cl	39–47	C_2—$\underline{CH}$—Cl	50–55	C_3—$\underline{C}$—Cl	65–70
C—$\underline{CH}_2$—Br	25–35	C_2—$\underline{CH}$—Br	42–47	C_3—$\underline{C}$—Br	60–65
C—$\underline{CH}_2$—I	2–10	C_2—$\underline{CH}$—I	18–23	C_3—$\underline{C}$—I	40–45

Heteroaliphatische Teilstrukturen (Alkohole, Ether, Thiole, Amine u. a.)

$\underline{CH}_3$—S	10–42	$\underline{CH}_3$—N	20–56	$\underline{CH}_3$—O	40–62
C—$\underline{CH}_2$—S	18–60	C—$\underline{CH}_2$—N	35–70	C—$\underline{CH}_2$—O	40–80
C_2—$\underline{CH}$—S	40–65	C_2—$\underline{CH}$—N	45–75	C_2—$\underline{CH}$—O	45–90
C_3—$\underline{C}$—S	45–70	C_3—$\underline{C}$—N	48–80	C_3—$\underline{C}$—O	50–90
—C≡N	110–125	C—NO_2	60–85		
>C=NOH	145–160				
>N–C(=O)–N<	155–165				

Olefinische Teilstrukturen	C 1	C 2
$H_2\overset{1}{C}{=}\overset{2}{C}H$— $H_2C{=}C$<	100–120	130–155
—CH=C<	110–130	130–145
—CH=CH—	120	
>C=C<	120–140	
—C=C—C=C—	110–145	

Acetylen-Teilstrukturen	C 1	C 2
$H\overset{1}{C}{\equiv}\overset{2}{C}$—	60–70	80–90
—C≡C—	65–95	

Aromatische Strukturen

	C1	C2	C4	C5	C6	C9	C11
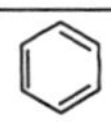	128.5						
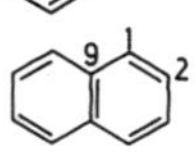	127.7	125.6				133.3	
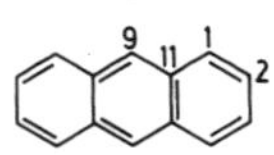	128.1	125.3				126.2	131.8
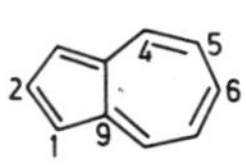	118.1	136.9	136.4	122.6	136.9	140.2	
	C1		C2–6				
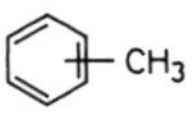	134–138		125–130				
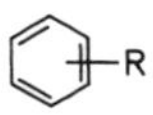	138–150		125–130				

Tab. 13-7: Chemische Verschiebungen von Kohlenstoffatomen δ[ppm] in $CDCl_3$ als Lösungsmittel (Fortsetzung).

Carbonyl-Teilstrukturen (R ≠ H)			
R—CHO	200–210	R−C(=O)−R	205–220
R—C=C—CHO	190–200	R−C=C−C(=O)−R	195–200
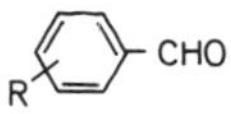	190–195	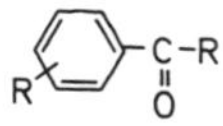	195–200

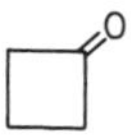	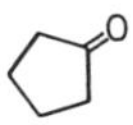	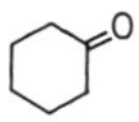	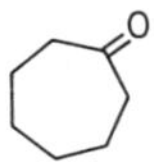	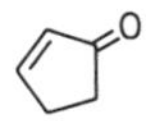	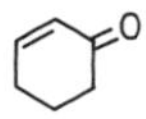
208.9	219.6	209.7	215.0	209.8	199.0

R—COOH	175–190	R—COOR	165–180
R—C=C—COOH	165–175	R—C=C—COOR	165–170
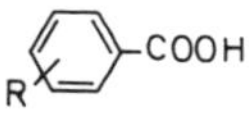	165–175	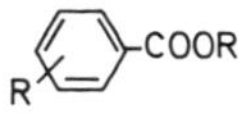	165–170
R−C(=O)−O−C(=O)−R	165–170	R−C(=O)−NH₂	175–185
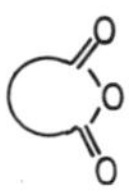	165–175	R−C(=O)−NR₂	165–175
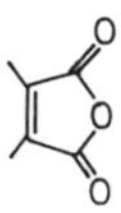	150–170	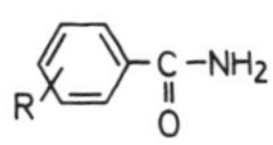	165–175

Heteroaromatische Strukturen	C 2	C 3	C 4	C 5
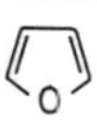	143.6	110.4		
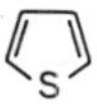	125.6	127.3		
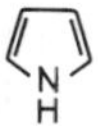	117.3	107.6		
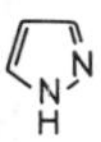		134.6	105.8	134.6
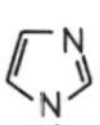	135.4		122.8	122.8

Tab. 13-7: Chemische Verschiebungen von Kohlenstoffatomen δ[ppm] in $CDCl_3$ als Lösungsmittel (Fortsetzung).

Heteroaromatische Strukturen

	C 2	C 3	C 4	C 5	C6
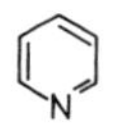	149.9	123.8	136.0		
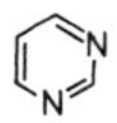	158.4		156.4	121.4	156.4

	C2	C3	C4	C5	C6	C7	C8	C9	C10
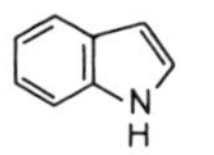	124.1	102.1	120.5	121.7	119.6	111.0	135.5	127.6	
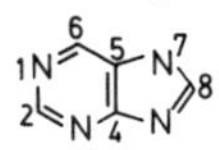	152.2		154.7	130.5	145.6		146.1		
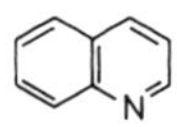	150.9	121.7	136.1	128.5	127.0	129.9	130.5	149.3	128.9
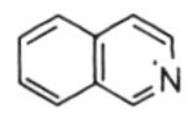	C1 152.5	143.0	120.4	126.4	130.2	127.2	127.6	128.6	135.7
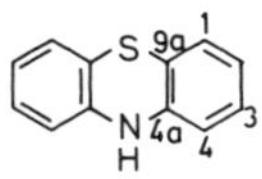	C1 126.7	C2 121.3	C3 125.6	C4 113.8	C4a 141.7	C9a 116.8			

Direkte $^1H/^{13}C$-Kopplungen: Da sowohl ^1H als auch ^{13}C die Kernspinquantenzahl I = 1/2 aufweisen, gelten bei der $^1H/^{13}C$-Kopplung die gleichen Multiplizitätsregeln wie in der Protonenresonanzspektroskopie (Kap. 12-3.3.1). Kohlenstoffatome von CH_3-Gruppen bilden daher ein Quartett, von CH_2-Gruppen ein Triplett und von CH-Gruppen ein Dublett. Quartäre C-Atome liegen als Singuletts vor.

Die Kopplungskonstanten $^1J_{C,H}$ der direkten $^1H/^{13}C$-Kopplungen liegen zwischen +100 und +320 Hz. Wegen dieser Größe kommt es häufig zu unübersichtlichen Überlagerungen der Multipletts. Andererseits können die Kopplungskonstanten bei der Spektreninterpretation wertvolle Informationen liefern. Folgende Einflüsse sind wichtig (Tab. 13-8).

$^1J_{C,H}$ steigt mit zunehmender Hybridisierung des C-Atoms an. Bei Cycloaliphaten wird der Wert bei Verkleinerung der Ringgröße (Zunahme des s-Charakters der Orbitale) größer.

$^1J_{C,H}$ steigt bei Substitution des betreffenden Kohlenstoffatoms mit elektronenziehenden Substituenten an.

Höhere $^1H/^{13}C$-Kopplungen: Die Kopplungskonstanten für höhere $^1H/^{13}C$-Kopplungen liegen in der Größenordnung von −10 bis +60 Hz. Eine Auswahl von $^2J_{C,H}$-Kopplungskonstanten gibt Tab. 13-9.

13-3.2 Andere heteronukleare Kopplungen

Bei Verwendung deuterierter Lösungsmittel werden für die Lösungsmittel-Signale $^2D/^{13}C$-Kopplungen beobachtet. Wichtig ist z. B. ein Triplett bei 77 ppm bei Verwendung von $CDCl_3$ als Lösungsmittel (z. B. Abb. 13-1, 13-2, 13-3, 13-4).

Deuterium besitzt die Kernspinquantenzahl I = 1. Daraus errechnen sich nach der Formel N = 2I + 1 (Kap. 12-2.1) drei Energiezustände für den Kern. Diese verursachen eine Aufspaltung

Tab. 13-8: Auswahl von ${}^{1}J_{C,H}$-Kopplungskonstanten.

Struktur	[Hz]	Struktur	[Hz]
CH_4	125	$H_3C-CH=CH_2$	122
H_3C-CH_3	125	$H_3C-C_6H_5$	129
$H_2C=CH_2$	156	$H_3C-C\equiv N$	136
$HC\equiv CH$	248	$H_3C-COOH$	130
		H_3C-Cl	150
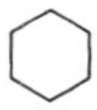	123	H_3C-Br	152
		H_3C-I	151
	128	H_2CCl_2	177
		$HCCl_3$	208
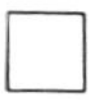	136	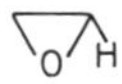	176
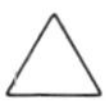	161	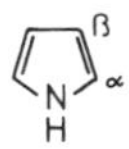	α 184 β 170
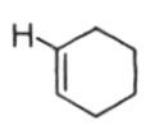	157		
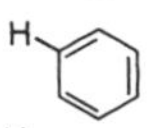	159		
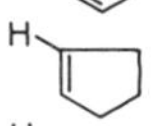	160		
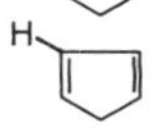	170		

Tab. 13-9: Auswahl von ${}^{2}J_{C,H}$-Kopplungskonstanten.

Struktur	[Hz]	Struktur	[Hz]
H_3C-CH_3	- 4.5	$H_3C-CH=CH_2$	+ 5
$H_2C=CH_2$	- 2.4	$H_2\overset{2}{\underset{H_B}{C}}-\overset{1}{\underset{H_A}{C}}=O$	C1/HB -6.6 C2/HA 26.7
$HC\equiv CH$	49.3		
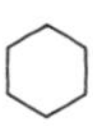	- 3.7	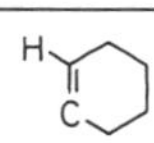	0.3
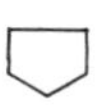	- 3.0	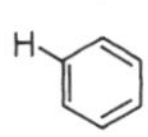	o 1.0 m 7.4 (${}^{3}J$) p -1.1 (${}^{4}J$)
	- 3.5	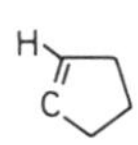	4.7
	- 2.6		

des benachbarten Kohlenstoffs zum Triplett. Eine CD_2-Gruppe würde als Quintett, eine CD_3-Gruppe als Septett vorliegen. Von einer gewissen Bedeutung sind auch ${}^{19}F/{}^{13}C$- und ${}^{31}P/{}^{13}C$-Kopplungen, auf die nicht weiter eingegangen werden soll (Lit. 3, 5, 7, 8). ${}^{15}N/{}^{13}C$-Kopplungen sind wegen der geringen Konzentration des ${}^{15}N$-Isotops nur nach Anreicherung mit ${}^{15}N$ oder unter besonderen Meßbedingungen beobachtbar.

13-4 Entkopplungsverfahren in der ${}^{13}C$-NMR-Spektroskopie

Wegen der verhältnismäßig großen ${}^{1}H/{}^{13}C$-Kopplungskonstanten und der damit verbundenen Überlagerung von Multipletts sind in der ${}^{13}C$-NMR-Spektroskopie Entkopplungsverfahren von besonderer Bedeutung:

- Protonen-Breitband-Entkopplung (Synonym: Protonen-Rausch-Entkopplung)
- Protonen-Off-Resonance-Entkopplung
- selektive Entkopplung
- gepulste Protonen-Entkopplung (Gated Decoupling).

13-4.1 Protonen-Breitband-Entkopplung

Bei der Protonen-Breitband-Entkopplung (*${}^{1}H$-Breitband-Entkopplung*) erzielt man folgende Änderungen des Spektrums:

- Aufhebung aller ${}^{1}H/{}^{13}C$-Kopplungen
- Intensitätserhöhung der Signale.

Um den Verschiebungsbereich aller Protonen zu erfassen und ihren Einfluß auf die Kohlenstoffatome auszuschalten, wird ein breites Frequenzband in die Probe eingestrahlt. Dazu moduliert man die eingestrahlte elektromagnetische Schwingung mit niederfrequentem Rauschen (die Methode wird deshalb auch als *Protonen-Rausch-Entkopplung* bezeichnet). Jedem koppelnden Wasserstoffkern wird dabei seine Resonanzfrequenz zugeführt. Er ändert seine Spin-Einstellung so schnell, daß auf die ^{13}C-Kerne in seiner Nachbarschaft kein resultierendes Magnetfeld einwirkt und daher auch keine Kopplung erfolgt. Bei Einstrahlung der Entkopplungsfrequenz wird zusätzlich der heteronukleare Kern-Overhauser-Effekt (NOE) wirksam. Dabei wird die von den bestrahlten Wasserstoffkernen aufgenommene Energie auf die ^{13}C-Atome, an welche die Protonen gebunden sind, übertragen und damit eine Intensitätserhöhung des ^{13}C-Signals bis zu 200% erreicht (vgl. auch Kap. 12-4.3.5).

In Abb. 13-2 ist das ^{1}H-Breitband-entkoppelte Spektrum des Barbitals dem gekoppelten Spektrum gegenübergestellt. Die Zuordnungen und Kopplungskonstanten sind der Abbildung zu entnehmen.

13-4.2 Protonen-Off-Resonance-Entkopplung

Das Verfahren der ^{1}H-Off-Resonance-Entkopplung bietet folgende Vorteile:

- Die direkten $^{1}H/^{13}C$-Kopplungen bleiben erhalten.
- Ihre Kopplungskonstanten werden verkleinert.

Auf diese Weise erhält man für CH_3-, CH_2- und CH-Gruppen Quartetts, Tripletts und Dubletts, die sich wegen der kleineren Linienabstände nicht mehr so stark überlagern und nicht durch $^{1}H/^{13}C$-Fernkopplungen gestört sind. Kopplungskonstanten können den Spektren allerdings nicht entnommen werden. Aufspaltungen höherer Ordnung werden nur unter besonderen Bedingungen beobachtet.

Zur Messung von Off-Resonance-Spektren legt man die Entkopplungsfrequenz außerhalb des Resonanzbereiches der Protonen. Auf diese Weise ist die Frequenz nicht in direkter Resonanz mit dem zu entkoppelnden Kern (englisch: off resonance), beeinflußt ihn aber trotzdem. Die Aufspaltung wird mit zunehmender Annäherung der Entkopplungsfrequenz an die Resonanzfrequenz des Wasserstoffatoms geringer. Wegen des NOE kommt es auch hier zu einer Intensitätserhöhung der Signale.

In Abb. 13-4 ist das ^{1}H-Off-Resonance-entkoppelte ^{13}C-NMR-Spektrum des Clofibrats mit dem ^{1}H-Breitband entkoppelten Spektrum ver-

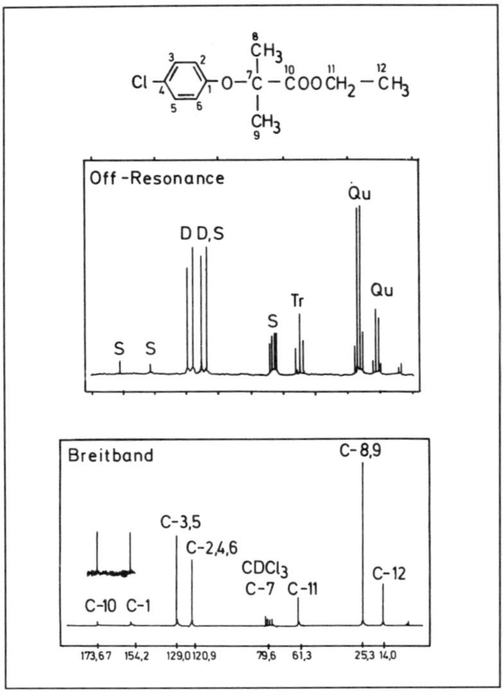

Abb. 13-4: Off-Resonance und Breitband-entkoppeltes ^{13}C-NMR-Spektrum von Clofibrat.

glichen. Die CH_3-Gruppen bilden Quartetts (Qu), die CH_2-Gruppe ein Triplett (T), die CH-Gruppen Doubletts (D) und die quartären Kohlenstoffatome Singuletts (S).

13-4.3 Selektive ^{1}H-Entkopplungen

Sind die Resonanzfrequenzen der Protonen aus dem ^{1}H-NMR-Spektrum bekannt, so können sie nacheinander in das ^{13}C-NMR-Spektrum eingestrahlt werden. Die C-Atome, an welche die entsprechenden H-Atome gebunden sind, gehen dann selektiv in Singuletts über. Dies kann zur eindeutigen Zuordnung der C—H-Bindungen führen und z. B. die Unterscheidung von Methyl-, Methylen- und Methin-Gruppen erleichtern.

Als Beispiel ist in Abb. 13-5 der Aromaten-Teil der ^{1}H- und ^{13}C-NMR-Spektren des Colchicins dargestellt (Lit. 7). Es wurden die Resonanzfre-

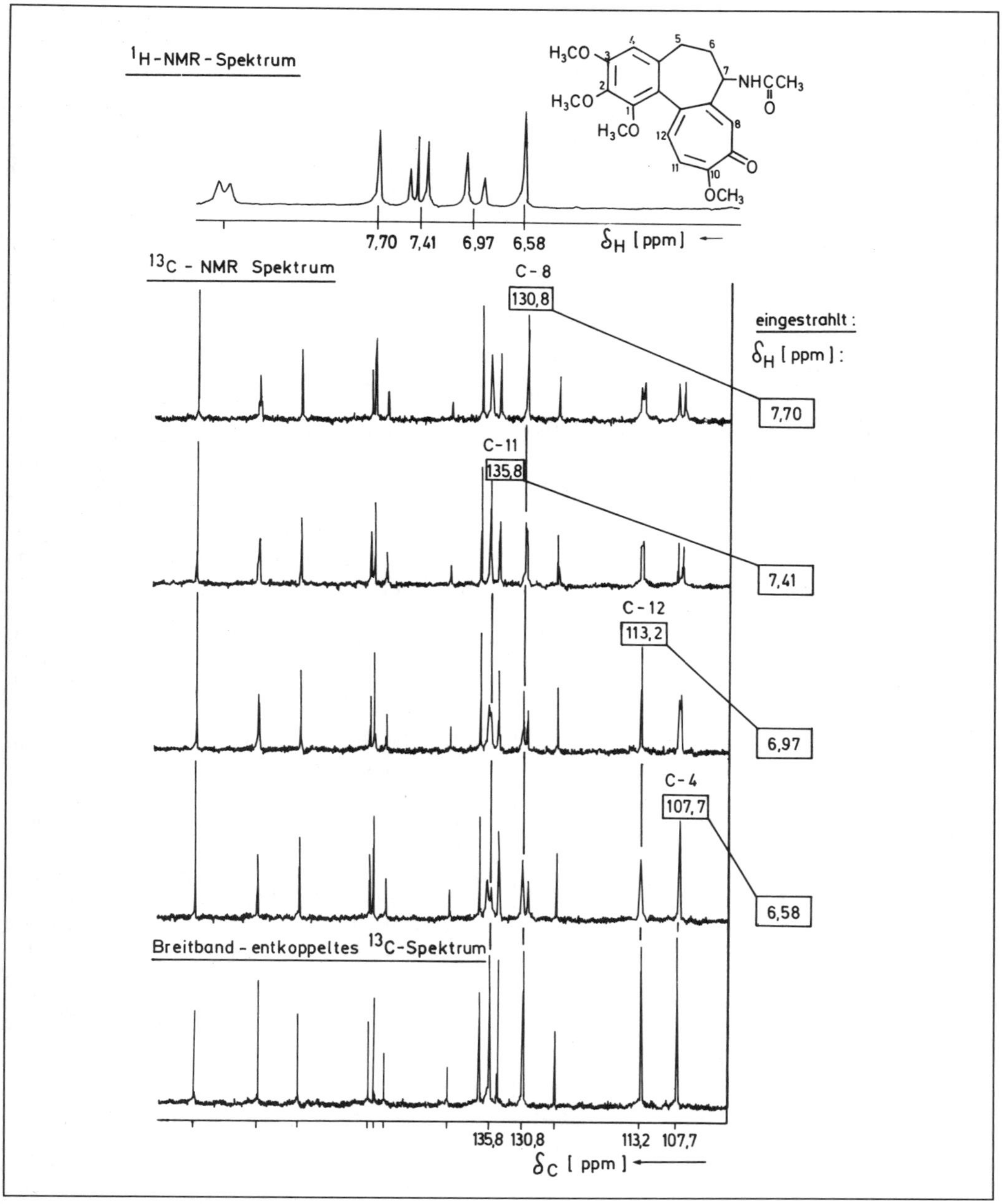

Abb. 13-5: Selektive Entkopplung der aromatischen CH-Gruppen im ^{13}C-NMR-Spektrum des Colchicins (Lit. 7).

quenzen der aromatisch gebundenen Protonen bei 7.70 ppm, 7.41 ppm, 6.97 ppm und 6.58 ppm in das ^{13}C-NMR-Spektrum eingestrahlt. Dabei gehen die entsprechenden Kohlenstoffsignale in Singuletts über und können den Protonen zugeordnet werden. Die Zuordnung der aromatischen CH-Gruppen zu den Positionen 8, 11, 12 und 4 erfolgte hauptsächlich durch Verschiebungsvergleiche (Lit. 7).

13-4.4 Gepulste Protonen-Entkopplung (Gated Decoupling)

Die Methode des *Gated Decoupling* gestattet die Unterscheidung wasserstofftragender von nicht an Wasserstoff gebundenen Kohlenstoffatomen. Die Intensität der CH-, CH_2- und CH_3-Signale wird stark erhöht, während die Signale quartärer C-Atome annähernd gleich bleiben.

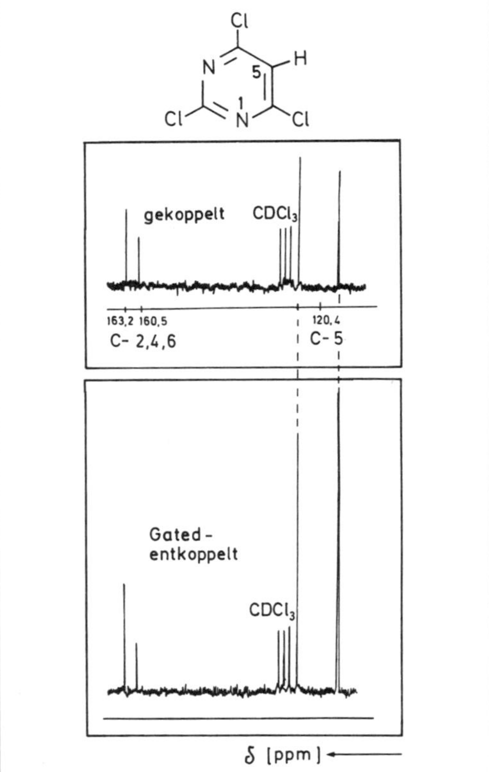

Abb. 13-6: Gekoppeltes und durch Gated Decoupling erhaltenes ^{13}C-NMR-Spektrum von 2,4,6-Trichlorpyrimidin (nach Lit. 7).

Abb. 13-6 zeigt das durch Gated Decoupling erhaltene Spektrum des 2,4,6-Trichlorpyrimidins im Vergleich zum gekoppelten Spektrum. Das Dublett des wasserstofftragenden C-Atoms 5 bei 120.4 ppm ist stark vergrößert.

13-5 Integration von ^{13}C-Signalen

Im Gegensatz zur Protonenresonanzspektroskopie ist es in der ^{13}C-NMR-Spektroskopie bei Routinemessungen nicht möglich, aus den Signalhöhen bzw. den Signalflächen auf die Zahl der Kohlenstoffatome zu schließen.

Diese Schwierigkeit hat ihre Ursache in den unterschiedlichen Relaxationszeiten der ^{13}C-Kerne in Abhängigkeit von der Wasserstoff-Substitution:

- Bei der schnellen Messung vieler Spektren nacheinander in der PFT-^{13}C-NMR-Spektroskopie sind die durch Wasserstoff unterschiedlich substituierten Kerne vor Beginn jeder neuen Messung unterschiedlich relaxiert.
- Der Nuclear Overhauser Effekt (NOE) beeinflußt je nach der Wasserstoff-Substitution die Relaxationszeiten unterschiedlich. Quartäre C-Atome haben besonders lange Relaxationszeiten. Man hat versucht, diese Ungleichheiten durch Überlagerung stärker wirksamer Relaxationsprozesse auszugleichen (z. B. „Inverse Gated Decoupling", Lit. 3).

13-6 ^{13}C-NMR-Spektroskopie durch Pulsfolgen

In der ^{13}C-NMR-Spektroskopie sind verschiedene Verfahren zur Verbesserung der Aussagefähigkeit der Spektren erarbeitet worden. Diese beruhen auf einer bestimmten Reihenfolge von verschiedenen Eingriffen in die Kerne, die man als *Pulsfolgen* oder *Pulsfrequenzen* bezeichnet. Für eine Beschreibung der theoretischen Grundlagen dieser Verfahren vgl. Lit. 4, 4a.

Die Kerne werden zuerst durch einen 90°-Anregungsimpuls (Kap. 12-2.5) zur Quermagnetisierung gebracht (*Präparationsphase*). In der nachfolgenden *Evolutionsphase* werden, je nach dem Verfahren, verschiedene Operationen in unterschiedlicher Reihenfolge durchgeführt:

- Abschaltung des Protonen-Entkopplers
- Einschaltung des Protonen-Entkopplers
- 180°-Impulse.

Die Dauer der Evolutionsphase bezeichnet man als *Evolutionszeit*. In der *Detektionsphase* erfolgt dann die Datenaufnahme. Man unterscheidet *eindimensionale (1D)-* und *zweidimensionale (2D)-Verfahren*, je nachdem, ob man mit konstanter oder variabler Evolutionszeit arbeitet. Für die einzelnen Verfahren wurden für Anfänger nicht ohne weiteres verständliche Abkürzungen eingeführt (Tab. 13-10, 13-11).

13-6.1 Eindimensionale (1D)-^{13}C-NMR-Spektroskopie

Verfahren der 1D-NMR-Spektroskopie sind in Tab. 13-10 zusammengefaßt. Im folgenden soll nur die *J-modulierte Spin-Echo-Technik* erwähnt werden. Varianten dieser Methode werden als SEFT bzw. APT bezeichnet (Tab. 13-10).

Wie schon erwähnt, ist die Unterscheidung von CH_3-, CH_2- und CH-Gruppen häufig aufgrund der ^{1}H-Off-Resonanz-Ent-

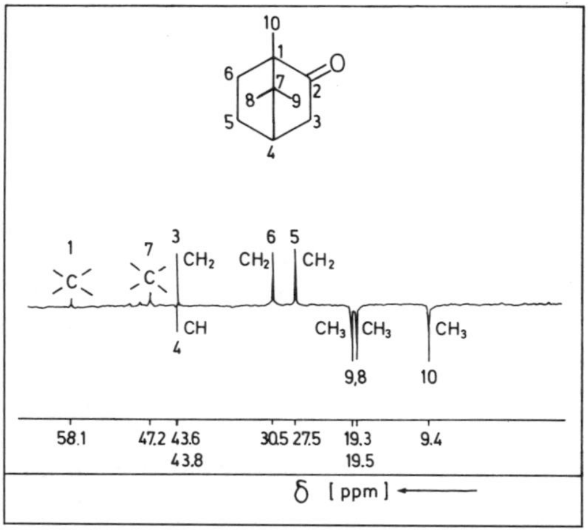

Abb. 13-7: Durch J-modulierte Spin-Echo-Technik erhaltenes ^{13}C-NMR-Spektrum von Campher in CD_3OD (Lit. 4).

Tab. 13-10: Methoden der eindimensionalen (1D)-^{13}C-NMR-Spektroskopie.

Abkürzung	Bezeichnung	Aussagen
–	J-modulierte Spin-Echo-Technik	Zuordnung von C, CH, CH_2 und CH_3
SEFT	Spin-Echo-Fourier-Transformation	
APT	Attached Proton-Test	
INEPT	Intensive Nuclei Enhanced by Population Transfer	
DEPT	Distortionless Enhancement by Population Transfer	
SPI	Selective Population Inversion	Signalzuordnungen. Vorzeichen von Kopplungskonstanten
SPT	Selective Population Transfer	
DANTE	Delayed Alternation with Nutations for Tailored Excitation	Selektive Anregung von ^{13}C
INADEQUATE	Incredible Natural Abundance Double Quantum Transfer Experiment	^{13}C/^{13}C-Kopplungen bei natürlichem ^{13}C-Gehalt

kopplung möglich. Kommt es hier ebenfalls zu Überlappungen, so kann die J-modulierte Spin-Echo-Technik zu einer Unterscheidung führen. Man erhält wie bei der Protonen-Breitband-Entkopplung für alle Kohlenstoffatome Singuletts. Dabei sind die Signale für quartäre C-Atome und CH_2-Gruppen im Spektrum nach oben, für CH- und CH_3-Gruppen nach unten aufgetragen (Abb. 13-7) (Einzelheiten vgl. Lit. 4).

13-6.2 Zweidimensionale (2D)-^{13}C-NMR-Spektroskopie

Die Verfahren der eindimensionalen NMR-Spektroskopie verlaufen mit konstanter Evolutionszeit. Mißt man Spektren mit variabler z. B. fortlaufend steigender Evolutionszeit, so kommt man zur zweidimensionalen ^{13}C-NMR-Spektroskopie (2D-^{13}C-NMR-Spektroskopie, Tab. 13-11). Auf den 2D-Diagrammen ist in der einen Richtung die chemische Verschiebung entweder der Protonen oder der Kohlenstoffatome aufgetragen. In der zweiten Richtung kann eine der folgenden Größen abgelesen werden (Tab. 13-11):

- Kopplungskonstanten (*J-aufgelöste 2D-Spektren)*
- chemische Verschiebungen der Protonen oder Kohlenstoffatome *(korrelierte 2D-Spektren)*.

Tab. 13-11: Methoden der zweidimensionalen (2D)-^{13}C-NMR-Spektroskopie.

Auftragung im Diagramm	Methode
$\delta\,^{13}C / ^1J_{C,H}$	J-aufgelöste zweidimensionale ^{13}C-NMR-Spektren
$\delta H / \delta H$	zweidimensionale Protonen-Korrelation (COSY)
$\delta\,^{13}C / \delta H$	zweidimensionale C/H-Korrelation; heteronucleare Korrelation (HETCOR)

Abb. 13-8 zeigt das J-aufgelöste zweidimensionale ^{13}C-NMR-Spektrum des Nicotins (Lit. 4). Aus den Markierungen in senkrechter Richtung ergibt sich die Multiplizität der C-Signale und die Kopplungskonstante $^1J_{C,H}$.

13-6.2.1 Zweidimensionale Protonen-Korrelation (COSY)

Diese Methode gehört eigentlich zur *Protonenresonanzspektroskopie* (Kap. 12). Sie wird hier behandelt, weil ein den anderen 2D-Methoden analoges Meßverfahren angewandt wird.

Die zweidimensionale *Protonen-Korrelation* (englisch: correlation spectroscopy; Abkürzung *COSY*) liefert Informationen über die H/H-Kopplungen eines Moleküls. Im COSY-Diagramm (Abb. 13-9) ist sowohl auf der x-Achse, als auch auf der y-Achse das ^{1}H-NMR-Spektrum der Substanz aufgetragen. Die auf einer Diagonalen dieses Diagramms liegenden Markierungen (*Diagonalsignale*) verbinden jeweils gleiche Signale der beiden ^{1}H-NMR-Spektren. Außerhalb der Diagonalen liegen die *Kreuzsignale*. Dort kreuzen sich zwei Hilfslinien, die ausgehend von der chemischen Verschiebung zweier unterschiedlicher Kerne der beiden ^{1}H-NMR-Spektren gezogen wurden. Diese beiden Kerne koppeln miteinander, wenn ihre Diagonal- und Kreuzsignale ein Quadrat (*Korrelationsquadrat*) bilden (Abb. 13-9). Auf diese Weise können in Molekülen auch Kopplungen aufgefunden werden, die mit den bisherigen Methoden nicht erkannt wurden.

In Abb. 13-9 ist die zweidimensionale Protonen-Korrelation für Saccharose dargestellt. Im Diagramm wurden wegen der Übersichtlichkeit nur für die Protonen G1, G2, F1, F3 und F4 Hilfslinien gezogen. Das größte Korrelationsquadrat bilden die Diagonalsignale und die Kreuzsignale der Wasserstoffatome G1 und G2. Es zeigt sich, daß G1 mit G2 koppelt, nicht aber mit F3 und F4, die untereinander koppeln und ein kleines Korrelationsquadrat bilden. Überraschend ist die Fernkopplung zwischen G1 und F1.

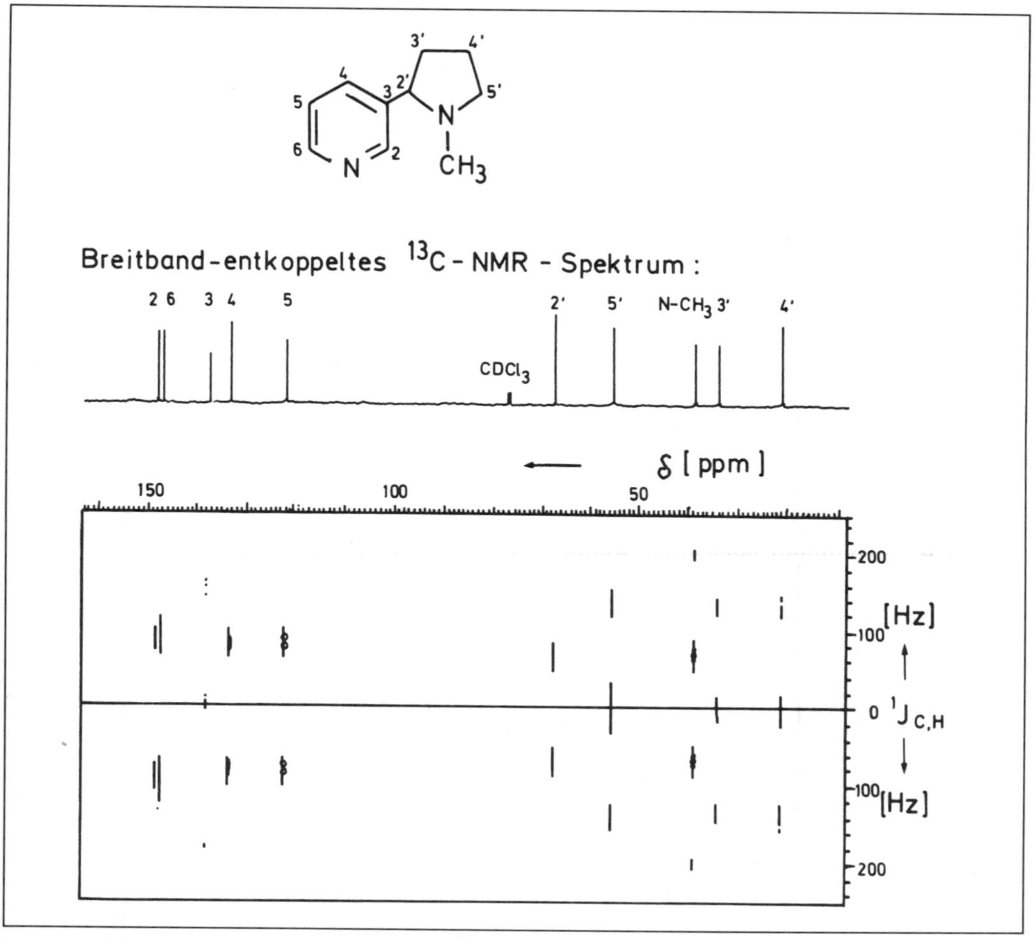

Abb. 13-8: J-aufgelöstes (2D)-^{13}C-NMR-Spektrum von Nicotin in $CDCl_3$ (Lit. 4).

In einer übersichtlicheren Auswertung werden nicht Quadrate gezeichnet, sondern die jeweils zusammengehörenden nahezu gleich aussehenden Kreuzsignale werden durch Linien verbunden, welche die Diagonale senkrecht schneiden. Diese Linien entsprechen der zweiten Diagonalen des jeweiligen Korrelationsquadrates. Um die Kopplungspartner zu finden, braucht man nur waagerechte oder senkrechte Hilfslinien zum gleichen Spektrum zu ziehen. Im Spektrum (Abb. 13-9) ist die Fernkopplung G1 und F1 durch eine solche Diagonale dargestellt.

13-6.2.2 Zweidimensionale ^{13}C, ^{1}H-Korrelation (HETCOR)

Die zweidimensionale ^{13}C,^{1}H-Korrelation (heteronuclear correlation, Abkürzung: HETCOR) liefert wie die selektive ^{1}H-Entkopplung (Kap. 4.3) Informationen darüber, welche Wasserstoffatome an welche Kohlenstoffatome gebunden sind. In den Diagrammen ist auf der einen Achse das ^{1}H-NMR-Spektrum und auf der anderen das ^{13}C-NMR-Spektrum aufgetragen (Abb. 13-10). Die Markierungen auf dem

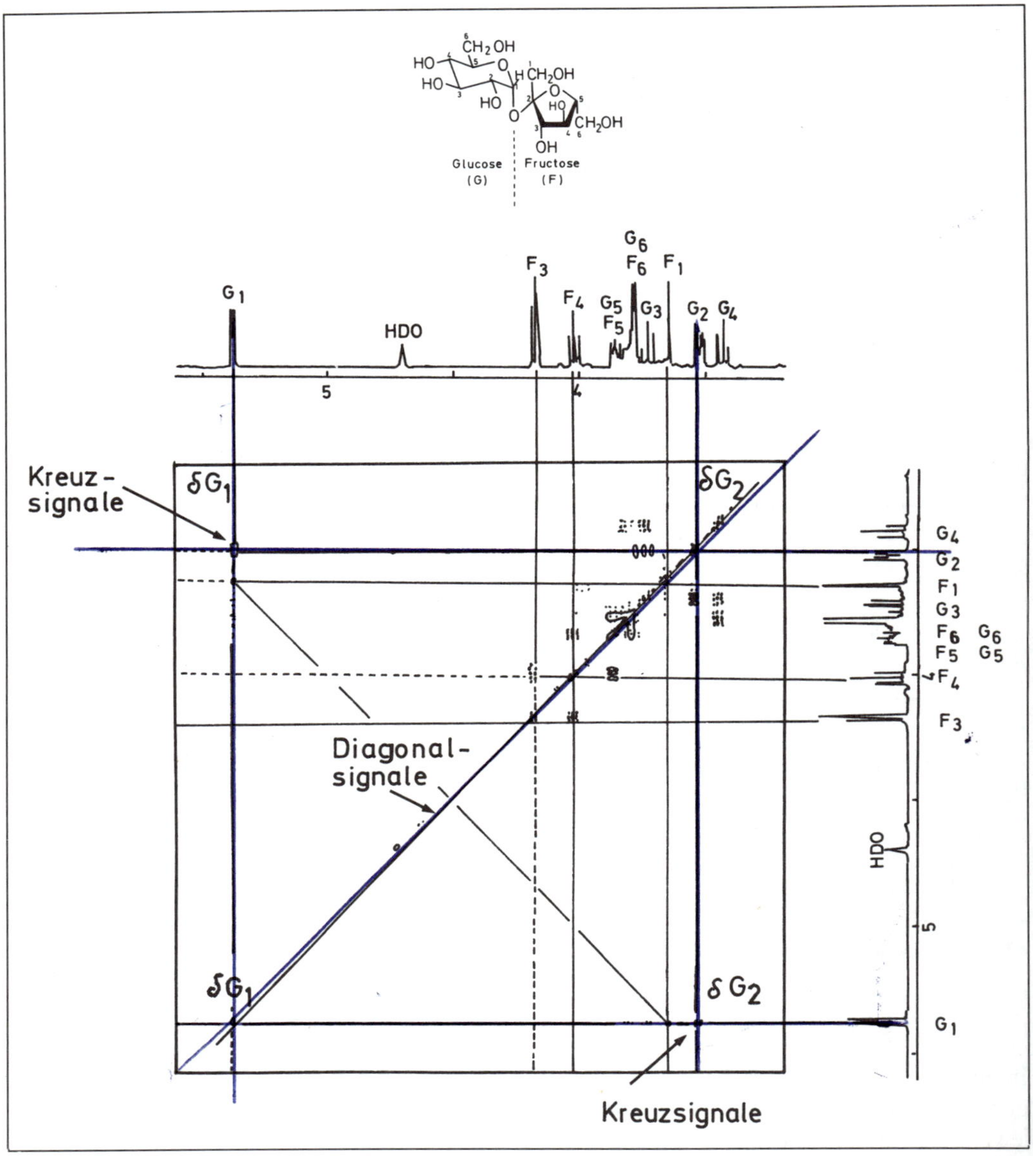

Abb. 13-9: Zweidimensionale Protonen-Korrelation für Saccharose (Lit. 4).

Diagramm korrelieren die Wasserstoffatome mit den Kohlenstoffatomen, an die sie gebunden sind.

In Abb. 13-10 ist die zweidimensionale $^{13}C,^{1}H$-Korrelation von (−)-Menthol dargestellt (Lit. 4). Man erkennt z. B. die Zugehörigkeit des Protons bei 3.36 ppm zum Kohlenstoffatom 3 bei 71.3 ppm. An das C-Atom 10 bei $\delta = 16.0$ ppm sind die Protonen bei $\delta = 0.85$ ppm gebunden.

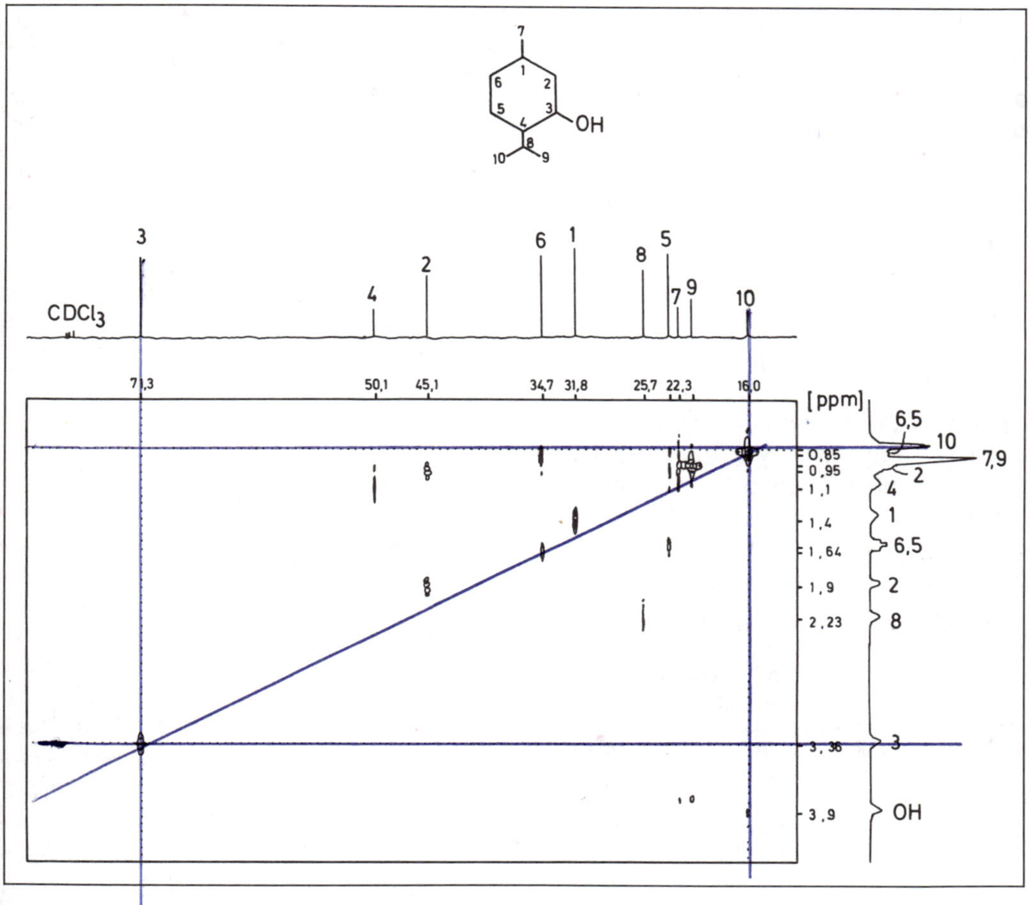

Abb. 13-10: Zweidimensionale $^{13}C,^{1}H$-Korrelation von (−)-Menthol in $CDCl_3$ (Lit. 4).

13-7 Anwendungen der ^{13}C-NMR-Spektroskopie in der Pharmazie

In der Pharmazie wird die ^{13}C-NMR-Spektroskopie hauptsächlich zur Strukturaufklärung eingesetzt. Auch wurde über quantitative Anwendungen und über den Einsatz in der Analytik ätherischer Öle berichtet (Lit. 11). Durch Verwendung von ^{13}C-markierten Substanzen können komplexe zelluläre Stoffwechselabläufe untersucht werden. Das Arzneibuch setzt die ^{13}C-NMR-Spektroskopie zur Charakterisierung von Referenzsubstanzen (RN) ein (vgl. Kap. 12-4.6.1).

13-8 Anhang: NMR-Spektroskopie zur Untersuchung lebender Gewebe

In den letzten Jahren wurden Methoden zur Aufnahme von NMR-Spektren lebender Gewebe wie z. B. tierischer oder menschlicher Gliedmaßen und Organe entwickelt.

Zur Messung werden folgende Kerne herangezogen:

- ^{1}H-Kerne
- sogenannte „X-Kerne“: ^{31}P, ^{13}C, ^{19}F, ^{23}Na.

Dabei werden hohe technische Anforderungen an die Meßgeräte gestellt: Homogenität des Magnetfeldes über einen großen Raum, hohe Feldstärken bis zu ca. 3 Tesla (supraleitende Magneten) und Anwendung der PFT-Technik zur Erzielung einer hohen Empfindlichkeit. Die Messungen werden entweder zum Nachweis von Substanzen im Gewebe (*klinische NMR-Spektroskopie*) oder zur Abbildung von Gewebeabschnitten (*Kernspin-Tomographie*, *NMR-Tomographie*) eingesetzt (Lit. 12) (bildgebende NMR-Spektroskopie; englisch: imaging).

Klinische NMR-Spektroskopie (NMR-in-vivo-Spektroskopie): Es handelt sich um eine Methode zur Lokalisierung und Identifizierung definierter chemischer Verbindungen im Organismus bzw. zur Untersuchung von Stoffwechselvorgängen. Für die NMR-in-vivo-Spektroskopie ist die Messung von ^{1}H-Resonanzen wegen der hohen Konzentration von Wasser u. a. wasserstoffhaltiger Substanzen in Gewebe wenig geeignet. Eingesetzt wird die Methode lediglich zur Bestimmung des Fett-/Wasser-Verhältnisses (Diagnostik dystrophischer Muskeln) oder zur Auffindung von Fettinfiltrationen im Gewebe.

Wichtiger ist die Messung der ^{31}P-Resonanz, die bei Feldstärken von 1.5 Tesla zu einem brauchbaren Signal führt (Abb. 13-11). Gemessen werden insbesondere ADP, ATP, anorganisches Phosphat und Kreatinphosphat zur Untersuchung von Krankheiten des Energie-Metabolismus in der Zelle (Glycogen-Metabolismus, metabolische Studien an Neugeborenen, Ischämie, Tumoren). Ribo- und Desoxyribonucleinsäuren und Phospholipide geben keine befriedigenden Signale. Da die Lage des ^{31}P-Signals pH-abhängig ist, kann der intrazelluläre pH-Wert gemessen werden.

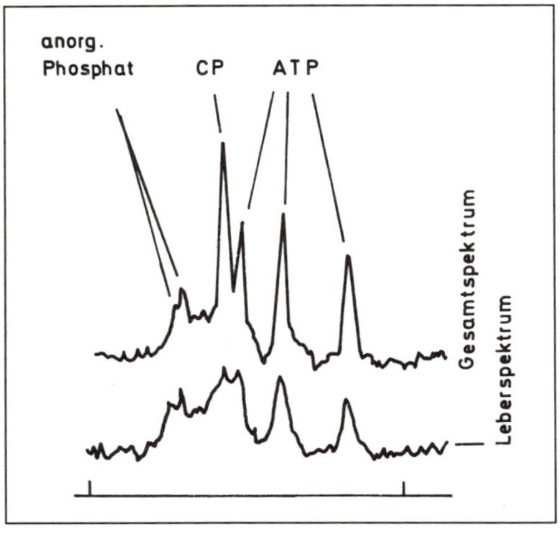

Abb. 13-11: Messungen der ^{31}P-Resonanz an einer lebenden Ratte (Lit. 12).

^{1}H-NMR-Tomographie, Kernspin-Tomographie (NMR-Zeugmotographie, Protonen-Imaging): Die Methode führt zu Schichtbildern tierischer oder menschlicher Gewebe in beliebiger Orientierung durch Messung der Protonenresonanz der Wassermoleküle, die ähnlich wie in der Röntgen-Computer-Tomographie zu zwei- oder dreidimensionalen Darstellungen kombiniert werden. Sie sind der Röntgen-Computer-Tomographie gleichwertig oder überlegen, u. a., weil auf die Verwendung ionisierender Strahlung verzichtet wird, so daß die Risiken für den Patienten z. Zt. als gering angesehen werden. Interessant ist, daß die Relaxationszeit T_1 von Wasser im Tumor-Gewebe einen etwas größeren Wert besitzt als in gesundem Gewebe. Auf dieser Basis sind Verfahren zur Tumordiagnostik möglich.

Mit diesen Methoden ergänzt die NMR-Spektroskopie bereits existierende diagnostische Methoden. Die Entwicklung steht noch am Anfang.

13-9 Literatur über ^{13}C-NMR-Spektroskopie

Einführungen

1) L. Ernst, ^{13}C-NMR-Spektroskopie, UTB-Taschenbuch, Dr. D. Steinkopf-Verlag, Darmstadt, 1980.

2) R. Benn und H. Günther, Angew. Chem. **95**, 381 (1983).
3) M. Hesse, H. Meier und B. Zeeh, Spektroskopische Methoden in der organischen Chemie, Georg Thieme Verlag, Stuttgart, 1984.
4) E. Breitmaier, Pharmazie in unserer Zeit **13**, 102 (1984).
4a) J. K. M. Sanders, Modern NMR Spectroscopy, Oxford University Press, Oxford, 1987.

Weiterführende Literatur

5) E. Breitmaier und W. Voelter, ^{13}C-NMR-Spectroscopy, Verlag Chemie, 1974.
6) E. Pretsch, T. Clerc, J. Seibl, W. Simon, Tabellen zur Strukturaufklärung organischer Verbindungen, Springer-Verlag, Berlin, Heidelberg, New York, 1976.
7) E. Breitmaier und G. Bauer, ^{13}C-NMR-Spektroskopie, Georg Thieme Verlag, Stuttgart, 1977.
8) H. O. Kalinowski, S. Berger und S. Braun, ^{13}C-NMR-Spektroskopie, Georg Thieme Verlag, Stuttgart, 1984.

Datensammlungen

9) W. Bremser, B. Franke und H. Wagner, Chemical Shift Ranges in Carbon-^{13}NMR-Spectroscopy, Verlag Chemie, Weinheim, 1982.
9a) E. Breitmaier, G. Haas und W. Voelter, Atlas of Carbon-13-NMR-Data, Bd. 1 bis 3, Heyden, London, 1979.
10) A. A. Al-Badr und H. Y. Aboul-Enein in K. Florey (Herausg.) Analytical Profiles of Drug Substances **12**, 385 (1983).
11) V. Formaček, Dissertation Universität Würzburg, 1979.
12) H. H. Limbach, Nachr. Chem. Techn. Lab. **28**, 860 (1980).

14 Massenspektrometrie

14-1 Prinzip der Massenspektrometrie

In der Massenspektrometrie (Abkürzung: MS) (auch *Massenspektroskopie*) werden Moleküle im Dampfzustand in positive oder negative Ionen überführt (*Ionisation*). Diese sind meist instabil und zerfallen in geladene und ungeladene Bruchstücke (*Fragmentierung*). Die geladenen Bruchstücke werden in einem Magnetfeld oder elektrischen Feld nach ihrer Masse getrennt (*Massen-Fokussierung*) und ihre Massen und relativen Intensitäten in einem für die Substanz charakteristischen Diagramm, dem *Massenspektrum*, registriert. In vielen Fällen ist aus dem Massenspektrum die relative Molekülmasse bestimmbar.

Zur Aufnahme eines Massenspektrums sind nur geringe Substanzmengen (etwa 0.5 mg bis 10 µg, bei der Kopplung mit einem Gaschromatographen nur ca. 1 µg bis 1 ng) notwendig. Damit ist die Massenspektrometrie eine Mikromethode von hoher *Substanz-Spezifität*. Wegen dieser Vorteile wird sie auch in der Pharmazie, insbesondere in der Arzneistoff-Analytik, eingesetzt.

In der anorganischen Chemie ist die Massenspektrometrie schon sehr lange als Analysenmethode bekannt. Bereits 1907 bis 1919 entwickelten J. J. Thomson und F. W. Aston den Massenspektrographen zum Nachweis der verschiedenen Isotope eines Elementes. 1942 begannen erste Versuche, die Massenspektrometrie auch zur Analyse organischer Moleküle heranzuziehen; der Durchbruch zu einer breiteren Anwendung wurde während der fünfziger Jahre erzielt. Diese Entwicklung wurde u. a. von J. H. Beynon, K. Biemann, H. Budzikiewicz, C. Djerassi, F. W. McLafferty, R. Ryhage, J. Seibl und G. Spiteller gefördert.

14-1.1 Grundvorgänge der Massenspektrometrie

Grundvorgänge der Massenspektrometrie sind:

- Ionisation und Fragmentierung der Moleküle
- Massen-Fokussierung, d. h. Trennung der gebildeten Bruchstücke nach ihrer Masse
- Nachweis der getrennten Ionen und Registrierung im Massenspektrum.

Die Ionisation der Moleküle einer Probe kann auf verschiedene Weise erfolgen: durch *Elektronenstoß-Ionisation* (englisch: electron impact, Abkürzung EI), *Chemische Ionisation* (CI), *Feld-Ionisation* (FI), *Feld-Desorption* (FD) und *fast atom bombardment* (FAB). Meist werden positive Ionen erzeugt, aber die Massenspektrometrie mit negativen Ionen gewinnt zunehmend an Bedeutung.

Die am häufigsten angewandte Methode ist die *Elektronenstoß-Ionisation*. Bei diesem Verfahren kommt es meist zu einer starken Fragmentierung. Aufgrund des vorliegenden Materials wurden diese Fragmentierungen mit der Molekülstruktur korelliert und in Fragmentierungsregeln zusammengefaßt. Daher sind die durch Elektronenstoß-

Ionisation erhaltenen Massenspektren für die Strukturzuordnung besonders wertvoll.

Auch für die Massen-Fokussierung sind mehrere Verfahren entwickelt worden. Häufig wird die Ionentrennung in einem Magnetfeld oder einem elektrischen Feld vorgenommen (*Magnet-Fokussierung, Elektrostatische Fokussierung*). Breitere Anwendung hat auch die *Quadrupol-Fokussierung* gefunden. Der Ionen-Nachweis erfolgt meist aufgrund der Ladung der Teilchen (Ionenauffänger, Photoplatte, Sekundärelektronenvervielfacher). Ein neueres Verfahren ist die *Ion-Trap-Massenspektrometrie*.

14-1.2 Masseneinheiten

Die zur Beschreibung der Masse von Atomen, Molekülen und Molekülfragmenten verwendeten Begriffe bezieht man entweder auf 1 Teilchen (1 Atom, 1 Molekül, 1 Molekülfragment) oder auf 1 Mol ($6.023 \cdot 10^{23}$) Teilchen, bzw. Moleküle oder Molekülfragmente.

Die Masse eines Atoms, Moleküls oder Molekülfragments (*Atommasse, Molekülmasse*; Formelzeichen m) wird nach dem Internationalen Einheitensystem (SI) in *atomaren Masseneinheiten* (Formelzeichen u oder amu, englisch: atomic mass unit) angegeben. Diese Größe wird auch als *1 Dalton* (Formelzeichen D) bezeichnet. 1 u (bzw. 1 D) entspricht einem Zwölftel der Masse eines Atoms des Kohlenstoff-Isotops ^{12}C in Gramm: 1 u (bzw. D) $= 1\,g/6.023 \cdot 10^{23} = 1.66 \cdot 10^{-24}\,g = 1.66 \cdot 10^{-27}\,kg$. Folglich beträgt die Atommasse des ^{12}C-Atoms 12.0000 u (bzw. D). Die Atommassen anderer Atome sind z.B.: $^{1}H = 1.007825$ u; $^{14}N = 14.003074$ u; $^{16}O = 15.994915$ u (weitere Werte vgl. Lit. 5). Diese nicht ganzzahligen Werte ergeben sich aus Besonderheiten des Atombaus, z.B. dem Massendefekt (vgl. Lehrbücher der anorganischen Chemie).

Die natürlich vorkommenden Elemente sind häufig Mischungen aus mehreren Isotopen des gleichen Elements. Daher ergeben sich dafür nicht ganzzahlige *mittlere Atommassen*: C = 12.011 u; H = 1.00794 u; N = 14.0067 u; O = 15.9994 u. In der Massenspektrometrie werden die einzelnen Isotope eines solchen Mischelementes getrennt registriert.

Gebräuchlich ist auch die Angabe der *relativen Atommasse* bzw. der *relativen Molekülmasse* (Formelzeichen M_r). Es handelt sich um eine reine Verhältniszahl ohne Einheit, die angibt, wieviel mal schwerer ein Atom oder Molekül ist als 1/12 der Masse des ^{12}C-Atoms.

Multipliziert man die Atommasse bzw. Molekülmasse mit der *Avogadro-Konstanten* (früher *Loschmidtsche Zahl*) $N_A = 6.023 \cdot 10^{23}\,mol^{-1}$, so erhält man die Masse eines Mols Atome oder Moleküle in Gramm. Diese Größe bezeichnet man als *atomare Masse* bzw. *molare Masse* (Molmasse). Ihre Einheit ist $g \cdot mol^{-1}$.

In der praktischen Massenspektrometrie benutzt man auch noch die alten Bezeichnungen *„Molekulargewicht"* bzw. *„Molgewicht"*. Gebräuchlich ist auch der Begriff der *Massenzahl*. Neben dieser Bezeichnung wird im folgenden der Begriff der *relativen Molekülmasse* verwendet.

14-2 Grundlagen der Massenspektrometrie durch Elektronenstoß-Ionisation (EI-Massenspektrometrie)

Über lange Zeit wurden in der Massenspektrometrie nahezu ausschließlich die *Elektronenstoß-Ionisation* und die *Magnet-Fokussierung* eingesetzt. Erst später entwickelte man auch andere Verfahren. Daher sollen die Grundlagen der Massenspektrometrie zunächst am Beispiel dieser klassischen Methoden besprochen werden.

Bei der Aufnahme eines durch Elektronenstoß-Ionisation erzeugten Massenspektrums laufen im Massenspektrometer nacheinander folgende Vorgänge ab:

- Ionisation der Moleküle durch Elektronenstoß (englisch: electron impact; Abkürzung EI-MS): Bildung von *Molekülionen*.
- Zerfall der Molekülionen: *Fragmentierung*
- Trennung der entstandenen positiv geladenen Bruchstücke nach ihrer Masse in einem Magnetfeld: *Magnet-Fokussierung*
- Registrierung der positiv geladenen Bruchstücke nach steigender Masse und nach ihrer Häufigkeit: *Massenspektrum*.

14-2.1 Ionisierung durch Elektronenstoß (Bildung von Molekülionen)

Wird ein Molekül im Gaszustand mit Elektronen einer Energie von etwa 10 bis 15 eV*) beschossen, so können im wesentlichen zwei Reaktionen ablaufen:

1. Aus dem Molekül wird ein Elektron herausgeschlagen

$$M| + e \rightarrow M^{\dot{+}} + 2e$$

Liegen im Molekül Heteroatome wie Sauerstoff, Schwefel oder Stickstoff vor, so wird eines der Elektronen ihrer freien Elektronenpaare entfernt (vgl. Kap. 14-2.2.2).

2. Das Molekül nimmt ein Elektron auf

$$M| + e \rightarrow M|^{\dot{-}}$$

In beiden Fällen kommt es zur Ionisation der Moleküle, d. h. zur Bildung von geladenen Teilchen. Diese *Molekülionen* besitzen ein ungepaartes radikalisches („einsames“, nichtbindendes) Elektron und sind entweder positiv geladene *Radikal-Kationen* oder negativ geladene *Radikal-Anionen*. In welchem Ausmaß die beiden Vorgänge ablaufen, hängt von der Elektronenenergie ab. Unter der in der Massenspektrometrie üblichen Elektronenenergie von ca. 70 eV ist die Bildung von Radikal-Anionen etwa um den Faktor 1000 weniger wahrscheinlich, d. h., auf etwa tausend Radikal-Kationen wird nur ca. ein Radikal-Anion gebildet.

Die zur Entfernung eines Elektrons aus organischen Verbindungen notwendige Energie von etwa 7 bis 15 eV bezeichnet man als *Ionisierungspotential*; Abkürzung: IP, bzw. Auftrittspotential). Das IP reicht aus, um ein Elektron aus dem höchsten besetzten Molekülorbital (HOMO) zu entfernen. In ähnlicher Weise definiert man auch Auftrittspotentiale für Fragmente. Sie entsprechen der zum „Auftreten“, d. h. zur Erzeugung dieser Fragmente notwendigen Energie in eV.

*) Die Energie von 1 eV (*Elektronenvolt*) gewinnt ein Elektron, nachdem es eine Spannung von 1 V durchlaufen hat. Für 1 Mol $= 6.02 \cdot 10^{23}$ Elektronen entspricht dies einer Energie von 23.0 kcal $\cdot$ mol^{-1} bzw. 96.5 kJoule $\cdot$ mol^{-1}.

14-2.2 Zerfall der Molekülionen (Fragmentierung)

14-2.2.1 Allgemeine Gesetzmäßigkeiten der Fragmentierung

In der Praxis der Massenspektrometrie läßt man nicht Elektronen einer Energie von 10 bis 15 eV auf die Substanz einwirken, die gerade zur Ionisierung der Moleküle ausreichen würde, sondern energiereichere Elektronen von etwa 70 eV (ca. 1610 kcal $\cdot$ mol^{-1} bzw. ca. 6760 kJ $\cdot$ mol^{-1}). Von dieser Energie – die nur von einem Teil der Moleküle und auch nicht vollständig aufgenommen wird (Lit. 3, 6) – verbleibt nach der Ionisierung ein bestimmter Anteil im Molekülion. Wenn diese Überschußenergie mindestens der *Aktivierungsenergie einer Zerfallsreaktion* entspricht, erfolgt eine Spaltung chemischer Bindungen, d. h. Zerfall des Molekülions (*Fragmentierung*, Abb. 14-1). Diejenigen Molekülionen, die keine oder nur eine geringe Überschußenergie besitzen, fragmentieren nicht und werden mit ihrer *Massenzahl*, die der *relativen Molekülmasse* entspricht, im *„Molpeak“* registriert.

Für die Abspaltung von A aus dem Molekülion $[A—B—C—D]^{\dot{+}}$ (Kap. 14-3.1.2; Abb. 14-1: erster Fragmentierungsschritt, Primärfragmentierung) gibt es zwei Möglichkeiten: A kann als neutrales Molekül eliminiert werden (Abb. 14-1, Reaktion a). Das radikalische Elektron und die positive Ladung verbleiben in diesem Falle beim Radikal-Kation $[B—C—D]^{\dot{+}}$. Wird dagegen ein Radikal A• abgespalten, so bildet sich ein Kation $[B—C—D]^{+}$ ohne ungepaartes Elektron (Abb. 14-1, Reaktion b).

Bei der Fragmentierung einer Substanz im Massenspektrometer können also zwei unterschiedliche positiv geladene Teilchen gebildet werden (Abb. 14-1, Tab. 14-1): *Radikal-Kationen* und *Kationen*. Diese beiden Teilchen-Arten werden im zweiten

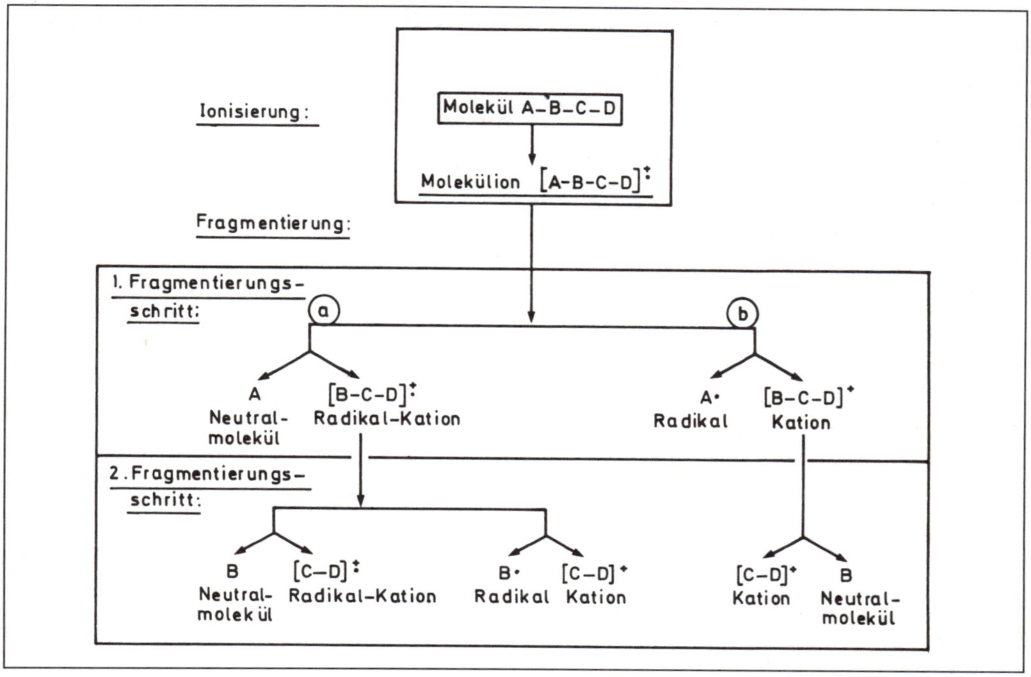

Abb. 14-1: Elektronenstoß-Ionisation und Fragmentierungsmechanismus eines organischen Moleküls im Massenspektrometer.

Fragmentierungsschritt erneut gespalten (Abb. 14-1).

Hier sind für den Zerfall des Radikal-Kations $[BCD]^{+\cdot}$ wiederum beide der schon erwähnten Fragmentierungen möglich: entweder Bildung eines neuen Radikal-Kations (z. B. $[CD]^{+\cdot}$) unter Abspaltung eines Neutralmoleküls B, oder Ausstoßung eines Radikals (z. B. B·) unter Bildung des Kations $[CD]^+$. Dagegen ist für den Zerfall des im ersten Fragmentierungsschritt entstandenen nichtradikalischen Kations $[BCD]^+$ aus energetischen Gründen normalerweise nur die Abspaltung eines Neutralmoleküls B unter Bildung des ebenfalls nichtradikalischen Kations $[CD]^+$ wahrscheinlich. Die Bildung eines Radikalkations aus dem Kation $[BCD]^+$ im zweiten Fragmentierungsschritt würde (wie im ersten Schritt) die Abspaltung eines Radikals erfordern. Eine solche aufeinanderfolgende zweimalige Abspaltung eines Radikals ist aus energetischen Gründen nur in Ausnahmefällen zu erwarten (Kap. 14-2.2.3). Für den dritten und die weiteren Fragmentierungsschritte gelten die gleichen Regeln.

Auf diese Weise wäre ein lawinenartiges Anwachsen der im Massenspektrum registrierbaren positiven Fragment-Ionen zu erwarten (ungeladene Moleküle und Radikale werden, wie schon erwähnt, im Massenspektrometer nicht registriert). Die Bildung sehr vieler Bruchstücke wird jedoch dadurch eingeschränkt, daß in einem gegebenen Molekül mit einer bestimmten Struktur nur bestimmte chemische Bindungen bevorzugt gespalten werden. In Abhängigkeit von der Molekülstruktur sind damit für die meisten Substanzen nur wenige Zerfallswege (*Fragmentierungs-Abläufe*) begünstigt. Dies führt oft zu einer charakteristischen Bruchstückbildung und damit auch zu einem für die Substanz charakteristischen Massenspektrum. Welche Bindungen aus welchen Gründen bevorzugt gespalten werden, ergibt sich aus der *physikalisch-organischen Theorie der Massenspektren* (Kap. 14-2.5).

Für die Formulierung massenspektrometrischer Reaktionen gelten Regeln (Lit. 3, 5, 7):

- Kationen und Radikal-Kationen werden wie folgt formuliert: Wenn nichts darüber ausgesagt werden soll, an welchem Atom die positive Ladung bzw. das radikalische Elektron lokalisiert ist, wendet man eine Schreibweise in eckigen Klammern an: Kationen $[AB]^+$, Radikal-Kationen $[ABCD]^{+\cdot}$. Hierbei muß aber berücksichtigt werden, daß das Symbol ($^{+\cdot}$ oder $^+$) anstelle eines freien oder bindenden Elektronenpaares zu setzen ist. Soll die Ladung an einem bestimmten Atom lokalisiert sein, so werden die entsprechenden Symbole dort angebracht.
- Die Spaltung einer Bindung wird durch eine Wellenlinie angezeigt.

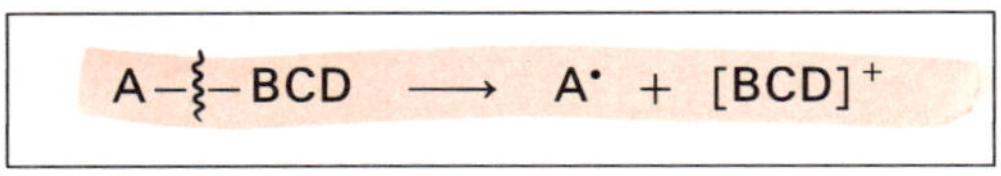

- Die Massenzahlen der Bruchstücke werden in den Formeln häufig angegeben, z. B.

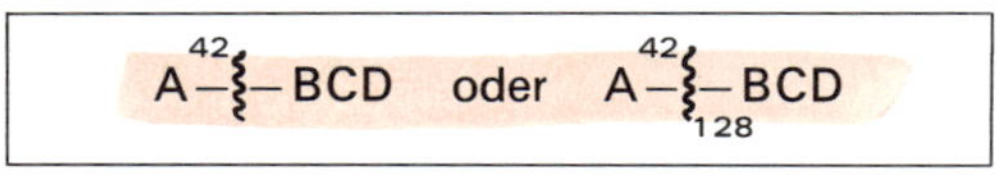

- Die Umlagerung *eines Elektrons* wird durch einen einseitigen Pfeil beschrieben.

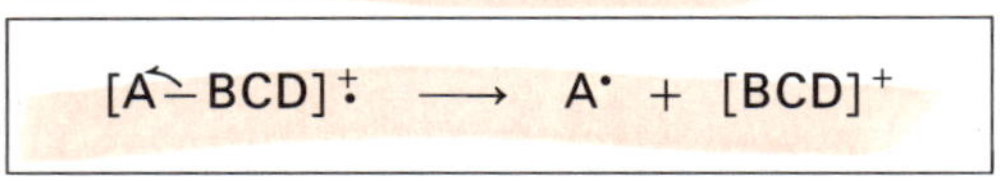

- Die Umlagerung *eines Elektronenpaares* wird durch einen ganzen Pfeil angedeutet.

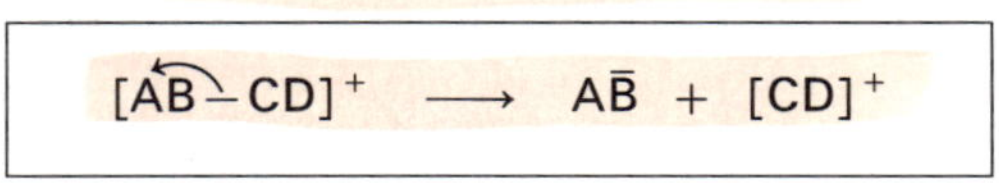

14-2.2.2 Konzept der lokalisierten Ladung

Für die Fragmentierung ist es von Bedeutung, an welchem Strukturelement des Molekülions (bzw. der Fragment-Ionen) die positive Ladung lokalisiert ist. Theoretische Betrachtungen zeigen, daß sie normalerweise nicht einem bestimmten Atom zuzuordnen ist. Für die Spektreninterpretation ist es aber günstig anzunehmen, daß sich zumindest im Augenblick des Beginns der Fragmentierungsreaktion die Ladung bevorzugt an einem bestimmten Strukturelement befindet (*Konzept der lokalisierten Ladung*, Lit. 5), z. B. an:

- Heteroatomen mit freien Elektronenpaaren
- π-Bindungen oder π-Bindungssystemen.

14-2.2.3 Fragmentierungsregel der geraden Elektronenzahl

Radikal-Kationen können entweder in neue Radikal-Kationen oder in Kationen übergehen, während einmal gebildete Kationen äußerst selten wieder ein Radikal-Kation bilden (Abb. 11-1, Kap. 14-2.2.1). Diese *Fragmentierungsregel* findet ihre Erklärung in der besonderen Stabilität von Molekülen bzw. Fragmenten mit gerader Elektronenzahl. Betrachtet man die Möglichkeiten des Zerfalls eines Radikal-Kations und eines Kations vom Standpunkt der Elektronenzahl (g = gerade; u = ungerade), so ergibt sich folgendes Bild (unterstrichen sind die stabileren Fragmente):

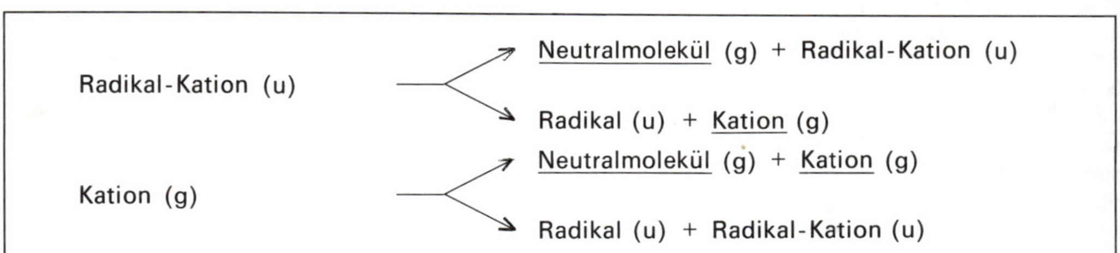

Der letztere Prozeß, bei welchem zwei unstabile Fragmente mit ungerader Elektronenzahl gebildet werden, ist unwahrscheinlich.

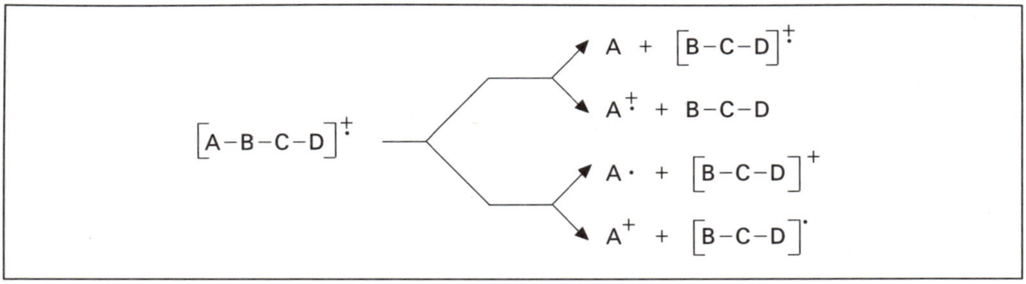

14-2.2.4 Stephenson-Audier-Regel

Beim Zerfall des Molekülions bzw. eines Fragment-Ions [A—B—C—D]$^{+\cdot}$ (Abb. 14-1) erhebt sich die Frage, auf welches Fragment die positive Ladung übergeht. Hierfür gibt es jeweils zwei Möglichkeiten.

Es gilt die Regel von Stephenson-Audier: Die Ladung wird von dem Bruchstück mit dem kleineren Ionisierungspotential übernommen, d. h., von jenem Fragment, das am leichtesten ein Elektron abgeben könnte. Dies sind im allgemeinen Bruchstücke mit Heteroatomen, Aromaten und konjugierten Polyenen, welche verhältnismäßig niedrige Ionisierungspotentiale besitzen (Lit. 4).

Sind die Ionisierungspotentiale der beiden möglichen Fragmente gleich oder nahezu gleich, so ist auch eine *alternative Ladungsverteilung* auf beide Fragmente möglich. Der Zerfallsvorgang ist dann alternativ zu formulieren (vgl. Abb. 14-10):

[A—B]$^{+\cdot}$ → A· + B$^+$ oder A$^+$ + B·
nicht: [A—B]$^{+\cdot}$ → A$^+$ + B$^+$

14-2.3 Massenspektrum

Die bei der Fragmentierung gebildeten Kationen bzw. Radikal-Kationen werden im Massenspektrometer nach ihrer Masse und Ladung getrennt und im Massenspektrum registriert.

Als Beispiel ist in Abb. 14-2 das Massenspektrum von Barbital dargestellt. Dort ist der Quotient aus der Masse und der Ladung der Teilchen gegen den Ausschlag eines Meßinstrumentes (Signal) aufgetragen. Früher wurde der Quotient aus Masse und Ladung mit dem Symbol m/e versehen (m = Masse; e = Ionen-Ladung). Nach Einführung des Internationalen Einheitensystems (SI) wird die Bezeichnung m/z verwendet.

Für Atom-, Molekül- und Fragmentmassen gilt nach dem SI-System die atomare Masseneinheit u, wobei $1\,u = 1.66 \cdot 10^{-27}$ kg entspricht (Kap. 14-1.2). Dividiert man diesen Wert durch die Elementarladung ($1\,e_0 = 1.6 \cdot 10^{-19}$ Coulomb), so erhält man als Einheit für das Masse/Ladungs-Verhältnis $u/e_0 = 1.04 \cdot 10^{-8}$ kg · Coulomb^{-1}. Für diese Größe wird das Symbol m/z benutzt (m = Masse, z = Ionenladung). Zwischen diesem Symbol und der Zahl ist kein Gleichheitszeichen zu setzen.

Da die Ladung der Teilchen meist +1 ist, kann auf der Abzisse ihre Massenzahl direkt abgelesen werden. Das Signal mit der größten Massenzahl entspricht bei etwa 80 bis 90 % aller Substanzen dem Molekülion und damit der relativen Molekülmasse (*Molekularpeak*, *Molpeak*) (englisch: parent peak; vgl. jedoch Kap. 14-3.1.1). Für Barbital liegt der Molekularpeak bei m/z 184. In den Massenspektren einiger Verbindungsklassen (z. B. aromatische und heteroaromatische Verbindungen) treten häufiger auch doppelt geladene positive Ionen auf. In diesem Falle ist auf der Abszisse m/2 registriert; diese Signale zeigen daher die Hälfte der Masse der entsprechenden Ionen an.

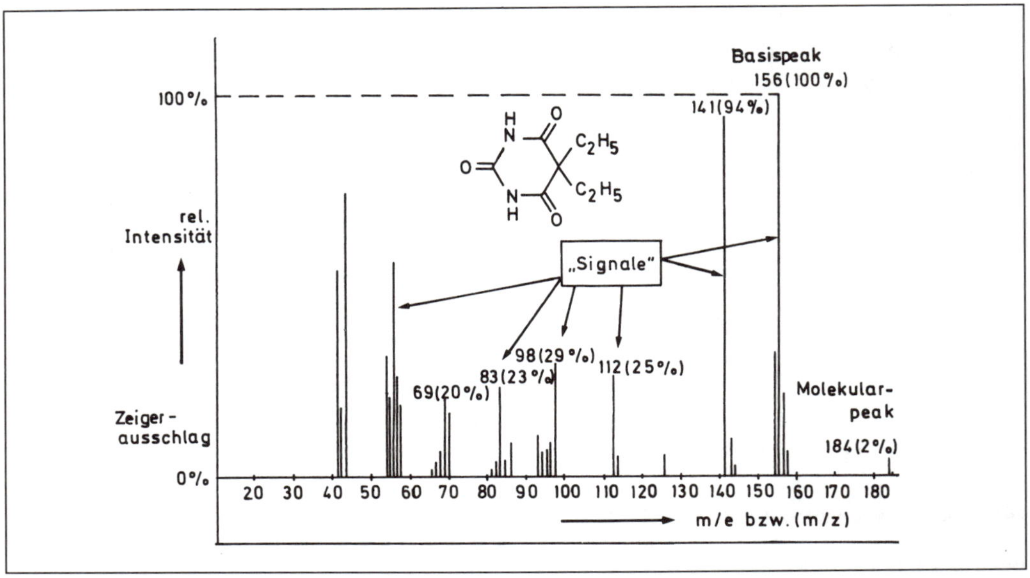

Abb. 14-2: Massenspektrum von Barbital.

Die Höhe der Signale ist proportional der Menge der jeweiligen Bruchstücke. Man ordnet dem höchsten Signal des Spektrums, das als *Basispeak* (englisch: base peak) bezeichnet wird, die relative Intensität 100 % zu (Abb. 14-2). Die Intensität aller anderen Signale wird in Prozent (bezogen auf den Basispeak) angegeben. Im Spektrum des Barbitals (Abb. 14-2) liegt der Basispeak bei m/z 156. Meist schreibt man die relative Intensität in Klammern hinter die Massenzahl des Signals, z. B. m/z 141 (94 %) bzw. m/z (%) 141 (94) (Abb. 14-2). Gelegentlich wird die Intensität der Signale in Prozent bezogen auf die Gesamtheit aller gebildeten positiven Ionen angegeben (% Gesamtionisation: Σ %).

Dazu bestimmt man zunächst die Summe aller Signalhöhen und setzt diesen Totalionenstrom gleich 100 %. Danach wird der prozentuale Anteil der einzelnen Signale bezogen auf den Totalionenstrom errechnet. Man erhält so einen Eindruck davon, wie stark ein Ion an der Gesamtmenge aller im Verlaufe der Fragmentierung gebildeten positiven Teilchen beteiligt ist.

14-2.4 Aufbau des EI-Massenspektrometers

Ein zur Messung von Massenspektren geeignetes Gerät muß die folgenden Einrichtungen besitzen (Abb. 14-3):

- *Einlaßsysteme* zum Verdampfen der Probe und Einführung des Dampfes in das Massenspektrometer
- *Ionenquelle* zur Ionisierung der Substanz durch Elektronenstoß-Ionisation
- *Analysator* zur Trennung der in der Ionenquelle gebildeten Radikal-Kationen und Kationen nach ihrer Masse durch Ladung; dieser Vorgang wird als *Fokussierung* bezeichnet.
- *Empfänger*, *Verstärker*, *Schreiber*, *EDV-System*, zur Registrierung der positiven Ionen nach ihrer Masse und Häufigkeit im Massenspektrum (Abb. 14-3). Heute werden die am Empfänger registrierten Daten meist durch EDV erfaßt, gespeichert und ausgedruckt.

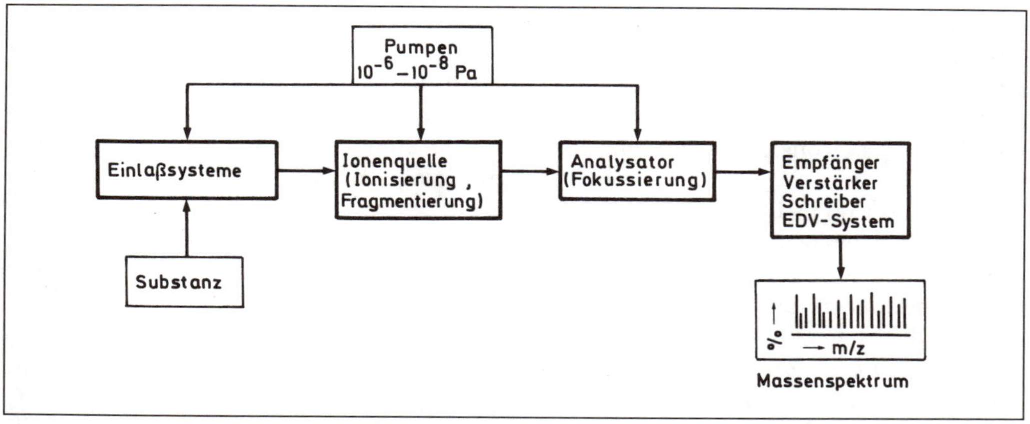

Abb. 14-3: **Aufbau eines Massenspektrometers.**

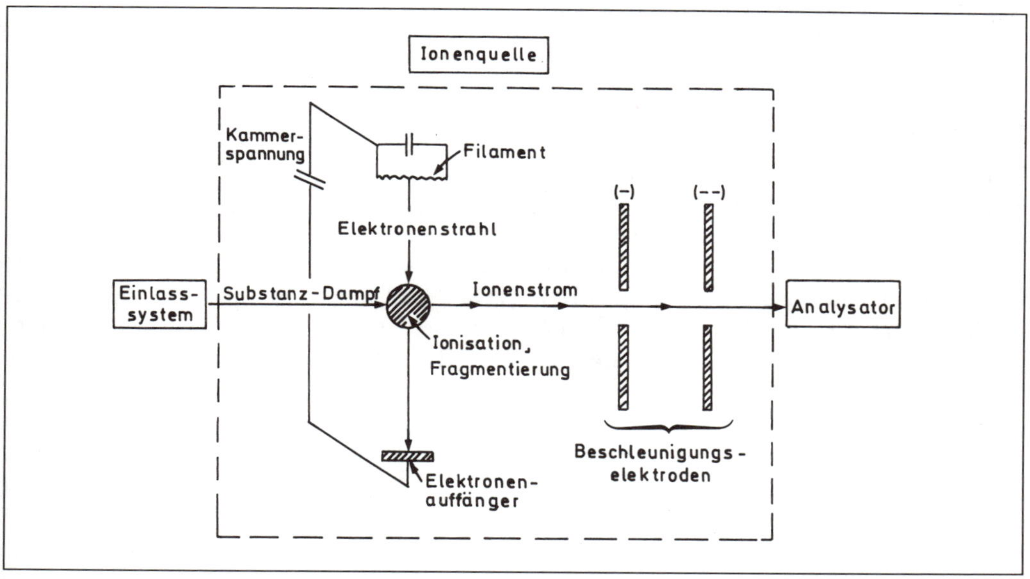

Abb. 14-4: **Längsschnitt durch die Elektronenstoß-Ionenquelle eines Massenspektrometers.**

Da alle Vorgänge im Massenspektrometer im Hochvakuum zwischen 10^{-6} und 10^{-8} Pa (ca. 10^{-4} bis 10^{-6} Torr) ablaufen, sind Pumpsysteme erforderlich.

14-2.4.1 Elektronenstoß-Ionenquelle

Aus dem *Einlaßsystem* gelangt der Substanzdampf-Strom in die *Ionenquelle* (Abb. 14-4). Dort werden die zum Beschuß der Moleküle benötigten Elektronen an einem elektrisch beheizten Metalldraht, dem *Filament*, erzeugt, welches, wie die Glühkathode einer Elektronenröhre, Elektronen aussendet. Diese treffen auf einen *Elektronenauffänger* (Target), vergleichbar einer Anode. Zwischen Elektronenauffänger und Filament liegt die *Kammerspannung* an, welche die Elektronen auf die gewünschte Energie (normalerweise 70 eV) beschleunigt. Der aus dem Einlaß-System kommende Substanzdampf-Strom wird senkrecht von diesen Elektronen getroffen und ionisiert.

Die durch Fragmentierung (Kap. 14-2.1, 14-2.2) gebildeten positiven Ionen (*Radikal-Kationen* und *Kationen*) werden durch die negativ geladenen *Beschleunigungselektroden* aus der Beschuß-Zone herausgezogen und beschleunigt (*Ionenstrom*). Zu diesem Zweck liegt zwischen den Beschleunigungselektroden die *Beschleunigungsspannung* von einigen Hundert bis einigen Tausend Volt an; die zweite Elektrode muß negativer sein als die erste. Der Ionenstrom tritt dann in den *Analysator* ein.

14-2.4.2 Magnet-Analysator

Der Magnet-Analysator (magnetischer Sektorfeld-Analysator) besteht aus einem stumpfwinklig (z. B. 120°) gebogenen Metallrohr, das zwischen den Polen eines Elektromagneten angeordnet ist (Abb. 14-5). Die Feldstärke (H) des Magneten läßt sich durch Änderung der Spulenstromstärke variieren. Die Magnetische Induktion B $= \mu_r \cdot \mu_0$ H (Kap. 12-2.7.2) liegt in der Größenordnung von 1 Tesla (10 000 Gauß). Das Magnetfeld wirkt auf den aus der Ionenquelle kommenden Ionenstrom senkrecht zu seiner Bewegungsrichtung ein (Abb. 14-5).

Nach den Gesetzmäßigkeiten der Elektrizitätslehre wird auf jedes geladene Teilchen, das sich in einem Magnetfeld bewegt, die Lorentz-Kraft (K_L) ausgeübt (vgl. Lehrbücher der Physik). Sie wirkt senkrecht zum Magnetfeld (H) und ist senkrecht zur Bewegung der Teilchen gerichtet (Abb. 14-5). Diese Kraft ist sowohl der Feldstärke des Magnetfeldes (H) als auch der Geschwindigkeit der sich bewegenden Teilchen (v) proportional. Es gilt folgende Gleichung (vgl. Lehrbücher der Physik):

$$K_L = (\mu_r \cdot \mu_0) \cdot z \cdot H \cdot v$$

K_L = Lorentz-Kraft
H = magnetische Feldstärke
v = Geschwindigkeit des Teilchens
z = Ladung des Teilchens
μ_0 = magnetische Feldkonstante
μ_r = Permeabilitätszahl

Ein positiv geladenes Fragment-Ion mit der Masse m_1, das zwischen den Beschleunigungselektroden des Massenspektrometers die Geschwindigkeit v_1 erhalten hat, ist der

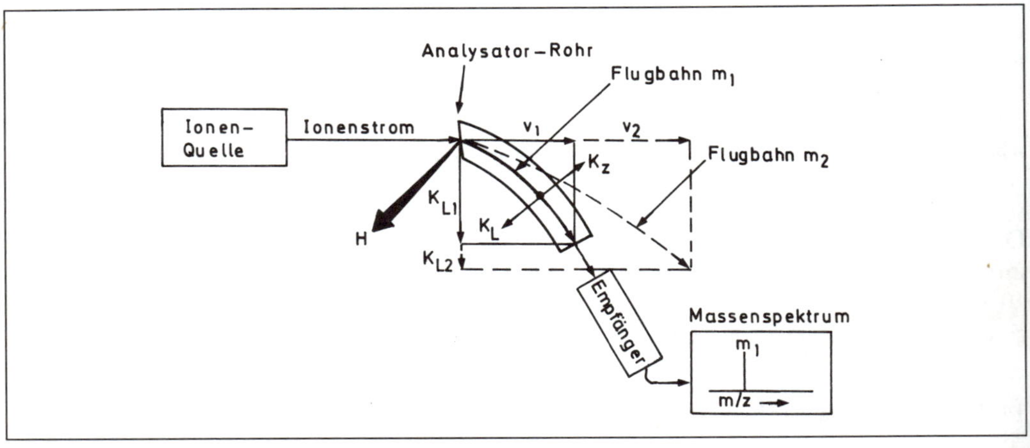

Abb. 14-5: Der Magnet-Analysator des Massenspektrometers; Magnetische Fokussierung. Die Pole des Elektromagneten befinden sich oberhalb und unterhalb der Papierebene.

rechtwinklig zu seiner Bewegungsrichtung wirkenden Lorentz-Kraft (K_{L1}) ausgesetzt (Abb. 14-5). Als Resultat dieser Einwirkung durchfliegt das Teilchen eine gekrümmte Flugbahn. Ein anderes Kation mit der von m_1 verschiedenen Masse m_2 durchfliegt eine Bahn mit einer anderen Krümmung, weil seine Geschwindigkeit v_2 bzw. die Lorentz-Kraft K_{L2} einen anderen Wert besitzen. Bei einer bestimmten magnetischen Feldstärke H entspricht nur die Flugbahn von Kationen der Masse m_1 (Abb. 14-5) der vorgegebenen Krümmung des Analysator-Rohres. Nur Teilchen dieser Masse erreichen den Empfänger und verursachen ein Signal. Teilchen mit einer kleineren oder größeren Masse (z. B. m_2) werden anders abgelenkt und prallen an die Wände des Analysator-Rohres. Ändert man die magnetische Feldstärke H, so ändert sich auch die auf die Teilchen einwirkende Lorentz-Kraft. Dies bewirkt, daß jetzt die Flugbahn von Kationen einer anderen Masse (z. B. m_2) die gleiche Krümmung wie das Analysator-Rohr besitzt. So können durch kontinuierliche Erhöhung der magnetischen Feldstärke H nacheinander alle positiv geladenen Ionen in der Reihenfolge steigender Masse an den Empfänger gelangen und im Massenspektrum registriert werden (*magnetische Fokussierung*).

Früher wurden die Ionenströme durch einen Sekundärelektronen-Vervielfacher verstärkt und über ein Spiegelgalvanometer auf Photopapier registriert. Heute speichert man die Daten elektronisch und druckt sie als Spektren aus. In diesen werden Signale mit geringer Intensität (z. B. $< 1\%$), sowie metastabile Signale (Kap. 14-3.2, 14-3.3) meist unterdrückt. Der Ausdruck kann auch in Form einer *Massenliste* erfolgen (Kap. 14-6.1). Auch können Spektren durch Subtraktion eines Untergrundes korrigiert oder mit Spektren einer EDV-Bibliothek verglichen werden.

14-2.4.3 Ableitung der Gleichung für die magnetische Fokussierung

Die kinetische Energie, die einem Ion zwischen den Beschleunigungselektroden zugeführt wurde, beträgt:

$$E_{kin} = z \cdot U$$

E_{kin} = kinetische Energie
z = Ladung des Teilchens
U = Beschleunigungsspannung zwischen den Beschleunigungselektroden

Diese Energie ist auch mit der Masse m des Teilchens und seiner Geschwindigkeit v verknüpft:

$$E_{kin} = z \cdot U = \frac{m}{2} \cdot v^2$$

Aus dieser Gleichung erhält man einen Ausdruck für die Geschwindigkeit, mit der das Ion in den Analysator eintritt:

$$v = \sqrt{\frac{2z \cdot U}{m}}$$

Die Geschwindigkeit ist umso größer, je größer die Beschleunigungsspannung (U) und je kleiner die Masse (m) des Teilchens ist. Im Magnetfeld des Analysators wirkt auf das mit der Geschwindigkeit v fliegende Teilchen die Lorentz-Kraft K_L ein, die es in eine gekrümmte Flugbahn zwingt. In dieser Bahn fliegt das Teilchen kräftefrei, es wirkt nach außen die Zentrifugalkraft K_Z, welche die nach innen wirkende Lorentz-Kraft K_L kompensiert (Abb. 14-5):

$$K_Z = K_L$$

Die Zentrifugalkraft (K_Z) kann nach den Gesetzmäßigkeiten der Kreisbewegung errechnet werden:

$$K_Z = m \cdot \frac{v^2}{r}$$

m = Masse des Teilchens
v = Geschwindigkeit des Teilchens
r = Radius der Kreisbahn

Die Lorentzkraft ergibt sich aus der bereits erwähnten Gleichung (Kap. 14-2.4.2). Durch Gleichsetzung der Ausdrücke für K_Z und K_L erhält man eine Gleichung zur Berechnung des Krümmungsradius (r) der Flugbahn des Teilchens:

$$m \cdot \frac{v^2}{r} = \mu_0 \cdot \mu_r \cdot z \cdot H \cdot v$$

$$r = \frac{m \cdot v}{\mu_0 \cdot \mu_r \cdot z \cdot H}$$

Für die Geschwindigkeit v wird der oben abgeleitete Ausdruck eingesetzt. Die Gleichung wird quadriert:

$$r^2 = \frac{2m \cdot U}{\mu_0^2 \cdot \mu_r^2 \cdot z \cdot H^2}$$

Durch Auflösung nach m/z erhält man die Grundgleichung für die magnetische Fokussierung in der Massenspektrometrie:

$$m/z = \frac{r^2 \cdot \mu_r^2 \cdot \mu_0^2 \cdot H^2}{2U}$$

Gemäß dieser Gleichung werden die Teilchen nach ihrem Verhältnis aus Masse und Ladung (m/z) getrennt. Bei konstantem Krümmungsradius (r) können nacheinander Teilchen mit verschiedenen m/z-Werten, (d.h. mit verschiedener Masse im Falle einfach geladener Kationen) an den Empfänger gelangen, wenn die magnetische Feldstärke (H) oder die Beschleunigungsspannung (U) kontinuierlich verändert wird. Die meisten Massenspektrometer mit Magnet-Fokussierung benutzen das erstere Verfahren (Lit. 8).

14-2.4.4 Einlaß-Systeme

Einlaß-Systeme haben die Aufgabe, eine repräsentative Probe der Substanz zu verdampfen und in die Ionenquelle einzuführen. Man unterscheidet:

- Einlaß-Systeme für Gase und leicht verdampfbare Flüssigkeiten
- Direkteinlaß-Systeme zur Einführung schwer verdampfbarer Proben
- Gaschromatographen als Einlaß-Systeme in der GC/MS-Kopplung zur Vortrennung der Substanzen (Kap. 14-7.1.2).

14-2.4.5 Geräteparameter von Massenspektrometern

Auflösungsvermögen: Das Auflösungsvermögen eines Massenspektrometers ist ein Maß für die Trennung zweier Peaks. Als getrennt bezeichnet man zwei Signale, wenn sie in 10% ihrer Höhe oder weniger überlappen. Diese „10%-Überlappung" bezeichnet man als *„10%-Tal"*. Man legt diese Definition zu Grunde und berechnet das Auflösungsvermögen (A) wie folgt:

$$A = \frac{m}{\Delta m}$$

m = Massenzahl eines Peaks
Δm = Differenz zu anderen Massenzahlen.

Sind also die Peaks mit den Massenzahlen 800 und 801 (m = 800; Δm = 1) mit 10% Tal getrennt, so beträgt das Auflösungsvermögen in diesem Falle A = 800/1 = 800. Nach dieser Definition ist die Auflösung umso besser, je kleiner die Massenzahl ist. Für die Massenzahl M = 400 z.B. würde sich bei der Auflösung A = 800 der Wert von Δm zu 0.5 ergeben, d.h., dort wären zwei Signale mit der Differenz 0.5 noch klar getrennt. Im allgemeinen liegt A zwischen 800 und 2000. In der *hochauflösenden, doppelt fokussierenden Massenspektrometrie* (Kap. 14-6.1) wird das Auflösungsvermögen bis in den Bereich 150000 gesteigert.

Massenbereich: Die höchste Massenzahl bei der zwei Peaks noch klar unterschieden werden können begrenzt gleichzeitig den Massenbereich, bis zu welchem auswertbare Spektren erhalten werden. Bei den meisten konventionellen Geräten liegt diese Zahl bei etwa 800 bis 1000.

14-2.5 Fragmentierungs-Reaktionen in der EI-Massenspektrometrie

Bisher ist es nicht gelungen, massenspektrometrische Fragmentierungsmuster exakt vorherzusagen. Zur Interpretation der Fragmentierungs-Reaktionen zieht man die von F.W. McLafferty u.a. Autoren entwickelte *physikalisch-organische Theorie der Massenspektren* heran (vgl. Lit. 6). Im Rahmen dieser Theorie werden Gesetzmäßigkeiten der organischen Chemie auf die Zerfallsreaktionen im Massenspektrometer angewandt. Die Übertragung von Reaktivitätsregeln der organischen Chemie auf die Massenspektrometrie sollte aber mit großer Vorsicht erfolgen (vgl. dazu Lit. 1, 3).

Massenspektrometrische Fragmentierungs-Reaktionen weisen u.a. folgende Besonderheiten auf:

- Die Reaktionen sind monomolekular, d.h. in der Ionenquelle finden selten Zusammenstöße der Teilchen statt

- Die Reaktionen sind endotherm, d.h. es muß zu ihrem Ablauf Energie zugeführt werden
- Die Reaktionen sind kinetisch kontrolliert, d.h. es werden diejenigen Teilchen bevorzugt im Massenspektrum registriert, welche sich am schnellsten bilden.

Bei der Spaltung des Molekülions, bzw. anderer Radikal-Kationen kommt es in erster Linie auf die Stabilisierung des ungepaarten radikalischen Elektrons an. Hierfür sind folgende Möglichkeiten plausibel:

- Bildung eines stabileren Radikal-Kations entweder durch Umlagerung oder durch Abspaltung eines Neutralmoleküls. Die Stabilität von Kohlenstoff-Radikalen steigt mit zunehmender Substitution.
- Eliminierung des radikalischen Elektrons durch Abspaltung eines Radikals und Bildung eines Kations.

Für diese Vorgänge gilt die in Kap. 14-2.2.3 behandelte Fragmentierungsregel der geraden Elektronenzahl.

In allen Fällen der massenspektrometrischen Fragmentierung müssen chemische Bindungen gespalten werden. Wichtig für die Wahrscheinlichkeit einer solchen Spaltungsreaktion sind:

- die Bindungsenergie
- die Stabilität der gebildeten Fragmente.

Besteht die Wahl zwischen der Fragmentierung mehrerer energetisch etwa gleichwertiger Einfachbindungen, so wird diejenige bevorzugt, bei der die stabilsten Bruchstücke entstehen:

- Besonders stabil sind Neutralmoleküle wie z.B. H_2O, CO, CO_2, HCN, HCNO, HC≡CH, $H_2C{=}CH_2$ u.a. (Tab. 14-2). Die Abspaltung solcher Moleküle ist daher begünstigt (Reaktion a, Abb. 14-1; Kap. 14-2.2.1).
- Der Energieinhalt organischer Kationen hängt von der Möglichkeit der Ladungs-Stabilisierung ab. Diese kann durch induktive Effekte, durch Mesomerie sowie durch Umlagerung erfolgen (vgl. Lehrbücher der organischen Chemie). Daher ist diejenige Spaltung begünstigt, die zu möglichst stabilen oder stabilisierbaren Kationen führt (Reaktion b, Abb. 14-1; Kap. 14-2.2.1).

So ergeben sich zum Beispiel für das Molekülion $[ABCD]^{+\cdot}$ (Abb. 14-1) mit drei in ihrer Bindungsstärke etwa gleichwertigen Einfachbindungen zwischen den Atomen A, B, C und D mehrere

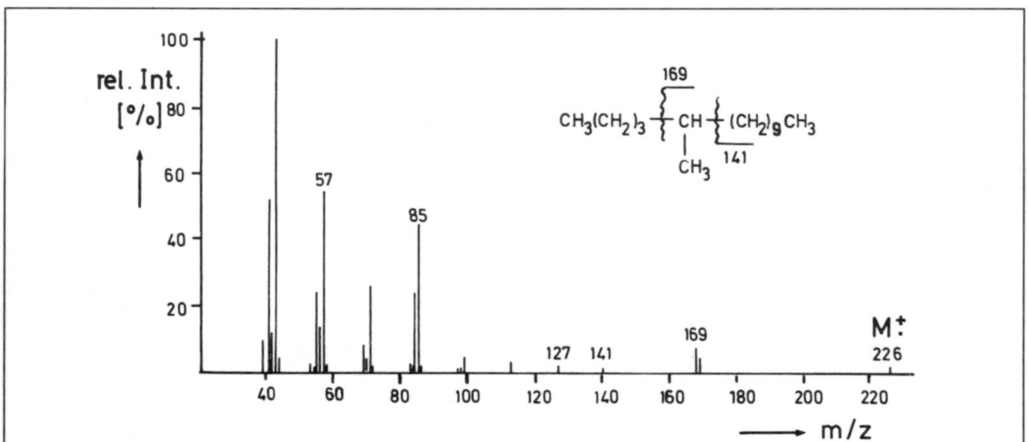

Abb. 14-6: EI-Massenspektrum von 5-Methylpentadecan.

Spaltungsmöglichkeiten. Als bevorzugte Fragmentierung kann derjenige Vorgang angesehen werden, bei dem ein stabiles Neutralmolekül (Alternative a, Abb. 14-1) bzw. das stabilste Kation (Alternative b) gebildet wird.

Aus solchen Stabilitätsbetrachtungen und aus einem umfangreichen experimentellen Material sind Regeln für bevorzugte Spaltungs-Reaktionen im Massenspektrometer abgeleitet worden.

14-2.5.1 Spaltungs-Reaktionen einer chemischen Bindung

a) Alkylspaltung: Die Stabilität von Carbo-Kationen nimmt in der Reihe $CH_3^+ < RCH_2^+ < R_2CH^+ < R_3C^+$ zu (R = Alkyl-Rest) (Stabilisierung durch induktive Effekte; vgl. Lehrbücher der organischen Chemie). Daher findet in Kohlenwasserstoff-Ketten die Spaltung bevorzugt an verzweigten C-Atomen statt (Abb. 14-6).

b) Allylspaltung: Die positive Ladung eines Carbokations kann durch die Mesomerie einer Doppelbindung stabilisiert werden. Daher findet an Doppelbindungen die Fragmentierung bevorzugt in *Allylstellung* statt (Abb. 14-7).
Wegen möglicher Umlagerungen ist diese Reaktion nur bedingt zur Festlegung der Position einer Doppelbindung im Molekül geeignet.

c) Benzyl- oder Tropyliumspaltung: An entsprechend substituierten Benzol-Derivaten findet bevorzugt Spaltung in der *Benzylstellung* statt. Das Benzyl-Kation stabilisiert sich durch Umlagerung zum sehr stabilen Tropylium-Kation (Abb. 14-8).

Die Abspaltung eines Phenyl-Kations ist weniger begünstigt. Wegen ihrer hohen Stabilität können sich auch andere Strukturen in Tropylium-Kationen umlagern (Lit. 5).

d) β-Spaltung („Oniumspaltung“): An einfach gebundenen Heteroatomen (O, S, N) wird bevorzugt die C—C-Bindung zum *β* C-Atom gespalten, weil das entstehende Kat-

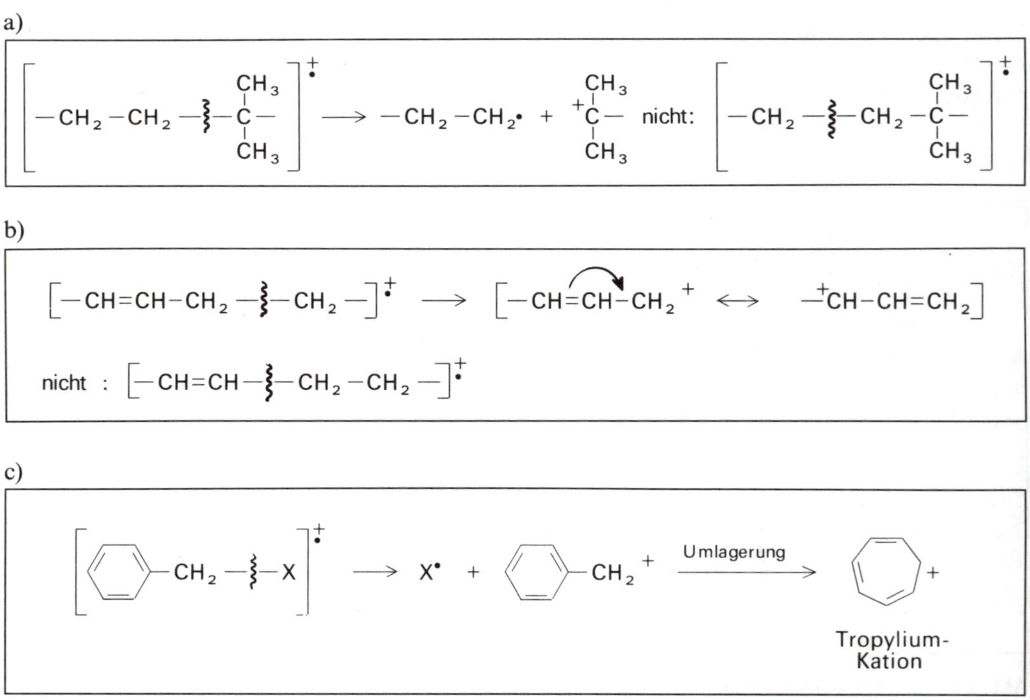

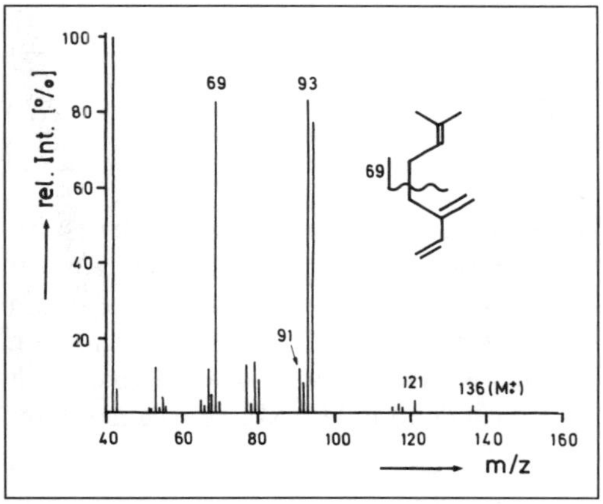

Abb. 14-7: EI-Massenspektrum von Myrcen.

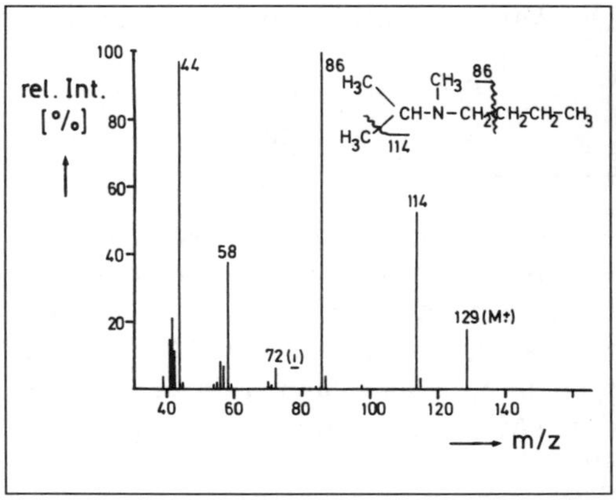

Abb. 14-9: EI-Massenspektrum von N-Methyl-N-isopropyl-N-butylamin.

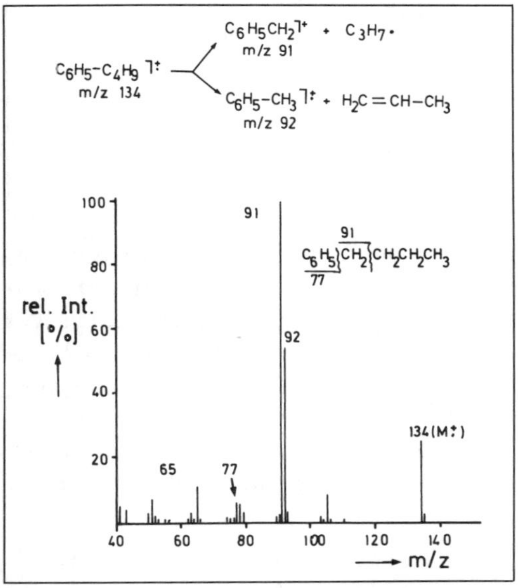

Abb. 14-8: EI-Massenspektrum von n-Butylbenzol.

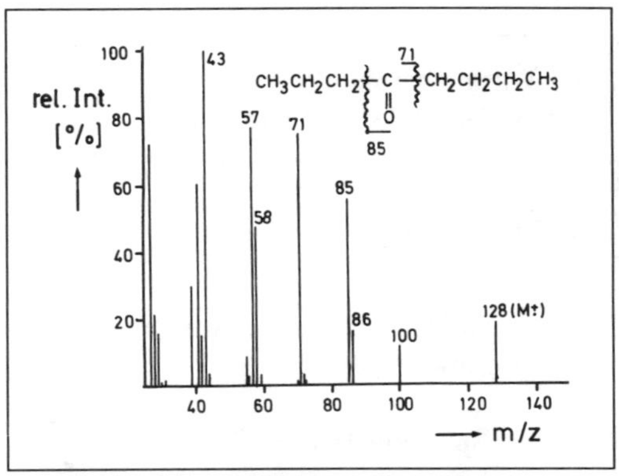

Abb. 14-10: EI-Massenspektrum von Propylbutylketon.

ion durch Mesomerie stabilisiert wird. Dabei wird der schwerere Substituent bevorzugt eliminiert (Abb. 14-9):

d)

$$\left[R-X-CH_2-\wr-R'\right]^{+\bullet} \longrightarrow R'^{\bullet} + \left[R-\bar{X}-CH_2^{\,+} \longleftrightarrow R-\overset{+}{X}=CH_2\right]$$

$$\text{nicht: } \left[R-X-\wr-CH_2-R\right]^{+\bullet}$$

Diese Fragmentierung wird von einigen Autoren auch als α-Spaltung bezeichnet, weil die vom α-Kohlenstoff ausgehende Bindung gespalten wird (Lit. 5).

Die Wahrscheinlichkeit der Fragmentierung steigt in folgender Reihenfolge an:

$Cl, OH < Br < COOCH_3 < C{=}O < OCH_3 < SCH_3 < NHCOCH_3 < NH_2 < N(CH_3)_2$

e) α-Spaltung: In Carbonyl-Verbindungen wird bevorzugt die zur CO-Gruppe benachbarte d.h. die vom α-Kohlenstoff des Sauerstoffatoms ausgehende Bindung gespalten, weil das dabei gebildete Kation durch Mesomerie stabilisiert wird (Abb. 14-10):

e)

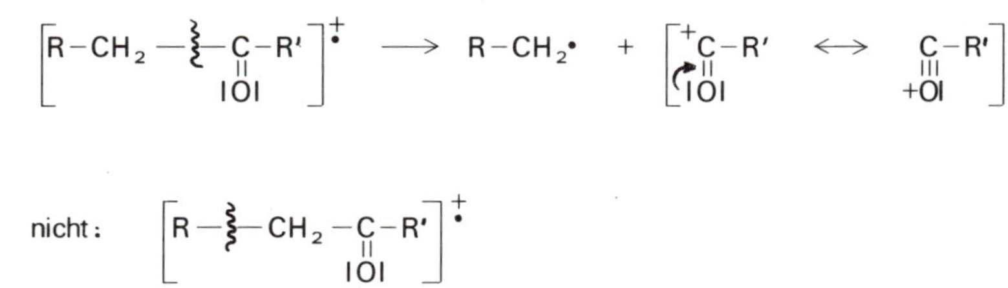

Die Wahrscheinlichkeit der α-Spaltung steigt in folgender Reihenfolge:

$COOH < COOCH_3 < C{=}O <$ 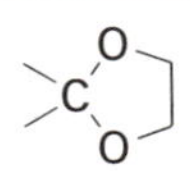

Meist wird der schwerere Substituent bevorzugt eliminiert.

14-2.5.2 Spaltung zweier Bindungen unter formaler Knüpfung neuer Bindungen

Retro-Diels-Alder-Reaktion (Abkürzung: RDA-Reaktion): Verbindungen, die formal über eine Diels-Alder-Reaktion entstanden sein könnten, zerfallen oft in einer Retro-Diels-Alder-Reaktion (umgekehrte Diels-Alder-Reaktion) (Abb. 14-11):

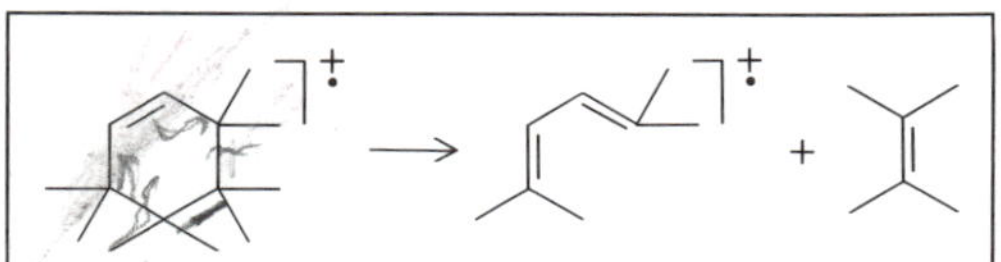

Die Reaktion kann auch von einem erst im Fragmentierungsablauf gebildeten Kation ausgehen. Die Ladung verbleibt meist am Dien. Wenn alternative Ladungsverteilung möglich ist, (Kap. 14-2.2.4) wird zusätzlich auch das Dienophil im Massenspektrum registriert. Die RDA-Reaktion wird auch beobachtet, wenn der Cyclohexenring Heteroatome enthält oder Bestandteil eines größeren Ringsystems ist. Sie spielt bei der Fragmentierung von Naturstoffen (Mono-, Sesqui-, Di- und Triterpene, Steroide, Flavonoide, Indol-Alkaloide, Tetrahydroisochinolin-Alkaloide u.a.) eine wichtige Rolle.

14-2.5.3 Umlagerungen; McLafferty-Umlagerung

Umlagerungen unter Verschiebung von Wasserstoff sind in der Massenspektrometrie häufig. Die wichtigste ist die *McLafferty-Umlagerung*. In ihrem Verlauf wird ein Wasserstoff-Atom über einen sechsgliedrigen Übergangszustand an ein anderes Atom (meist ein Heteroatom) umgelagert. Gleichzeitig wird das Molekül in zwei Bruchstücke aufgespalten (Abb. 14-12). Ob der Wasserstoff als Radikal, als Proton oder Anion wandert, ist noch nicht festgelegt (vgl. Lit. 1). McLafferty-Umlagerung tritt ein,

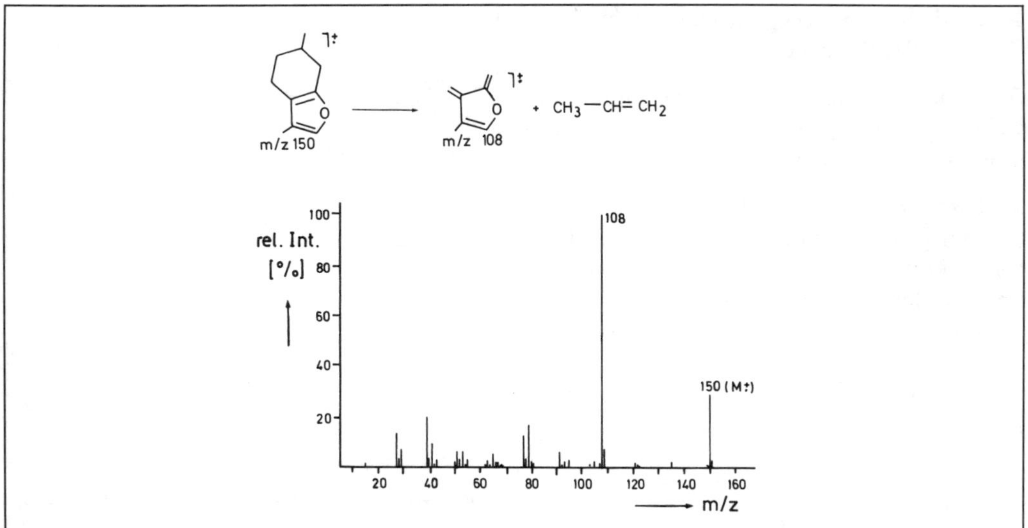

Abb. 14-11: Massenspektrum von Menthofuran.

wenn im Molekül eine Mehrfachbindung und in γ-Stellung zu ihr ein H-Atom vorliegen:

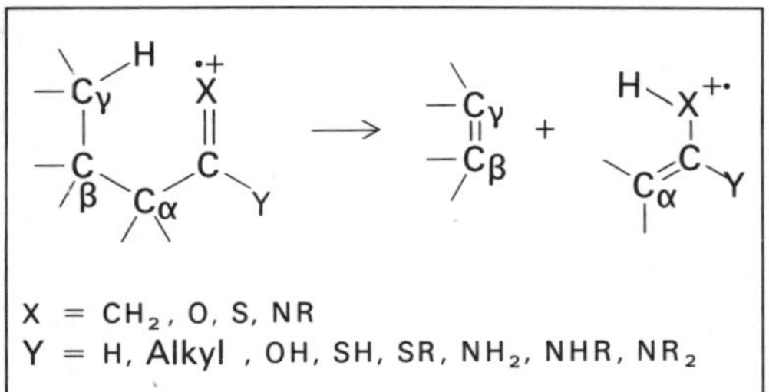

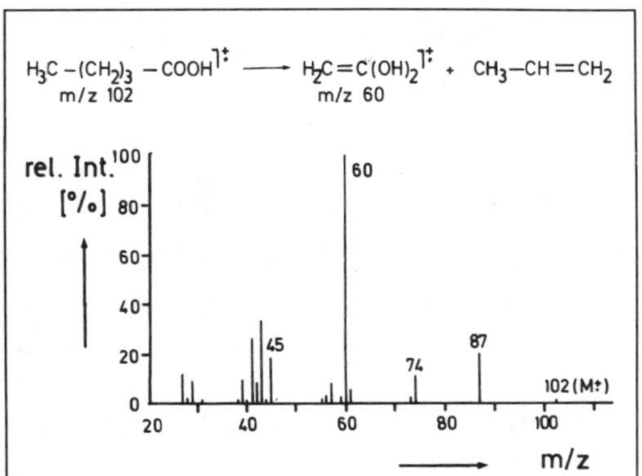

Abb. 14-12: EI-Massenspektrum von Valeriansäure.

Die Reaktion kann z. B. bei Olefinen, Aromaten, Aldehyden, Ketonen, Säuren (Abb. 14-12) und Säurederivaten, Azomethinen, Hydrazonen, Oximen, Semicarbazonen, Sulfonsäureestern auftreten.

McLafferty-Umlagerung wird auch beobachtet, wenn die Atomgruppe X nicht doppelt gebunden ist, sondern ein freies Elektronenpaar besitzt. Hier tritt dreifache Spaltung ein:

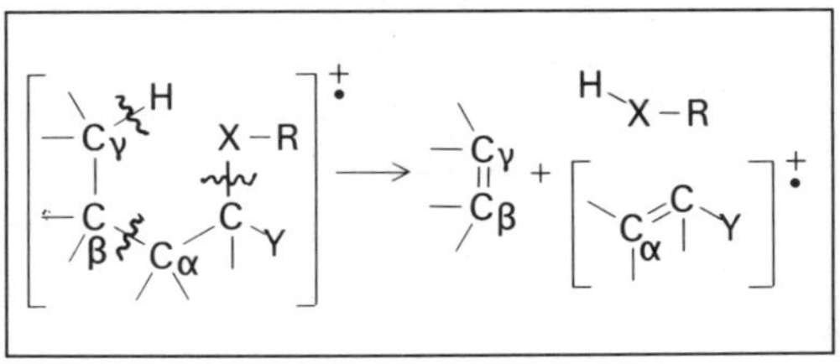

Diese Reaktion ist bei Alkoholen, Ethern, Mercaptanen, Thioethern und Halogenverbindungen möglich (Lit. 4, 6). McLafferty-Umlagerung kann z. B. ausgehend von Onium-Ionen eintreten, die durch eine β-Spaltung entstanden sind, wenn dort ein γH-Atom vorliegt (Lit. 5).

14-2.5.4 Folgespaltungen primär gebildeter Bruchstücke

Als Folgespaltungen bezeichnet man die weitere Fragmentierung der aus den Molekülionen primär gebildeten Bruchstücke.

a) Olefinspaltung: Die bei der Alkylspaltung längerer Alkylketten entstandenen Kationen können durch Eliminierung von Olefinen weiter fragmentieren:

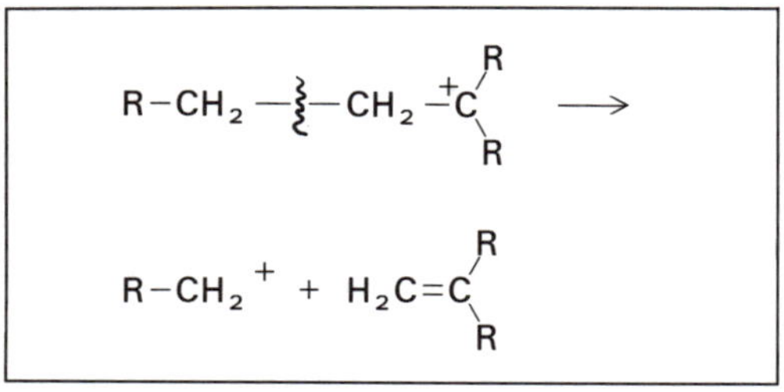

b) Abspaltung von CO: Aus den durch α-Spaltung gebildeten Kationen wird leicht Kohlenmonoxid eliminiert:

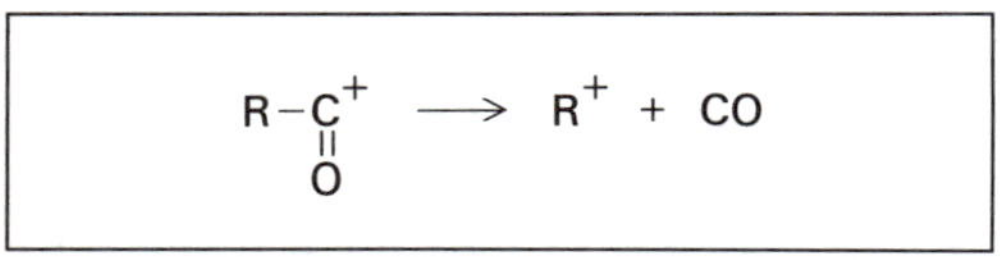

Die Abspaltung von CO erfolgt auch im Rahmen von Skelettumlagerungen aus ungesättigten cyclischen Ketonen (Abb. 14-13) und bei Phenolen, die in diesem Fall formal in der Keto-Form reagieren:

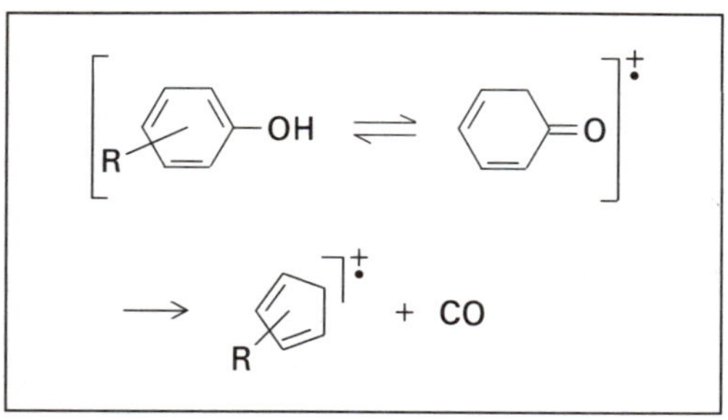

c) Onium-Umlagerung: Außer der McLafferty-Umlagerung (Kap. 14-2.5.3) unterliegen die bei der β-Spaltung gebildeten Onium-Ionen auch der „Onium-Umlagerung":

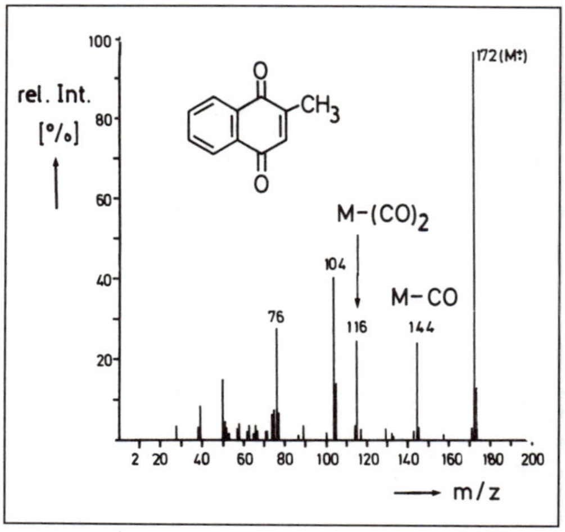

Abb. 14-13: EI-Massenspektrum von Menadion.

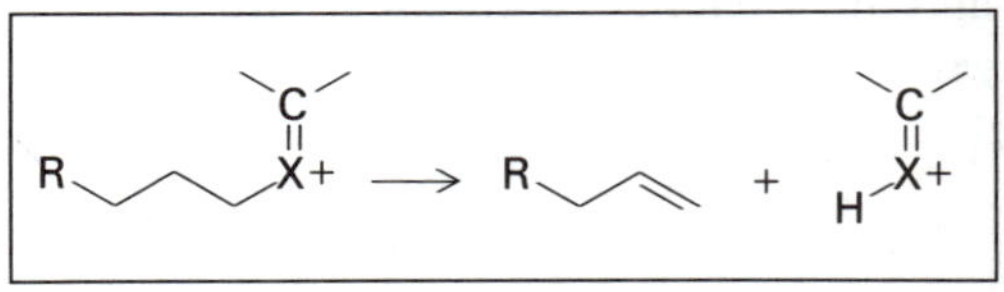

Es erfolgt Wanderung eines Wasserstoffatoms von der Seitenkette an das Heteroatom. Die Seitenkette wird dabei als Olefin eliminiert. Aus O- und N-Acylverbindungen werden Ketene abgespalten (Abb. 14-14), auch wenn diese keine aliphatischen H-Atome enthalten (z. B. Benzoyl-Reste u. a.).

14-3 Anwendung der EI-Massenspektrometrie zur Strukturaufklärung

14-3.1 Interpretation von EI-Massenspektren

Die Massenspektrometrie besitzt zur Aufklärung der Struktur organischer Moleküle

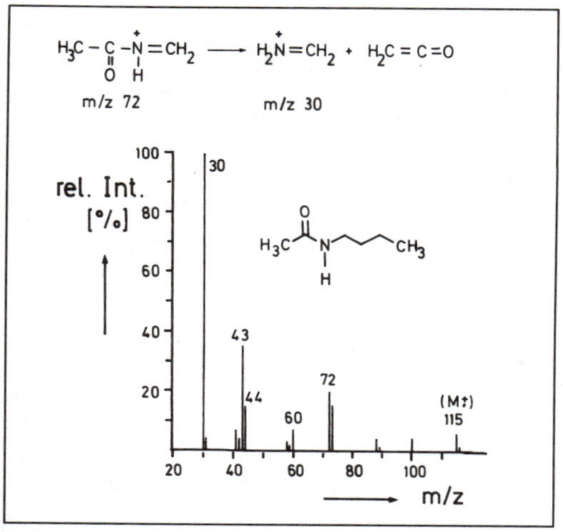

Abb. 14-14: EI-Massenspektrum von N-Butylacetamid.

große Bedeutung. Im folgenden sind wichtige Informationen über die Struktur einer Substanz zusammengestellt, die man dem EI-Massenspektrum entnehmen kann.

14-3.1.1 Informationen aus dem Signal des Molekülions

a) Die höchste im Spektrum auftretende Massenzahl entspricht im allgemeinen der relativen Molekülmasse. Jedoch ist bei etwa 10 bis 20 % aller Substanzen der Molekularpeak nicht bzw. schlecht zu erkennen. Das erkennbare Signal mit der höchsten Massenzahl entspricht hier bereits einem Fragment-Ion bzw. einem Reaktionsprodukt des thermischen Abbaus der Substanz vor der Ionisierung (Lit. 3). Dies trifft häufig bei folgenden Verbindungsklassen zu: verzweigte aliphatische Kohlenwasserstoffe, Alkohole, Acetale, Ketale, aliphatische Amine, aliphatische Aldehyde, Carbonsäuren, Hydroxycarbonsäuren, Polyhydroxyverbindungen, Peptide. Zur Festlegung des Molekular-Peaks können die folgenden Hilfsmittel herangezogen werden:

- Nachprüfung, ob plausible Massendifferenzen zu den nächsten Signalen auftreten. Massendifferenzen von 4 bis 14, bzw. 21 bis 25 zwischen Molekularpeak und erstem Fragment sind sehr unwahrscheinlich.
- Aufnahme des Massenspektrums von Derivaten (Kap. 14-3.3.5)
- Erniedrigung der Elektronenenergie von 70 eV (Kap. 14-2.4.1) auf etwa 10 bis 30 eV, um Ionisierung herbeizuführen, aber die Fragmentierung zu unterdrükken
- Anwendung anderer „weicher" Ionisationsmethoden (Kap. 14-4).

b) Wenn die Substanz eine ungeradzahlige relative Molekülmasse besitzt, muß auf das Vorliegen einer ungeraden Zahl von Stickstoff-Atomen geschlossen werden (Tab. 14-1). Substanzen, die außer Kohlenstoff, Wasserstoff und Sauerstoff keine oder eine gerade Anzahl von Stickstoff-Atomen enthalten, besitzen eine geradzahlige relative Molekülmasse. Zu Fehlschlüssen kann die Bildung von M + 1-Ionen bei Alkoholen und Aminen führen.

c) Chlor und Brom stellen jeweils Isotopengemische mit größeren Anteilen (Cl: 24.57 %; Br: 49.56 %) der um zwei Masseneinheiten schwereren Isotope ^{37}Cl bzw. ^{81}Br dar. Daher treten bei Verbindungen, welche eines oder mehrere dieser Halogene enthalten, am Signal des Molekülions charakteristische Isotopenpeaks auf, die durch die leichteren und schwereren Isotope dieser Elemente verursacht werden (Abb. 14-15).

Elemente deren Verbindungen weniger intensive Isotopenpeaks bilden: $^{32}S/^{34}S$ (95.02/4.21); $^{12}C/^{13}C$ (98.90/1.10); $^{14}N/^{15}N$ (99.63/0.37); $^{16}O/^{17}O$ (99.76/0.04); $^{1}H/^{2}D$ (99.98/0.02); Reinelemente sind z. B. ^{19}F; ^{31}P; ^{127}I. Wegen des deutlichen Gehaltes an ^{13}C zeigen die Massenspektren aller Kohlenstoffverbindungen einen um eine Masseneinheit höheren Isotopenpeak, dessen Intensität $n \cdot 1.1\%$ des isotopenfreien Peaks beträgt (n = Zahl der C-Atome im Molekül).

Tab. 14-1: Im Massenspektrum auftretende positive Ionen.

	Radikal-Kationen (mit ungerader Elektronenzahl)	**Kationen (mit gerader Elektronenzahl)**
Symbol	$[A]^{+\cdot}$	$[A]^{+}$
Massenzahl	gerade*	ungerade*
Bildung	aus Radikal-Kationen	aus Radikal-Kationen und Kationen
Massendifferenz bei der Bildung	gerade**	aus $[A]^{+\cdot}$ ungerade** aus $[A]^{+}$ gerade**
Bildung aus dem Molekülion durch	Abspaltung eines Neutral-Moleküls	Abspaltung eines ungeladenen Radikals
Hauptsächliches Vorkommen	im hohen Massenbereich	im niedrigen Massenbereich

* Wenn eine ungerade Zahl von N-Atomen im Molekül vorhanden ist, entgegengesetzt.
** Wenn das abgespaltene Neutralmolekül bzw. Radikal eine ungerade Zahl von N-Atomen enthält, entgegengesetzt.

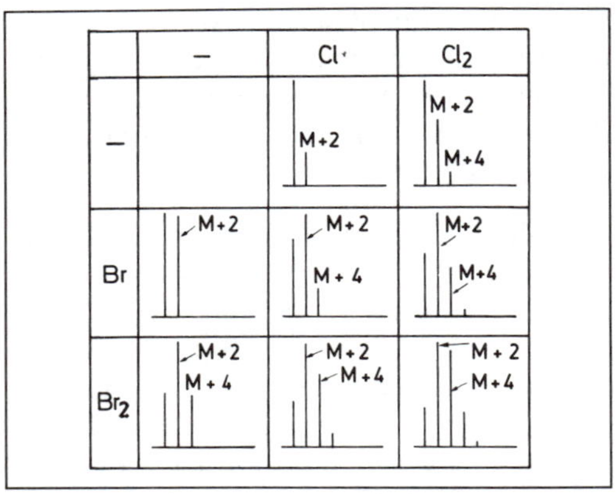

Abb. 14-15: Isotopenpeaks von Chlor und Brom.

14-3.1.2 Informationen aus Signalen von Fragmentionen

Wichtige Signale zur Auswertung von Massenspektren sind die *M-X-Signale*, die *Schlüsselbruchstücke* und die *Serien* (Abb. 14-16).

- *M-X-Signale:* Sie entsprechen der Differenz zwischen der Massenzahl des Molekülions und den schwereren Fragmentionen und zeigen die Abspaltung eines Teilchens X aus dem Molekülion an (Abb. 14-16). M-X-Signale lassen häufig Schlüsse auf funktionelle Gruppen zu (Übersichten über M-X-Signale vgl. Tab. 14-2; Lit. 1, 3, 8, 9).
- *Schlüsselbruchstücke:* Signale, welche charakteristisch für eine bestimmte Grundstruktur sind, bezeichnet man als Schlüsselbruchstücke (Abb. 14-16). Sie haben z. B. in der Massenspektrometrie von Alkaloiden Bedeutung (Übersichten vgl. Tab. 14-3, Lit. 6, 8, 9).
- *Serien:* Sie liegen hauptsächlich im niedrigeren Massenbereich (Abb. 14-16) und kennzeichnen eine Peakfolge, die auf bestimmte Grundstrukturen des Molekülgerüstes hindeuten kann. So weist z. B. die *Alkyl-Serie* mit den um jeweils eine CH_2-Gruppe (14 Masseneinheiten) verschiedenen Massenzahlen (m/z 15, 29, 43, 57, 71) auf das Vorliegen einer gesättigten aliphatischen Kette hin (weitere Hinweise vgl. Lit. 8).

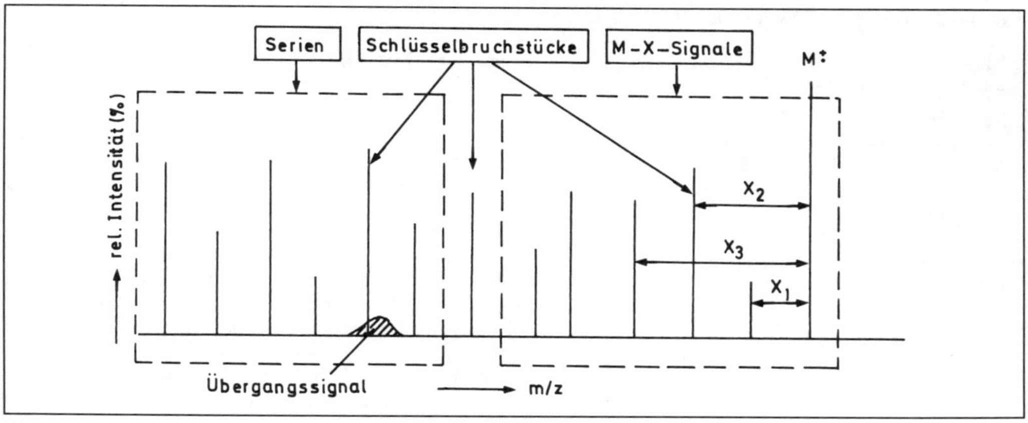

Abb. 14-16: Charakteristische Signale in Massenspektren.

Tab. 14-2: Wichtige (M-X)-Signale in Massenspektren.

M-X	X	charakteristisch für
M-1	$H\cdot$	Phenole, Penolether, arom. u. aliph. Aldehyde, arom. u. aliph. Alkohole, Acetate, arom. Heterocyclen
M-2	$H\cdot + H\cdot$ bzw. H_2	primäre aliph. Alkohole, kondensierte Aromaten
M-3	$3H\cdot$ bzw. $H_2 + H\cdot$	primäre aliph. Alkohole, primäre arom. Alkohole, Cyclohexen, Dekalin
M-4 bis M-14		selten (Ausnahmen z. B.: Cyclohexen, Tetralin)
M-15	$CH_3\cdot$	CH_3-haltige Substanzen, stark verzweigte Verbindungen (auch durch Umlagerung gebildet)
M-16	$H_2N\cdot$	aliph. u. arom. Säureamide
M-17	$\cdot OH$	aromatische Säuren (m- und p-substituiert), aliphatische Säuren, tert. Alkohole
	NH_3	Diamino-Verbindungen
M-18	H_2O	Alkohole (thermisch: prim. < sek. < tert. massenspektrometr.: prim. > sek. > tert.), Aldehyde, Ketone, aliph. Säuren, Dicarbonsäuren
M-19	$H_2O + \cdot H$	
	$F\cdot$	Fluor-Verbindungen ohne H
M-20	$H_2O + 2H\cdot$	höhermolekulare prim. Alkohole
	HF	Fluor-Verbindungen

Tab. 14-2: Wichtige (M-X)-Signale in Massenspektren (Fortsetzung).

M-X	X	charakteristisch für
M-21 bis M-25		selten
M-26	HC≡CH	unsubst. kondensierte Aromaten, Thiophen, Pyrrol (nicht Furan)
M-27	HCN	arom. Amine, N-Heterocyclen
M-28	CO	Chinone, Tropone, Tropolone, Phenole, Naphthole, O-haltige Heterocyclen (α-Pyrone, α-Pyridone, γ-Pyridone, Hydroxychinoline, Lactame)
	$CH_2{=}CH_2$	Aldehyde, arom. Ethylether, Isoalkane, Cyclohexene, (McLafferty-Umlagerung)
	HCN + H·	
	N_2	
M-29	$CH_2{=}CH_2$ + H·	Cycloalkane
	C_2H_5·	n-Alkane, Cycloalkane
	·CHO	arom. Aldehyde, Phenole
	CO + H·	Chinone
	$CH_2{=}NH$	Purine
M-30	HCHO	einfache arom. Ether
	CH_3NH·	selten
	NO	arom. Nitroverbindungen, Nitrite, Nitroso-Verbindungen
	C_2H_6 H_2N_2 CH_4N	selten
M-31	·OCH_3	Methylester, Methylether, Dimethylacetale u. Ketale
	·CH_2OH	verzweigte Alkohole
M-32	CH_3OH	ungesätt. Methylester, Methylester von Dicarbonsäuren
M-33	H_2O + ·CH_3	Terpene, Hydroxysteroide
	·SH	Thiophenole, Isothiocyanate
M-34	H_2S	Mercaptane
M-35	^{35}Cl	Alkylchloride, Säurechloride
M-36	$H^{35}Cl$	Alkylchloride
	$2H_2O$	Di- u. Poly-Hydroxyverbindungen

Tab. 14-2: Wichtige (M-X)-Signale in Massenspektren (Fortsetzung).

M-X	X	charakteristisch für
M-37	^{37}Cl	Alkylchloride, Säurechloride
M-38	$H^{37}Cl$	Alkylchloride
M-40	$\cdot CH_2{-}C{\equiv}N$	
M-41	$CH_2{=}CH{-}CH_2\cdot$	
	CH_3CN	
M-42	$CH_3{-}CH{=}CH_2$	
	$CH_2{=}C{=}O$	Phenol- u. Enol-Acetate
	$NH_2{-}C{\equiv}N$	Purine, Pteridine
M-43	$\cdot CH(CH_3)_2$	
	$\cdot CH_2{-}CH_2{-}CH_3$	
	$CH_3CO\cdot$	
	HCNO	Purine, Dioxopiperazine, cyclische Peptide
M-44	CH_3CHO	aliph. Aldehyde
	CO_2	
	$CONH_2$	arom. Säureamide
M-45	COOH	Carbonsäuren
	OC_2H_5	Ethylester
M-46	HOC_2H_5	Ethylester
	NO_2	arom. Nitroverbindungen
M-55	C_4H_7	Butylester
M-56	C_4H_8	Arylalkane
	C_4H_8	Arylalkylether
M-57	C_2H_5CO	Ethylketone
M-60	CH_3COOH	Acetat

Tab. 14-3: Einige Schlüsselbruchstücke in Massenspektren.

m/z	Formel	Hinweis auf
105	C_6H_5CO	Benzoylderivate
	$C_6H_5C_2H_4$	Alkylbenzole
99	$C_5H_8O_2$	Ketale, δ-Lactone
94	C_6H_6O	Phenoxyderivate
93/91	C_4H_8Cl	Chloralkane
91	$C_6H_5CH_2$	Benzylderivate
89	$C_5H_9O_2$	Ester, Acetale, Ketale
88	$C_5H_8O_2$	Ethylester, Methylester
87	$C_5H_{11}O$	Alkohole, Ether
	$C_4H_7O_2$	Ester, Säuren
86	$C_5H_{12}N$	Amine
	$C_5H_{10}O$	Ketone
85	$C_4H_5O_2$	γ-Lactone
	C_4H_9CO	Ketone
81	C_5H_5O	Alkylfurane
80	C_5H_6N	Alkylpyrrole
	C_5H_4O	Cyclopentenone
79	C_6H_7	Alkene, Benzolderivate
77	C_6H_5	Aromaten
76	C_6H_4	Aromaten
75	$C_3H_7O_2$	Dimethylacetale, Propionsäureester
	C_2H_7OSi	O-Trimethylsilyl-Derivate
74	$C_3H_6O_2$	Methylester, α-Methyl-carbonsäuren
73	C_4H_9O	Alkohole, Ether
	$C_3H_5O_2$	Carbonsäuren, Acetate, Ester, Lactone
	C_3H_9Si	Trimethylsilyl-Derivate
72	$C_4H_{10}N$	Amine
	C_4H_8O	Ketone, Aldehyde
71	C_3H_7CO	Propylketone, Ester
69	CF_3	Trifluormethylverbindungen
65	C_5H_5	Benzylverbindungen
63	C_5H_3	Aromaten
60	$C_2H_4O_2$	Carbonsäuren
	CH_2NO_2	Nitrite
59	$C_2H_3O_2$	Methylester
	C_3H_7O	Alkohole, Ether
58	C_3H_6O	Ketone, Aldehyde
	C_3H_8N	Amine
57	C_2H_5CO	Ethylketone, Ester
55	C_4H_7	Alkene, Cycloalkane
	C_3H_3O	Cycloalkanone
51	C_4H_3	Aromaten
48	SO	Sulfoxide, Sulfone
47	C_2H_7O	Diole, Ether
	CH_3S	Thiole, Thioether
46	CH_2S	Thiole, Thioether
	NO_2	Nitroverbindungen
45	C_2H_5O	Alkanole, Methylether
	COOH	Carbonsäuren
	CHS	Thiole, Thioether
44	C_2H_4O	Aldehyde, Alkanole
	C_2H_6N	Amine
	CH_2NO	Amide, Urethane
	CO_2	Thermische Zersetzung
43	CH_3CO	Acetyl-Derivate
	HNCO	Urethane, Harnstoffe

14-3.2 Formulierung massenspektrometrischer Zerfallsreaktionen

Bei der Formulierung massenspektrometrischer Zerfallsreaktionen sollten folgende Punkte beachtet werden (Lit. 1 bis 9) (vgl. auch Kap. 14-2.2.1):

1. Bei der Ionisierung (Kap. 14-2.1) wird das Elektron mit großer Wahrscheinlichkeit dort entfernt, wo es am leichtesten abgespalten werden kann, nämlich aus dem höchsten besetzten Molekülorbital (HOMO). Es kommen in Frage:
   - nichtbindende Elektronen an Heteroatomen (O, N, S)
   - π-Elektronensysteme (Doppel- und Dreifachbindungen, Aromaten)
   - tertiäre und quartäre aliphatische Strukturelemente.

   Das bei der Formulierung des Molekülions benutzte Symbol ($^+$) (Kap. 14-2.2.1) ersetzt in der Strukturformel ein freies oder bindendes Elektronenpaar (vgl. *Konzept der lokalisierten Ladung*, Kap. 14-2.2.2).
2. Sind zwei oder mehrere Ladungszentren mehr oder weniger gleichberechtigt, so kann die Fragmentierung teilweise von dem einen, teilweise auch vom anderen Zentrum ausgehen. In diesem Falle sollte bei der Formulierung des Molekülions auf die Lokalisierung der Ladung an einem bestimmten Atom verzichtet werden (Kap. 14-2.2.1).
3. Für die Fragmentierung des Molekülions, die meist vom Ladungszentrum ausgeht, gibt es zwei Möglichkeiten (vgl. auch Kap. 14-2.2):
   - Abspaltung eines Radikals zur Entfernung des ungepaarten Elektrons (Alternative b, Abb. 14-1, Tab. 14-1)
   - Abspaltung eines stabilen Neutralmoleküls. Dabei wird der Nachteil der Erhaltung des ungepaarten *radikalischen* Elektrons durch den Energiegewinn bei der Bildung des Neutralmoleküls kompensiert (Alternative a, Abb. 14-1, Tab. 14-1). Häufig eliminierte Radikale und Neutralmoleküle vgl. Tab. 14-2 und Lit. 1 bis 9.
4. Die Fragmentierung des Molekülions kann von mehreren isomeren Strukturen ausgehen, die sich vor der Fragmentierung durch Umlagerungen ohne Änderung der Massenzahl bilden. Die Isomerisierung kann unterschiedliche Fragmentierungsabläufe einleiten.
5. Bei der Fragmentierung verbleibt die positive Ladung bei dem Bruchstück, bei welchem sie am besten (z. B. durch Mesomerie) stabilisiert wird (Kap. 14-2.2.4).
6. Bei Fragmentierungsreaktionen entspricht eine geradzahlige Massendifferenz der Abspaltung eines Neutralmoleküls, eine ungeradzahlige der Abspaltung eines Radikals. Besitzen Neutralmolekül oder Radikal eine ungerade N-Zahl, so ist die Massendifferenz bei ihrer Abspaltung umgekehrt (Tab. 14-1). Soll eine Massendifferenz von 14 der Abspaltung von CH_2 zugeordnet werden, so müssen klare Beweise hierfür vorliegen, weil Fragmentierungen von CH_2 in EI-Massenspektren unwahrscheinlich sind.
7. Bei der Fragmentierung kann ein einmal gebildetes Kation mit gepaarten Elektronen nur selten wieder in ein Radikal-Kation mit ungepaartem Elektron übergehen. Dies gilt insbesondere für Kationen, die durch α-Spaltung entstanden sind (Fragmentierungsregel der geraden Elektronenzahl). Deshalb werden aus Kationen meist Neutralmoleküle, aber selten Radikale eliminiert (Kap. 14-2.2.3).
8. Radikal-Kationen spalten sowohl Neutralmoleküle als auch ungeladene Radikale ab, d. h., sie bilden sowohl Radikal-Kationen, als auch Kationen (Fragmentierungsregel der geraden Elektronenzahl) (Kap. 14-2.2.3).
9. In der Bilanz des gesamten Fragmentierungs-Schemas sollte die Spaltung nur einer chemischen Bindung angenommen werden. Die Spaltung mehrerer Bindungen sollte durch formale Neuknüpfung von Bindungen (z. B. durch Formulierung von Ringen bzw. Doppelbindungen) kompensiert werden.
10. Die Strukturformeln von Fragmenten sind nur denkbare Möglichkeiten. Angaben über die wahre Struktur der Fragmente sind meist nicht möglich. In vielen Fällen ist es besser, nur die Summenformel anzugeben, als Spekulationen zu äußern.
11. In die Betrachtungen sollte auch die relative Intensität der Signale bzw. ihr Anteil an der Gesamtionisation (Σ%) (Kap. 14-2.3) einbezogen werden. Die Intensität eines Signals wird im wesentlichen durch den Energieaufwand bei der Bildung des Teilchens und den Energieaufwand bei seiner Fragmentierung bestimmt. Ursache für ein intensives Signal eines Fragments kann demnach seine leichte Bildung oder seine hohe Stabilität bzw. beides sein.

m/z	217	202	189	161	160	147	146	145	132	131	118	117
%	9	4	89	8	41	1	5	2	67	12	16	100
M-X	M+	M-15	M-28	M-56	M-57							

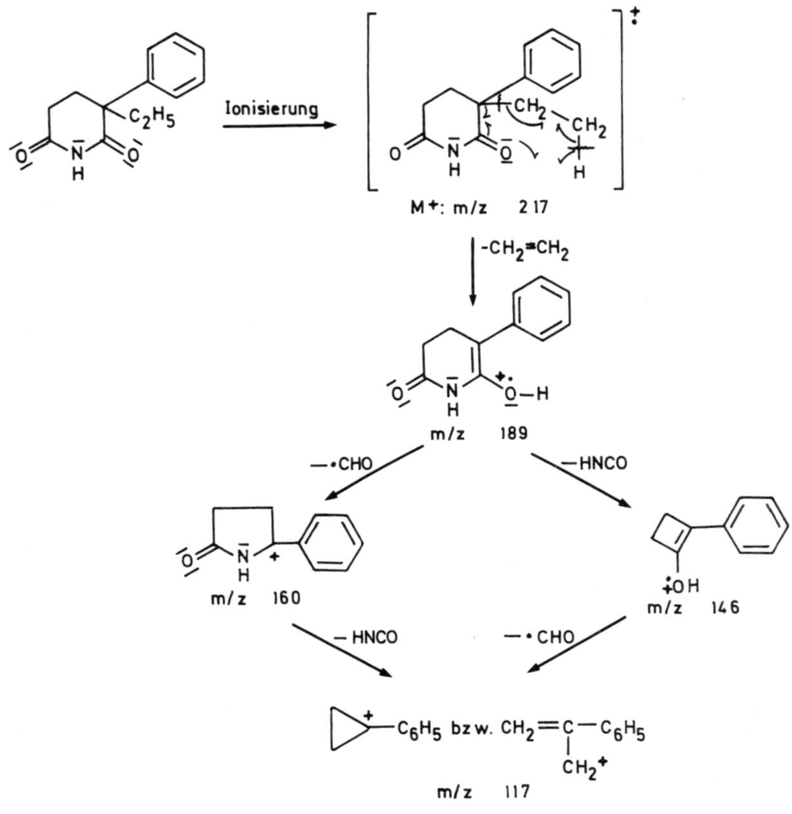

Abb. 14-17: Fragmentierungsreaktionen von Glutethimid (Doriden[R]).

Zur Absicherung eines massenspektrometrischen Zerfallschemas sollten folgende Hilfsmittel herangezogen werden:

- sinnvolle und kritische Anwendung der durch ein umfangreiches experimentelles Material gestützten empirischen Zerfalls-Regeln (vgl. Kap. 14-2.5) und der für strukturell ähnliche Verbindungen erhaltenen Ergebnisse (Hinweise vgl. Lit. 3, 1; über Massenspektren einzelner Verbindungsklassen vgl. Lit. 1 bis 9)
- Auswertung von *Übergangssignalen* (*metastabile Ionen*) (Kap. 14-3.3.3, Lit. 1, 6, 9)
- Untersuchung von homologen bzw. verwandten Verbindungen
- Bestimmung der Summenformeln wichtiger Signale durch doppelt fokussierende Massenspektrometrie (Kap. 14-6.1)

- Ersatz von austauschbaren H-Atomen durch Deuterium-Atome (Alkohole, Carbonsäuren, Enole, Amine, Imine) (Kap. 14-3.3.4). Hier müssen jedoch mögliche Umlagerungen der Deuterium-Atome in Betracht gezogen werden (Lit. 1, 8).

Weiterführende Literatur zur Ableitung massenspektrometrischer Fragmentierungsmechanismen: Lit. 1, 3, 9.

Als Beispiel für einen massenspektrometrischen Zerfallsmechanismus seien die Fragmentierungsreaktionen des Glutethimids (Doriden®) erwähnt (Abb. 14-17). Im ersten Fragmentierungsschritt wird aus dem Molekülion (m/z 217) ein ungeladenes Teilchen der Masse 28 abgespalten. Es hinterbleibt ein Kation der ungeradzahligen Masse m/z 189. Da in der deuterierten Probe diesem Kation ein Signal mit der Massenzahl m/z 190 entspricht, könnte die unter den gewählten Versuchsbedingungen allein deuterierbare sekundäre Amino-Gruppe noch vorhanden sein, d.h. das Teilchen mit der Masse m/z 189 enthält noch das Stickstoff-Atom des Glutethimid. Daher muß das Fragment m/z 189 wegen seiner ungeraden Massenzahl ein Radikal-Kation darstellen (Tab. 14-1), welches aus dem Molekülion (einem Radikal-Kation) durch Abspaltung eines Neutralmoleküls der Masse m/z 28 entstanden ist. Es wäre an die Abspaltung von CO oder C_2H_4 zu denken (Tab. 14-2), wobei die Eliminierung von C_2H_4 durch eine McLafferty-Umlagerung (Kap. 14-2.5.3) besonders plausibel ist. Die Entscheidung zugunsten dieser Möglichkeit ergibt sich aus der Summenformel des Radikal-Kations, die durch hochauflösende Massenspektrometrie (Kap. 14-6.1) zu $C_{11}H_{11}NO_2$ bestimmt wurde (Abb. 14-22).

Wie aus dem Spektrum des deuterierten Glutethimids hervorgeht, enthält das Bruchstück mit der Masse m/z 160 (in der deuterierten Verbindung m/z 161) wahrscheinlich noch die sekundäre Aminogruppe. Wegen der geraden Massenzahl (Tab. 14-1) ist dieses Bruchstück ein Kation, das durch Abspaltung eines Radikals aus dem Radikal-Kation m/z 189 entstanden ist. Die Massendifferenz 189 − 160 = 29 könnte der Abspaltung eines CHO-Radikals entsprechen (Tab. 14-2). Diese Vermutung bestätigt sich durch die Summenformel des Kations m/z 160 von $C_{10}H_{10}NO$, die durch hochauflösende Massenspektrometrie ermittelt wurde (Kap. 14-6.1; Abb. 14-22).

Für das Radikal-Kation m/z 189 gibt es offenbar noch eine weitere Möglichkeit der Fragmentierung. Sowohl im Spektrum des Glutethimids als auch in dem der deuterierten Verbindung liegt ein intensives Signal bei der Massenzahl 146. Es entspricht einem Fragment, das keinen Amin-Wasserstoff und daher kein Stickstoff-Atom enthält. Da stickstofffreie Bruchstücke mit geraden Massenzahlen Radikal-Kationen sind (Tab. 14-1), sollte dieses Teilchen aus dem Radikal-Kation m/z 189 durch Abspaltung eines stickstoffhaltigen Neutralmoleküls entstanden sein. Die Massendifferenz 189–146 deutet auf die bei heterocyclischen Verbindungen häufige Eliminierung von HNCO hin (Tab. 14-2).

Die Bildung des Teilchens m/z 117, das – wie aus dem Vergleich mit dem Spektrum der deuterierten Probe hervorgeht – ebenfalls keinen Stickstoff enthält, ist entweder durch Abspaltung von HNCO aus m/z 160 oder von ·CHO aus m/z 146 denkbar; dies steht in Einklang mit der ermittelten Summenformel von C_9H_9. Es ist nicht möglich, festzulegen, ob einer dieser Zerfallswege begünstigt ist. Ebenso sind exakte Angaben über die Strukturen der Teilchen (z.B. m/z 160, 146, 117) nicht möglich; die Strukturformeln der Abb. 14-17 stellen nur denkbare Möglichkeiten zur Diskussion. Cyclische Ionen (z.B. m/z 117) wurden formuliert, um die Spaltung mehrerer Bindungen zu kompensieren. Es könnten auch Olefine angenommen werden (Abb. 14-17). Unproblematischer ist die Angabe der Summenformel. Die Abspaltung der Neutralmoleküle C_2H_4 und HNCO wird auch durch das Auftreten von *Übergangssignalen* (metastabile Ionen) abgesichert.

14-3.3 Verlauf der Auswertung von EI-Massenspektren

Zur Auswertung von EI-Massenspektren sind die nachfolgenden Punkte wichtig:

1. Festlegung der Massenzahlen und relativen Intensitäten der Signale. Diese Daten sind den normierten Spektrenausdrucken leicht zu entnehmen. Früher mußten die Massenzahlen häufig durch Zählung ermittelt werden. Identifizierung von Verunreinigungen (Kap. 14-3.3.2). Häufig intensive Signale: m/z 18, 28, 32, 41, 91. Häufig wenig intensive Signale: m/z 19 bis 27, 40, 90.
2. Festlegung des Molekularpeaks. Ist das Signal mit der höchsten Masse das Er-

gebnis einer thermischen oder massenspektrometrischen Fragmentierung? Über Veränderungen von Proben vor der Ionisierung vgl. Kap. 14-3.3.2. Eventuell Aufnahme eines Spektrums mit einer Elektronenenergie zwischen 15 und 30 eV. Vorkommen von N, S, Cl, Br im Molekül aus der relativen Molekülmasse, bzw. aus den Isotopenpeaks (Abb. 14-15, Kap. 14-3.1.1).

3. Suche nach doppelt geladenen Ionen und Übergangssignalen (metastabile Ionen) (Kap. 14-3.3.3).
4. Festlegung der M-X-Ionen (Kap. 14-3.1.2) geordnet nach der Abspaltung von Neutralmolekülen und Radikalen (Tab. 14-1, 14-2). Kontrolle des Molpeaks durch plausible Massendifferenzen.
5. Auswertung des nach D_2O-Austausch gemessenen Spektrums (OH, NH, COOH) (Kap. 14-3.3.4).
6. Suche nach Serien (Kap. 14-3.1.2).
7. Suche nach Schlüsselbruchstücken (Kap. 14-3.1.2).
8. Auswertung der Übergangssignale (Kap. 14-3.3.3).
9. Versuch der Festlegung der Summenformel von Signalen mit hoher Intensität. Nachprüfung durch doppelt fokussierende Massenspektrometrie (Kap. 14-6.1).
10. Hypothese über Molekülstruktur und Zerfallsmechanismus.
11. Aufnahme und Auswertung der Massenspektren von Derivaten (Hydrierung, Veresterung, Dehydratisierung usw.). Anwendung der Verschiebungs-Technik (Kap. 14-3.3.6).

14-3.3.1 Identifizierung von Verunreinigungen

Massenspektren verunreinigter Substanzen sind als Gemischspektren meist wenig aussagekräftig. Hier sollte zur Auftrennung eventuell die Kopplung Gaschromatographie/Massenspektrometrie (Kap. 14-7.1.2) herangezogen werden. Häufig vorkommende Verunreinigungen sind:

- Lösungsmittel (Massenspektren von Lösungsmitteln vgl. Lit. 5)
- Begleitstoffe von Lösungsmitteln und Reagenzien (z. B. Stabilisatoren)
- Stoffe aus Laborgeräten, (Weichmacher, Schliff-Fett „Filter-Inhaltsstoffe“)
- Stoffe aus Dünnschichtplatten (evtl. Fluoreszenzindikatoren)
- Trennflüssigkeiten aus Gaschromatographie-Säulen (Silicone)
- Öldämpfe aus Pumpen.

Folgende Bruchstücke von Weichmachern treten häufiger in Massenspektren auf:

Phthalsäure-Derivate m/z 149, 167, 279
Acetylcitrattributylester m/z 129, 185, 259, 329
Tributylphosphat m/z 99, 155, 211
Siliconfett m/z 133, 207, 281, 355, 429.

Zusätzliche Signale können auch durch Verunreinigungen des Massenspektrometers entstehen („Memory-Effekt“). Die Ionenquellen der Geräte sollten regelmäßig gereinigt werden.

14-3.3.2 Thermische Reaktionen vor der Fragmentierung

Schon während des Verdampfens der Probe bei höheren Temperaturen können eine Reihe von Reaktionen eintreten. Diese werden teilweise durch das Material der Einlaß-Teile katalysiert und hängen daher auch vom Geräte-Typ ab. Die Massenspektren der Umsetzungsprodukte überlagern diejenigen der Probe.

Die Möglichkeit thermischer Reaktionen läßt sich durch Erhitzen der Probe im Hochvakuum (< 0.1 Pa; ca. $0.75 \cdot 10^{-3}$ Torr) und anschließende dünnschichtchromatographische Prüfung erkennen. Auch wenn sich bei fortlaufender Aufnahme von Massenspektren die Spektren ändern, ist an thermische Abbaureaktionen zu denken.

Folgende Reaktionen werden häufiger beobachtet:

- Dehydrierungen. Übertragung von Wasserstoffatomen von einem Molekül auf das andere (Disproportionierung), insbesondere, wenn die Dehydrierung zu einem aromatischen System führt
- Decarbonylierungen z. B. von α-Ketocarbonsäuren
- Dehydratisierungen hauptsächlich von Substanzen mit Hydroxygruppen, aber auch von N-Oxiden, Lactamen u. a.
- Decarboxylierungen insbesondere von β-Ketocarbonsäuren und aromatischen Carbonsäuren
- Abspaltung von Carbonsäuren aus Acyloxy-Derivaten (Ester-Pyrolyse) z. B. Eliminierung von Essigsäure (M-60)
- Retro-Diels-Alder-Reaktion. Diese massenspektrometrisch wichtige Reaktion kann auch thermisch ablaufen bzw. beide Reaktionen laufen parallel ab.
- Umlagerung von Doppelbindungen
- Isomerisierungsreaktionen des Grundgerüstes
- Abbau der Hydrosalze von Stickstoffverbindungen. Man erhält das Spektrum der Base.
- Desalkylierung. Abspaltung von Alkylgruppen aus quartären Ammoniumsalzen
- Hofmann-Eliminierung. Abspaltung des Anions aus quartären Ammoniumsalzen als Säure unter Bildung einer Olefin-Struktur
- Substitutionsreaktionen. Ausgehend von quartären Ammoniumsalzen kommt es zu einer Substitutionsreaktion durch das Anion an einem Substituenten des Ammoniumsalzes.
- Umalkylierungen. In selteneren Fällen können CH_3- bzw. C_2H_5-Gruppen von Estern, Ethern und Aminen intermolekular auf Amine und Alkohole übertragen werden. Dabei erfolgt Rückübertragung eines Protons, so daß die Massendifferenz 14 bzw. 28 beträgt.

14-3.3.3 Übergangssignale (metastabile Ionen)

In Massenspektren von Geräten mit Magnet-Fokussierung treten gelegentlich flache Maxima auf, die über mehrere Massenzahlen auseinandergezogen sind (Abb. 14-18). Man bezeichnet sie als *Übergangssignale* bzw. *metastabile Peaks*. Sie sind für die Auswertung von Massenspektren von Bedeutung (Lit. 1, 6, 9). Es ist ein Nachteil, daß in den normierten, durch Datenverarbeitung erstellten Spektrenausdrucken moderner Geräte Übergangssignale meist nicht ausgedruckt werden. Andererseits sind Methoden entwickelt worden, um nur die Übergangssignale zu registrieren.

Übergangssignale entstehen wie folgt: Beim Zerfall des Molekülions in der Ionenquelle (Kap. 14-2.4.1) entstehen z. T. sehr instabile Fragmentionen (Masse: m_1) die noch während der Beschleunigung zwischen den Beschleunigungselektroden in ein positiv geladenes Teilchen der Masse m_2 und ein Neutralmolekül zerfallen:

$$m_1 \rightarrow m_2 + \text{Neutralmolekül}$$

Weil das neu gebildete Teilchen m_2 erst während der Beschleunigung irgendwo zwischen den Elektroden gebildet wurde, besitzt es beim Eintritt in den Analysator eine geringere Geschwindigkeit als wenn es die gesamte Beschleunigungsstrecke durchlaufen hätte. Es wird deshalb im Massenspektrum nicht bei seiner tatsächlichen Massenzahl m_2, sondern bei einer kleineren Massenzahl (m^*) registriert und bildet dort ein flaches *Übergangssignal* (Abb. 14-18). Die Masse des instabilen Ausgangsteilchens (m_1), die wahre Masse des neu gebildeten Teilchens (m_2) und die scheinbare Masse des neu gebildeten Teilchens (m^*) sind durch die folgende Beziehung verknüpft:

$$m^* = \frac{(m_2)^2}{m_1}$$

Liegen in einem Massenspektrum Übergangssignale vor, so kann diese Gleichung als Interpretationshilfe herangezogen werden:

- Nimmt man an, daß ein Signal m_2 aus einem Ion m_1 gebildet worden ist, so kann mit Hilfe

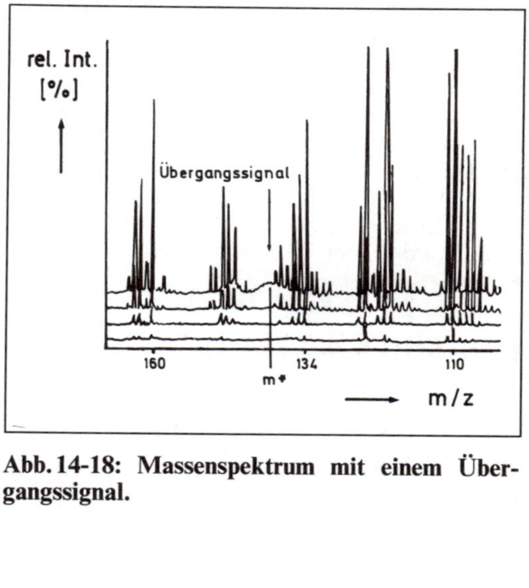

Abb. 14-18: Massenspektrum mit einem Übergangssignal.

Teil I

Massenspektrometrie 14

der obigen Gleichung nachgeprüft werden, ob eines der im Spektrum vorliegenden Übergangssignale m* diesem Vorgang entspricht.

- Andererseits kann mit Hilfe von im Spektrum vorhandenen Übergangssignalen (m*) abgeschätzt werden, in welches Ion ein Teilchen m_1 zerfallen sein könnte bzw. aus welchem Ion ein Teilchen m_2 gebildet worden sein könnte:

$$m_1 = \frac{(m_2)^2}{m^*} \qquad m_2 = \sqrt{m^* \cdot m_1}$$

Die Auswertung der Übergangssignale kann auch mit Hilfe eines Nomogramms bzw. von tabellierten Werten für m*, m_1 und m_2 erfolgen (Lit. 1, 6, 9). Bei der Interpretation von Übergangssignalen sollten folgende Punkte beachtet werden:

- Übergangssignale sind meist für mehrere Massendifferenzen des Spektrums interpretierbar
- Die Abwesenheit eines Übergangssignals beweist nicht, daß die entsprechende Fragmentierung nicht abläuft
- Übergangssignale treten auch bei mehrstufigen Fragmentierungen auf (Lit. 1, 2).

14-3.3.4 Deuterierungen

Die gezielte Markierung durch Deuterium kann zur Absicherung von Fragmentierungsreaktionen führen (Arbeitsvorschriften vgl. Lit. 5).

Problemlos ist die Deuterierung austauschbarer Protonen von OH-, NH- und COOH-Gruppen. Aromatische Protonen werden mit DCl, D_2O, D_3PO_4 oder D_2SO_4 ausgetauscht. α-Protonen an Carbonylgruppen sind mit NaOD, CH_3ONa/CH_3OD u. a. Basen deuterierbar. Bei tertiären N-Methylverbindungen kann die Methylgruppe durch Umsetzung mit CD_3I gegen eine CD_3-Gruppe ausgetauscht werden. Auch katalytische Deuterierungen von Doppelbindungen, Deuterierungen von Carbonylverbindungen mit $LiAlD_4$ u. a. lassen sich durchführen (vgl. Lit. 5). In jedem Fall sollte nach der Deuterierungsreaktion der Markierungsgrad bestimmt werden (Lit. 5).

14-3.3.5 Derivatisierungen

Derivatisierungen werden in der Massenspektrometrie eingesetzt zur Verbesserung:

- der Verdampfbarkeit
- der Spektreninterpretation.

Die Verbesserung der Verdampfbarkeit ist häufig notwendig zur Verhinderung thermischer Reaktionen insbesondere bei der Kopplung Gaschromatographie/Massenspektrometrie. Es werden die gleichen Verfahren wie in der Gaschromatographie, meist Silylierungen, herangezogen (Kap. 16).

Zur Verbesserung der Spektreninterpretation sind chemische Umsetzungen funktioneller Gruppen geeignet. Zum Beispiel bringt die Umsetzung von Ketonen zu Ethylenketalen erhebliche Verbesserungen für die Auswertung (Lit. 5).

14-3.3.6 Verschiebungstechnik

Die Verschiebungstechnik (*Shift-Technik*) wird zur Identifizierung von Substanzen mit gleichem Grundgerüst aber unterschiedlichen Substituenten eingesetzt, z. B. bei Alkaloiden, Terpenen, Steroiden u. a.

Voraussetzungen für die Anwendung sind:

- Die für das Grundgerüst charakteristischen Fragmente (Schlüsselbruchstücke) müssen eindeutig bekannt sein
- Die Fragmentierung des Grundgerüstes darf durch die zusätzlichen Substituenten nicht geändert werden.

Aus der Zunahme der Massenzahlen der charakteristischen Fragmente gegenüber der Grundsubstanz gelingt es, die zusätzlichen Substituenten zu lokalisieren. Bei der Absicherung von Fragmentierungsreaktionen durch Derivatisierung und Deuterierung schließt man umgekehrt aus der Massenzunahme auf die Gültigkeit einer Fragmentierungsreaktion.

14-4 Massenspektrometrie mit anderen Ionisationsmethoden

Bei der Durchführung massenspektrometrischer Messungen durch Elektronenstoß-Ionisation (EI-MS) können sich folgende Schwierigkeiten ergeben:

- Bei der EI-MS (Kap. 14-2.1) werden verhältnismäßig hohe Energiebeträge auf das Molekül übertragen. Dies führt oft zu einer starken Fragmentierung, so daß kein Molekülpeak vorliegt.

- Bei schlecht verdampfbaren Substanzen, z. B. stark polaren oder höhermolekularen Verbindungen ist die Messung eines EI-Massenspektrums nicht möglich, weil vor der Verdampfung schon Zersetzung eintritt.

Es ist deshalb das Ziel anderer Ionisationsmethoden, die auf die Moleküle übertragene Energie zu begrenzen, um die Fragmentierung des Molekülions zu unterdrücken (*weiche Ionisationsmethoden*). Andererseits wurden Ionisationsmethoden für schwer verdampfbare Verbindungen entwickelt.

14-4.1 Weiche Ionisationsmethoden

14-4.1.1 Chemische Ionisation (CI)

Die Chemische Ionisation (Lit. 19) ist eine der schonendsten Ionisierungsmethoden. Die Probe (Druck: ca. 10^{-8} Pa; ca. 10^{-6} Torr) wird zusammen mit einem größeren Überschuß eines *Reaktand-Gases*, z. B. Methan (Druck: 10^2 Pa; ca. 1 Torr) in die übliche Elektronenstoß-Ionenquelle eingeführt. Es erfolgt zunächst Elektronenstoß-Ionisation des Reaktand-Gases z. B. Methan:

$$CH_4 \xrightarrow{70\,eV} CH_4^{+\cdot} + e$$

Wegen des verhältnismäßig hohen Methan-Druckes werden durch Zusammenstöße von Methan-Molekülionen mit noch nicht ionisierten Methan-Molekülen Protonen auf die letzteren übertragen:

$$CH_4^{+\cdot} + CH_4 \rightarrow CH_5^+ + CH_3\cdot$$

Die gebildeten CH_5^+-Kationen (protoniertes Methan) können nun durch Abgabe von Protonen die Probe (M) ionisieren:

$$CH_5^+ + M| \rightarrow MH^+ + CH_4$$

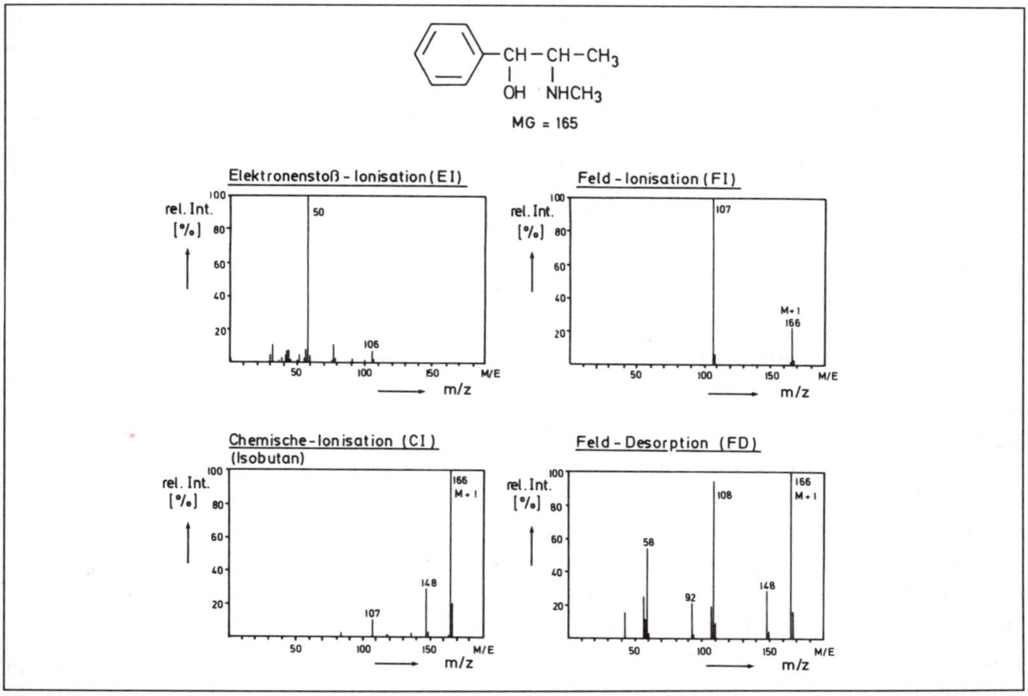

Abb. 14-19: EI-, FI-, CI- und FD-Massenspektren von Ephedrin.

Die Quasi-Molekülionen MH^+ fragmentieren und man erhält ein *CI-Massenspektrum* (Abb. 14–19).

Als *Reaktand-Gase* werden außer Methan noch eingesetzt: H_2, Isobutan, Alkohole, He, CO_2, N_2, NO, NH_3 u.a. Im Falle nicht wasserstoffhaltiger Reaktand-Gase kommt es durch einen Ladungsaustausch mit den Molekülen der Probe zur Bildung von Radikalkationen (z.B. Helium):

$$He \rightarrow He^{+\cdot} + e$$
$$M| + He^{+\cdot} \rightarrow M^{+\cdot} + He$$

Die Intensität von Ionisation und Fragmentierung kann durch die Auswahl des Reaktand-Gases gesteuert werden. Das Verfahren der chemischen Ionisation hat für die Arzneimittelanalytik große Bedeutung. Es wird auch in der *LC/MS-Kopplung* eingesetzt (Kap. 14-7.1.3).

14-4.1.2 Feld-Ionisation (FI)

Bei der *Feld-Ionisation* wird den Molekülen, die in ein starkes elektrisches Feld eingebracht werden (10^7 bis 10^8 Volt · cm^{-1}), durch die Anode ein Elektron entzogen. Dabei werden energiearme Molekülionen und M + 1-Ionen gebildet, die nur in geringem Maße fragmentieren (Lit. 6, 8, 25) (Abb. 14-19).

14-4.2 Ionisation schwer verdampfbarer Verbindungen

14-4.2.1 Feld-Desorption (FD)

Die Lösung der Probe wird auf einen aktivierten Metalldraht aufgebracht, der als Anode geschaltet ist. Ähnlich wie bei der Feld-Ionisation (Kap. 14-4.1.2) werden durch Anlegen starker elektrischer Felder positive Ionen desorbiert und massenspektrometrisch vermessen (Lit. 25) (Abb. 14-19). Die Methode eignet sich zur Untersuchung stark polarer, schwer flüchtiger Verbindungen z.B. von Ammoniumsalzen, Peptiden, Antibiotika u.a.

14-4.2.2 Kationen-Anlagerungs-Massenspektrometrie

Setzt man bei der Aufnahme von FD-Massenspektren der Substanz Alkalisalze zu, so erhält man Cluster-Ionen der Formel [M + Alkalimetall-Ion]. Die Methode dient u.a. der Molekülmassen-Bestimmung stark polarer und schwer flüchtiger Substanzen.

14-4.2.3 Sekundärionen-Massenspektrometrie (SIMS)

Die Probe wird auf eine Silberoberfläche gebracht und mit Primärionen, z.B. Argon-Ionen beschossen. Auf diese Weise werden aus den Probemolekülen Sekundärionen erzeugt, die getrennt und registriert werden (englisch: secondary ion mass spectrometry; Abkürzung: SIMS).

14-4.2.4 Fast Atom Bombardment-Massenspektrometrie (FAB-MS)

Die Probe wird in eine Matrix eingebettet (z.B. Glycerol, Thioglycerol) und in dünner Schicht auf eine Metall-Spitze aufgebracht. Dann wird sie durch beschleunigte, neutrale Atome (Argon, Xenon) beschossen (Lit. 26). Oft wird der Matrix noch NaCl oder KCl zugefügt. Es entstehen Quasi-Molekülionen und Fragmentionen z.B. $[M + H]^+$, $[M + Na]^+$, $[M + Matrix]^+$, $[M + 2 \cdot (Matrix)]^+$ u.a. Die theoretischen Grundlagen der FAB-Ionisation und Fragmentierung sind noch nicht vollständig erarbeitet.

Zur Erzeugung der schnellen neutralen Atome werden in einer *Atomkanone* zunächst Radikal-Kationen (z.B. $Ar^{+\cdot}$) gebildet, die man auf neutrale Atome einwirken läßt. Dabei kommt es zu einem Ladungsaustausch unter Erhaltung der kinetischen Energie der ursprünglichen Radikal-Kationen:

$$Ar \rightarrow Ar^{+\cdot} + e$$
$$Ar^{+\cdot} + Ar \rightarrow Ar + Ar^{+\cdot}$$

14-4.2.5 Negativ-Ionisation (Elektronen-Anlagerungsspektren)

Schon bei verhältnismäßig geringer Elektronenenergie erfolgt Anlagerung von Elektronen an die Probenmoleküle unter Bildung von Anionen (Kap. 14-2.1). Erfolgt die Einlagerung des Elektrons in ein antibindendes Orbital so findet auch Fragmentierung nach spezifischen Fragmentierungsmustern statt. Andernfalls kann das Elektron auch wieder emittiert werden.

$$AB + e \rightarrow AB^- \rightarrow A + B^-$$

14-5 Massenspektrometrie mit anderen Methoden der Ionentrennung

Neben der Magnet-Fokussierung (Kap. 14-2.4.2) werden auch folgende Einrichtungen zur Ionentrennung eingesetzt (Lit. 12):

- elektrostatische Analysatoren
- Quadrupol-Analysatoren
- Ion-Trap-Methoden.

14-5.1 Elektrostatische Analysatoren

Der elektrostatische Analysator (Abb. 14-20) besteht aus zwei Kondensatorplatten, von denen die eine positiv und die andere negativ aufgeladen ist. Der Ionenstrahl wird durch einen Eintrittsspalt zwischen die Kondensatorplatten geleitet. Dort werden alle Ionen mit gleicher Energie – unabhängig von ihren m/z-Werten – auf den gleichen Punkt am Austrittsspalt fokussiert. Die elektrostatische Fokussierung hat Bedeutung als Bestandteil der *Doppelfokussierung* (Kap. 14-6.1).

14-5.2 Quadrupol-Analysatoren

Im Quadrupol-Analysator (Abb. 14-20) wird der Ionenstrahl in Längsrichtung zwischen vier parallel angeordnete Metallstäbe geleitet. Zwischen jeweils einem gegenüberliegenden Stäbepaar liegt eine Gleichspannung an, der ein Hochfrequenzfeld überlagert ist. Die Phase zwischen den Stäbepaaren ist um 180° verschoben. Für eine gegebene Spannung hängt die Bahn, welche die Ionen in Längsrichtung zwischen den Stäben durchlaufen, von ihrer Masse ab, d. h. es gelangen nur Teilchen einer bestimmten Masse an den Austrittsspalt. Durch Veränderung der Spannung kann die nächsthöhere Masse den Austrittsspalt treffen usw.

Wegen ihrer großen Empfindlichkeit, kurzen Registrierzeit und des geringen Raumbedarfs wird die Quadrupol-Fokussierung hauptsächlich in der Kopplung Gaschromatographie/Massenspektrometrie eingesetzt (Kap. 14-7.1.2).

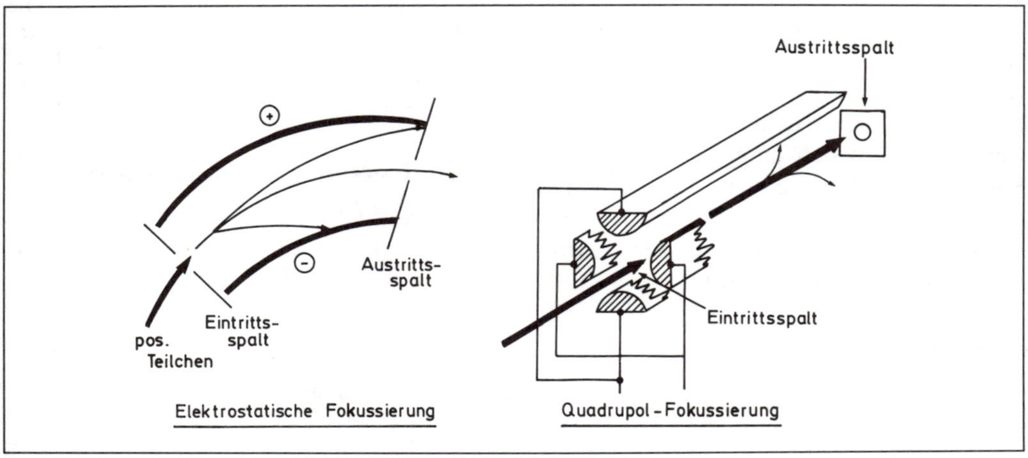

Abb. 14-20: Methoden der Ionentrennung.

14-5.3 Ion-Trap-Massenspektrometrie

Im *Ion-Trap-Massenspektrometer* erfolgen Ionisation, Ionentrennung und Ionen-Detektion diskontinuierlich nacheinander in der gleichen Kammer, der *Ion-Trap*. Dort wird die verdampfte Substanz zunächst durch einen kurzzeitigen Elektronenstrahl von 1 ms ionisiert, die Ionen dann durch Veränderung eines Hochfrequenzfeldes fokussiert und registriert. Dann beginnt der Cyclus mit einer neuen Probe erneut. Das Verfahren ist wegen seiner schnellen Durchführbarkeit besonders für die GC/MS-Kopplung geeignet. Ion-Trap-Massenspektrometer sind preisgünstiger als konventionelle Geräte.

14-6 Spezielle Methoden der Massenspektrometrie

14-6.1 Doppelt fokussierende Massenspektrometrie

Mit Ausnahme des Kohlenstoffisotops ^{12}C sind die Atommassen der Elemente wegen Besonderheiten des Atombaus, z. B. wegen des Massendefektes nicht ganzzahlig (Kap. 14-1.2). So besitzt z. B. CO die relative Molmasse 27.994915; für C_2H_4 mit der gleichen Massenzahl 28 ergibt sich 28.03130. Wichtig ist, daß die isotopenreinen Atommassen, nicht die mittleren Atommassen zur Berechnung herangezogen werden. Kann die Massenzahl experimentell auf etwa fünf Dezimalstellen genau bestimmt werden, so läßt sich umgekehrt daraus die Summenformel berechnen (Lit. 2, 5). Die genaue Massenbestimmung wird durch *doppelt fokussierende, hochauflösende Massenspektrometrie* durchgeführt.

Man verwendet einen elektrostatischen und einen magnetischen Analysator, die hintereinander geschaltet sind (Abb. 14-21, *Doppelfokussierung*). Dadurch wird das Auflösungsvermögen bis auf ca. 150000 gesteigert (Kap. 14-2.4.5). Die Bestimmung der Massenzahlen erfolgt nach der *Peak-matching-Methode*. Hierbei wird die unbekannte Masse mit der exakten Masse eines Referenz-Fragments verglichen.

Die Auswertung wird durch Einsatz der Datenverarbeitung erleichtert. Man erhält *Massenlisten* mit den Summenformeln des Molekülions und der Fragment-Ionen (englisch: *element maps*). Abweichungen vom theoretischen Wert sollten nur in der vierten Dezimalstelle auftreten (Abb. 14-22).

14-6.2 DADI-Massenspektrometrie

Die *DADI-Massenspektrometrie* (englisch: direct analysis of daughter ions) auch als MAIKES oder MIKE bezeichnet (englisch: mass analyzed ion kinetic energy spectrometry) gibt Informationen darüber, aus welchen Vorstufen (*Mutterionen*) die Fragmente eines Massenspektrums (die *Tochterionen*) entstanden sind (Lit. 20).

Zur Messung wird ein doppelt fokussierendes Massenspektrometer mit umgekehrter Anordnung der Analysatoren verwendet (Abb. 14-23). Hinter der Ionenquelle befindet sich ein *1. feldfreier Raum* an den sich der Magnet-Analysator anschließt. Nach einem *2. feldfreien Raum* ist der elektrostatische Analysator angeordnet.

Zunächst wird im Magnet-Analysator das Mutterion (m_0) ausgewählt (Abb. 14-23). Dieses zerfällt im 2. feldfreien Raum in Tochterionen (m_1, m_2, m_3), die im elektrostatischen Analysator getrennt und danach registriert werden. Die DADI-Massenspektrometrie wird neben der Absicherung von Fragmentierungsfolgen auch zur Sequenzanalyse von Peptiden und Kohlehydraten und zur Gemischanalyse eingesetzt.

14-6.3 Tandem-Massenspektrometrie (MS/MS)

Die Methode der Tandem-Massenspektrometrie (Massenspektrometrie/Massenspektrometrie;

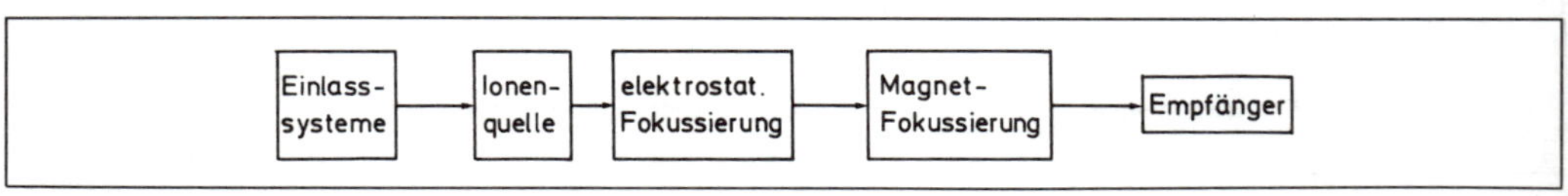

Abb. 14-21: Doppelt fokussierende Massenspektrometrie.

Massen - Liste

Summenformeln

C	C 13	H	N	O	DEV	MEAS MASS	*PTS	%INT
13	1		1	2				
13	0	15	1	2	- 0.2	217.1101	16	7.16
12	0	12	1	2	- 0.0	202.0868	15	4.95
11	0	12	1	2	- 4.1	190.0827	17	12.26
10	1	11	1	2	0.4			
11	0	11	1	2	0.7	189.0797	19	100.00
LIMIT OF DATA								

DEV: Deviation (Abweichung vom theoret. Wert in der 3. Dezimalstelle)

MEAS MASS : Gemessene Massenzahl

*PTS : Points (Punkte als Maß für die Fläche der Signale)

% INT: Relative Intensität [%]

Abb. 14-22: Massenliste der ersten vier Signale im hochaufgelösten Massenspektrum von Glutethimid (vgl. Abb. 14-17).

Abkürzung: MS/MS) ist besonders zur Identifizierung der Bestandteile von komplexen Gemischen geeignet (Lit. 24). So können z. B. Naturstoffe direkt aus Pflanzenmaterial oder Arzneistoffmetaboliten ohne weitere Aufarbeitung aus Urin identifiziert werden.

In der MS/MS werden zwei Massenspektrometer (MS I, MS II) hintereinander geschaltet. Im MS I wird das Gesamtgemisch meist durch Chemische Ionisation ionisiert. Bei der Trennung im MS I können die *Molekülionen eines der Gemisch-Bestandteile* separiert und in das MS II eingeleitet werden. Dort werden sie erneut angeregt. Sie zerfallen und man registriert ein für diese Komponente charakteristisches Massenspektrum. MS I stellt gewissermaßen das Trennsystem dar, MS II ist der Detektor. Die Methode scheint zur Lösung pharmazeutischer Probleme, wie z. B. von Reinheitsprüfungen, geeignet.

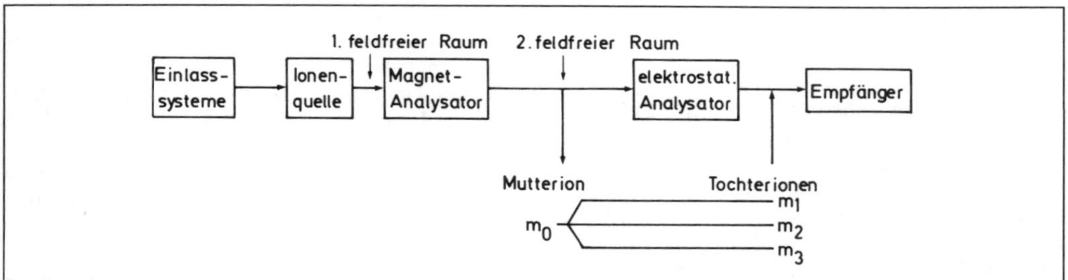

Abb. 14-23: DADI-Massenspektrometrie.

14-7 Anwendungen der Massenspektrometrie in der Pharmazie

Die Massenspektrometrie findet wie in der Chemie auch in der Pharmazie Anwendung zur Strukturaufklärung (Kap. 14-3). Wegen der Spezifität und wegen des geringen Substanzbedarfes (je nach Methode 0.5 mg bis 1 ng) ist sie auch zur qualitativen und quantitativen Analyse von Arzneistoffen geeignet. Ein besonders wichtiges Anwendungsgebiet bildet die massenspektrometrische Analyse von Arzneistoffen in Körperflüssigkeiten und Organen, insbesondere in der pharmakokinetischen, biochemischen und physiologischen Analytik und in der Toxikologie. Ein Nachteil ist die Zerstörung der Substanz. In die Arzneibuchanalytik hat die Massenspektrometrie noch keinen Eingang gefunden.

14-7.1 Identifizierung von Arzneistoffen; Kopplung der Massenspektrometrie mit chromatographischen Trennverfahren

Die Massenspektrometrie ist wegen der hohen Substanz-Spezifität zur Identifizierung von Arzneistoffen geeignet. Zusammen mit der relativen Molekülmasse kann das Fragmentierungsbild, auch bei Substanzen der gleichen Stoffgruppe, wie ein Fingerabdruck zur Identifizierung führen. Dazu wurden Spektren-Bibliotheken für Arzneistoffe und Arzneistoffmetaboliten aufgebaut (z. B. Lit. 12b). Bibliotheksuche und Spektrenvergleich werden durch Einsatz der EDV erleichtert.

Zur qualitativen und quantitativen Analyse von Substanzgemischen wird die Massenspektrometrie mit leistungsfähigen chromatographischen Methoden wie der Dünnschichtchromatographie, der Gaschromatographie (Kap. 14-7.1.2) oder der Hochleistungs-Flüssigchromatographie (Kap. 14-7.1.3) kombiniert. Am wichtigsten ist die Kombination mit der Gaschromatographie (*GC/MS-Kopplung*).

14-7.1.1 Schichtchromatographie und Massenspektrometrie

Das Untersuchungsmaterial wird zunächst schichtchromatographisch getrennt und die Flecken auf der Platte im UV-Licht markiert. Die eine Hälfte des Chromatogramms kann mit einem spezifischen Sprühreagenz behandelt werden. Die nicht besprühte Hälfte des Flecks wird abgekratzt und die Substanzen mit einem Lösungsmittel eluiert. Die nach Eindampfen der Eluate erhaltene Substanz wird direkt in die Ionenquelle des Massenspektrometers eingebracht. Dabei muß Vorsorge getroffen werden, die Verunreinigung der Ionenquelle in Grenzen zu halten. Die Vergleichsspektren müssen unter den gleichen experimentellen Bedingungen aufgenommen werden, wie das Spektrum der unbekannten Substanz (Lit. 13).

14-7.1.2 Kopplung von Gaschromatograph und Massenspektrometer (GC/MS-Kopplung)

Die *GC/MS-Kopplung* vereinigt die gute Trennfähigkeit des Gaschromatographen mit der im Nanogramm-Bereich liegenden Empfindlichkeit und Substanz-Spezifität der Massenspektrometrie. Sie kann z. B. zum Nachweis und zur quantitativen Bestimmung kleinster Substanzmengen in biologischem Material (Organe, Körperflüssigkeiten, Mageninhalt) bis in den Nanogramm- und Picogramm-Bereich (10^{-9} bis 10^{-12} g) eingesetzt werden.

In der GC/MS-Kombination (Abb. 14-24) wird das Substanzgemisch unter geeigneten Bedingungen (Säule, Temperatur) gaschromatographisch getrennt (Kap. 16). Die Retentionszeiten können als erstes Merkmal zur Identifizierung von Substanzen dienen. Zur weiteren Identifizierung werden die getrennten Substanzen in die Ionenquelle des Massenspektrometers eingeführt, einer Elektronenstoß-Ionisation, einer chemischen Ionisation oder einem anderen Ionisations-Verfahren unterworfen, die Massenspektren in bestimmten zeitlichen Abständen registriert und mit Hilfe der EDV gespeichert. Früher wurde auch die Gesamtheit der die Ionenquelle verlassenden positiven Ionen, der *Totalionenstrom* gemessen und in einem Diagramm aufgezeichnet. Heute wird der Totalionenstrom aus den gespeicherten Massenspektren durch Addition der Ionenintensitäten durch EDV berechnet (RIC, englisch: reconstructed ion chromatogram). Gegenüber dem Gaschromatogramm können im Totalionenstromdiagramm Intensitätsunterschiede auftreten.

Bei Verwendung gepackter Gaschromatographie-Säulen ist zwischen dem Gaschromatographen und der Ionenquelle des Massenspektrometers der *Molekülseparator* geschaltet (Abb. 14-24). Er dient der Entfernung des im Gaschromatographen verwendeten Trägergases (z. B. Stickstoff, Helium, Wasserstoff). Ein stärkerer Gasstrom würde einen Zusammenbruch des im Massenspektrometer notwendigen Hochvakuums verursachen.

Werden Kapillarsäulen verwendet, die einen wesentlich geringeren Trägergasstrom und eine stark erhöhte Trennleistung besitzen, so ist die Entfernung des Trägergases nicht notwendig, wenn ein leistungsfähiges Pumpsystem zur Verfügung steht (*direkte Kopplung*, *offene Kopplung*).

Die GC/MS-Kopplung erfordert eine schnelle Registrierung der Massenspektren. Daher wird häufig der schnell reagierende *Quadrupol-Analysator* (Kap. 14-5.2) eingesetzt.

Die Identifizierung von Substanzen in einer GC/MS-Kombination kann auf zweifa-

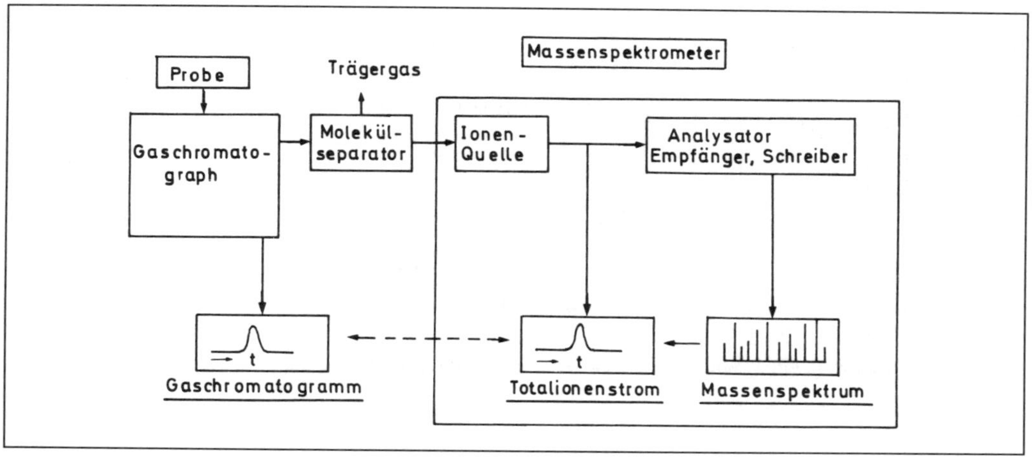

Abb. 14-24: Aufbau einer Kombination Gaschromatograph/Massenspektrometer (GC/MS-Kombination).

che Weise erfolgen:

- durch Registrierung des gesamten Massenspektrums der Substanz
- durch Massenfragmentographie.

Registrierung des gesamten Massenspektrums der nachzuweisenden Substanz: Als Beispiel für die Anwendung der GC/MS-Kombination zur Messung des gesamten Spektrums einer Substanz soll die Identifizierung und quantitative Bestimmung von Phenmetrazin in Blutproben nach R. Ryhage und Mitarb. (Lit. 16) angeführt werden.

Nach chemischer Aufarbeitung (Chloroform-Extraktion der mit Natriumcarbonat versetzten Blutproben und Extraktion der Chloroform-Phase mit 0.1 N–H_2SO_4) wurde die durch Alkalisieren der Schwefelsäure-Phase und Ausschütteln mit Ether erhaltene Lösung in den Gaschromatographen einer GC/MS-Kombination eingespritzt. Die Retentionszeit eines der Peaks im Gaschromatogramm entsprach der des Phenmetrazins (Preludin[R]). Das Massenspektrum dieses Peaks war mit dem der Reinsubstanz identisch. Auf diese Weise konnte noch etwa 1 µg Phenmetrazin nachgewiesen werden. Die quantitative Bestimmung erfolgte gaschromatographisch durch Zugabe einer definierten Menge Nicotin als innerem Standard.

14-7.1.2.1 Massenfragmentographie

Der Nachweis einer Substanz mit Hilfe der GC/MS-Kombination kann Schwierigkeiten bereiten, wenn der entsprechende Peak des Gaschromatogramms nach wie vor einem Substanzgemisch entspricht. In solchen Fällen kann die *Massenfragmentographie* eingesetzt werden (Abb. 14-25).

- *Einfache Massenfragmentographie:* Zur Messung wählt man aus dem Massenspektrum der gesuchten Substanz ein möglichst intensives, charakteristisches Signal aus (Abb. 14-25). Die Intensität dieses Signals wird in Abhängigkeit von der Elutionszeit in einem Diagramm, dem *Massenfragmentogramm* registriert. Aus diesem ist zu ersehen, wie während des Eintritts des Substanzgemisches in das Massenspektrometer die Intensität des charakteristischen Signals zu- und wieder abnimmt, d. h. wann die gesuchte Substanz eluiert wird. Entscheidend ist, daß dieses Signal in den Massenspektren der Begleitstoffe nicht auftritt. Die Massenfragmentographie erlaubt eine Steigerung der Nachweisempfindlichkeit der GC/MS-Kopplung bis in den Nano-

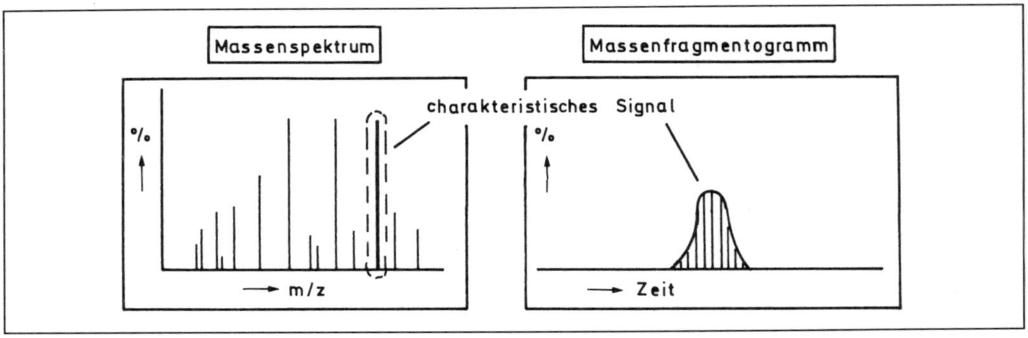

Abb. 14-25: Nachweis einer Substanz durch Massenfragmentographie.

gramm- und Picogramm-Bereich (10^{-9} bis 10^{-12} g).

- *Mehrfache Massenfragmentographie:* Der Aussagewert der Massenfragmentographie kann durch Auswahl mehrerer charakteristischer Signale erhöht werden. Andererseits können auch zwei oder drei Bestandteile eines Substanzgemisches gleichzeitig identifiziert werden, wenn für jede gesuchte Substanz ein charakteristisches Signal zur Verfügung steht.
- *Quantitative Massenfragmentographie:* Die Peakhöhe bzw. die Fläche unterhalb der Kurve des Massenfragmentogramms (Abb. 14-25) ist der Konzentration der eluierten Substanz proportional und kann zu ihrer quantitativen Bestimmung im Nanogramm-Bereich herangezogen werden. Die Methode wird insbesondere zur Analyse von Arzneistoffen in Organmaterial eingesetzt, z. B. zur Erstellung von *Blutspiegelkurven.* Dadurch vermeidet man den Einsatz radioaktiv markierter Substanzen und ermöglicht Untersuchungen auch im menschlichen Organismus.

Wegen des kompliziert zusammengesetzten Materials und der Vielfalt der Aufarbeitungsoperationen führt man die Bestimmungen mit Hilfe eines inneren Standards aus, der in seinem analytischen Verhalten der zu bestimmenden Substanz möglichst nahe kommen sollte. Diese Forderung wird am besten durch die mit stabilen Isotopen (^{2}D, ^{13}C, ^{15}N, ^{18}O) markierte zu bestim-

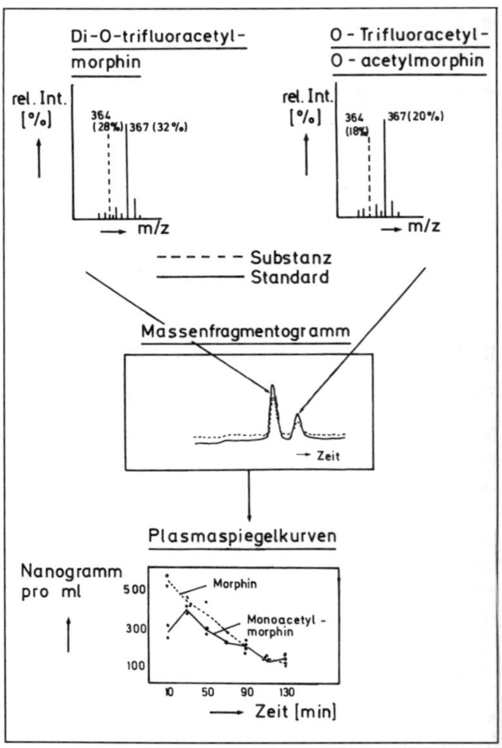

Abb. 14-26: Bestimmung der Plasmaspiegel-Kurven von Monoacetylmorphin und Morphin nach Gabe von Heroin an Kaninchen (Lit. 23).

mende Substanz selbst erfüllt. Probe und Standard verhalten sich in diesem Falle chemisch gleich, ergeben aber unterschiedliche Signale im Massenspektrum.

Als Beispiel für die quantitative Anwendung der Massenfragmentographie sei die Erstellung von Plasmaspiegel-Kurven für *Monoacetylmorphin* und *Morphin* nach Applikation von Heroin an Kaninchen erwähnt (Abb. 14-26) (Lit. 23). Zur Messung wurden die O-Trifluoracetyl-Derivate eingesetzt, als innere Standards dienten die N-Methyl-deuterierten Substanzen. Die massenfragmentographischen Messungen wurden an Signalen mit m/z 364 bzw. 367 durchgeführt. Die Nachweisgrenze betrug 1 ng · ml^{-1}, die Genauigkeit $\pm 5\%$.

14-7.1.2.2 Massenchromatographie

Bei der Massenchromatographie wird jeweils das gesamte Spektrum der gesuchten Substanz gemessen und durch EDV gespeichert. Aus den gespeicherten Spektren kann der Elutionsverlauf eines oder mehrerer Signale abgerufen werden. Die Methode ist weniger empfindlich als die Massenfragmentographie.

14-7.1.3 Flüssigkeitschromatographie und Massenspektrometrie (LC/MS-Kopplung)

Die Kopplung der Massenspektrometrie mit der Flüssigchromatographie (Lit. 21) hat Bedeutung zur Trennung und massenspektrometrischen Untersuchung von wenig flüchtigen, thermisch und chemisch labilen, auch höhermolekularen Substanzen, die durch GC/MS-Kopplung nicht analysiert werden können. Meist wird die chemische Ionisation (CI) angewandt (Kap. 14-4.1.1). Man versucht, auch andere Ionisationsverfahren einzusetzen: FAB, FD u. a. Die Methoden bedürfen noch weiterer Entwicklung. Schwierigkeiten bereitet das in der LC verwendete Elutionsmittel.

14-7.2 Nachweis stabiler Isotope zur Untersuchung biologischer Reaktionen

Untersuchungen mit Isotopen-markierten Verbindungen können durch Markierung mit nichtstrahlenden, stabilen Isotopen durchgeführt werden, wenn deren qualitativer und quantitativer Nachweis massenspektrometrisch möglich ist (Lit. 3, 8). Dabei zeigen Stoffwechselprodukte, die das schwerere Isotop enthalten, eine entsprechende Zunahme der relativen Molekülmasse gegenüber der nicht markierten Substanz. Eingesetzt werden z. B. die folgenden stabilen Isotope: ^{2}D, ^{13}C, ^{15}N, ^{18}O, ^{34}S. Einer geringeren Nachweisempfindlichkeit dieses Verfahrens gegenüber der Verwendung strahlender Isotope stehen auch Vorteile gegenüber: Die beim Einsatz in Synthesen leichter zu handhabenden stabilen Isotope können unverdünnt verwendet werden. Auch sollten aus dem massenspektrometrischen Fragmentierungsbild des markierten Metaboliten Aufschlüsse über die Position des Isotops im Molekül erhalten werden. Der Nachweis von ^{13}C ist auch durch NMR-Spektroskopie möglich (Kap. 13).

14-8 Literatur über Massenspektrometrie

Einführungen

1) J. Seibl, Massenspektrometrie, Akademische Verlagsgesellschaft, Frankfurt/Main, 1970.
2) D. H. Williams und I. Fleming, Spektroskopische Methoden in der organischen Chemie, Georg Thieme-Verlag, Stuttgart, 1985.
3) H. Budzikiewicz, Massenspektrometrie – Eine Einführung, Verlag Chemie, Weinheim, 1972.
4) H. Remane und R. Herzschuh, Massenspektrometrie in der organischen Chemie, Vieweg, Braunschweig, 1977.
5) M. Hesse, H. Meier und B. Zeeh, Spektroskopische Methoden in der organischen Chemie, Thieme-Verlag, Stuttgart, 1984.

Weiterführende Literatur zur Auswertung von Massenspektren

6) G. Spiteller, Massenspektrometrische Strukturanalyse organischer Verbindungen, Verlag Chemie, Weinheim, 1966.

7) H. Budzikiewicz, C. Djerassi und D.H. Williams, Mass Spectrometry of Organic Compounds, Holden-Day Inc., San Francisco, 1967.
8) H. Kienitz, Massenspektrometrie, Verlag Chemie, Weinheim, 1980.
9) W. Benz, Massenspektrometrie organischer Verbindungen, Akademische Verlagsgesellschaft, Frankfurt/Main, 1969.

Literaturzusammenfassungen über pharmazeutische Anwendungen der Massenspektrometrie

10) F. Moll, Mitt. Dtsch. Pharm. Ges. **39**, 125 (1969).
11) G. Rücker in P.B. Deasy und R.F. Timoney (Herausg.) The Quality Control of Medicines, Elsevier, Amsterdam, 1976.
12) J. Bertram, Pharmazie in unserer Zeit **9**, 81 (1980).
12a) G. Spiteller, Angew. Chem. **97**, 461 (1985).
12b) K. Pfleger, H. Maurer und A. Weber, Mass Spectral and GC Data of Drugs, Poisons and their Metabolites, VCH, Weinheim, 1985.
13) E.F. Abdel-Bary, G. Bohn und G. Rücker, Z. Anal. Chem. **266**, 361 (1973).

GC/MS-Kopplung

14) K.D. Schuy und D.H. Hunemann, Chemiker-Ztg **95**, 633 (1971).
15) J.M. Pryce, Reports on the Progress of Applied Chemistry **54**, 225 (1969).
16) R. Bonnichsen, A.C. Maehly, Y. Marde, R. Ryhage und B. Schubert, Z. Rechtsmedizin **67**, 19 (1970).
17) G.M. Message, Practical Aspects of Gas Chromatography Mass Spectrometry, John Wiley, New York, 1984.
17a) C.G. Hammar, B. Holmstedt, J.E. Lindgren und R. Tham, Advances in Pharmacology and Chemotherapy **7**, 53 (1969).
18) W. Stüber, Pharmaz. Ztg. **129**, 93, 2559 (1984).

Chemische Ionisation (CI)

19) A.G. Harrison, Chemical Ionization Mass Spectrometry, CRC Press, Boca Raton, Florida, 1983.

DADI-Massenspektrometrie

20) U.P. Schlunegger, Advanced Mass Spectrometry, Pergamon Press, New York, 1983.

LC/MS-Kopplung

21) F. Erni, J. Chromatography **251**, 141 (1982); P.J. Arpino und G. Guiochon, Anal. Chem. **51**, 682A (1979).

Fourier-Transform-Mass-Spectrometry

22) R.L. Settine, J.A. Kisinger und S. Ghaderi, European Spectroscopy News, **1985**, 16.

23) W.O.R. Ebbinghausen, J.H. Mowat, H. Stearns und P. Vestergaard, Biomed. Mass Spectrometry, **1**, 305 (1974).

Tandem-Massenspektrometrie (MS/MS)

24) H. Schwarz, Nachr. Chem. Techn. **1981**, 687.

Feld-Ionisation (FI) und Feld-Desorption (FD)

25) H.R. Schulten, Intern. J. Mass Spectrometry and Ion Physics **32**, 97 (1979).

Fast Atom-Bombardement (FAB-MS)

26) F.M. Devienne und J.C. Roustan, Org. Mass Spectrometry **17**, 177 (1982).

Teil II
Chromatographische Analysenmethoden

M. Neugebauer

Verzeichnis der Symbole
Teil II: Chromatographische Analysenmethoden

α	Selektivität
b	Basisbreite eines Peaks
$b_{0.5}$	Peakhalbwertsbreite
C_A	Stoffmenge eines adsorbierten Stoffes
C_L	Konzentration des Stoffes in der angrenzenden Phase
D_m	Massenverteilungsverhältnis
f	Korrekturfaktor
F	Peakfläche
F_{254}	Fluoreszenzindikator, Anregungswellenlänge 254 nm
h = HETP	theoretische Trennstufenhöhe
h_{eff}	effektive Trennstufenhöhe
hRf	Retentionsfaktor × 100
I	Retentionsindex
k′	Kapazitätsverhältnis
K	Verteilungskoeffizient
L	Säulenlänge
n	theoretische Trennstufenzahl
n_{eff}	effektive Trennstufenzahl
R	Auflösung
R_s	Auflösung (DAB)
Rf	Retentionsfaktor
RP-2	Reversed Phase Kieselgel, modifiziert mit Methylgruppen
RP-8	Reversed Phase Kieselgel, modifiziert mit Octylgruppen
RP-18	Reversed Phase Kieselgel, modifiziert mit Octadecylgruppen
R_{St}	Retentionsfaktor, bezogen auf einen Standard
S_s	Symmetriefaktor, Tailingfaktor (DAB)
t_m	Totzeit
t_{m+s}	Gesamtretentionszeit
t_R	Retentionszeit (DAB)
t_{RR}	relative Retention
t_s	Nettoretentionszeit
u	lineare Strömungsgeschwindigkeit

15 Einführung in die chromatographischen Methoden

Als *Chromatographie* bezeichnet man Verfahren, welche die Trennung von Stoffgemischen und den Nachweis bzw. die quantitative Bestimmung der Einzelkomponenten zum Ziel haben. Die Trennung erfolgt meist durch *Verteilungs-* und/oder *Adsorptionsvorgänge*. Bei allen chromatographischen Verfahren sind zwei nicht miteinander mischbare Stoffe notwendig, die man als *Phasen* bezeichnet. Eine der Phasen befindet sich häufig stationär im Trennsystem (*stationäre Phase*). Mit Hilfe der zweiten Phase (*mobile Phase*) wird das zu trennende Substanzgemisch über die stationäre Phase transportiert. Die stationäre Phase kann ein Festkörper oder eine Flüssigkeit sein. Feste stationäre Phasen bezeichnet man häufig als *Sorbentien*, flüssige als *Trennflüssigkeiten*. Die mobile Phase kann flüssig oder gasförmig sein. Flüssige mobile Phasen werden auch als *Eluent* oder *Elutionsmittel* bezeichnet, gasförmige als *Trägergas*. Aus der Kombination der verschiedenen stationären und mobilen Phasen ergeben sich die folgenden Möglichkeiten:

- Gas-Flüssigkeits-Chromatographie
- Gas-Festkörper-Chromatographie
- Flüssigkeits-Flüssigkeits-Chromatographie
- Flüssigkeits-Festkörper-Chromatographie.

Ein chromatographisches Verfahren wurde 1902 erstmals von dem russischen Botaniker M.S. Tswett angewendet. Er trennte Blattfarbstoffe mit Hilfe von Calciumcarbonat, das sich als Sorbens in einem Glasrohr befand, indem er eine Lösung der Farbstoffe durch das Rohr laufen ließ. Obwohl M.S. Tswett hauptsächlich an den Blattfarbstoffen interessiert war, zeichnen sich seine Arbeiten durch eine genaue Beschreibung der Adsorptionsvorgänge am Sorbens und der Elution aus. Aus der Tatsache, daß anfangs ausschließlich Farbstoffe getrennt wurden, leitet sich auch der Name *Chromatographie* (griechisch: chroma = die Farbe) ab. Die Bedeutung der Chromatographie wurde zu Lebzeiten von M.S. Tswett nicht erkannt. Erst in den dreißiger und vierziger Jahren wurde das Verfahren in abgewandelter Form wieder aufgegriffen.

In der pharmazeutischen Analytik sind chromatographische Methoden von großer Bedeutung. im DAB werden die folgenden Verfahren angewandt:

- Papierchromatographie
- Dünnschichtchromatographie
- Gaschromatographie
- Flüssigchromatographie (Säulenchromatographie, Hochleistungs-Flüssigchromatographie, Ausschlußchromatographie).

Während die *Papierchromatographie* (Abkürzung: PC) nur noch selten eingesetzt wird, sind die *Dünnschichtchromatographie* (Abkürzung: DC), die *Gaschromatographie* (Abkürzung: GC) und die flüssigchromatographischen Verfahren *Säulenchromatographie* (Abkürzung: SC; englisch: column chromatography; Abkürzung: CC), *Hochleistungs-Flüssigchromatographie (Hochdruck-Flüssigchromatographie)* (englisch:

high performance liquid chromatography, high pressure liquid chromatography; Abkürzung: HPLC) und Ausschlußchromatographie wegen ihrer Leistungsfähigkeit von großer Wichtigkeit.

Zur Durchführung der Papier-, Dünnschicht- und Säulenchromatographie ist meistens kein größerer instrumenteller Aufwand notwendig. Dagegen erfordern die Gaschromatographie, die Hochleistungs-Flüssigchromatographie und die direkte, quantitative Auswertung von Dünnschichtchromatogrammen eine wesentlich aufwendigere instrumentelle Ausstattung.

Eine vielversprechende, neue Entwicklung ist die Chromatographie mit überkritischen Fluiden (englisch: supercritical fluid chromatography; Abkürzung: SFC) als mobiler Phase. Als überkritisches Fluid bezeichnet man ein komprimiertes Gas, dessen Temperatur so hoch ist, daß es sich durch Anwendung von Druck nicht mehr verflüssigen läßt. Viele der für die Chromatographie wichtigen physikalischen Eigenschaften eines überkritischen Fluids liegen zwischen denen eines Gases und einer Flüssigkeit. Die SFC nimmt somit eine Zwischenstellung zwischen der Gaschromatographie und der Flüssigchromatographie ein.

15-1 Chromatographische Trennmechanismen

Für chromatographische Trennungen sind neben Ionenaustauschvorgängen (Kap. 17-4.1.4) und Siebeffekten (Kap. 17-4.1.6) folgende Trennmechanismen von Bedeutung:

- Verteilungsvorgänge
- Adsorptionsvorgänge.

Verteilungschromatographie

Bei der Verteilungschromatographie wird die zu untersuchende Substanz oder das Substanzgemisch zwischen zwei miteinander nicht mischbaren Phasen (I, II) verteilt. Die Trennung erfolgt durch Aufeinanderfolge vieler einzelner Verteilungsvorgänge, wie in einer Destillationskolonne. Es gilt der *Nernstsche Verteilungssatz:*

$$K = \frac{\text{Konzentration der Substanz in Phase I}}{\text{Konzentration der Substanz in Phase II}}$$

K ist der *Verteilungskoeffizient*, bei vorgegebenen Phasen eine stofftypische Konstante, die den Grad der Verteilung zwischen den Phasen beschreibt. Da K temperaturabhängig ist, kann die Trennung in vielen Fällen über Temperaturänderungen günstig beeinflußt werden.

Beispiele für chromatographische Verfahren, die hauptsächlich auf Verteilungsvorgängen beruhen, sind:

- Papierchromatographie (PC)
- Gas-flüssig-Chromatographie (GC) (englisch: gas liquid chromatography; Abkürzung: GLC)
- Tröpfchengegenstrom-Verteilungschromatographie (englisch: droplet counter current chromatography; Abkürzung: DCCC).

Bei der *Papierchromatographie* erfolgt die Verteilung zwischen dem Elutionsmittel, einem Lösungsmittelgemisch (mobile Phase) und einem Wasserfilm (stationäre Phase), der sich infolge der Luftfeuchtigkeit auf der Zelluloseoberfläche des Papiers ausbildet. Das zu trennende Substanzgemisch wird auf eine Startzone am unteren (aufsteigende PC) oder oberen Rand (absteigende PC) des Papiers aufgetragen. Das Papier mit dem Substanzgemisch wird in einen Glastrog gebracht, in dem sich die mobile Phase befindet. Beim aufsteigenden Verfahren steigt die mobile Phase durch Kapillareffekte in dem Papier hoch (*Entwicklung*). Beim absteigenden Verfahren hängt das Papier über den Rand eines Trogs, der mit der mobilen Phase gefüllt ist. Das Substanzgemisch wird von der mobilen Phase nach oben bzw. unten transportiert und dabei in die einzelnen Komponenten getrennt.

Die Linie, bis zu der man die mobile Phase nach oben steigen (oder nach unten wandern) läßt, bezeichnet man als *Lösungsmit-*

telfront oder kurz als *Front*. Die zu untersuchenden Substanzen werden je nach ihren Verteilungskoeffizienten unterschiedlich weit transportiert. Ihre Position auf dem Papier wird durch ihren *Rf-Wert* (Retentions-Faktor) beschrieben:

$$\text{Rf-Wert} = \frac{\text{Entfernung zwischen Start und Substanzposition}}{\text{Entfernung zwischen Start und Front der mobilen Phase}}$$

Der Rf-Wert gibt also die Lage einer Substanz nach der Entwicklung relativ zur Lösungsmittelfront an. Ist eine Substanz z. B. nur halb so weit gewandert wie die Lösungsmittelfront, so beträgt ihr Rf-Wert 0.5. Üblich ist auch die Angabe des hRf-Wertes, zu dessen Berechnung der Rf-Wert mit 100 multipliziert wird.

Außer bei der Papierchromatographie wird der Rf-Wert auch bei der *Dünnschichtchromatographie* (Kap. 18) zur Beschreibung des Laufverhaltens von Substanzen herangezogen (Abb. 18-1).

In der Ph.Eur. 1 wurde die PC z. B. noch zur Reinheitsprüfung von Cyanocobalamin und Ergometrinmaleat verwendet. Im DAB dient sie bei radioaktiven Arzneimitteln zur Bestimmung der radiochemischen Reinheit. Aufgrund der umständlichen praktischen Handhabbarkeit, der langen Analysenzeiten und der relativ schlechten Trennleistung ist die PC heute weitgehend durch die *Dünnschichtchromatographie* (Abkürzung: DC, Kap. 18) verdrängt worden. Obwohl bei der DC häufig Adsorptionsvorgänge beteiligt sind, können bei Verwendung spezieller Schichten (Zellulose, Umkehrphasen, Kap. 17-3.6) chromatographische Trennungen auch überwiegend durch Verteilung erfolgen. Bei der *Gaschromatographie* (*Gas-flüssig-Chromatographie*, Abkürzungen: GC, GLC) erfolgt die Verteilung zwischen einer stationären flüssigen Phase und einer mobilen Gasphase (Kap. 16-1).

Bei der *Tröpfchengegenstrom-Verteilungschromatographie* (Abkürzung: DCCC) wird die flüssige stationäre Phase in ein System aus hintereinandergeschalteten Glasröhren eingefüllt. Die mobile Phase besteht aus einem Lösungsmittelgemisch, das mit der stationären Phase nicht mischbar ist. Mit Hilfe einer Pumpe wird die mobile Phase zu der ersten Trennröhre gepumpt. Ist die mobile Phase leichter als die stationäre Phase, so wird sie von unten in die Glasröhren geleitet. Hier bilden sich kleine Tröpfchen, die in der stationären Phase nach oben steigen (aufsteigendes Verfahren). Ist die mobile Phase schwerer als die stationäre Phase, so wird sie zu dem oberen Ende der Glasröhre gepumpt. Hier bilden sich kleine Tröpfchen, die zu Boden sinken (absteigendes Verfahren). Zwischen den Tröpfchen der mobilen Phase und der stationären Phase findet die Verteilung des zu trennenden Substanzgemisches statt. Dadurch, daß ständig weitere mobile Phase nachgepumpt wird, erfolgt der Transport von einer Glasröhre zur anderen. Je nach Verteilungskoeffizient werden die zu trennenden Stoffe nach unterschiedlichen Zeiten eluiert. Die Methode ist z. B. geeignet zur Trennung bestimmter Pflanzeninhaltsstoffe. In den Arzneibüchern wird sie nicht angewandt.

Adsorptionschromatographie

Als *Adsorption* bezeichnet man die Bindung bzw. Anreicherung eines Stoffes an der Oberfläche eines zweiten Stoffes. Sie beruht meistens auf spezifischen Wechselwirkungen zwischen der polaren Oberfläche des adsorbierenden Stoffes (*Sorbens*) und polaren Gruppen des adsorbierten Stoffes. Die Stärke, mit der ein Sorbens einen Stoff bindet, wird als *Aktivität* bezeichnet. Die Menge des Stoffes, die gebunden werden kann, ist u. a. von der Temperatur abhängig. Bei höheren Temperaturen kann weniger Substanz adsorbiert werden als bei niedriger Temperatur. So kann z. B. eine adsorbierte Substanz durch Temperaturerhöhung wieder desorbiert werden.

Weiterhin ist die pro Gramm Sorbens adsorbierte Substanzmenge von der Größe der Oberfläche des adsorbierenden Stoffes abhängig. Je größer die Oberfläche ist, desto mehr Substanz kann adsorbiert werden. Feinkörnige Sorbentien können somit an ihrer Oberfläche mehr Substanz adsorbieren als grobkörnige. Bei konstanter Temperatur ist die Stoffmenge des adsorbierten

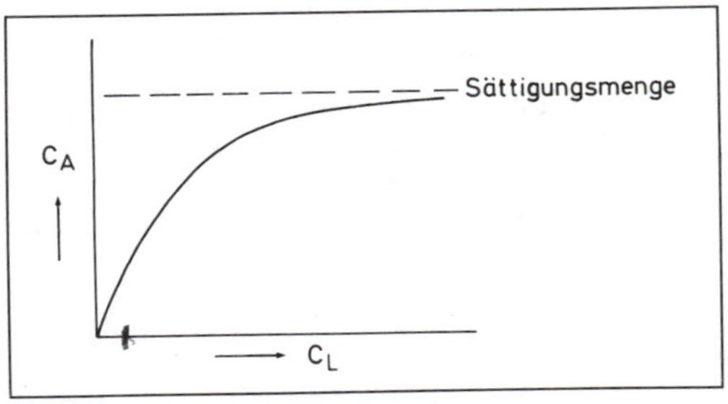

Abb. 15-1: Adsorptionsisotherme.
C_A = Stoffmenge des adsorbierten Stoffes;
C_L = Konzentration des Stoffes in der angrenzenden Phase.

Stoffes (C_A) bis zu einer Sättigungsgrenze um so größer, je größer die Konzentration des Stoffes (C_L) in der angrenzenden Phase ist. Die Beziehung zwischen der adsorbierten Stoffmenge und der Konzentration des Stoffes in der angrenzenden Phase bei konstanter Temperatur wird als *Adsorptionsisotherme* bezeichnet (Abb. 15-1).

Bei geringer Konzentration C_L nimmt die adsorbierte Stoffmenge C_A nahezu linear mit C_L zu; bei höheren Konzentrationen ist die Adsorptionsisotherme gekrümmt und nähert sich einer Sättigungsmenge. Voraussetzung für reproduzierbares Arbeiten in der Adsorptionschromatographie ist ein linearer Verlauf der Adsorptionsisotherme. Außerhalb des linearen Bereiches sind die chromatographischen Parameter wie *Rf-Wert* und *Retentionszeit* (Kap. 16-2.1.1) von der Substanzmenge abhängig und nicht reproduzierbar.

Bei der Adsorptionschromatographie wird die zu untersuchende Substanz an einer festen Oberfläche (*stationäre Phase*) adsorbiert. Mit Hilfe eines Lösungsmittelgemisches (*mobile Phase, Elutionsmittel*) kann die adsorbierte Substanz von der Oberfläche abgelöst bzw. verdrängt (desorbiert) werden. Da unterschiedliche Stoffe je nach Polarität und Löslichkeit meist unterschiedlich stark adsorbiert und desorbiert werden, kann ein Stoffgemisch durch aufeinanderfolgende Adsorption und Desorption getrennt werden. Meistens sind bei chromatographischen Trennungen den reinen Adsorptionseffekten noch Verteilungsvorgänge, Ionenaustauschvorgänge (Kap. 17-4.1.4) und Siebeffekte (Kap. 17-4.1.6) überlagert. Wie stark diese Effekte neben der Adsorption an der Trennung beteiligt sind, hängt u. a. von der Aktivität der verwendeten Sorbentien und der Polarität der Elutionsmittel ab.

Chromatographische Trennverfahren, bei denen Adsorptionserscheinungen eine Rolle spielen, sind:

- Gas-fest-Chromatographie (GSC, Kap. 16-1)
- Säulenchromatographie (SC)
- Dünnschichtchromatographie (DC, Kap. 18).

Bei der *Säulenchromatographie* (SC) wird das Sorptionsmittel in eine senkrecht stehende Säule (z. B. ein Glasrohr) eingefüllt. Die zu untersuchenden Substanzen werden als Lösung auf das Sorptionsmittel aufgegeben und mit dem Elutionsmittel durch die Säule gespült. Die Substanzen werden nach unterschiedlichen Zeiten (Volumina) aus der Säule *eluiert* und können so getrennt und isoliert werden. Ein weiterentwickeltes Verfahren der Säulenchromatographie ist die *Hochleistungs-Flüssigchromatographie* (Kap. 17).

Im folgenden sollen hauptsächlich die *instrumentellen* Methoden der *Gaschromatographie* (Kap. 16) und *Hochleistungs-Flüssigchromatographie* (Kap. 17) sowie der *quantitativen Dünnschichtchromatographie* (Kap. 18) behandelt werden. Als Einführung in die quantitative Dünnschichtchromatographie erschien es sinnvoll, das Prinzip der *Dünnschichtchromatographie* kurz zu erläutern.

15-2 Häufig verwendete Abkürzungen

In der Chromatographie existieren viele Abkürzungen, die zum Teil aus der deutschen, meist jedoch aus der englischen Bezeichnung abgeleitet

Tab. 15-1: Häufig verwendete Abkürzungen in der Chromatographie.

Abkürzung	deutsche Bedeutung	englische Bedeutung
CC	Säulenchromatographie	column chromatography
DC	Dünnschichtchromatographie	thin layer chromatography
DCCC	Tröpfchengegenstrom-Verteilungschromatographie	droplet counter current chromatography
ECD	Elektroneneinfangdetektor	electron capture detector
FID	Flammen-Ionisationsdetektor	flame ionisation detector
GC	Gaschromatographie	gas chromatography
GC/MS	Gaschromatographie/ Massenspektrometrie	gas chromatography/ mass spectrometry
GLC	Gas-flüssig-Chromatographie	gas liquid chromatography
GPC	Gelpermeations-Chromatographie	gel permeation chromatography
GSC	Gas-fest-Chromatographie	gas solid chromatography
HETP	Theoretische Trennstufenhöhe	height equivalent to a theoretical plate
HPLC	Hochleistungs-Flüssigchromatographie	high performance liquid chromatography
HPTLC	Hochleistungs-Dünnschichtchromatographie	high performance thin layer chromatography
LPLC	Niederdruckchromatographie	low pressure liquid chromatography
MPLC	Mitteldruckchromatographie	medium pressure liquid chromatography
N-FID	Stickstoffselektiver Flammenionisationsdetektor	nitrogen sensitive flame ionisation detector
NPD	Stickstoff-Phosphor-Detektor	nitrogen phosphorous detector
PC	Papierchromatographie	paper chromatography
RP	Umkehrphase	reversed phase
RT	Retentionszeit	retention time
SC	Säulenchromatographie	column chromatography
SFC	Überkritische Fluidchromatographie	supercritical fluid chromatography
TCD (WLD)	Wärmeleitfähigkeitsdetektor	thermal conductivity detector
TLC	Dünnschichtchromatographie	thin layer chromatography
TSD	Thermionischer Detektor	thermionic specific detector
WLD (TCD)	Wärmeleitfähigkeitsdetektor	thermal conductivity detector

sind. Tab. 15-1 gibt eine Zusammenfassung häufiger verwendeter Abkürzungen (vgl. auch Kap. 16-2.5).

15-3 Literatur über chromatographische Methoden

1) H. Böhme, K. Hartke, Europäisches Arzneibuch, Bd. I/II, Kommentar; Wissenschaftliche Verlagsgesellschaft mbH, 3. Auflage, Stuttgart, 1983.
2) Deutsches Arzneibuch, 9. Ausgabe 1986; Deutscher Apotheker Verlag, Stuttgart, Govi Verlag GmbH, Frankfurt, 1986.
3) K. Hartke, E. Mutschler (Hrsg.), DAB 9-Kommentar; Wissenschaftliche Verlagsgesellschaft mbH, Stuttgart, Govi-Verlag GmbH, Frankfurt, 1987.
4) G. Schwedt, Chromatographische Trennmethoden, 2. Aufl.; Georg Thieme Verlag, Stuttgart, 1986.

16 Gaschromatographie

16-1 Prinzip der Gaschromatographie

Die Gaschromatographie (Abkürzung GC) ist ein Trennverfahren, bei dem Substanzen in gas- oder dampfförmigem Zustand durch Adsorptions- oder Verteilungschromatographie (Kap. 15-1) untersucht werden.

Bei der *Adsorptionschromatographie* findet die Adsorption der gasförmigen Substanzen an der Oberfläche von festen Sorbentien als stationärer Phase statt. Als mobile Phase wird ein Inertgas (*Trägergas*) verwendet. Man bezeichnet das Verfahren auch als *Gas-fest-Chromatographie* (Abkürzung GSC; englisch: gas solid chromatography). Das Verfahren ist sehr wichtig bei der Untersuchung von Substanzen, die schon bei Raumtemperatur gasförmig vorliegen, z.B. Methan, Ethan, Kohlendioxid, Inertgase.

Bei der *Verteilungschromatographie* erfolgt die Verteilung der gasförmigen Substanzen zwischen einer Flüssigkeit (*Trennflüssigkeit, stationäre Phase*) und einem *Trägergas (mobile Phase*). Genauer wird das Verfahren dann als *Gas-flüssig-Chromatographie* (Abkürzung: GLC; englisch: gas liquid chromatography) bezeichnet.

Voraussetzung bei beiden Verfahren ist, daß die zu untersuchenden Substanzen gasförmig vorliegen oder sich durch Verdampfen in den gasförmigen Zustand überführen lassen. Der überwiegende Anteil aller gaschromatographischen Untersuchungen in der Pharmazie wird nach dem Verteilungsverfahren (GLC) durchgeführt.

Die Gaschromatographie wird mit *Gaschromatographen* durchgeführt. Alle kommerziell erhältlichen Gaschromatographen sind im Prinzip gleich aufgebaut (Abb. 16-1), sie unterscheiden sich jedoch stark im Detail.

Die zu untersuchenden Substanzen werden im *Injektor* (Abb. 16-1, Kap. 16-3.1) in den Trägergasstrom eingebracht. Substanzen, die nicht gasförmig vorliegen, müssen im Injektor verdampft werden. Zur Gaschromatographie eignen sich somit nur Stoffe, die gasförmig sind oder sich unzersetzt in die Gasphase überführen lassen. Dieses trifft für einen großen Teil der organischen Verbindungen zu. Substanzen, die

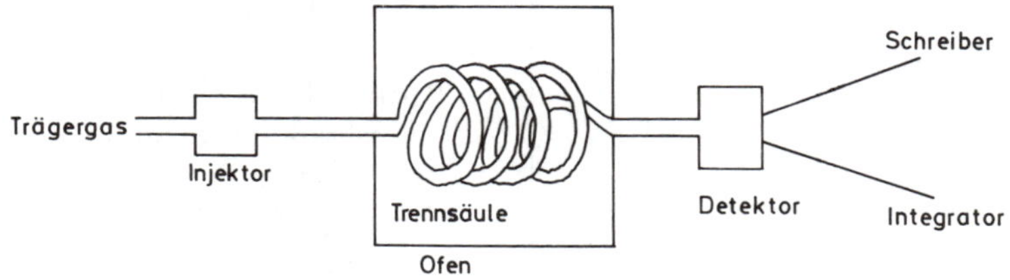

Abb. 16-1: Schematischer Aufbau eines Gaschromatographen.

sich beim Verdampfen zersetzen oder schwer flüchtig sind (z. B. Zucker) können häufig durch einfache Derivatisierungsreaktionen (Kap. 16-4.3) in flüchtige Verbindungen überführt werden.

Die gasförmigen oder verdampften Substanzen werden mit dem Trägergasstrom durch eine *Trennsäule* (Abb. 16-1, Kap. 16-3.2) transportiert. Diese befindet sich in einem *Ofen* (Abb. 16-1) und kann auf Temperaturen bis zu ca. 350 °C beheizt werden. Die Substanztrennung erfolgt durch Verteilung zwischen der mobilen Phase (Trägergasstrom) und der stationären Phase (Trennflüssigkeit), die sich in der Trennsäule befindet. Am Ende der Säule werden die eluierenden Substanzen durch einen *Detektor* (Abb. 16-1, Kap. 16-3.3) angezeigt.

Die Gaschromatographie ist eine Trennmethode zur qualitativen und quantitativen Analyse von Stoffgemischen. Da sich bei der Verteilung der Substanzen zwischen dem Trägergas und der stationären Phase die Gleichgewichte sehr schnell einstellen, sind hohe Trägergasgeschwindigkeiten möglich. Diese wiederum ermöglichen kurze Analysenzeiten und hohe Trennleistungen. Ein weiterer Vorteil ist der geringe Substanzbedarf, der normalerweise im unteren Mikrogramm- bzw. oberen Nanogrammbereich liegt. Als präparatives Trennverfahren zur Isolierung von Substanzen hat die GC nur geringe Bedeutung.

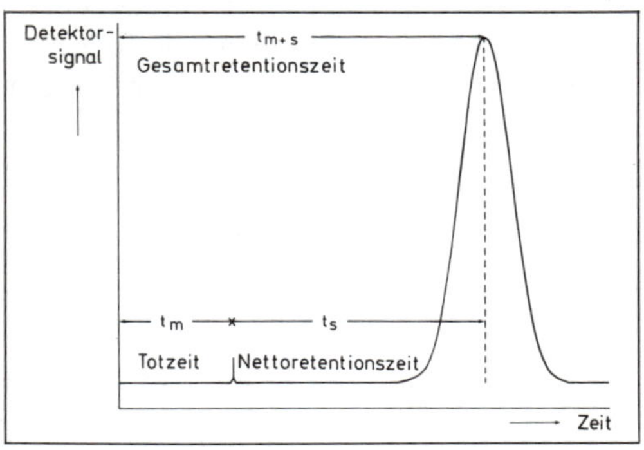

Abb. 16-2: Schematische Darstellung eines Gaschromatogramms.

16-2 Gaschromatogramm

Das Ergebnis einer gaschromatographischen Analyse wird im *Gaschromatogramm* (Abb. 16-2) registriert.

Das im Detektor (Kap. 16-3.3) erzeugte Signal wird in Abhängigkeit von der Zeit (*Retentionszeit*) aufgezeichnet. Die Retentionszeit ist die Zeit, nach der eine Substanz die Trennsäule verläßt. Bei konstanter Strömungsgeschwindigkeit des Trägergases kann die Position des Signals auch durch ein bestimmtes Trägergasvolumen (*Retentionsvolumen*) beschrieben werden. Durch Vergleich von Retentionszeiten bzw. -volumina lassen sich mit Hilfe von Vergleichssubstanzen oder Tabellenwerten Aussagen zur Identität eines Stoffes machen. Das Gaschromatogramm enthält im Idealfall für jede Substanz ein mehr oder weniger hohes und breites Signal (*Peak*), dessen Fläche von der Substanzmenge abhängig ist. Die Signalfläche (Peakfläche) kann somit für quantitative Untersuchungen herangezogen werden.

16-2.1 Retentionsdaten

16-2.1.1 Retentionszeit

Die Retentionszeit einer Substanz hängt bei konstanter Temperatur und konstanter Trägergasgeschwindigkeit von ihrem Verteilungskoeffizienten K (Kap. 15-1) zwischen der flüssigen Phase (Phase I, Gl. S. 242) und der Gasphase (Phase II, Gl. S. 242) ab. Je größer K ist, desto größer wird die Retentionszeit. Eine Substanz mit K = 0 (die Substanz ist in der stationären Phase unlöslich) hätte im Prinzip die Retentionszeit Null. Die Substanz benötigt jedoch eine gewisse Zeit, um ohne Lösung in der stationären Phase mit dem Trägergas vom Anfang bis zum Ende der Trennsäule zu gelangen. Diese Zeit, die die Substanz ausschließlich in der mobilen Phase verbringt, wird als *Totzeit* (t_m) (Abb. 16-2) bezeichnet.

Substanzen mit einem Verteilungskoeffizienten $K > 0$ unterliegen Lösevorgängen in der stationären Phase und werden deshalb später eluiert als Substanzen mit $K = 0$. Die Zeit, die die Substanzen in der stationären Phase verbringen, wird als *Nettoretentionszeit* (t_s) (Abb. 16-2) bezeichnet. Im Gaschromatogramm wird die *Gesamtretentionszeit* (t_{m+s}; DAB: t_R) registriert. Sie addiert sich aus der Summe von Nettoretentionszeit und Totzeit und wird auch als Bruttoretentionszeit bezeichnet:

$$t_{m+s} = t_m + t_s$$

Die Nettoretentionszeit kann durch Subtraktion der Totzeit von der Gesamtretentionszeit ermittelt werden:

$$t_s = t_{m+s} - t_m$$

Sie ist proportional dem Verteilungskoeffizienten K. Die Totzeit ist abhängig von der Geschwindigkeit der Trägergasströmung. Sie kann bestimmt werden, indem man die Verweildauer einer Verbindung im Gaschromatographen mißt, die von der flüssigen Phase nicht zurückgehalten wird. Verwendet wird je nach Detektor meist Luft oder Methan.

16-2.1.2 Relative Retention

Obwohl die Retentionszeit eine genau meßbare Größe ist, eignet sie sich nicht gut zur qualitativen Charakterisierung eines Stoffes. Schon bei geringfügiger Veränderung von Temperatur, Strömungsgeschwindigkeit, Trennsäulenlänge u.a. verändert sie sich. Aus diesem Grund wird die auf Standardsubstanzen bezogene *relative Retention* (t_{RR}) verwendet. Sie ist definiert als Quotient aus der Retentionszeit der Substanz zu der Retentionszeit eines Standards:

$$t_{RR} = \frac{t_{s(\text{Substanz})}}{t_{s(\text{Standard})}}$$

Als Verhältniszahl ist die *relative Retention* dimensionslos.

Die Verwendung einer einzigen Standardsubstanz ist nur dann sinnvoll, wenn die Analysen in dem Temperaturbereich durchgeführt werden, in dem auch der Standard chromatographiert wird. Bei größeren Temperaturbereichen müssen mehrere Standardsubstanzen eingesetzt werden.

16-2.1.3 Retentionsindices

Zur Kennzeichnung des chromatographischen Verhaltens von Substanzen wurden *Retentionsindex-Systeme* entwickelt, bei denen geradkettige Kohlenwasserstoffe (n-Alkane) als Standardsubstanzen dienen. Zwischen der Kettenlänge (C-Zahl) der n-Alkane und dem Logarithmus ihrer Nettoretentionszeit t_s besteht bei isothermer Arbeitsweise (Kap. 16-4.1.3) ein linearer Zusammenhang:

$$\log t_s \sim \text{C-Zahl}.$$

Die Retentionsindices (I) der n-Alkane wurden definiert als Anzahl der C-Atome multipliziert mit 100. So ist der Retentionsindex von Decan (C-10) z.B. I = 1000, der von Undecan (C-11) I = 1100.

Zur Bestimmung des Retentionsindex einer Substanz (x) werden zwei aufeinanderfolgende homologe n-Kohlenwasserstoffe (z, z + 1) so ausgewählt, daß die Retentionszeit der zu bestimmenden Substanz bei konstanter Temperatur zwischen denen der Standardsubstanzen liegt. Der Index wird durch folgende (logarithmische) Interpolation ermittelt:

$$I = 100 \cdot z + 100 \cdot \frac{\log(t_s)_x - \log(t_s)_z}{\log(t_s)_{z+1} - \log(t_s)_z}$$

$(t_s)_x$ = Nettoretentionszeit der zu bestimmenden Komponente (x)
$(t_s)_z$ = Nettoretentionszeit des kürzerkettigen n-Kohlenwasserstoffs
$(t_s)_{z+1}$ = Nettoretentionszeit des längerkettigen n-Kohlenwasserstoffs
z = Anzahl der C-Atome des kürzerkettigen n-Kohlenwasserstoffs

Der bei isothermer Arbeitsweise ermittelte Retentionsindex wird auch als *Kovats-Index* (Lit. 8) bezeichnet.

Bei Anwendung eines Temperaturprogramms mit konstanter Aufheizrate (Kap. 16-4.1.3) besteht näherungsweise eine lineare Abhängigkeit zwischen der Kettenlänge (C-Zahl) des n-Alkans und der Elutionstemperatur bzw. der Retentionszeit. Zur Berechnung des Retentionsindexes bei temperaturprogrammierter Arbeitsweise kann die Bruttoretentionszeit direkt in die Gleichung eingesetzt werden (*linearer Retentionsindex*):

$$I = 100 \cdot z + 100 \cdot \frac{(t_{m+s})_x - (t_{m+s})_z}{(t_{m+s})_{z+1} - (t_{m+s})_z}$$

16-2.1.4 Kapazitätsverhältnis

Als weiteres relatives Maß für die Zurückhaltung (*Retention*) einer Substanz auf der Trennsäule kann der Quotient aus Nettoretentionszeit (t_s) und Totzeit (t_m) angegeben werden. Dieser Quotient wird mit k′ (DAB: D_m) bezeichnet und entspricht dem Verhältnis der Aufenthaltszeit in der stationären Phase zur Aufenthaltszeit in der mobilen Phase. k′ wird als *Kapazitätsverhältnis* oder *Massenverteilungsverhältnis* (DAB) bezeichnet.

$$k' = \frac{t_s}{t_m}$$

Die Kenntnis von k′ ist auch zur Berechnung der Selektivität (Kap. 16-2.2.3) notwendig.

16-2.2 Peakbreite und Trennleistung

Bei der GC-Analyse wird angestrebt, möglichst schmale Signale zu erhalten, damit möglichst viele Substanzen innerhalb einer bestimmten Zeit vollständig getrennt erscheinen. Die Zahl der in einem bestimmten Zeitintervall trennbaren Substanzen ist von der *Trennleistung* der Trennsäule abhängig. Synonym zu dem Begriff Trennleistung wird der Begriff *Trennkraft* oder *Trenneffizienz* verwendet. Die Trennleistung ist um so größer, je mehr abgeschlossene Verteilungsvorgänge in der Trennsäule stattfinden. Von der Trennleistung der Säule ebenfalls abhängig ist die Nachweisgrenze für eine Substanz, die für spitze und damit höhere Peaks in einem niedrigeren Massenbereich liegt als für breite und flache Peaks.

Die Peakbreite, die meist in halber Höhe des Peaks gemessen wird (*Halbwertsbreite* $b_{0.5}$, Abb. 16-3) hängt im wesentlichen ab von:

- Trennleistung
- Retentionszeit.

Je länger sich eine Substanz auf der Trennsäule befindet, desto breiter wird der von ihr verursachte Peak (Abb. 16-3). Die Peakverbreiterung wird durch Ausbildung von nichtlinearen Strömungsprofilen in der Trennsäule bzw. durch Diffusion der Substanz innerhalb des Trägergases verursacht. Die Peakbreite in Abhängigkeit von der Retentionszeit wird zur Beschreibung der Trennleistung einer GC-Säule herangezogen. Die Trennleistung wird angegeben als *Trennstufenzahl* oder *Trennstufenhöhe*.

16-2.2.1 Trennstufenzahl, Trennstufenhöhe

Als theoretische Trennstufe definiert man denjenigen Teil einer GC-Säule, in dem ein abgeschlossener Verteilungsvorgang stattfindet. Die Anzahl (n) der *theoretischen Trennstufen* (theoretischen Böden) wird aus der Retentionszeit und der Halbwertsbreite eines Peaks berechnet:

$$n = 5.54 \left(\frac{t_{m+s}}{b_{0.5}} \right)^2$$

t_{m+s} = Gesamtretentionszeit einer Substanz
$b_{0.5}$ = Peakbreite in halber Höhe (Halbwertsbreite, Abb. 16-3)

Sowohl die Retentionszeit als auch die Peakbreite müssen in der gleichen Einheit gemessen werden und können z. B. in Sekunden oder Millimetern angegeben werden. Der Faktor 5.54 ergibt sich, wenn der GC-Peak die Form einer Gaußschen Glockenkurve aufweist.

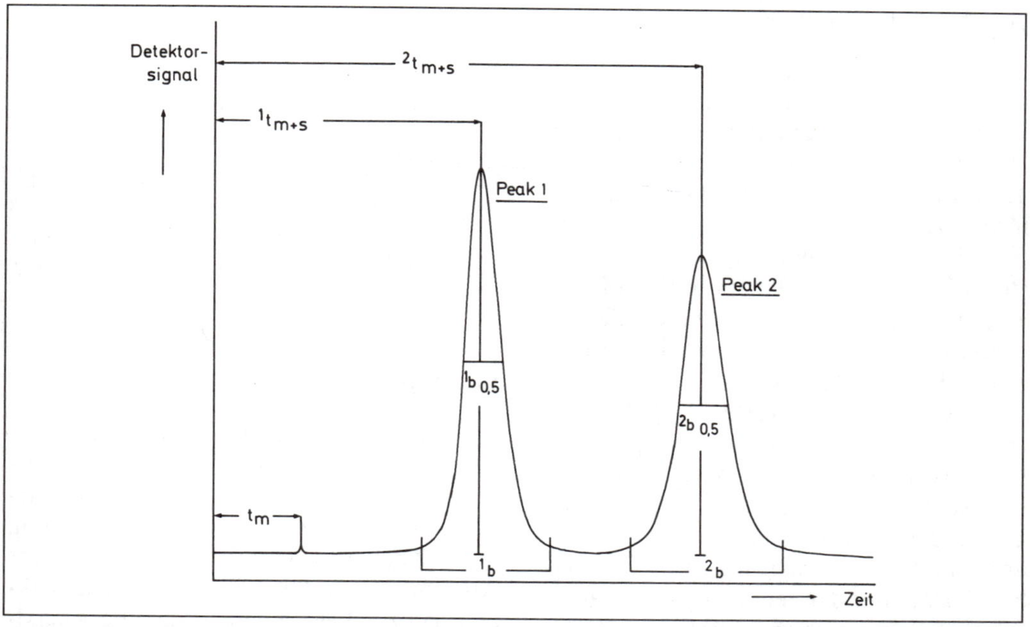

Abb. 16-3: Isotherme gaschromatographische Trennung von zwei homologen Kohlenwasserstoffen (1 u. 2).

Die theoretische *Trennstufenhöhe (h)* (englisch: hight equivalent to a theoretical plate; Abkürzung HETP) errechnet sich aus der Anzahl der theoretischen Trennstufen (n) und der Säulenlänge (L) in mm. Sie entspricht der Säulenlänge (mm) für eine Trennstufe:

$$\mathrm{HETP}\,(h) = \frac{L}{n}$$

Verwendet man bei der Berechnung der Trennstufenzahl statt der Gesamtretentionszeit (t_{m+s}) die Nettoretentionszeit (t_s), so wird die Trennstufenzahl als *effektive Trennstufenzahl* (n_{eff}) und die Trennstufenhöhe als *effektive Trennstufenhöhe* (h_{eff}) bezeichnet. Je höher die Anzahl der Trennstufen (n) in einer Trennsäule ist, bzw. je niedriger ihre Höhe (h) ist, um so größer ist die Trennleistung einer Säule bei vorgegebener Länge. Durch Verlängerung der Trennsäule ist ebenfalls eine Erhöhung der Trennstufenzahl möglich; n steigt jedoch nur proportional zu der Wurzel aus der Säulenlänge an. Übliche Trennstufenzahlen bei gepackten Säulen (Kap. 16-3.2.1) sind ca. n = 2000, bei Kapillarsäulen (Kap. 16-3.2.2) n > 100000. Bei Säulenlängen von 2 m (gepackte Säule) bzw. 25 m (Kapillarsäule) würde die Trennstufenhöhe (h) ungefähr 1 mm bzw. 0.25 mm betragen.

16-2.2.2 Auflösung

Ein weiterer Parameter zur Beschreibung der Trennleistung ist die chromatographische *Auflösung* (englisch: resolution; Abkürzung: R). Sie beschreibt die Güte der Trennung von zwei Substanzen. Die Auflösung R wird berechnet aus dem Abstand und der Breite der Peaks 1 und 2 wobei gilt: $^{2}t_{m+s} > {}^{1}t_{m+s}$ (Abb. 16-3).
Da sich die Basisbreiten von Peaks nur ungenau ermitteln lassen, wird nach DAB die Halbwertsbreite ($b_{0.5}$) des Peaks verwendet (Abb. 16-3).

$$R_s = \frac{1.18 \cdot ({}^{2}t_{m+s} - {}^{1}t_{m+s})}{{}^{2}b_{0.5} + {}^{1}b_{0.5}}$$

Die Auflösung sollte möglichst groß sein. R = 1 bedeutet, daß sich noch ca. 2 % der Peakflächen überlappen. Für eine *Basislinientrennung*, d.h. eine vollständige Trennung von zwei Substanzen sollte mindestens R = 1.4 erreicht werden. Im DAB werden in den verschiedenen Monographien Auflösungen zwischen 1 und bis zu 12 gefordert.

16-2.2.3 Selektivität

Sind zwei Peaks nur unvollständig getrennt (Auflösung R < 1.4, Kap. 16.2.2.2) so kann versucht werden, durch Optimierung der chromatographischen Bedingungen die Trennstufenzahl zu erhöhen und so die Auflösung zu verbessern. Es ist jedoch oft einfacher, durch Änderung des Trennsystems (z. B. Wechsel der stationären Phase, Kap. 16-3.2.1) Bedingungen zu schaffen, bei denen der Unterschied in den Retentionszeiten der Peaks größer ist.

Je weiter die k'-Werte (Kap. 16-2.1.4) zweier Substanzen auseinander liegen desto besser ist ihre Trennung (Auflösung), auch bei eventuell niedrigen Trennstufenzahlen. Liegen die k'-Werte zweier Substanzen weit auseinander, so spricht man von einer hohen *Selektivität* der verwendeten Trennsäule. Die Selektivität wird durch das Verhältnis α der k'-Werte der beiden Substanzen 1 und 2 beschrieben:

$$\alpha = \frac{^2k'}{^1k'}$$

$^1k'$ = Kapazitätsverhältnis der Substanz 1
$^2k'$ = Kapazitätsverhältnis der Substanz 2

Die Selektivität einer Säule für zwei Substanzen kann aus den Nettoretentionszeiten berechnet werden:

$$\alpha = \frac{^2k'}{^1k'} = \frac{\frac{^2t_s}{t_m}}{\frac{^1t_s}{t_m}} = \frac{^2t_s}{^1t_s}$$

α wird auch als *relative Retention* (vgl. Kap. 16-2.1.2) bezeichnet. Beträgt $\alpha = 1$, so besteht auch bei höchster Trennstufenzahl keine Möglichkeit, die Substanzen in dem gewählten System zu trennen.

16-2.3 Peaksymmetrie

Bei theoretischen Betrachtungen wird der GC-Peak meist als Gaußsche Glockenkurve angesehen. Diese Peakform kommt jedoch in der Praxis nur selten vor. Häufig treten Peakverformungen auf, bei denen der Abstand auf der Grundlinie zwischen Peakanfang bzw. Peakende und dem Peakmaximum nicht gleich ist (Abb. 16-4).

Tailing (Abflachung der abfallenden Flanke) tritt bei der GC häufig auf. Ursachen können sein:

- Adsorption von stärker polaren Substanzen wie Alkoholen, Aminen an aktiven Oberflächen von Injektor, Trennsäule oder Trägermaterial
- Totvolumina im Injektor, Detektor oder in Verbindungsstücken (Totvolumina sind Volumina, die nicht ausreichend mit Trägergas gespült werden)
- zu niedrige Injektortemperatur

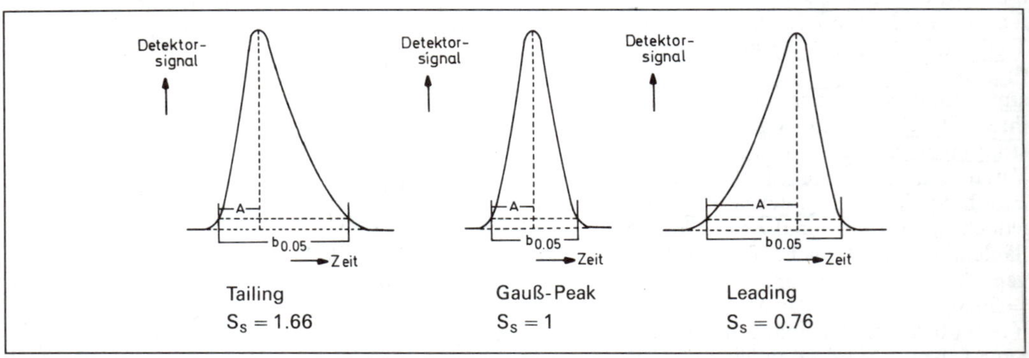

Abb. 16-4: Peaksymmetrien in der Chromatographie; S_S = Symmetriefaktor (Tailing-Faktor) nach DAB.

- Verschmutzung des Injektors
- Zersetzung der Probe.

Leading (Abflachung der aufsteigenden Flanke) entsteht, wenn zuviel Substanz auf die Trennsäule aufgegeben wird. Der Effekt wird häufig bei der Kapillargaschromatographie (Kap. 16-3.2.2) beobachtet, da die dort verwendeten Kapillartrennsäulen nur eine geringe Probenbelastbarkeit haben.

Das Arzneibuch (DAB) läßt den Symmetriefaktor nach der folgenden Formel bestimmen:

$$S_S = \frac{b_{0.05}}{2A}$$

S_S = Symmetriefaktor (Tailing-Faktor)
$b_{0.05}$ = Peakbreite bei einem Zwanzigstel der Peakhöhe
A = Entfernung zwischen der durch das Maximum des Peaks gezogenen Senkrechten und dem aufsteigenden Kurvenast bei einem Zwanzigstel der Peakhöhe (Abb. 16-4)

Wenn größere Peakasymmetrien auftreten (nach DAB: $0.8 > S_S > 1.2$), können quantitative Messungen (Kap. 16-4.4) nicht aufgrund der Peakhöhe durchgeführt werden. Es muß dann die Peakfläche gemessen werden, da anderenfalls falsche Ergebnisse erzielt werden.

16-2.4 Signalintensität, Peakfläche, Response, Korrekturfaktor

Die Signalintensität, d.h. die Peakhöhe im Gaschromatogramm, ist bei isothermer Arbeitsweise (Kap. 16-4.1.3) und symmetrischen Peaks (Kap. 16-2.3) abhängig von der Substanzmenge, die aus der Trennsäule eluiert wird. Unter den genannten Einschränkungen kann die Peakhöhe für quantitative Bestimmungen herangezogen werden.

Im allgemeinen wertet man bei quantitativen Bestimmungen die Fläche eines Peaks aus. Je nach Typ des Detektors (Kap. 16-3.3) besteht innerhalb eines bestimmten Bereiches eine lineare Beziehung zwischen Substanzmenge und Peakfläche. Die Ansprechempfindlichkeit des Detektors auf eine bestimmte Substanz wird als *Response* bezeichnet. Mit Hilfe eines *Korrekturfaktors* (f_i) kann aus der Peakfläche einer Substanz deren Masse bzw. Konzentration ermittelt werden (Kap. 16-4.4). Der Korrekturfaktor *(DAB: Responsefaktor, RF)* ist stoffspezifisch und muß bei Bedarf für jede Komponente eines Gemisches bestimmt werden.

16-2.5 Zusammenfassung: Parameter zur Beschreibung eines Gaschromatogramms

Retentionszeit, Gesamtretentionszeit, Bruttoretentionszeit, (t_{m+s}, t_R): Zeit vom Einspritzpunkt bis zum Peakmaximum einer Substanz (Kap. 16-2.1.1).

Totzeit (t_m): Zeit vom Einspritzpunkt bis zum Peakmaximum einer Substanz, die nicht in der stationären Phase zurückgehalten wird (Kap. 16-2.1.1).

Nettoretentionszeit (t_s): Zeit, die eine Substanz in der stationären Phase verbringt (Kap. 16-2.1.1).

Relative Retention (t_{RR}): Retentionszeit einer Substanz, bezogen auf eine Standardsubstanz (Kap. 16-2.1.2).

Retentionsindex (I) (Kovats-Index): Index zur Beschreibung des Retentionsverhaltens einer Substanz bei isothermer Arbeitsweise. Er wird in einem logarithmischen System mit Hilfe von Standardsubstanzen berechnet. Als Standardsubstanzen dienen die homologen n-Kohlenwasserstoffe (Kap. 16-2.1.3).

Linearer Retentionsindex (I): Index zur Beschreibung des Retentionsverhaltens einer Substanz bei temperaturprogrammierter Arbeitsweise. Er wird ebenfalls mit Hilfe von n-Kohlenwasserstoffen als Standardsubstanzen berechnet (Kap. 16-2.1.3).

Kapazitätsverhältnis (k'), Massenverteilungsverhältnis (D_m): Verhältnis der Nettoretentionszeit einer Substanz zu der Totzeit (Kap. 6-2.1.4).

Halbwertsbreite ($b_{0.5}$): Peakbreite in halber Höhe gemessen (Kap. 16-2.2)

Trennstufenzahl (n): Anzahl der abgeschlossenen Trennschritte in einer Chromatographiesäule (Kap. 16-2.2.1).

Trennstufenhöhe, Bodenhöhe (HETP, h): Abschnitt einer Chromatographiesäule, in der ein abgeschlossener Trennschritt erfolgt (Kap. 16-2.2.1).

Auflösung (R_S) *nach DAB:* Verhältnis aus der Retentionszeitdifferenz zweier Komponenten und der Summe aus deren Peakbreiten in halber Höhe. Der berechnete Wert wird mit 1.18 multipliziert (Kap. 16-2.2.2).

Selektivität (Relative Retention) (α): Quotient aus den Kapazitätsverhältnissen von zwei Substanzen. Je größer α ist, desto besser sind zwei Substanzen voneinander getrennt (Kap. 16-2.2.3).

Symmetriefaktor (Tailing-Faktor) (S_S): Faktor, der die Asymmetrie eines Peaks im Vergleich mit einem Gauß-Peak beschreibt (Kap. 16-2.3).

Korrekturfaktor (Responsefaktor) (f_i): Proportionalitätsfaktor zwischen Substanzmenge und Peakfläche (Kap. 16-2.4).

16-3 Aufbau des Gaschromatographen

Ein Gaschromatograph besteht grundsätzlich aus folgenden Komponenten (Abb. 16-1):

- Injektor
- Ofen mit Trennsäule
- Detektor
- Schreiber, Integrator.

Die zu untersuchende Substanz wird in dem heizbaren *Injektor* verdampft und mit dem Trägergasstrom in die im Ofen befindliche *Trennsäule* eingebracht. Die Substanz wird mit dem Trägergas durch die Trennsäule zum *Detektor* transportiert. Dort erzeugt sie ein elektrisches Signal, das auf einen *Schreiber* bzw. *Integrator* übertragen wird.

16-3.1 Injektoren

Um eine Probe auf die Trennsäule zu bringen, muß die Substanz, falls sie nicht schon gasförmig vorliegt, im Injektor (Abb. 16-5) verdampft werden. Ca. 0.5 bis 4 µl der Probenlösung werden mit einer Injektionsspritze (*Mikroliterspritze*) durch eine Gummimembran (*Septum*) in ein geheiztes Verdampfungsrohr eingespritzt. Die Probe verdampft und wird mit dem Trägergas auf die GC-Säule transportiert.

Split-Injektor: Für *Kapillarsäulen* (Kap. 16-3.2.2) wäre eine Probenmenge von ca. 0.5 µl meist schon zu groß. Aus diesem Grund verwendet man häufig Split-Injektoren. Über einen zweiten, durch ein Ventil regelbaren Injektorausgang (Splitausgang) wird ein großer Teil der aufgegebenen Probe aus dem Injektor gespült, so daß nur 1 bis 10 % der Probe auf die Trennsäule gelangen.

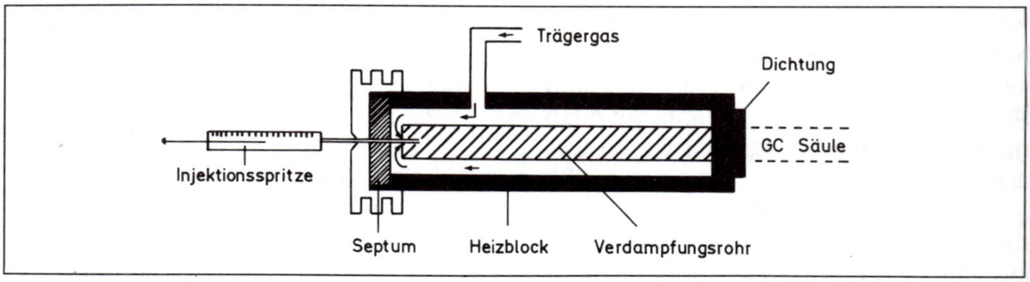

Abb. 16-5: Injektor eines Gaschromatographen für gepackte Säulen.

Nachteilig ist, daß bei der Analyse von Spurenkomponenten ein großer Teil der Probe ungenutzt verloren geht. Ein weiterer Nachteil des Split-Injektors ist der große Fehler bei quantitativen Bestimmungen. Aufgrund der unterschiedlichen Verdampfungsgeschwindigkeit von höher und tiefer siedenden Verbindungen (*Diskriminierung*) kann das Substanzgemisch, das auf die Säule gelangt, quantitativ anders zusammengesetzt sein als die ursprüngliche Probe.

On-Column-Injektor: Im Gegensatz zur Split-Injektion ist die On-Column-Injektion ein *kaltes* Aufgabeverfahren. Die Probe wird unverdampft mit Hilfe einer sehr dünnen Injektionsnadel direkt in den Anfang einer Kapillarsäule (Kap. 16-3.2.2) eingespritzt. Das Durchstechen eines Septums ist mit den verwendeten dünnen Quarznadeln nicht mehr möglich, die Kanüle wird deshalb über ein Ventilsystem in die Säule eingeführt. Die Probe wird nach der Injektion durch Aufheizen des Ofens verdampft. Die Vorteile des On-Column-Injektors liegen bei quantitativen Bestimmungen von Proben mit einem großen Flüchtigkeitsbereich, bei der Bestimmung von Spurenkomponenten und bei der Analyse von thermolabilen Verbindungen.

16-3.2 Trennsäulen

Es sind zwei prinzipiell unterschiedliche Typen von gaschromatographischen Trennsäulen im Gebrauch:

- gepackte Trennsäulen
- Kapillartrennsäulen.

16-3.2.1 Gepackte Trennsäulen

Gepackte Trennsäulen haben eine Länge von ca. 0.5 bis 3 m, einen inneren Durchmesser von 2 bis 4 mm und bestehen aus einem Glas- oder Metallrohr. Sie sind mit einem festen Adsorbens oder Trägermaterial gefüllt (*gepackt*).

Bei der Adsorptions-Gaschromatographie (Gas-fest-Chromatographie, GSC, Kap. 16-1) werden feinkörnige, poröse Adsorbentien zur Trennung benutzt. Verwendet werden z. B. Polymere, Molekularsiebe, Aluminiumoxid oder Kieselgel. Die im DAB verwendeten Adsorbentien Ethylvinylbenzol-Divinylbenzol-Copolymer R und Styrol-Divinylbenzol-Copolymer R sind unter den Handelsbezeichnungen Chromosorb®-100 Serie (irreguläre Form) und Porapak® (sphärische Form) im Handel. Ethylvinylbenzol-Divinylbenzol-Copolymer entspricht dem Handelspräparat Porapak®-Q, Styrol-Divinylbenzol-Copolymer entspricht den Handelspräparaten Chromosorb®-101, Chromosorb®-102 bzw. Porapak®-P. Die im DAB 9 angegebenen Teilchengrößen reichen jedoch nicht zu einer eindeutigen Charakterisierung aus, da sich die Substanzen außerdem stark in ihrer spezifischen Oberfläche (Chromosorb®-101: 50 $m^2 \cdot g^{-1}$; Chromosorb®-102: 300 bis 400 $m^2 \cdot g^{-1}$) unterscheiden.

Bei der Verteilungs-Gaschromatographie (Gas-flüssig-Chromatographie) wird auf die Oberfläche des Trägermaterials die Trennflüssigkeit (*stationäre Phase*) aufgebracht.

Als Trägermaterial wird meistens *Chromosorb®* – ein natürliches Kieselgur – verwendet. Der Kieselgurtyp und die Oberflächenbehandlung werden durch nachgestellte Buchstaben gekennzeichnet. Die Korngrößenverteilung wird in mesh-Werten angegeben, die eine bestimmte Siebfraktion bezeichnen.

So handelt es sich z. B. bei Chromosorb W-AW-DMCS, 80 bis 100 mesh um ein Chromosorb des Typs W, das als Trägermaterial am häufigsten verwendet wird. Die Buchstaben AW geben an, daß das Material geglüht und säuregewaschen (englisch: acid washed) ist, DMCS steht für die Oberflächenbehandlung mit **Di**methyl**c**hlor**s**ilan. Die Siebfraktion 80 bis 100 mesh bezeichnet eine Korngröße mit einem Durchmesser zwischen 0.177 und 0.149 mm. Eine direkte Umrechnung von mesh (amerikanische Siebeinheit) in den Korngrößendurchmesser ist nicht möglich (vgl. Lit. 3).

Im DAB werden als Trägermaterialien Kieselgur zur Gaschromatographie R, silanisiertes Kieselgur zur Gaschromatographie und Schamotte verwendet. Das Kieselgur entspricht nach der Arzneibuchbeschreibung dem Chromosorb®-W-AW, die silanisierte Form dem Chromosorb®-W-AW-DMCS. Die bei der Reinheitsprüfung von Halothan vorgeschriebene Schamotte ist im Reagenzienteil des DAB nicht aufgeführt. Es dürfte sich um Chromosorb®-A oder P handeln.

Die Korngrößenverteilung der Trägermaterialien wird nach DAB in µm angegeben. Es kommen folgende Siebfraktionen zur Verwendung: 125 bis 150 µm (100 bis 120 mesh), 150 bis 180 µm (80 bis 100 mesh), 180 bis 250 µm (60 bis 80 mesh) und 250 bis 420 µm (35 bis 60 mesh).

In neuerer Zeit werden auch verstärkt synthetische Kieselgure (z. B. Volaspher®) verwendet, die sich durch die kugelige Form der Teilchen und hohe Inertheit auszeichnen.

Als stationäre Phasen in der Gas-flüssig-Chromatographie dienen schwerflüchtige, inerte Flüssigkeiten, mit denen die Oberfläche des Trägers *belegt* wird.

Man schätzt, daß bisher ca. 8000 verschiedene Substanzen als stationäre Phasen eingesetzt wurden, um die für bestimmte Trennungen notwendige Selektivität (Kap. 16-2.2.3) zu erhalten. Man kann jedoch davon ausgehen, daß nur ca. 20 dieser Substanzen größere Bedeutung erlangt haben. Wichtig ist die Einteilung der stationären Phasen bezüglich ihrer Polarität:

- *Squalan* ist ein langkettiger Kohlenwasserstoff. Es stellt die unpolare stationäre Phase dar. Das DAB verwendet als unpolare Phase Kohlenwasserstoffe zur Gaschromatographie. Als Handelspräparat ist die Phase unter dem Namen Apiezon® erhältlich.
- *Silikonöle* haben als reine Methyl-Polysiloxane relativ unpolare Eigenschaften; durch Einführung von polareren funktionellen Gruppen in die Siloxane erhöht sich ihre Polarität. Verwendet werden hauptsächlich Phenyl-, Vinyl- und Cyanopropyl-Gruppen. Das DAB läßt die Silikonphasen Polydimethylsiloxan (SE-30, OV-101), Polymethylphenylsiloxan (OV-17) und Poly(cyanopropylmethylphenylmethyl)-siloxan (OV-225) verwenden.
- *Carbowax* (Polyethylenglycol) ist eine polare Trennphase und wird mit Hilfe der mittleren Molmasse charakterisiert (z. B. Carbowax 20 M, M_r ca. 20000). Im DAB ist es unter der Bezeichnung Macrogol aufgeführt.

Die Stärke der Belegung wird in % angegeben und liegt meistens zwischen 1 und 30%.

Die Säulenfüllung setzt dem Trägergas einen hohen Widerstand entgegen, aus dem ein Druckgefälle und damit unterschiedliche Trägergasgeschwindigkeiten zwischen Anfang und Ende der Säule resultieren. Da jedoch bei einer GC-Trennung nur eine bestimmte Trägergasgeschwindigkeit optimal ist (Kap. 16-4.1.2), kann die Säule nicht beliebig verlängert werden, weil dadurch das Druckgefälle weiter erhöht würde. Da andererseits die Trennleistung einer Säule unter anderem von ihrer Länge abhängig ist (Kap. 16-2.2), können auf gepackten Säulen nur Trennstufenzahlen (Kap. 16-2.2) von einigen Tausend erzielt werden, was jedoch für viele analytische Probleme ausreicht.

Dem Nachteil der vergleichsweise geringeren Trennleistung von gepackten Säulen stehen eine Reihe von Vorteilen gegenüber:

- hohe Probenbelastbarkeit
- einfache Handhabung
- gute Eignung für quantitative Bestimmungen
- Möglichkeit, die Säule selbst neu zu füllen
- niedriger Preis.

16-3.2.2 Kapillartrennsäulen

Kapillartrennsäulen haben Längen von ca. 10 bis über 100 m. Ihr Durchmesser beträgt nur ca. 0.1 bis 0.5 mm. Ihre Trennleistung ist durchschnittlich ca. 100mal größer als die von gepackten Säulen.

Die ersten Trennkapillaren wurden aus Stahl gefertigt (*Golay-Säulen*), später wurde Glas als inerteres Material bevorzugt. Seit einigen Jahren sind Kapillaren aus „synthetischem" Quarz (englisch: *Fused Silica*) auf dem Markt. Die sehr dünnwandigen Kapillaren sind zur Stabilitätsverbesserung außen mit einem Polyimid-Film überzogen. Die Kapillaroberfläche besitzt wegen der vollständigen Abwesenheit von Metallionen eine hohe Inertheit. Gleichzeitig sind die Quarzkapillaren im Gegensatz zu Glaskapillaren flexibel, was einen großen Vorteil bei der Handhabung bedeutet.

Man unterscheidet zwei verschiedene Kapillarsäulentypen:

Dünnschicht-Säulen (Abkürzung: SCOT; englisch: support coated open tubular column): Auf die innere Oberfläche der Kapillare wird eine

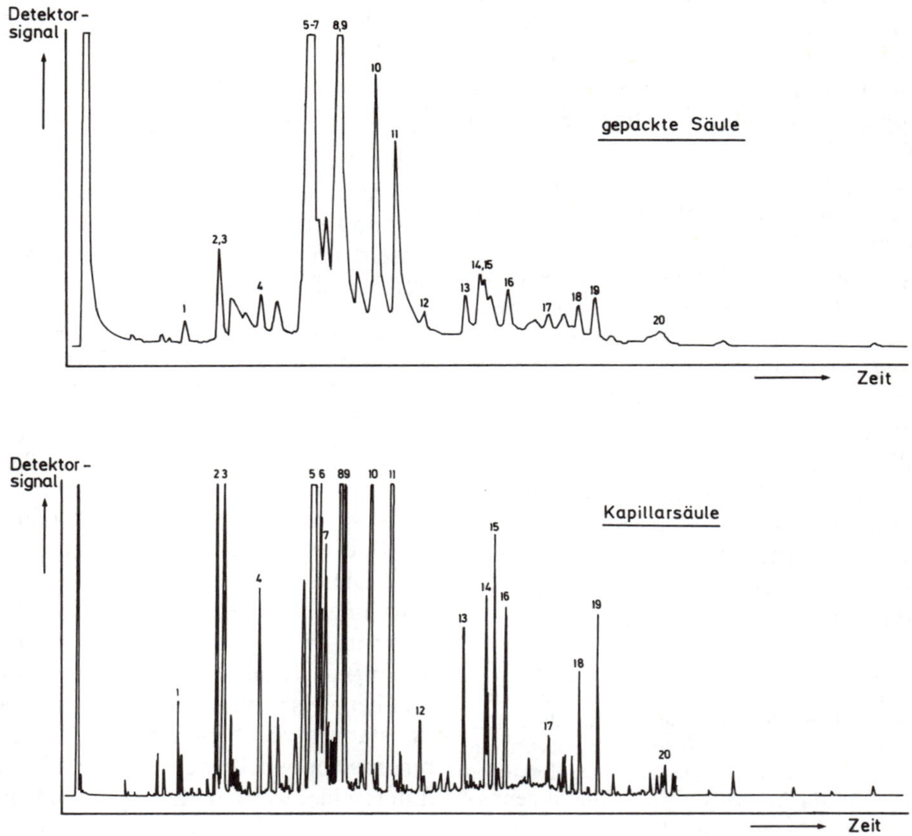

1: 2,6-Dimethylocten-3
2: Allocimen
3: Benzylalkohol
4: Terpinolen
5: Citronellal
6: Borneol
7: Menthol
8: α-Terpineol
9: 3,7-Dimethyl-octanol-1
10: Citronellol
11: Geraniol
12: Monoterpenacetat
13: Citronellylacetat
14: Geranylacetat
15: β-Elemen
16: β-Caryophyllen
17: Germacren D
18: δ-Cadinen
19: Elemol
20: δ-Cadinol

Abb. 16-6: GC-Trennung von Melissenöl auf einer gepackten Säule und auf einer Kapillarsäule.

dünne Schicht eines festen Sorbens aufgebracht, in der Mitte der Säule verbleibt ein Hohlraum. Bei der Anwendung der Säule in der Adsorptionschromatographie (Gas-fest-Chromatographie) dient das feste Sorbens zur Trennung. Bei der Anwendung dieses Säulentyps in der Verteilungschromatographie (Gas-flüssig-Chromatographie) dienen die festen Partikel als Träger für die flüssige Trennphase. SCOT-Säulen werden außer bei der Gas-fest-Chromatographie nur noch selten verwendet.

Dünnfilm-Säulen (Abkürzung: WCOT; englisch: wall coated open tubular column): Die Trennflüssigkeit wird als dünner Film auf die innere Oberfläche der Kapillare aufgebracht. Als Trennflüssigkeiten werden, wie bei gepackten Säulen, hauptsächlich Silikonöle und Polyethylenglycole verwendet. Um eine bessere Haftung des Flüssigkeitsfilms zu erreichen, wird die Oberfläche angeätzt oder durch spezielle Verfahren aufgerauht. Häufig wird die Oberfläche der Kapillaren vor der Beschichtung mit Derivatisierungsreagenzien *desaktiviert*, um die Trenneigenschaften der fertigen Säule zu verbessern.

Da Kapillarsäulen im Gegensatz zu gepackten Säulen nicht vollständig mit einem Trägermaterial gefüllt sind, besteht bei ihnen ein niedrigeres Druckgefälle zwischen Säulenanfang und Säulenende. Zur Erhöhung der Trennleistung können sie nahezu beliebig verlängert werden (> 100 m). Abb. 16-6 zeigt die unterschiedlichen Trennleistungen einer gepackten Säule und einer Kapillarsäule am Beispiel der Trennung eines Melissenöls. Während auf der gepackten Säule nur Gruppen von Substanzen unterschieden werden können, ist auf der Kapillarsäule eine Auftrennung in nahezu alle Einzelkomponenten möglich.

Ein Fortschritt bei der Herstellung von WCOT-Kapillarsäulen ist die Möglichkeit der *Immobilisierung* der Trennflüssigkeit in der Kapillare. Die stationäre Phase wird durch Polymerisation quervernetzt und/oder, wie manche Hersteller angeben, an die Säulenwand „chemisch gebunden". Der Vorteil dieser „chemisch gebundenen" Phasen liegt in einer hohen Temperaturstabilität (geringeres *Säulenbluten* d. h. Abdampfen der Trennphase bei hohen Temperaturen) und der Möglichkeit, nichtflüchtige Substanzen mit Lösungsmitteln wieder aus der Kapillare herauszuspülen.

Als Nachteile der Kapillarsäulen sind die geringe Probenbelastbarkeit zu nennen, die meist im Nanogrammbereich liegt, weiterhin die aufwendigeren Probenaufgabesysteme, vor allem benötigt für quantitative Bestimmungen (Kap. 16-3.1), sowie ein größerer apparativer Aufwand, verbunden mit einem höheren Preis.

Eine neu auf dem Markt (1984) befindliche Säule (*Megabore-Kapillarsäule*) vereinigt die Vorteile der gepackten und der Kapillarsäule. Es handelt sich um wandbeschichtete und vernetzte Quarzsäulen von ca. 10 m Länge und ca. 0.5 mm innerem Durchmesser. Die Trennleistung liegt zwischen der von Kapillar- und gepackten Säulen, die Belastbarkeit ist ähnlich groß wie bei gepackten Säulen.

16-3.3 Detektoren

Um die aus der Trennsäule eluierten Substanzen zu erkennen und im Gaschromatogramm zu registrieren, muß ein Detektionssystem am Ende der Säule die Substanzen durch meßbare Signale anzeigen.

Ein sehr einfaches und leistungsfähiges Detektionsystem ist die menschliche Nase, mit deren Hilfe bei der *Schnüffeldetektion* stark riechende Substanzen unterschieden und eventuell identifiziert werden können. Die Schnüffeldetektion spielt in der Duftstoffanalytik eine Rolle.

Meist verwendet man Detektoren, in denen die Substanzen elektrische Signale erzeugen. Die Intensität des Signals soll möglichst linear von der Konzentration der Substanz im Trägergas bzw. der Substanzmenge abhängen. Damit die zuvor verdampften und bei meist hoher Temperatur getrennten Substanzen nicht im Detektor kondensieren, muß er beheizt werden. Je nach Anwendungsgebiet werden die folgenden Detektoren verwendet:

- Wärmeleitfähigkeitsdetektor (WLD, TCD)
- Flammenionisationsdetektor (FID)
- Elektroneneinfangdetektor (ECD)
- Thermionischer Detektor (TSD, NPD)
- Massenselektiver Detektor (GC/MS).

Man unterscheidet *konzentrationsabhängige* und *massenstromabhängige* Detektoren. Bei den *konzentrationsabhängigen* Detektoren (z. B. WLD) wird das Detektorsignal um so größer, je höher die Konzentration der Substanz im Trägergas ist. Bei den *massenstromabhängigen* Detektoren (Ionisationsdetektoren, z. B. FID) ist das Detektorsignal um so größer, je mehr Substanz pro Zeiteinheit in den Detektor gelangt; es ist unabhängig von dem Volumen des Trägergases, mit dem es vermischt ist. Diese Tatsache macht man sich bei der Kapillarchromatographie (Kap. 16-3.2.2) zunutze. Die geringen Gasmengen, die aus einer Kapillarsäule austreten, kann man bei Verwen-

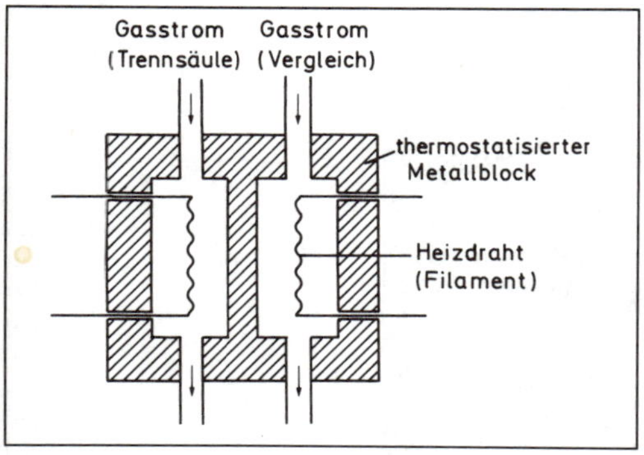

Abb. 16-7: Schematischer Aufbau eines Wärmeleitfähigkeitsdetektors (WLD).

dung eines FID mit einem zusätzlichen Spülgas (*make-up-Gas*) in den Detektor treiben, ohne daß ein Verlust an Signalintensität eintritt.

16-3.3.1 Wärmeleitfähigkeitsdetektor

Im Wärmeleitfähigkeitsdetektor (Abb. 16-7) (WLD; englisch: thermal conductivity detector; TCD) wird der von der Säule kommende Gasstrom an einem Heizdraht (Filament) oder Halbleiterelement (Thermistor) vorbeigeführt. Diese werden durch das vorbeiströmende Trägergas ständig leicht abgekühlt. Die zu untersuchenden Substanzen haben eine geringere Wärmeleitfähigkeit als das reine Trägergas, so daß das Meßelement in ihrer Gegenwart weniger abgekühlt wird. Die daraus resultierende Temperaturerhöhung wird als Änderung seines elektrischen Widerstandes gegenüber einem Referenzelement gemessen (Differentialmethode).

Damit die Differenz zwischen der Wärmeleitfähigkeit des Trägergases und der Wärmeleitfähigkeit der Untersuchungssubstanz möglichst groß ist, sollte ein Trägergas mit hoher Wärmeleitfähigkeit, z. B. Wasserstoff oder Helium, verwendet werden. Trotzdem ist die Empfindlichkeit des WLD im Vergleich mit anderen Detektoren meist um ein bis zwei Zehnerpotenzen geringer. Ein Vorteil des WLD liegt darin, daß mit ihm Substanzen erfaßt werden können, die in anderen Detektoren kein Signal erzeugen (z. B. H_2O, CO_2, N_2, CS_2).

16-3.3.2 Flammenionisationsdetektor

Beim Flammenionisationsdetektor (FID), (Abb. 16-8) werden die aus der Säule austretenden Substanzen in einer Knallgasflamme verbrennt. An der Brennerdüse und an der Spitze der Flamme befindet sich jeweils eine Elektrode, zwischen denen eine Saugspannung anliegt. Die bei der Verbrennung entstehenden Radikale bzw. Ionen führen zwischen den Elektroden zu einem Stromfluß, der ein Signal ergibt.

Vorteile des FID sind seine hohe Empfindlichkeit, sein großer Linearitätsbereich (wichtig für quantitative Bestimmungen, Kap. 16-4.4) und seine universelle Anwendbarkeit für organische Substanzen. Da die zur Signalerzeugung benötigten Ionen hauptsächlich bei der Verbrennung von organischen Kohlenwasserstoff-Gruppen entstehen, spricht der FID im Gegensatz zum WLD nicht auf H_2O, CO_2, N_2 u. ä. Substanzen an. Hinsichtlich der Wahl des Trägergases bestehen beim FID keine Einschränkungen, jedoch sollte bei Verwendung von Wasserstoff beachtet werden, daß seine Empfindlichkeit durch Veränderung der Flammentemperatur nicht beeinträchtigt wird.

16-3.3.3 Elektroneneinfangdetektor

Beim Elektroneneinfangdetektor (englisch: electron capture detector; ECD) wird das Säuleneluat durch eine Ionisationskammer geleitet, in der sich ein β-Strahler (Elektronenstrahler, z. B. ^{63}Ni) befindet. Substanzen mit hoher Elektronenaffinität (z. B. halogenhaltige Substanzen) bilden durch Elektroneneinfang negative Ionen. Die Bildung der Ionen erfolgt in einem elektrischen Feld zwischen zwei Elektroden. Durch den Transport der Ionen in dem elektrischen Feld fließt ein Strom, der als Detektorsignal angezeigt wird. Einen großen Einfluß auf die Ionisierung hat das Trägergas; als besonders geeignet erwiesen sich Stickstoff oder Argon unter Zusatz von 5 Vol.-% Methan.

Der große Vorteil des ECD liegt in der hohen Substanzspezifität und der großen Empfindlich-

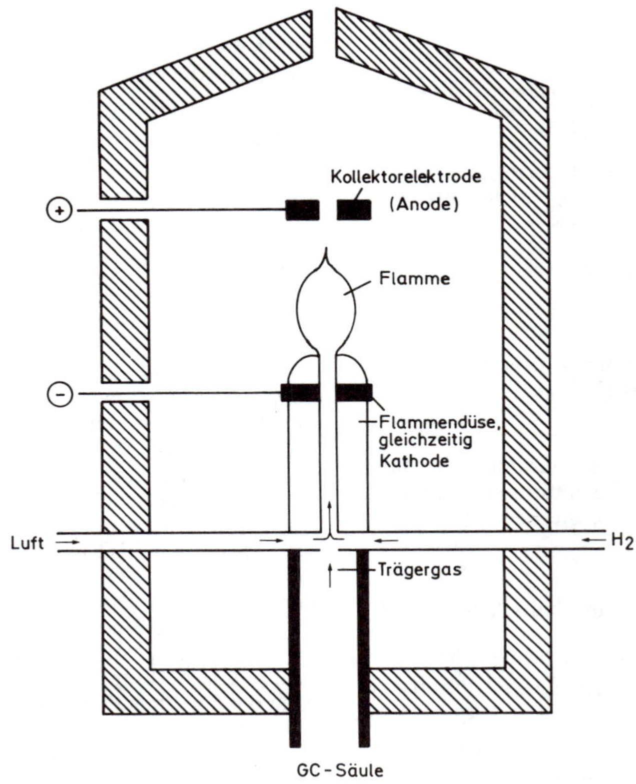

Abb. 16-8: Schematischer Aufbau eines Flammenionisationsdetektors (FID).

keit bei der Detektion von halogenhaltigen Verbindungen. Ein wichtiges Anwendungsgebiet ist der Nachweis von halogenhaltigen Pestiziden (DDT, Lindan, PCB's, Dioxine) in der Rückstands- und Umweltanalytik.

16-3.3.4 Thermionischer Detektor

Für spezielle Anwendungsgebiete wurde eine Reihe von Detektoren mit hoher Substanz- bzw. Elementspezifität entwickelt. Der für die Arzneistoffanalytik wichtigste Detektor dieser Reihe ist der Thermionische Detektor (englisch: thermionic specific detector; TSD) mit hoher Spezifität für die Elemente Stickstoff und Phosphor (englisch: nitrogen phosphorous detector; NPD). Er ist ähnlich aufgebaut wie der FID, enthält jedoch zusätzlich eine beheizte Alkalisalzperle (z. B. aus RbCl), an deren Oberfläche bevorzugt stickstoff- und phosphorhaltige Verbindungen ionisiert werden. Stickstoffhaltige Arzneistoffe können mit hoher Selektivität (10000 : 1) in einer stickstofffreien Matrix analysiert werden.

16-3.3.5 Massenselektiver Detektor

Ein Höchstmaß an Substanzspezifität und Empfindlichkeit vereinigt der massenselektive Detektor in einer GC/MS-Kombination (Kap. 14). Das Säuleneluat tritt nach Abtrennung des Trägergases mit Separatoren (nicht notwendig bei der Kapillar-GC) in die Ionenquelle eines Massenspektrometers (Abkürzung: MS) ein. Von dem Eluat werden in vorgegebenen Zeitabständen Massenspektren aufgenommen und elektronisch gespeichert.

16-3.4 Signalregistrierung, Integratoren

Das von den verschiedenen Detektoren erzeugte elektrische Signal wird im einfachsten Fall von einem Schreiber zeitabhängig als *Gaschromatogramm* (Abb. 16-2, 16-9) aufgezeichnet. Bei quantitativen Bestimmungen (Kap. 16.4.4) wird die Fläche der Peaks mit Hilfe von *Integratoren* bestimmt.

Die Integratoren zeichnen (*plotten*) zunächst das Chromatogramm wie ein Schreiber. Die Peaks werden mit Retentionszeiten und Integrationsmarken gekennzeichnet und die Fläche der Peaks bestimmt. Zur Auswertung sind bei den meisten Integratoren Methoden zur Berechnung des Gehalts nach *Flächen-%*, der *internen Standardmethode* oder der *externen Standardmethode* möglich. Integratoren moderner Bauart sind ähnlich wie Mikrocomputer oder Labordatensysteme in der Lage, Rohdaten zu speichern und nach Beendigung der Chromatographie die Datenauswertung durchzuführen. Die Vorteile dieser Methode liegen in der Möglichkeit, nachträglich Integrationsparameter zu verändern oder Basislinienkorrekturen vorzunehmen.

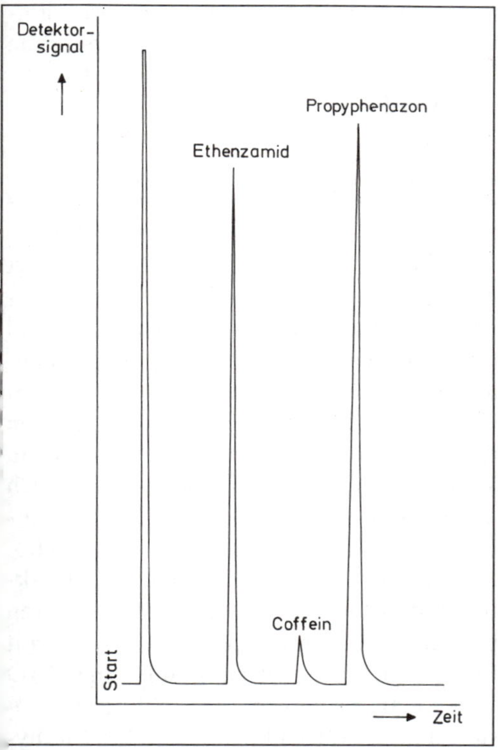

Abb. 16-9: Gaschromatogramm eines Analgetikums bestehend aus Ethenzamid, Coffein und Propyphenazon.

16-4 Durchführung gaschromatographischer Analysen

16-4.1 Auswahl der Trennbedingungen

Jede GC-Analyse sollte hinsichtlich der Auswahl folgender Parameter optimiert werden:

- Trennphase
- Trägergas, Trägergasgeschwindigkeit
- Temperatur.

16-4.1.1 Trennphasen

Um mit *gepackten Säulen* optimale Trennergebnisse zu erzielen, muß die flüssige Phase (stationäre Phase) sorgfältig ausgewählt werden. Sie sollte eine hohe Selektivität für die zu trennenden Substanzen aufweisen. Als grobes Auswahlkriterium gilt, daß sich polare Substanzen gut an polaren, unpolare Substanzen gut an unpolaren Trennphasen (Kap. 16-3.2.1) trennen lassen.

Die Auswahl der Trennphasen bei *Kapillarsäulen* ist unproblematischer, da aufgrund der sehr hohen Trennleistung keine so großen Anforderungen an die Selektivität gestellt werden müssen. Im allgemeinen ist je eine Kapillarsäule mit unpolarer und eine mit polarer Trennphase ausreichend für fast alle Anwendungen.

Zu beachten ist, daß viele Trennphasen in heißem Zustand sehr empfindlich gegenüber Sauerstoff sind. Es ist deshalb wichtig, daß die Trennsäule nach der Analyse bis zum vollständigen Erkalten mit Trägergas gespült wird.

16-4.1.2 Trägergas, Trägergasgeschwindigkeit

Die Auswahl des Trägergases richtet sich nach dem verwendeten Detektor (Kap. 16-3.3). Bei Verwendung des am häufigsten benutzten Flammenionisationsdetektors ist

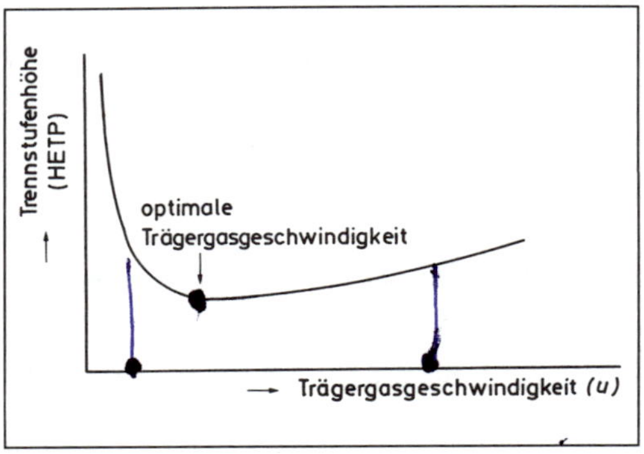

Abb. 16-10: Abhängigkeit der Trennleistung von der Trägergasgeschwindigkeit *u* (van Deemter-Kurve).

für *gepackte Säulen* Stickstoff das gebräuchlichste Trägergas. *Kapillarsäulen* sollten mit Helium oder Wasserstoff als Trägergas betrieben werden.

Sehr wichtig ist die richtige Wahl der *Trägergasgeschwindigkeit* (*u*). Sie wird bei der gepackten Säule über einen Flußregler, bei der Kapillarsäule über einen Druckregler eingestellt. Die Trennleistung der Säule ist stark von der Trägergasgeschwindigkeit abhängig. Die optimale Trägergasgeschwindigkeit ist für die verschiedenen Gase unterschiedlich; die Trennleistung der Säule für unterschiedliche Trägergasgeschwindigkeiten kann durch die *van Deemter-Kurve* (Abb. 16-10) beschrieben werden. In dieser Kurve ist als Maß für die Trennleistung die Trennstufenhöhe HETP (Kap. 16-2.2.1) gegen die Trägergasgeschwindigkeit (*u*) aufgetragen. Man erkennt, daß zu niedrige Trägergasgeschwindigkeiten die Trennung drastisch verschlechtern, während bei zu hohen Trägergasgeschwindigkeiten die Trennleistung langsamer abnimmt.

16-4.1.3 Temperatur

Da der Verteilungskoeffizient (Kap. 15-1) eine stark temperaturabhängige Größe ist, können GC-Trennungen über Temperaturänderungen beeinflußt werden. Je niedriger die Temperatur ist, desto länger verbleibt die Substanz auf der Trennsäule und desto weiter sind die Peakmaxima voneinander entfernt (Abb. 16-11). Da jedoch mit der Analysenzeit auch die Peakbreite zunimmt, bedeutet eine längere Verweildauer auf der Säule nicht unbedingt eine verbesserte Trennung. Die optimale Temperatur stellt somit einen Kompromiß zwischen akzeptablen Analysenzeiten und vertretbarem Verlust an Auflösung dar.

Bei Analysen komplexer Gemische mit einem großen Flüchtigkeitsbereich ist eine Trennung bei einer konstanten Temperatur (*isotherm*) meistens nicht möglich. In diesem Fall wendet man *Temperaturprogramme* an (Abb. 16-11). Dabei wird der Ofenraum mit festgelegten Heizraten kontinuierlich aufgeheizt. Bei modernen, durch Mikroprozessoren gesteuerten Geräten können auch mehrstufige Temperaturprogramme ausgeführt werden, bei denen isotherme Phasen und Aufheizphasen beliebig kombiniert werden können.

16-4.2 Praktische Durchführung

Sind die in Kap. 16-4.1.1 bis 16-4.1.3 beschriebenen Optimierungen durchgeführt bzw. die im Arzneibuch beschriebenen Parameter eingestellt, so werden ca. 0.5 bis 2 µl (nach DAB auch 0.01 bis 5 µl) der Probenlösung durch das Septum in den beheizten Injektor eingespritzt. Die Konzentration der Probenlösung sollte ca. 0.1 % betragen, kann aber je nach Aufgabenstellung auch niedriger oder höher sein. Das Lösungsmittel sollte leicht flüchtig sein und auch bei hohen Temperaturen keine chemische Reaktion mit der Probe eingehen (z. B. reagieren primäre Amine mit Aceton, Aldehyde mit Ethanol u. ä.). Bei Verwendung eines FID sollte man bedenken, daß chlorierte Lösungsmittel wie Chloroform oder Methylenchlorid zu HCl verbrannt werden und der Detektor unter der Einwirkung der Salzsäure korrodiert.

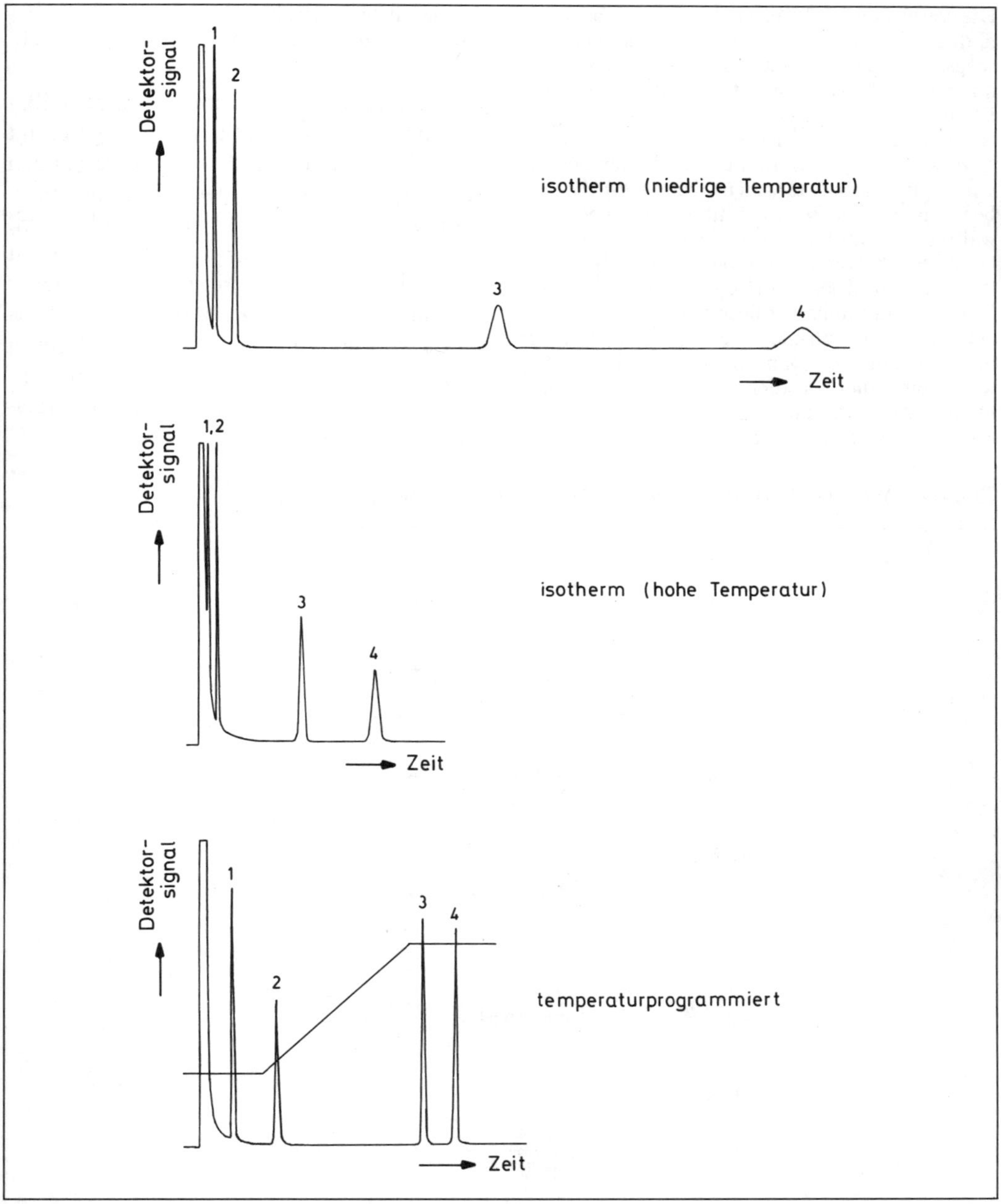

Abb. 16-11: Temperaturabhängigkeit einer gaschromatographischen Trennung.

Die verwendeten Mikroliterspritzen sind empfindliche Präzisionsinstrumente. Sie sollten sehr sorgsam behandelt und nach Gebrauch sofort mit reinem Lösungsmittel gespült werden. Ein Berühren des Spritzenkolbens mit den Fingern ist unbedingt zu vermeiden.

Eine spezielle Methode zur Untersuchung von flüchtigen Substanzen ist die *Headspace* Probenaufgabe. Hierbei wird die Probe (meist eine wäßrige Lösung) in einem dicht verschlossenen Gefäß eine bestimmte Zeit bei erhöhter Temperatur thermostatisiert. Ein Teil der leichtflüchtigen Probenbestandteile verdampft und es stellt sich ein Konzentrationsgleichgewicht zwischen der flüssigen und der Dampfphase ein. Die Probe wird mit einer gasdichten Spritze aus dem Dampfraum entnommen und in den Injektor eingespritzt. Die Headspace Methode wird z. B. bei der gaschromatographischen Blutalkohol-Analyse und neuerdings auch im DAB angewandt.

Injektor und Detektor müssen regelmäßig von nichtflüchtigen Ablagerungen gereinigt werden, da anderenfalls Peakverzerrungen (*Tailing*, Kap. 16-2.3) oder Störsignale bzw. Empfindlichkeitsverluste auftreten können. Das verwendete Trägergas sollte möglichst rein sein, bei Verwendung empfindlicher stationärer Phasen zusätzlich getrocknet und Verunreinigungen mit Sauerstoff durch spezielle Adsorptionspatronen entfernt werden, damit die Trennphase nicht vorzeitig zerstört wird.

Tab. 16-1: Wichtige Derivatisierungsreaktionen in der Gaschromatographie.

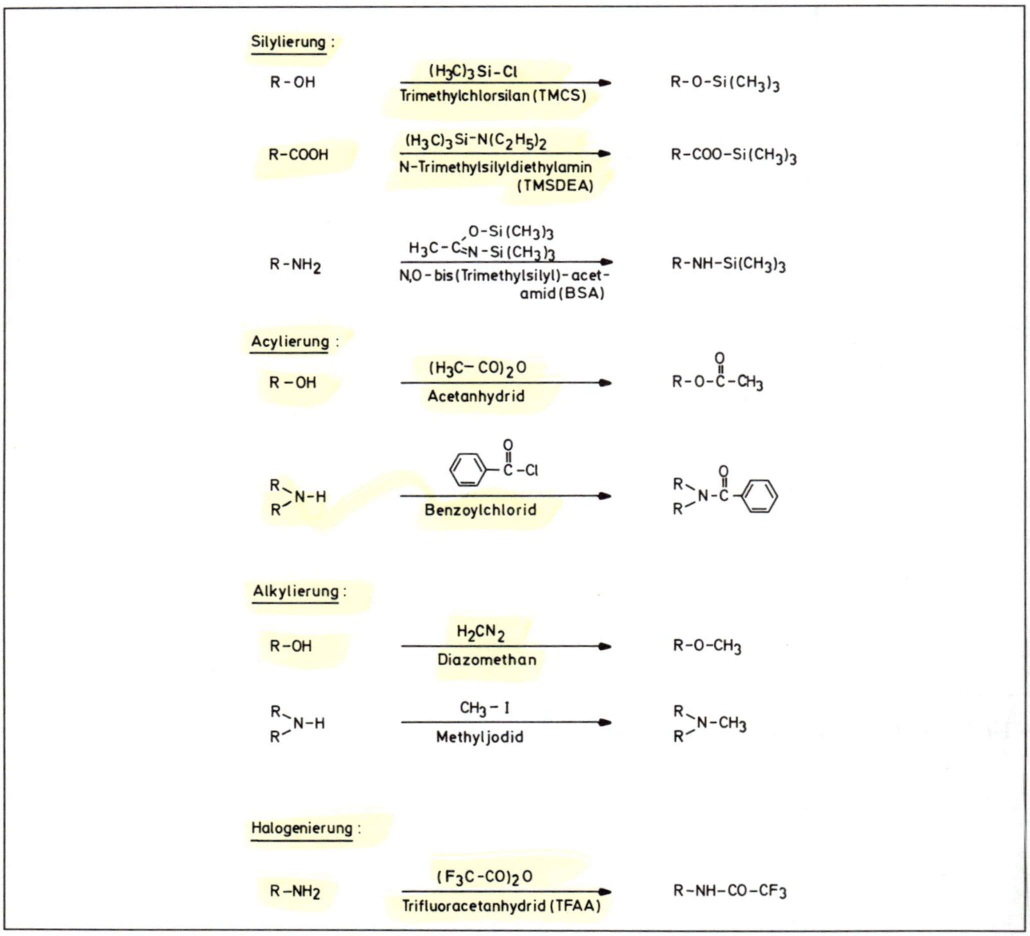

Bei temperaturprogrammierter Arbeitsweise sollte – besonders bei gepackten Säulen – parallel zu der Analysen-Trennsäule das Signal einer Referenzsäule gemessen werden (*Zwei-Kanal-Gaschromatographen*). Dieses ist sinnvoll, um den Anstieg der Basislinie (*Basisliniendrift*) beim Temperaturanstieg zu kompensieren. Die Basisliniendrift wird durch das bei höheren Temperaturen auftretende *Säulenbluten* verursacht.

16-4.3 Derivatisierungen

In besonderen Fällen kann es notwendig sein, die zu untersuchenden Substanzen in chemische Derivate zu überführen. Gründe dafür sind:

- geringe Flüchtigkeit
- Zersetzung beim Verdampfen
- hohe Polarität
- Einführung von Heteroatomen, die von elementspezifischen Detektoren empfindlich angezeigt werden.

Um die Verdampfbarkeit von Substanzen zu verbessern, werden polare funktionelle Gruppen (z. B. $—NH_2$, —OH, —COOH) in weniger polare Gruppen umgewandelt (Tab. 16-1). Um die hohe elementspezifische Empfindlichkeit des ECD (Kap. 16-3.3.3) zu nutzen, können Halogenatome in die Untersuchungssubstanzen eingeführt werden. Für viele Stoffgruppen werden industriell vorbereitete *Derivatisierungsreagenzien* angeboten, in denen die Probe nur gelöst bzw. kurz erwärmt werden muß. Wichtig ist bei den meisten Derivatisierungen der Ausschluß von Feuchtigkeit. Eine Übersicht über analytische Derivatisierungsreaktionen gibt Lit. 9.

16-4.4 Quantitative Bestimmungen

Das Signal des Detektors und somit die Peakfläche einer Substanz ist im allgemeinen proportional zu ihrer Konzentration oder Masse in der Probenlösung und kann für quantitative Bestimmungen herangezogen werden. Bei symmetrischen Signalen (Kap. 16-2.3) ist unter gewissen Einschränkungen auch eine quantitative Auswertung über die Peakhöhe möglich, jedoch sollte die Flächenauswertung wegen der größeren Genauigkeit vorgezogen werden.

Die Bestimmung der Fläche eines Peaks kann nach verschiedenen Methoden erfolgen:

- Ausschneiden des Peaks aus dem Schreiberpapier und anschließende Wägung
- näherungsweise Berechnung der Fläche aus dem Produkt aus Peakhöhe und Halbwertsbreite. Bei dieser Methode sollten die Peaks eine symmetrische Form aufweisen.
- Bestimmung der Fläche mit Hilfe von elektronischen Integratoren (Kap. 16-3.4). Dies ist die einfachste, schnellste und genaueste Art der Flächenauswertung. Man sollte sich jedoch – vor allem bei unvollständig getrennten Peaks – genau über die Art der Peak- und Basislinienerkennung des Integrators informieren, um nicht zu falschen Ergebnissen zu kommen.

Für die quantitative Auswertung einer Analyse ist es notwendig, daß die Peakfläche einer Substanz linear von der Substanzmenge abhängig ist. Diese Forderung ist je nach Detektortyp über einen mehr oder weniger großen Meßbereich erfüllt. Einen sehr großen *linearen Bereich* hat z. B. der FID (Kap. 16-3.3.2), der bis zu sechs Zehnerpotenzen betragen kann.

Vor einer quantitativen Analyse sollte man überprüfen, ob der Detektor in dem benötigten Konzentrationsbereich linear arbeitet. Dazu injiziert man Lösungen verschiedener Konzentrationen der zu analysierenden Substanz zusammen mit einem *inneren Standard* und trägt die auf den inneren Standard korrigierte Peakfläche (d.h. das Verhältnis der Peakflächen von Substanz und Standard) gegen die Einwaage in einem Diagramm auf. Es sollte eine Gerade entstehen, deren statistische Parameter berechnet und ausgewertet werden können.

Der Zusatz eines *inneren Standards* ist in der quantitativen Gaschromatographie grundsätzlich zu empfehlen. Es handelt sich hierbei um eine Substanz, die allen Probenlösungen in gleicher Konzentration zugesetzt wird. Nach Möglichkeit sollte die Lösung des inneren Standards zuerst hergestellt werden und diese Lösung anstelle von reinem Lösungsmittel bei der Bereitung der Proben verwendet werden. Anderenfalls muß er den Proben nachträglich in definierter Menge zugesetzt werden.

Hauptzweck des inneren Standards ist es, den bei der Probeninjektion auftretenden Dosierfehler zu korrigieren. Da der innere Standard in allen Lösungen in der gleichen Konzentration enthalten sein sollte, werden die Peakflächen der zu bestimmenden Substanzen auf die Peakfläche des inneren Standards bezogen.

Der innere Standard muß die folgenden Eigenschaften besitzen:

- Sein Peak muß bei einer Retentionszeit liegen, bei der keine anderen Substanzen eluieren
- Sein Peak sollte möglichst nahe bei dem Peak der zu untersuchenden Substanz liegen
- Er sollte der zu untersuchenden Substanz chemisch ähnlich sein (evtl. gleiche Stoffklasse, gleiche funktionelle Gruppe, homologe oder isomere Substanz)
- Seine Anwesenheit in der ursprünglichen Analyse sollte mit Sicherheit ausgeschlossen werden können (z. B. keine möglichen Zersetzungsprodukte oder Metaboliten als Standard bei der Untersuchung der Stabilität oder des Metabolismus eines Arzneistoffes)
- Sein *Korrekturfaktor* (Kap. 16-2.4) sollte ähnlich groß sein wie der des zu untersuchenden Stoffes
- Er darf, auch bei höheren Temperaturen, keine chemische Reaktion mit einer anderen Komponente des Analysengemisches eingehen.

Als nächster Schritt wird bei einer quantitativen GC-Analyse ein Korrekturfaktor (f) ermittelt, mit dessen Hilfe die Flächenwerte (F) des inneren Standards und der Analysensubstanz in Substanzmengen (m) umgerechnet werden können. Dieser kombinierte Korrekturfaktor setzt sich zusammen aus den einzelnen Korrekturfaktoren der Analysensubstanz(en) (f_i) und des inneren Standards (f_{IS}):

$$f = \frac{f_i}{f_{IS}} = \frac{m_i \cdot F_{IS}}{m_{IS} \cdot F_i}$$

f = kombinierter Korrekturfaktor
f_i = Korrekturfaktor(en) Analysensubstanz(en)
f_{IS} = Korrekturfaktor innerer Standard
m_i = Einwaage Analysensubstanz
m_{IS} = Einwaage innerer Standard
F_i = Peakfläche Analysensubstanz
F_{IS} = Peakfläche innerer Standard

Mit Hilfe von f kann bei den nachfolgenden Analysen der Gehalt der zu bestimmenden Substanz (m_i) berechnet werden:

$$m_i = \frac{m_{IS} \cdot F_i \cdot f}{F_{IS}}$$

Wie bei allen analytischen Bestimmungen sollten auch gaschromatographische Analysenergebnisse als Mittelwert aus mehreren Einzelmessungen bestimmt werden.

Beispiel:
Es soll der Gehalt an Codein in einer Tablette (15 mg Codein/Tablette) bestimmt werden. Als innerer Standard soll Ethylmorphin dienen.

1. Bestimmung des Korrekturfaktors (f):

a) Ca. 100 mg Ethylmorphin, genau gewogen (z. B. 102.0 mg), werden in 100.0 ml Chloroform gelöst (Lösung IS).
b) Ca. 15 mg Codein Reinsubstanz, genau gewogen (z. B. 12.9 mg), werden in 10.0 ml Lösung IS gelöst (Lösung C; Gehalt 12.9 mg Codein/10.0 ml und 10.2 mg Ethylmorphin/10.0 ml).
c) Injektion von ca. 1 µl Lösung C (das genaue Volumen ist nicht wichtig) in den Gaschromatographen.

Flächenwert des Codeins:
30670 Integrator-Flächeneinheiten
Flächenwert des Ethylmorphins:
21919 Integrator-Flächeneinheiten

$$f = \frac{m_i \cdot F_{IS}}{m_{IS} \cdot F_i} = \frac{12.9 \cdot 21919}{10.2 \cdot 30670} = 0.9039$$

2. Durchführung der Analyse:

1 Tabl. wird zerkleinert und mit 2 ml Lösung IS gerührt, filtriert und das Filtrat unter Spülen des Filters mit Lösung IS auf 10.0 ml aufgefüllt. Ca. 1 µl dieser Lösung wird gaschromatographisch analysiert.

Flächenwert des Codeins:
41036 Integrator-Flächeneinheiten
Flächenwert des Ethylmorphins:
25526 Integrator-Flächeneinheiten

$$m_i = \frac{m_{IS} \cdot F_i \cdot f}{F_{IS}}$$

$$= \frac{10.2 \cdot 41036 \cdot 0.9039}{25526} = 14.8$$

Der Gehalt der untersuchten Tablette (gelöst in 10.0 ml) beträgt 14.8 mg Codein.

16-5 Anwendung der Gaschromatographie in der Pharmazie

Die Gaschromatographie hat große Bedeutung als Standardverfahren der pharmazeutischen Analytik. Sie wird angewandt, wenn es um eine schnelle und einfache Identitäts-, Reinheits- und Gehaltsbestimmung von flüchtigen Arzneistoffen geht, z. B.:

- Ätherische Öle (Identität, Gehalt einzelner Komponenten)
- Lösungsmittel (Identität, Reinheit)
- Arzneistoffe (Identität, Reinheit, Gehalt)
- Bestimmung von Stoffwechselprodukten (Metaboliten, körpereigene Stoffe z. B. Steroide)
- Nachweis von Arzneistoffen und Metaboliten bei Vergiftungen.

16-5.1 Anwendungen der Gaschromatographie im Arzneibuch

Im DAB dient die Gaschromatographie meistens zur Reinheitsprüfung, seltener wird die Gehaltsbestimmung gaschromatographisch durchgeführt. Die Methoden sind teilweise sehr exakt beschrieben (α-Tocopherolacetat), in anderen Monographien werden Lösungen hergestellt, die bei der nachfolgenden Untersuchung nicht benötigt werden (z. B. Menotropin, Untersuchungslösung A). Der apparative Aufwand zur Durchführung der GC im DAB ist erheblich. So werden allein fünfzehn verschiedene Säulenabmessungen vorgeschrieben, eine Vereinheitlichung und Beschränkung auf zwei bis drei Säulen wäre sinnvoll. Statt – wie im Arzneibuch vorgeschrieben – die Trägermaterialien der stationären Phasen selbst mit der Trennflüssigkeit zu belegen, ist es sinnvoller, beschichtetes Trägermaterial aus dem Handel zu beziehen. Auch fertig gepackte Säulen mit beliebigen Trennphasen und Trägern können in guter Qualität bezogen werden.

Im DAB wird sowohl die Adsorptionschromatographie (GSC, Kap. 16-1) als auch die Verteilungschromatographie (GLC, Kap. 16-1) eingesetzt. So erfolgt z. B. die Bestimmung von leichtflüchtigen Alkoholen wie Methanol und Ethanol an polymeren Adsorbentien (Doxycyclinhyclat, Streptomycinsulfat). Der Wassergehalt von Choriongonadotropin bzw. Menotropin wird ebenfalls durch GSC unter Verwendung eines Wärmeleitfähigkeitsdetektors und Helium als Trägergas bestimmt. Bei der Verteilungschromatographie werden Polysiloxane oder Polyethylenglycole als stationäre Phasen eingesetzt. Bei der Reinheitsprüfung von Amantadinhydrochlorid wird das als Trägermaterial verwendete Kieselgur vor der Kohlenwasserstoffbeschichtung mit Kaliumhydroxid imprägniert. Man erhält so eine stationäre Phase, die zur Untersuchung von Basen besonders geeignet ist.

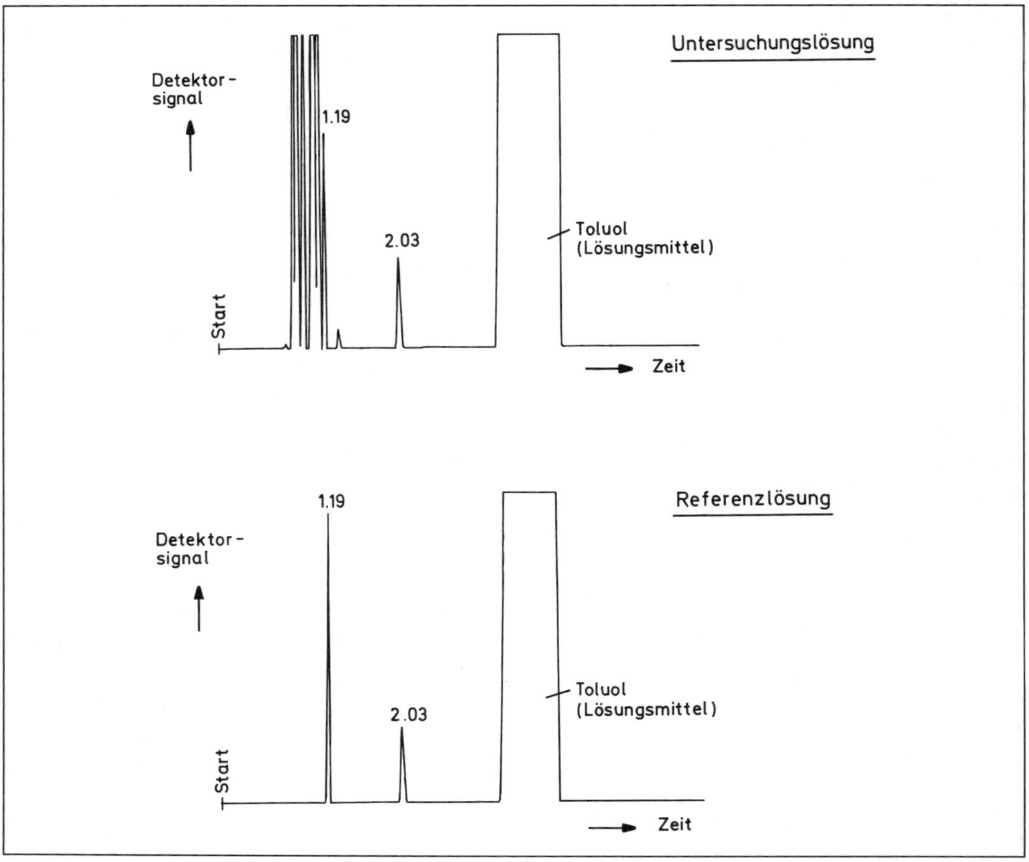

Abb. 16-12: Kapillargaschromatographische Bestimmung von Hexan (t_R = 1.19 min) in Benzin nach DAB mit Heptan (t_R = 2.03 min) als innerem Standard. Flächenwerte Hexan: Untersuchungslösung: 118160; Referenzlösung: 160990; Heptan: Untersuchungslösung: 97290; Referenzlösung: 74356 Integratoreinheiten.

Bei der Prüfung fetter Öle auf fremde Öle nach DAB (V.3.3.6) werden die enthaltenen Gylceride mit Methanol in alkalischer Lösung zu den Methylestern der Fettsäuren umgeestert. Mit Hilfe von Standardsubstanzen werden anschließend qualitative und quantitative Analysen durchgeführt.
Bei einigen gaschromatographischen Reinheitsprüfungen des DAB (z. B. Reinheitsprüfung von Amoxicillin, Ampicillin) wird mit der Methode des internen Standards (Kap. 16-4.4) gearbeitet. Auf diese Weise sind wesentlich genauere Ergebnisse zu erhalten als mit der Methode des externen Standards (z. B. Methanolgehalt in Streptomycinsulfat). Die Reinheit von Benzin wird nach den Vorschriften des DAB durch *Kapillargaschromatographie* überprüft (Abb. 16-12). Dabei wird zunächst die Lösung eines internen Standards (0.1 % Heptan in Toluol) hergestellt. Zur Herstellung der Untersuchungslösung werden 1.0 ml Benzin in 10.0 ml Standardlösung gelöst. Als Referenzlösung dient eine Probe von 0.2 ml Hexan in 50.0 ml Standardlösung. Bei der Chromatographie eluieren zunächst die Hauptkomponenten des Benzins, gefolgt von dem zu bestimmenden Hexan

($t_R = 1.19$ min) und Heptan ($t_R = 2.03$ min). Der Peak des Lösungsmittels Toluol eluiert als letzter. Das untersuchte Benzin entspricht mit einem Hexangehalt von 1.12% den Anforderungen des DAB (höchstens 2%)

16-6 Literatur über Gaschromatographie

1) H. Böhme, K. Hartke, Europäisches Arzneibuch Bd. I/II, Kommentar; Wissenschaftliche Verlagsgesellschaft mbH, 3. Auflage, Stuttgart, 1983.
2) Deutsches Arzneibuch, 9. Ausgabe 1986; Deutscher Apotheker Verlag Stuttgart, Govi Verlag GmbH, Frankfurt, 1986.
3) S. Ebel in K. Hartke, E. Mutschler (Hrsg.), DAB 9 – Kommentar; Wissenschaftliche Verlagsgesellschaft mbH, Stuttgart, Govi-Verlag GmbH, Frankfurt, 1987.
4) R. Kaiser, Chromatographie in der Gasphase, Bd. I–IV, 2. bzw. 3. Aufl.; Bibliographisches Institut, Mannheim, 1969/1973/1975.
5) G. Schomburg, Gaschromatographie, 2. Auflage; VCH Verlagsgesellschaft, Weinheim, 1987.
6) G. Schwedt, Chromatographische Trennmethoden, 2. Aufl.; Georg Thieme Verlag, Stuttgart, 1986.
7) W. Günther, F. Schlegelmilch, Gaschromatographie, Bd. I, Bd. II; Vogel Verlag, Würzburg, 1985.
8) E. Kovats, Helv. Chim. Acta XLI, 1915–1932 (1958).
9) D. R. Knapp, Handbook of Analytical Derivatization Reactions; John Wiley & Sons, New York, 1979.
10) K. Hartke, E. Mutschler (Hrsg.), DAB 9 Kommentar, Band 4; Wissenschaftliche Verlagsgesellschaft mbH, Stuttgart, Govi-Verlag GmbH, Frankfurt, 1990
11) Deutsches Arzneibuch, 9. Ausgabe 1986, 2. Nachtrag 1990; Deutscher Apotheker-Verlag, Stuttgart, Govi-Verlag GmbH, Frankfurt, 1990

17 Hochleistungs-Flüssigchromatographie

17-1 Prinzip der Hochleistungs-Flüssigchromatographie

Die Hochleistungs-Flüssigchromatographie (englisch: high performance liquid chromatography; ältere Bezeichnung: Hochdruck-Flüssigchromatographie, englisch: high pressure liquid chromatography; Abkürzung: HPLC) ist eine Sonderform der Säulenchromatographie, bei der Druck angewandt wird. Sie dient zur Trennung von Substanzgemischen sowie deren qualitativer und quantitativer Analyse.

Bei der klassischen Säulenchromatographie fließt das Elutionsmittel aufgrund der Schwerkraft durch die mit der stationären Phase gefüllte Trennsäule. Voraussetzung ist eine ausreichende Fließgeschwindigkeit der mobilen Phase, die durch die Schwerkraft zustandekommt. Die Trennleistung der Säule hängt stark von der Partikelgröße und der Partikelgrößenverteilung der stationären Phase ab. Je kleiner und gleichmäßiger die Teilchen geformt sind, desto größer ist die Trennleistung (Lit. 4). Aus kleineren Partikelgrößen resultiert aber eine wesentlich größere Packungsdichte in der

Tab. 17-1: Verfahren und Einteilungsmöglichkeiten der Hochleistungs-Flüssigchromatographie.

A) nach dem angewandten Trennverfahren	
Adsorptionschromatographie Verteilungschromatographie Ionenpaarchromatographie Ionenaustauschchromatographie Ionenchromatographie Größenausschlußchromatographie	
B) nach dem angewandten Druck	
Niederdruckchromatographie (LPLC) ca. 1–10 bar*) (englisch: low pressure liquid chromatography) Mitteldruckchromatographie (MPLC) ca. 10–40 bar*) (englisch: medium pressure liquid chromatography) Hochdruckchromatographie (HPLC) > 40 bar*)	
C) nach den durchgesetzten Substanzmengen	
Analytische Trennungen	< 1 µg bis < 1 mg
Präparative Trennungen	> 1 mg

*) In der HPLC ist noch die Benutzung der Druckeinheit bar üblich, obwohl sie nicht dem SI-Einheitensystem entspricht. 1 bar = 10^5 Pa (Pascal) = 1.013 atm; im englischen Sprachraum wird noch häufig die Druckeinheit psi (pound per square inch) benutzt. 1 bar = 14.5 psi.

Trennsäule. Um trotz der hohen Packungsdichte noch eine ausreichende Strömungsgeschwindigkeit des Elutionsmittels zu gewährleisten, wird bei der HPLC das Elutionsmittel mit Hilfe von Pumpen durch die Säule gedrückt.

Die Entwicklung von Geräten zur Durchführung der Säulenchromatographie unter Druck begann in den siebziger Jahren. Die Methode wurde ursprünglich in Anlehnung an die Gaschromatographie (Kap. 16) entwickelt. Begriffe wie *Retentionszeit, Auflösung, Bodenzahl* u.ä. wurden aus der Gaschromatographie übernommen. Sie werden im folgenden nur soweit besprochen, wie Unterschiede zwischen GC und HPLC bestehen.

Die Säulenchromatographie unter Druck ist inzwischen in viele Richtungen weiterentwickelt worden, z.B. als Adsorptionschromatographie, Verteilungschromatographie o.ä. (Tab. 17-1). Sie kann unter verschiedenen Gesichtspunkten eingeteilt werden (Tab. 17-1). Im folgenden wird hauptsächlich auf analytische Trennungen eingegangen.

17-2 Hochleistungs-Flüssigchromatogramm

Im Hochleistungs-Flüssigchromatogramm (Abb. 17-1) wird wie im Gaschromatogramm (Kap. 16) die Intensität eines Detektorsignals in Abhängigkeit von der Zeit registriert.

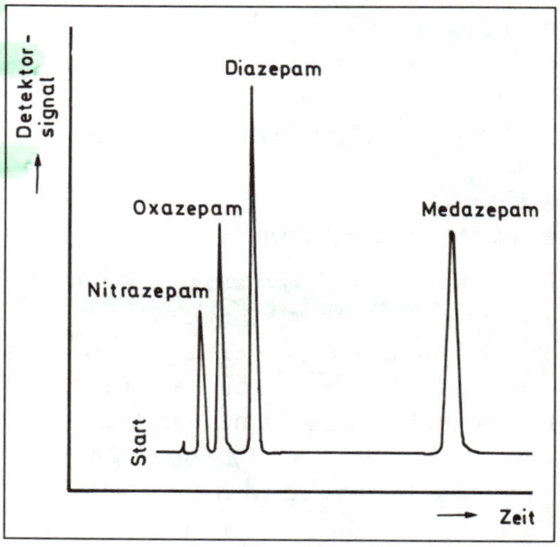

Abb. 17-1: Hochleistungs-Flüssigchromatogramm eines Gemisches aus Tranquilizern.

17-3 Aufbau von Geräten zur Hochleistungs-Flüssigchromatographie

Geräte zur Durchführung der Hochleistungs-Flüssigchromatographie (Abb. 17-2) benötigen die folgenden Komponenten:

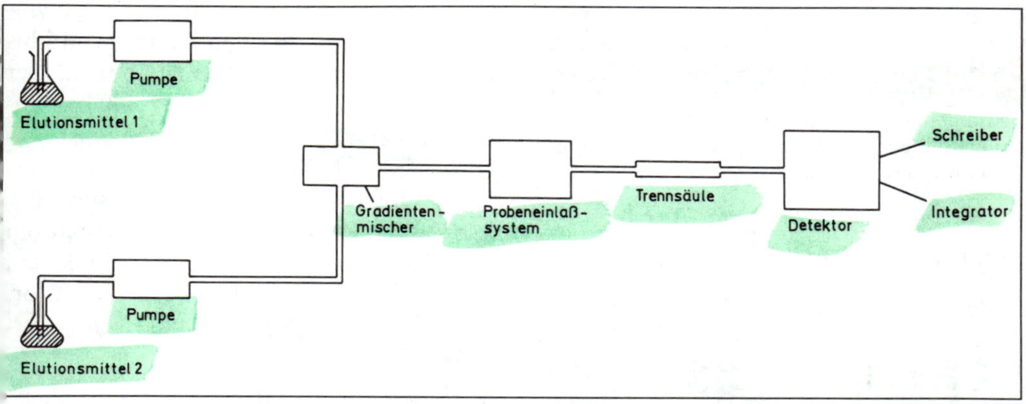

Abb. 17-2: Schematischer Aufbau eines HPLC-Gerätes.

Teil II

Hochleistungs-Flüssig-chromatographie 17

- Elutionsmittel
- Pumpsystem
- (Gradientenmischer)
- Probeneinlaßsystem
- Trennsäule
- Detektor
- Schreiber, Integrator.

Das Elutionsmittel wird aus einem Vorratsgefäß durch Probeneinlaßsystem und Trennsäule zu einem Detektor gepumpt. Im einfachsten Fall besitzt das Gerät nur eine Pumpe und benötigt keinen Gradientenmischer. Ein solches Gerät ist für *isokratische* Arbeitsweise ausgelegt, d. h. man kann während einer Trennung die Zusammensetzung des Lösungsmittelgemisches nicht kontinuierlich verändern (Lösungsmittelgradient, Kap. 17-3.3). Zur Erzeugung eines Lösungsmittelgradienten benötigt man mindestens zwei Pumpen (Hochdruckgradient) oder ein System von Schaltventilen (Niederdruckgradient). Im Probeneinlaßsystem wird die Untersuchungslösung in den Eluentenstrom eingebracht und von dort aus weiter zu der Trennsäule transportiert. Nach der chromatographischen Trennung gelangen die Substanzen in den Detektor. Das elektrische Signal, das vom Detektor erzeugt wird, kann an verschiedene Auswerteeinheiten wie Schreiber, Integrator oder Datenverarbeitungssysteme weitergeleitet werden.

Die einzelnen Teile des HPLC-Gerätes müssen möglichst *totvolumenarm* verbunden werden. Unter Totvolumina versteht man nicht von Elutionsmittel durchflossene (*gespülte*) Geräteteile, Leitungen oder Anschlußstücke. Durch Totvolumina können chromatographische Trennungen verschlechtert werden.

17-3.1 Elutionsmittel

In der HPLC werden an die Elutionsmittel hohe Anforderungen gestellt. Sie müssen sehr rein sein und dürfen in dem verwendeten Detektor (Kap. 17-3.7) kein Störsignal verursachen. Störungen können auch durch Luft bzw. Sauerstoff im Elutionsmittel auftreten, oder wenn sich bei der Druckentlastung des Elutionsmittels Gasblasen im Detektor bilden. Abhilfe schafft der Betrieb des Detektors unter leichtem Überdruck oder eine vorherige Entgasung des Elutionsmittels. Die Entgasung kann mit Hilfe von Ultraschall unter Vakuum oder durch Inertgasspülung mit Helium erreicht werden. Das Elutionsmittel sollte außerdem vor der Verwendung durch eine engporige Fritte filtriert werden.

Die Auswahl der Lösungsmittel erfordert viel Erfahrung. Wichtig bei der Adsorptionschromatographie ist die Elutionskraft der Lösungsmittel. In der eluotropen Reihe (Tab. 17-2) sind die Lösungsmittel nach steigender Elutionskraft angeordnet. Ein Zusatz von geringen Mengen Säuren, Basen oder Pufferlösungen zum Fließmittel verbessert häufig die Trennung, wenn Dissoziationsvorgänge beeinflußt werden können. Bei der Trennung an Reversed Phase Materialien (Kap. 17-3.6) wird meist Wasser im Gemisch mit Methanol oder Acetonitril verwendet. Die Reihenfolge in der eluotropen Reihe kehrt sich in diesem Fall um; das lipophilere Methanol hat hier eine größere Elutionskraft als Wasser.

17-3.2 Pumpen

Pumpen von HPLC-Geräten müssen Drükke bis 300 oder sogar 400 bar liefern und konstante Flußgeschwindigkeiten von ca. 0.1 bis 10 ml/min ermöglichen. Zum Betrieb von *Microbore-HPLC-Säulen* (Kap. 17-3.5), ist es notwendig, die Flußgeschwindigkeit auch noch in einem Bereich von 1 bis 100 µl/min exakt einstellen zu können. Der notwendige Druck kann über 400 bar ansteigen. Die Pumpen sollten möglichst pulsationsarm arbeiten, d. h. einen kontinuierlichen Fluß erzeugen. Ein pulsierendes Elutionsmittel kann in einigen Detektoren (Brechzahl-, Kap. 17-3.7.4, Leitfähigkeits-, Kap. 17-3.7.5, elektrochemischer Detektor, Kap. 17-3.7.6) Signalschwankungen verursachen.

Man unterscheidet im wesentlichen vier verschiedene Pumpentypen:

Tab. 17-2: Elutionskraft von Lösungsmitteln (Eluotrope Reihe nach Lit. 8).

Lösungsmittel	Siede-temperatur °C	n_D^{20}	UV-cutoff*	Lösungs-mittel-stärke ε°**	Viskosität η (cP bei 20 °C) (1 cP = 10^{-3} Pa · s)
Hexan	69	1.375	210	0.01	0.33
Isooctan	99	1.391	210	0.01	0.50
(2,2,4-Trimethylpentan) *tert*-Butylmethylether	53	1.369	220	0.20	–
Isopropylchlorid	36	1.378	225	0.29	0.33
Toluol	111	1.496	285	0.29	0.59
Chloroform	62	1.446	245	0.40	0.58
Dichlormethan	40	1.424	245	0.42	0.44
Tetrahydrofuran	67	1.405	220	0.45	0.51 (25°C)
Dioxan	101	1.422	220	0.56	1.54
Essigsäureethylester	77	1.372	260	0.58	0.45
Acetonitril	82	1.344	210	0.65	0.37
Isopropanol	82	1.378	210	0.82	2.3
Ethanol	79	1.361	210	0.88	1.2
Methanol	65	1.329	210	0.95	0.60
Wasser	100	1.333	200	groß	1.0

*) unter UV-cutoff versteht man diejenige Wellenlänge, unterhalb der das Lösungsmittel so stark absorbiert, daß die Detektion nicht mehr möglich ist.
**) ε° ist ein relatives Maß für die Elutionskraft oder Polarität der Lösungsmittel. Die angegebenen Zahlenwerte wurden experimentell an Al_2O_3 bestimmt; für die Elutionskraft an Kieselgel gilt die gleiche Reihenfolge, jedoch sind die Zahlenwerte unterschiedlich.

- Langhubkolbenpumpen
- Kurzhubkolbenpumpen
- Kolbenmembranpumpen
- gasbetriebene Verdrängungspumpen.

Für analytische Arbeiten werden hauptsächlich Kurzhubkolbenpumpen und Kolbenmembranpumpen verwendet. Je nach Pumpentyp kann es notwendig sein, hinter die Pumpe ein Dämpfungselement zu schalten, um einen pulsationsarmen Fluß des Eluenten durch die Säule zu erreichen.

HPLC-Pumpen sind empfindliche Präzisionsgeräte. Vor ihrer Verwendung sollte man sich ausführlich über ihre Bedienung informieren. Nach ihrer Benutzung sollten sie sorgfältig mit inertem Lösungsmittel gespült werden.

17-3.3 Gradientenmischer

Eine optimale Trennung von Substanzen läßt sich nicht immer mit einem bestimmten Elutionsmittelgemisch erreichen (Kap. 17-4.5), sondern es kann notwendig sein, während der Analyse das Mischungsverhältnis der Komponenten des Elutionsmittels zu verändern. Wird das Mischungsverhältnis von zwei Komponenten variiert, so spricht man von einem *binären Gradienten*, bei drei Komponenten von *ternären Gradienten*.

Die einfachste Form eines Gradienten ist ein *Stufengradient*, bei dem in bestimmten Zeitabständen das Mengenverhältnis der Elutionsmittelbestandteile verändert wird. Ein Stufengradient kann in einfacher Weise dadurch erzeugt werden, daß in bestimmten Zeitabständen unterschiedliche Elutionsgemische in das Vorratsgefäß der Pumpe gegeben werden. Wesentlich aufwendiger ist die Erzeugung eines *stufenlosen Lösungsmittelgradienten*. Dabei ist für jede Komponente der Gradientenmischung eine eigene Pumpe notwendig. Die Steuerung der Pumpen erfolgt meist mit Hilfe von Mikroprozessoren. Wird der Gradient auf der Niederdruckseite erzeugt, so wird ein System von Schaltventilen benötigt.

17-3.4 Probeneinlaßsysteme

Die Probenaufgabe kann auf zwei unterschiedliche Arten erfolgen, durch:

- Einspritzvorrichtungen
- Dosierschleifen.

Bei den *Einspritzvorrichtungen* wird die Probe, ähnlich wie in der Gaschromatographie (Kap. 16-3.1), mit einer Mikroliterspritze durch ein *Septum* in den Lösungsmittelstrom am Anfang der Trennsäule gespritzt. Ein Nachteil der direkten Probenaufgabe ist, daß das Septum oft nicht genügend inert gegenüber dem Lösungsmittel ist. Einen weiteren Nachteil stellt der beim Einspritzen erzeugte Druckstoß dar, der sich häufig als Störsignal im Chromatogramm zeigt. Septuminjektoren werden heute selten verwendet.

Bei der Probenaufgabe mit Hilfe von *Dosierschleifen* (englisch: loop) wird die Probe drucklos in einen Vorratsbehälter, z. B. eine Kapillare mit 1 bis 2000 µl Innenvolumen eingefüllt. Die Dosierschleife steht beim Einfüllen der Probe nicht mit dem Elutionsstrom in Verbindung. Erst danach wird der Eluentenstrom durch Umschalten von Ventilen durch die Dosierschleife geleitet und die Substanz so auf die Trennsäule transportiert.

17-3.5 Trennsäulen

Die Trennsäulen der HPLC bestehen aus Stahl, der gegebenenfalls innen mit Glas beschichtet ist. Sie sind ca. 5 bis 30 cm lang und haben einen inneren Durchmesser von 2 bis 8 mm. An den Enden befinden sich Metallfritten. Zu ihrer Schonung sollten bei der Analyse stark verschmutzter Proben (Pflanzenextrakte, biologische Proben) kurze Vorsäulen vor die Trennsäule geschaltet werden. Eine neuere Entwicklung der HPLC-Säulentechnologie stellen *Kartuschensysteme* dar. Bei ihnen werden Metall- oder Glassäulen in eine Metallhülse eingespannt. Die Säulen können leicht und ohne Werkzeug angeschlossen und gewechselt werden. Der Vorteil von Glassäulen besteht darin, daß ihre Innenwand glatt und inert ist und der Zustand ihrer Packung (Kap. 17-3.6) visuell überprüft werden kann.

Die Säulengrößen müssen den neu entwickelten, leistungsfähigeren und immer kleiner werdenden Trennpartikeln (Kap. 17-3.6) angepaßt werden. Daraus resultiert die Einführung von *Microbore-Säulen* (Säulen mit engem Durchmesser) und Säulen für die *High-Speed-Chromatographie* (Hochgeschwindigkeits-Chromatographie).

Bei den *Microbore-Säulen* wurde der Säulendurchmesser auf ca. 1 mm reduziert, verbunden mit einer Packung aus Partikeln mit einem Durchmesser von 3 µm. Säulen für die *High-Speed-Chromatographie* sind ebenfalls mit sehr kleinen Partikeln gefüllte Trennsäulen von konventionellem Durchmesser und nur 3 bis 10 cm Länge.

Fertig gefüllte HPLC-Säulen werden von verschiedenen Herstellern angeboten. Sie können mit unterschiedlichen Trennmaterialien gefüllt in den gängigen Größen bezogen werden. Die Eigenherstellung von Trennsäulen ist aufwendig und erfordert viel Erfahrung.

17-3.6 Säulenfüllung

Die Säulenfüllung unterscheidet sich je nach Anwendungsgebiet in ihrer *Korngröße*, *Korngrößenverteilung*, dem *Partikelmaterial*, der *Porengröße* und der *Beschaffenheit* der Oberfläche. Der Teilchendurchmesser schwankt im allgemeinen zwischen 5 und 30 µm. Da die Trennstufenzahl (Kap. 16-2.2.1) der Säule um so höher wird, je niedriger der Teilchendurchmesser ist, strebt man die Verwendung möglichst kleiner Teilchen an. Da jedoch der Druckabfall innerhalb der Säule um so größer wird, je kleiner die Partikel sind, ist der Partikelgröße aus praktischen Gründen eine untere Grenze gesetzt, die bei ca. 3 µm liegt. Der Durchmesser der Teilchen sollte möglichst gleichmäßig sein, weil aus großen Schwankungen in der Korngrößenverteilung ein zu hoher Druckabfall in der Säule und eine Verschlechterung der Trennleistung resultiert.

Als Trennmaterial sind Stoffe mit großer spezifischer Oberfläche geeignet. Man unterscheidet zwischen *porösen Materialien* (z. B. Kieselgel, Al_2O_3) und *Dünnschichtteilchen* (englisch: porous layer beads; Abkürzung: PLB). Poröse Teilchen können rund oder unregelmäßig geformt sein. Wichtig für eine gute Trennleistung ist eine möglichst einheitliche Porengröße. Bei den PLB ist auf einen undurchlässigen Kern eine dünne, poröse aktive Schicht aufgebracht. Die Dünnschichtteilchen haben eine geringere Probenkapazität als die porösen Teilchen, da auf ihnen weniger aktive Trennphase vorhanden ist. Sie werden heute seltener verwendet, da sich die meisten Trennphasen aus porösen Teilchen herstellen lassen. Wichtig für alle Teilchen ist, daß sie dem hohen Druck innerhalb der Trennsäule standhalten und sich in ihrem Gerüst nicht verändern. Die Eigenschaften der Trennmaterialien werden je nach Verwendungszweck abgewandelt. Sie können auch mit Trennflüssigkeiten beschichtet oder chemisch modifiziert werden.

Chemisch modifizierte Materialien werden u. a. in der *Umkehrphasenchromatographie* (englisch: reversed phase; Abkürzung: RP) (Kap. 17-4.1.1) eingesetzt. Bei der Herstellung von RP-Teilchen wird die ursprünglich polare Oberfläche des Trägers (z. B. Silanolgruppen des Kieselgels) durch Umsetzung mit Alkylreagenzien hydrophobiert:

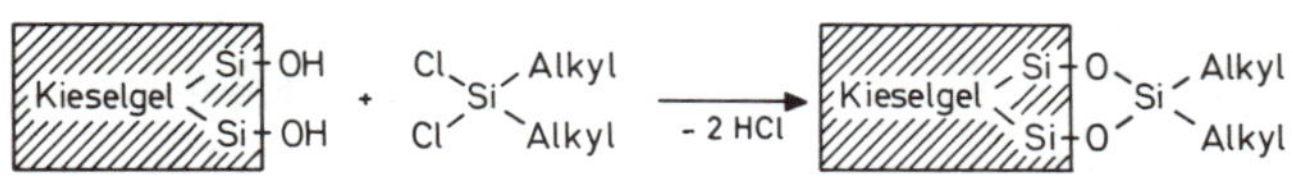

Die Oberfläche erhält auf diese Weise eine Bedeckung mit Alkylgruppen, die als *Bürsten* bezeichnet werden. Folgende Alkylreste werden im allgemeinen bei der Herstellung von RP-Materialien verwendet:

- Methylgruppen (RP-2)
- Octylgruppen (RP-8)
- Octadecylgruppen (RP-18).

Die chemische Modifizierung der Oberfläche durch Einführen von Cyano-, Amino- oder Nitro-Gruppen ist ebenfalls üblich. Kieselgele, die mit diesen funktionellen Gruppen modifiziert sind, sind in ihrer Polarität zwischen unmodifiziertem Kieselgel und Reversed Phase Material einzuordnen.

Für die Trennung von ionischen Substanzen stehen HPLC-Säulen zur Verfügung, die mit Ionenaustauscherharzen gefüllt sind (Kap. 17-4.1.4). Zur Trennung von höhermolekularen Verbindungen wie z. B. Proteinen und Polysacchariden sind polymere Gele geeignet, an denen die Trennung nach dem Prinzip der *Größenausschlußchromatographie* (Kap. 17-4.1.6) erfolgt.

Die von den zahlreichen Herstellern und Vertreibern angebotene Palette von Trennmaterialien und fertig gefüllten Säulen ist für den Anfänger nahezu unüberschaubar. Eine Übersicht über die angebotenen Trennmaterialien geben Lit. 5 und die Informationsschriften der dort angegebenen

Hersteller. Hinweise für die Auswahl von Trennmaterialien für bestimmte Anwendungen gibt Tab. 17-3.

17-3.7 Detektoren

In der HPLC stehen keine ähnlich allgemein einsetzbaren Detektoren zur Registrierung der die Trennsäule verlassenden Substanzen zur Verfügung wie in der Gaschromatographie (Kap. 16-3.3). Andererseits besitzen die verwendeten Detektoren eine relativ hohe Selektivität. Meist ist daher die Verwendung von unterschiedlichen Detektoren je nach Substanzeigenschaften notwendig. In jüngster Zeit werden auch Mehrfach-Detektoren eingesetzt, bei denen bis zu drei unterschiedliche Detektionsverfahren in einem Detektor vereinigt sind. Folgende Detektoren werden häufig verwendet:

- UV/Vis-Detektor
- Fluoreszenzdetektor
- Chemischer Reaktionsdetektor
- Brechzahldetektor (Brechungsindexdetektor)
- Leitfähigkeitsdetektor
- Elektrochemischer Detektor
- Massenselektiver Detektor.

17-3.7.1 UV/Vis-Detektor

Beim UV/Vis-Detektor wird die Lichtabsorption des Eluats im ultravioletten oder sichtbaren Spektralbereich (Kap. 9) gemessen. Das Lösungsmittel darf bei der verwendeten Wellenlänge keine wesentliche Eigenabsorption zeigen (Tab. 17-2) und keine absorbierenden Verunreinigungen enthalten. Das Eluat strömt im UV/Vis-Detektor durch eine Küvette, die ein möglichst geringes Volumen (ca. 10 µl) und eine ausreichende Schichtdicke (ca. 10 mm) für empfindliche Messungen haben soll.

Neben allgemeiner einsetzbaren *Spektralphotometer-Detektoren* haben sich für Routinearbeiten *Filterphotometer-Detektoren* bewährt. Sie haben eine höhere Empfindlichkeit und sind wesentlich preiswerter als Monochromatorgeräte. Eine Weiterentwicklung der Photometer führte zu Mehrkanalphotometer-Detektoren (*Photodioden Array-Detektoren*). Mit ihnen kann gleichzeitig bei mehren Wellenlängen gemessen werden oder auch in kurzer Zeit ein vollständiges Absorptionsspektrum der eluierenden Substanz aufgenommen werden. Mit Hilfe dieser Detektoren lassen sich sehr schnell Aussagen über Identität und Reinheit der eluierenden Substanzen machen.

17-3.7.2 Fluoreszenzdetektor

Zur Detektion von Substanzen, die zur Fluoreszenz (Kap. 10) angeregt werden können, werden Fluoreszenzdetektoren eingesetzt. Sie sind ähnlich wie UV/Vis-Detektoren aufgebaut, besitzen jedoch zwei Filter bzw. Monochromatoren für die Anregungs- und die Meßwellenlänge. Mit ihnen kann bei hoher Empfindlichkeit sehr selektiv gemessen werden, da nur verhältnismäßig wenige Substanzen zur Fluoreszenz anregbar sind.

17-3.7.3 Chemischer Reaktionsdetektor

Um die hohe Empfindlichkeit des UV/Vis-Detektors und des Fluoreszenzdetektors häufiger nutzen zu können, bzw. um Verbindungen ohne Chromophor überhaupt detektieren zu können, lassen sich viele Substanzen zu absorbierenden oder fluoreszierenden Derivaten umsetzen, die sich empfindlicher und selektiver detektieren lassen. Diese Derivatisierung erfolgt bei der HPLC im Gegensatz zur GC meist erst nach der chromatographischen Trennung in Reaktoren vor der eigentlichen Detektion. In den Reaktoren wird dem Eluentenstrom kontinuierlich ein Derivatisierungsreagenz zugemischt. Die Mischeinrichtung muß so konstruiert sein, daß bei der Mischung keine nachträgliche Beeinträchtigung der chromatographischen Trennung erfolgt. Die Derivatisierungsreaktion muß möglichst schnell ablaufen. Chemische Reaktionsdetektoren werden häufig zur Analyse von Aminosäuren eingesetzt, die z.B. mit Hilfe von Ninhydrin, Fluorescein oder o-Phthaldialdehyd in farbige oder fluoreszierende Derivate überführt werden.

17-3.7.4 Brechzahldetektor

Brechzahldetektoren (Brechungsindexdetektoren; englisch: refractive index; Abkürzung: RI-Detektor) sind weniger selektiv und deshalb zur Detektion zahlreicher Substanzen geeignet. Gemessen werden die Änderungen der Brechzahl (Kap. 2) des Gemisches aus Elutionsmittel und Probe gegenüber der Brechzahl des reinen Elutionsmittels in einer Vergleichsküvette (Differentialrefraktometer). Der Unterschied der Brechzahlen von Elutionsmittel und Probe sollte möglichst groß sein. Die Detektoren sind weniger empfindlich als UV/Vis-Detektoren und reagieren sehr empfindlich auf Druck-, Temperatur- und Lösungsmitteländerungen. Bei der Benutzung von Brechzahldetektoren muß daher die Temperatur des Eluentenstromes konstant sein. Das Elutionsmittel muß möglichst pulsationsfrei aus der Säule austreten. Bei der Anwendung von Elutionsmittelgradienten sind Brechzahldetektoren nicht einsetzbar.

17-3.7.5 Leitfähigkeitsdetektor

Zur empfindlichen und selektiven Detektion von dissoziierten Verbindungen in Form von Ionen sind Leitfähigkeitsdetektoren geeignet. Sie messen kontinuierlich den Stromfluß zwischen zwei in dem Flüssigkeitsstrom befindlichen Elektroden bei konstanter Spannung. Zur Vermeidung von Polarisationseffekten (Kap. 19-4.3) wird mit Wechselspannung gearbeitet. Je geringer die Ionenkonzentration in der Lösung ist, um so höher ist der elektrische Widerstand der Meßstrecke und um so geringer ist die elektrische Leitfähigkeit (Kap. 25). Für verdünnte Lösungen gilt hierbei, daß die Leitfähigkeit proportional zu der Ionenkonzentration ist.

17-3.7.6 Elektrochemischer Detektor

Zum Nachweis von oxidierbaren oder reduzierbaren Substanzen eignen sich Detektoren, in denen die Substanzen elektrochemisch im Rahmen voltammetrischer oder amperometrischer Verfahren (Kap. 23 und 24) erkannt werden. Die Detektoren besitzen für viele Substanzen eine hohe Empfindlichkeit und Selektivität.

17-3.7.7 Massenselektiver Detektor

Wie in der GC (Kap. 16) kann auch in der HPLC ein Massenspektrometer (Kap. 14) als empfindlicher und selektiver Detektor verwendet werden. Die Kopplung zwischen der HPLC-Säule und dem Massenspektrometer gestaltet sich jedoch erheblich schwieriger und aufwendiger als die Kopplung von Gaschromatograph und Massenspektrometer (Kap. 16-3.3.5). Die Probleme liegen in den relativ großen Flüssigkeitsströmen der HPLC. Nach dem Verdampfen entstehen entsprechend große Dampfvolumina. Würde man den Dampf direkt und vollständig in das Massenspektrometer einbringen, so würde das dort vorliegende Hochvakuum zusammenbrechen. Ein weiteres Problem liegt in der häufig geringen Flüchtigkeit von Substanzen, die in der HPLC-Säule getrennt wurden. Eine Verdampfung ist jedoch für die massenspektrometrische Analyse notwendig.

Es werden hauptsächlich zwei Kopplungsmethoden zwischen HPLC-Säule und Massenspektrometer verwendet:

Moving-Belt-Interface: Das Eluat wird auf einem Transportband abgedampft und als angereicherte Probe in das Massenspektrometer transportiert.

Thermospray-Interface: Dieses Verfahren eignet sich hauptsächlich für die Reversed Phase HPLC (Kap. 17-4.1.1), da die zu untersuchenden Substanzmoleküle schon als Ionen im Eluat vorliegen sollten. Das Eluat wird verdampft und mit sehr hoher Geschwindigkeit durch eine Kapillare in das Massenspektrometer eingeführt. In diesem überschallschnellen *Jet* werden die Ionen von ihrer Solvathülle getrennt. Die Ionen werden durch elektrische Felder in den massenspektrometrischen Analysator beschleunigt, der Lösungsmitteldampf von der gegenüberliegenden Seite her mit einer Pumpe abgesaugt.

17-4 Durchführung flüssigchromatographischer Analysen

17-4.1 Die Trennverfahren der Hochleistungs-Flüssigchromatographie

Die in der Hochleistungs-Flüssigchromatographie hauptsächlich angewandten Trennverfahren sind (vgl. Tab. 17-1, A):

- Adsorptionschromatographie
- Verteilungschromatographie
- Ionenpaarchromatographie
- Ionenaustauschchromatographie
- Ionenchromatographie
- Größenausschlußchromatographie (Ausschlußchromatographie).

Die Zuordnung einer Trennung zu einem bestimmten Trennmechanismus ist jedoch nicht immer möglich, da häufig mehrere Mechanismen zusammenspielen und die Übergänge fließend sind.

17-4.1.1 Adsorptionschromatographie

Ein großer Teil der pharmazeutisch interessierenden Substanzen und Arzneistoffe kann mit Hilfe der Adsorptionschromatographie (Kap. 15-1) analysiert werden. Die Trennung kann an polaren, unbehandelten *Normalphasen* oder an unpolaren, chemisch modifizierten *Umkehrphasen* (Reversed Phase; Abkürzung: RP) durchgeführt werden. Bei den Trennungen an Umkehrphasen finden sowohl Adsorptionsvorgänge als auch Verteilungsvorgänge statt. Eine eindeutige Zuordnung ist nicht möglich.

Bei den *Normalphasen* erfolgt die Trennung hauptsächlich aufgrund von Polaritätsunterschieden. Die Auswahl des optimalen Elutionsmittels ist oft langwierig. Eine Vorauswahl kann jedoch häufig durch dünnschichtchromatographische Untersuchungen getroffen werden. Bei einem Wechsel des Elutionsmittels sind aufwendige Spülvorgänge notwendig, um eine stabile Basislinie zu erreichen. Die Trennungen werden sehr stark durch den Wassergehalt des Lösungsmittels beeinflußt, der häufig nicht genügend kontrollierbar ist.

Auf den *Umkehrphasen* (Kap. 17-3.6) erfolgt die Trennung hauptsächlich aufgrund von Löslichkeitsunterschieden in Wasser. Daher ist die Methode für sehr polare Substanzen geeignet. Da die Trennung auch durch die Anzahl der in der Substanz vorhandenen Alkylgruppen beeinflußt wird (homologe Reihen), kann das Verfahren auch bei mittel- und unpolaren Substanzen verwendet werden. Als Elutionsmittel wird Wasser im Gemisch mit Methanol, Acetonitril oder anderen mit Wasser mischbaren Lösungsmitteln verwendet, bei Bedarf unter Zusatz von Pufferlösungen. Die eluotrope Reihe der Lösungsmittel (Kap. 17-3.1) kehrt sich bei der Verwendung von Umkehrphasen um, d. h. das lipophilere Methanol ist ein stärkeres Elutionsmittel als Wasser. Bei einem Wechsel des Elutionsmittels sind nur wenige Spülvorgänge notwendig, so daß schnell neue Elutionsmittelgemische verwendet werden können. Der überwiegende Teil aller HPLC-Trennungen in der pharmazeutischen Analytik wird heute an Umkehrphasen durchgeführt.

17-4.1.2 Verteilungschromatographie

In der HPLC hat die Verteilungschromatographie (Kap. 15-1) keine so große Bedeutung wie in der Gaschromatographie. Die stationäre flüssige Phase wird als Film auf ein Trägermaterial aufgebracht, als zweite flüssige Phase dient das Elutionsmittel. Da jedoch die stationäre Phase teilweise in der mobilen Phase löslich ist, kommt es zum langsamen Auswaschen der stationären Phase (*Säulenbluten*). Durch Sättigung der mobilen Phase mit stationärer Phase in einer Vorsäule kann das Säulenbluten gegebenenfalls verringert werden.

Ein modernes Verfahren stellt die Verteilungschromatographie an chemisch modifizierten Trägern dar. Die Polarität des Kieselgels wird durch Bindung von Hydroxyl-, Amino- oder Cyanogruppen u. a. an seine Oberfläche variiert. Mit diesen Materialien können sehr gute Ergebnisse bei der Trennung von polaren Substanzen, z. B. von Zuckern oder Aminosäuren, erzielt werden.

17-4.1.3 Ionenpaarchromatographie

Mit Hilfe der Ionenpaarchromatographie können stark dissoziierte Verbindungen getrennt werden. Das Trägermaterial in der Trennsäule ist von einer wäßrigen Phase umhüllt, die das Gegenion zur Bildung eines Ionenpaares enthält. Aus den Ionen der Probe und den Gegenionen bilden sich Ionenpaare:

$$\text{Probe}^{+} + \text{Gegenion}^{-} \rightarrow \text{Ionenpaar}$$
$$\text{Probe}^{-} + \text{Gegenion}^{+} \rightarrow \text{Ionenpaar}$$

Als mobile Phase dient ein organisches, nicht mit Wasser mischbares Elutionsmittel. Die Trennung erfolgt durch Verteilung des Ionenpaares zwischen wäßriger und organischer Phase. Durch Veränderung des pH-Wertes kann die Bildung des Ionenpaares und damit die Trennung beeinflußt werden.

Bei der *Umkehrphasen-(Reversed-Phase)-Ionenpaarchromatographie* werden Umkehrphasen als stationäre Phasen verwendet; das Gegenion des Ionenpaares befindet sich in der mobilen Phase. Als *Ionenpaarreagenz* zur Trennung von Kationen verwendet man meist Alkylsulfonate, zur Trennung von Anionen quartäre Ammoniumsalze. Das Verfahren wird zur Trennung von Säuren, Basen und amphoteren Stoffen (Weinsäure, Ascorbinsäure, Aminosäuren, biogenen Aminen, Alkaloiden) angewandt.

17-4.1.4 Ionenaustauschchromatographie

Bei der Ionenaustauschchromatographie besteht die stationäre Phase aus einer unlöslichen Matrix (Harz oder Gel), die als funktionelle Gruppen meist Sulfonsäure- (Kationenaustauscher) oder Ammoniumgruppen (Anionenaustauscher) trägt (Abb. 17-3). Die Gruppen können fest an die Matrix gebunden sein oder als *flüssiger Ionenaustauscher* auf die Matrix aufgebracht werden.

An die funktionellen Gruppen des Austauschers sind die austauschbaren Kationen bzw. Anionen salzartig gebunden. Als mobile Phase dient ein Elutionsmittel mit den darin enthaltenen, auszutauschenden Ionen. Zwischen den auszutauschenden Ionen und den Ionen, die an den Austauscher gebunden sind, besteht ein Gleichgewicht, das über den pH-Wert und die Ionenstärke der mobilen Phase beeinflußt werden kann. Die Trennung erfolgt aufgrund von Adsorptions- und Verteilungsvorgängen in Abhängigkeit von Ionengröße und -ladung. Ionenaustauschchromatographie wird häufig bei der Analyse von biologischen Proben, z. B. bei der Analyse von Aminosäuren und Zukkern in Form ihrer Borsäure-Derivate angewendet.

17-4.1.5 Ionenchromatographie

Die Ionenchromatographie dient zur Analyse von anorganischen Anionen und Kationen. Das Trennprinzip beruht ebenfalls auf Ionenaustauschvorgängen. Ein Problem der Ionenchromatographie war lange Zeit

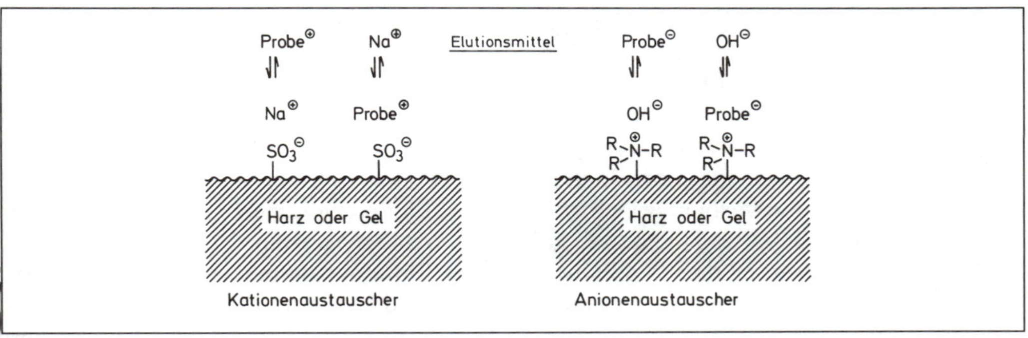

Abb. 17-3: Austauschvorgänge bei der Ionenaustauschchromatographie.

die Detektion. Da das Elutionsmittel hohe Salz- bzw. Pufferkonzentrationen enthält, müssen mit einem Leitfähigkeitsdetektor (17-3.7.5) kleine Leitfähigkeitsänderungen bei einer hohen Grundleitfähigkeit gemessen werden. Dieses ist mit Detektoren möglich, bei denen die hohe Grundleitfähigkeit elektronisch abgeglichen wird. Da solche Geräte bis vor kurzer Zeit nicht zur Verfügung standen, wurde mit Hilfe von *Supressorsäulen* die hohe Grundleitfähigkeit herabgesetzt.

Die *Supressorsäule* wird als zweite Austauschersäule hinter die analytische Säule geschaltet. Dient ein Kationenaustauscher als analytische Säule, so wird als Supressorsäule ein Anionenaustauscher verwendet, der die Anionen aus dem Elutionsmittel abfängt. Bei der Analyse von Anionen dient entsprechend ein Kationenaustauscher als Supressorsäule.

Die Ionenchromatographie findet z. B. Anwendung bei der Analyse von Kationen und Anionen in Trinkwasser oder Infusionslösungen.

17-4.1.6 Größenausschlußchromatographie

Die Größenausschlußchromatographie (englisch: size exclusion chromatography; Abkürzung: SEC) wird auch als *Ausschlußchromatographie* oder *Gelchromatographie* bezeichnet. Werden als Elutionsmittel organische Lösungsmittel verwendet, so wird sie *Gelpermeationschromatographie* (GPC), bei Verwendung von wäßrigen Lösungsmitteln *Gelfiltrationschromatographie* genannt. Sie unterscheidet sich prinzipiell von den anderen flüssigchromatographischen Methoden, da die Probenmoleküle nicht in Wechselwirkung (Adsorption, Verteilung) zu einer stationären Phase treten. Vom physikalischen Standpunkt aus betrachtet ist keine stationäre Phase vorhanden, obwohl die Säule mit einem porösen Feststoff gefüllt ist. Als Trennmaterial dienen polymere Gele, z. B. Dextrane oder andere Stoffe mit definierten Porengrößen. Die Trennung beruht auf der unterschiedlichen Eindringmöglichkeit und -dauer von Probenmolekülen unterschiedlicher Größe in die Poren. Unterscheiden kann man zwischen Molekülen, die in die Poren eindringen können, und Molekülen, die zu groß sind, um in die Poren einzudringen. Diese Moleküle werden *ausgeschlossen* (*Größenausschlußchro*- nach DAB als *Ausschlußvolumen* (V_0) oder *matographie*) und treten als erste aus der Säule aus. Das Volumen an Elutionsmittel, mit dem diese Moleküle austreten, wird *Zwischenkornvolumen* bezeichnet. Moleküle, die in die Poren des Gels eindringen, werden zeitweise aus dem Eluentenstrom entfernt und bewegen sich innerhalb der Poren nur durch ihre Diffusionsgeschwindigkeit fort. Sie treten deshalb später aus der Säule aus als die ausgeschlossenen Moleküle. Je kleiner ein Molekül ist, desto tiefer kann es in die Poren eindringen. Aus diesem Grund ist innerhalb der nicht ausgeschlossenen Moleküle eine Klassifizierung nach Molekülgrößen möglich (*inverser Siebeffekt*). Die sehr kleinen Moleküle des Lösungsmittels können den Träger vollständig durchdringen und treten somit als letzte Stoffgruppe aus der Säule aus. Da es sich bei dem Volumen, mit dem das Lösungsmittel austritt, definitionsgemäß um das Totvolumen (V_t, auch totales Permeationsvolumen) handelt, ist bei der Ausschlußchromatographie mit Austritt des Totvolumens die Chromatographie beendet.

Als charakteristische Kenngröße einer Substanz wird bei der Ausschlußchromatographie der scheinbare Verteilungskoeffizient (K_D) zwischen dem Zwischenkornvolumen und dem Porenvolumen definiert:

$$K_D = \frac{V_e - V_o}{V_t - V_o}$$

V_o = Elutionsvolumen einer nicht permeierenden Substanz

V_t = Elutionsvolumen einer total permeierenden Substanz

V_e = Elutionsvolumen der untersuchten Substanz

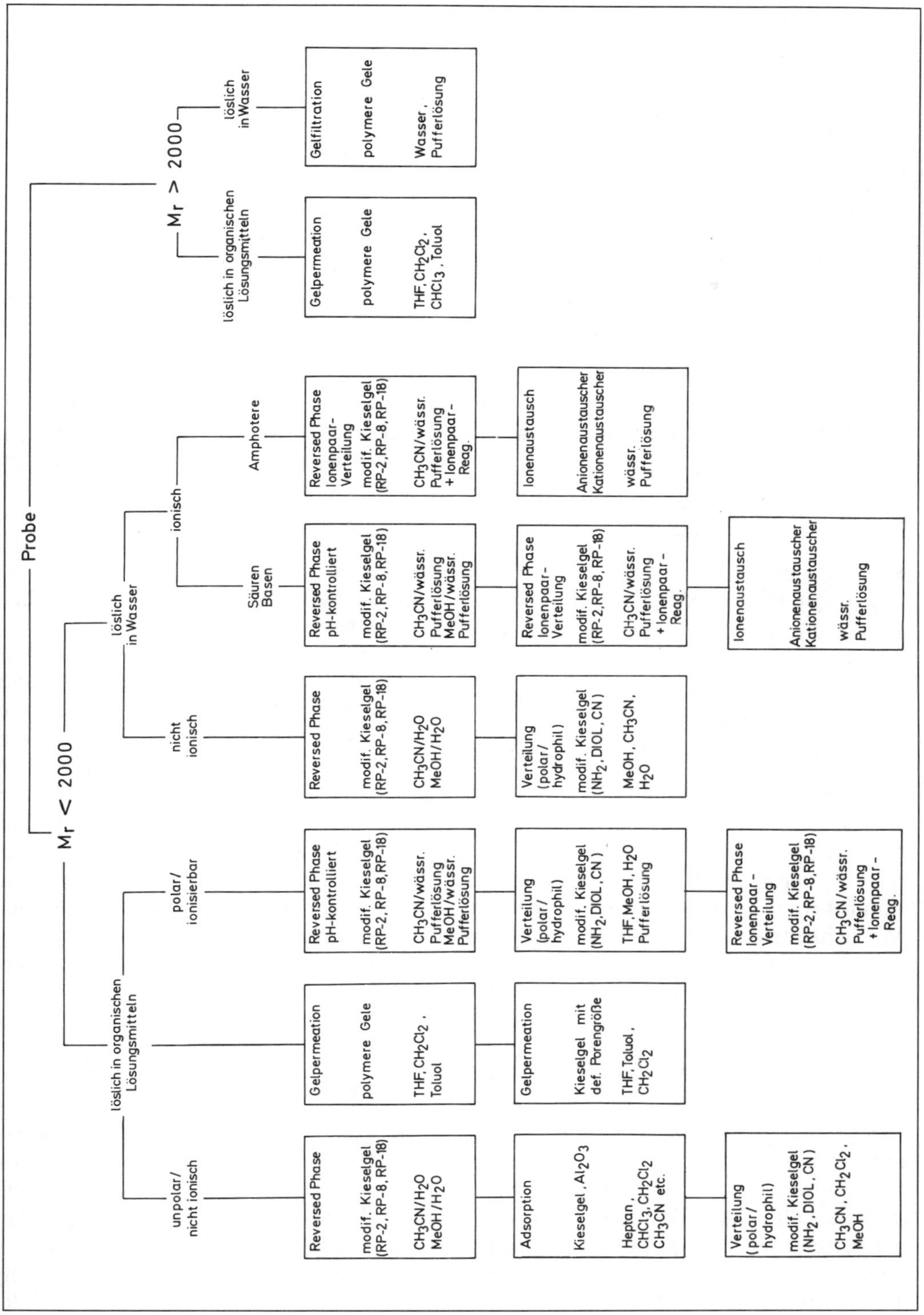

… stationären und mobilen Phasen.
(Nach „HPLC-Gerätesystem, Merck“, Firmenschrift der Fa. E. Merck, Darmstadt).

Als total permeierende Substanz läßt das DAB Natriumazid, als nicht permeierende Substanz Dextranblau 2000 verwenden, die beide durch ihre UV-Absorption leicht zu erkennen sind.

Die Größenausschlußchromatographie wurde früher ausschließlich zur Trennung von großen Molekülen wie z.B. Peptiden, Polysacchariden und synthetischen Polymeren verwendet. Durch die Entwicklung von neuartigen Trenngelen ist auch die Trennung von niedermolekularen Stoffen möglich. Voraussetzung ist ein Unterschied von 10 bis 20% in der relativen Molekülmasse der zu trennenden Stoffe.

17-4.2 Auswahl der Trennbedingungen

Bei der Auswahl der *Trennmethode* müssen die folgenden Eigenschaften der Probenmoleküle in Betracht gezogen werden:

- Molekülmasse: niedermolekular/hochmolekular
- Löslichkeit: wasserlöslich / wasserunlöslich
- Dissoziation: nicht ionisch / ionisch / Kationen / Anionen
- Polarität: polar / mittelpolar / unpolar.

Mit Hilfe von Tabellen, die von Herstellern von HPLC-Geräten oder Säulen herausgegeben werden, kann aufgrund der Eigenschaften der Probe das Trennsystem ausgewählt werden (Tab. 17-3). Stehen mehrere Möglichkeiten zur Auswahl, so sollte zunächst das einfachste Verfahren herangezogen werden. Häufig ist die Methodenauswahl auch dadurch eingeschränkt, daß nur Apparaturen und Erfahrung für ein bestimmtes Trennverfahren zur Verfügung stehen. In solchen Fällen sollte man zuerst versuchen, das Trennproblem mit den bereits vorhandenen und bekannten Verfahren zu lösen. Zur Zeit werden in der Pharmazie ca. 80% aller Trennungen mit Hilfe der verschiedenen Verfahren der Umkehrphasen-Chromatographie (Kap. 17-3.6, 17-4.1.1) durchgeführt.

Die Auswahl des *Elutionsmittelsystems* erfordert Erfahrung und Erprobung. Bei der Auswahl sind Tabellen hilfreich, in denen die Polarität (eluotrope Reihe, Tab. 17-2) und Wechselwirkungseigenschaften (Dipolcharakter, Protonendonator- und -akzeptoreigenschaften) der Elutionsmittel beschrieben werden. Häufig kann durch Ersatz eines Lösungsmittels durch ein anderes mit gleicher Polarität eine höhere Selektivität (Kap. 16-2.2.3) erreicht werden. Geringe Veränderungen im pH-Wert können ebenfalls die Selektivität verbessern. Für eine Vorauswahl des Fließmittelsystems kann die Dünnschichtchromatographie (Kap. 18) herangezogen werden. Der k'-Wert (Kapazitätsverhältnis, Kap. 16-2.1.4) wird hauptsächlich über die Polarität (Elutionskraft) des Lösungsmittels beeinflußt. Im allgemeinen sollten die k'-Werte zwischen 2 und 5 liegen. Für sehr schnelle Trennungen in selektiven Systemen können schon k'-Werte <2 ausreichend sein.

Bei der Auswahl des *Detektors* ist man häufig durch die zur Verfügung stehenden Geräte eingeschränkt. Am weitesten verbreitet ist der UV-Detektor. Bei seiner Verwendung ist es notwendig, das Fließmittelgemisch auf UV-Durchlässigkeit bei der verwendeten Wellenlänge zu prüfen (Tab. 17-2). Zur UV-Detektion von Substanzen, die keinen Chromophor besitzen, kann durch Derivatisierung vor oder nach der chromatographischen Trennung ein Chromophor eingeführt werden (Kap. 17-3.7.3).

17-4.3 Elutionsgeschwindigkeit

Wie in der Gaschromatographie ist auch in der HPLC die Elutionsgeschwindigkeit von großer Bedeutung für die Qualität der Trennung. Durch eine zu hohe oder zu niedrige Geschwindigkeit wird die Zahl der Trennstufen verringert und damit die Auflösung verschlechtert. Die Abhängigkeit der

Trennleistung der Säule von der Fließmittelgeschwindigkeit wird hier ebenfalls durch die *van-Deemter-Kurve* (Kap. 16-4.1.2) beschrieben. Die optimale lineare Geschwindigkeit ist von der Länge und dem Durchmesser der verwendeten Säule sowie der Teilchengröße des Trennmaterials abhängig und kann zwischen wenigen Mikrolitern und einigen Millilitern pro Minute schwanken.

Ein weiterer, die Wahl der Fließmittelgeschwindigkeit beeinflussender Faktor, ist der Druckabfall in der Trennsäule. Bei Verwendung von Packungsmaterialien mit niedrigem Durchmesser steigt der Druckabfall rasch an, wenn mit der gleichen Fließmittelgeschwindigkeit wie bei größeren Teilchen gearbeitet wird. In diesen Fällen kann es notwendig sein, den Elutionsmittelfluß zu reduzieren. Besser ist es jedoch, eine kürzere Säule zu verwenden, um innerhalb des Arbeitsbereiches der Pumpe die notwendige Fließmittelgeschwindigkeit zu erreichen. Eventuell kann es auch notwendig sein, ein Elutionsmittel mit geringerer Viskosität zu wählen.

17-4.4 Temperatureinflüsse

Die *Säulentemperatur* hat in der HPLC einen geringeren Einfluß auf die Trennung als in der GC. Eine Temperaturerhöhung führt im allgemeinen zu kürzeren Retentionszeiten. Prinzipiell ist auch eine Temperaturprogrammierung möglich, sie wird jedoch selten angewandt. Manchmal kann es notwendig sein, bei höheren Temperaturen zu arbeiten, um die Viskosität von Elutionsmitteln herabzusetzen und den Druckabfall in der Trennsäule zu verringern. Die Temperaturen sollten möglichst konstant gehalten werden, da außer dem UV-Detektor (Kap. 17-3.7.1) alle Detektoren sehr empfindlich auf Temperaturschwankungen reagieren. Zu diesem Zweck ist es sinnvoll, die Säule in einen Thermostatisierungsofen einzubauen und auch das Elutionsmittel vor seiner Verwendung auf die Säulentemperatur zu bringen. Durch den Thermostatisierungsofen kann auch die Wärme abgeführt werden, die beim Strömen des Elutionsmittels durch die Säule unter hohem Druck entsteht.

17-4.5 Elutionsmittelgradienten

Die einfachste Form der Elution einer Substanz aus der Trennsäule ist die *isokratische Elution* mit einem Lösungsmittelgemisch, dessen Zusammensetzung während der Chromatographie nicht verändert wird. Häufig ist es jedoch nicht möglich, ein Substanzgemisch unter isokratischen Bedingungen zu trennen.

Die Komponenten eines Gemisches, die in einem chromatographischen System nur wenig zurückgehalten werden (niedrige k'-Werte), werden häufig nur unzureichend getrennt. Andererseits werden Substanzen mit hohen k'-Werten erst sehr spät eluiert und können aufgrund ihrer flachen und breiten Peaks nur noch schlecht detektiert werden (Abb. 17-4). Verändert man die Zusammensetzung des Fließmittels während der Chromatographie, so kann eine bessere Trennung erreicht werden. Man beginnt die Chromatographie mit einem Elutionsmittelgemisch geringer Elutionskraft und erreicht so, daß auch die früh eluierenden Substanzen ausreichende k'-Werte besitzen und getrennt werden können. Im Verlauf der Chromatographie wird die Elutionskraft des Eluenten gesteigert (*Elutionsmittelgradient*). Man erreicht so, daß auch Substanzen, die stark zurückgehalten werden, innerhalb akzeptabler Analysenzeiten eluiert werden (Abb. 17-4).

Bei der Gradientenelution ist zu beachten, daß das Trennsystem nach jeder Analyse mit dem ursprünglichen Lösungsmittel geringerer Elutionskraft gespült werden muß, um die Anfangsbedingungen wiederherzustellen. Da diese Gleichgewichtseinstellung bei der Chromatographie auf chemisch nicht modifizierten *Normalphasen* sehr zeitaufwendig ist, sind *Normalphasen* für die Gradientenelution nicht sehr geeignet. Bei der Chromatographie an *Umkehrphasen* erfolgt die Gleichgewichtseinstellung sehr viel rascher. Die Säule braucht meistens nur mit der fünffachen Menge ihres Volumens des Ausgangsfließmittels gespült zu werden. Man beginnt die Chromatographie mit einem Elutionsmittel mit hohem Anteil an wäßriger Phase und steigert während der Analyse den Anteil der lipophilen Komponente

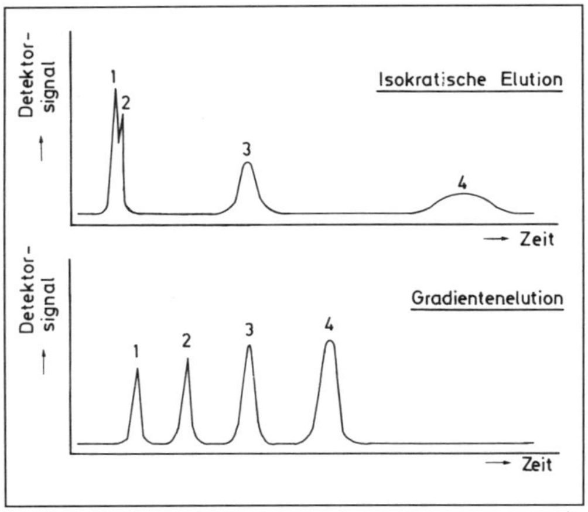

Abb. 17-4: Vergleich von isokratischer Elution und Gradientenelution.

(Methanol, Acetonitril o.ä.). Zu beachten ist, daß nur wenige Detektoren (z. B. der UV-Detektor) bei der Anwendung eines Gradienten verwendbar sind. Detektoren, deren Grundsignal vom Lösungsmittel abhängig ist (z. B. Brechzahldetektor) können nicht verwendet werden.

17-5 Anwendungen der Hochleistungs-Flüssigchromatographie in der Pharmazie

Die Hochleistungs-Flüssigchromatographie wird als leistungsfähiges Analysenverfahren in der pharmazeutischen Analytik bei Identitäts- und Reinheitsprüfungen sowie Gehaltsbestimmungen vielfach eingesetzt. Der Schwerpunkt liegt bei der Analytik schwerflüchtiger oder thermolabiler Verbindungen, die mit Hilfe der Gaschromatographie nicht oder nur schlecht analysiert werden können.

Die große Anzahl an zur Verfügung stehenden HPLC-Trennverfahren (17-4.1) ermöglicht die Analyse eines weiten Spektrums von Substanzen, von anorganischen Ionen einerseits bis zu organischen Makromolekülen andererseits. Für die Trennung und Analyse von racemischen Gemischen optisch aktiver Arzneistoffe wurden chirale Trennphasen entwickelt, an denen Racematspaltungen bzw. Bestimmungen der optischen Isomeren durchgeführt werden können (Lit. 9 bis 11).

17-5.1 Anwendungen der Hochleistungs-Flüssigchromatographie im Arzneibuch

Wie in andere moderne Pharmakopöen (USP XXI, AB-DDR 83) ist die HPLC auch in das DAB aufgenommen worden. So wird z. B. der Gehalt an Morphin, Codein und Thebain in Opium und seinen Zubereitungen mit Hilfe der Reversed Phase HPLC nach dem Trennverfahren der Ionenpaarchromatographie (Kap. 17-4.1.3) ermittelt (Abb. 17-5). Als Ionenpaarreagenz dient Natriumheptansulfonat. Der Gehalt wird mit Hilfe einer Referenzlösung (externer Standard) ermittelt, die vorgegebene Mengen an Morphinhydrochlorid, Codein und Thebain enthält.

Die Identität von Peptiden (z. B. Insulin, Oxytocin) läßt das DAB ebenfalls durch HPLC prüfen. Die Reinheit und der Gehalt einer großen Anzahl weiterer Arzneistoffe wird mit Hilfe der HPLC bestimmt. Die Gehaltsbestimmung von Cisplatin erfolgt durch Ionenaustauschchromatographie.

Die Ausschlußchromatographie wird im DAB ebenfalls angewandt, jedoch muß sie hier eher zu den konventionellen säulenchromatographischen Verfahren als zur HPLC gerechnet werden. Die Durchführung einer Analyse dauert teilweise bis zu 25 Stunden und könnte durch Variation der Analysenbedingungen dem heutigen Stand der Chromatographie angepaßt und erheblich verbessert werden. Die Ausschlußchromatographie wird z. B. als Reinheitsprüfung bei Albuminlösung, Immunglobulin oder Insulin angewandt. Man prüft auf Verteilung der Molekülgröße bzw. auf Polymere und Aggregate. Als Trennmaterialien werden im DAB Dextrane oder Agarose-Polyacrylamid verwendet.

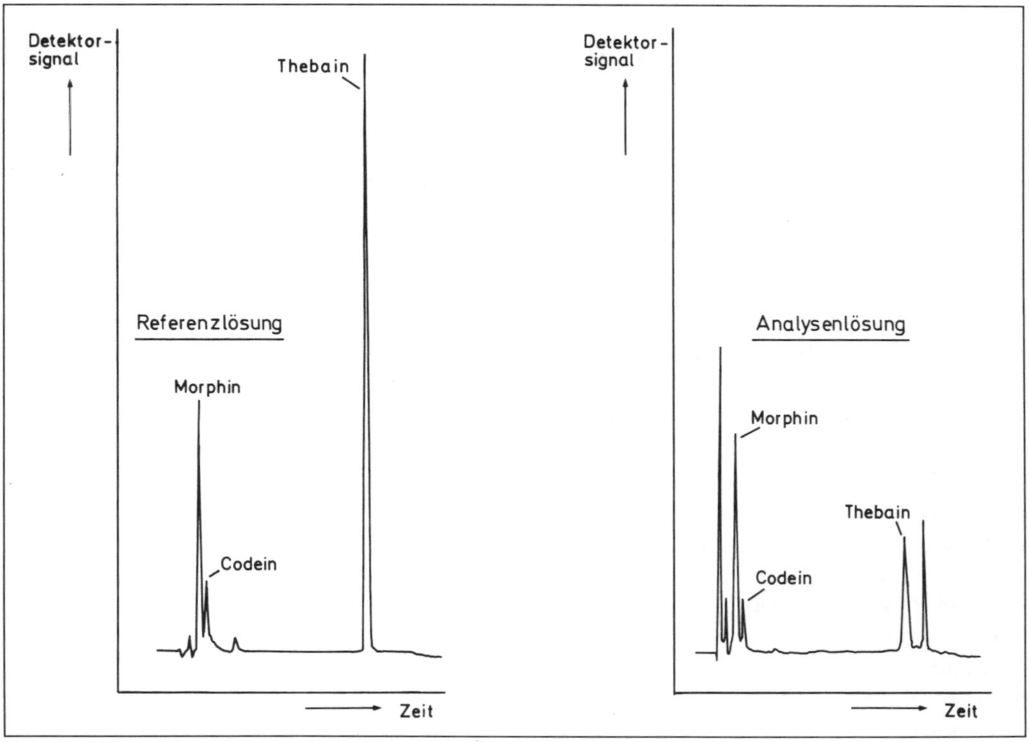

Abb. 17-5: HPLC von Opium nach DAB; die Analysenlösung entspricht den Anforderungen des Arzneibuches.

17-6 Literatur über Hochleistungs-Flüssigchromatographie

1) H. Böhme, K. Hartke, Europäisches Arzneibuch Bd. I/II, Kommentar; Wissenschaftliche Verlagsgesellschaft mbH, 3. Auflage, Stuttgart, 1983.
2) Deutsches Arzneibuch, 9. Ausgabe 1986; Deutscher Apotheker Verlag Stuttgart, Govi Verlag GmbH, Frankfurt, 1986.
3) S. Ebel in K. Hartke, E. Mutschler (Hrsg.), DAB 9 – Kommentar; Wissenschaftliche Verlagsgesellschaft mbH, Stuttgart, Govi-Verlag GmbH, Frankfurt, 1987.
4) H. Engelhardt, Hochdruckflüssigkeits-Chromatographie; 2. Aufl., Springer Verlag, Berlin, 1977.
5) V. Meyer, Praxis der Hochleistungs-Flüssigchromatographie; 4. Aufl., Verlag Diesterweg, Salle, Sauerländer, Frankfurt, 1986.
6) R. E. Kaiser, E. Oelrich; Optimierung in der HPLC; Dr. Alfred Hüthig Verlag, Heidelberg, 1979.
7) G. Schwedt, Chromatographische Trennmethoden, 2. Aufl.; Georg Thieme Verlag, Stuttgart, 1986.
8) W. D. Schönleber in H. Feltkamp, P. Fuchs, G. Sucker, Pharmazeutische Qualitätskontrolle; Georg Thieme Verlag, Stuttgart, New York, 1983.
9) G. Blaschke, Angew. Chemie **94**, 14–25 (1980).
10) J. N. Kinkel, W. Fraenkel, G. Blaschke, Kontakte (Merck) 1987(1), S. 3.
11) G. Gübitz, GIT Suppl. **4**, 6–11 (1985).
12) K. Hartke, E. Mutschler (Hrsg.), DAB 9 Kommentar, Band 4; Wissenschaftliche Verlagsgesellschaft mbH, Stuttgart, Govi-Verlag GmbH, Frankfurt, 1990
13) Deutsches Arzneibuch, 9. Ausgabe 1986, 2. Nachtrag 1990; Deutscher Apotheker-Verlag, Stuttgart, Govi-Verlag GmbH, Frankfurt, 1990

18 Dünnschichtchromatographie

18-1 Prinzip der Dünnschichtchromatographie

Die Dünnschichtchromatographie (DC) dient zur Trennung sowie zur qualitativen und quantitativen Analyse von Substanzen. Als stationäre Phasen dienen Feststoffe oder an Feststoffe adsorbierte Flüssigkeiten, als mobile Phase werden Flüssigkeiten verwendet. Die Trennung erfolgt je nach stationärer Phase durch Adsorption und/oder Verteilung (Kap. 15.1), unter Umständen können auch Ionenaustausch- (Kap. 17-4.1.4) oder Siebeffekte (Kap. 17-4.1.6) beteiligt sein. Die stationäre Phase (*Sorbens*) wird als dünne Schicht auf einen Träger aufgebracht (*Dünnschichtchromatographie, Dünnschichtplatten*). Die zu untersuchende Substanz wird als Lösung auf eine Zone am unteren Rand der Platte aufgetragen (*Start, Startpunkte*) und die Platte in einen Trog (*Entwicklungskammer*) gestellt, der die mobile Phase (*Fließmittel*) enthält. Die DC-Phase wird im allgemeinen nach dem aufsteigenden Verfahren *entwickelt* und mit Hilfe des *Rf-Wertes* (Kap. 15-1) ausgewertet (Abb. 18-1). Im Gegensatz zu den bisher beschriebenen Verfahren der GC (Kap. 16) und HPLC (Kap. 17), bei denen man ein *äußeres Chromatogramm* erhält, handelt es sich bei der Dünnschichtchromatographie um ein *inneres Chromatogramm*. Die getrennten Substanzen verbleiben auf der DC-Platte und werden nicht aus dem chromatographischen System eluiert.

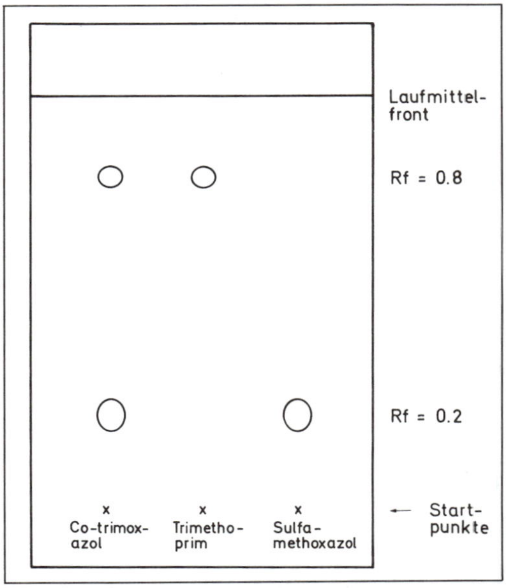

Abb. 18-1: Dünnschichtchromatographische Trennung von Cotrimoxazol; Fließmittel: Toluol/Isopropanol/konz. Ammoniaklösung (30 + 60 + 10).

Die Dünnschichtchromatographie wurde in den sechziger Jahren durch die Arbeiten von E. Stahl (Lit. 5) zu dem Verfahren entwickelt, das heute in keinem chemischen oder pharmazeutischen Labor und in keiner Apotheke entbehrlich ist.

18-1.1 Geräte und Materialien zur Durchführung der Dünnschichtchromatographie

Zur Durchführung der Dünnschichtchromatographie sind notwendig:

- Dünnschichtplatte
- Fließmittel
- Entwicklungskammer
- Geräte zur Detektion.

Die Sorbentien können, evtl. mit geeigneten Streichgeräten, als wäßrige Suspension auf die Trägerplatten oder -folien aufgegossen oder aufgestrichen werden. Geeignete Vorschriften findet man im DAB (V. 6.20.2). Einfacher ist es jedoch, industriell gefertigte Dünnschichtplatten zu verwenden. Sie werden in standardisierten Qualitäten geliefert, die im Gegensatz zu *selbstgestrichenen* Platten eher reproduzierbare Ergebnisse liefern. Die industriell vorgefertigten Dünnschichtplatten unterscheiden sich in folgenden Eigenschaften:

- Plattenuntergrund (Träger)
- Schichtmaterial
- Schichtdicke
- Zusätze in der Schicht.

Als *Plattenuntergrund (Träger)* werden Glasplatten oder Folien aus Kunststoff, Aluminium oder aluminiumbeschichtetem Kunststoff angeboten. Der Vorteil von Glasplatten ist die größere Beständigkeit gegen hohe Temperaturen und agressive Fließmittel oder Sprühreagenzien. Ein Nachteil ist der höhere Preis gegenüber Folien. Ein Vorteil der Folien ist, daß man sie mit einer Schere auf das benötigte Format zuschneiden kann.

Als *Schichtmaterial* für die stationäre Phase werden hauptsächlich verwendet:

- Aluminiumoxid
- Kieselgel
- Kieselgur
- Florisil® (aktiviertes Magnesiumsilikat)
- chemisch modifiziertes Kieselgel
- Zellulose
- Polyamid.

Die Trennungen an aktiven Sorbentien wie Aluminiumoxid, Kieselgel und Florisil® erfolgen bei Verwendung unpolarer Elutionsmittel hauptsächlich durch Adsorption, bei chemisch modifiziertem Kieselgel je nach Modifikation durch Adsorption und/oder Verteilungsvorgänge (Kap. 15-1). Bei den restlichen Schichten sind wie bei der Papierchromatographie (Kap. 15-1) hauptsächlich Verteilungsvorgänge zwischen dem Fließmittel und dem Feuchtigkeitsfilm auf der Schicht für die Trennung wirksam.

Der überwiegende Teil der DC-Trennungen in der pharmazeutischen Analytik wird auf Kieselgelplatten durchgeführt. Trennungen an chemisch modifiziertem Kieselgel, z. B. Reversed Phase Material (Kap. 17-3.6) erlangen in jüngster Zeit zunehmende Bedeutung. So läßt sich z. B. die Identitätsprüfung von fetten Ölen, die nach DAB auf mit Paraffin imprägnierten Kieselgurplatten vorgenommen wird, besser auf RP-18-Platten durchführen (Lit. 6). Für spezielle Zwecke, z. B. für direkte quantitative Bestimmungen (Kap. 18-2), werden Platten mit besonders gleichmäßiger Beschichtung und hochwertigen Sorbentien (gleichmäßige Korngrößenverteilung) unter der Bezeichnung *HPTLC-Platten* (englisch: high performance thin layer chromatography; *Hochleistungs-Dünnschichtchromatographie*) angeboten. Für präparative Trennungen werden Platten verwendet, deren *Schichtdicke* mit ca. 1 mm größer ist als die von analytischen Platten (ca. 0.25 mm). Die *Plattengrößen* liegen zwischen 5×10 cm und 20×20 cm. Es ist im allgemeinen preiswerter, sich die benötigte Plattengröße aus größeren Folien zuzuschneiden als fertig geschnittene Platten zu kaufen.

Mit Hilfe von *Zusätzen* wie Gips oder anderen Bindemitteln kann die Festigkeit der Schicht erhöht werden. Die Platten werden dann mit dem Zusatz „G" bezeichnet. Eine Hilfe bei der Detektion (Kap. 18-1.2.4) von Substanzen ist der Zusatz von *Lumineszenz-(Fluoreszenz)indikatoren*, die bei Bestrahlung mit UV-Licht zur Fluoreszenz bzw. Phosphoreszenz (Kap. 10) angeregt werden können. Der Zusatz „F_{254}" bezeichnet einen Indikator, der bei Bestrahlung mit UV-Licht der Wellenlänge 254 nm zur Fluoreszenz angeregt wird.

Bei der Durchführung der DC werden die gleichen Elutionsmittel verwendet, wie bei den verschiedenen Trennverfahren der Hochleistungs-Flüssigchromatographie (Kap. 17-3.1). Die mobile Phase wird in *Entwicklungskammern* eingefüllt, die im allgemeinen aus Glaströgen bestehen, deren Größe der verwendeten Plattengröße angepaßt sein sollte. Weitere Verfahren zur Entwicklung von DC-Platten werden in Kap. 18-2.2.4 beschrieben.

Zur *Detektion* von Substanzen auf der DC-Platte benötigt man eine UV-Lampe, die Strahlung der Wellenlängen 254 und 360 nm aussendet. Außerdem ist ein Sprühgerät notwendig, mit dessen Hilfe Flüssigkeiten (*Detektionsreagenzien*) auf die Platte gesprüht werden können.

18-1.2 Durchführung der Dünnschichtchromatographie

Zur DC-Untersuchung einer Substanz oder eines Substanzgemisches sind die folgenden Schritte notwendig:

- Auswahl des Trennsystems
- Auftragen der Substanz
- Entwicklung der DC-Platte
- Auswertung (Detektion).

18-1.2.1 Auswahl des Trennsystems

Die Auswahl eines geeigneten Trennsystems für eine bestimmte Substanz erfordert ein gewisses Maß an Erfahrung. Für Anfänger ist es am einfachsten, auf die umfangreichen Vorschriftensammlungen in der Literatur zurückzugreifen. Geeignete Vorschriften für Arzneistoffe findet man im DAB, dem DAC, und z. B. in Lit. 7, 8. Muß ein Trennsystem selbst entwickelt werden, so können bei Kenntnis einiger Grundregeln recht schnell brauchbare Ergebnisse erzielt werden.

Bei Verwendung des am häufigsten benutzten Kieselgels werden die Substanzen in der Reihenfolge ihrer Polarität getrennt. Unpolare Substanzen werden weniger zurückgehalten und wandern eine größere Strecke auf der DC-Platte (hoher Rf-Wert) als polare Substanzen (niedriger Rf-Wert). Zur Chromatographie von unpolaren Substanzen wird deshalb ein schwaches (unpolares) Fließmittel benötigt, für die Chromatographie von polaren Substanzen ein starkes (polares) Elutionsmittel. Zur Anordnung der Fließmittel in der eluotropen Reihe vgl. Tab. 17-2 (Kap. 17-3.1). Geeigneter als ein einzelnes Fließmittel ist eine Mischung aus einer stärker und einer schwächer polaren Komponente, deren Mischungsverhältnis bei Bedarf verändert werden kann. Allgemein verwendbare Fließmittel sind in Tab. 18-1 zusammengestellt.

Hat die zu untersuchende Substanz saure oder basische Eigenschaften, so kann die Chromatographie durch Ausbildung von Dissoziationsgleichgewichten gestört werden, was sich z. B. in *Schwanzbildung* (vgl. *Tailing*, Kap. 16-2.3) äußern kann. In diesen Fällen sollte durch Zusatz von geringen Mengen (1 bis 2 %) Säure bzw. Base zum Fließmittel die Dissoziation zurückgedrängt werden. Als Säuren eignen sich Essigsäure oder Ameisensäure, als Basen konzentrierte Ammoniaklösung oder Diethylamin. Liegen die zu trennenden Substanzen nach einem ersten Versuch auf der Platte zu hoch, so sollte der Anteil der polaren Komponente im Fließmittel verringert

Tab. 18-1: Allgemein in der Arzneimittelanalytik verwendbare Fließmittelgemische. Die Mengenverhältnisse gelten als Richtwerte für mittelpolare Substanzen.

Unpolare Komponente	Polare Komponente	Mischungsverhältnis (V/V)
Methylenchlorid	Ethanol	90 + 10
Petroläther	Ethylacetat	50 + 50
Toluol	Aceton	60 + 40

werden; liegen die Substanzen in der Nähe des Startflecks, so muß die Polarität des Fließmittels erhöht werden. Die verwendeten Lösungsmittel müssen vollständig miteinander mischbar sein.

Sind geringere Anteile polarer Komponenten im Fließmittel enthalten, so kann es zur Ausbildung von β-Fronten kommen, an denen sich Substanzen als bandenförmige Flecken anreichern können. β-Fronten entstehen dadurch, daß die polarste Komponente des Fließmittels am Sorbens adsorbiert und im Extremfall ganz aus dem Fließmittel entfernt wird.

18-1.2.2 Auftragen der Substanz

Die zu untersuchenden Substanzen werden in einem geeigneten Lösungsmittel gelöst, die Konzentration der Lösung sollte ca. 1% betragen. Ca. 1 cm vom unteren Rand der DC-Platte entfernt, werden im Abstand von 1 cm mit einem Bleistift Punkte markiert, auf die wenige Mikroliter der Untersuchungslösungen mit einer Glaskapillare aufgetragen werden (Abb. 18-1). Die Flekken der aufgetragenen Substanzen sollten möglichst klein gehalten werden, um nachfolgend eine gute Trennung zu erzielen.

18-1.2.3 Entwicklung

Die DC-Platte wird in die Entwicklungskammer eingestellt und in aufsteigender Richtung entwickelt. Es muß beachtet werden, daß sich die Substanzflecken oberhalb der Flüssigkeitsoberfläche des Fließmittels befinden. Die Kammer sollte keiner Zugluft (Abzug) und nicht der direkten Sonnenbestrahlung ausgesetzt werden, da anderenfalls Störungen bei der Chromatographie auftreten.

Die Entwicklung der DC-Platte kann sowohl mit als auch ohne *Kammersättigung* erfolgen. Unter Kammersättigung versteht man die Sättigung des Kammerraumes oberhalb des Flüssigkeitsspiegels mit Lösungsmitteldämpfen. Diese Sättigung wird beschleunigt, wenn man die Kammerwände innen mit Filterpapier auskleidet, das Fließmittel einfüllt und vor dem Einstellen der Platte ca. 15 min equilibrieren läßt. Der Einfluß der Kammersättigung auf die Trennung wird in Lit. 9 beschrieben.

Im allgemeinen ist es ausreichend, die DC-Platte ca. 10 cm weit zu entwickeln. Eine größere Laufstrecke erfordert unverhältnismäßig mehr Zeit und verbessert selten die Trennung. Sinnvoller ist es, bei nicht ausreichend getrennten Substanzen, die Platte zu trocknen und nochmals in dem gleichen Fließmittel zu entwickeln. Bei Rf-Werten unter 0.5 nach dem ersten Lauf wird bei diesem Verfahren (*Mehrfachentwicklung*) die Trennung in der Regel verbessert.

18-1.2.4 Auswertung (Detektion)

Nach dem Entwickeln muß die DC-Platte sorgfältig von den Resten des Fließmittels befreit werden. Dieses geschieht am schnellsten im Luftstrom eines Föns unter dem Abzug. Bei empfindlichen Substanzen darf nur mit kalter Luft geblasen werden. Der erste Schritt der Auswertung erfolgt unter der UV-Lampe:

a) *Anregung der Fluoreszenz* von Untersuchungssubstanzen:
Bestimmte Substanzgruppen, z. B. Alkaloide, Cumarinderivate und Salicylsäurederivate können im langwelligen UV-Licht zur Fluoreszenz (Kap. 10) angeregt werden. Betrachtet man die DC-Platte unter der langwelligen Strahlung (360 nm) der UV-Lampe, so können diese Substanzen als hell leuchtende Flecken auf dem dunklen Plattenuntergrund erkannt werden.

b) *Fluoreszenz-(Phosphoreszenz)minderung* durch Untersuchungssubstanzen:
Bei DC-Platten, deren Schicht ein Fluoreszenz- oder Phosphoreszenzindikator zugemischt ist, kann die Fluoreszenz bzw. Phosphoreszenz des Indikators unter der UV-Lampe bei 254 nm angeregt werden. Befinden sich Substanzen auf der Oberfläche, die UV-Strahlung dieser Wellenlänge absorbieren können (z. B. aromatische Verbindungen), wird die Fluoreszenz des Indikators gemindert. Die Substanzen sind als dunkle Flecke auf der hell leuchtenden Oberfläche zu erkennen.

Die beobachteten Flecke werden auf der Platte mit einem Bleistift markiert. Anschließend sollte die Platte mit einem geeigneten Detektionsreagenz (Lit. 5, 10) besprüht und gegebenenfalls erwärmt werden. Durch Reaktion der untersuchten Substanz mit dem Detektionsreagenz entstehen gefärbte Zonen oder Flecke, die ebenfalls mit einem Bleistift gekennzeichnet werden.

Zur Dokumentation kann das DC abgezeichnet, kopiert oder mit Hilfe der Rf-Werte (Kap. 15-1) ausgewertet werden (Abb. 18-1). Nach Möglichkeit sollte eine DC-Untersuchung mit Hilfe von gleichzeitig auf der Platte befindlichen Referenzsubstanzen ausgewertet werden, da der Rf-Wert eine schlecht reproduzierbare Größe ist und stark von den experimentellen Bedingungen (Feuchtigkeitsgehalt der Schicht, relative Luftfeuchte, Temperatur, Kammersättigung) abhängig ist (R_{St}-Wert).

18-1.3 Anwendung der Dünnschichtchromatographie in der Pharmazie

Die Dünnschichtchromatographie ist als einfach und schnell durchzuführende Methode in nahezu allen Teilbereichen der pharmazeutischen Analytik unentbehrlich. Anwendungsbeispiele sind Identitäts- und Reinheitsprüfungen von Arzneistoffen und Arzneimitteln, die Untersuchung der Stabilität von Arzneistoffen, die Qualitätskontrolle bei der Produktion von Arzneimitteln, Nachweis und Identifizierung von körpereigenen und körperfremden Stoffwechselprodukten (Biotransformationsprodukte) und der Nachweis von Arzneistoffen in Körperflüssigkeiten bei der Therapie oder auch bei Vergiftungen. Nachteile der DC gegenüber aufwendigeren chromatographischen Analysentechniken (z. B. der GC, Kap. 16 und HPLC, Kap. 17) sind die teilweise geringeren Nachweisgrenzen sowie nicht ausreichende Spezifität und Trennleistung. Es ist deshalb in manchen Fällen unerläßlich, ein Analysengemisch in mehreren DC-Trennsystemen zu untersuchen und mit verschiedenen Detektionsreagenzien zu besprühen.

Eine neue Entwicklung auf dem Gebiet der DC ermöglicht die Trennung von Enantiomerengemischen, z. B. von Aminosäuren. Die Trennung der Antipoden erfolgt durch Ligandenaustausch an einer hydrophobierten Kieselgelschicht, die mit einer chiralen Substanz (*Selektor*) imprägniert ist. Die Enantiomere bilden mit Metallionen, z. B. Cu^{++}, die ebenfalls in der Schicht enthalten sind, und mit dem chiralen Adsorbens diastereomere Assoziate, deren unterschiedliche Stabilität die chromatographische Trennung ermöglicht (Lit. 11).

18-1.3.1 Anwendung der Dünnschichtchromatographie im Arzneibuch

Die Dünnschichtchromatographie wird im DAB bei nahezu allen Monographien von organischen Arzneistoffen, Drogen und Drogenzubereitungen zur Identitäts- und/oder Reinheitsprüfung herangezogen. Bei den Identitätsprüfungen dient entweder eine authentische Probe der gleichen Substanz als Referenzsubstanz, oder die relative Lage der Untersuchungssubstanz im DC wird mit Hilfe von anderen Substanzen beschrieben (R_{St})-Wert).

Bei den dünnschichtchromatographischen Reinheitsprüfungen des DAB wird vielfach nach dem folgenden Schema verfahren: Die zu untersuchende Substanz wird in vorgeschriebener Konzentration in einem Lösungsmittel gelöst (Untersuchungslösung). Als Referenzlösung wird die Untersuchungslösung in vorgeschriebenem Verhältnis verdünnt (meistens 1 : 100 oder 1 : 200); gleiche Volumina von Untersuchungs- und Referenzlösung werden auf eine DC-Platte aufgetragen und chromatographiert. *Verunreinigungen* in der *Untersuchungslösung* dürfen unter dem UV-Licht keinen größeren Fleck oder bei der Detektion mit Sprühreagenzien keine stärkere Anfärbung ergeben als die *Untersuchungssubstanz* in der *Referenzlösung*. Verunreinigungen werden bei diesem Verfahren, sofern sie ähnlich starke Fluoreszenzminderung oder Anfärbung wie die Hauptsubstanz zeigen, auf einen Gehalt von 0.5 bis 1 % begrenzt.

Bei den dünnschichtchromatographischen Arbeitsvorschriften des DAB fällt auf, daß eine Vielzahl von unterschiedlichen Sorbentien, Schichtdicken und Auftragevolumina verwendet werden. Eine Vereinheitlichung und damit Vereinfachung wäre wünschenswert (vgl. auch Lit. 12).

18-1.4 Literatur über Dünnschichtchromatographie

1) H. Böhme, K. Hartke, Europäisches Arzneibuch Bd. I/II, Kommentar; Wissenschaftliche Verlagsgesellschaft mbH, 3. Auflage, Stuttgart, 1983.
2) Deutscher Arzneimittel-Codex 1979; Govi-Verlag GmbH Frankfurt, Deutscher Apotheker Verlag Stuttgart, 1979.
3) Deutsches Arzneibuch, 9. Ausgabe 1986; Deutscher Apotheker Verlag Stuttgart, Govi Verlag GmbH, Frankfurt, 1986.
4) S. Ebel in K. Hartke, E. Mutschler (Hrsg.), DAB 9 – Kommentar; Wissenschaftliche Verlagsgesellschaft mbH, Stuttgart, Govi-Verlag GmbH, Frankfurt, 1987.
5) E. Stahl, Dünnschichtchromatographie – Ein Laboratoriumshandbuch, 2. Aufl.; Springer Verlag, Berlin, Heidelberg, New York, 1967.
6) N. Schmidt, GIT Suppl. **4**, 78–81 (1985).
7) P. Rohdewald, G. Rücker, K. W. Glombitza, Apothekengerechte Prüfvorschriften; Deutscher Apothekerverlag, Stuttgart, 1990.
8) P. Pachaly, DC-Atlas, Wissenschaftliche Verlagsgesellschaft mbH, Stuttgart, 1991.
9) F. Geiss, Fundamentals of Thin Layer Chromatography; Dr. A. Hüthig Verlag, Heidelberg, Basel, New York, 1987.
10) H. Jork, W. Funk, W. Fischer, H. Wimmer, Dünnschichtchromatographie, Reagenzien und Nachweismethoden, Bd. 1 a, VCH Verlagsgesellschaft mbH, Weinheim, 1989.
11) K. Günther, GIT Suppl. **3**, 6–12 (1986).
12) P. Surmann, Dtsch. Apoth. Ztg. **128**, 14–16 (1988).

18-2 Prinzip der quantitativen Dünnschichtchromatographie

Dünnschichtchromatographische Untersuchungsverfahren haben in der *qualitativen* Arzneimittelanalytik große Bedeutung erlangt (Kap. 18-1). Zur *quantitativen* Analyse werden sie seltener eingesetzt. Eine Möglichkeit der *quantitativen Dünnschichtchromatographie* besteht darin, die nach der Trennung eines Gemisches erhaltenen Flekken von der Platte abzukratzen. Die Substanzen werden aus dem Trägermaterial extrahiert und anschließend, meist photometrisch, quantitativ bestimmt. Nach diesem Verfahren läßt das DAB z. B. den Gehalt an Capsaicin in Cayennepfeffer und den Gehalt an Glycyrrhizinsäure in Süßholzwurzel bestimmen. Einen Durchbruch erzielte die quantitative DC mit der Entwicklung von Instrumenten, mit deren Hilfe Bestimmungen direkt auf der DC-Platte möglich wurden. So können viele Proben innerhalb kurzer Zeit gemessen werden; die Nachweisgrenze reicht je nach Substanz bis in den Bereich von 10^{-9} bis 10^{-11} g.

18-2.1 Meßgeräte und Meßprinzip der quantitativen Dünnschichtchromatographie

18-2.1.1 „DC-Scanner“

Geräte zur quantitativen Direktauswertung von Dünnschichtchromatogrammen (*DC-Scanner*, Abb. 18-2) bestehen aus einem Photometer (Kap. 9) und einer mechanischen Einrichtung, um die DC-Platte durch den Lichtstrahl des Photometers zu bewegen.

Das von der Lichtquelle des Photometers ausgestrahlte monochromatische Licht wird unter einem bestimmten Winkel auf die DC-Platte gerichtet. Das reflektierte Licht (*Remission*) wird in einem Empfänger gemessen. Die DC-Platte wird während der Messung langsam in der Laufrichtung des Fließmittels unter dem Lichtstrahl entlang bewegt. Solange sich die substanzfreie Platte im Lichtstrahl befindet, wird ein großer Teil der Lichtenergie reflektiert. Wird jedoch der Fleck einer Substanz vorbeigeführt, die einen Chromophor (Kap. 9) besitzt, so wird ein Teil des Lichtes absorbiert

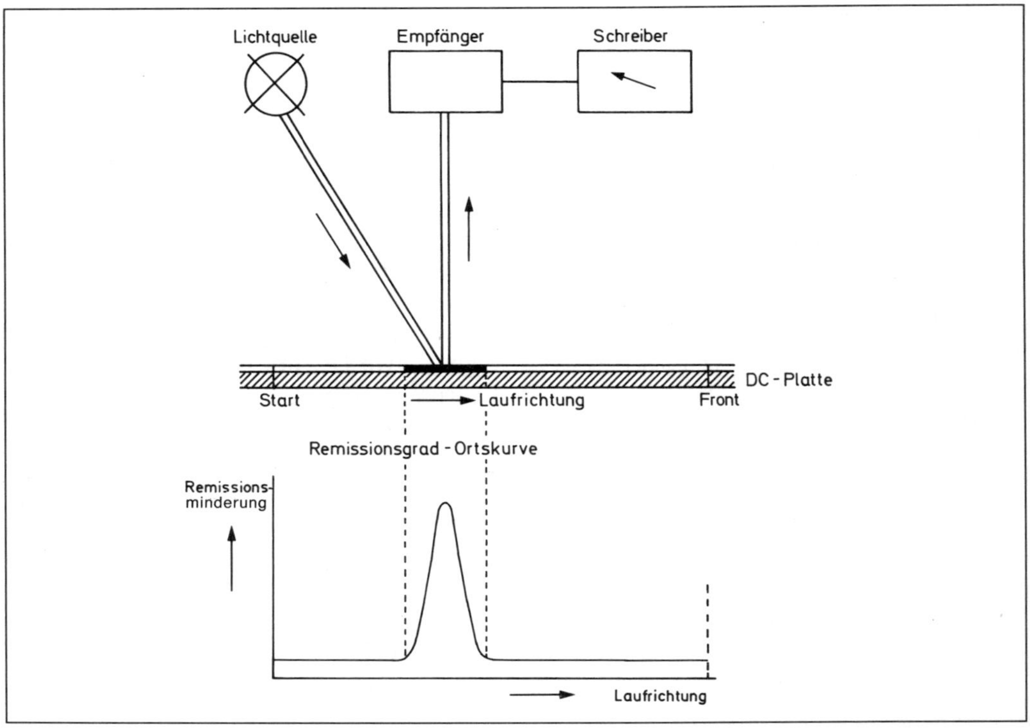

Abb. 18-2: Meßprinzip bei der quantitativen Direktauswertung von Dünnschichtchromatogrammen (*DC-Scanner*).

(Remissionsminderung). Die hierbei auftretende Verringerung der Lichtintensität wird an der Photozelle gemessen und in einem Diagramm (*Remissionsgrad-Ortskurve*) registriert.

18-2.1.2 Remission; Remissionsminderung; Remissionsgrad-Ortskurve

Die *Remissionsgrad-Ortskurve* zeigt die *Remissionsminderung* bei einer bestimmten Wellenlänge in Abhängigkeit vom Rf-Wert auf der Dünnschichtplatte. Ein Maximum in der Remissionsgrad-Ortskurve entspricht einer starken Remissionsminderung bzw. einer geringen Remission, d.h. einer starken Absorption von Licht durch den Substanzfleck. Zur Verdeutlichung ist der Zusammenhang zwischen Absorption, Remission, Remissionsminderung und der Remissionsgrad-Ortskurve in Tab. 18-2 dargestellt.

Tab. 18-2: Zusammenhang zwischen Remission, Remissionsminderung und Remissionsgrad-Ortskurve.

	Leere DC-Platte	Substanzfleck
Absorption von Licht:	schwach	stark
Remission von Licht:	stark	schwach
Remissionsminderung:	schwach	stark
Remissionsgrad-Ortskurve:	Grundlinie	Maximum (Peak)

18-2.2 Durchführung von quantitativen, dünnschichtchromatographischen Messungen

18-2.2.1 Ermittlung der optimalen Meßwellenlänge; Remissionsspektrum

Zur Ermittlung der optimalen Meßwellenlänge sollte ein *Remissionsspektrum* der zu bestimmenden Substanz aufgenommen werden. Die durch Remission gemessenen Spektren von Substanzen können sich in der Lage ihrer Maxima von den üblichen in Lösung gemessenen *Absorptionsspektren* (Kap. 9) unterscheiden. So ist z. B. das Maximum des Remissionsspektrums des Chinins bei $\lambda = 320$ nm (Abb. 18-3) gegenüber dem Maximum im Absorptionsspektrum ($\lambda = 335$ nm) um ca. 15 nm verschoben.

Zur Aufnahme des Remissionsspektrums wird die zu messende Substanz auf eine DC-Platte aufgetragen und die Platte entwickelt. Anschließend wird das Remissionsminimum des Substanzflecks bei unterschiedlichen Wellenlängen gemessen. Die Remissionsminima, aufgetragen in Abhängigkeit von der Wellenlänge, werden als *Remissionsspektrum* bezeichnet (Abb. 18-3).

Eine geeignete Meßwellenlänge ergibt sich an einem Maximum des Remissionsspektrums. Treten bei dieser Wellenlänge Störpeaks durch andere, unvollständig abgetrennte Substanzen auf, so kann auch eine Messung bei anderen Wellenlängen versucht werden. Der Substanzfleck wird mit einem Lichtstrahl abgetastet, dessen Länge und Breite durch einen Spalt auf die Größe des Substanzflecks abgestimmt wird.

Substanzen, die bei Bestrahlung mit UV-Licht zur Fluoreszenz (Kap. 10) angeregt werden, können mit Hilfe eines Kantenfilters gemessen werden. Unter einem Kantenfilter versteht man ein Filter, das nur für die Strahlung oberhalb einer bestimmten Wellenlänge durchlässig ist.

18-2.2.2 Dünnschichtplatten (HPTLC-Platten)

Für quantitative DC-Messungen sollten HPTLC-Platten (Platten für die Hochleistungs-Dünnschichtchromatographie, Kap. 18-1.1) verwendet werden, die eine höhere Trennleistung haben. Ihre gleichmäßigere Beschichtung vermindert das Untergrundsignal bei der Messung. Bei Bedarf sollten die Platten in dem verwendeten Fließmittel oder in Methanol *vorgewaschen* werden. Auf Grund der geringeren Korngröße und des geringen Porenvolumens liegt die optimale Trennstrecke der HPTLC-Platten bei ca. 5 cm. Die Substanzmengen sind ca. um

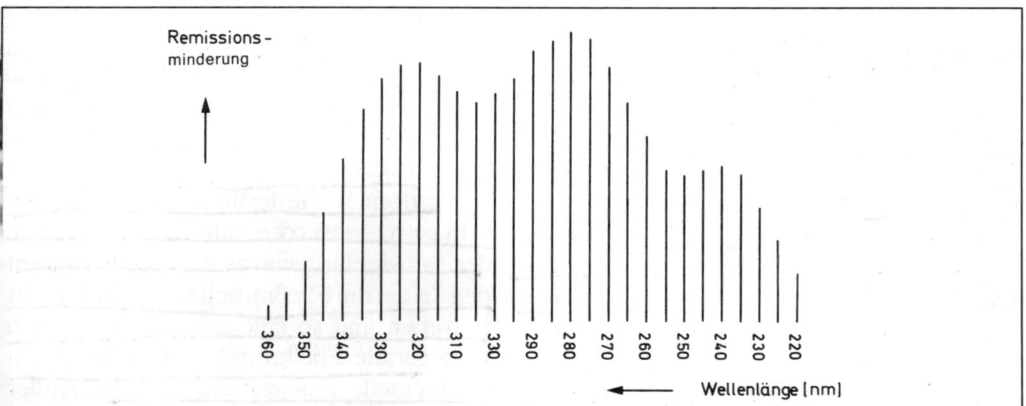

Abb. 18-3: Remissionsspektrum von Chinin.

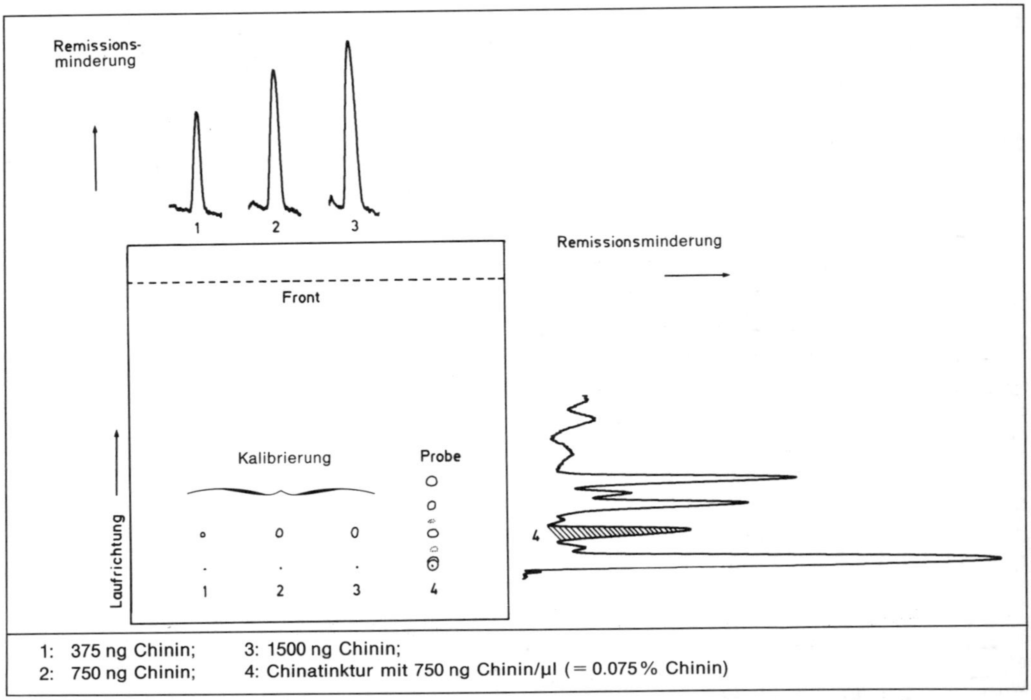

Abb. 18-4: Quantitative, dünnschichtchromatographische Bestimmung von Chinin in Chinatinktur; Dünnschichtchromatogramm und Remissionsgradortskurven (Meßwellenlänge: 280 nm).

den Faktor 10 niedriger als bei Normalplatten, da das Verfahren einerseits sehr empfindlich ist, andererseits die Belastbarkeit der HPTLC-Platten geringer als bei DC-Platten ist.

18-2.2.3 Auftragen der Substanz

Wichtig beim Auftragen der Substanz auf die DC-Platte ist die exakte *Positionierung* des Startflecks und die reproduzierbare Dosierung der Probenlösung. Mit Hilfe von *Positioniergeräten* ist es möglich, den Substanzfleck mit weniger als 1 mm Abweichung aufzutragen. Zur Dosierung werden Glas- oder Platin/Iridium-Festvolumenkapillaren von 0.1 bis 1 µl Inhalt verwendet, ferner können Mikroliterspritzen benutzt werden. Außerdem kann die Substanzlösung mit Hilfe spezieller Geräte bandenförmig auf die Startzone der DC-Platte aufgesprüht werden.

18-2.2.4 Entwicklung der Dünnschichtchromatogramme

Neben der üblichen Entwicklung der Platten in Glaströgen (Kap. 18-1.2.3) werden zur Entwicklung von HPTLC-Platten auch Trennkammern (*Linearkammern*) (Abb. 18-5) verwendet, in denen die mit der Schicht nach unten liegenden HPTLC-Platten von zwei Seiten her entwickelt werden. Das Fließmittel wird mit Hilfe von Glasplatten auf die HPTLC-Platte transportiert. Die Vorteile der Linearkammer liegen darin, daß auf einer Platte die doppelte Probenzahl getrennt werden kann und daß sich bei der Entwicklung von zwei gegenüberliegenden Seiten die Fließmittelfronten in der Mitte treffen und so eine gerade Linie bilden. Eine gerade Fließmittelfront ist für die instrumentelle Auswertung wichtig. Außerdem kann die Dampfphase in der Linearkammer besser kontrolliert werden als be

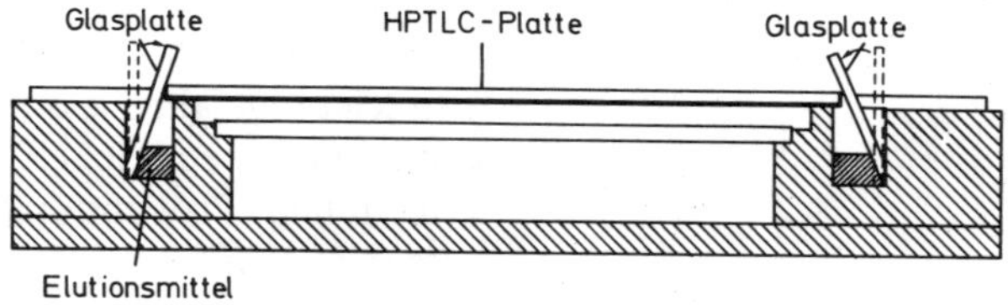

Abb. 18-5: Linearkammer zur Entwicklung von HPTLC-Platten.

der herkömmlichen Entwicklung im Trog, da ihr Volumen geringer ist.

Für spezielle Anwendungen existieren Entwicklungskammern, bei denen das Fließmittel durch Pumpen oder andere Fördersysteme auf die Platte transportiert wird.

Bei der *zirkularen* Entwicklung werden die Substanzen auf einem konzentrischen Ring um den Plattenmittelpunkt aufgetragen. Das Fließmittel wird von der Plattenmitte aus zugeführt und die Platte nach außen entwickelt (Abb. 18-6). Der Vorteil der zirkularen Entwicklung liegt in einer sehr scharfen Trennung im niedrigen Rf-Bereich.

Bei der *antizirkularen Entwicklung* werden die Substanzen auf einer äußeren Kreislinie aufgetragen. Das Elutionsmittel wird von außen kreisförmig zugeführt und strömt nach innen (Abb. 18-6). Der Vorteil dieser Entwicklungsart liegt darin, daß die im allgemeinen bei hohen Rf-Werten durch Querdiffusion in der Schicht auftretende Fleckvergrößerung unterdrückt wird. Die Substanzen bei hohen Rf-Werten werden so schärfer getrennt und können besser ausgewertet werden.

Höchste Trennschärfe wird mit einem Gerät zur *automatischen Mehrfachentwicklung* (englisch: automated multiple development; AMD-System, Fa. Camag) erreicht. Mit Hilfe dieses Gerätes wird das DC mit Fließmitteln abnehmender Polarität mehrfach in einer Richtung entwickelt. Nach jedem Lauf wird die Platte getrocknet, der nachfolgende Lauf führt jeweils über eine etwas größere Trennstrecke als der vorhergehende. Bei dieser *Gradientenentwicklung* erreicht man eine fokussierende Substanztrennung d.h., es entstehen gegenüber der normalen Entwicklung schmalere und schärfere Substanzzonen, die sich genauer quantitativ messen lassen. Außerdem können Substanzen mit stark unterschiedlicher Polarität auf einer Platte getrennt werden.

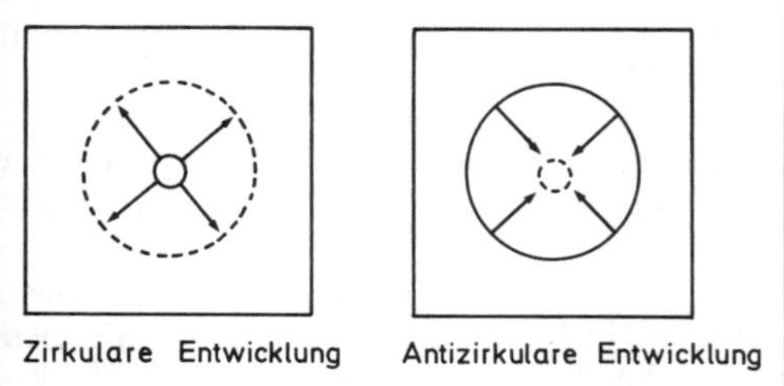

Abb. 18-6: Prinzip bei der zirkularen und antizirkularen Entwicklung von Dünnschichtplatten.

18-2.2.5 Quantitative Auswertung der Dünnschichtchromatogramme

Die Messung der Remissionsgrad-Ortskurve erfolgt in Elutionsrichtung der Platte (Abb. 18-4). Im allgemeinen empfiehlt sich die Messung der *Peakhöhe*, die im Gegensatz zur GC und HPLC oft genauere Werte liefert als die *Peakfläche*. Die quantitative Auswertung wird mit Hilfe von Kalibrierkurven (Abb. 18-7) durchgeführt, die auf der gleichen Platte gemessen werden müssen wie die Probe (Abb. 18-4). Im Gegensatz zur Absorptionsmessung in der Photometrie (Kap. 9) verlaufen die Kalibrierkurven bei der Remissionsmessung gekrümmt.

18-2.3 Fehlermöglichkeiten

Bei der Durchführung der quantitativen Dünnschichtchromatographie besteht eine Vielzahl von Fehlermöglichkeiten, die jedoch bei sorgfältiger Durchführung der Methode kontrollierbar sind. Die bei der

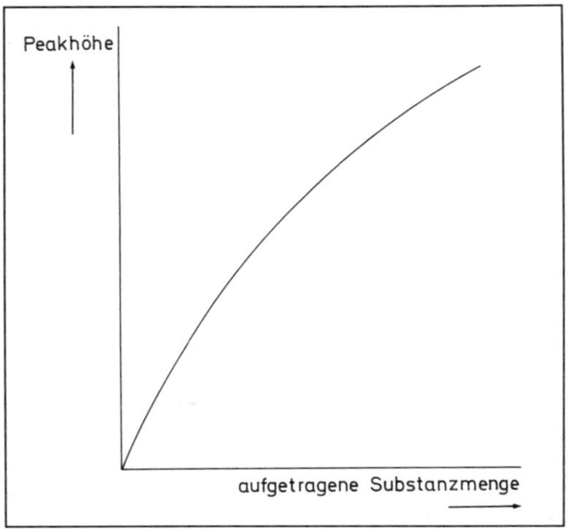

Abb. 18-7: Typischer Verlauf einer Kalibrierkurve bei der quantitativen Direktauswertung eines Dünnschichtchromatogramms.

Messung anfallenden großen Datenmengen lassen sich sehr gut mit Hilfe von Laborrechnern oder Mikrocomputern verarbeiten.

Fehler, die durch den chromatographischen Vorgang bedingt sind (β-Fronten, Kap. 18-1.2.1, gekrümmte Fließmittelfronten), lassen sich häufig durch die *Data-Pair-Technik* (Lit. 1) ausgleichen. Dabei werden die gleichen Kalibrier- und Meßlösungen auf jeweils zwei verschiedenen Positionen der Platte aufgetragen. Eine weitere Möglichkeit zur Korrektur von Auftrage- oder Chromatographiefehlern besteht in der Möglichkeit, mit Hilfe eines Mikrocomputers das Remissionsminimum eines jeden Flecks auf der HPTLC-Platte anzusteuern. Schwankungen im Plattenuntergrund können eliminiert werden, indem vor dem Auftragen der Substanzen der Plattenuntergrund gemessen und als Basislinie elektronisch gespeichert wird.

18-2.4 Anwendung der quantitativen Dünnschichtchromatographie in der Pharmazie

Durch die weitgehende Automatisierung (automatische Auftragegeräte, durch Mikrocomputer gesteuerte Messung und Auswertung) hat sich die quantitative DC zu einem leistungsfähigen quantitativen Analysenverfahren entwickelt. Auf Grund des sehr hohen Probendurchsatzes innerhalb kurzer Zeit (auf eine HPTLC-Platte können bis zu 72 Proben aufgetragen werden) eignet sich das Verfahren insbesondere zum Einsatz in der pharmazeutischen Qualitätskontrolle, bei der große Analysenzahlen anfallen (z. B. Gehaltskontrolle von Tabletten, Chargenprüfungen u. ä.).

Auf Grund der hohen Meßempfindlichkeit, die nur von wenigen anderen Verfahren erreicht wird, wird das Verfahren häufig zur Bestimmung des Blutplasmaspiegels von Arzneimitteln oder zur Rückstandsanalytik in Lebensmitteln (z. B. Diethylstilbestrol in Kalbfleisch) angewandt. In den Arzneibüchern hat die Methode bisher keine Anwendung gefunden.

8-2.5 Literatur über quantitative Dünnschichtchromatographie

1) R. E. Kaiser (Hrsg.), Einführung in die Hochleistungs-Dünnschichtchromatographie HPDC; Institut für Chromatographie, Bad Dürkheim, 1976.
2) A. Zlatkis, R. E. Kaiser (Hrsg.), High performance thin layer chromatography; Elsevier, Amsterdam, 1977.
3) S. Ebel, E. Geitz, D. Klarner, J. Hocke, M. Kaal; Einführung in die quantitative DC: Grundlagen, Möglichkeiten, Automatisierung, Teil 1 – 9; Kontakte (Merck) 1980 (1), S. 11; 1980 (2), S. 12; 1981 (1), S. 44; 1981 (2), S. 34; 1981 (3), S. 19; 1982 (1), S. 39; 1983 (1), S. 53; 1983 (2), S. 40; 1984 (2), S. 20.
4) W. Bertsch et al. (Hrsg.), Instrumental HPTLC; Hüthig Verlag, Heidelberg, 1980.
5) H. York, H. Wimmer, Quantitative Auswertung von Dünnschichtchromatogrammen (Literatursammlung); Vogel Verlag, Würzburg, 1982.
6) H. Jork, W. Funk, W. Fischer, H. Wimmer, Dünnschichtchromatographie, Reagenzien und Nachweismethoden, Bd. 1 a, VCH Verlagsgesellschaft mbH, Weinheim, 1989.

Teil III
Elektrochemische Analysenmethoden

G. G. Willems

Verzeichnis der Symbole

Teil III: Elektrochemische Analysenmethoden

A	Elektrodenoberfläche
c(X)	Stoffmengenkonzentration von X*)
a(X)	Aktivität von X
D	Diffusionskoeffizient
e	Ladung des Elektrons (Elementarladung)
E	elektrische Feldstärke
EMK	Elektromotorische Kraft einer Zelle
η	Viskosität
f	Aktivitätskoeffizient oder Frequenz
F	Faraday-Konstante
ΔG	molare freie Reaktionsenthalpie
G	elektrischer Leitwert
I	elektrische Stromstärke
I_D	Stromstärke des Diffusionsgrenzstromes
I_{Sp}	Spitzenstromstärke
I_{an}	anodische Stromstärke
I_{kath}	kathodische Stromstärke
$\varkappa$	elektrische Leitfähigkeit
k	Proportionalitätsfaktor
K	Gleichgewichtskonstante
L(XY)	Löslichkeitsprodukt von XY
λ	molare Ionenleitfähigkeit
Λ	molare Leitfähigkeit
Λ^*	Äquivalentleitfähigkeit
m	Masse oder Ausfluß-geschwindigkeit des Quecksilbers
M	molare Masse
n(X)	Stoffmenge von X

ν	stöchiometrischer Koeffizient
p	Ligandenzahl eines Komplexes
p(X)	Druck des Gases X
r	Radius
Q	elektrische Ladung (Elektrizitätsmenge)
R	elektrischer Widerstand oder Gaskonstante
ϱ	spezifischer elektrischer Widerstand
t	Zeit
T	absolute Temperatur oder Titrationsgrad
u	Ionenbeweglichkeit
U	an einer Elektrode meßbare oder anliegende elektrische Spannung
U(Ox/Red)	Reduktionspotential einer Elektrode gegen Bezugs-elektrode
U°(.../...)	Normalpotential einer Elektrode
U*(.../...)	Standardpotential einer Elektrode
U_E	Elektrolysespannung an einer Zelle
U_Z	Zersetzungsspannung einer elektrolytischen Zelle
v	Ionenwanderungsgeschwin-digkeit oder Spannungs-vorschubgeschwindigkeit
z	Zahl der Elektronen pro Formelumsatz oder La-dungszahl von Teilchen

*) Entsprechend DAB werden Stoffmengenkonzentrationen teilweise in der Bezeichnungsweise „0.1 N-" angegeben. Gemäß DIN 32625 sollen Größengleichungen wie $c(1/5\ KMnO_4) = 0.1\ mol \cdot l^{-1}$ verwendet werden.

Elektrochemische Analysenmethoden

Elektrochemische Zellen bestehen im Wesentlichen aus zwei *„Elektroden"*, die in eine Salzlösung (*Elektrolyt*) hineinragen. Die elektrochemischen Analysenmethoden beruhen auf physikalischen oder chemischen Vorgängen, die in diesen elektrochemischen Zellen unter *Ladungsaustausch* an den Elektroden ablaufen, wobei die zu bestimmenden Substanzen meist im Elektrolyten gelöst vorliegen. Wie andere chemische Reaktionen können Umsetzungen in der Zelle selbsttätig ablaufen oder durch Vorgabe entsprechender Bedingungen, hier durch außen angelegte Spannungen oder Ströme, erzwungen werden. Folgende an elektrochemischen Zellen meßbare oder von außen vorgebbare Größen werden zur qualitativen oder quantitativen Bestimmung von Substanzen herangezogen:

- *Spannung* der Zelle
- durch die Zelle fließende *Stromstärke*
- durch die Zelle transportierte *elektrische Ladung* (Elektrizitätsmenge)
- *elektrischer Widerstand* der Zelle
- *Wanderungsgeschwindigkeit* (bzw. -strekken) von Ionen im elektrischen Feld.

Die elektrische Meßgröße kann entweder *direkt* zur quantitativen Bestimmung dienen oder im Rahmen einer Titration zur *Indizierung von Äquivalenzpunkten* herangezogen werden. So dient die auf spontanen Prozessen beruhende Eigenspannung einer elektrochemischen Zelle passender Bauart sowohl bei der *Potentiometrie* als auch bei der *Potentiometrischen Titration* zur Analyse des Elektrolyten. Derartige *elektrometrische Indizierungsverfahren* sind bei fast allen klassischen Titrationen möglich.

Die *Elektrogravimetrie* verwendet den elektrischen Strom nur als Hilfsmittel: Nach Abscheidung mittels elektrischen Stromes erfolgt eine Wägung der vollständig abgeschiedenen Stoffmenge. Bei der *Coulometrie* dient die zum vollständigen Stoffumsatz notwendige Elektrizitätsmenge (Ladung) als Meßgröße. Die *Konduktometrie* beruht auf der elektrischen Leitfähigkeit der Analysenlösung, die *Elektrophorese* auf dem Wanderungsverhalten der Analysensubstanz im elektrischen Feld.

Ein mit elektrochemischen Vorgängen in der Zelle verbundener Strom heißt *Faradayscher Strom*. Er steht in Beziehung zu der an die Zelle angelegten Spannung. Die physikalischen und chemischen Vorgänge in einer Zelle hängen auch von Art und Größe ihrer Elektroden ab. Folgende Elektrodentypen sind wichtig:

- Elektroden, denen von außen Spannungen aufgeprägt werden können, ohne daß sich ein Stromfluß ergibt (*polarisierbare Elektroden*).
  Gleichbedeutend damit führen bereits geringe angelegte Stromstärken zu großen Potentialänderungen an diesen Elektroden. Erst bei charakteristischen Spannungen treten an diesen Elektroden Umsetzungen der zu analysierenden Substanzen ein.
- *Mikroelektroden*, an denen bei Stromfluß Veränderungen der Zusammensetzung der umgebenden Lösung auftreten.

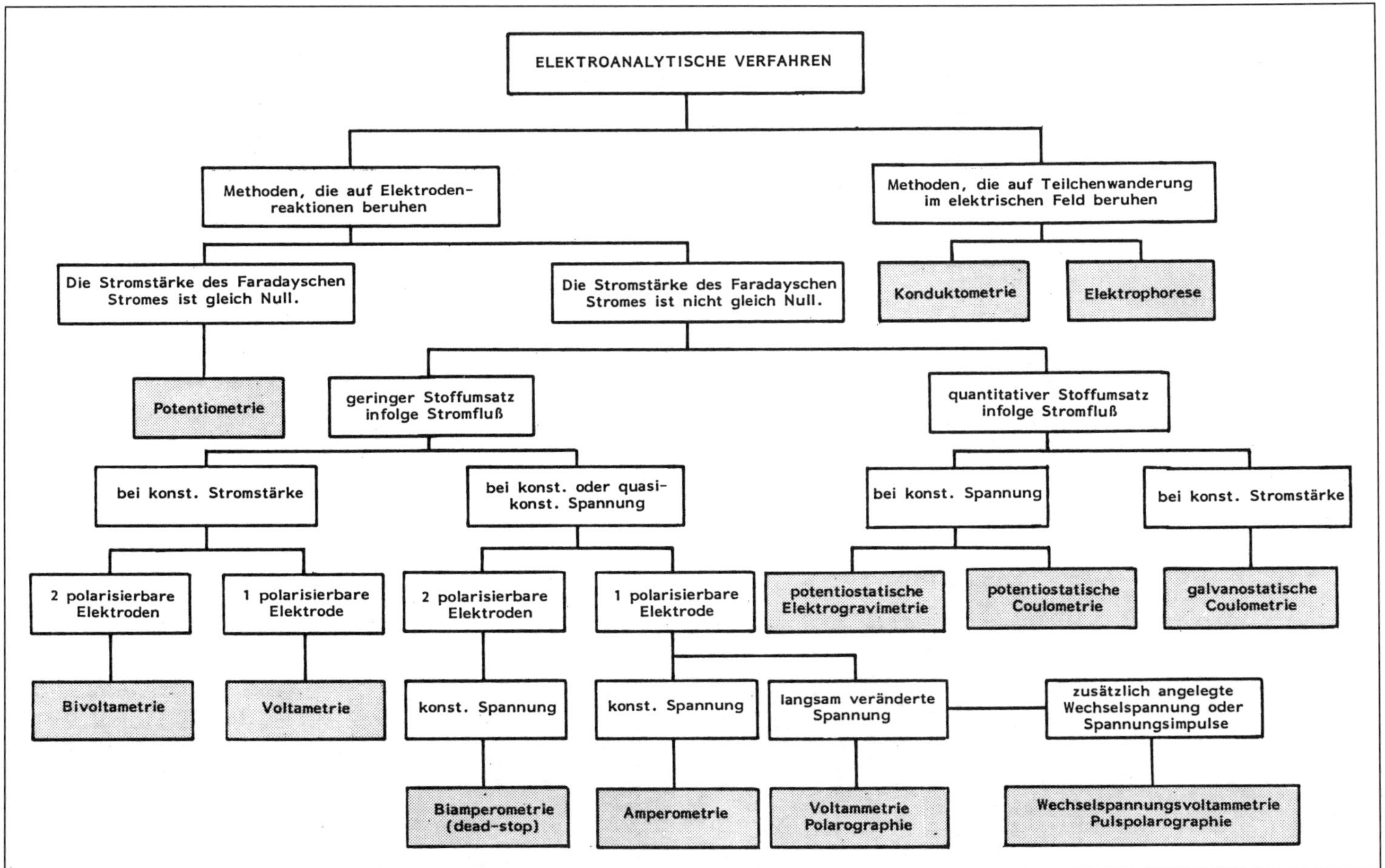

Tab. III-1: Systematik der wichtigsten elektrochemischen Analysenmethoden (grau: die in diesem Buch behandelten Methoden).

- Elektroden, die unabhängig von der Stärke des hindurchfließenden Stromes ihre Spannung gegenüber der Analysenlösung beibehalten (*Bezugselektroden*).

An eine elektrochemische Zelle kann von außen eine Spannung oder eine Stromstärke angelegt und die sich ergebende Stromstärke bzw. Spannung gemessen werden. Die angelegte Spannung wird bei einigen Analysenverfahren zeitlich verändert. Zusammen mit diesen Arbeitsweisen ergibt sich bei Verwendung der möglichen Kombinationen von Elektrodentypen eine Vielzahl elektrochemischer Analysenverfahren. Tab. III-1 gibt einen Überblick.

Spezielle elektrochemische Bestimmungsverfahren sind in Tab. III-1 nicht erfaßt. Komplexe elektrochemische Methoden wie die *Cyclische Voltammetrie, Pulspolarographie* oder die *Wechselspannungsvoltammetrie*, bei denen zusätzliche veränderliche Spannungen an die Zellen gelegt werden, können trotz erheblicher praktischer Bedeutung im Rahmen dieses Buches nur unvollständig Berücksichtigung finden. Insgesamt können etwa 70 elektrochemische Analysenverfahren unterschieden werden. Eine klassifizierende Nomenklatur wurde von der IUPAC vorgeschlagen (Übersicht in Lit. 21-1). Mit dem Fortschritt der Elektronik wurden einfach zu bedienende leistungsfähige Geräte für die elektroanalytischen Verfahren entwickelt. Im folgenden sind sowohl die theoretischen Grundlagen der Elektrochemie als auch die Prinzipien der Anordnungen berücksichtigt (Lit. 19-1 bis 7, 11 bis 13).

In der pharmazeutischen Analytik gewinnen elektrochemische Verfahren bei Identitäts- und Reinheitsprüfungen sowie besonders bei Gehaltsbestimmungen von Arzneistoffen Bedeutung. Auch in die Arzneibücher finden elektrometrische Methoden zunehmend Eingang. Das Deutsche Arzneibuch läßt die Endpunkte vieler Titrationen *potentiometrisch* oder mit anderen elektrometrischen Methoden indizieren. Anwendung findet auch die *Elektrophorese*. Die *Polarographie* wird als empfindliche Spurenmethode von mehreren Pharmakopöen eingesetzt.

19 Allgemeine Einführung in die Elektrochemie

19-1 Elektrodenvorgänge

Taucht man ein Metallstück in eine Lösung ein, die (außer Anionen) nur das Kation des betreffenden Metalls enthält, so laufen zwei Vorgänge ab:

- Metallatome gehen unter *Elektronenabgabe* (Oxidation) als Kationen in Lösung, während die Elektronen auf dem Metallstück zurückbleiben und dieses *negativ aufladen*:

  Metallatome → Metallkationen + Elektronen

- Metallkationen der Lösung *nehmen Elektronen* auf (Reduktion) und scheiden sich als Metallatome am Metallstück ab. Dieser Vorgang versucht, das Metallstück *positiv aufzuladen*:

  Metallkationen + Elektronen → Metallatome

Welcher dieser beiden konkurrierenden Vorgänge zunächst überwiegt, hängt von der Art des Metalls und von der Konzentration der Lösung ab. Lädt sich das Metallstück unter Wirkung der beiden beschriebenen Vorgänge insgesamt negativ auf, so verlangsamt sich der zuerst genannte Vorgang, während der zweite zunimmt, bis gleiche Ladungsumsätze pro Zeiteinheit erreicht sind. Entsprechendes gilt bei positiver Aufladung des Metallstückes: Anfangs überwiegt der zweite Vorgang.

In beiden Fällen stellt sich ein *elektrochemisches Gleichgewicht* ein, das zur Ausbildung einer negativen oder positiven Ladung des Metalls und einer entgegengesetzten Ladung in der Lösung führt. Wie andere chemische Gleichgewichte stellt das elektrochemische Gleichgewicht ein *dynamisches Gleichgewicht* dar. Charakteristisch ist dabei der dem Betrag nach gleiche Ladungsaustausch pro Zeiteinheit in beiden Richtungen.

Die entgegengesetzten Ladungen auf dem Metallstück und in der Lösung üben Anziehungskräfte aufeinander aus. Daher sind Ladungen an der Phasengrenze zwischen Metall und Lösung lokalisiert. Es kommt zur Ausbildung von *Ladungsdoppelschichten* (Abb. 19-1). Auf der Lösungsseite der Doppelschicht bedeutet dies ein Überwiegen von Kationen bzw. Anionen im Vergleich zum Inneren des Elektrolyten. Das Metallstück wird, nicht ganz zutreffend, häufig als *Elektrode* bezeichnet: Die geschilderten Vorgänge machen deutlich, daß beide Phasen (Metall und Lösung) für die Aufladung des Metalls bzw. der Lösung verantwortlich sind. Elektroden sind daher genauer Systeme, die aus (mindestens) zwei Phasen bestehen. Die Metallphase einer Elektrode, über die der Anschluß zu einem äußeren Stromkreis erfolgen kann, heißt *Pol* (*oder Klemme*) der Elektrode.

Im Gegensatz zu chemischen Redoxreaktionen, bei denen der Elektronenaustausch zwischen gelösten Reaktionspartnern stattfindet, ist bei den oben beschriebenen Reaktionen ein in die Lösung eintauchender Leiter am Elektronenaustausch beteiligt. Die an der Elektrode stattfindende *elektroche-*

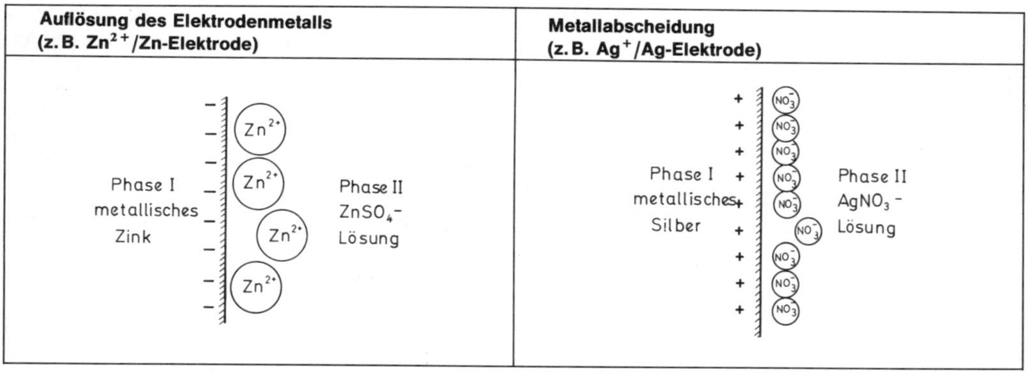

Abb. 19-1: Ausbildung von Ladungsdoppelschichten an der Grenzfläche Metall/Lösung.

mische Reaktion erfolgt in der *Phasengrenzschicht*. Derjenige Teil der Elektrodenreaktion, bei dem Teilchen durch die Phasengrenze hindurchtreten, heißt *Durchtrittsreaktion*. Die als Beispiele genannten Elektrodenreaktionen sind *heterogene Reaktionen*, da sich die Reaktionspartner in verschiedenen Phasen befinden. Wie andere chemische Reaktionen verlaufen sie mit endlicher Geschwindigkeit.

Die oben betrachteten Metall/Metallsalz-Elektroden stellen *Ionenelektroden* dar: Durch die Grenze zwischen den Phasen treten Ionen hindurch. Man unterscheidet hiervon die *Redoxelektroden* (vgl. Kap. 21-3), wie die in eine Fe^{3+}/Fe^{2+}-Lösung eintauchende Platinelektrode, die die Rolle eines *Elektronenüberträgers* zwischen Fe^{2+} und Fe^{3+} wahrnimmt. Hier treten nicht Ionen, sondern Elektronen durch die Phasengrenze. Die Reaktionspartner Fe^{2+} und Fe^{3+} befinden sich in der gleichen Phase – die Reaktion verläuft *homogen*.

19-2 Elektrodenpotentiale; Nernstsche Gleichung

Die in Kap. 19-1 betrachtete Ladungsdoppelschicht an der Phasengrenze einer Elektrode (Abb. 19-1) erzeugt zwischen den Phasen eine *Potentialdifferenz (Spannung)*. Diese ist ein Maß für die Triebkraft der zugrundeliegenden elektrochemischen Reaktion. Betrachtet man die Zn^{2+}/Zn-Elektrode, so leuchtet ein, daß eine Erhöhung der Zn^{2+}-Konzentration der Elektrolytlösung der Auflösungstendenz des Elektrodenmetalls d. h. der Bildung von Zn^{2+}-Ionen entgegenwirkt. Die sich einstellende Potentialdifferenz ist deshalb *konzentrationsabhängig*. Betrachtet man verschiedene Elektrodenmetalle, so liegt nahe, daß bei jeweils gleicher Metallsalz-Konzentration die Potentialdifferenz durch den *Charakter des Elektrodenmetalls* – entsprechend seiner Neigung in Ionen überzugehen – beeinflußt wird. Ebenso muß sich die Zahl der pro Metallatom ausgetauschten *Ladungen* auf die Potentialdifferenz auswirken.

Eine quantitative Beziehung für die Potentialdifferenz von Ionenelektroden, welche die obengenannten Einflüsse berücksichtigt, wurde 1889 von W. Nernst abgeleitet, der für seine Arbeiten über die elektromotorische Wirkung der Ionen und die Theorie der galvanischen Elemente 1920 den Nobelpreis erhielt. Für den Fall der betrachteten Zn^{2+}/Zn-Elektrode im elektrochemischen Gleichgewicht lautet die Nernstsche Gleichung:

$$U(Zn^{2+}/Zn) = U°(Zn^{2+}/Zn) + \frac{RT}{2F} \ln c(Zn^{2+}) \qquad \text{Gl. 19-1}$$

$U(Zn^{2+}/Zn)$ = Elektrodenpotential im Gleichgewicht (V)
$U°(Zn^{2+}/Zn)$ = Normalpotential des Zinks (V)
R = Gaskonstante ($8.314\ J \cdot mol^{-1} \cdot K^{-1}$)
T = absolute Temperatur (K)
F = Faraday-Konstante ($96487\ C \cdot mol^{-1}$)
$c(Zn^{2+})$ = Zinkionenkonzentration ($mol \cdot l^{-1}$) *)

Die Gleichung besagt, daß die Potentialdifferenz an einer Zn^{2+}/Zn-Elektrode von der Konzentration der Zink-Ionen abhängt.

Gl. 19-1 gilt für die elektrochemische Reaktion

$$Zn^{2+} + 2e^- \rightleftarrows Zn \qquad \text{Gl. 19-2}$$

Betrachtet man den allgemeinen Fall einer elektrochemischen Gleichgewichtsreaktion

$$dD + eE + \ldots + ze^- \rightleftarrows pP + qQ \ldots \qquad \text{Gl. 19-3}$$

so lautet die Nernstsche Gleichung:

$$U(D, E\ldots/P, Q\ldots) = U^*(D, E\ldots/P, Q\ldots) + \frac{RT}{zF} \ln \frac{a^d(D) \cdot a^e(E)\ldots}{a^p(P) \cdot a^q(Q)\ldots} \qquad \text{Gl. 19-4}$$

a( ) = Aktivität des Reaktionsteilnehmers ($mol \cdot l^{-1}$)
$U^*(\ldots/\ldots)$ = Standardpotential (V)
z = Zahl der Elektronen pro Formelumsatz

*) Da als Numerus eines Logarithmus nur ein Zahlenwert auftreten darf, sind in Ausdrükken wie Gl. 19-1 grundsätzlich dimensionslose relative Konzentrationen, Aktivitäten bzw. Drücke zu verwenden.

**) Dies gilt auch für Fremdionen. Diesbezügliche Bedeutung der Ionenstärke s. Lehrbücher der Physikalischen Chemie (Lit. 19-1, 2, 8, 9, 10).

In der allgemein gültigen Gl. 19-4 werden *Aktivitäten* anstelle von Konzentrationen verwendet. Bei kleinen Konzentrationen**) können die Aktivitäten näherungsweise durch die Konzentrationen ersetzt werden. Vergleicht man mit der speziellen Gl. 19-1, so wird deutlich, daß auch dort die Zahl der pro Zinkatom freigesetzten Elektronen im Nenner des Faktors des logarithmischen Ausdruckes auftritt. Weiterhin fällt auf, daß in Gl. 19-1 keine Aktivität bzw. Konzentration für Zinkmetall erscheint. Naturgemäß ist die *Aktivität reiner Phasen* (Flüssigkeiten, Festkörper) nicht variabel, so daß dieser Anteil in den Ausdruck für das *Standardpotential* U* übernommen werden kann. Dies bedeutet, daß im logarithmischen Ausdruck die Aktivität reiner Phasen gleich 1 gesetzt wird.

Sind *Gasphasen* an der Ausbildung der Elektrodenpotentiale beteiligt, so tritt anstelle der Aktivität deren *Fugazität* (vgl. Lehrbücher der physikalischen Chemie), die entsprechend der Konzentration von Lösungen näherungsweise durch den *Druck* des Gases ersetzt werden kann. Im Falle gasumspülter Metallelektroden (z. B. wasserstoffumspülte Platinelektrode, vgl. Kap. 19-3.2) ist der Druck des Gases gleich dem auf dem Elektrolyten lastenden Außendruck.

Das Auftreten der absoluten Temperatur T vor dem Logarithmus in Gln. 19-1 und 19-4 gibt nicht die vollständige *Temperaturabhängigkeit* des Elektrodenpotentials an, da das Potential U* seinerseits temperaturabhängig ist.

Für praktische Rechnungen wird Gl. 19-4 umgewandelt, indem man den dekadischen Logarithmus anstelle des natürlichen verwendet und die Zahlenwerte für R, T und F einsetzt (f). Die Gleichung lautet dann

$$U(D, E\ldots/P, Q\ldots) = U^*(D, E\ldots/P, Q\ldots) + \frac{f}{z} \lg \frac{a^d(D) \cdot a^e(E)\ldots}{a^p(P) \cdot a^q(Q)\ldots} \qquad \text{Gl. 19-5}$$

f = 0.057 V bei 15 °C
f = 0.058 V bei 20 °C
f = 0.059 V bei 25 °C

Hervorzuheben ist, daß im *Zähler* von Gl. 19-4 bzw. Gl. 19-5 die Aktivitäten der *oxidierten Formen* sowie der Stoffe (z. B. Protonen) stehen, die sich zusammen mit den Elektronen auf der einen Seite der Reaktionsgleichung befinden (s. Gl. 19-3).

Es ist nicht möglich, das Potential einer einzelnen Elektrode zu messen. Eine Messung gelingt nur, wenn die Elektrode mit einer zweiten Elektrode (Vergleichselektrode) zu einer *galvanischen Kette* zusammengeschaltet und deren Zellspannung im stromlosen Zustand (*Leerlaufspannung der Kette*) gemessen wird. Um verschiedene Elektroden miteinander vergleichen zu können, wird die Spannungsmessung unter standardisierten Bedingungen (z.B. 25 °C, 1.013 bar, 1-aktive bzw. 1-normale Lösungen) unter Verwendung von *Bezugs- oder Vergleichselektroden* mit reproduzierbarem, konstantem Potential vorgenommen. Beziehen sich die Angaben auf die *Normalwasserstoffelektrode* (vgl. Kap. 19-3.2), so spricht man von *Normalpotentialen* (U° in Gl. 19-1), bei Messung gegen eine *Standardwasserstoffelektrode* (und Bezug auf Aktivitäten) von *Standardpotentialen* (U^* in Gl. 19-4). Beide Begriffe werden jedoch häufig nicht deutlich unterschieden (Kap. 19-3.2 u. 19-3.3).

19-3 Arten von Elektroden

19-3.1 Metall(ionen)elektroden

Metallelektroden (genauer: Metallionenelektroden) wie die Zn^{2+}/Zn-Elektrode oder die Ag^+/Ag-Elektrode (vgl. Kap. 19-1 und 19-2) stellen *Ionenelektroden* dar. Einen Sonderfall von Metallelektroden bilden die *Amalgamelektroden*, bei denen das an der elektrochemischen Reaktion beteiligte Metall im Amalgam gelöst vorliegt, so daß in der Nernstschen Gleichung seine Amalgamaktivität(konzentration) zu berücksichtigen ist.

Elektroden 1. und 2. Art

Die bisher betrachteten Metallelektroden werden auch als *Elektroden 1. Art* bezeichnet. Ist das Elektrodenmetall von einer Schicht eines seiner schwerlöslichen Salze umgeben, so ist die Elektrodenreaktion mit einer chemischen Gleichgewichtsreaktion, nämlich dem *Löslichkeitsgleichgewicht* des Salzes, verbunden. Die Ionenaktivität der Lösung wird durch das entsprechende Löslichkeitsprodukt bestimmt. Solche Elektroden heißen *Elektroden 2. Art*.

Silber/Silberchlorid-Elektrode

Die Silber/Silberchlorid-Elektrode besteht aus einem Silberdraht, der mit einer AgCl-Schicht bedeckt ist und in eine KCl-Lösung eintaucht. Es laufen folgende Reaktionen ab:

Durchtrittsreaktion (Phasengrenze):	$Ag^+ + e^- \rightleftarrows Ag$
gekoppeltes Löslichkeitsgleichgewicht:	$AgCl \rightleftarrows Ag^+ + Cl^-$
Gesamt-Elektrodenreaktion:	$AgCl + e^- \rightleftarrows Ag + Cl^-$

Da die Aktivitäten der festen Reinphasen Ag und AgCl gleich 1 zu setzen sind, ergibt sich aus der Nernstschen Gleichung (Gl. 19-4):

$$U(Ag^+/Ag) = U^*(Cl^-/AgCl/Ag) + 0.059 \lg \frac{1}{a(Cl^-)} \qquad \text{Gl. 19-6}$$

Das in Gl. 19-6 auftretende Standardpotential ist nicht identisch mit dem Standardpotential bei Formulierung der Nernstschen Gleichung für die in Kap. 19-1 betrachtete Silberelektrode in Silbernitratlösung. Es kann wie folgt ermittelt werden:
Für die Ag^+/Ag-Elektrode gilt:

$$U(Ag^+/Ag) = U^*(Ag^+/Ag) + 0.059 \lg a(Ag^+) \qquad \text{Gl. 19-7}$$

Errechnet man mit Hilfe des Löslichkeitsproduktes die Aktivität der Silberionen an der Phasengrenze der Silber/Silberchlorid-Elektrode

$$a(Ag^+) = \frac{L(AgCl)}{a(Cl^-)}$$

so erhält man durch Einsetzen in Gl. 19-7

$$U(Ag^+/Ag) = U^*(Ag^+/Ag) + 0.059 \lg \frac{L(AgCl)}{a(Cl^-)} \quad \text{Gl. 19-8}$$

Ein Vergleich von Gl. 19-8 mit Gl. 19-6 ergibt das Standardpotential der Elektrode 2. Art, das vom Löslichkeitsprodukt des Bodenkörpers (Silberchlorid) abhängt:

$$U^*(Cl^-/AgCl/Ag) = U^*(Ag^+/Ag) + 0.059 \lg L(AgCl) \quad \text{Gl. 19-9}$$

Kalomelelektrode

Eine weitere Elektrode 2. Art ist die Kalomelelektrode, die durch die Phasen

$$Hg/Hg_2Cl_2(fest)/Cl^- \text{ (in Lösung)}$$

symbolisiert werden kann. Elektrodenmetall ist Quecksilber, das von einer Schicht von festem Hg_2Cl_2 (angeteigt mit Hg) bedeckt ist. Elektrolyt ist eine mit Hg_2Cl_2 gesättigte KCl-Lösung (Abb. 19-2). Die Fritte stellt die ionenleitende Verbindung zum Elektrolyten der Gegenelektrode her und verhindert eine rasche mechanische Mischung der beiden Lösungen. Das Potential dieser Elektrode kann analog der Ag/AgCl-Elektrode mit Hilfe der Nernstschen Gleichung berechnet werden.

Die Bedeutung der Silber/Silberchlorid-Elektrode und der Kalomelelektrode liegt in der guten Reproduzierbarkeit ihrer Potentiale, so daß sie sich als *Bezugselektroden* eignen. Die Konzentrationen der KCl-Lösungen sind allerdings konstant zu halten. Verwendet werden die *gesättigte Kalomelelektrode* (Abk.: GKE, engl.: saturated calomel electrode, SCE), die *Normalkalomelelektrode* (Abk.: NKE) mit 1 mol KCl/l oder auch die *0.1 N-Kalomelelektrode*, deren 0.1 molare KCl-Lösung einer Chloridionenaktivität von 0.077 mol · l^{-1} (bei 25 °C) entspricht.

19-3.2 Gaselektroden

Abb. 19-3 zeigt den prinzipiellen Aufbau einer *Gaselektrode*, bei der ein Metallblech (Elektrodenmetall) mit einem eingeleiteten Gas (z. B. Wasserstoff) umspült wird. Als Elektrodenmetall dient meist Platin, dessen Oberfläche elektrolytisch *platiniert*, d. h. mit einer Schicht von fein verteiltem Platin bedeckt ist. Dieses besitzt die Fähigkeit, Gase

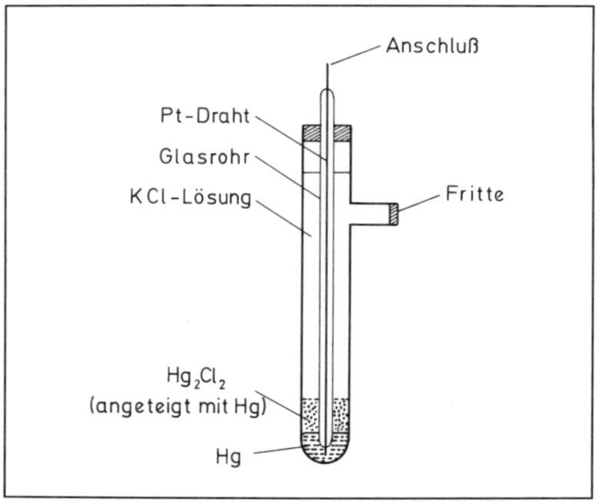

Abb. 19-2: Prinzipieller Aufbau einer Kalomelelektrode.

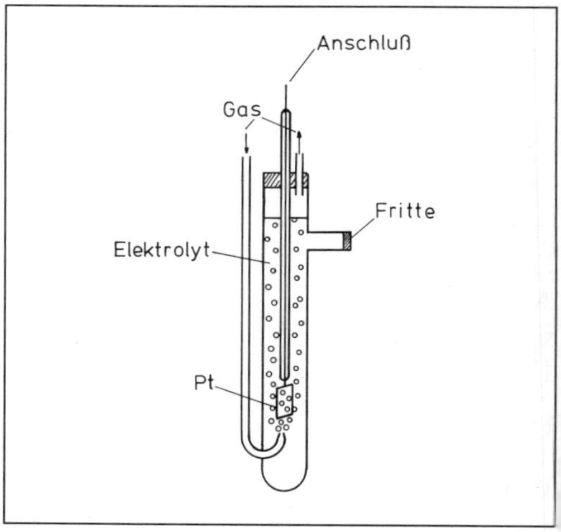

Abb. 19-3: Prinzipieller Aufbau einer Gaselektrode.

wie Wasserstoff zu lösen oder zu adsorbieren. Eine wichtige Gaselektrode ist die Wasserstoffelektrode.

Wasserstoffelektrode

Der in der Elektrodenoberfläche gelöste Wasserstoff vermag (wie ein Metall) Ionen (Protonen) in die Elektrolytlösung zu entsenden. Es stellt sich das folgende elektrochemische Gleichgewicht ein (Durchtrittsreaktion ist eine Ionenreaktion):

$$2H^+ + 2e^- \rightleftarrows 2H \rightleftarrows H_2$$

Die Nernstsche Gleichung für die Wasserstoffelektrode lautet:

$$U(H^+/H_2) = U^*(H^+/H_2) + \frac{0.059}{2} \lg \frac{a^2(H^+)}{p(H_2)} \qquad \text{Gl. 19-10}$$

$p(H_2)$ = Wasserstoffdruck

Nernst wählte als Bezugselektrode zur Messung der *Normalpotentiale* von Elektroden die Wasserstoffelektrode bei einer Protonen*konzentration* von 1 mol · l^{-1} und einem Wasserstoffdruck von 1 atm (= 0.101 MPa = 1.013 bar) (*Normalwasserstoffelektrode*). Diese erhielt dadurch definitionsgemäß für alle Temperaturen das Potential Null.

Später wurde die Wasserstoffelektrode mit einer Protonen*aktivität* von 1 mol · l^{-1} – z. B. ist eine 1-aktive Salzsäure bei 25 °C 1.153-normal – bei einem Druck von 1,013 bar[+]) als Bezugselektrode festgelegt (*Standardwasserstoffelektrode*).

Wegen der umständlicheren Handhabung von Gaselektroden erfolgt die Messung von Zellspannungen in der Praxis meist unter Verwendung von Elektroden 2. Art als Bezugselektroden.

Wie G. 19.10 zeigt, kann die Wasserstoffelektrode im Prinzip (vgl. Kap. 20-1.1) zur Bestimmung der *Wasserstoffionenaktivität* von Lösungen dienen. Bei der praktischen Messung werden jedoch leichter zu handhabende Elektroden, wie die *Glaselektrode* (vgl. Kap. 20-2) verwendet.

+) Von IUPAC wurde ein Druck von 1 bar empfohlen. Bezugstemperatur ist meist 25 °C.

19-3.3 Redoxelektroden

Ein inertes Metall wie Platin, das in eine Lösung eintaucht, kann von Lösungsbestandteilen Elektronen aufnehmen oder an diese abgeben und dadurch ein Potential gegenüber der Lösung annehmen. Eine solche Anordnung heißt *Redoxelektrode*.

Redoxsystem Fe^{3+}/Fe^{2+}

Taucht ein Platinblech in die Lösung eines Reduktionsmittels wie Fe^{2+} ein, so nimmt es die bei der Oxidation von Fe^{2+} zu Fe^{3+} freiwerdenden Elektronen auf und wird damit negativ geladen. Im Gegensatz zur Oxidation des Zinkmetalls in Abb. 19-1 ist das Platin nicht an der chemischen Reaktion beteiligt. Umgekehrt kann eine Fe^{3+}-Lösung zu positiver Aufladung des Platins führen. Liegt ein Gemisch beider Ionenarten vor, so konkurrieren die Vorgänge, wobei sich am Platin das der Nernstschen Gleichung entsprechende *Redoxpotential* einstellt:

$$U(Fe^{3+}/Fe^{2+}) = U^*(Fe^{3+}/Fe^{2+}) + 0.059 \lg \frac{a(Fe^{3+})}{a(Fe^{2+})} \qquad \text{Gl. 19-11}$$

Das Standardpotential U* wird dann erhalten, wenn Oxidations- und Reduktionsmittel in gleicher Aktivität vorliegen ($\lg[a(Fe^{3+})/a(Fe^{2+})] = 0$).

Redoxsystem MnO_4^-/Mn^{2+}

Ein anderes wichtiges analytisches Beispiel eines Redoxvorganges ist die Reaktion

$$MnO_4^- + 8H^+ + 5e^- \rightleftarrows Mn^{2+} + 4H_2O \qquad \text{Gl. 19-12}$$

Taucht ein Platinblech in eine MnO_4^-/Mn^{2+}-Lösung ein, so bildet sich im Gleich-

Teil III

Einführung: Elektrochemie

19

gewicht folgendes Redoxpotential aus:

$$U(MnO_4^-/Mn^{2+}) = U^*(MnO_4^-/Mn^{2+}) + \frac{0.059}{5} \lg \frac{a(MnO_4^-) \cdot a^8(H^+)}{a(Mn^{2+})}$$

Gl. 19-13

Da die Wasserstoffionenaktivität mit der 8. Potenz in den logarithmischen Ausdruck eingeht, wird das Redoxpotential des MnO_4^-/Mn^{2+}-Systems erheblich durch den pH-Wert der Lösung beeinflußt. Je kleiner der pH-Wert ist, desto höher ist das Redoxpotential. Umgekehrt bewirkt die Erhöhung der Mn^{2+}-Aktivität eine Erniedrigung des Redoxpotentials. Diese und entsprechende Einflüsse haben besondere Bedeutung bei der Titration nach Reinhardt-Zimmermann (vgl. Lehrbücher der analytischen Chemie).

Chinhydron-Elektrode

Eine Lösung von Chinhydron – dem 1 : 1-Gemisch von Chinon und Hydrochinon – erteilt einem eintauchenden Platinblech ein Redoxpotential aufgrund folgender Reaktion:

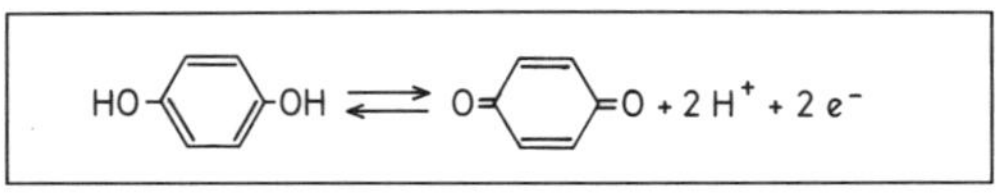

Gl. 19-14

Da die beiden Redoxpartner in gleicher Aktivität vorliegen, gestaltet sich die Nernstsche Gleichung einfach:

$$U_{Ch} = U^*_{Ch} + 0.059 \lg a(H^+) \quad \text{Gl. 19-15}$$

Das Potential der Chinhydron-Elektrode hängt vom *pH-Wert* der Lösung ab und kann daher zu dessen Messung herangezogen werden. Vorteile gegenüber der Wasserstoffelektrode bestehen in der einfacheren Handhabung und der rascheren Einstellung des Potentials. Allerdings trifft das obengenannte Redoxgleichgewicht nur für pH-Werte unter 8 zu. Bei höheren Werten erfolgt Oxidation des Hydrochinons durch Luftsauerstoff. Andere Redoxsysteme und hohe Salzgehalte stören. Bei Einhaltung eines bestimmten pH-Wertes kann die Chinhydron-Elektrode auch als Bezugselektrode verwendet werden.

Gemische von Redoxsystemen

Werden zwei Redoxsysteme wie Fe^{2+}/Fe^{3+} und Mn^{2+}/MnO_4^- – beispielsweise im Rahmen einer Redoxtitration – kombiniert („gemischt“), so reagieren die Systeme miteinander bis zur Einstellung eines Gleichgewichtes, das aus thermodynamischen Gründen durch gleiche Redoxpotentiale der beteiligten Systeme gekennzeichnet ist.

Die große analytische Bedeutung der Redoxelektroden liegt in der *Indizierung* der vielfältigen *Redoxtitrationen* (vgl. Kap. 20-3.4).

19-4 Elektrochemische Zellen

Die Messung des Potentials einer einzelnen Elektrode (*Einzelpotential*) ist nicht direkt, sondern nur gegenüber einer *Bezugselektrode* möglich. Eine Anordnung aus zwei Elektroden (*Halbzellen*) wird *Galvanische Kette* oder *Galvanische Zelle* genannt. Als Sonderfall können galvanische Zellen aus zwei Elektroden bestehen, die sich nur in den Ionenkonzentrationen der Elektrolyte unterscheiden. Solche Zellen heißen *Konzentrationsketten*. Wenn galvanische Zellen auch in der Praxis als Energiequellen erhebliche Bedeutung besitzen, so sind sie für die analytische Chemie eher im stromlosen Zustand von Interesse.

Neben der stromlosen galvanischen Zelle betrachtet die Elektroanalytik auch die Wirkung von außen an die Zelle gelegter Spannungen oder aufgeprägter Ströme, die sich chemisch in nichtspontanen elektrolytischen Prozessen äußern können (*Elektrolytische Zellen*). Zwischen galvanischen und elektrolytischen Zellen besteht jedoch kein grundsätzlicher Unterschied: Die äußeren Bedingungen bestimmen welche Zelle vorliegt.

19-4.1 Aufbau der galvanischen Zelle

Abb. 19-4 zeigt den prinzipiellen Aufbau galvanischer Zellen. Zum Zweck der Messung von Elektrodenspannungen wird eine der beiden Elektroden als potentialkonstante Bezugselektrode ausgelegt. Die andere Elektrode, deren Potential gegenüber der Bezugselektrode bestimmt werden soll, nennt man *Meß- oder Indikatorelektrode*. Gelegentlich wird die Indikatorelektrode auch als *Arbeitselektrode* bezeichnet. Meist wird dieser Ausdruck jedoch für stromdurchflossene Elektroden gebraucht. Läuft an einer Elektrode eine *Oxidation* ab, so bezeichnet man die Elektrode als *Anode*. An dieser wird dementsprechend negative Ladung aus der Lösung abgeleitet bzw. positive Ladung in die Lösung gebracht. Findet eine *Reduktion* als Elektrodenreaktion statt, so liegt eine *Kathode* vor. Die gleiche Elektrode kann deshalb je nach Reaktionsrichtung Kathode oder Anode sein. Diese Festlegung gilt sowohl für galvanische als auch für elektrolytische Zellen.

Um eine mechanische Vermischung der in der Regel unterschiedlichen Elektrolytlösungen 1 und 2 zu vermeiden, sind beide Halbzellen durch ein *Diaphragma (Fritte)* getrennt (Abb. 19-4, links). Da, wie in Kap. 19-4.3 erläutert wird, die Spannungsmessung praktisch *leistungslos* („stromlos", Stromstärke gleich 0) erfolgen muß, ist der Querschnitt des Diaphragmas nicht wesentlich. Als ionenleitende Verbindung zwischen den Elektrodenräumen genügt daher auch eine Kapillare oder eine *„Salzbrücke"* (Abb. 19-4, rechts). Ebenso ist die Größe der Oberfläche des Elektrodenmetalls nicht von prinzipieller Bedeutung.

19-4.2 Spannung der galvanischen Zelle; Elektrochemische Spannungsreihe

Zwischen den *Polen* einer galvanischen Zelle besteht im stromlosen Zustand eine *Leerlaufspannung*, die (abgesehen vom Vorzeichen, s. DIN 1323) als *elektromotorische Kraft* (EMK) bezeichnet wird. Es ist darauf hinzuweisen, daß die EMK im physikalischen Sinn keine Kraft, sondern eine Spannung darstellt.

Wie bei der Wasserstoffelektrode erläutert, werden die *Halbzellenspannungen* auf die *Standardwasserstoffelektrode* bezogen angegeben.

Das zu verwendende *Vorzeichen* von Elektrodenspannungen wurde in der IUPAC-Konvention von Stockholm (1953) festgelegt. Zur Erläuterung dieser Konvention bestehe die linke Halbzelle in Abb. 19-4 aus der Standardwasserstoffelektrode, die rechte Halbzelle aus der betrachteten Elektrode. Läuft die Zellreaktion bei einem Schließen des äußeren Stromkreises (mittels eines Widerstandes) spontan so ab, daß positive Ladung von links nach rechts durch die Zelle fließt, so erhält das Elektrodenpotential der betrachteten rechten Elektrode positives Vorzeichen. An der rechten Elektrode findet dann eine Reduktion statt (Kathode). Wird die positive Ladung spontan von rechts nach links durch die Zelle trans-

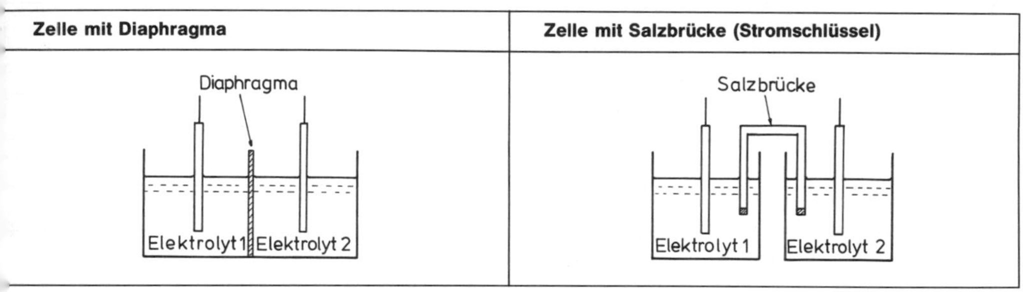

Abb. 19-4: Prinzipieller Aufbau galvanischer Zellen.

portiert, so erhält das Potential (der rechten Elektrode) negatives Vorzeichen.

Da die Reduktion von Cu^{2+}-Ionen (unter Standardbedingungen, d.h. bei einer Cu^{2+}-Ionenaktivität von 1 mol · l^{-1}), leichter erfolgt, als die von Protonen (unter Standardbedingungen), besitzt die Cu^{2+}/Cu-Elektrode ein positives Standardpotential. Entsprechend ist das Standardpotential der Zn^{2+}/Zn-Elektrode negativ und gleichbedeutend damit stellt bei Verbindung mit der Wasserstoffelektrode die Oxidation des Zn-Elektrodenmetalls die spontane Reaktionsrichtung dar (Zn/Zn^{2+}-Elektrode negativer Pol und Anode der galvanischen Zelle).

Ordnet man die Standardpotentiale nach steigenden Werten, so erhält man die *elektrochemische Spannungsreihe* (Tab. 19-1; Lit. 1 bis 10), die häufig auch in umgekehrter Reihenfolge angegeben wird.

Tab. 19-1: Elektrochemische Spannungsreihe (Standardelektroden- oder Realpotentiale) für einige analytisch wichtige Redoxsysteme (soweit relevant pH = 0; R = Realpotential).

Schematische Reaktion (Reduktion)		Standardpotential U* (V)
$MnO_4^- + 8H^+ + 5e^- \rightarrow Mn^{2+} + 4H_2O$		+1.51
$PbO_2 + 4H^+ + 2e^- \rightarrow Pb^{2+} + 2H_2O$		+1.46
$Ce^{4+} + e^- \rightarrow Ce^{3+}$	1 N-H_2SO_4:	+1.44 R
	1 N-HCl:	+1.28 R
$Cl_2 + 2e^- \rightarrow 2Cl^-$		+1.36
$Cr_2O_7^{2-} + 14H^+ + 6e^- \rightarrow 2Cr^{3+} + 7H_2O$		+1.33
$O_2 + 4H^+ + 4e^- \rightarrow 2H_2O$		+1.23
$NO_3^- + 3H^+ + 2e^- \rightarrow HNO_2 + H_2O$	1 N-HNO_3:	+0,92 R
$2Hg^{2+} + 2e^- \rightarrow Hg_2^{2+}$		+0.92
$Hg^{2+} + 2e^- \rightarrow Hg$		+0.85
$Ag^+ + e^- \rightarrow Ag$		+0.80
$Hg_2^{2+} + 2e^- \rightarrow 2Hg$		+0.79
$Fe^{3+} + e^- \rightarrow Fe^{2+}$		+0.77
$H_3AsO_4 + 2H^+ + 2e^- \rightarrow H_3AsO_3 + H_2O$		+0.56
$I_2 + 2e^- \rightarrow 2I^-$		+0.54
$Cu^{2+} + 2e^- \rightarrow Cu$		+0.34
$AgCl + e^- \rightarrow Ag + Cl^-$		+0.22
$2H^+ + 2e^- \rightarrow H_2$		0.00
$Pb^{2+} + 2e^- \rightarrow Pb$		−0.13
$Ni^{2+} + 2e^- \rightarrow Ni$		−0.25
$Cd^{2+} + 2e^- \rightarrow Cd$		−0.40
$Zn^{2+} + 2e^- \rightarrow Zn$		−0.76

Es muß betont werden, daß die Elektrodenpotentiale auch vom *Gegenion* oder anderen *Lösungspartnern* abhängig sind. Dissoziation, Assoziation, Solvation, Komplexbildung und andere gekoppelte Gleichgewichte sind von Einfluß. Bei der praktischen Messung von Elektrodenspannungen treten deshalb in Abhängigkeit von Fremdionengehalten erhebliche Abweichungen von den in Tab. 19-1 angegebenen Potentialen auf. Die angegebenen Potentiale der Metallelektroden beziehen sich auf saure Lösungen. Für praktische Zwecke arbeitet man oft mit *Realpotentialen* (vgl. Tab. 19-1), die unter bestimmten Konzentrationsbedingungen gemessen werden. Die in der amerikanischen Literatur häufiger verwendeten *Formalpotentiale* beziehen sich gewöhnlich auf Standardkonzentrationen der in der Nernstschen Gleichung auftretenden Stoffe und auf praktisch gewählte Konzentrationen an Begleitelektrolyten (siehe z. B. Lit. 19-10).

Die Standardpotentiale von Halbzellen sind zur Berechnung von Halbzellenspannungen mit Hilfe der Nernstschen Gleichung (Gl. 19-5) von Bedeutung. Außerdem gestatten sie die Berechnung der elektromotorischen Kraft von Zellen mit beliebiger Elektrodenkombination:

$$\mathrm{EMK} = U_{\mathrm{r,Red}} - U_{\mathrm{l,Red}} \qquad \text{Gl. 19-16}$$

EMK = elektromotorische Kraft der Zelle
$U_{\mathrm{r,Red}}$ = Reduktionspotential der rechten Halbzelle
$U_{\mathrm{l,Red}}$ = Reduktionspotential der linken Halbzelle

Bei der Berechnung nach Gl. 19-16 sind Reduktionspotentiale (vgl. Tab. 19-1) einzusetzen (Berechnungsbeispiel vgl. Kap. 21-1). Die Begriffe „Anode" und „Kathode" sind bei fehlendem Stromfluß nicht definiert (vgl. Kap. 19-4.1). Die Verwendung dieser Bezeichnungen bei der stromlosen galvanischen Zelle erfolgt unter dem Gesichtspunkt, daß die Leerlaufspannung der Zelle den Grenzwert der Zellspannung bei gegen Null gehender Stromstärke darstellt (vgl. Kap. 19-4.5).

Die elektromotorische Kraft ist ein Maß für die „Triebkraft" der Gesamtreaktion in der galvanischen Zelle. Die Gesamtreaktion stellt die Summe der Teilreaktionen an den beiden Elektroden dar. Thermodynamisch (s. Lehrbücher der physikalischen Chemie, Lit. 1 und 2) besteht zwischen der elektromotorischen Kraft und der *molaren freien Reaktionsenthalpie* ΔG der Zellreaktion die Beziehung

$$\Delta G = -z \cdot F \cdot \mathrm{EMK}$$

ΔG = molare freie Reaktionsenthalpie
F = Faraday-Konstante (vgl. Gl. 19-1)
z = bei der Zellreaktion ausgetauschte Anzahl von Ladungen

Die rechte Seite der Gleichung bedeutet die bei molarem Formelumsatz von der Zelle gelieferte elektrische Energie. Die *Temperaturabhängigkeit* der freien Reaktionsenthalpie (s. Lehrbücher der physikalischen Chemie, Lit. 1, 2, 8, 9, 10) beschreibt damit auch die Temperaturabhängigkeit der EMK. Bekanntlich ist ΔG für freiwillig ablaufende Reaktionen negativ. Deshalb ist die EMK spontaner Reaktionen positiv. In der Literatur wird häufig die Zellspannung (*Quellenspannung, Leerlaufspannung*, s. DIN 1323) anstelle der EMK benutzt (vgl. Lit. 5). Es wird empfohlen, die Betrachtung auf den *Betrag* der an der Zelle meßbaren Spannung zu beschränken. In der Elektroanalytik stehen meist Spannung und Polarität einer Elektrode gegenüber einer Bezugselektrode im Vordergrund des Interesses (zur Unterscheidung von der EMK im folgenden mit U bezeichnet).

Werden Halbzellenspannungen gegen eine Kalomelelektrode oder Silber/Silberchloridelektrode gemessen, so ist eine *Umrechnung* auf die Standardwasserstoffelektrode mit Hilfe von Tab. 19-2 möglich. Wie die Tabelle angibt, zeigen diese Elektroden positive Potentialdifferenzen gegen die Standardwasserstoffelektrode. Entsprechend unterscheiden sich die Potentialdifferenzen gegenüber anderen Halbzellen. So beträgt das Elektrodenpotential einer Zn^{2+}/Zn-Elektrode unter Standardbedingungen gegenüber einer Standardwasserstoffelektrode nach Tab. 19-1 – 0.76 V, während bei Verwendung einer Ag/AgCl/1 N-KCl-Bezugselektrode eine Spannung von – 0.76 V – 0.24 V = – 1 V gemessen wird.

An der Phasengrenze zweier Elektrolyte einer galvanischen Zelle bilden sich *Diffusionspotentiale* aus, die auf dem unterschiedlichen Wanderungsverhalten von Kationen und Anionen beru-

Tab. 19-2: Potentialdifferenzen von Kalomel- und Silber/Silberchloridelektroden gegen die Standardwasserstoffelektrode bei 25 °C.

Elektrolyt	0.1 N-KCl	1 N-KCl	ges. KCl-Lösung
Ag/AgCl-Elektrode	0.289 V	0.237 V	0.198 V
Hg/Hg_2Cl_2-Elektrode	0.334 V	0.281 V	0.242 V

hen. Diese Diffusionspotentiale beeinträchtigen die Genauigkeit der Bestimmung der Zellspannung galvanischer Ketten. Sie können vermindert werden, indem man zwischen die beiden Halbzellen als ionenleitende Verbindung eine *Salzbrücke* bringt (Abb. 19-4). Diese besteht aus einem an beiden Enden mit Diaphragmen versehenen Glasrohr, gefüllt mit einer konzentrierten Lösung eines inerten Elektrolyten (z. B. KCl, NaCl). Diese Elektrolyte zeigen nur geringe Unterschiede des Wanderungsverhaltens ihrer Ionen. Außerdem heben sich die Diffusionspotentiale an den Enden der Brücke teilweise auf. In der Analytik ist das Auftreten von Diffusionspotentialen zu beachten, wenn Absolutmessungen vorgenommen werden.

19-4.3 Elektrolytische Umsetzungen

Die in Tab. 19-1 aufgeführten Halbzellenreaktionen lassen sich in der einen oder anderen Richtung aufrechterhalten, wenn ein äußerer Stromkreis Elektronen zur Elektrode transportiert oder von ihr abzieht. Läuft an der betrachteten Elektrode eine *Reduktion* ab, so wird sie, wie bei der galvanischen Zelle, als *Kathode* bezeichnet: Der äußere Stromkreis versorgt die Reaktion über die Elektrode mit den zur Reduktion notwendigen Elektronen. Der fließende Strom heißt *kathodischer Strom*. Findet umgekehrt eine *Oxidation* als Elektrodenprozeß statt, so spricht man von einer *Anode* und vom *anodischen Strom*. Hier werden über die Elektrode die bei der Oxidation freigesetzten Elektronen abgezogen.

M. Faraday erkannte 1833 die Zusammenhänge zwischen der bei elektrolytischen Vorgängen umgesetzten Masse und der transportierten elektrischen Ladung (*Faradaysches Gesetz*):

$$m = \frac{M}{z \cdot F} \cdot Q \qquad \text{Gl. 19-17}$$

m = Masse der umgesetzten Substanz
z = Elektronenzahl pro Teilchenumsatz
M = molare Masse
Q = transportierte elektrische Ladung
F = Faraday-Konstante ($96487\ C \cdot mol^{-1}$)

Die Gleichung besagt, daß zwischen der Masse m der umgesetzten Substanz und der dabei transportierten elektrischen Ladung Q Proportionalität besteht. Ist die durch die Zelle fließende Stromstärke I zeitlich konstant, so gilt für Q:

$$Q = I \cdot t \qquad \text{Gl. 19-18}$$

I = Stromstärke
t = Zeit

Der mit der Umsetzung verbundene Strom I wird auch *Faradayscher Strom* genannt. Gln. 19-17 und 19-18 bilden die Grundlage der *galvanostatischen* (I = konstant) *Coulometrie* (vgl. Tab. III-1 und Kap. 22).

Zur Beurteilung der Wirkung von Spannungen, die von außen an die Zelle gelegt werden, betrachten wir eine galvanische Zelle im elektrochemischen Gleichgewicht. In einem praktischen Beispiel bestehe die Zelle aus einer Cd/Cd^{2+}-Elektrode („linke" Elektrode) und einer gesättigten Kalomel-Bezugselektrode (GKE, „rechte" Elektrode). Die elektromotorische Kraft EMK dieser Zelle ergibt sich mit Gl. 19-16, Tab. 19-1 und Tab. 19-2, wenn für die Cadmiumelektrode Standardbedingungen (1-aktive

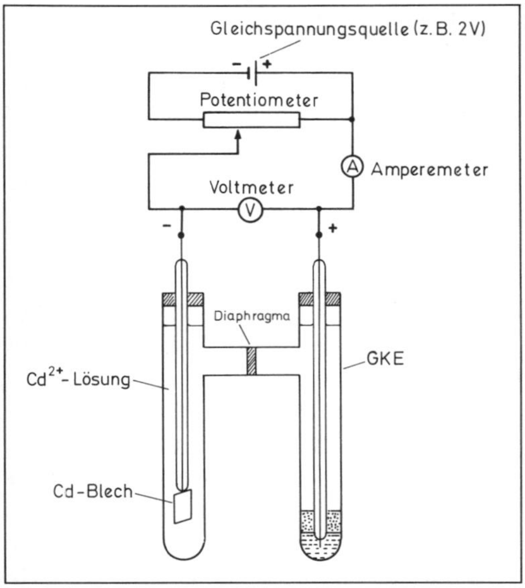

Abb. 19-5: Anlegen einer regelbaren äußeren Spannung an eine elektrolytische Zelle, bestehend aus einer Cd/Cd^{2+}-Elektrode und einer gesättigten Kalomelelektrode (GKE).

Cd^{2+}-Lösung) angenommen werden, zu (Potential der GKE abgerundet):

$$\text{EMK} = 0.40 + 0.24 = 0.64\ \text{V}$$

Das positive Vorzeichen der EMK besagt, daß die Zellreaktion spontan in Richtung der Cadmiumoxidation abläuft (Cd → Cd^{2+} + $2e^-$). Im stromlosen Zustand ist an der Cadmiumelektrode (negativer Pol der galvanischen Zelle) eine (Leerlauf-)Spannung von −0.64 V gegenüber der Kalomel-Bezugselektrode meßbar. Die Zelle verwenden wir in der Anordnung nach Abb. 19-5. Der negative Pol der äußeren Spannungsquelle wird mit der Cadmiumelektrode verbunden, so daß äußere Spannung und Eigenspannung der Zelle gegeneinandergeschaltet sind.

In Abb. 19-6 ist die *Strom-Spannungs-Kurve* für diesen Versuch unter Angabe der an die Cadmiumelektrode (gegenüber der GKE) angelegten Spannung U dargestellt. In der Elektrochemie ist es üblich, negative Spannungen nach rechts (x-Achse) sowie kathodische Ströme nach oben (y-Achse) aufzutragen. Ist der Betrag der angelegten Spannung kleiner als der der *Leerlaufspannung*, so stimmen Stromrichtung und Elektrodenvorgang (Auflösung des Cd-Metalls) mit jenen der spontan arbeitenden galvanischen Zelle überein. Erhöht man den Betrag der angelegten Spannung mit dem Potentiometer, so sinkt zunächst die anodische Stromstärke (Kurvenast a in Abb. 19-6), bis schließlich kein Strom fließt (Schnittpunkt b in Abb. 19-6). Dies ist der Fall, wenn die Beträge von angelegter Spannung und Leerlaufspannung übereinstimmen. Die gegengeschaltete äußere Spannung hebt dann die Wirkung der elektromotorischen Kraft der Zelle gerade auf.

Erhöht man den Betrag der angelegten Spannung über den der Leerlaufspannung, so zeigt das Amperemeter einen Stromfluß umgekehrter (kathodischer) Richtung an (Kurvenast c in Abb. 19-6). Die kathodische Stromstärke steigt zunächst bei weiterer Erhöhung des Betrages der angelegten Spannung annähernd linear an. Jetzt erfolgt keine Auflösung der Cadmiumelektrode mehr, sondern umgekehrt, durch *Elektrolyse* (*Zersetzung*) des Elektrolyten, Abscheidung von Cadmiummetall (Cd^{2+} + $2e^-$ → Cd).

Gemäß der in Kap. 19-4.1 gegebenen Definition stellt die Cadmiumelektrode „rechts“ von der Leerlaufspannung (Punkt b in Abb. 19-6) die *Kathode* der Zelle dar: Es erfolgt *Reduktion* des Cd^{2+} zu Cd-Metall. Entsprechend fließt ein *kathodischer Strom.* In der Zelle spielt sich eine Elektrolyse ab. „Links“ von der Leerlaufspannung wird Cd-Metall zu Cd^{2+} *oxidiert*. Die Elektrode ist dann eine *Anode*. Strom-Spannungs-Kurven wie Abb. 19-6 werden z. B. in gerührter Lösung erhalten.

Bei geeichtem Potentiometer (z. B. Meßdraht mit Schleifer) kann mit dieser Anordnung bei Stromstärke Null die Leerlaufspannung bzw. EMK von Zellen bestimmt werden (*Poggendorffsche Kompensationsmethode*), wobei allerdings das Voltmeter wegzulassen ist, da es selbst einen Stromfluß verursacht. Die Methode besitzt wegen der Verfügbarkeit hochohmiger elektronischer Spannungsmeßgeräte nur noch didaktischen Wert (vgl. Kap. 20, Potentiometrie).

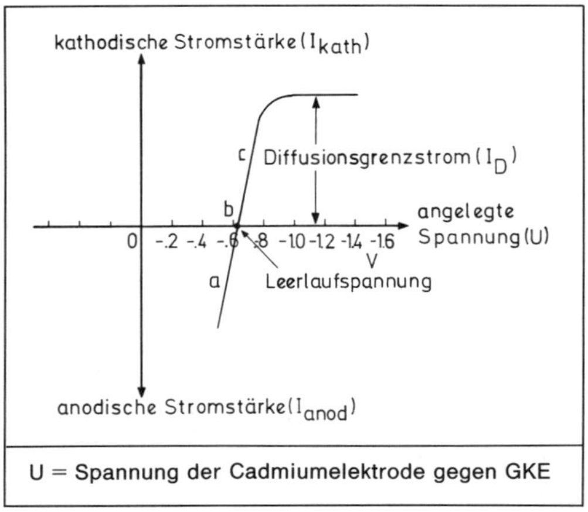

Abb. 19-6: Strom-Spannungs-Kurve der Zelle $Cd/Cd^{2+}//GKE$ (Erklärung im Text).

Zersetzungsspannung

Die zur Zersetzung des Elektrolyten mindestens erforderliche äußere Gegenspannung (Abb. 19-6) nennt man *Zersetzungsspannung* der Zelle. Unter bestimmten Bedingungen (s. Überspannungen) stimmt diese – wie in obigem Versuch angenommen – mit der *Leerlaufspannung* der Zelle überein. Der Zahlenwert der Zersetzungsspannung kann nach Gl. 19-16 unter Anwendung der Nernstschen Gleichung für beide Elektroden berechnet werden (prakt. Beispiel vgl. Kap. 21). Es ist hervorzuheben, daß entsprechend der Nernstschen Gleichung die Zersetzungsspannung einer Zelle von den Konzentrationen der Elektrolyte abhängt. Verwendet man anstelle des Cadmiumblechs in Abb. 19-5 eine kleine Edelmetallelektrode, (z. B. aus Pt oder Hg) so wird in gerührter Cd^{2+}-Lösung die in Abb. 19-7a gezeigte Strom-Spannungs-Kurve anstelle der Kurve in Abb. 19-6 erhalten. Eine anodische Auflösung von Cd-Metall kann hier nicht erfolgen, so daß auch kein anodischer Strom beobachtet wird. Auffällig ist, daß bereits „vor“ Erreichen der Spannung U_Z ein kathodischer Strom fließt. Ursache hierfür ist die fehlende Kompensation durch Cd-Auflösung. Wie Abb. 19-7a zeigt, ist es im Gegensatz zu Abb. 19-6 schwierig, eine Spannung anzugeben, bei der ein Stromfluß einsetzt. Als *Zersetzungsspannung* U_Z definiert man deshalb hier den durch *Extrapolation* des annähernd linearen Teils der Strom-Spannungs-Kurve mit der x-Achse erhaltenen Schnittpunkt. In Abb. 19-6 dagegen wird die Zersetzungsspannung unmittelbar als Schnittpunkt der Strom-Spannungs-Kurve mit der Spannungsachse erhalten.

Außer dem Strom „vor“ Erreichen der Zersetzungsspannung kann (selbst in einer Cd^{2+}-freien Lösung) ein sog. Reststrom (vgl. Kap. 23) auftreten, der durch Reduktion von Verunreinigungen der Lösungen oder gelöstem Sauerstoff bedingt ist. In diesem Fall ergibt sich die Zersetzungsspannung aus dem Schnittpunkt der extrapolier-

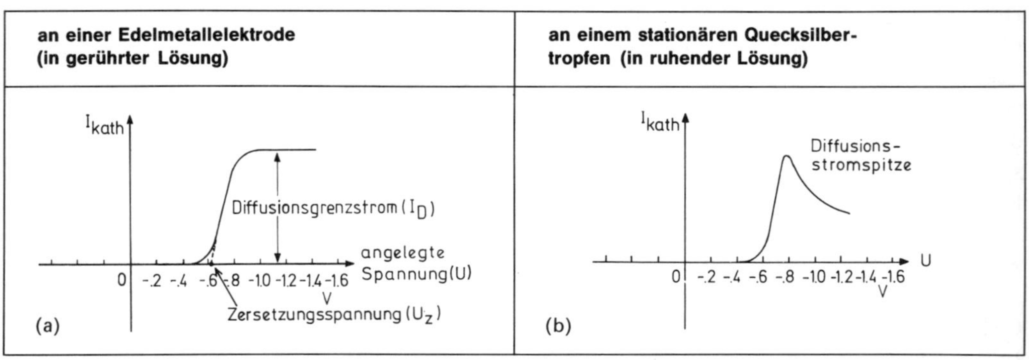

Abb. 19-7: Strom-Spannungs-Kurven der Zelle Edelmetall/$Cd^{2+}//GKE$.

ten Stromspannungskurve und dem extrapolierten Reststromverlauf.

Konzentrationspolarisation an Elektroden

Infolge von elektrochemischen Umsetzungen treten bei Stromfluß in der Elektrodenumgebung Veränderungen der Konzentration ein, die durch aus der Lösung herbeidiffundierende Teilchen nur teilweise ausgeglichen werden. Durch Reduktion gelöster Kationen *verarmt* die Elektrodenumgebung an diesen. In unserem Beispiel wird die Elektrodenumgebung ärmer an Cd^{2+}-Ionen, die zu Cd-Metall reduziert werden. Entsprechend treten auch *Anreicherungen* auf. Man bezeichnet die Spannungsänderung infolge der stofflichen Veränderung der Elektrodenumgebung als *Konzentrationspolarisation.*

Diffusionsgrenzstrom

Steigert man durch Verändern der angelegten Spannung (s. Abb. 19-6 und Abb. 19-7a) die kathodische Stromstärke, so wird – auch in gerührter Lösung – schließlich ein Zustand erreicht, bei dem die Konzentration des umgesetzten Stoffes in der unmittelbaren Elektrodenumgebung praktisch Null wird. Eine weitere Spannungserhöhung kann dann keine Stromstärkeerhöhung bewirken. Man erhält einen konstanten *Diffusionsgrenzstrom* (s. Abb. 19-6 und 19-7a) oder eine *Diffusionsstromspitze* (Abb. 19-7b).

Im *Spannungsbereich des Diffusionsgrenzstromes*, der an stationären Elektroden in gerührten Lösungen auftreten kann, werden alle zur Elektrode wandernden Teilchen des umgesetzten Stoffes reduziert (oder oxidiert). Der *Konzentrationsabfall in der Verarmungszone* wird stationär. In ruhender Lösung hingegen breitet sich an stationären Elektroden die Verarmungszone bei fließendem Strom immer weiter in die Lösung aus (das Konzentrationsgefälle verändert sich), die Stromstärke sinkt ab. Es entsteht eine *Diffusionsstromspitze* (Abb. 19-7b). Solche Strom-Spannungs-Kurven werden bei der *Voltammetrie* an Stationärelektroden gemessen (vgl. Kap. 23-2.2). Auf den konstanten Diffusionsgrenzströmen an der *Quecksilbertropfelektrode* basiert die *Polarographie* (vgl. Kap. 23).

Überspannungen

Oft ist zu einer Elektrolyse ein höherer Betrag der Zersetzungsspannung erforderlich, als es dem aus der Nernstschen Gleichung bei einer bestimmten Lösungskonzentration ermittelten Gleichgewichtspotential entspricht. Die in diesen Fällen zur Zersetzung *zusätzlich erforderliche Spannung* nennt man *Überspannung*. Für das Auftreten von Überspannungen können verschiedene Ursachen genannt werden:

- Ist die Elektrodenumgebung infolge *Stromflusses*, in unserem Beispiel an Cd^{2+}-Ionen, *verarmt* (im Vergleich zum Inneren der Lösung), so gilt für die Spannung der Elektrode (sofern elektrochemisches Gleichgewicht besteht) dennoch die Nernstsche Gleichung. Allerdings ist die verkleinerte Konzentration in der Elektrodenumgebung einzusetzen. Die Differenz zwischen Elektrodenpotential im stromlosen Zustand und der infolge Verarmung im stromdurchflossenen Zustand an einer Elektrode ausgebildeten Spannung wird *Diffusionsüberspannung* (*-polarisation*) genannt. Entsprechende Abweichungen treten bei Anreicherungen in der Elektrodenumgebung auf.
- Langsame *vorgelagerte Reaktionen* können ebenfalls zur Erniedrigung von Konzentrationen in der Elektrodenumgebung führen und dadurch *Reaktionsüberspannungen*, die ebenfalls Konzentrationsüberspannungen darstellen, hervorrufen.
- Insbesondere bei *Beteiligung von Gasen* an Elektrodenreaktionen beobachtet man, daß ein Stromfluß und damit auch die Zersetzung der Lösung erst auftritt, wenn die angelegte Spannung den Betrag der Leerlaufspannung erheblich überschreitet. Ursache dieser Beobachtung ist

eine *Hemmung der Durchtrittsreaktion* (vgl. Kap. 19-1), die die *Durchtrittsüberspannung* hervorruft.

Polarisierbare Elektroden

Elektroden, an denen die o.g. Überspannungen auftreten können, werden *polarisierbar* genannt.

Häufig werden unter dem Begriff „Überspannung" nur die zuletzt genannten Durchtrittsüberspannungen verstanden. Solche Überspannungen treten auf, wenn der Oxidations- oder der Reduktionsprozeß langsam verläuft. Das Potential einer solchen Elektrode weicht, wegen Störung des Gleichgewichts, schon bei geringen Stromstärken stark von der Gleichgewichtsspannung im stromlosen Zustand ab. An *ideal polarisierbare* Elektroden lassen sich (in einem gewissen Bereich) Spannungen anlegen, ohne daß Ströme fließen oder Stromstärkeänderungen eintreten.

Teilchen wie Cd^{2+} in unseren Versuchen, die der Polarisierbarkeit einer Elektrode infolge ihrer Umsetzung entgegenwirken, heißen *Depolarisatoren*.

Die Durchtrittsüberspannung dient zum Aufbringen der *Aktivierungsenergie* der gehemmten Reaktion. Bei stark gehemmten Durchtrittsreaktionen spricht man von *irreversiblen* Reaktionen, Systemen oder Elektroden. Wird der Verlauf der Strom-Spannungs-Kurve ausschließlich durch Diffusion bestimmt, so liegt eine *reversible* Elektrode vor (Näheres vgl. Kap. 23).

Im Vergleich zu den Verhältnissen bei Gaselektroden sind die Überspannungen bei (kathodischer) Abscheidung von Metallen geringer. Die hohe *Durchtrittsüberspannung des Wasserstoffs* ermöglicht die Abscheidung von Metallen, die unedler sind als Wasserstoff in wäßriger Lösung. Die Werte der Überspannung hängen stark vom Elektrodenmetall, von der Stromdichte (Stromstärke pro cm^2 Elektrodenoberfläche) und von

Tab. 19-3: Überspannungen bei Entwicklung von Wasserstoff und Sauerstoff an verschiedenen Metallen und bei verschiedenen Stromdichten (25 °C).

Elektrodenmetall	Überspannung H_2 (V) in 1 M-H_2SO_4 (nach a)			Überspannung O_2 (V) in 1 N-H_2SO_4 (nach b)		
	bei Stromdichte (mA/cm²)			bei Stromdichte (mA/cm²)		
	1	100	1000	1	10	1000
Pt (platiniert)	0.015	0.04	0.05	0.35	0.52	0.76
Pt (glatt)	0.024	0.29	0.68	0.72	0.85	1.49
Ag	0.48	0.88	1.09			
Cu	0.48	0.80	1.25	0.42	0.58	0.79
Graphit	0.60	0.98	1.22			
Ni	0.56	1.05	1.24			
Zn	0.72[b]		1.23[b]			
Pb	0.52	1.18	1.26			
Hg	0.88	1.07	1.11			

[a]) gerundet nach A. Page in Handbook of Analytical Chemistry, ed. L. Meites, McGraw-Hill Book Company, New York, 1963

[b]) gerundet nach International Critical Tables of Numerical Data, Vol. 6, National Academy of Sciences, McGraw-Hill Book Company, New York, 1929

s. a. A. Hickling and S. Hill, Trans. Faraday, Soc. **46**, 550, 1950.

der Temperatur ab. Tab. 19-3 gibt einen Überblick.
Während Wasserstoff an (platinierten) Platinelektroden nur eine relativ geringe Überspannung aufweist, beträgt die Überspannung des Sauerstoffs bei einer Stromdichte von 10 mA/cm^2 etwa 0.5 V. Bei der Abscheidung von Metallen, z. B. Cu an Platinelektroden, ist, nachdem die Elektrode „verkupfert" ist, die Überspannung an Kupfer maßgebend. Das Auftreten von Überspannungen, insbesondere die hohe Überspannung des Wasserstoffs an Quecksilber, besitzt hinsichtlich des *Polarisierbarkeitsbereiches* erhebliche Bedeutung bei der *Polarographie* (vgl. Kap. 23).

Nichtpolarisierbare Elektroden

Im Zusammenhang mit dem Auftreten von Überspannungen wurde erläutert, daß an polarisierbare Elektroden in einem gewissen Bereich gegenüber einer Gegenelektrode Spannungen angelegt werden können, ohne daß (von Restströmen abgesehen) ein Stromfluß zustande kommt. Bezugselektroden sollen auch unter Stromfluß ihr Potential möglichst unverändert beibehalten, mit anderen Worten, sie müssen möglichst *nichtpolarisierbar* sein. Durch entsprechende Bauweise (z. B. große Elektrodenoberfläche, um die Stromdichte klein zu halten; Elektroden 2. Art) versucht man dies zu erreichen.

19-4.4 Elektrolytische Leitfähigkeit

Elektrolyt-Lösungen (kürzer als Elektrolyte bezeichnet) vermögen den elektrischen Strom zu leiten. Da diese Leitfähigkeit von Ionen getragen wird, bezeichnet man die Elektrolyte im Gegensatz zu den elektronenleitenden Metallen als *Leiter 2. Klasse*. Bekanntlich hängt der elektrische Widerstand R eines metallischen Leiters von seiner Länge l und seinem Querschnitt A ab (s. Gl. 19-19). Den Proportionalitätsfaktor ϱ, der charakteristisch für das leitende Material ist, bezeichnet man als *spezifischen elektrischen Widerstand*:

$$R = \varrho \cdot \frac{l}{A}; \quad G = \frac{1}{R}; \quad \varkappa = \frac{1}{\varrho} \qquad \text{Gl. 19-19}$$

R = elektrischer Widerstand (Ohm, Ω)
l = Länge des Leiters (cm)
A = Querschnitt des Leiters (cm^2)
G = elektrischer Leitwert (Siemens, S; S = Ω^{-1})
ϱ = spezifischer elektrischer Widerstand (Ω · cm)
$\varkappa$ = elektrische Leitfähigkeit (S · cm^{-1})

Der *elektrische Leitwert* G ist der Kehrwert des elektrischen Widerstandes R. Ebenso ist die *elektrische Leitfähigkeit* $\varkappa$ der Kehrwert des *spezifischen* elektrischen Widerstandes ϱ. ϱ bzw. $\varkappa$ stellen den Widerstand bzw. den Leitwert eines Würfels von 1 cm Kantenlänge aus dem betreffenden Stoff dar. Gl. 19-19 ist auch für Elektrolyte gültig. Der Wert l/A heißt in diesem Fall *Zellkonstante* einer entsprechenden *Leitfähigkeitszelle* (s. Abb. 19-8).

Die elektrische Leitfähigkeit einer Lösung hängt von ihrer *Konzentration* ab. Die Leitfähigkeit ist um so größer je mehr Ionen frei beweglich sind. Wegen Dissoziation, Assoziation und Solvatation der Ionen und damit verbundener Effekte ist die Leitfähigkeit von Elektrolyten jedoch nicht proportional zur Konzentration. Abb. 19-9 zeigt den Zusammenhang zwischen der Konzen-

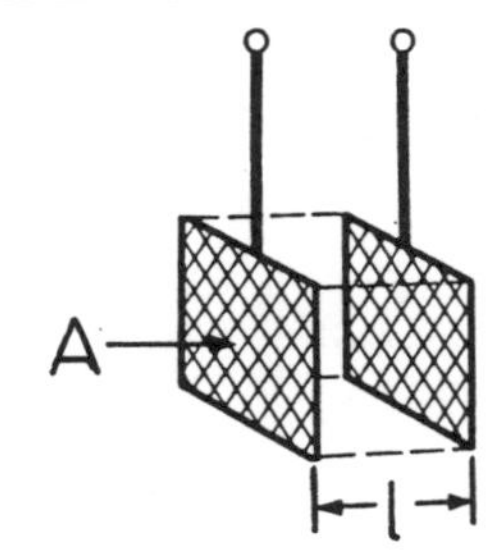

l = Elektrodenabstand, A = Elektrodenfläche

Abb. 19-8: Prinzip einer Leitfähigkeitszelle zur Bestimmung der Leitfähigkeit von Elektrolyten.

Teil III
Einführung: Elektrochemie
19

tration einiger analytisch wichtiger Elektrolyte und der Leitfähigkeit. Bei Konzentrationen bis 1 mol · l^{-1} besteht ein annähernd linearer Zusammenhang. Bei hohen Konzentrationen können die Wechselwirkungen sogar eine Abnahme der Leitfähigkeit bewirken.

Molare Leitfähigkeit, Äquivalentleitfähigkeit

Um verschiedene Elektrolyte besser vergleichen zu können, definiert man die *molare Leitfähigkeit Λ* unter Bezug auf Lösungen der Konzentration 1 mol · l^{-1}, wie folgt:

$$\Lambda = \frac{\varkappa \cdot 1000}{c}; \quad \Lambda^* = \frac{\varkappa \cdot 1000}{c \cdot z \cdot \nu} \qquad \text{Gl. 19-20}$$

Λ = molare Leitfähigkeit (S · cm^2 · mol^{-1})
Λ^* = Äquivalentleitfähigkeit (S · cm^2 · mol^{-1})
c = Konzentration des Elektrolyten (mol · l^{-1})
z = Ladungsanzahl der Kationen oder der Anionen des Elektrolyten
ν = stöchiometrischer Koeffizient der Kationen bzw. der Anionen im Elektrolytmolekül

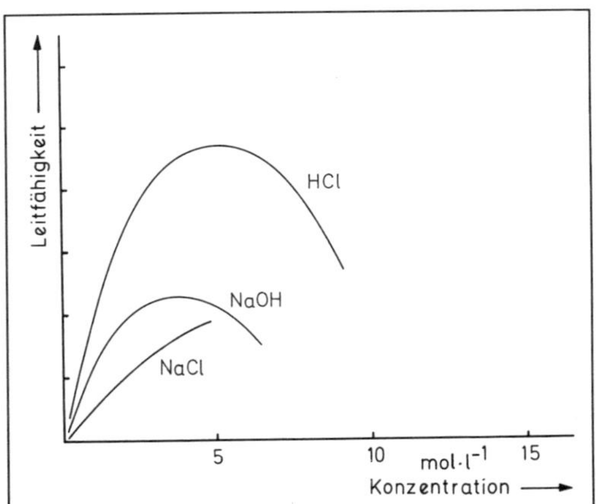

Abb. 19-9: Abhängigkeit der Leitfähigkeit starker Elektrolyte von der Konzentration (schematisch).

Der Faktor 1000 dient der Umrechnung von 1 cm^3 auf 1 l. Das Produkt z · ν stellt die Zahl der positiven bzw. negativen Ladungen dar, die beim Lösen eines Elektrolytmoleküls vorliegen.

Die *Äquivalentleitfähigkeit Λ** bezieht die Leitfähigkeit auf Lösungen mit 1 mol Ladungen von Kationen bzw. Anionen pro Liter. Zur exakten Definition der Äquivalentleitfähigkeit sind, wie bei der Angabe molarer Konzentrationen, die Teilchen zu spezifizieren, für die die Angabe gilt (s. Lehrbücher der Physikalischen Chemie, Lit. 1 und 2). Abb. 19-10 zeigt an Beispielen die Äquivalentleitfähigkeit in Abhängigkeit von der Konzentration.

Die Konzentrationsabhängigkeit der molaren Leitfähigkeit wird für kleinere Konzentrationen starker Elektrolyte durch das *Kohlrauschsche Quadratwurzelgesetz* beschrieben:

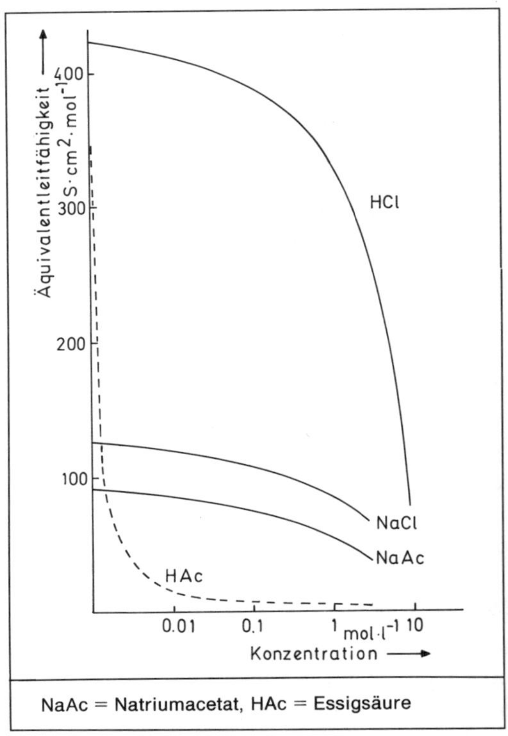

NaAc = Natriumacetat, HAc = Essigsäure

Abb. 19-10: Abhängigkeit der Äquivalentleitfähigkeit von der Konzentration bei starken und schwachen Elektrolyten.

$$\Lambda = \Lambda_\infty - k \cdot \sqrt{c} \qquad \text{Gl. 19-21}$$

Λ_∞ = molare Leitfähigkeit bei unendlicher Verdünnung (Grenzwert)
k = Proportionalitätsfaktor

Bei unendlicher Verdünnung erreicht Λ die auch in Abb. 19-10 erkennbaren Grenzwerte, während $\varkappa$ gleich Null wird (vgl. Abb. 19-9). Der Faktor k wird im allgemeinen mit der Ladung der Ionen größer, wächst also in der Reihe NaCl, Na_2SO_4, $MgSO_4$. Die molare Leitfähigkeit starker und schwacher Elektrolyte nimmt bei zunehmender Verdünnung – außer bei hohen Konzentrationen starker Elektrolyte – zu. Bei starken Elektrolyten ist die Änderung der molaren Leitfähigkeit beim Verdünnen wesentlich weniger ausgeprägt als bei schwachen. Abb. 19-10 zeigt dies am Beispiel von Essigsäure: Beim Verdünnen erfolgt bei sehr kleinen Konzentrationen ein steiler Anstieg der Äquivalentleitfähigkeit bzw. molaren Leitfähigkeit, weil erst dort der Dissoziationsgrad der Essigsäure stark zunimmt.

Die Leitfähigkeit von Elektrolyten beruht auf der *Ionenwanderung* im elektrischen Feld (*Migration*). Als *Ionenbeweglichkeit* u wird definiert:

$$u = \frac{v}{E} \qquad \text{Gl. 19-22}$$

u = Ionenbeweglichkeit ($cm^2 \cdot s^{-1} \cdot V^{-1}$)
v = Ionenwanderungsgeschwindigkeit ($cm \cdot s^{-1}$)
E = Feldstärke ($V \cdot cm^{-1}$)

Die Ionenbeweglichkeit u ist gleich der *Ionenwanderungsgeschwindigkeit* v bei Feldstärke $1\,V \cdot cm^{-1}$. Das Produkt aus Ionenbeweglichkeit und transportierter Ladung pro Mol Ionen (= z · F; Kationen oder Anionen) heißt *molare Ionenleitfähigkeit* λ:

$$\lambda = u \cdot z \cdot F \qquad \text{Gl. 19-23}$$

Dividiert man durch die Ionenladung z, so erhält man die *Äquivalentionenleitfähigkeit*, die der Äquivalentleitfähigkeit entspricht.

Die molare Leitfähigkeit Λ von Elektrolytlösungen setzt sich aus den *Ionenleitfähigkeiten* der Kationen (λ_+) und der Anionen (λ_-) zusammen. Die Ionenleitfähigkeit der Kationen oder Anionen eines Elektrolyten ist das Produkt aus ihrer molaren Ionenleitfähigkeit und ihrem stöchiometrischen Koeffizienten im Molekül. Bei unendlicher Verdünnung gilt:

$$\Lambda_\infty = \nu_+ \cdot \lambda_{+,\infty} + \nu_- \cdot \lambda_{-,\infty} \qquad \text{Gl. 19-24}$$

$\nu_{+,-}$ = stöchiometrische Koeffizienten der Kationen bzw. Anionen des Elektrolyten (Beispiel: Na_2SO_4: $\nu_+ = 2$, $\nu_- = 1$)

Gl. 19-24 drückt die Elektrizitätsleitung in Elektrolyten durch *unabhängige Wanderung* von Kationen und Anionen aus, die jedoch nur bei niedrigen Konzentrationen annähernd zutrifft.

Die Ionenleitfähigkeiten verschiedener Ionen können sich beträchtlich unterscheiden. Herausragend sind die Ionenleitfähigkeiten von H_3O^+-Ionen, die auf einem besonderen Mechanismus der Ladungsweiterleitung über *Wasserstoffbrückenketten* beruht, und von OH^--Ionen. Tab. 19-4 zeigt die Ionenleitfähigkeiten einiger analytisch wichtiger Ionen bei unendlicher Verdünnung. Mit Hilfe solcher Tabellen und Gl. 19-24 lassen sich die molaren Leitfähigkeiten beliebiger Elektrolyte (bei unendlicher Verdünnung) berechnen.

Tab. 19-4: Molare Ionenleitfähigkeiten ($S \cdot cm^2 \cdot mol^{-1}$) einiger Ionen bei unendlicher Verdünnung (gerundet, wäßrige Lösung, 25 °C).

Kation	$\lambda_{+,\infty}$	Anion	$\lambda_{-,\infty}$
H_3O^+	350	OH^-	200
Na^+	50	Cl^-	76
K^+	74	NO_3^-	72
NH_4^+	74	CH_3COO^-	41
Ag^+	62		

19-4.5 Anhang: Ein Ersatzschaltbild der elektrochemischen Zelle

In den vorausgehenden Kapiteln wurden die allgemeinen Grundlagen der Vorgänge in elektrochemischen Zellen und deren grundsätzlicher Aufbau betrachtet. Die elektrochemischen Analysenverfahren beruhen auf der Messung von elektrischen Größen an elektrochemischen Zellen unter verschiedenen Bedingungen. Die möglichst genaue Bestimmung einer Größe setzt, wenn ihr Wert durch andere Größen beeinflußt wird, im allgemeinen die Vernachlässigbarkeit der anderen Größen oder zumindest deren Konstanz voraus. Hiervon hängen Genauigkeit und Empfindlichkeit der Methoden ab. Die gegenseitige Abhängigkeit der an einer elektrochemischen Zelle meßbaren Größen läßt sich anhand eines Ersatzschaltbildes besser verstehen (s. Abb. 19-11).

Sieht man zunächst von den *Kondensatoren* C_D des Ersatzschaltbildes ab, so besteht die Zelle aus einer *Reihenschaltung* der drei Widerstände R_{F1}, R_L und R_{F2}. Der *Lösungswiderstand* R_L verhält sich bei Stromfluß wie ein *Ohmscher Widerstand*, d.h. der an ihm auftretende Spannungsabfall ist proportional der durch die Zelle fließenden Stromstärke. Die *Faradaywiderstände* R_F hingegen symbolisieren die elektrochemischen Vorgänge an den Elektroden. Sie stellen *nichtlineare Widerstände* dar: angelegte Spannungen und resultierende Stromstärken gehorchen nicht dem Ohmschen Gesetz. Dies findet seinen Ausdruck in der Form der Strom-Spannungs-Kurven (s. z.B. Abb. 19-7). Solange eine Elektrode polarisierbar ist (vgl. Kap. 19-4.3), bewirkt eine angelegte Spannung praktisch keinen Stromfluß, der Faradaywiderstand ist groß.

Eine an die Zelle gelegte Spannung U teilt sich bei Stromfluß in die drei Anteile U_1, $I \cdot R_L$ und U_2 auf (s. Abb. 19-11), wobei U_1 und U_2 die Elektrodenpotentiale darstellen, ggf. jeweils vergrößert um auftretende Überspannungen.

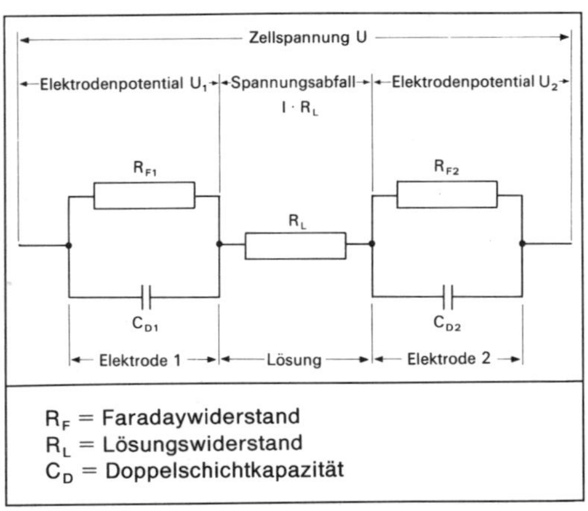

Abb. 19-11: Ersatzschaltbild der elektrochemischen Zelle.

- Soll wie in der *Potentiometrie* (vgl. Kap. 20) U_1 gemessen werden, so sind – zur Vermeidung von Meßfehlern – U_2 konstant und $I \cdot R_L$ klein zu halten. Letzteres gelingt, wenn annähernd bei Stromstärke 0 gearbeitet wird (Voltmeter mit hohem Innenwiderstand). Auch die bei Stromfluß auftretende Diffusionspolarisation wird dann vernachlässigbar.
- Soll bei einer *Elektrolyse* (vgl. Kap. 21) durch Wahl einer bestimmten Elektrodenspannung gezielt eine Umsetzung (Trenneffekte!) erfolgen, so stören der stromstärkeabhängige Spannungsabfall $I \cdot R_L$ und mit der Stromstärke variable *Diffusionsüberspannungen*. Das Mittel der Kleinhaltung der Stromstärke scheidet aus, wenn ein quantitativer Stoffumsatz (*Elektrogravimetrie*, vgl. Kap. 21; *Coulometrie*, vgl. Kap. 22) erzielt werden soll. Hingegen kann der Lösungswiderstand durch Zusätze von *Leitsalzen* vermindert werden.

  Diffusionsüberspannungen lassen sich durch entsprechende Bauart der Elektroden verkleinern (vgl. Kap. 19-4.3). Die Methode der Wahl besteht jedoch in einer *Dreielektrodenanordnung*, bei der das Potential der *Arbeitselektrode* mittels einer dritten Elektrode (stromlos) kontrolliert und durch ein äußeres *Regelsystem* eingehalten wird (*Potentiostatisierung*, vgl. Kap. 22).

Die auch in Leitelektrolyten bei Polarisation von Elektroden ausgebildeten *Ladungsdoppelschichten* an Elektroden gleichen den Verhältnissen an einem geladenen *Kondensator*, d.h. Elektroden besitzen eine *Doppelschichtkapazität*. Diese tritt bei Messungen dann nicht in Erscheinung, wenn die Elektrodenspannung und Elektrodenoberfläche konstant sind.

- Bei der *Polarographie* (vgl. Kap. 23) wird prinzipiell der *Faradaywiderstand* einer Elektrode (z. B. R_{F1}) beobachtet. Da die Doppelschichtkapazität zu diesem parallel liegt (C_{D1}) und die Bedingungen konstanter Oberfläche und Spannung an der Tropfelektrode (vgl. Kap. 23) bei diesem Verfahren nicht gegeben sind, bedingt der *kapazitive Ladestrom* eine Begrenzung der Empfindlichkeit.
- Die *Konduktometrie* (vgl. Kap. 25) befaßt sich mit der Messung des Lösungswiderstandes R_L. Hier stören die Spannungsansteile U_1 und U_2, die bei Stromfluß Polarisationsüberspannungen enthalten. Führt man jedoch die Messung des Lösungswiderstandes mit Hilfe von *Wechselspannungen* ausreichender Frequenz durch, so stellen die Doppelschichtkondensatoren niederohmige Parallelwiderstände zu den Faradaywiderständen dar, so daß der Gesamtwiderstand der Zelle praktisch durch R_L gegeben ist. Aufgrund der Doppelschichtkapazitäten können Wechselströme – im Gegensatz zu Gleichströmen – auch dann durch eine elektrochemische Zelle fließen, wenn keine Umsetzungen an den Elektroden erfolgen. Bei konduktometrischen Messungen braucht deshalb keine Gleichspannung an die Zelle gelegt zu werden.

19-5 Allgemeine Literatur über Elektrochemie

1) R. Brdička, Grundlagen der Physikalischen Chemie, VEB Deutscher Verlag der Wissenschaften, Berlin (1988).
2) G. Wedler, Lehrbuch der Physikalischen Chemie, VCH Verlagsgesellschaft, Weinheim (1987).
3) G. Henze, R. Neeb, Elektrochemische Analytik, Springer-Verlag, Heidelberg (1986).
4) H. Ebert, Elektrochemie, Vogel-Verlag, Würzburg (1979).
5) G. Ackermann, W. Jugelt, H.-H. Möbius, H. D. Suschke, G. Werner, Elektrolytgleichgewichte und Elektrochemie, Verlag Chemie, Weinheim (1974).
6) C. H. Hamann, W. Vielstich, Elektrochemie I (1985) / Elektrochemie II (1981), VCH Verlagsgesellschaft, Weinheim.
7) G. Charlot, J. Badoz-Lambling, B. Trémillon, Electrochemical Reactions, Elsevier Publishing Company, Amsterdam (1962).
8) P. W. Atkins, Physikalische Chemie, VCH Verlagsgesellschaft, Weinheim (1990).
9) B. Ross, Allgemeine und physikalische Chemie für Pharmazeuten und Naturwissenschaftler, Thieme Verlag, Stuttgart (1988).
10) W. J. Moore, Grundlagen der Physikalischen Chemie, Walter de Gruyter, Berlin, New York (1990).
11) H. A. Strobel, W. R. Heinemann, Chemical Instrumentation: A Systematic Approach, John Wiley & Sons, NY (1988).
12) H. H. Willard, L. L. Merrit, J. A. Dean, F. A. Settle, Instrumental Methods of Analysis, Wadsworth Publishing Company, Belmont California (1988).
13) A. J. Bard, L. R. Faulkner, Electrochemical Methods, Chap. 11, John Wiley & Sons, NY (1980).

20 Potentiometrie

- Bei der *Direktpotentiometrie* wird die *Konzentration* von Substanzen in elektrochemischen Zellen durch Messung der *Spannung* der Zellen bestimmt.

- Bei der *potentiometrischen Titration* wird die Lösung in einer galvanischen Zelle nach *klassischen Verfahren titriert* und die *Veränderung der Spannung* der Zelle zur Aufstellung einer Titrationskurve oder zur Erkennung des Titrationsendpunktes herangezogen.

Potentiometrische Direktmessungen (*Direktpotentiometrie*) sind bei vielen elektrochemisch zugänglichen Systemen analytisch anwendbar. Besondere Bedeutung besitzen *pH-Messungen mit Glaselektroden* und Messungen der Konzentration vieler Ionenarten mit *ionenspezifischen Elektroden. Relative potentiometrische Messungen* lassen sich durch Beobachtung des Verlaufs von Titrationskurven zur Indizierung von Säure-Base-, Redox-, Fällungs- und Komplexbildungstitrationen (*potentiometrische Titration*) anwenden.

Von Interesse ist meist nur die Abhängigkeit des Potentials von der Konzentration an *einer* Elektrode, der *Indikatorelektrode*, während als zweite Elektrode eine *Bezugselektrode* (*Referenzelektrode, Vergleichselektrode*) dient.

Potentiometrische Messungen gehören zu den in der instrumentellen Analytik am häufigsten angewandten Methoden. Auch in den Arzneibüchern finden potentiometrische Methoden vielfach Anwendung.

20-1 Grundlagen der Direktpotentiometrie

Bei direktpotentiometrischen Messungen werden Konzentrationen (genauer: Aktivitäten) mit Hilfe der *Nernstschen Gleichung* aus Potentialmessungen errechnet bzw. entsprechenden *Eichkurven* entnommen. Die galvanische Zelle besteht aus einer Indikator(Meß)elektrode und einer Bezugselektrode. Die *Leerlaufspannung* U der Zelle ist entsprechend Gl. 19-16 und bei Berücksichtigung eines *Diffusionspotentials* (U_D; vgl. Kap. 19-4.1) gegeben durch:

$$U = U_{Ind} - U_{Bez} + U_D \qquad \text{Gl. 20-1}$$

U_{Ind} = Spannung der Indikatorelektrode
U_{Bez} = Spannung der Bezugs(Referenz)elektrode
U_D = Diffusionspotential an der Grenze zwischen den Halbzellen

Diffusionspotentiale können Werte annehmen, die beträchtliche Meßfehler verursachen. Auch durch *Salzbrücken* (vgl. Kap. 19-4.2) lassen sie sich nicht vollständig beseitigen. In einigen Fällen können *Zellen ohne Überführung* verwendet werden, die beide Elektroden in einem gemeinsamen Elektrolyten enthalten (z. B. mit einem mit AgCl bedeckten Silberdraht als Referenzelektrode).

U_{Ind} ist für die verschiedenen Elektrodenarten durch die in Kap. 19-2 und 19-3 aufgeführten Nernstschen Gleichungen gegeben. Sollen Konzentrationen direktpotentiometrisch bestimmt werden, so kann dies mittels Konzentrations-Potential-Eichkurven erfolgen, in welchen das gemessene Potential gegen die Konzentration aufgetragen ist. Wegen der Beeinflussung der Aktivität muß dabei jedoch gleichbleibende *Ionenstärke* eingehalten werden. Für viele direktpotentiometrische Bestimmungen gilt eine Gleichung der Form:

$$U = K + \frac{f}{z} \cdot \lg c \qquad \text{Gl. 20-2}$$

U = Spannung der Indikatorelektrode gegen Bezugselektrode
K = Konstante
c = Konzentration der zu bestimmenden Ionenart
f, z Bedeutung siehe Gl. 19-5

Gl. 20-2 erhält man aus Gl. 20-1 nach Einsetzen der Nernstschen Gleichung und Zusammenfassen aller (bei konstanter Ionenstärke) konstanten Glieder (U_{Bez}, U^*, U_D, lg der Aktivitätskoeffizienten) zu einer Konstanten K. Die tatsächliche Steigung der Zellspannungs-Konzentrations-Beziehung (Eichkurve) weicht allerdings meist vom theoretischen Wert f/z ab.

Als Indikator(Meß)elektroden dienen die in Kap. 19-3 betrachteten Elektrodenarten. Einige spezielle Elektroden zur Bestimmung des pH-Wertes und andere ionenspezifische Elektroden werden im folgenden besprochen.

20-1.1 Messung von pH-Werten

Der pH-Wert wird bekanntlich definiert als der negative dekadische Logarithmus der Wasserstoffionen(Hydroxoniumionen)aktivität. Da jedoch die Aktivität einzelner Ionenarten wegen des unvermeidlichen Einflusses von Gegenionen praktisch schwer zugänglich ist (z. B. Lit. 19-10), wurde mit Hilfe von *Standardpufferlösungen** durch internationale Konvention eine *empirische pH-Skala* festgelegt (DIN 19260/61/66/68). Zu bestimmende pH-Werte von Lösungen ergeben sich danach aufgrund der Beziehung**:

$$pH = pH_S - \frac{U - U_S}{U_N} \qquad \text{Gl. 20-3}$$

Symbol nach DIN		Symbol nach DAB
pH_S	pH-Wert eines benachbarten Standards	pH_s
U_N	theoretische Elektrodensteilheit („Nernst-Spannung")	k
U	Zellspannung mit der Meßlösung (V)	E
U_S	Zellspannung mit der Standardlösung (V)	E_s

Das DAB (Lit. 15) läßt den pH-Wert neben der Indikatormethode ebenfalls nach der potentiometrischen Methode gemäß Gl. 20-3 mit Hilfe von 8 Referenz(Standard)-pufferlösungen, die mit solchen des NBS*** identisch sind, bestimmen. Die praktische Durchführung der Messung gemäß DAB wird in Kap. 20-2 behandelt.

Die Elektrodensteilheit U_N entspricht dem Faktor f in Gl. 19-5 und ist wie dieser temperaturabhängig. Sie bedeutet die Spannungsänderung pro pH-Einheit. Sie wird gemäß DIN 19268 durch Messung der Kettenspannung in zwei der Pufferlösungen bestimmt. Das DAB gibt k-Werte in einer Tabelle an.

In *nichtwäßrigen Lösungen* ist die mittels der wäßrigen Pufferlösungen definierte pH-Skala gegenstandslos. Eine entsprechende Standardisierung wäre jedoch möglich.

pH-Elektroden

Als Meßelektroden zur pH-Bestimmung können alle Elektroden verwendet werden, deren Potential in eindeutiger Weise von der Protonenkonzentration der Lösung abhängt. Die *Wasserstoffelektrode* und die

*) gehen auf Arbeiten von Bates für National Bureau of Standards (NBS, USA) zurück (Lit. 2).

**) Der mit der Aktivität definierte pH-Wert wird zur Unterscheidung gelegentlich mit paH bezeichnet (nicht IUPAC)

***) Jetzt NIST (National institute of Science and Technologie).

Chinhydronelektrode wurden in der Einführung (vgl. Kap. 19-3) besprochen. Zu erwähnen ist auch die *Antimonelektrode*, die aus einem Antimonstab besteht, der mit Antimonoxid bedeckt ist. Die Elektrode ist vor allem in nichtwäßrigen Systemen sowie als Mikroelektrode in biologischen Systemen von Bedeutung. Bei der Wahl der Elektrodenart kommt es u. a. auf einfache Handhabung, schnelles Ansprechen, Genauigkeit und möglichst geringe Beeinflussung durch andere Ionenarten an. Diese Kriterien werden insgesamt von *Glaselektroden* am besten erfüllt, die meist als *Einstabmeßketten* mit integrierter Bezugselektrode im Gebrauch sind (s. S. 326).

Glaselektroden

Abb. 20-1 zeigt schematisch eine Anordnung mit Glaselektrode zur Messung von pH-Werten. Die Wirkungsweise von Glaselektroden beruht auf *Austauschgleichgewichten* zwischen Alkaliionen der Glasmembran (Dicke 0.05 bis 0.5 mm) und Protonen der Innen- und der Meßlösung. Der Austausch erfolgt in der inneren und der äußeren *Quellschicht* der Membran, die durch Aufbewahrung in bestimmten Elektrolytlösungen *konditioniert* sein muß (bestimmter Quellungszustand). Die ausgebildeten Potentialdifferenzen an den Grenzflächen der Glasmembran gehorchen bei speziellen Glassorten der Nernstschen Gleichung. Um einen ohmschen Spannungsabfall in der Glasmembran zu vermeiden, muß einerseits der Innenwiderstand des äußeren Meßgerätes sehr hoch und andererseits der Widerstand der Glasmembran vergleichsweise klein sein. Mit der Entwicklung extrem hochohmiger Meßgeräte können heute robustere (dickere) Glasmembranen verwendet werden. In einer solchen Anordnung treten die folgenden Potentialdifferenzen auf (vgl. Abb. 20-1):

- U1: Potentialdifferenz der inneren Bezugselektrode (Ableitelektrode, z. B. Ag/AgCl/KCl)
- U2: Potentialdifferenz an der inneren Phasengrenze Glasmembran-KCl-Lösung
- U3: Asymmetriepotential durch Inhomogenitäten der Glasmembran
- U4: Potentialdifferenz an der äußeren Phasengrenze Glasmembran-Meßlösung

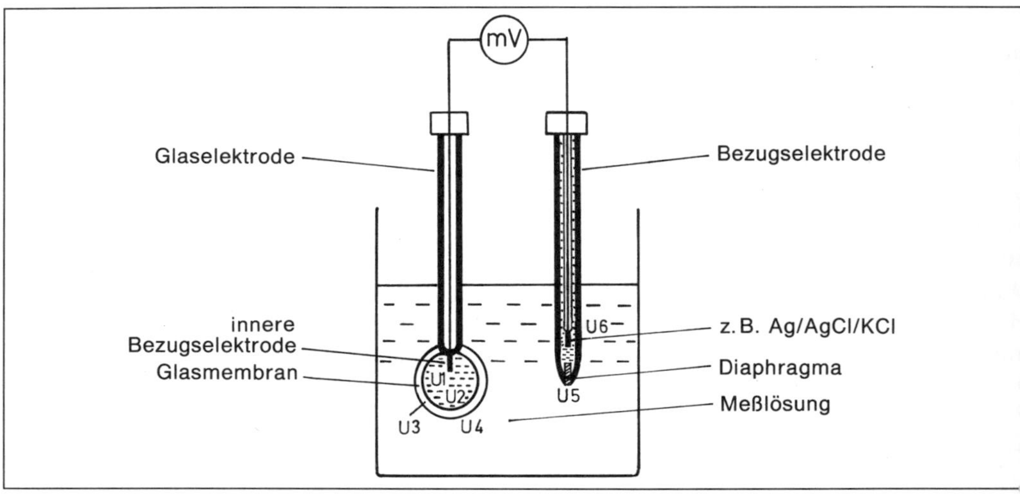

Abb. 20-1: Galvanische Zelle mit Glaselektrode zur Messung von pH-Werten.

- U5: Diffusionspotential am Diaphragma der Bezugselektrode
- U6: Potentialdifferenz der Bezugselektrode

Im Idealfall sind alle Potentialdifferenzen außer U4 konstant und gehen in die Konstante K von Gl. 20-2 ein (z = 1). Im Prinzip ergibt daher U4 den pH-Wert der Meßlösung.

Veränderungen des *Diffusionspotentials* U5 in Abhängigkeit von der Meßlösung ergeben Bestimmungsfehler (vgl. Kap. 20-1.1). Bei der Wahl von Elektrodengläsern ist deren *chemische Beständigkeit* sowie die Abhängigkeit ihres Potentials von *Fremdionengehalten* der Meßlösung wichtig. Insbesondere *Alkalifehler*, die auf dem Ansprechen der Glasmembran auf Alkaliionen beruhen, verursachen eine Verringerung der Elektrodensteilheit im alkalischen Bereich (abgeflachte Eichkurve über pH = 9, vgl. Abb. 20-2). Man verwendet deshalb in diesem Bereich lithiumhaltige Gläser. Der Effekt kann bei Verwendung von Spezialgläsern zur Herstellung *alkaliselektiver* („ionenspezifischer“) *Elektroden* ausgenutzt werden (s. u.). Auch in stark sauren (*Säurefehler*, vgl. Abb. 20-2) oder stark salzhaltigen Lösungen treten Abweichungen von der konstanten Elektrodensteilheit (f/z in Gl. 20-2) auf. Durch Verwendung besonderer Gläser (uran-, titan-, lithium-, bariumhaltige) sind jedoch Bestimmungen im gesamten pH-Bereich von 0 bis 14 möglich.

U2 hängt vom pH-Wert der Innenlösung in der Glaselektrode ab. Um diesen konstant zu halten, werden der Innenlösung *Puffer* zugesetzt. Der pH-Temperaturkoeffizient dieser Puffer soll möglichst klein sein. Das *Asymmetriepotential* U3 rührt von Inhomogenitäten der Glasmembran her und kann sich durch Alterung, vor allem durch Austrocknen der Membran, verändern. Eine in wäßriger Lösung konditionierte Glaselektrode ergibt auch in *nichtwäßrigen Lösungen*, solange die Quellschicht erhalten bleibt, Meßwerte, die aber den Charakter von scheinbaren pH-Werten tragen. Solche „pH“-Messungen mit Glaselektroden können zur Indizierung potentiometrischer Titrationen in wasserfreier Essigsäure angewandt werden (vgl. Kap. 20-3, Lit. 8).

Bezugselektroden

Bezugselektroden zur pH-Messung mit Glaselektroden müssen konstante, reproduzierbare Spannungen aufweisen, die von der Temperatur möglichst wenig abhängen. Die wichtigsten Bezugselektroden sind die *Kalomel-* und die *Silber/Silberchlorid-Elektrode* in unterschiedlichen Bauformen. Die Kalomelelektrode besitzt die bessere *Potentialkonstanz*, wird jedoch bei Temperaturen über 80 °C zerstört. Die Silber/Silberchlo-

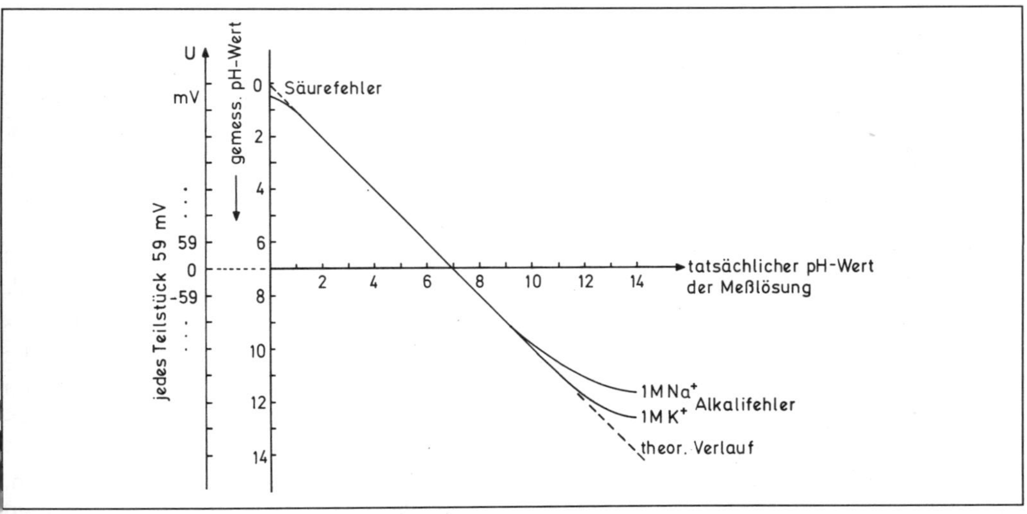

Abb. 20-2: Alkali- und Säurefehler von pH-Glaselektroden.

rid-Elektrode ist auch bei höheren Temperaturen einsetzbar. Chemische Reaktionen zwischen dem Elektrolyten der Bezugselektrode und der Meßlösung (z. B. Ausfällungen oder Reaktionen mit Cl^- oder K^+) sind zu vermeiden und können durch eine *Elektrolytbrücke* (*Zwischenelektrolyt*, abgetrennt durch ein zweites Diaphragma) verhindert werden.

Einstabmeßketten

Aus Gründen der einfacheren Handhabung werden Bezugselektrode und Glaselektrode oft zu einer *Einstabmeßkette* zusammengefaßt: Der Schaft der Glaselektrode (vgl. Abb. 20-1) wird mit einem zweiten koaxialen Glasrohr umgeben. Der entstehende Zwischenraum enthält die Bezugselektrode, die über ein seitlich angebrachtes *Diaphragma* mit der Meßlösung in Kontakt steht (vgl. Abb. 20-3). Die Einstabkette besitzt (wie die getrennte Anordnung) einen *Nullpunkt* (vgl. Abb. 20-2), d. h. einen pH-Wert, bei dem die Spannung der Kette Null ist. Gewöhnlich liegt dieser Nullpunkt bei pH = 7. Bei *symmetrischen Ketten* (gleiche innere und äußere Bezugselektroden) wird der Nullpunkt weitgehend durch den pH-Wert des Puffers in der Glaselektrode bestimmt. Er wird jedoch von einigen weiteren Faktoren beeinflußt, so daß er sich auch bei der gleichen Kette mit der Zeit verschieben kann. pH-Meter besitzen deshalb eine Einrichtung zum manuellen oder automatischen *Nullabgleich*. In nichtwäßrigen Lösungen sind Einstabmeßketten wegen zu hoher Diffusionspotentialdifferenzen ungeeignet.

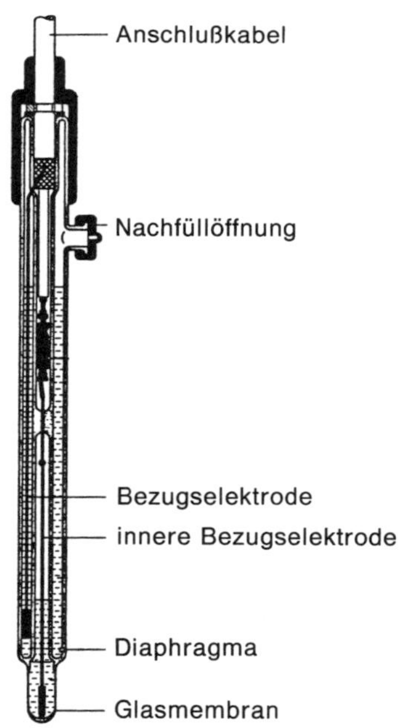

Abb. 20-3: Konstruktion einer Glaselektroden-Einstabmeßkette (Werkbild Ingold).

20-1.2 Konzentrationsbestimmungen mit ionenspezifischen Elektroden

Das Potential eines blanken Silberdrahtes reagiert auf Silberionen der Lösung. Nachteilig ist dabei allerdings die Beeinflussung des Potentials durch anwesende Redoxsysteme oder *Vergiftung* der Metalloberfläche durch Lösungsbestandteile. Es wurden deshalb *„ionenspezifische" Elektroden* entwikkelt, die auf anderen Prinzipien beruhen. Als Bezugselektroden können die bei der pH-Messung besprochenen verwendet werden. Obwohl das Zustandekommen der Potentialdifferenzen nicht immer eindeutig erklärt werden kann, finden diese ionenspezifischen Elektroden in der Praxis umfangreiche Anwendung (Lit. 4, 5, 6, 16). Etwa 40 Ionenarten können heute mit ionenspezifischen Elektroden bestimmt werden. Die ionensensitiven Elektroden sprechen auf die Aktivität der freien Ionen an, die z. B. durch Komplexbildung erheblich verändert werden kann. Das Arzneibuch läßt ionenspezifische Elektroden bisher nicht verwenden. Folgende Typen von Elektroden können unterschieden werden:

Glasmembranelektroden; Natriumelektrode

Wie bei den pH- Glaselektroden erwähnt wurde, kann bei Membranen aus Spezialgläsern erreicht werden, daß neben der Protonensensitivität andere Kationen wie Alkali-Ionen, z. B. Na^+, das Potential der Elektroden mitbestimmen. Um den pH-Einfluß zu vermindern, wird bei hohen pH-Werten gearbeitet (vgl. Abb. 20-2). Diese *Glasmembranelektroden* weisen stets eine gewisse Empfindlichkeit (Querempfindlichkeit) gegen die anderen Alkaliionen wie K^+, Li^+ und auch NH_4^+ oder Ag^+ sowie gegen Erdalkaliionen auf. Je nach Art des Membranglases kann die Elektrode z. B. im Verhältnis 1000 : 1 für Na^+, in geringerem Maß auch für K^+, Ag^+ oder andere Ionen selektiv arbeiten. Zutreffender als „ionenspezifisch" ist deshalb die Bezeichnung *ionenselektiv* oder *ionensensitiv* für diese Elektroden. Praktische Bedeutung hat die *Natriumelektrode* erlangt. Der erfaßbare Konzentrationsbereich reicht von 1 bis 10^{-7} mol Na^+/l. Das Elektrodenpotential solcher Elektroden gehorcht Gleichungen vom Typ der Nernstschen Gleichung, wobei die Querempfindlichkeiten in den logarithmischen Ausdruck eingehen (Lit. 5). Das Bauprinzip der Elektroden entspricht Abb. 20-1.

Gassensitive Membranelektroden

Wird die Umgebung einer pH-Elektrode mittels einer gasdurchlässigen Membran abgegrenzt, so kann die von durchtretenden Gasen wie NH_3, CO_2 oder SO_2 verursachte pH-Änderung zur Bestimmung der Gase herangezogen werden.

Festkörper(„solid-state-")membranelektroden

Werden Einkristalle oder Preßlinge schwerlöslicher Ionenverbindungen in Lösungen der beteiligten Ionen eingetaucht, so bilden sich an der Phasengrenze durch Löslichkeitsgleichgewichte ebenfalls Potentialdifferenzen aus. Besitzen die Einkristalle gleichzeitig ausreichende elektrische Leitfähigkeit, so lassen sich mit diesen Stoffen Elektroden aufbauen, die selektiv auf die beteiligten Ionenarten reagieren. Wichtige Beispiele für solche Festkörperelektroden sind die Fluoridelektrode, die aus einem dotierten Einkristall des sehr schwerlöslichen LaF_3 besteht (vgl. Abb. 20-4, links), sowie eine aus einem Ag_2S-Preßling bestehende Elektrode (vgl. Abb. 20-4, rechts), die sowohl auf Ag^+ als auch auf S^{2-} sensitiv wirkt.

Der *Konzentrationsbereich* der Fluoridelektrode ist durch das Löslichkeitsprodukt des LaF_3

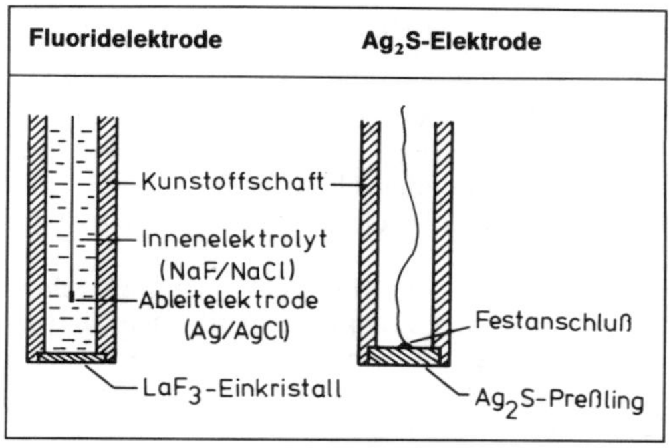

Abb. 20-4: Schematischer Aufbau von Festkörpermembranelektroden.

bestimmt und reicht bis 10^{-6} mol/l. Andere Halogenide, Phosphat und Sulfat stören selbst in 1000fachem Überschuß nicht. Die einzige nennenswerte *Querempfindlichkeit* besteht gegenüber OH^-. Die Elektrode reagiert nur auf freie F^--Ionen, so daß im sauren Bereich ($pH < 5$) vorliegende undissoziierte HF nicht miterfaßt wird.

Ag_2S zeigt gute elektrische Leitfähigkeit. Durch Mischen von Ag_2S mit anderen schwerlöslichen Silbersalzen wie Halogeniden, Pseudohalogeniden oder auch Kupfer-, Cadmium- oder Bleisalzen können Elektroden konstruiert werden, die auf andere Ionenarten ansprechen. Die Konzentrationsbereiche richten sich nach den Löslichkeitsprodukten der zugemischten Salze.

Auch mit Membranen, die schwerlösliche Verbindungen wie $BaSO_4$ in Silikongummi oder PVC eingelagert enthalten, lassen sich ionensensitive Elektroden (z. B. SO_4^{2-}-sensitive) aufbauen (entsprechend Abb. 20-4, links). Auf einem anderen Prinzip beruht z. B. eine *K^+-Elektrode*, bei der K^+-Ionen selektiv durch Molekülhohlräume in PVC eingelagerten Valinomycins extrahiert werden (vgl. Flüssigmembranelektroden, s. u.).

Flüssigmembranelektroden

Mit organischen, zum *Ionenaustausch* befähigten Substanzen, die in inerten organischen Lösungsmitteln gelöst sind, lassen sich ebenfalls ionensensitive Membranen herstellen. Als *mechanischer Träger* dient eine poröse Substanz oder auch PVC. Neben dem Ionenaustauschvorgang spielen bei den Flüssigmembranelektroden *Verteilungskoeffizienten* zwischen organischer Phase und Meßlösung eine Rolle. Nach diesem Bauprinzip finden z. B. *Ca^{2+}- oder Nitrat-selektive Elektroden* Anwendung.

Biosensoren

Neben physikalisch oder chemisch bewirkter Selektivität lassen sich hochspezifische biologische Mechanismen wie enzymatische Katalysen, Immunreaktionen oder Umsetzungen durch Mikroorganismen als selektive Elemente einsetzen (Lit. 10).

Umgibt man die Membranen der betrachteten ionenselektiven Elektroden mit einem *enzymhaltigen Gel*, so können auch *Reaktionsprodukte* (z. B. H^+, F^-, K^+) enzymatischer Reaktionen erfaßt werden. Ein Beispiel ist die Bestimmung von *D-Glucose* über das bei Umsetzung mit Glucoseoxidase entstehende H_2O_2, das seinerseits bei enzymatischer Umsetzung (Meerrettichperoxidase) mit Organofluorverbindungen über das freigesetzte F^- mit einer F^--selektiven Elektrode bestimmt wird.

Durch chemische oder physikalische Beeinflussung der Steuerfunktion von Feldeffekttransistoren lassen sich selektive Sensoren aufbauen, denen neuartige Prinzipien zugrunde liegen. Insbesondere durch Kopplung mit o. g. biologischen Mechanismen und Miniaturisierbarkeit dürften diese Sensoren eine interessante Zukunft haben.

20-2 Durchführung direktpotentiometrischer Messungen

Die Messung von pH-Werten erfolgt meist mit Glaselektroden bzw. Glaselektroden-Einstabmeßketten. Das DAB läßt eine getrennte Anordnung ohne nähere Spezifizierung von Meß- und Bezugselektrode verwenden („meistens eine Glaselektrode" und „z. B. eine gesättigte Kalomelelektrode").

Die ohmschen Widerstände ionenselektiver Elektroden liegen zwischen 100 Kiloohm und einigen 100 Megohm. Das Meßprinzip bei potentiometrischen Messungen wurde in der Einführung (vgl. Kap. 19-4.2) bereits erläutert: Die *Messung der Leerlaufspannung* von Zellen erfordert Spannungsmessung bei Stromstärke Null, die entweder mittels der *Poggendorffschen Methode* (vgl. Abb. 19-5) oder heute einfacher mit direktanzeigenden Meßgeräten mit (im Verhältnis zu den Elektrodenwiderständen) *hohem Innenwiderstand* (z. B. $> 10^{12}$ Ohm) erreicht werden kann. Abb. 20-5 zeigt links das Prinzip eines solchen Gerätes, rechts eine entsprechende Schaltung mit Operationsverstärkern. Der „1 : 1-Verstärker" hat lediglich die Aufgabe der hochohmigen Spannungsmessung. Die *Steilheits- und Nullpunkteinstellung* erfolgen am Summenverstärker. Schaltungen mit Elektronenröhren sind u. a. aus Gründen der Stabilität nicht mehr zeitgemäß.

Die *Potentialeinstellung* kann bei manchen Elektrodentypen einige Zeit (z. B. 30 s und mehr) in Anspruch nehmen, besonders bei niedrigen Konzentrationen. *Rühren* verkürzt im allgemeinen die Einstellzeit. Fehler in der Spannungsmessung oder Änderungen der Diffusionspotentialdifferenz von nur 1 mV verursachen bei der Direktpoten-

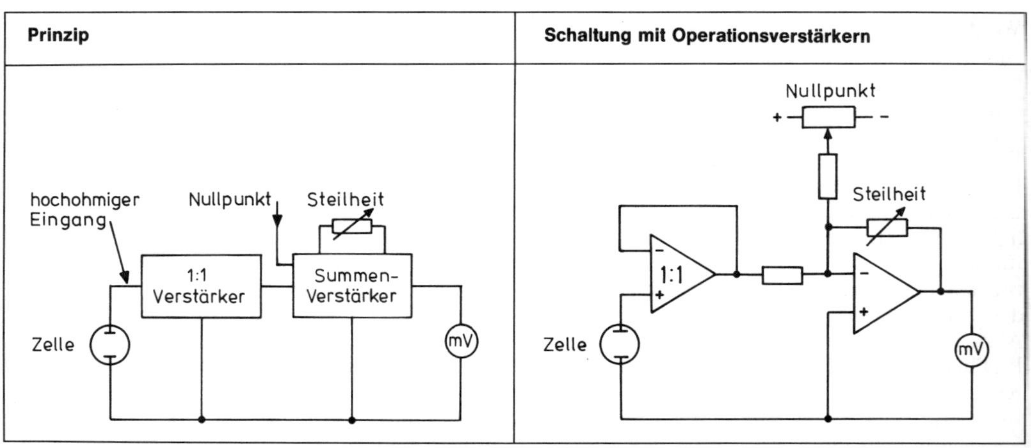

Abb. 20-5: Meßanordnung für potentiometrische Messungen.

tiometrie Bestimmungsfehler von etwa 4% (genauer: 4 · z%; z siehe Gl. 20-2).

Eichung der Meßgeräte

Anstelle oder außer der in Millivolt geteilten Skala besitzen pH-Meter gewöhnlich eine in pH-Einheiten geteilte Skala. Die *Nernst-Spannung* in der der pH-Messung zugrundeliegenden Gl. 20-3 ist jedoch *temperaturabhängig*. pH-Meter verfügen deshalb über einen Einstellknopf, mit dem die der jeweiligen Temperatur entsprechende *Elektrodensteilheit* eingestellt wird. Die pH-Elektroden besitzen selten genau die theoretische Steilheit. Auch der *Potentialnullpunkt* von Elektrode bzw. Gesamtsystem liegt meist nicht bei pH = 7. Elektrodensteilheit und Systemnullpunkt sind deshalb mit Hilfe mehrerer Messungen in Standardpufferlösungen (und graphischer Auftragung) zu ermitteln. Die Eichung ionenselektiver Elektroden erfolgt entsprechend.

Auswertung der Direktpotentiometrie

Nach Eichung der potentiometrischen Anordnung kann die Bestimmung der unbekannten Konzentrationen durch Messung der Zellspannung U und Berechnung entsprechend Gl. 20-2 bzw. 20-3 erfolgen. Da die Indikatorelektroden auf *Aktivitäten* ansprechen, ist die Bestimmung von *Konzentrationen* mit Hilfe einer unter gleichen Bedingungen (z. B. Anordnung, Temperatur, Ionenstärke) aufgenommenen Kalibrierkurve zuverlässiger. Auch die *Standardzumischmethode* kann angewandt werden (Näheres vgl. Lit. 3).

Gemäß DAB wird die „Apparatur" zur pH-Bestimmung zunächst gegen einen „Primärpuffer" (Kaliumhydrogenphthalat, pH = 4.00 bei 20 °C) und eine weitere Pufferlösung eingestellt. Der dann gemessene pH-Wert eines dritten Referenzpuffers, der zwischen den beiden ersten liegt, darf um nicht mehr als 0.05 pH-Einheiten von seinem bekannten Wert abweichen. Nach USP XXII wird mit zwei Standardpufferlösungen geeicht, die nicht mehr als vier pH-Einheiten auseinanderliegen dürfen. Der pH-Wert der Meßlösung soll zwischen denen der Standardlösungen liegen. Auf diese Weise wird auch die tatsächliche Elektrodensteilheit berücksichtigt. Die Empfindlichkeit des Meßgerätes soll nach DAB besser als 0.05 pH-Einheiten oder 3 mV sein (USP XXII: 0.02 pH-Einheiten). Höhere Absolutgenauigkeiten als 0.01 pH-Einheiten sind bei der Bestimmung von pH-Werten kaum zu erreichen. Änderungen von pH-Werten lassen sich bis auf 0.001 pH-Einheiten verfolgen.

20-3 Grundlagen potentiometrischer Titrationen

Bekanntlich ändert sich der pH-Wert im Bereich des *Äquivalenzpunktes* einer Säure-Base-Titration sprunghaft. Führt man die Titration in der in Abb. 20-1 schematisch dargestellten Anordnung durch, so kann die pH-Änderung bei einer Titration potentiometrisch verfolgt werden. Diese Art der Indizierung wird als *potentiometrische Titration* bezeichnet. Bei Verwendung der anderen in Kap. 19-3 betrachteten Elektroden oder der in Kap. 20-1.2 betrachteten ionenselektiven Elektroden als Meßelektroden anstelle der Glaselektrode in Abb. 20-1 lassen sich auch die Konzentrationsänderungen vieler anderer Titrationen potentiometrisch verfolgen („indizieren"). Da zwischen Potential und Aktivität aufgrund der Nernstschen Gleichung ein logarithmischer Zusammenhang besteht, verlaufen *potentiometrische Titrationskurven* (z. B. Abb. 20-6) wie die klassischen Titrationskurven, bei denen der Logarithmus der Konzentration bzw. Aktivität des Titranden gegen die Titratorzugabe aufgetragen ist.

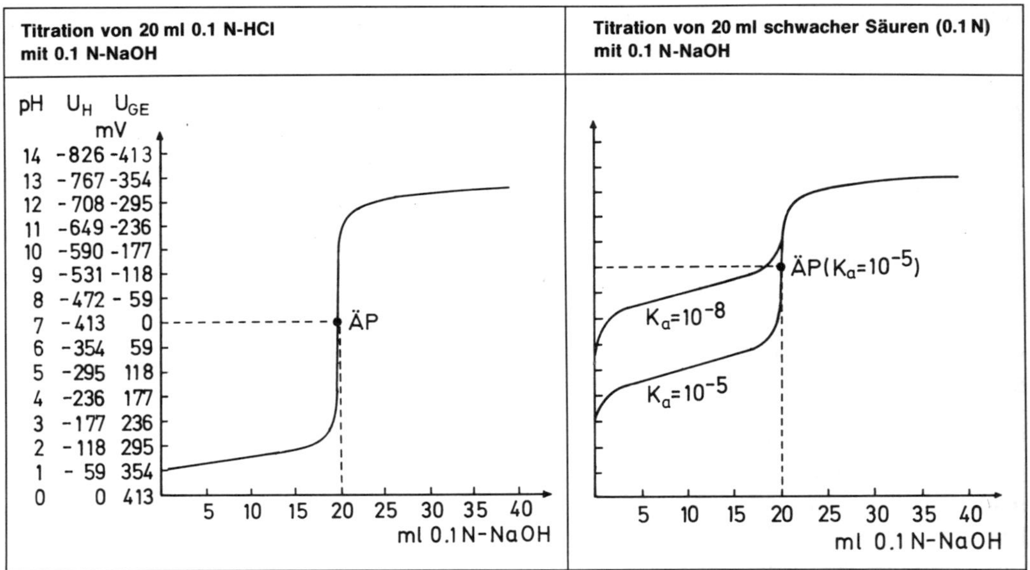

ÄP = Äquivalenzpunkt, U_H = Spannung einer Wasserstoffelektrode (bei Standarddruck gegen Standardwasserstoffelektrode gemessen), U_{GE} = Spannung einer Glaselektrode (Meßkette mit Potentialnullpunkt bei pH = 7)

Abb. 20-6: Potentiometrische Titrationskurven von Säure-Base-Titrationen.

Neben einer größeren *Genauigkeit* der Endpunktserkennung gegenüber Farbindikatoren können potentiometrische Indizierungen eingesetzt werden, wenn Farbindikatoren nicht zur Verfügung stehen, ihr Umschlag, z. B. bei *Bestimmung kleiner Konzentrationen*, zu unscharf ist oder in trüben bzw. gefärbten Lösungen nicht beobachtet werden kann. Eine Eichung wie bei direktpotentiometrischen Bestimmungen ist nicht erforderlich, da *relative Potentialänderungen* beobachtet werden. Allerdings kann es in der Routineanalytik weniger zeitaufwendig sein, auf eine bestimmte Zellspannung (*Endpunkttitration*) zu titrieren (vgl. Lit. 3). In diesem Fall ist eine Kalibrierung notwendig. Neben der genaueren Erkennung der Endpunkte von Einzelbestimmungen sind mit potentiometrischer Indizierung *Simultantitrationen* möglich, bei denen klassische Indizierungsverfahren meist nicht zur Verfügung stehen.

20-3.1 Säure-Base-Titrationen

Trägt man die mittels einer pH-Elektrode gemessenen Potentiale gegen das Volumen an zugegebener Maßlösung auf, so werden bei der Titration *starker Säuren* Titrationskurven wie Abb. 20-6, links, erhalten. In der Abbildung sind gleichzeitig die Potentiale einer Wasserstoffelektrode (siehe Gl. 19-10) sowie einer Glaselektrodenmeßkette aufgetragen. *Schwache Säuren* ergeben Kurven wie in Abb. 20-6, rechts, dargestellt. Die zu $K_a = 10^{-8}$ gehörige Titrationskurve läßt die Grenzen der Methode erkennen. Der Spannungsverlauf bei der Titration starker und schwacher Basen verhält sich entsprechend. *Gemische* von Säuren bzw. Basen lassen sich potentiometrisch simultan titrieren, wenn sich ihre pK_a-Werte hinreichend unterscheiden. Abb. 20-7 zeigt dies an Gemischen von starken und schwachen Säuren: Nur bei mittleren K_a-Werten der schwachen Säure (z. B. von Essigsäure, K_a

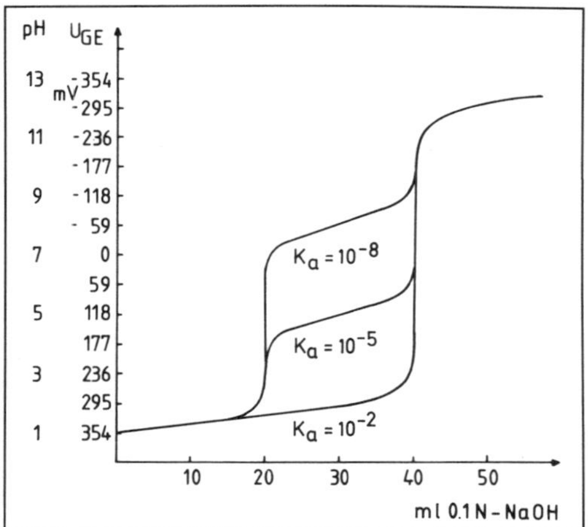

U_{GE} = Spannung einer Glaselektrode (Meßkette mit Potentialnullpunkt bei pH = 7)

Abb. 20-7: Titration von Gemischen von Salzsäure (10 ml 0.2 N) mit einer schwachen Säure (10 ml 0.2 N) mit 0.1 N-NaOH.

$= 1.75 \cdot 10^{-5}$) können beide Säuren simultan titriert werden. Bei $K_a = 10^{-2}$ entsteht eine gemeinsame Stufe. Entsprechendes gilt für mehrbasige Säuren oder mehrsäurige Basen.

Säure-Base-Titrationen in nichtwäßrigen Lösungen

Die potentiometrische Methode eignet sich besonders zur *Endpunktserkennung* bei der Titration in nichtwäßrigen Lösungen. Auch hier werden stufenförmige Titrationskurven erhalten. Die pH-Skala des pH-Meters ist jedoch ungültig. Die auftretenden Zellspannungen können auch in anderen Bereichen liegen (vgl. Lit. 8, 9), so daß besser im Millivoltbereich des Spannungsmessers gearbeitet wird. *Glaselektroden* sind in vielen Fällen verwendbar, in anderen Fällen sind *Metall/Metalloxidelektroden* geeigneter.

Bezugselektroden mit Diaphragmen können wegen hoher und schwankender Diffusionspotentialdifferenzen oder Ausfällungen im Diaphragma unbrauchbar sein. Man verwendet dann Anordnungen mit *Salzbrücken* (Zwischenelektrolyte) oder Zellen ohne Überführung (Lit. 8). Hinsichtlich der Theorie der Säure-Base-Titrationen in nichtwäßrigen Lösungen muß auf Literatur der klassischen quantitativen Analyse verwiesen werden (Lit. 8, 11, 12).

20-3.2 Fällungstitrationen

Auch die Veränderungen von Ionenkonzentrationen im Verlauf von Fällungstitrationen können potentiometrisch verfolgt werden. Als *Indikatorelektrode* dient häufig das Metall, dessen Kation an der Fällung teilnimmt (z. B. Ag oder Hg). Die *Bezugselektroden* sind so zu wählen, daß eventuell aus dem Diaphragma austretender Elektrolyt die Titration nicht beeinflußt (evtl. Zwischenelektrolyt). Der Verlauf von argentometrischen Titrationskurven ist in Abb. 20-8 dargestellt.

Für das Halbzellenpotential bei Titration von Cl^- mit Ag^+ und Verwendung einer Ag/AgCl-Elektrode gilt Gl. 19-6, bei umgekehrter Titration Gl. 19-7. Für die übrigen Halogenide gelten entsprechende Gleichungen. Abb. 20-8 zeigt links die Änderung der Konzentration bzw. Aktivität der Silberionen bei Fällung der Halogenide mit $AgNO_3$ und rechts den Potentialverlauf. Die Potentiale im Anfangsbereich der Titrationen (vgl. Abb. 20-8, rechts) unterscheiden sich bei gleicher Halogenidkonzentration entsprechend den unterschiedlichen Silberionenkonzentrationen (vgl. Abb. 20-8, links). Diese sind durch die *Löslichkeitsprodukte* bestimmt. Auch die *Potentiale der Äquivalenzpunkte* leiten sich von den aus Abb. 20-8, links, ersichtlichen unterschiedlichen Konzentrationen der Silberionen ab.

Simultantitrationen

Gemische von Halogeniden lassen sich potentiometrisch *simultan* titrieren. Es fällt zunächst das schwerstlösliche Silberhalogenid

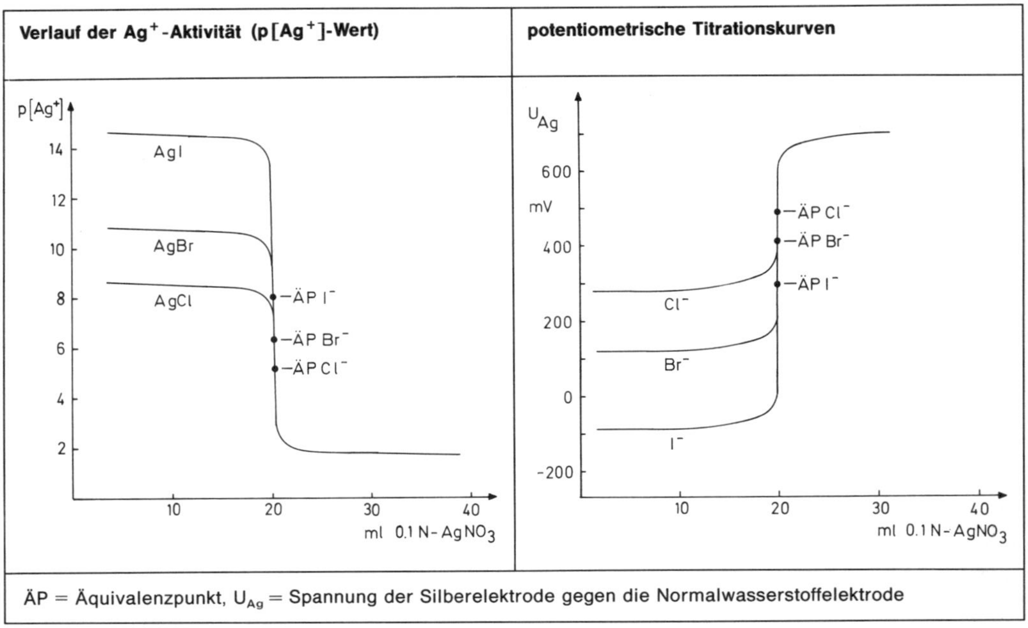

Abb. 20-8: Titrationskurven der Titrationen von 20 ml 0.1 N-Halogenid-Lösung mit 0.1 N-$AgNO_3$-Lösung (schematisch).

(vgl. Abb. 20-9, AgI) aus, dessen Löslichkeitsprodukt in Verbindung mit der jeweils noch vorhandenen Halogenidkonzentration das Potential der Silberelektrode bestimmt. Im Anstiegsbereich der Titrationskurve des ausfallenden Halogenids wird dann, u. U. vor dessen Äquivalenzpotential, das Löslichkeitsprodukt des nächsten Silberhalogenids erreicht. Wie ein Vergleich von Abb. 20-9 mit den Titrationskurven der einzelnen Halogenide (vgl. Abb. 20-8, rechts) verdeutlicht, stimmt lediglich der Wendepunkt der Titrationskurve des zuletzt ausfallenden Halogenids mit dem der Einzelbestimmung überein. Die einzelnen Titrationsstufen verlaufen bei nicht zu ungünstigen Konzentrationen jedoch so steil, daß der Titratorverbrauch dennoch abgelesen werden kann. Störungen durch Mitfällungen, z. B. von AgCl an AgBr, die einen zu hohen Gehalt an Bromid vortäuschten, lassen sich durch Zusatz von $Ba(NO_3)_2$ verringern. Sie führen auch, wie die Abb. 20-9 zeigt, zu Rundungen an den Übergängen der Stufen, die gemäß theoretischer Betrachtung scharf umknicken sollten.

20-3.3 Komplexometrische Titrationen

Metallindikatorelektroden oder ionenspezifische Elektroden gestatten auch Indizierungen komplexometrischer Titrationen. Besondere Bedeutung besitzt die indirekte Indizierung von Edetat(Y^{4-})-Titrationen mit einer *Hg^{2+}/Hg-Elektrode*. Ist der HgY^{2-}-Komplex stabiler als der Edetat-Komplex des zu titrierenden Kations, so gibt man der Lösung vor Beginn der Titration etwas HgY^{2-}-Komplex zu. Ist der HgY^{2-}-Komplex weniger stabil, wird Hg^{2+} zugegeben. In beiden Fällen tritt mit dem Y^{4-}-Überschuß bei Überschreiten des Äquivalenzpunktes ein scharfer Potentialsprung auf. Hg^{2+} bzw. HgY^{2-} üben die Funktion eines *potentiometrischen „Indikators“* aus.

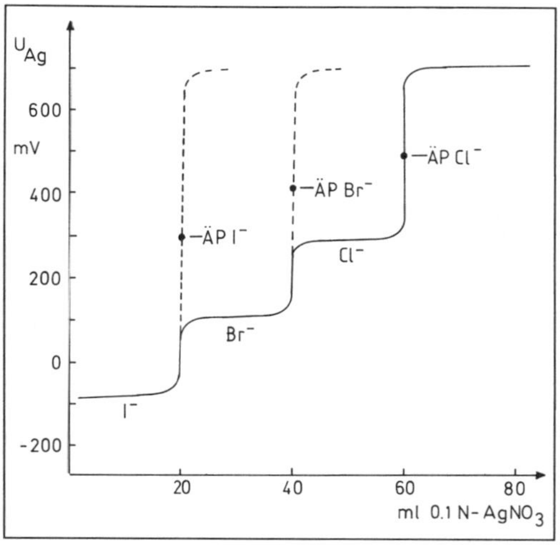

Abb. 20-9: Titrationskurve von 20 ml eines Gemisches von I^-, Br^- und Cl^- (jeweils 0.1 N); Bezeichnungen wie Abb. 20-8 (schematisch).

20-3.4 Redoxtitrationen

Die in Abb. 19-4 skizzierte galvanische Zelle enthalte zwei Platinelektroden, die rechte Halbzelle 1 M-Ce^{4+}-Lösung und die linke Halbzelle 1 M-Fe^{2+}-Lösung. Die rechte Halbzelle (Ce^{4+}) besitzt gem. Tab. 19-1 positiveres Potential. Schließt man den äußeren Kreis kurz, so fließt in diesem positive Ladung, geliefert von der Reduktion des Ce^{4+} zu Ce^{3+} zur linken Elektrode (bzw. Elektronen von links nach rechts). An der linken Elektrode wird Fe^{2+} zu Fe^{3+} oxidiert. Dies setzt sich so lange fort, bis die Potentiale beider Halbzellen übereinstimmen. Die chemische Reaktion zwischen Ce^{4+} und Fe^{2+} ist im *Gleichgewicht*. Wird die Reaktion so durchgeführt, daß man beide Lösungen unmittelbar zusammengießt, so ist das Ergebnis das Gleiche: Die *Redoxpotentiale* des Ce^{4+}/Ce^{3+}-Paares und des Fe^{2+}/Fe^{3+}-Paares stimmen überein. Diese Potentialgleichheit stellt sich in jeder Phase einer *Redoxtitration* ein. Eine in das Titrationsgemisch eintauchende Platinelektrode zeigt gegen eine Bezugselektrode (z. B. gesättigte Kalomelelektrode) dieses Redoxpotential an und gestattet damit die Verfolgung des Titrationsverlaufes. Grundsätzlich genügt es, wenn die Metallelektrode auf eines der beiden Redoxsysteme anspricht. Falls keines der beiden an der Redoxtitration beteiligten Systeme elektrochemisch aktiv ist, kann durch *Rücktitration* mit einem elektrochemisch aktiven System potentiometrisch indiziert werden.

Formuliert man Gl. 19-5 für beide Redoxpaare und berücksichtigt die Übereinstimmung der Aktivitäten von Fe^{3+} und Ce^{3+} einerseits und von Fe^{2+} und Ce^{4+} andererseits beim Äquivalenzpunkt, so ergibt eine einfache Rechnung das *Potential beim Äquivalenzpunkt* ($U_{ÄP}$) als Mittelwert der beiden Standardpotentiale:

$$U_{ÄP} = \frac{U^*(Ce^{4+}/Ce^{3+}) + U^*(Fe^{3+}/Fe^{2+})}{2}$$

Gl. 20-4

Setzt man die Werte für U* aus Tab. 19-1 ein, so ergibt sich für das Potential am Äquivalenzpunkt (in 1 N-H_2SO_4):

$$U_{ÄP} = \frac{1.44 + 0.77}{2} = 1.105 \text{ V}$$

Mit Hilfe dieses Potentials kann auch das Konzentrations- bzw. *(Aktivitäts)verhältnis* von Fe^{3+} zu Fe^{2+} am *Äquivalenzpunkt* errechnet werden (vgl. Gl. 19-11):

$$1.105 = 0.77 + 0.059 \lg \frac{a(Fe^{3+})}{a(Fe^{2+})}$$

$$\lg \frac{a(Fe^{3+})}{a(Fe^{2+})} = \frac{0.335}{0.059} = 5.678$$

$$\frac{a(Fe^{3+})}{a(Fe^{2+})} = 4.8 \cdot 10^5$$

Verläuft die Redoxreaktion chemisch nicht im *Molverhältnis* 1 : 1 (wie bei Ce^{4+} und Fe^{2+}), sondern wie bei der Titration von Fe^{2+} mit MnO_4^- (in saurer Lösung) z. B. im Verhältnis 5 Fe^{2+} : 1 MnO_4^-, so gestaltet sich die Gleichung für das *Äquivalenzpotential* etwas komplizierter als Gl. 20-4 *(valenzasymmetrische Titration)*:

Teil III

Potentiometrie

20

$$U_{ÄP} = \frac{U^*(Fe^{3+}/Fe^{2+}) + 5 \cdot U^*(MnO_4^-/Mn^{2+})}{6} + \frac{0.059}{6} \lg a^8(H^+) \qquad \text{Gl. 20-5}$$

In 1 N-H_2SO_4 liegt das Äquivalenzpotential bei (vgl. Tab. 19-1):

$$U_{ÄP} = \frac{0.77 + 5 \cdot 1.51}{6} = 1.39 \text{ V}$$

Das Potential am Äquivalenzpunkt der Titration mit Permanganat hängt bei Beteiligung von Protonen an den Redoxreaktionen auch von der H^+-Aktivität der Titrationslösung ab. Entsprechendes gilt für andere Redoxsysteme mit Beteiligung von Protonen an der Redoxreaktion (z. B. $Cr_2O_7^{2-}$).

Das Potential zu Beginn der oben genannten Titrationen wird durch die Aktivität der vorgelegten Fe^{2+}-Lösung bestimmt. Gemäß Gl. 19-5 bzw. der speziellen Gl. 19-11 betrüge das Redoxpotential einer reinen Fe^{2+}-Lösung (minus) unendlich. Dieses führte zur Umsetzung mit dem Lösungsmittel bis sich der Betrag des Potentials durch das gebildete Fe^{3+} entsprechend verringert hätte. Es ist aus thermodynamischen Gründen nicht möglich, eine absolut reine Lösung eines Redoxpartners herzustellen. Die Fe^{2+}-Lösung enthält deshalb stets eine Spur von Fe^{3+}. Hinzu kommt, daß Fe^{2+} durch Luftsauerstoff partiell oxidiert wird. Das *Potential vor Beginn der Redoxtitration* ist deshalb nicht genau angebbar.

I: Titration mit 0.1 M-Ce^{4+}
II: Titration mit 0.1 N-MnO_4^-

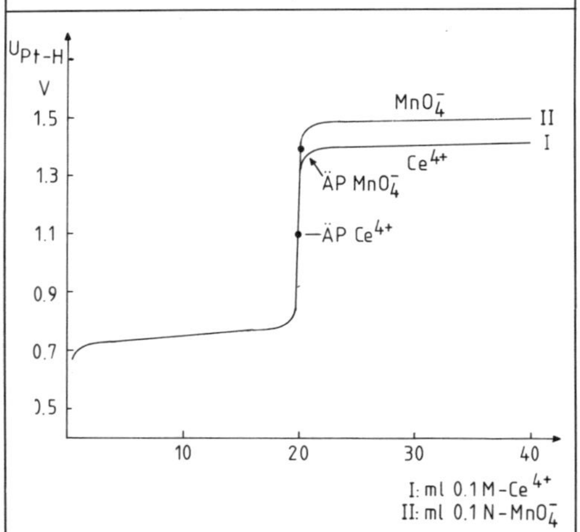

U_{Pt-H} = Spannung der Pt-Indikatorelektrode gegen Standardwasserstoffelektrode; sonst. Abk. wie vor, Verdünnungseffekt nicht berücksichtigt

Abb. 20-10: Redoxtitration von 20 ml einer 0.1 M-Fe^{2+}-Lösung (schematisch).

Ist die Hälfte des Fe^{2+} umgesetzt, liegt also gleich viel Fe^{3+} vor, so stimmt das Redoxpotential der Lösung nach Gl. 19-11 mit $U^*(Fe^{3+}/Fe^{2+})$ überein (vgl. Abb. 20-10-I). Ebenso wird das Standardpotential des Titrators (Ce^{4+}, MnO_4^-) erreicht, wenn dieser im entsprechenden Überschuß zugegeben wurde.

Ebenso wie bei den Säure-Base- und Fällungstitrationen treten bei Redoxtitrationen im Bereich des Äquivalenzpunktes scharfe Potentialsprünge auf, die die Indizierung gestatten. In Abb. 20-10-II ist erkennbar, daß die *Äquivalenzpunkte* bei *valenzasymmetrischen Titrationen* (wie von Fe^{2+} mit MnO_4^-) nicht in der Mitte der Stufe der potentiometrischen Kurve liegen. Das Äquivalenzpotential stimmt auch nicht genau mit dem Punkt größter Steigung der theoretischen Titrationskurve überein. Wegen der Lage der Standardpotentiale ist der Potentialsprung bei Titration mit MnO_4^- günstiger.

Redoxsysteme wie MnO_4^-/Mn^{2+} sind häufig dadurch gekennzeichnet, daß ein Redoxpartner, hier das Mn^{2+}, an der Pt-Indikatorelektrode *elektrochemisch inaktiv* ist. Ähnliches gilt, wenn Fe^{2+} im Verlauf der Titration nur noch in geringer Konzentration vorliegt. Die theoretische Titrationskurve nach Abb. 20-10-II wird im oberen Teil deshalb in der Praxis nicht erhalten. Im Bereich des Äquivalenzpunktes und des oberen Teils der Titrationskurve kommt das Redoxpotential nicht mehr durch das Fe^{3+}/Fe^{2+}-System bzw. das MnO_4^-/Mn^{2+}-System zustande. Für die Ausbildung der Titrationskurven in diesen Bereichen werden sogenannte *Mischpotentiale* von Fe^{3+} bzw. MnO_4^- mit fremden Redoxpartnern (z. B. H_2O, Lit. 19-7) verantwortlich gemacht.

Neben der in Gl. 20-5 auftretenden Abhängigkeit von der Protonenaktivität können Äquivalenzpotential und Höhe der Titrationsstufe auch von anderen Begleitionen (Komplexbildung, Hydrolyse, Ionenstärke) beeinflußt werden. Weitere

Abweichungen von den theoretischen Titrationskurven ergeben sich durch die erwähnten elektrochemischen Nichtreversibilitäten der Redoxsysteme. Die Potentialsprünge dieser Redoxtitrationen sind jedoch auch praktisch so groß, daß eine Indizierung ohne erhebliche Fehler möglich ist.

20-4 Durchführung potentiometrischer Titrationen

Die prinzipielle Anordnung für potentiometrische Titrationen entspricht Abb. 20-1, ergänzt durch eine *Rührvorrichtung* sowie eine *Bürette*. Bei manchen Titrationen wird auch eine *Heizvorrichtung* benötigt. Die Titration erfolgt gewöhnlich in einem Volumen von 50 bis 200 ml. Je nach Art der Titration wird die *Glaselektrode* durch eine andere *Indikatorelektrode* (vgl. Kap. 20-3) ersetzt. Bei argentometrischen Titrationen dient ein Silberdraht oder -blech, bei Redoxtitrationen meist Platin oder Gold als Elektrode. Letztere werden vor der Titration durch Eintauchen in konz. HNO_3 und mehrmaliges Abspülen mit Wasser gereinigt. Bei Säure-Base-Titrationen werden gewöhnlich *Einstabmeßketten* verwendet, bei Titrationen in nichtwäßrigen Lösungen getrennte Elektrodenanordnungen. Als *Bezugselektroden* dienen meist die Kalomelelektrode oder die Silber/Silberchlorid-Elektrode (Zwischenelektrolyt vgl. Kap. 20-1.1).

Zur *Spannungsmessung* dienen, wie bei der Direktpotentiometrie, Geräte entsprechend Abb. 20-5. Nach jeder Reagenzzugabe wird die Spannung abgelesen und aufgetragen. Zu Beginn der Titration gibt man die Maßlösung in größeren Portionen zu, bis sich die Zellspannung deutlicher ändert. Dann werden die Schritte kleiner gewählt. Bei automatisierter Reagenzzugabe können die Titrationskurven direkt mit einem Schreiber (anstelle des Millivoltmeters in Abb. 20-5) registriert werden. Nach Zugabe von Maßlösung muß die Einstellung des Reaktionsgleichgewichtes und des Gleichgewichtspotentials abgewartet werden. Dies kann, besonders in der Nähe des Äquivalenzpunktes, mehrere Minuten dauern.

Das DAB (Lit. 15) beschreibt unter „Potentiometrie" nur sehr ungenau eine Apparatur zur potentiometrischen Titration. Die Bezeichnung „einfaches Potentiometer" für die Spannungsmeßvorrichtung ist irreführend. Die Bezeichnung bezieht sich möglicherweise auf eine Poggendorffsche Kompensationsschaltung (vgl. Kap. 19-4.3, Abb. 19-5). Als *Meßelektroden* läßt das DAB die Glaselektrode, metallische Silber-, Quecksilber-, Gold- und Platinelektroden verwenden. Als *Bezugselektroden* dienen im allgemeinen die Silber/Silberchlorid-Elektrode und die Kalomelelektrode sowie die Quecksilbersulfatelektrode.

Auswertung potentiometrischer Titrationskurven

Die *Äquivalenzpunkte* der besprochenen Titrationen sind durch einen steilen Anstieg oder Abfall des Potentials der Indikatorelektrode gekennzeichnet. Wegen der logarithmischen Beziehung zwischen Elektrodenpotential und Konzentration bzw. Aktivität stellt die potentiometrische Titrationskurve ein Abbild der Titrationskurven mit Auftragung von $-\lg a$ (a = Aktivität) gegen den Verbrauch an Maßlösung dar (vgl. Abb. 20-8). Diese verlaufen keineswegs immer symmetrisch. Zusätzlich können elektrochemische Effekte, *Verdünnungseffekte* u. a. die Gestalt der beobachteten potentiometrischen Kurve beeinflussen.

Bei der Bestimmung der Äquivalenzpunkte mit Hilfe der Titrationskurven sind daher *Unsymmetrien* zu berücksichtigen.

Zeigt die klassische Titrationskurve symmetrische Gestalt und sind die an der Aus-

Tangentenverfahren bei symmetrischen Titrationskurven	Tubbs-Verfahren bei unsymmetrischen Titrationskurven	Linearisierung von Titrationskurven nach Gran
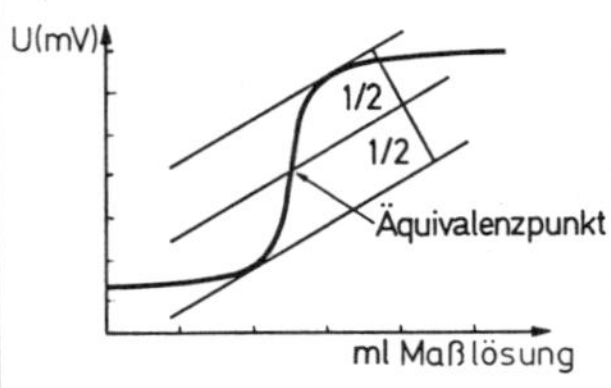	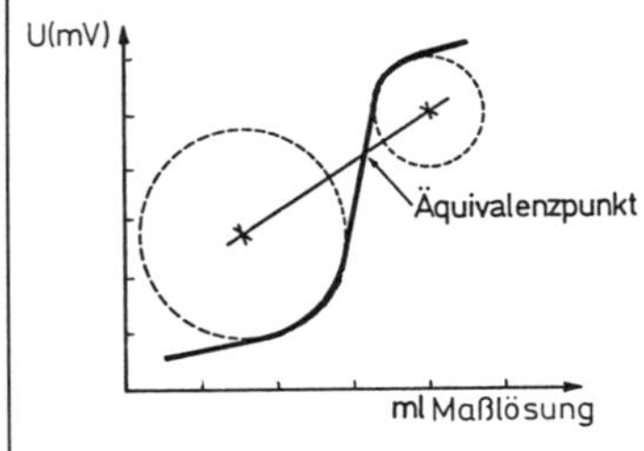	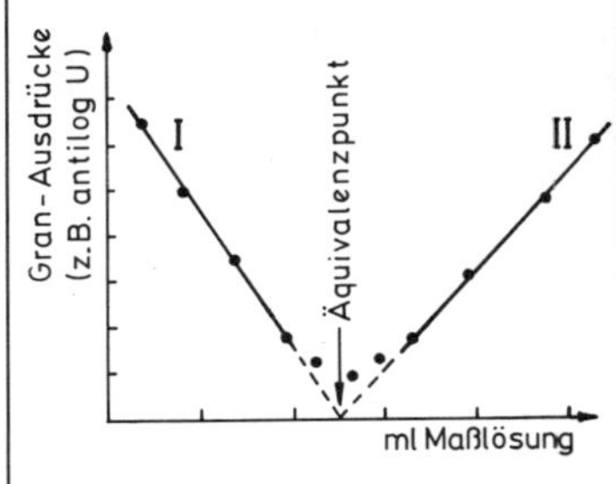
		I = Gran-Funktion für Titrandkonzentration, II = Gran-Funktion für Titratorüberschuß

Abb. 20-11: Graphische Verfahren zur Bestimmung von Äquivalenzpunkten auf der potentiometrischen Kurve.

bildung der potentiometrischen Titrationskurve beteiligten Redoxsysteme reversibel, so stimmen *Äquivalenzpotential* und *Wendepunkt* der Kurve überein. In diesem Fall besitzt der 1. Differentialquotient (*1. Ableitung*) der potentiometrischen Kurve beim Äquivalenzpotential ein Maximum, die *2. Ableitung* eine Nullstelle. Das Maximum der 1. Ableitung ist gleichbedeutend mit der größten Steigung der Titrationskurve beim Äquivalenzpunkt. In aller Regel verlaufen potentiometrische Titrationskurven unsymmetrisch und selbst bei augenscheinlich symmetrischem Verlauf brauchen Wendepunkt der Kurve und Äquivalenzpunkt nicht übereinzustimmen, wie die Betrachtungen in Kap. 20-3 zeigen.

Zur *Bestimmung der Äquivalenzpunkte* auf der potentiometrischen Kurve wird eine Reihe graphischer Methoden angewandt (vgl. Abb. 20-11). Aus dem oben Besprochenen folgt, daß diese Methoden nicht voraussetzungsfrei sein können.

- Beim *Tangentenverfahren* legt man an die obere und untere Krümmung der Titrationskurve parallele Tangenten an. Der Schnittpunkt Mittelparallelen mit der Titrationskurve gibt den Äquivalenzpunkt an (vgl. Abb. 20-11, links).
- Beim *Tubbs-Verfahren* legt man (mit Hilfe von Schablonen) passende Kreise in die obere und untere Krümmung von unsymmetrischen Titrationskurven und ermittelt deren Mittelpunkte. Der Schnittpunkt der Verbindungslinie der Kreismittelpunkte mit der Titrationskurve ergibt den Äquivalenzpunkt (vgl. Abb. 20-11, Mitte).
- Beim *Gran-Verfahren* (vgl. Abb. 20-11, rechts) werden die Äste der Titrationskurve ober- und unterhalb des Äquivalenzpunktes durch Auftrag eines *Gran-Ausdruckes* gegen das Volumen an Maßlösung linearisiert. Im Prinzip stellt der Gran-Ausdruck vor dem Äquivalenzpunkt eine zur *Restmenge* bzw. *Konzentration* des Titranden proportionale Größe dar. Entsprechend sind Gran-Ausdrücke, die den oberen Ast der Titrationskurve linearisieren, proportional zum *Überschuß an Titrator*. Die Extrapolation des Gran-Auftrages auf Null (*Schnittpunkt mit der Maßlösungsachse*) liefert den Verbrauch an Titrator. Für die verschiedenen Typen potentiometrischer Titrationen gelten unterschiedliche Gran-Ausdrücke (vgl. Lit. 3). Das Verfahren nach Gran bietet Vorteile bei Titrationen kleiner Konzentrationen, die durch instabile Potentiale sowie nichtquantitative Umsetzungen im Äquivalenzbereich gekennzeichnet sind.

20-5 Pharmazeutische Anwendungen potentiometrischer Titrationen

Titrationen können potentiometrisch verfolgt werden, wenn Ausgangsstoffe oder Produkte der maßanalytischen Umsetzung an einer Elektrode zu einer elektrochemischen *Indikatorreaktion* befähigt sind, die gestattet, die Konzentrationsänderungen zu beobachten. In speziellen Fällen können zugegebene *potentiometrische Indikatoren* (vgl. Kap. 20-3, komplexometrische Titrationen) diese Aufgabe übernehmen. Die Änderung eines Oxidationszustandes von Teilchen bei der Maßreaktion ist keine notwendige Bedingung für potentiometrische Indizierbarkeit. Die Endpunkte nahezu aller klassischen Titrationen lassen sich potentiometrisch ermitteln. Die potentiometrische Indizierung bietet folgende Vorteile gegenüber klassischen Methoden der Endpunktserkennung:

- Sie erlaubt die Bestimmung kleinerer Konzentrationen und schwächerer Säuren und Basen.
- Potentiometrische Indizierungen sind auch in trüben oder gefärbten Lösungen möglich.
- Viele Gemische lassen sich potentiometrisch indiziert simultan titrieren.
- Selektive Bestimmungen neben sonst störenden Begleitstoffen sind möglich.
- Es können Maßlösungen eingesetzt werden, für die keine klassische Indizierungsmöglichkeit besteht.
- Die potentiometrische Indizierung (außer den o.g. Indikatorzusatzmethoden) bringt keine Veränderung des Titrationsgemisches mit sich.
- Die potentiometrische Indizierung gestattet die Automatisierung der Titrationen.

Eine umfassende Darstellung der Anwendungen potentiometrischer Indizierungen ist hier nicht möglich (vgl. z. B. Lit. 7, 19-3). Die prinzipielle Anwendung wurde in Kap. 20-3 behandelt. In der Arzneibuchanalytik werden potentiometrische Titrationen zunehmend eingesetzt: Das DAB läßt in vielen Monographien (Lit. 13, 14, 15) potentiometrisch titrieren. Viele Amine Aminosäuren und auch Hydrochloride von Aminosäuren werden in nichtwäßriger Lösung unter (indirekter) Erfassung von Aminogruppen mit Perchlorsäure titriert. Bei Pyridin, Pyrimidin- und Chinazolinderivaten wird typisch der -N=(1)-Stickstoff erfaßt. Carboxylat, Hydrogensulfat, -aspartat, -maleat oder Dihydrogenphosphat werden protoniert (Tab. 20-1). Gleiches gilt für Bestimmungen von Anionen wie Cl^-, Br^- oder SO_4^{2-} (Tab. 20-2). Spezifischer ist die Bestimmung bei Hg(II)-acetat-Zusatz (Tab. 20-3). Auch alkalimetrische Titrationen mittels Natriumhydroxid oder Tetrabutylammoniumhydroxid läßt das DAB in zahlreichen Fällen potentiometrisch indizieren (Tab. 20-4, 20-5).

Die Gehaltsbestimmung von *Penicillinen* erfolgt gemäß DAB nach alkalischer Spaltung zu Penicillosäuren durch potentiometrische Titration (Hg- oder Pt-Meßelektrode und einer Quecksilbersulfat-Bezugselektrode) mit $Hg(NO_3)_2$-Lösung. Allgemein können R—S—H-Gruppen (hier nach Öffnung des Thiazolidinringes) mittels $Hg(NO_3)_2$-Lösung unter Verwendung von Edelmetall-Indikatorelektroden (z. B. auch Au) potentiometrisch titriert werden. Es bilden sich mit den Abbauprodukten der Penicilline Hg-Komplexe im Verhältnis 1 : 1 und 2 : 1.

Das DAB läßt Aktivität des Enzyms *Chymotrypsin* durch Verfolgung der Hydrolyse von Acetyltyrosinmethylester mittels potentiometrischer Titration (Konstanthalten von pH = 8 durch ständigen Zusatz von 0.02 N-NaOH und Ablesen des Verbrauchs nach je 30 s) ermitteln. Ein weiteres Beispiel potentiometrischer Indizierbarkeit (z. B. an Goldelektroden) stellt die Titration *aro-*

Tab. 20-1: Potentiometrische Titrationen im DAB mit 0.1 N-$HClO_4$*) in nichtwäßriger Lösung; Lösungsmittel: wasserfreie Essigsäure, eventuell weiteres Lösungsmittel; Abk. siehe Tab. 20-6.

Monographie bzw. Stoff	weiteres Lösungsmittel	erfaßte Funktionen
Aminosäuren		
Alanin, Asparagin, Glutamin, Glycin, Isoleucin, Leucin, Methionin, Phenylalanin, Serin, Threonin, Tryptophan, Tyrosin, Valin, Methylmethioniniumchlorid	HCOOH	α-NH_2**)
Baclofen, Penicillamin	–	α-NH_2 bzw. γ-NH_2
Lysin	HCOOH	α-NH_2, ε-NH_2
Prolin	HCOOH	> NH
Kaliumhydrogenaspartat	HCOOH	α-NH_2, COO^-
Ornithinaspartat	HCOOH	2α-NH_2, COO^-
Amine		
Noscapin; Salbutamol	–	> N- bzw. > NH
Pholcodin	–	2 > N-
Pyridin-, Pyrimidin-, Imidazol-, Chinazolin-, Pteridinderivate, Benzodiazepine		
Chlorphenamin-, Mepyraminhydrogenmaleat	–	-N =, COO^-
Bisacodyl, Ethionamid, Metronidazol	–	-N =
Chlordiazepoxid, Methaqualon, Trimethoprim	–	-N = (N-1)
Triamteren, Pyrimethamin	HCOOH bzw. –	-N = (N-1)?
Thiaminnitrat	HCOOH	-N = (N-1), NO_3^-
Salze (Anionbasen)		
Ergometrin-, Timol-, Trimipraminhydrogenmaleat, Natriumsalicylat, -valproat	–	COO^-
Physostigminsalicylat, Erythromycinstearat	$CHCl_3$	COO^-
Calciumpantothenat, Prochlorperazinhydrogenmaleat	–	2 COO^-
Natriumcromoglicat	i-Prop/Eg/Dx	2 COO^-
Econazol-, Methylatropinium-, Miconazol-, Naphazolin-, Pilocarpinnitrat	–	NO_3^-
Amfetamin-, Atropin-, Betanidin-, Chloroquin-, Hyoscyamin-, Terbutalinsulfat	–	SO_4^{2-}
Isoprenalin-, Salbutamolsulfat	IBMK; HCOOH	SO_4^{2-}
Natriumheptansulfonat	–	-SO_3^-
Chloroquin-, Primaquinbisdihydrogenphosphat	–	2 $H_2PO_4^-$
Histaminphosphat	HCOOH	2 $H_2PO_4^-$

*) z. T. 0.05 N-$HClO_4$

**) bzw. COO^-

matischer Amine mit $NaNO_2$-Lösung dar (Diazotierungstitration).

Auch die *Einstellung* einiger Maßlösungen läßt das DAB potentiometrisch vornehmen. Die 0.02 M-Quecksilber(II)-nitrat-Lösung wird unter Verwendung einer Platin- oder Quecksilberelektrode und einer Quecksilbersulfat-Bezugselektrode gegen NaCl eingestellt. Ebenso wird 0.1 N-Silbernitrat-Lösung durch potentiometrische Fällungstitration gegen NaCl eingestellt. Die Gehaltsbestimmung von Histidin erfolgt bei potentiometrischer Indizierung in wäßriger Lösung mit 0,1 N-HCl (Lit. 15)

Tab. 20-2: Potentiometrische Titrationen im DAB mit 0,1 N-$HClO_4$ im wasserfreien Medium unter Zusatz von Acetanhydid; Abk. siehe Tab. 20-6.

Monographie	Lösungsmittel	erfaßte Funktionen
Dopamin-; Thioridazinhydrochlorid	HCOOH bzw. HAc	Cl^-
Pancuroniumbromid		2 Br^-
Physostigminsulfat	HAc	SO_4^{2-}
Chininsulfat	$CHCl_3$	SO_4^{2-}, 2–N=(N-1′)
Bromocriptinmesilat	HAc	-SO_3^-
Coffein	HAc/Toluol	–N=(N-9)
Etofyllin, Proxyphyllin	HCOOH	–N=(N-9)
Nicethamid; Nitrazepam	HAc bzw. –	–N=
Reserpin (Gesamtalkaloide)	HAc	>N–(N-4)

Tab. 20-3: Potentiometrische Titrationen im DAB mit 0,1 N-$HClO_4$ im wasserfreien Medium unter Zusatz von Quecksilber(II)-acetat, Abk. vgl. Tab. 20-6.

Monographie	Lösungsmittel	erfaßte Funktionen
Chlordiazepoxid-, Noscapinhydrochlorid	HAc	Cl^-
Amiloridhydrochlorid	HAc/Dx	
Apomorphin-, Arginin-, Lysin-, Ornitinhydrochlorid	HAc/HCOOH	Cl^-
Trifluoperazindihydrochlorid	HAc	2 Cl^-
Histamindihydrochlorid	HAc/HCOOH	2 Cl^-
Chininhydrochlorid	HAc/AcA	Cl^-, –N=(N-1′)
Homatotropinhydrobromid	HAc	Br^-
Gallamintriethiodid	Aceton	3 I^-

Tab. 20-4: Potentiometrische Titrationen im DAB mit 0,1 N- bzw. 1 N-NaOH; Abk. vgl. Tab. 20-6.

Monographie bzw. Stoff	Bedingungen Lösungsmittel	erfaßte Funktionen
Carbonsäuren, Acylaminosäuren, Aminodicarbonsäuren		
Etacrynsäure, Probenecid, Acetyltryptophan	Meth/W bzw. Eth/W	—COOH
Acetyltyrosin, Aspartinsäure, Glutaminsäure	W	—COOH
Sulfonamide		
Acetazolamid	0,1 N-NaOH eth/DMF	$—NH_2$
Diazoxid	DMF/W	> NH
Silbersalz- (bzw. -komplex)-Bildner		
Ethinylestradiol, Mestranol, Lynestrol	$AgNO_3$/THF	≡C—H
Glutethimid	$AgNO_3$/Eth/Pyr	> NH
Phenytoin-Natrium	$AgNO_3$/Meth/Pyr	> NH (N-3)
Propylthiouracil	$AgNO_3$/W	2 > NH bzw. – SH
Hydrohalogenide schwacher Basen		
Histidin-, Pilocarpinhydrochlorid	W	Kation
Glutaminsäurehydrochlorid	W	" , —COOH
Amitriptylin-, Meclozindi-, Propranolol-,	Eth	Kation
Clonidinhydrochlorid	0.1 N-NaOH eth/Eth	Kation
Amantadin-, Chlorpromazin-, Desipramin-, Metoclopramid-, Phenylpropanolamin-, Promethazinhydrochlorid	0.01 N-HCl (Diff.)/Eth	Kation

Tab. 20-5: Potentiometrische Titrationen im DAB mit 0,1 N-Tetrabutylammoniumhydroxid in nichtwäßrigen Lösungsmitteln; Abk. vgl. Tab. 20-6.

Monographie bzw. Stoff	Bedingungen Lösungsmittel	erfaßte Funktionen
Carbonsäuren		
Tretinoin	Aceton	—COOH
Carbonsäureamide, Pyrimidindione, Purinderivate		
Niclosamid, Idoxuridin, Allopurinol, Azathioprin, Mercaptopurin	Aceton/Meth bzw. DMF	> NH
Sulfonamide		
Bendroflumethiazid, Hydrochlorothiazid	Pyr	> NH, $– NH_2$
Chlorothiazid	DMF	$– NH_2$ (?)
Chlortalidon	Aceton	$– NH_2$

Tab. 20-6: Potentiometrische Indizierung von Komplex- und Fällungstitrationen im DAB.

Monographie	Bedingungen	Maßlösung	Bestimmung von
Amoxicillin, Ampicillin	Acet./pH = 4.6 Acet./Hydr./pH = 4.6	0.02 M-Hg^{2+} 0.02 M-Hg^{2+}	Abbauprod. —SH-Gruppe
Benzylpenicilline Cloxacillin, Phenoxymethylpenicillin	pH = 4.6 Hydr./pH = 4.6	0.02 M-Hg^{2+} 0.02 M-Hg^{2+}	Abbauprod. —SH-Gruppe
Metrifonat	Eth/W/HNO_3 Eth/NH_2eth/W/HNO_3	0.1 N-$AgNO_3$ 0.1 N-$AgNO_3$	Chlorid gebund. Chlor
Thiamphenicol	Eth/KOH/W/HNO_3	0.1 N-$AgNO_3$	gebund. Chlor
Butylscopolaminium-, Homatotropinmethyl- bromid	W	0.1 N-$AgNO_3$	Bromid
Nitroprussidnatrium	W/schw. H_2SO_4	0.1 N-$AgNO_3$	Nitroprussid

Abk.: AcA = Acetanhydrid, DMF = Dimethylformamid, Dx = Dioxan, Eg = Ethylenglycol, Eth = Ethanol, eth = ethanol. Lösung,k HAc = Essigsäure, IBMK = Isobutylmethylketon, Meth = Methanol, NH_2eth = Aminoethanol, Pyr = Pyridin, THF = Tetrahydrofuran, W = Wasser, Hydr. = der Bestimmung vorausgehende Hydrolyse des Lactamringes mit NaOH, Acet. = vorausgehende Acetylierung von Aminogruppen, Diff. = Differenzbestimmung zwischen 2 Äquivalenzpunkten zur Berücksichtigung eines Gehaltes an freien Säuren oder Basen

Teil III

20-6 Literatur über Potentiometrie

1) R. G. Bates, The Modern Meaning of pH, in Critical Reviews in Analytical Chemistry **10**, 247 (1981).
2) Pure Appl. Chem. 57, 531 (1985).
3) S. Ebel, W. Parzefall, Experimentelle Einführung in die Potentiometrie, Verlag Chemie, Weinheim (1975).
4) M.A. Arnold, R.L. Solsky, Ion-Selektive Electrodes, Anal. Chem. **58**, 84R (1986).
5) K. Cammann, Das Arbeiten mit ionensensitiven Elektroden, Springer-Verlag, Berlin (1977).
6) A.K. Covington (ed), Ion Selective Electrode, Methodology, CRC-Press, Cleveland (1979).
7) E.P. Serjeant, Potentiometrie and Potentiometric Titrations, John Wiley & Sons, New York (1984).
8) I. Gyenes, Titrationen in nichtwäßrigen Medien, Ferdinand Enke Verlag Stuttgart (1970).
9) H. Galster, pH-Messung, VCH, Weinheim (1990).
10) F. Scheller, F. Schubert, Biosensoren, Birkhäuser Verlag, Berlin (1989).
11) J.S. Fritz, G.H. Schenk, Quantitative analytische Chemie, Vieweg Verlagsgesellschaft, Braunschweig (1989).
12) U.R. Kunze, G. Schwedt, Grundlagen der quantitativen Analyse, Thieme Verlag, Stuttgart (1990).
13) K. Hartke, E. Mutschler, DAB 9 Kommentar, Teil 1–3, Wissenschaftliche Verlagsgesellschaft mbH, Stuttgart, Govi-Verlag, Frankfurt (1987–1988).
14) K. Hartke, E. Mutschler, DAB 9 Kommentar, Teil 4 (z. 1. Nachtrag), Wissenschaftliche Verlagsgesellschaft, mbH, Stuttgart, Govi-Verlag, Frankfurt (1990).
15) DAB 10, Deutscher Apotheker Verlag, Stuttgart, Govi-Verlag, Frankfurt (1991).
16) F. Oehme, Ionenselektive Elektroden, Hüthig Verlag, Heidelberg (1986).

Potentiometrie 20

21 Elektrogravimetrie

- Bei der *Elektrogravimetrie* werden Stoffe durch *vollständige* kathodische oder anodische *Abscheidung* und nachfolgende *Wägung* bestimmt.

Die Abscheidung erfolgt meist an *Platinelektroden*. Die kathodisch abgeschiedenen *Metalle* oder anodisch erhaltenen *Metalloxide* (u. a.) werden nach den Prinzipien der Gravimetrie ermittelt. Neben einer hinreichenden *Haftfestigkeit* auf der Elektrode müssen die Niederschläge den sonst in der Gravimetrie zu stellenden Anforderungen genügen. Die Vollständigkeit der Abscheidung wird durch entsprechende *Indizierung*, z. B. Tüpfeln, kontrolliert, häufig jedoch ohne Kontrolle durch Einhalten bestimmter empirischer Arbeitsvorschriften unterstellt.

Grundsätzlich ist die Elektrogravimetrie bei konstanter Gleichspannung (potentiostatisch) oder bei konstantem Gleichstrom (galvanostatisch) möglich. Bei Gemischen lassen sich jedoch nur durch Wahl geeigneter Elektrolysespannungen Trenneffekte erzielen.

Obwohl mit Hilfe der Elektrogravimetrie sehr genaue Bestimmungen möglich sind, besitzt sie – nicht zuletzt wegen der verhältnismäßig langen Elektrolysedauer – eher historischen Wert; sie wurde bereits Mitte des 19. Jahrhunderts angewandt. Ihre Grundlagen sind jedoch zum Verständnis moderner elektroanalytischer Verfahren wichtig und werden deshalb ausführlicher behandelt, als es ihrem analytischen Stellenwert entspricht (Lit. 1 bis 7). In der Arzneibuchanalytik wird die Elektrogravimetrie nicht eingesetzt.

21-1 Grundlagen der Elektrogravimetrie

Wie im allgemeinen Teil (vgl. Kap. 19-4.3) erläutert wurde, kann die in der galvanischen Zelle ablaufende *spontane Zellreaktion* umgekehrt werden, indem man der EMK der Zelle eine äußere Spannung entgegen schaltet, deren Betrag den der EMK bzw. der *Leerlaufspannung* der Zelle übersteigt. Die prinzipielle Anordnung zu einer solchen *Elektrolyse* wurde in Abb. 19-5 dargestellt. Als Zersetzungsspannung U_Z einer elektrolytischen Zelle wurde die äußere Minimalspannung definiert, bei der die Elektrolyse gerade noch nicht einsetzt (Stromstärke = 0, vgl. Abb. 19-6*). Sofern keine *Überspannungen* auftreten (vgl. Kap. 19-4.3), stimmt ihr Betrag mit dem der EMK der Zelle überein, die mit Hilfe der Nernstschen Gleichung aus den *konzentrationsabhängigen* Elektrospannungen berechnet werden kann.

Elektrolyse einer Kupfersulfat-Lösung

Betrachten wir die Elektrolyse einer Lösung, die 0.1-molar an $CuSO_4$ und 1-normal schwefelsauer ist. Die Zelle enthalte eine Cu- und eine Pt-Elektrode. Gemäß Gl. 19-5 und Tab. 19-1 errechnen sich die Halbzellenreduktionsspannungen dieser Zelle wie folgt:

Cu-Elektrode:

$$Cu^{2+} + 2e^- \rightarrow Cu$$

$$U_1 = 0.34 + \frac{0.059}{2} \cdot \lg 0.1 = 0.31 \text{ V}$$

*) mit der in Abb. 19-7, links, erkennbaren Einschränkung

Pt-Elektrode:

$O_2 + 4H^+ + 4e^- \rightarrow 2H_2O$

(unter Standardbedingungen)

$U_2 = 1.23\ V$

Spontan liefe in diesem Elektrolyten die Reduktion von O_2 (an der Pt-Elektrode) und die Oxidation der eintauchenden Cu-Elektrode zu Cu^{2+}-Ionen ab. Gemäß Gl. 19-16 errechnet sich die EMK dieser Zelle zu:

$$\begin{aligned} EMK &= U_2 - U_1 = 1.23 - 0.31 \\ &= 0.92\ V \end{aligned}$$

Um umgekehrt Kupfer abzuscheiden, müßte, wenn keine Überspannungen auftreten, die außen gegengeschaltete Spannung mehr als 0.92 V betragen (*Zersetzungsspannung*), mit dem negativen Pol der Spannungsquelle an der Kupferelektrode.

Die zur elektrogravimetrischen Bestimmung erforderliche, weitgehend quantitative Abscheidung des Kupfers, z. B. bis zu einer Restkonzentration von 10^{-6} mol · l^{-1} Cu^{2+} bedeutet für die Halbzellenspannung U_1:

$$\begin{aligned} U_1 &= 0.34 + \frac{0.059}{2} \lg 10^{-6} \\ &= 0.34 - 0.18 = 0.16\ V \end{aligned}$$

Bei dieser Restkonzentration ergibt sich deshalb ein Betrag der Zersetzungsspannung U_{ZN} (N bedeutet Fehlen von Überspannungen) von:

$$U_{ZN} = 1.23 - 0.16 = 1.07\ V$$

In der Elektrolysespannung sind jedoch *Überspannungen* – insbesondere bei Gaselektroden – und der *Spannungsabfall in der Lösung* zu berücksichtigen (vgl. Kap. 19-4.3 und 19-4.5). Soll eine Stromstärke von 0.6 A bei einem Lösungswiderstand von 0.4 Ohm und einer Überspannung des Sauerstoffs von 0.5 V fließen, so ergibt sich für die 0.1-molare Cu^{2+}-Lösung eine erforderliche *Elektrolysespannung* U_E (Betrag) von:

$$U_E = 0.92 + 0.5 + 0.4 \cdot 0.6 = 1.66\ V$$

Bei den in der Elektrogravimetrie angewandten relativ großen *Elektrolyseströmen* treten die im

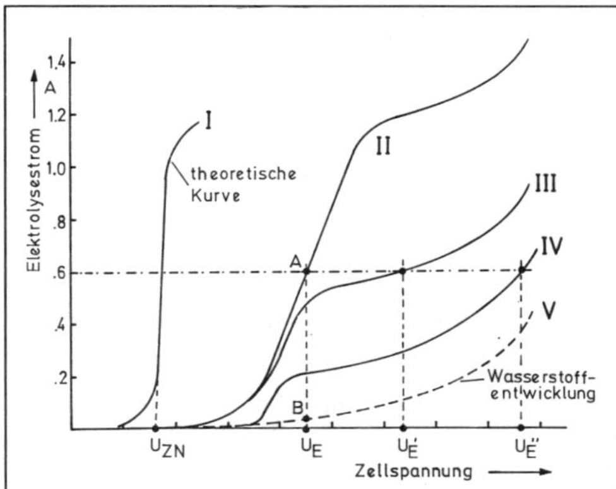

---: Strom-Spannungs-Kurve der Wasserstoffentwicklung an Cu; weitere Erläuterungen im Text

Abb. 21-1: Strom-Spannungs-Kurven (schematisch) der Elektrolyse von sauren Kupfersulfat-Lösungen in einer Zelle mit zwei Pt-Elektroden (gerührte Lösung).

allgemeinen Teil erläuterten Verarmungserscheinungen an der umgesetzten Ionenart auf. Aus diesem Grund wäre in der Nernstschen Gleichung, genauer betrachtet, nicht die Konzentration im „pool" der Lösung, sondern die kleinere Konzentration an den Elektrodenoberflächen zu berücksichtigen.

Die Verhältnisse bei der Elektrolyse einer sauren Kupfersulfat-Lösung lassen sich anhand der *Strom-Spannungs-Kurve der Elektrolysezelle* verstehen. In Abb. 21-1*) zeigt Kurve I die theoretische Strom-Spannungs-Kurve und Kurve II den Verlauf bei Berücksichtigung von Überspannungen und eines Spannungsabfalles in der Lösung für eine Cu^{2+}-Lösung zu Beginn einer Elektrolyse. Die Kurven III und IV beschreiben den Verlauf der Strom-Spannungs-Kurven bei infolge fortschreitender Elektrolyse abnehmenden Kupferkonzentrationen. Kurve V stellt die *Strom-Spannungs-Kurve des Wasserstoffes* (an Kupfer) dar, die sich der „Kupferstufe" überlagert und den Anstieg

*) Abb. 21-1 bezieht sich auf eine Zelle mit 2 Platinelektroden.

im oberen Teil der Kurven II bis IV verursacht.

Um die Verschiebung der Elektrolysespannung zu verdeutlichen, sind in Abb. 21-1 relativ ungünstige Verhältnisse hinsichtlich der Elektrodengröße angenommen. In der Praxis benutzt man *großflächige Elektroden*. Die Ausdehnung der Verarmungszone in die Lösung wird durch *Rühren* verringert. Die Diffusionsgeschwindigkeit der umzusetzenden Teilchen erhöht man durch *Steigerung der Temperatur*. Diese Maßnahmen sollen auch die Elektrolysestromstärke im Interesse kürzerer *Elektrolysezeiten* vergrößern.

Bei der Durchführung einer Elektrolyse sind mehrere Varianten möglich, die zwischen folgenden *Grenzfällen* liegen:

- Elektrolyse bei konstanter Stromstärke *(galvanostatische Elektrolyse)*
- Elektrolyse bei konstanter Spannung *(potentiostatische Elektrolyse)*

Wird der Zelle ein konstanter Elektrolysestrom aufgeprägt (z. B. 0.6 A in Abb. 21-1) so stellt sich zu Beginn der Elektrolyse die Elektrolysespannung U_E (Lot durch Schnittpunkt A in Abb. 21-1) ein.
Nimmt die Kupferkonzentration der Lösung infolge der Kupferabscheidung ab, so verringert sich der maximale Elektrolysestrom des Kupfers (vgl. Kap. 23-2) und sinkt schließlich unter die aufgeprägte Stromstärke (s. Abb. 21-1, Kurve III). Dies bewirkt eine beträchtliche Verschiebung der Elektrolysespannung nach $U_{E'}$ (Abb. 21-1), also in den Bereich beginnender Zersetzung des Wassers. Die Wasserstoffentwicklung führt zu einer schwammigen Abscheidung des Kupfers und damit schlechten Haftung des Niederschlages. Ist die Cu^{2+}-Konzentration auf $^1/_{10}$ ihres Anfangswertes abgesunken, so wird, wie Abb. 21-1 (Kurve IV) zeigt, ein beträchtlicher Teil des Stromes für die Wasserstoffentwicklung verbraucht. Die Elektrolysespannung hat sich jetzt nach $U_{E''}$ verschoben. Bei geeigneter Konzentration an Nitrat in der Lösung läßt sich dessen einsetzende Reduktion dazu heranziehen, die Verschiebung der Elektrolysespannung abzufangen.

Enthält die Elektrolytlösung *Chlorid*, so kann durch anodische Oxidation Chlor gebildet werden, das sich im Elektrolyten auflöst und so zur Kathode gelangt, wo es wiederum reduziert wird. Da diese Reduktion leichter erfolgt als die des Kupfers (vgl. Tab. 19-1), kann die Kupferabscheidung beeinträchtigt werden. Ähnlich stören Gehalte an Eisen(III) oder auch Eisen(II). Das gebildete *Chlor* kann andererseits auch die *Pt-Anode* angreifen. Seine Bildung läßt sich durch Zugabe von $NaHSO_3$ oder Hydrazin vermeiden.

Die ungünstigen Verhältnisse bei der (gedachten) Elektrolyse bei konstanter Stromstärke liefern Hinweise zur Durchführung elektrolytischer Verfahren. Gravierender als die störende Wasserstoffentwicklung sind die Nachteile einer Verschiebung der Elektrolysespannung, wenn *Trenneffekte* zwischen zwei abscheidbaren Kationen erzielt werden sollen. Abb. 21-2 zeigt schematisch die Strom-Spannungs-Kurve einer Lösung, die Nickel- und Zink-Ionen in zunächst etwa gleicher Konzentration enthält. Die selektive Abscheidung des Nickels kann nur bei fester Elektrolysespannung erreicht werden. Die Elektrolyse bei konstanter Stromstärke ist hierzu ungeeignet. Sie bildet jedoch die Grundlage der *Coulometrischen Titration* (vgl. Kap. 22).

Die Verschiebung der Elektrolysespannung läßt sich durch die *potentiostatische Elektrolyse* vermeiden. Hierbei wird das *Potential der Arbeitselektrode* durch ein *Regelsystem* konstant gehalten (vgl. Kap. 19-4.5 und 21-2.3). Die *Elektrolysespannung* ist gemäß Abb. 21-2 zur Abscheidung des Nickels und Trennung von Zink bei etwa −1.1 V zu wählen.

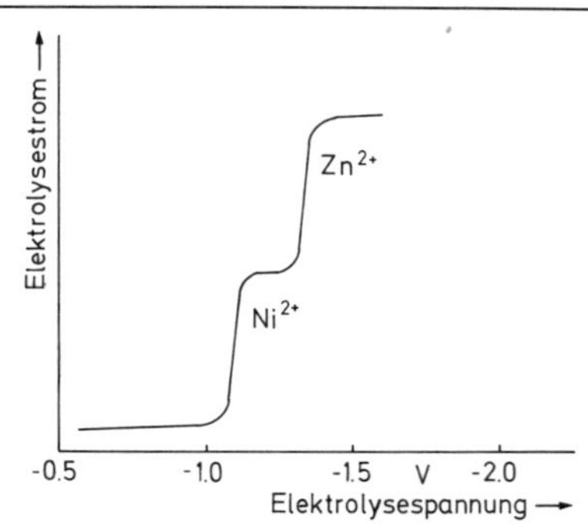

Elektrolysespannung = Spannung der Kathode gegen die gesättigte Kalomel-Elektrode (GKE)

Abb. 21-2: Strom-Spannungs-Kurve eines Gemisches von Nickel- und Zink-Ionen in ammoniakalischer (gerührter) Lösung.

21-2 Durchführung elektrogravimetrischer Bestimmungen

Zellen

Zu elektrogravimetrischen Bestimmungen genügt eine Zelle (vgl. Abb. 21-3), die aus einem Becherglas (ca. 200 ml) und *Platinelektroden* (vgl. Kap. 21-2.2), bei potentiostatischer Arbeitsweise einer zusätzlichen *Referenzelektrode* (vgl. Kap. 19-3.1) und passenden Elektrodenhaltern besteht. Bei vielen Elektrolysen wird auch eine *Heizvorrichtung* (Heizplatte) und ein Thermometer sowie eine *Rührvorrichtung* (z. B. Magnetrührer) verwendet. Auch *rotierende Elektroden* finden Anwendung.

Elektroden

Als *Elektrodenmaterial* dient bei elektrogravimetrischen Bestimmungen meist *Platin*, gelegentlich auch Silber oder andere Metalle. Die *Anode* bildet gewöhnlich den inneren Zylinder und besteht meist aus angerauhtem Pt-Blech. Die Form geht aus Abb. 21-3 hervor. Der *Anodenzylinder* hat für analytische Zwecke einen Durchmesser von 1.5 bis 2 cm und eine Höhe von 5 bis 6 cm. Der ebenso hohe *Kathodenzylinder* besteht zur Oberflächenvergrößerung, die einer Senkung der *Stromdichte* gleichkommt, aus einem Platinnetz der Maschenweite 0.5 bis 1 mm bei einem Durchmesser von etwa 3 bis 4 cm. Die Elektroden werden gewöhnlich in Salpetersäure gereinigt, mit Wasser (evtl. auch mit Alkohol) gespült und bei Temperaturen konstant getrocknet, die den später zu bestimmenden Niederschlag berücksichtigen. Bei potentiostatischen Elektrolysen wird eine *Bezugselektrode* benötigt. Sie wird so montiert, daß sie sich nicht im Potentialgefälle zwischen den Elektroden befindet.

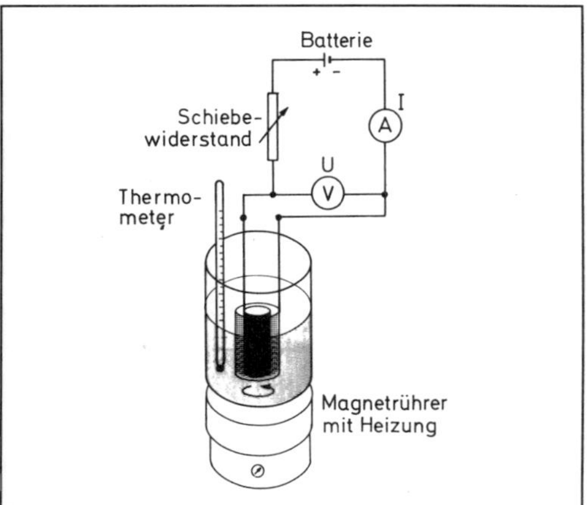

Abb. 21-3: Schema einer einfachen Anordnung für elektrogravimetrische Bestimmungen.

21-3 Instrumentelle Anordnung

Mit der Schaltung in Abb. 21-3 können elektrogravimetrische Bestimmungen, die keine Trennungen erfordern, auf einfache Weise durchgeführt werden. Als „Batterie" genügt ein Akkumulator, der Ströme von mehreren Ampere zu liefern vermag, in Serienschaltung mit einem Schiebewiderstand entsprechender Belastbarkeit und einem Amperemeter zur Strommessung. Die *Serienschaltung* in Abb. 21-3 ergibt je nach Auslegung der Schaltung mehr oder weniger konstante Elektrolysestromstärken. Obwohl diese Arbeitsweise gegenüber einer Potentialkontrolle Nachteile aufweist, werden Anordnungen nach Abb. 21-3 wegen ihrer Einfachheit in Praktika z. B. bei der gleichzeitigen Bestimmung von Kupfer und Blei angewandt. Der Trenneffekt ist hier infolge der Zusammensetzung des Elektrolyten durch anodische und kathodische Abscheidung gegeben.

Elektrolyse bei konstanter Spannung (potentiostatisch)

Soll ein elektrolytischer Abscheidungsprozeß selektiv erfolgen, so kommt nur die

Elektrolyse bei konstanter Spannung in Betracht. Hierzu kann mit *2- oder 3-Elektrodenanordnungen* gearbeitet werden.

Bei der weniger aufwendigen *2-Elektrodenanordnung* legt man an die Zelle eine konstante Elektrolysespannung an. In Anbetracht der relativ großen Elektrolyseströme von einigen Ampere sind Anordnungen gemäß Abb. 19-5 zur Erzeugung konstanter Spannungen wenig geeignet. Dies ist der Grund, weshalb man bei einfacheren Anordnungen mit Serienwiderstand arbeitet (vgl. Abb. 21-3). Mit Hilfe der modernen Elektronik stehen Netzgeräte mit elektronisch geregelter Spannung zur Verfügung, an die die Elektrolysezelle ohne weitere Bauelemente direkt angeschlossen werden kann.

Der *Spannungsabfall in der Lösung* ($I \cdot R_L$) ist in der Gesamtspannung enthalten und wird bei der 2-Elektrodenanordnung nicht kompensiert. Ein weiterer Nachteil besteht darin, daß die *Gegenelektrode* vom gesamten Zellstrom durchflossen wird und deshalb kaum als Bezugselektrode – eine Bezugselektrode soll bei möglichst kleiner Stromdichte arbeiten – zu betrachten ist. Trotz äußerer konstanter Spannung ist bei dieser Methode das Potential der Arbeitselektrode schlecht definiert.

Die Methode der Wahl für die Elektrogravimetrie und andere elektrochemische Verfahren, die bei konstanter Spannung arbeiten sollen, besteht in der *Kontrolle des Potentials der Arbeitselektrode* mittels der Referenzelektrode einer *3-Elektrodenanordnung*. Das Prinzip einer solchen Anordnung zeigt Abb. 21-4, links. In Abb. 21-4 ist rechts eine entsprechende Schaltung mit Operationsverstärkern skizziert.

Das wesentliche Merkmal des Potentiostaten besteht im Vorhandensein *zweier* Gegenelektroden, deren eine (1. in Abb. 24-4, links) vom Elektrolysestrom durchflossen wird. Die zweite Gegenelektrode ist als *Bezugs(Referenz)elektrode* (z. B. Elektrode 2. Art) ausgelegt und bleibt durch Anschluß an den (1 : 1) Referenzverstärker mit sehr hochohmigem (+)-Eingang praktisch stromlos. Dadurch werden Diffusionspolarisation der Referenzelektrode und ein strombedingter Spannungsabfall in der Lösung vermieden. Der Summenverstärker regelt Spannung U so hoch, daß U_{ist} und U_{soll} gleich groß gehalten werden.

21-4 Anwendungsbereich der Elektrogravimetrie

Kathodische Einzelbestimmungen

Die Elektrogravimetrie eignet sich vornehmlich zur *Einzelbestimmung* von Metallen durch *kathodische Abscheidung* aus Lö-

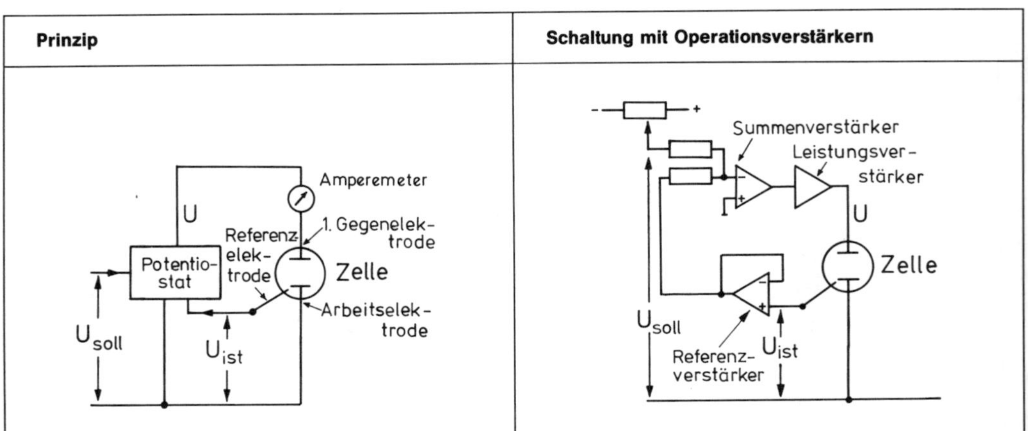

Abb. 21-4: Potentiostatisierung einer elektrolytischen Zelle mit drei Elektroden.

sungen, die ausschließlich Kationen dieses Metalls (und das Gegenion sowie geeignete Leitelektrolyte) enthalten. Der Bestimmung zugänglich sind vor allem edlere Metalle wie Ag, Au und Cu. Infolge der hohen Wasserstoffüberspannung sind aber auch unedlere Metalle wie Mn, Ni, Pb oder Zn der Bestimmung zugänglich. Die Wahl eines *Begleitelektrolyten* ist dabei oft von entscheidender Bedeutung für die Niederschlagsstruktur (z. B. Lit. 1) sowie für die Vermeidung von Störungen (z. B. Wasserstoffentwicklung). Ein Beispiel für die Elektrogravimetrie stellt die Abscheidung des Kupfers aus schwefel- oder salpetersaurer, chloridfreier Lösung dar (Kap. 21-1). Die analytische Chemie kennt kaum genauere Bestimmungsmethoden als diese.

Anodische Einzelbestimmungen

Kationen wie Pb^{2+} oder Mn^{2+} können anodisch zu Pb^{4+} bzw. Mn^{4+} oxidiert werden (Lit. 6, 7). Auf der Anode entstehen Niederschläge von *Oxidhydraten*, die sich durch Trocknen bei höherer Temperatur in *Oxide* überführen lassen, die die gravimetrische Bestimmung erlauben.

Die Überführung in PbO_2 gelingt nicht stöchiometrisch. Anstelle des theoretischen Faktors (0.8662) für Pb wird deshalb die Analyse mit *empirischen Faktoren* ausgewertet (0.8595 bis 0.866, je nach Bedingungen). Wegen unvollständiger Abscheidung des Pb werden *empirische Korrekturen* vorgenommen (z. B. + 0.4 mg Pb je 100 ml Elektrolytlösung).

In salzsaurer und schwach salpetersaurer Lösung erfolgt die Bleiabscheidung (als Metall) teilweise an der *Kathode*. Dies läßt sich zum Zweck der anodischen Bleibestimmung unterbinden, wenn an der Kathode eine Reaktion abläuft, die zu einer weniger negativen Kathodenspannung führt, bei der die Reduktion von Pb^{2+} nicht stattfindet. Möglichkeiten hierfür sind ein hoher Cu^{2+}-Gehalt (Cu^{2+}-Reduktion potentialbestimmend) oder eine stark salpetersaure Elektrolytlösung (12 bis 15 ml konz. HNO_3/100 ml; Nitrat-Reduktion potentialbestimmend, s. o.). Auf diese Weisen läßt sich die ausschließlich anodische Abscheidung des Blei(IV) als Oxidhydrat erzwingen. Das kathodisch gebildete und in Lösung gehende Nitrit kann allerdings zur Wiederauflösung des anodischen Niederschlages führen und gegebenenfalls die Kupferabscheidung beeinträchtigen. Nitrit kann durch Zugabe von Harnstoff (nach einiger Zeit) beseitigt werden.

Eine Variante anodischer Bestimmungen beruht auf der anodischen Erzeugung von Ionen, z. B. von Ag^{+}-Ionen, die mit gelösten Ionen, z. B. Halogenid-Ionen anodische Niederschläge bilden und so die Bestimmung der betreffenden Anionen erlauben.

Simultanbestimmungen

Wie oben erwähnt wurde, sind in speziellen Fällen gleichzeitige Abscheidungen an Kathode und Anode möglich. Im Falle der *simultanen Bestimmung von Kupfer und Blei* ist die Gegenwart von viel Kupfer neben wenig Blei Voraussetzung, da sonst Blei auch kathodisch abgeschieden wird. Ist Kupfer nicht im Überschuß vorhanden, so scheidet man zunächst aus stark salpetersaurer Lösung anodisch das vorhandene Blei als Oxidhydrat ab, wobei die Kupferabscheidung unterbleibt. Anschließend wird das entstandene Nitrit zerstört (s. o.), die Lösung verdünnt und Kupfer abgeschieden.

Trennungen

Bei potentiostatischer Arbeitsweise (vgl. Kap. 21-2.3) und Wahl einer entsprechenden *Elektrolysespannung* lassen sich Metalle selektiv abscheiden, wenn die *Zersetzungsspannungen* ihrer Lösungen sich um wenigstens 200 mV unterscheiden. Diese Zahl ist als Mittelwert zu betrachten. Bei ähnlicher Konzentration der zu trennenden Stoffe erfordern elektrochemisch einwertige Umsetzungen ca. 300 mV, zweiwertige 150 mV und dreiwertige etwa 100 mV Standardpotentialdifferenz. Zur besseren Trennung oder Vermeidung der Wasserstoffentwicklung werden bei aufeinanderfolgenden Abscheidungen unterschiedlicher Metalle oft die Lösungsbedingungen (z. B. Komplexbildung) gewechselt.

Ein Beispiel einer elektrogravimetrischen Trennung stellt die Bestimmung von Nickel und Zink an einer Platinkathode durch *aufeinanderfolgende* Elektrolyse dar (vgl. Abb. 21-2); das edlere Nickel (vgl. Tab. 19-1) läßt sich zuerst abscheiden. Wegen der relativ kleinen Überspannung des Wasserstoffs an Nickel ist dies nicht in saurer Lösung möglich. Nach Abscheiden und Wägen des Nickels wird bei höherer (kathodischer) Spannung Zink abgeschieden und bestimmt. Dies ist möglich, weil Wasserstoff an der Zinkelektrode eine höhere Überspannung aufweist. Grundsätzlich sind auch bei anodischen Prozessen solche Trenneffekte möglich.

21-5 Literatur über Elektrogravimetrie

1) H. Kienitz, R. Bock, W. Fresenius, W. Huber, G. Tölg, Analytiker-Taschenbuch, Band 1, Springer-Verlag, Berlin–Heidelberg–New York (1980), S. 124.
2) W. Boettger, Physikalische Methoden der analytischen Chemie, Teil II, Akadem. Verlagsgesellschaft, Geest und Portig, Leipzig (1949).
3) J. J. Lingane, Electroanalytical Chemistry, Interscience Publishers Inc., New York (1983).
4) I. M. Kolthoff, E. B. Sandell, Quantitative Chemical Analysis, Macmillan Company, New York, London, Toronto (1969), S. 928, 1040.
5) G. W. Ewing, Instrumental Methods of Chemical Analysis, McGraw Hill, New York (1969), S. 316.
6) H. Biltz und W. Biltz, 10. Aufl., überarb. von H. Auterhoff, Ausführung quantitativer Analysen, S. Hirzel Verlag, Stuttgart (1983), S. 20, 139.
7) G. O. Müller, Lehrbuch der angewandten Chemie, Bd. 3, S. Hirzel Verlag, Leipzig (1971), S. 241, 362.

22 Coulometrie

- Bei der Coulometrie werden Stoffmengen aus der elektrischen Ladung bestimmt, die zur vollständigen Umsetzung der Stoffe erforderlich ist.

Wie die Elektrogravimetrie ist die Coulometrie (Lit. 1 bis 8 und 19-3) durch die quantitative elektrochemische Umsetzung einer im Elektrolyten enthaltenen Teilchenart gekennzeichnet. Im Unterschied zur Elektrogravimetrie wird die Stoffmenge nicht gewogen, sondern über die zum Umsatz erforderliche elektrische Ladung ermittelt. Die Ladung ist nach dem *Faradayschen Gesetz* (Gl. 19-17) der Stoffmenge bzw. Masse proportional. Die *Ladung* wird aus Stromstärke und Elektrolysezeit berechnet. Dies ist nur dann richtig, wenn der fließende elektrische Strom vollständig für die betreffende Umsetzung wirksam wird. Analytisch wurde das Faradaysche Gesetz im Rahmen der Coulometrie erst mehr als 100 Jahre nach seiner Entdeckung (1833) ausgewertet.

Die Coulometrie ist in zwei Varianten durchführbar:

- *potentiostatische Coulometrie* (konstante Elektrolysespannung)
- *galvanostatische Coulometrie* („*Coulometrische Titration*", konstante Elektrolysestromstärke)

Die prinzipielle Anordnung zur *Coulometrie bei konstanter Spannung* entspricht Abb. 19-5, ergänzt um einen Schalter im Zellstromkreis zum Ein- und Ausschalten des Stromes. Die Prinzipanordnung zur *Coulometrie bei konstanter Stromstärke* zeigt Abb. 22-2, links.

Während bei der Elektrogravimetrie nur Redoxprozesse auswertbar sind, die zu Abscheidungen auf einer Elektrode führen, ist die Coulometrie grundsätzlich bei allen stöchiometrisch eindeutig verlaufenden *Redoxreaktionen an Elektroden* zu verwenden. Die Vielfalt der coulometrisch zugänglichen Reaktionen wird durch die Möglichkeit der *elektrochemischen Erzeugung von Reagenzien* – z. B. H^+ oder OH^- für Säure-Base-Titrationen oder von sonst schwer zu handhabenden Stoffen wie Cl_2 und Br_2 – erhöht. Hiervon leitet sich die Bezeichnung *Coulometrische Titration* ab. Die Vollständigkeit der Umsetzungen kann durch klassische oder elektrochemische *Indizierung* kontrolliert werden.

Die Coulometrische Titration weist hinsichtlich der *Genauigkeit* ähnliche Vorteile wie die Elektrogravimetrie auf: Sie erreicht, da die entscheidenden Meßgrößen – Zeit und Stromstärke – sehr genau meßbar sind, Unsicherheiten von nur 0.1 bis 1 %. Im Vergleich zu klassischen Titrationen entfallen die *Einstellung* und Probleme der *Stabilität* und *Lagerung* von Maßlösungen. Dies gilt vor allem bei Verwendung sehr verdünnter Maßlösungen, während die Erzeugung und genaue Messung kleiner Stromstärken auf keine Probleme stößt. Daher sind Bestimmungen im *Mikrogrammbereich* möglich. Selbst unübliche Reagenzien wie Ag^{2+}, Mn^{3+}, oder Cu^+ können erzeugt werden.

Gemessen an ihren Möglichkeiten und der erzielbaren Genauigkeit hat die Coulometrie bisher in der Pharmazie keine verbreitete Anwendung gefunden (vgl. jedoch Lit. 1, 3). In der Arzneibuchanalytik wird die Coulometrie nicht angewandt.

22-1 Grundlagen der Coulometrie

Bestimmung der Ladung in der Coulometrie

Bei der Bestimmung der Ladung unterscheiden sich die Coulometrie bei konstanter Stromstärke und bei konstanter Spannung:

- Ist die *Stromstärke konstant* (galvanostatische Coulometrie = Coulometrische Titration), ergibt sich die Ladung als *Produkt aus Stromstärke und Elektrolysezeit.* Kommerzielle Geräte für die coulometrische Titration verfügen neben einem Wahlschalter für die *Stromstärkeeinstellung* über eine *Zeitmeßeinrichtung.* Die Zeitmessung beginnt mit dem Einschalten des Elektrolysestromes und endet am beobachteten Endpunkt.
- Schwieriger ist die Bestimmung der Ladung bei *konstanter Elektrolysespannung* (potentiostatische Coulometrie), bei der die Elektrolysestromstärke nach einer Exponentialfunktion abnimmt. Die durch einen Stromkreis transportierte elektrische Ladung Q ist bei veränderlicher Stromstärke durch das *Zeitintegral der Stromstärke* gegeben (Gl. 22-1):

$$Q = \int_0^{t_E} I_E \, dt \qquad \text{Gl. 22-1}$$

Q = zum quantitativen Stoffumsatz erforderliche elektrische Ladung
I_E = Elektrolysestromstärke
t_E = Zeit bis zum Endpunkt der coulometrischen Titration

Die Bestimmung der Ladung bei der potentiostatischen Coulometrie erfolgt in der Praxis mit *elektrochemischen Coulometern* oder *elektronischen Integratoren* (Kap. 22-3).

Trenneffekte und Stromausbeute

Die Wahl der *Elektrolysespannung* ist von entscheidender Bedeutung für die *potentiostatische Coulometrie*, da nur die Umsetzung des zu bestimmenden Stoffes ablaufen darf. Finden *Nebenreaktionen* wie die Wasserstoffentwicklung (vgl. Kap. 21-1) statt, so wird nur ein Teil der gemessenen Stromstärke durch die erwünschte elektrochemische Reaktion verbraucht. Das Verhältnis von tatsächlich umgesetzter Stoffmenge zu der theoretisch (entsprechend der gemessenen elektrischen Ladung) umgesetzten Stoffmenge heißt *Stromausbeute.* Für Zersetzungsspannungen, Elektrolysespannungen und -ströme gilt grundsätzlich das bei der Elektrogravimetrie Gesagte.

Die *galvanostatische Coulometrie* (Coulometrische Titration) birgt analog der galvanostatischen Elektrogravimetrie (vgl. Kap. 21-2) bei fortschreitender Elektrolyse die Gefahr der *Verschiebung der Elektrolysespannung* in Bereiche störender Nebenreaktionen, die die *Stromausbeute* vermindern. Bei der anodischen Elektrogravimetrie des Bleis (vgl. Kap. 21-3) wurde erläutert, daß sich das Potential der Kathode durch einen hohen HNO_3-Gehalt der Lösung so begrenzen läßt, daß die kathodische Bleiabscheidung unterbleibt. Ohne solche Möglichkeiten wäre die coulometrische Titration nicht durchführbar. Man benutzt einen sog. *Zwischenstoff*, der zweierlei Aufgaben erfüllen muß:

- *Limitierung des Elektrodenpotentials* mit Hilfe einer „Spannungsabfangreaktion“ auf einen Bereich ohne störende Parallelreaktionen
- Bei einer eintretenden elektrochemischen Umsetzung des Zwischenstoffes entstehende Produkte wirken als *Titrator des zu bestimmenden Stoffes.*

Als Beispiele sollen die coulometrische Titration von Arsen(III) sowie von Eisen(II) betrachtet werden:

- Zu bestimmendes *Arsenit* kann mit anodisch aus Iodid-Lösung *(Zwischenstoff)* erzeugtem *Iod* zu Arsenat oxidiert werden. *Stärke* dient als Indikator. Das Elektrodenpotential wird durch den Zwischenstoff I^- limitiert. Es laufen folgende Reaktionen ab:

Spannungsabfangreaktion und Reagenzerzeugung (anodisch):

$$2I^- \rightarrow I_2 + 2e^-$$

Maßreaktion:

$$AsO_3^{3-} + I_2 + H_2O \rightarrow AsO_4^{3-} + 2H^+ + 2I^-$$

- *Eisen(II)* läßt sich mit anodisch aus einer Cer(III)-Lösung (*Zwischenstoff*) erzeugtem *Cer(IV)* zu Eisen(III) oxidieren. Das Elektrodenpotential wird durch den Zwischenstoff Ce^{3+} begrenzt.

Spannungsabfangreaktion und Reagenzerzeugung (anodisch):

$$Ce^{3+} \rightarrow Ce^{4+} + e^-$$

Maßreaktion:

$$Ce^{4+} + Fe^{2+} \rightarrow Ce^{3+} + Fe^{3+}$$

Aufgrund der Standardpotentiale (vgl. Tab. 19-1) sollte die elektrochemische Oxidation von Eisen(II) leichter erfolgen als die des Zwischenreagenzes Cer(III). Bei der Bestimmung liegen jedoch keine Standard- oder vergleichbaren Konzentrationen vor: Die Zwischenstoffe werden, damit ihre Diffusionsgrenzstromstärke nicht überschritten wird, in relativ hohen Konzentrationen (im Vergleich zu dem zu bestimmenden Stoff) eingesetzt. Auch wenn größere Konzentrationen (z. B. an Arsen(III) oder Eisen(II)) zu bestimmen sind, wird wegen der Abnahme ihrer Konzentrationen im Verlauf der Titration ein Übergang von der *direkten Oxidation* an der Elektrode zur *indirekten Oxidation* unter Beteiligung des Zwischenstoffes stattfinden. Auch ist bei vielen Stoffen die elektrochemische Umsetzung an der Elektrode gehemmt. Wenn beide Wege mit gleichen stoffmengenbezogenen Ladungsumsätzen ablaufen, ist es jedoch gleichgültig, ob die Oxidation direkt an der Elektrode oder indirekt über ein elektrochemisch erzeugtes Reagenz erfolgt.

Verminderungen der Stromausbeute können durch unerwünschte elektrochemische *Parallelreaktionen (als Primärreaktionen)* oder durch chemische *Folgereaktionen* (*Sekundärreaktionen*) entstehen. Beispiele für Parallelreaktionen sind bei anodischen Bestimmungen die Auflösung des Elektrodenmaterials oder die Entstehung von Sauerstoff, bei kathodischen Bestimmungen die Wasserstoffentwicklung oder die Reduktion von gelösten Verunreinigungen oder Sauerstoff (Reststrom, vgl. Kap. 19-4.3 und 23-2). Beispiele für Folgereaktionen sind chemische Redoxreaktionen der elektrochemischen Reaktionsprodukte. Auch die Umkehrung der Bestimmungsreaktion an der Gegenelektrode führt zu falschen Analysenergebnissen. So kann der Titrator an der Gegenelektrode unerwünscht umgesetzt werden. Zur Vermeidung gegenläufiger Umsetzungen durch an der Gegenelektrode entstehende Produkte wird die Elektrolysezelle meist durch ein *Diaphragma* geteilt. Auch an der Gegenelektrode gebildete Primärprodukte können die erwünschte Reaktion umkehren.

Den Konzentrationen der Zwischenstoffe und den Elektrodengrößen (Stromdichte) sind natürliche und praktische Grenzen gesetzt. Da der Diffusionsgrenzstrom des Zwischenstoffes die anwendbaren Stromstärken hinsichtlich hoher Stromausbeuten einschränkt, ist die coulometrische Titration wegen der erforderlichen Elektrolysezeiten nicht für hohe Konzentrationen an zu bestimmender Substanz geeignet.

22-2 Durchführung coulometrischer Bestimmungen

Coulometrische Zellen

Soll eine *Coulometrie bei konstanter Spannung* (vgl. Kap. 21-2.3, Prinzip in Abb. 21-5a) durchgeführt werden, so wird die Zelle durch eine *Referenzelektrode* zur Kontrolle des Arbeitselektrodenpotentials ergänzt. Von speziellen Fällen abgesehen, ist die coulometrische Zelle mit Hilfe eines Diaphrag-

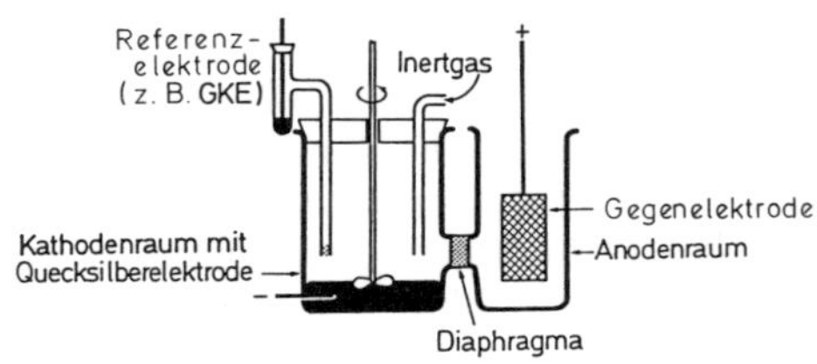

GKE = gesättigte Kalomelelektrode

Abb. 22-1: Beispiel einer coulometrischen Zelle mit Dreielektrodenanordnung.

mas geteilt (vgl. Abb. 22-1). Zur Beschleunigung des Umsetzungsvorganges und zur Verminderung der *Diffusionspolarisation* wird die *Elektrolytlösung* gerührt. Kathodische Bestimmungsvorgänge störender, gelöster Sauerstoff kann durch Einleiten von Inertgasen wie N_2 entfernt werden (*Entlüftung* vgl. Kap. 23, Polarographie).

Elektroden

Als *Arbeitselektroden* werden gewöhnlich solche aus Platin verwendet, in Sonderfällen auch Quecksilber (Bodenquecksilber, vgl. Abb. 22-1) oder Silber. Für die *Elektrodengröße* und Ausbildung gilt das bei der Elektrogravimetrie Gesagte, entsprechend den angewandten Stromdichten. Bei der potentiostatischen Coulometrie ist im Gegensatz zur coulometrischen Titration, wie oben erwähnt, eine potentialkonstante *Bezugselektrode* erforderlich. Wird mit einer *Dreielektrodenanordnung* gearbeitet, so braucht nur die stromlose Referenzelektrode als Bezugselektrode ausgebildet zu sein. Als stromdurchflossene Gegenelektrode kann bei der Dreielektrodentechnik in einer geteilten Zelle eine einfache Metallelektrode dienen. Die Entstehung störender Reaktionsprodukte an der Gegenelektrode kann in speziellen Fällen, z. B. in halogenidhaltigen Grundlösungen, durch Verwendung einer Silberanode vermieden werden. Die entstehenden Silberionen werden durch Niederschlagsbildung aus der Lösung entfernt.

Indizierung der Endpunkte coulometrischer Titrationen

Die *Indizierung der Äquivalenzpunkte* bei coulometrischen Bestimmungen kann sowohl nach den üblichen *klassischen Verfahren* (z. B. mittels Iod-Stärke-Reaktion bei Titration mit coulometrisch erzeugtem Iod) oder nach den in diesem Buch behandelten *elektrometrischen Methoden* erfolgen. Die Zelle enthält dann neben den zur Coulometrie erforderlichen Elektroden zusätzlich die *Indikatorelektroden*. Bei der potentiostatischen Coulometrie ist im Prinzip keine gesonderte Indizierungsmethode erforderlich, da die Stromstärke gegen Null geht.

22-3 Instrumentelle Anordnung

Coulometrie bei konstanter Stromstärke (Coulometrische Titration)

Die Instrumentation der galvanostatischen Coulometrie (coulometrische Titration) gestaltet sich einfacher als die der potentiostatischen: zur Erzielung eines konstanten Zellstromes genügt eine Spannungsquelle so hoher Spannung, daß sich in einem einfachen *Serienstromkreis* mit der Zelle und einem relativ hochohmigen und deshalb strombestimmenden Serienwiderstand eine konstante Stromstärke ergibt (vgl. Abb. 22-2). Die *Stromstärke* kann durch Veränderung des Serienwiderstandes oder der Spannung der Spannungsquelle (vgl. Abb. 22-2, links) gewählt werden. Kommerzielle Geräte besitzen Stromstärkenbereiche von 1 µA bis 1 A.

Moderne Geräte erzeugen wählbare konstante Stromstärken mit Hilfe elektronischer Schaltungen (vgl. Abb. 22-2, rechts). Die *Zeitmessung* erfolgt häufig mit Hilfe einer im Coulometer einge-

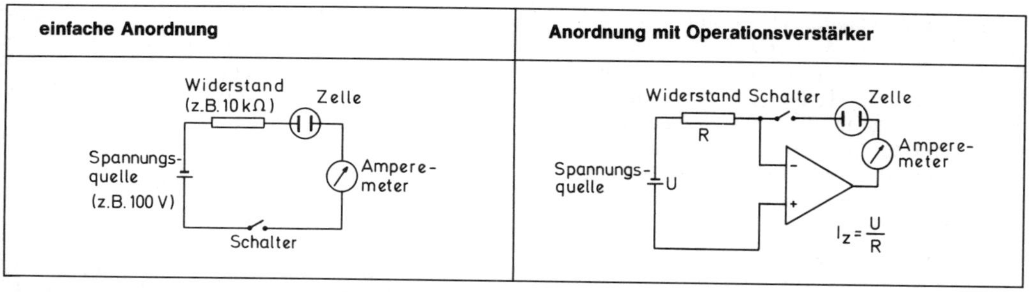

Abb. 22-2: Anordnungen zur galvanostatischen Coulometrie.

bauten Stoppuhr, die mittels einer elektrometrischen Indizierungsanordnung angehalten wird. Gleichzeitig wird auch der Elektrolysestrom abgeschaltet. Bei visueller Beobachtung des Endpunktes kann durch manuelles Ein- und Ausschalten regelrecht mit Strom „titriert" werden. Serienbestimmungen sind möglich, indem man zur titrierten Lösung die nächste Probe hinzufügt und erneut titriert.

Coulometrie bei konstanter Spannung (potentiostatische Coulometrie)

Die Spannungserzeugung zur potentiostatischen Coulometrie (mit 3 Elektroden) kann mit einer ähnlichen Apparatur erfolgen, wie sie bei der Elektrogravimetrie beschrieben wurde (Prinzip vgl. Abb. 21-5, links). Die Bestimmung der umgesetzten Ladung geschieht mit Hilfe von *Coulometern.* Gleichgültig, welcher Typ eines Coulometers dabei verwendet wird, es ist stets so in den Zellstromkreis zu schalten, daß es ebenfalls vom (veränderlichen) Zellstrom durchflossen wird (*Serienschaltung*).

Coulometer

Entsprechend Gl. 22-1 kann die bei der potentiostatischen Coulometrie umgesetzte Ladung durch Messung der Stromstärke-Zeit-Kurve und Bestimmung der *Fläche* unter der Kurve ermittelt werden. Weniger umständlich wird die Ladung mit *chemischen* oder *elektrischen Coulometern* erhalten.

Bei den *chemischen Coulometern* sind Massen- (z. B. Wägung einer abgeschiedenen Silbermenge), Gas- (z. B. Messung des Volumens von entwickeltem Knallgas) oder Titrationscoulometer (Titration von Reaktionsprodukten) zu unterscheiden. Diesen Coulometern sind klassische Meßgrößen (Masse, Volumen) gemeinsam. Sie versperren deshalb den Weg zu den mit der Coulometrie möglichen *Mikrobestimmungen* und sind auch aus Gründen der Handhabung als überholt zu betrachten.

Bei den *elektrischen Coulometern* lassen sich elektromechanische, analogelektronische und digitalelektronische unterscheiden. Erstere sind ebenfalls als überholt zu betrachten. Analoge Integratoren beruhen prinzipiell auf der Aufladung eines Kondensators und sind bei längeren Elektrolysezeiten nicht frei von Verlusten. Die beste Genauigkeit wird durch Analog-Digital-Wandlung und Zählung der entstehenden Impulse erzielt (*Digitalintegrator*).

22-4 Anwendungen der Coulometrie

Die potentiostatische Coulometrie bzw. die coulometrische Titration lassen sich in Analogie zu den klassischen Titrationen einsetzen bei:

- der Bestimmung von Elementen bzw. Ionen als Primärreaktion
- Säure-Base-Reaktionen
- Fällungsreaktionen
- Komplexbildungsreaktionen
- Redoxreaktionen

Durch potentiostatische Coulometrie ist eine ganze Reihe von *Metallionen* wie Ag^+, Cu^{2+}, Pb^{2+}, Ni^{2+} neben *Begleitelektrolyten* wie HCl, $HClO_4$, KCl, NH_3/NH_4Cl durch Reduktion zum Metall bestimmbar. Die Reduktion erfolgt an Platin- oder Quecksilberkathoden durch *Primärreaktion*, d. h. ohne Erzeugung eines Reagenzes (s. Lit. 5). Eine Haftfestigkeit an der Elektrode wie bei der Elektrogravimetrie ist nicht erforderlich. Auch Wertigkeitsänderungen von Ionen können zu ihrer Bestimmung dienen.

Säure-Base-Reaktionen

Als Reagenzien können H^+- bzw. OH^--Ionen erzeugt werden:

$$2H_2O + 2e^- \rightarrow 2OH^- + H_2 \quad \text{(kathodisch)}$$

bzw.

$$2H_2O \rightarrow 4H^+ + O_2 + 4e^- \quad \text{(anodisch)}$$

Mit diesen sind coulometrisch bestimmbar:

- starke Säuren
- starke Basen
- *schwache Säuren* wie Essigsäure, Benzoesäure, Sulfanilsäure, Borsäure (Mannitzusatz), Kaliumhydrogenphthalat; auch in nichtwäßrigen Lösungsmitteln und Kationsäuren (Lit. 2, 3)
- schwache Basen wie aliphatische Amine, Alkaloide, Antihistaminika, Lokalanaesthetika (Lit. 2), auch in org. Lösungsmitteln; Na_2CO_3.

Als *Elektrolyte* zur Erzeugung der Reagenzien (H^+, OH^-) dienen KCl (z. B. $1\ mol \cdot l^{-1}$) oder Na_2SO_4 (z. B. $0.5\ mol \cdot l^{-1}$). Als *nichtwäßrige Lösungsmittel* werden z. B. Tetrahydrofuran (für schwache org. Säuren) oder Acetonitril (für schwache org. Basen) verwendet. Da in Elektrolyten wie KCl und Na_2SO_4 bei Verwendung von 2 Platinelektroden sowohl H^+- als auch OH^--Ionen erzeugt werden, ist eine Teilung der coulometrischen Zelle mittels eines *Diaphragmas* erforderlich.

Fällungsreaktionen

Auch Fällungsreagenzien können elektrolytisch erzeugt werden:

$$Ag \rightarrow Ag^+ + e^- \quad \text{(anodisch)}$$

$$2Hg \rightarrow Hg_2^{2+} + 2e^- \quad \text{(anodisch)}$$

$$Hg \rightarrow Hg^{2+} + 2e^- \quad \text{(anodisch)}$$

$$[Fe(CN)_6]^{3-} + e^- \rightarrow [Fe(CN)_6]^{4-} \quad \text{(kathodisch)}$$

In den drei ersten Reaktionen wird das *Elektrodenmaterial* anodisch oxidiert (Silber- bzw. Quecksilberelektrode). Soweit nicht leichter oxidierbare Verunreinigungen in der Lösung vorhanden sind, beträgt die *Stromausbeute* dieser Reaktionen 100%. Ag^+-Ionen können zur Fällung von Halogeniden (z. B. Chlorid-Bestimmung) oder Thiolen, Hexacyanoferrat(II) zur Bestimmung von Metallionen wie Zn^{2+} eingesetzt werden. Hg^{2+} ermöglicht die Bestimmung von Barbitursäuren, Thiolen, Cystein und nach Hydrolyse auch von Penicillinen (vgl. Tab. 20-1).

Komplexbildungsreaktionen

Auch *Komplexbildner* können coulometrisch freigesetzt werden, wie die folgende Gleichung schematisch am Beispiel eines vorgelegten Hg^{2+}-Komplexes zeigt:

$$[Hg(EDTA)]^{2-} + 2e^- \rightarrow Hg + (EDTA)^{4-}$$

Die Umsetzung läuft in gepufferter ammoniakalischer Lösung unter Beteiligung von NH_3 ab. Mit dem freigesetzten EDTA können Kationen wie Ca^{2+}, Zn^{2+} oder Cu^{2+}, z. B. bei potentiometrischer Indizierung, komplexometrisch titriert werden. Voraussetzung ist die höhere Stabilität des Hg(II)-EDTA-Komplexes, da sonst die Komplexbildung der genannten Kationen vor der coulometrischen Freisetzung von EDTA erfolgt.

Redoxreaktionen

Coulometrisch können auch Titratoren für Redoxreaktionen erzeugt werden. Beispiele für solche Bestimmungen sind:

- mit coulometrisch erzeugtem *Iod*:
  Titration von As(III), Sb(III), S^{2-}, $S_2O_3^{2-}$, Ascorbinsäure, Metamizol, Penicillinen (z. B. Lit. 2, 5), Wasser nach Karl-Fischer (Lit. 9)

- mit coulometrisch erzeugtem *Brom* oder *Chlor*:
  Titration von As(III), Sb(III), I^-, SO_2, von Hydrazinderivaten wie Isonicotinsäurehydrazid oder Thiolen (z. B. von N-Acetyl-L-cystein, Oxidation zur Sulfonsäure mit Chlor); durch Addition an olefinische Doppelbindungen (z. B. von Barbituraten); durch elektrophile Substitution an Aromaten (z. B. bei Phenolderivaten oder Sulfonamiden; weitere s. Lit. 2, 3)
- mit coulometrisch erzeugtem *Cer(IV)*:
  Titration von As(III), Sb(III), I^-, Fe(II), Phenothiazinen (Lit. 2)
- mit coulometrisch erzeugtem *Fe(II)*:
  Titration von Ce^{4+}, MnO_4^-, CrO_4^{2-}, NO_3^-.

Beispiele weiterer coulometrisch erzeugter Reagenzien sind Ti^{3+} (Best. von Fe(III), U(VI), V(V)); Sn^{2+} (Best. von Fe(III), Cu(II)) und Mn^{3+} (Best. von As(III), V(IV), Mn(II)).

Bei Additions- und Substitutionsreaktionen wird der Elektrolyt (z. B. Br^-) bei der Reaktion nicht zurückerhalten. Zuweilen werden die Bestimmungen als Rücktitrationen mit einem ebenfalls coulometrisch erzeugten Reagenz, z. B. von überschüssig erzeugtem Br_2 mit Cu^+ oder Ce^{4+} mit Fe^{2+} und umgekehrt, ausgeführt.

22-5 Literatur über Coulometrie

1) K. Abresch u. I. Claassen, Die coulometrische Analyse, Verlag Chemie GmbH, Weinheim (1961).
2) S. Ebel, Coulometrie und coulometrische Titrationen, Pharmazie in unserer Zeit **5**, 539 (1976).
3) Metrohm Appl. Bull. Nr. B 58, Coulometrische Analysenmethoden, Deutsche Metrohm, Filderstadt.
4) I. Gyenes, Titrationen in nichtwäßrigen Lösungen, Ferdinand Enke Verlag, Stuttgart (1970).
5) H. Kienitz, R. Bock, W. Fresenius, W. Huber, G. Tölg, Analytiker Taschenbuch Band 1, Springer-Verlag, Berlin (1980), S. 126.
6) E. Pungor, Coulometric Analysis, Akademiaikaido, Budapest (1979).
7) C. L. Wilson, D. W. Wilson, Coulometric Analysis, Elsevier, Amsterdam (1975).
8) J. E. Harrar, Techniques, Apparatus and Analytical Applications of Controlled Potential Coulometry, in Electroanalytical Chemistry, Vol. 8, ed. A. J. Bard, Marcel Decker, New York (1975).
9) E. Scholz, Metrohm Information 3/90, **19**, 3 (1990).

23 Voltammetrische Verfahren; Polarographie

23-1 Einführung in die Voltammetrie und Polarographie

Verändert man an einer elektrolytischen Zelle die außen angelegte *Spannung* und trägt die jeweils fließende *Stromstärke gegen die Spannung* auf, so erhält man (unter bestimmten Umständen) *Strom-Spannungs-Kurven* wie in Abb. 19-7. Diese Strom-Spannungs-Kurven zeigen Kennwerte, die die *qualitative* und *quantitative Bestimmung* der umgesetzten Stoffe erlauben. Folgende Fälle sind zu unterscheiden:

- *Voltammetrie an stationären Elektroden:* Man erhält *spitzenförmige* Stromspannungs-Kurven wie in Abb. 19-7, rechts. Die *Spitzenstromstärke* dient zur quantitativen, das *„Spitzenpotential"* (s. u.) zur qualitativen Bestimmung von Substanzen.
- *Voltammetrie an der Quecksilbertropfelektrode („Polarographie"):* Man erhält *stufenförmige* Strom-Spannungs-Kurven wie in Abb. 19-7, links. Der *Diffusionsgrenzstrom* dient zur quantitativen, das *„Halbstufenpotential"* (s. u.) zur qualitativen Bestimmung von Substanzen.

Die Bezeichnung Volta**mm**etrie (Lit. 1 bis 7, 19-3) als Oberbegriff für diese Verfahren ist eine Kurzform des Meßprinzips: **Volt-Am**pero-**Metrie**. Es muß darauf aufmerksam gemacht werden, daß der Begriff Volt**ame**trie für andere, noch zu behandelnde Methoden verwendet wird (vgl. Kap. 25). Die Einführung deutlicher unterscheidbarer Bezeichnungen wäre wünschenswert.

Strom-Spannungs-Kurven

Wie in der allgemeinen Einführung in die Elektrochemie (vgl. Kap. 19-4.3) erörtert wurde, führt die *endliche Geschwindigkeit* zur Elektrode wandernder Teilchen bei Steigerung der Zellspannung nicht mehr zu einer Steigerung der *Stromstärke*, sobald alle an der Elektrode ankommenden Teilchen elektrochemisch umgesetzt werden. An Quecksilbertropfelektroden bildet sich ein *Diffusionsgrenzstrom* aus (Abb. 19-7, links). Dieser ist der *Lösungskonzentration* der umgesetzten Teilchen proportional. Wie Abb. 19-7, rechts, zeigt, beobachtet man bei ruhender Lösung eine Strom-Spannungs-Kurve in Form einer *Stromspitze*. Auch der *Spitzenstrom* (vgl. Abb. 23-3, links) dieser Kurve erweist sich als proportional zur Konzentration der Lösung.

Die in Abb. 19-7, links, definierte *Zersetzungsspannung* ist auf Grund ihrer Konzentrationsabhängigkeit zur Identifizierung von Stoffen nicht sehr geeignet. Jene Zellspannung, bei der die Zellstromstärke die Hälfte des Diffusionsgrenzstromes beträgt, ist jedoch unabhängig von der Konzentration. Dieses *Halbstufenpotential* (vgl. Abb. 23-2, links) kann zur Identifizierung der umgesetzten Teilchen dienen. Ähnlich ist auch das *Spitzenpotential* der Strom-Spannungs-Kurve in ruhender Lösung (vgl. Abb. 23-3) nicht von der Konzentration, sondern von der Art der umgesetzten Teilchen abhängig. Kommerzielle Geräte zur Aufnahme von Strom-Spannungs-Kurven erzeugen im allgemeinen einen *Spannungsvorschub* („linear scan", „sweep") zum Abfahren des interessierenden Spannungsbereiches und registrieren den dabei fließenden Strom.

Quecksilbertropfelektrode, Polarographie

Die stufenförmigen Strom-Spannungs-Kurven sind mit den bisher betrachteten Anordnungen und Edelmetall-Arbeitselektroden schlecht reproduzierbar. Erst die von J. Heyrovsky 1922/23 entwickelte *Quecksilbertropfelektrode* erlaubte genauere Bestimmungen. Heyrovsky nannte das Verfahren *„Polarographie". Die Polarographie stellt damit einen Spezialfall der Voltammetrie mit Tropfelektrode dar.*

Abb. 23-1 zeigt die prinzipielle Anordnung zur Polarographie und die Funktion der Tropfelektrode. Sie besteht aus einer *Glaskapillare* von 12 bis 15 cm Länge und ca. 0.05 mm Innendurchmesser, die über einen Schlauch mit einem *Hg-Vorratsgefäß* verbunden ist. Infolge des Quecksilberdrukkes wachsen am Kapillarende Quecksilbertropfen heran, die etwa alle 3 Sekunden abtropfen. Der Vorteil der Tropfelektrode ist

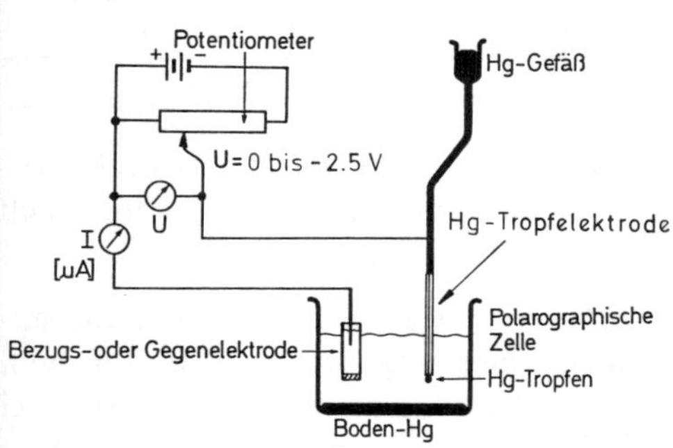

U = Spannung der Tropfelektrode gegen Bezugselektrode,
I = Zellstromstärke

Abb. 23-1: Prinzipielle polarographische Anordnung mit Tropfelektrode.

die ständige, reproduzierbare Erneuerung der Quecksilbertropfen und damit der Elektrodenoberfläche. Der besondere Mechanismus von Oberflächenwachstum und Wanderung der Teilchen zu dieser Oberfläche führt dazu, daß mit dieser Elektrode in *nichtgerührter* Lösung stufenförmige Strom-Spannungs-Kurven (*„polarographische Stufen"*, vgl. z. B. Abb. 23-2, links) erhalten werden.

Polarographie und Voltammetrie arbeiten mit *Mikro-Arbeitselektroden*, d. h. mit Elektroden kleiner Oberfläche. Diese bieten den Vorteil, daß der Stoffumsatz während der Bestimmung, gemessen am Gesamtgehalt der Lösung, gering bleibt und die Aufnahme von *„Polarogrammen"* nahezu beliebig oft wiederholt werden kann. 1959 erhielt J. Heyrovsky für seine Arbeiten den Nobelpreis.

Kapazitiver Ladestrom

Die Vorzüge der Quecksilbertropfelektrode bringen einen Nachteil mit sich: Der Oberflächenzuwachs des Tropfens muß wie ein Kondensator (vgl. Abb. 19-11, Ersatzschaltbild der elektrolytischen Zelle) auf die anliegende Zellspannung aufgeladen werden: Es fließt ein *kapazitiver Ladestrom*. Ein solcher Ladestrom tritt auch dann auf, wenn die Spannung geändert wird. Der kapazitive Ladestrom (*„Grundstrom"*) überlagert sich dem Meßsignal (*Faradayscher Strom*) und schränkt damit die *Empfindlichkeit* der Voltammetrie ein. Es hat deshalb nicht an Versuchen gefehlt, das Verhältnis von Ladestrom zu Faradayschem Strom zugunsten des Faradayschen Stromes zu verbessern. Folgende Verfahren können genannt werden:

- *Tastpolarographie:* Die Strommessung erfolgt nur in einem Intervall am Tropfenende. Dort ist das Oberflächenwachstum und damit der Ladestrom relativ am kleinsten.
- *Derivativverfahren:* Durch Ableitungsbildung werden lineare Anstiege des kapazitiven Ladestromes mathematisch beseitigt.

- *Ladestromkompensation:* Ein dem linearen Ladestromanteil entgegengesetzter Anstieg wird elektronisch erzeugt und addiert. Die nichtlinearen Ladestromanteile bleiben dabei jedoch unkompensiert.
- *Pulsverfahren:* Bei Anlegen eines Spannungsimpulses klingt der resultierende Ladestrom schneller ab als der Faradaysche Strom. Die Pulsverfahren messen deshalb den Strom gegen Ende des angelegten Impulses. Im Falle der *Pulspolarographie* werden die Pulse erst gegen Ende des Tropfenlebens angelegt (vgl. Tastpolarographie).
- *Inverse Voltammetrie:* Eine Verbesserung des Verhältnisses von Grundstrom und Faradayschem Strom kann auch durch eine Anreicherung erzielt werden: Durch Wahl einer bestimmten Spannung läßt man dem eigentlichen Bestimmungsvorgang eine *Elektrolyse*, z. B. die Abscheidung eines Metalles an einer stationären Arbeitselektrode vorausgehen. Nach Beendigung der Elektrolyse wird dann durch umgekehrten („inversen") Spannungsvorschub der *Auflösungsstrom* der vorher angereicherten Substanz gemessen.

Anwendungsbereich der Voltammetrie bzw. Polarographie

Der Anwendungsbereich der Voltammetrie ist sehr umfangreich, da viele *Elemente in Oxidationsstufen* vorkommen, die einer elektrochemischen Umsetzung zugänglich sind. Gleiches gilt für *organische Verbindungen*. Es ist hervorzuheben, daß auch *neutrale Moleküle* an Elektroden umgesetzt werden können. Da die Voltammetrie qualitative und quantitative Daten liefert, sind sowohl Identitäts-, Reinheits- als auch Gehaltsprüfungen möglich.

Viele *Arzneistoffe* wurden polarographisch bzw. voltammetrisch untersucht (vgl. Kap. 23-4). Die Polarographie wurde in den Deutschen Arzneimittelcodex (1979, Codexprobe 19) aufgenommen. Das DAB läßt im Gegensatz zu anderen Pharmakopöen (z. B. USP XXII, Pharmacopoea Bohemo-Slovenica II) polarographische Methoden nicht verwenden. Die voltammetrischen Verfahren bilden jedoch die Grundlage anderer im DAB vorgeschriebener elektrometrischer Indizierungsverfahren (Kap. 24-4).

Die *Empfindlichkeit* voltammetrischer Verfahren reicht von etwa 10^{-5} mol · l^{-1} bei der einfachen *Gleichspannungspolarographie* über ca. 10^{-8} mol · l^{-1} bei den pulspolarographischen und komplexen Wechselspannungsverfahren (vgl. Anhang 23-5) bis etwa 10^{-10} mol · l^{-1} bei der *inversen Voltammetrie*. Zur Durchführung der Bestimmungen genügen wenige Milliliter Lösung. *Puls-* und komplexe *Wechselspannungsverfahren* übertreffen in vielen Fällen die Empfindlichkeit der Atomabsorptionsspektroskopie (vgl. Kap. 7), auch bei flammenloser Anregung, beträchtlich. Die Methoden ergänzen sich gegenseitig. Die Unsicherheit der Bestimmungen kann mit 1 bis 3 % angegeben werden, soweit sie, wie bei anderen Verfahren, nicht von Konzentrationsverhältnissen und vom Untergrund eingeschränkt wird.

23-2 Grundlagen der Voltammetrie

23-2.1 Grundlagen der Gleichspannungspolarographie

Diffusionsgrenzstrom, Ilkovič-Gleichung

Der Stofftransport zu einer Arbeitselektrode einer elektrolytischen Zelle kann nach mehreren Mechanismen ablaufen:

- *Diffusion:* Diese beruht auf der thermischen Bewegung der gelösten Teilchen. Die ungeordnete Bewegung wirkt bei Vorhandensein von Konzentrationsunterschieden (z. B. Konzentrationsgefälle zur Elektrode) in Richtung eines Konzentrationsausgleiches. Für den Diffusionsvorgang gelten das 1. und 2. Ficksche Gesetz (s. Lehrbücher der physikalischen

Chemie). Diffusion setzt keine elektrische Ladung von Teilchen voraus.

- *Migration:* Wanderung geladener Teilchen im elektrischen Feld. Die Richtung der Wanderung hängt vom Vorzeichen der Teilchenladung ab.
- *Konvektion:* Mechanische Strömung der Lösung, z. B. aufgrund thermisch bedingter Dichtegradienten oder bei Rühren.

Wie in Kap. 23-1 erwähnt, führt der besondere Mechanismus des Stofftransportes zur Tropfelektrode zur Ausbildung stufenförmiger Strom-Spannungs-Kurven. Naturgemäß nimmt der an einer Elektrode fließende Strom periodisch mit dem Wachstum der Elektrodenoberfläche zu. Es kommt also infolge des Tropfvorganges zu periodischen *Stromstärkeschwankungen*, z. B. im Bereich des Diffusionsgrenzstromes. Unter der Bedingung ausschließlich *diffusionskontrollierten Transportes* zur Elektrode gilt für die mittlere Diffusionsgrenzstromstärke (= Höhe der polarographischen Stufe) die von D. Ilkovič 1934 abgeleitete und nach ihm benannte Gleichung:

$$I_D = 607 \cdot z \cdot D^{1/2} \cdot m^{2/3} \cdot t^{1/6} \cdot c$$

Gl. 23-1

I_D = mittlere Diffusionsgrenzstromstärke (μA)
z = Zahl der pro Teilchen umgesetzten Ladungen
D = Diffusionskoeffizient ($cm^2 \cdot s^{-1}$)
m = Ausflußgeschwindigkeit des Quecksilbers ($mg \cdot s^{-1}$)
t = Tropfzeit (s)
c = Konzentration ($mmol \cdot l^{-1}$)

Augenfälligstes Merkmal der *Ilkovič-Gleichung* ist die Proportionalität von Konzentration c und Diffusionsgrenzstromstärke I_D. Dies bedeutet, daß beim Auftragen von I_D gegen c *lineare Eichkurven* erhalten werden. Daraus kann durch Messung von I_D die unbekannte Konzentration einer Lösung bestimmt werden. Wesentlich ist auch die Proportionalität zwischen Diffusionsgrenzstromstärke und pro Teilchen umgesetzter *Ladungszahl.* Als zweite Stoffgröße geht der *Diffusionskoeffizient* in die Gleichung ein. Er hängt von Teilchengröße, Viskosität, Zusammensetzung und Temperatur der Lösung ab, so daß die Grenzströme z. B. durch *Komplexbildung* beeinflußt werden. Das Produkt $m^{2/3} \cdot t^{1/6}$ (*Kapillarkonstante*) charakterisiert die Tropfelektrode.

Die Proportionalitätskonstante 607 in Gl. 23-1 ist das Produkt mehrerer konstanter Größen und Zahlenwerte. Die *Temperatur* erscheint nicht in der Ilkovič-Gleichung. Dennoch beeinflußt sie die Diffusionsgrenzstromstärke mit 1 bis 2% pro Grad, da alle Größen der Gleichung außer z temperaturabhängig sind. Für genaue Messungen ist deshalb die Temperatur konstant zu halten (Thermostatisierung). m und t in der Ilkovič-Gleichung hängen von der *Niveauhöhe* des Quecksilbers (vgl. Kap. 23-3.1) ab. Die *Tropfzeit* t ändert sich außerdem mit der anliegenden Spannung. Allerdings ist der Einfluß auf die Grenzstromstärke wegen der Potenz, in der t auftritt, nicht sehr groß.

Zur Erzielung reiner *Diffusionskontrolle* – dies ist eine Voraussetzung für die Gültigkeit der Ilkovič-Gleichung – müssen andere Transportmechanismen vermieden werden. Die Wanderung im elektrischen Feld (Migration, s. o.) läßt sich durch Gegenwart eines mindestens 50- bis 100-fachen Überschusses inerter Elektrolyte (*Grundlösung*) ausschalten, die den Spannungsabfall und damit die elektrische Feldstärke in der Lösung reduzieren. Neben dieser Wirkung beeinflußt die Grundlösung den *chemischen Zustand* der umzusetzenden Spezies (z. B. Komplexbildung, Reaktionsverhalten, s. u.). Der Wahl der Grundlösung kommt deshalb hinsichtlich Empfindlichkeit und Selektivität (s. unter Halbstufenpotential) erhebliche Bedeutung zu.

Der Quecksilberzustrom in den Tropfen führt zu konvektiven Strömungsvorgängen in der unmittelbaren Tropfenumgebung, die auch mit der Doppelschichtkapazität zusammenhängen. Hierdurch gelangen mehr

Teilchen zur Elektrode als durch reine Diffusion. Als Folge treten *polarographische Maxima* im Anstiegsbereich über der Stufe auf, die die Auswertung behindern oder verfälschen. Ausgeprägte Maxima werden z. B. bei der Reduktion von gelöstem Sauerstoff erhalten. Durch geringe Zusätze von hochmolekularen Stoffen (*Maximadämpfer*) wie Gelatine oder oberflächenaktiven Substanzen (z. B. Triton X 100) zur Grundlösung lassen sich die Maxima vermeiden.

Halbstufenpotential, Gleichung der polarographischen Stufe

Wie in Kap. 23-1 erläutert wurde, dient das Halbstufenpotential der polarographischen Stufe (Abb. 23-2, links) zur *Identifizierung* der umgesetzten Teilchen. Zum Verständnis der Bedeutung des Halbstufenpotentials betrachten wir die Gleichung der polarographischen Strom-Spannungs-Kurve für den Fall, daß die oxidierte Form des umgesetzten Stoffes in Lösung vorliegt (z. B. Cd^{2+}):

$$U = U^* + \frac{0.059}{z} \cdot \lg \frac{f_{Ox} \cdot D_{Red}^{1/2}}{f_{Red} \cdot D_{Ox}^{1/2}} + \frac{0.059}{z} \cdot \lg \frac{I_D - I}{I} \qquad \text{Gl. 23-2}$$

U = Zellspannung (V)
U^* = Standardpotential (V)
z = Zahl der pro Teilchen umgesetzten Ladungen
f_{Ox}, f_{Red} = Aktivitätskoeffizienten von oxidierter bzw. reduzierter Form
D_{Ox}, D_{Red} = Diffusionskoeffizienten von oxidierter bzw. reduzierter Form
I = Stromstärke (A)
I_D = Diffusionsgrenzstromstärke (A)

Anhand von Gl. 23-2 ist erkennbar, daß für $I = I_D/2$ eine Spannung, das *Halbstufenpotential*, erhalten wird, die von der Konzentration des umgesetzten Stoffes (vgl. Kap. 19-4.3: *Depolarisator*, z. B. Cd^{2+}) und auch von anderen Versuchsparametern wie z. B. der Ausflußgeschwindigkeit m des Quecksilbers oder der Tropfzeit t unabhängig ist. Die Diffusionskoeffizienten stimmen

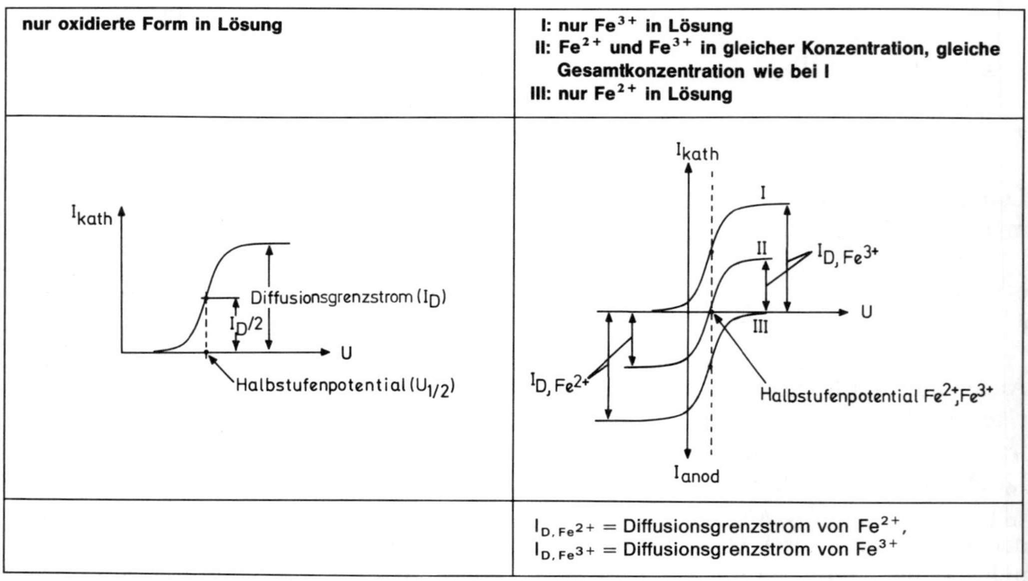

Abb. 23-2: Halbstufenpotential und Diffusionsgrenzströme polarographischer Stufen.

häufig für reduzierte und oxidierte Form des Depolarisators weitgehend überein. Werden weiterhin die Aktivitätskoeffizienten f_{Ox} und f_{Red} als gleich angenommen, so lautet Gl. 23-2 vereinfacht:

$$U = U^* + \frac{0.059}{z} \cdot \lg \frac{I_D - I}{I} \qquad \text{Gl. 23-3}$$

Für das *Halbstufenpotential* $U_{1/2}$ wird mit $I = I_D/2$ der zweite Summand der Gl. 23-3 Null. Es gilt:

$$U_{1/2} = U^* \qquad \text{Gl. 23-4}$$

Gl. 23-4 besagt, daß das Halbstufenpotential $U_{1/2}$ (unter den genannten Bedingungen) mit dem *Standardpotential* U^* des Redoxsystems übereinstimmt.
Liegen beide Redoxpartner gelöst vor, so werden *anodische und kathodische Diffusionsgrenzströme* erhalten. Für das Potential in der Mitte der Gesamtstufe gilt Gl. 23-4 ebenfalls. Abb. 23-2, rechts, zeigt dies am Beispiel von Polarogrammen von Fe^{2+} und Fe^{3+} allein sowie von Fe^{2+}/Fe^{3+}-Gemischen: Für alle Polarogramme gilt das gleiche Halbstufenpotential (ein Kriterium für reversible Elektrodenvorgänge).

Anmerkung: Bei der polarographischen Indizierung einer Fe^{2+}- oder Fe^{3+}-Redoxtitration ließe sich nacheinander eine Kurvenschar entsprechend Abb. 23-2, rechts, erhalten, Kurve II entspräche dem halbtitrierten Fall (vgl. Kap. 25).

Komplexbildung

Die Zusammensetzung der *Grundlösung* beeinflußt nicht nur den Diffusiongrenzstrom, sondern kann auch die Lage des Halbstufenpotentials verändern. Dieses kann sich durch *Komplexbildung* der umzusetzenden Teilchen mit Bestandteilen der Grundlösung verschieben. Mit Hilfe der Nernstschen Gleichung läßt sich unter Berücksichtigung des Komplexbildungsgleichgewichtes eines Kations für einfache Fälle folgende angenäherte Beziehung herleiten:

$$\Delta U_{1/2} = -\frac{0.059}{z} \cdot \lg(X^p \cdot K) \qquad \text{Gl. 23-5}$$

$\Delta U_{1/2}$ = Verschiebung des Halbstufenpotentials durch Komplexbildung
p = Zahl der Liganden im Komplexion
X = Konzentration des Komplexbildners
K = Bildungskonstante des Komplexes

Gl. 23-5 läßt erkennen, daß das Halbstufenpotential durch Komplexbildung negativ verschoben wird und die Verschiebung von Art und Konzentration des Komplexbild-

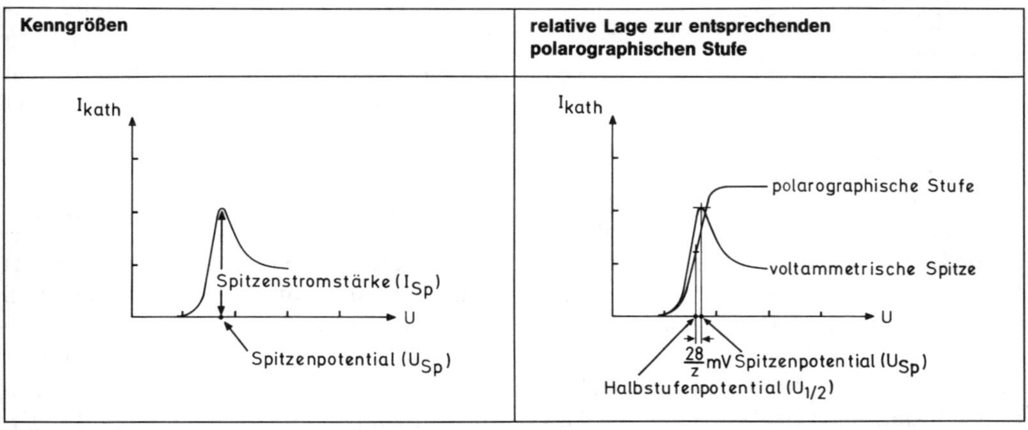

Abb. 23-3: Kathodische voltammetrische Spitze an Stationärelektroden (Erläuterungen im Text).

ners abhängt. Auf diese Weise lassen sich Komplexbildungsparameter ermitteln. Mit Gl. 23-5 wird auch deutlich, daß die Angabe von Halbstufenpotentialen nur in Verbindung mit einer bestimmten *Grundlösungsangabe* sinnvoll ist (Kap. 23-4). Die Komplexbildung bietet Möglichkeiten zur Erhöhung der *Selektivität* bei Trennungen. Der Wahl der Grundlösung kommt deshalb besondere Bedeutung zu.

23-2.2 Grundlagen der Voltammetrie an stationären Elektroden

Spitzenstromstärke, Randles-Ševčik-Gleichung

Wie in Kap. 19 erläutert wurde, hat in ruhender Lösung die an *stationären (Mikro) Elektroden* gemessene Strom-Spannungs-Kurve die Form einer *Stromspitze* (vgl. Abb. 19-7, links und 23-3). Anstelle der Ilkovič-Gleichung gilt für die *Spitzenstromstärke* bei reiner Diffusionskontrolle die von J. E. B. Randles und A. Ševčik 1948 angegebene und nach ihnen benannte Gleichung:

$$I_{Sp} = k \cdot z^{3/2} \cdot D^{1/2} \cdot A \cdot v^{1/2} \cdot c \quad \text{Gl. 23-6}$$

I_{Sp} = Spitzenstromstärke
k = Proportionalitätsfaktor
v = Spannungsvorschubgeschwindigkeit (z. B. mV/s)
A = Elektrodenoberfläche
D = Diffusionskoeffizient
z = Zahl der pro Teilchen umgesetzten Ladungen
c = Depolarisatorkonzentration

Verglichen mit der Ilkovič-Gleichung zeigt die *Randles-Ševčik-Gleichung* ebenfalls Proportionalität von *Konzentration* des Depolarisators und charakteristischer Stromstärke I_{Sp}. Diese nimmt jedoch mit der *Spannungsvorschubgeschwindigkeit* v zu. Anstelle der Parameter der Tropfelektrode erscheint in der Randles-Ševčik-Gleichung die *Elektrodenoberfläche*. Bei der Aufstellung einer Eichkurve sind diese Größen konstant zu halten.

Da bei der Voltammetrie an stationären Elektroden kein Tropfvorgang (Stromoszillationen) zu berücksichtigen ist, kann die Aufnahme der Strom-Spannungs-Kurven relativ schnell erfolgen. Der gesamte Spannungsvorschub läßt sich auch synchron gegen Ende eines Tropfenlebens an der Quecksilbertropfelektrode vornehmen. Die Registrierung der Strom-Spannungs-Kurve erfolgte dabei früher auf einem Oszillographenschirm (Kathodenstrahlpolarographie).

Spitzenpotential und Halbstufenpotential

In Abb. 23-3 ist rechts die relative Lage der kathodischen Strom-Spannungs-Kurven dargestellt, wie man sie für den gleichen Depolarisator einerseits an einer Stationärelektrode, andererseits unter vergleichbaren Bedingungen an einer Tropfelektrode erhält. Bei reiner Diffusionskontrolle gilt die Beziehung:

$$U_{Sp} = U_{1/2} - \frac{0.028}{z} \quad \text{Gl. 23-7}$$

Das Potential der kathodischen Stromspitze liegt gemäß Gl. 23-7 um 28/z mV negativer als das zugehörige polarographische Halbstufenpotential. Bei anodischen Stromspitzen liegt das Spitzenpotential entsprechend um 28/z mV positiver (+ in Gl. 23-7). Die Differenz von anodischem und kathodischem Spitzenpotential beträgt daher 56/z mV.

23-2.3 Der Voltammetrische Grundstrom

Wie in Kap. 19-4.3 (vgl. Tab. 19-3) erläutert wurde, können an Metall- und anderen Elektroden aufgrund von *Überspannungseffekten* in einem gewissen Bereich Spannungen angelegt werden, ohne daß ein Stromfluß durch die Zelle zustande kommt (*polarisierbare Elektrode*). Besonders ausgedehnt

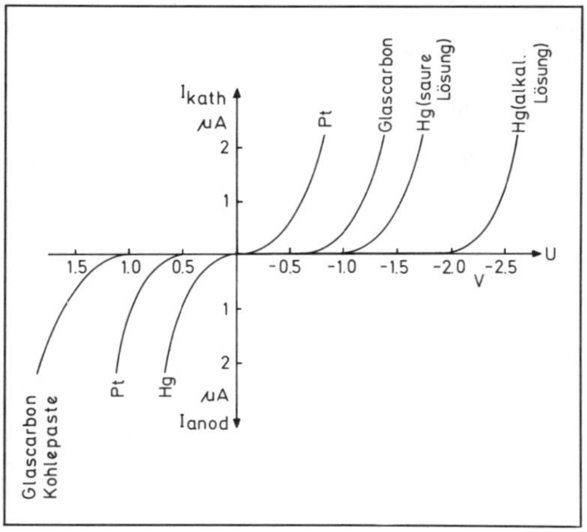

Abb. 23-4: Polarisierbarkeitsbereiche verschiedener Elektrodenmaterialien.

ist der *kathodische Polarisierbarkeitsbereich* bei *Quecksilber*. Faradaysche Ströme fließen nur dann, wenn Depolarisatoren vorhanden sind und an der Quecksilberelektrode umgesetzt werden. Die Grenzen der Polarisierbarkeitsbereiche von Elektroden sind gegeben:

- am negativen Ende durch die *Wasserstoffentwicklung* oder die Reduktion des Kations der Grundlösung
- am positiven Ende durch die *Auflösung des Elektrodenmaterials* oder die *Sauerstoffentwicklung.*

Beide Grenzen der Polarisierbarkeitsbereiche hängen sowohl vom *Elektrodenmaterial* als auch von der *Zusammensetzung der Grundlösung* ab (vgl. Hg in Abb. 23-4 und Tab. 19-3).

Für Quecksilberelektroden liegt die kathodische Grenze der Polarisierbarkeit in stark saurer Lösung bei etwa −1 V, in alkalischer Lösung (oder Alkalisalz-Lösung) bei −1.7 bis −2 V und in Grundlösungen quartärer Ammoniumsalze bis zu fast −3 V. Die positive Polarisierbarkeitsgrenze wird bei 0 bis 0.4 V erreicht. Komplexbildner als Grundlösung, die die Quecksilberauflösung erleichtern, verschieben die Grenze negativ. Die Quecksilberelektrode eignet sich deshalb überwiegend für *Reduktionsreaktionen*, sowie leicht erfolgende Oxidationen, wie die der Ascorbinsäure.

Zur Untersuchung von *Oxidationsreaktionen* verwendet man Platinelektroden (Polarisierbarkeitsbereich etwa von +0.6 V bis −0.4 V). Ein stärker positiver Potentialbereich ist mit Kohlepasteelektroden und Glascarbonelektroden (s. Lit. 3, 14, 17) zugänglich (vgl. Abb. 23-4).

Außer den genannten Strömen, die als *potentialabhängiger Grundstrom* der Voltammogramme die Grenzen des Polarisierbarkeitsbereiches festlegen, treten auch innerhalb dieses Bereiches Grundströme auf, die bei kleineren Konzentrationen die Empfindlichkeit der Voltammetrie einschränken:

- *Faradaysche Restströme* durch Spuren gelöster Verunreinigungen wie Cu^{2+}, Fe^{2+}
- Faradaysche Ströme durch Reduktion von gelöstem *Sauerstoff*
- *kapazitive Ladeströme* (Kap. 23-1) der Doppelschichtkapazität.

Durch entsprechende Reinheit der Grundlösungen lassen sich die zuerst genannten Restströme verringern. Gelöster *Sauerstoff* wird in *2 Stufen* (1. Stufe bei − 0.05 V (sauer) bis − 0.02 V (alkalisch); 2. Stufe bei − 0.7 V (sauer) bis − 1.0 V (alkalisch)), die ei-

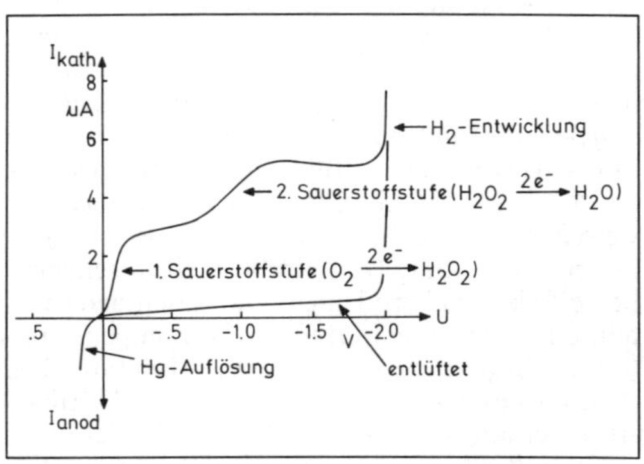

Abb. 23-5: Polarographische Stufen des Sauerstoffs in nichtentlüfteter 0.1 M-KCl-Lösung und Grundstrom in der entlüfteten Lösung.

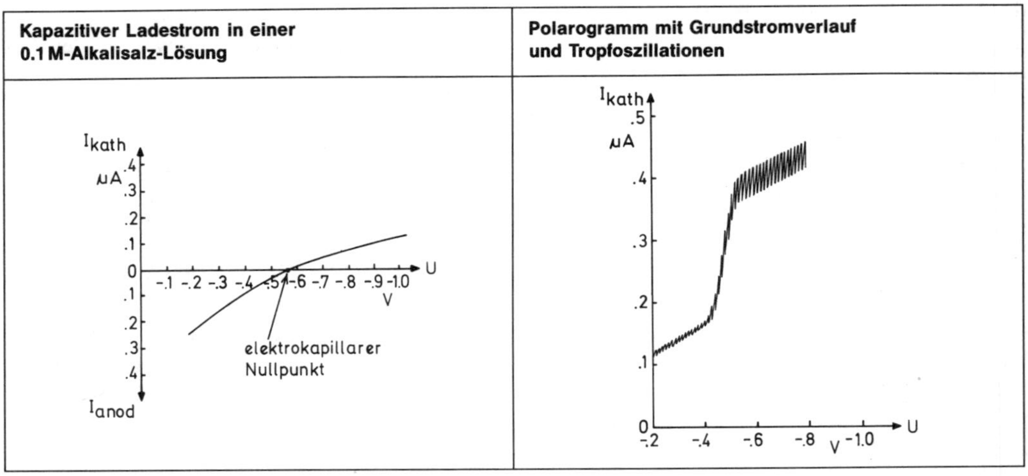

Abb. 23-6: Kapazitiver Grundstrom an der Quecksilbertropfelektrode.

ne Beeinträchtigung von Polarogrammen darstellen, reduziert (vgl. Abb. 23-5). Die positivere Sauerstoffstufe zeigt außerdem ausgeprägte *Maxima* (vgl. Kap. 23-2.1). Der gelöste Sauerstoff kann durch Einleiten von Inertgasen wie N_2 (*Entlüftung*), oder in alkalischen oder neutralen Lösungen durch Zugabe von Na_2SO_3 beseitigt werden.

Die *kapazitiven Ladeströme* entstehen, wie in Kap. 23-1 erläutert wurde, einerseits infolge des *Spannungsvorschubes* und andererseits im Falle der Polarographie durch das *periodische Wachstum der Tropfenoberfläche*. Ein typischer *Kapazitätsstromverlauf* ist in Abb. 23-6, links, dargestellt. Die Abbildung zeigt, daß bei Spannungen „links" von etwa −0.6 V ein „anodischer", rechts davon ein „kathodischer" Ladestrom fließt. Dies ist in einem *Polaritätswechsel der Doppelschichtaufladung* bei dieser Spannung, die ihrerseits von der Grundlösung abhängt, begründet. Linker und rechter Ast der *Ladestromkurve* weisen unterschiedliche Neigung auf. Bei nicht zu hoher Verstärkung (Empfindlichkeit) erscheinen beide Teile annähernd linear und lassen sich geräteintern durch einen Gegenstrom kompensieren (*lineare Gegenstromkompensation*). Ein typisches Polarogramm mit *Tropfoszillationen* und Grundstromverlauf findet sich in Abb. 23-6, rechts.

Gemäß der Randles-Ševčik-Gleichung (Gl. 23-6) ist die voltammetrische Spitzenstromstärke proportional der Quadratwurzel aus der Spannungsvorschubgeschwindigkeit. Da der kapazitive Ladestrom direkt proportional zu dieser ansteigt, sind kleinere Spannungsvorschubgeschwindigkeiten hinsichtlich der Empfindlichkeit günstiger.

23-2.4 Auswertung voltammetrischer Strom-Spannungs-Kurven; Simultanbestimmungen

Treten bei der Aufnahme voltammetrischer Strom-Spannungs-Kurven keine nennenswerten Grundströme auf, so können Diffusionsgrenzstrom, Spitzenstrom, Halbstufenpotential bzw. Spitzenpotential wie in Abb. 23-2 bzw. Abb. 23-3, links beschrieben, abgelesen werden. Bei kleineren Konzentrationen ist die Bestimmung dieser Größen, wie bei anderen analytischen Verfahren, nicht ohne Berücksichtigung des Grundlinien(Grundstrom)verlaufes möglich. Abb. 23-7 zeigt die Auswertung praktisch erhaltener Voltammogramme.

Im Falle eines *Polarogramms* ermittelt man zunächst durch Extrapolation die beiden Tangentenschnittpunkte A und B (vgl. Abb. 23-7, links). Das *Halbstufenpotential* liegt in der Mitte zwischen den Potentialen von A und B. Der *Diffusionsgrenzstrom* I_D wird beim Halbstufenpotential zwischen

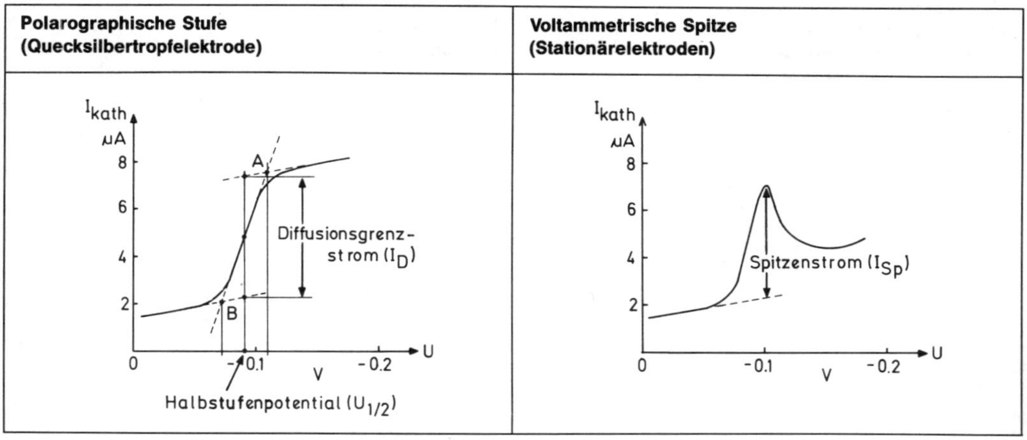

Abb. 23-7: Auswertung voltammetrischer Strom-Spannungs-Kurven.

den beiden Tangenten des Grundstromverlaufes gemessen (z. B. USP XXII). Wenn der Grundstromverlauf rechts von A und links von B gleiche Neigung aufweist und die Tangenten hierdurch parallel verlaufen, ist die Ermittlung des Halbstufenpotentials zur Ablesung des Diffusionsgrenzstromes nicht erforderlich. In Abb. 23-7, links, sind die *Tropfoszillationen* (vgl. Abb. 23-6, rechts) nicht dargestellt. Die Tangenten können entweder an den oberen oder unteren Rand der Oszillationen angelegt oder durch die Mitte geführt werden.

Die Auswertung der *voltammetrischen Spitzen* erfolgt gewöhnlich durch Extrapolation des Grundstromverlaufes „vor" der Spitze (Abb. 23-7, rechts). Bei gekrümmtem Grundlinienverlauf können durch Extrapolation der Krümmung genauere Ergebnisse erzielt werden.

Voltammetrie von Gemischen

Enthält die Elektrolysenlösung mehrere voltammetrisch aktive Substanzen (Depolarisatoren), so addieren sich ihre Strom-Spannungs-Kurven. Im Falle zweier reduzierbarer Stoffe werden *Polarogramme* ähnlich Abb. 21-2 registriert. Bei der Auswertung der negativeren Stufe gilt die Diffusionsgrenzstromstärke der 1. Stufe als Basislinie. Zahlreiche Depolarisatoren werden in mehreren *getrennten Stufen* reduziert bzw. oxidiert. Die entstehenden Polarogramme zeigen die gleiche Form wie Gemische von Depolarisatoren. *Voltammetrische Spitzen* überlagern sich entsprechend (vgl. Abb. 23-8), jedoch ist die Auswertung der 2. Spitze erschwert, da sie die Abklingkurve der 1. Spitze als Grundlinie besitzt.

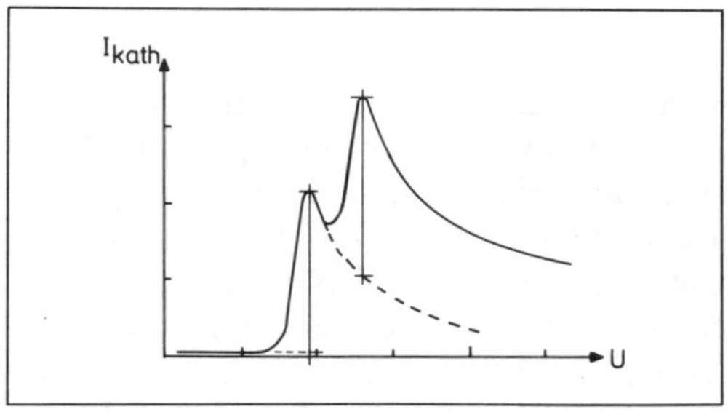

Abb. 23-8: Überlagerung und Auswertung zweier voltammetrischer Spitzen.

23-2.5 Voltammogramme bei nichtreversiblen Elektrodenvorgängen

Die bisher besprochenen Beziehungen und Diagramme gelten für ausschließlich *diffu-*

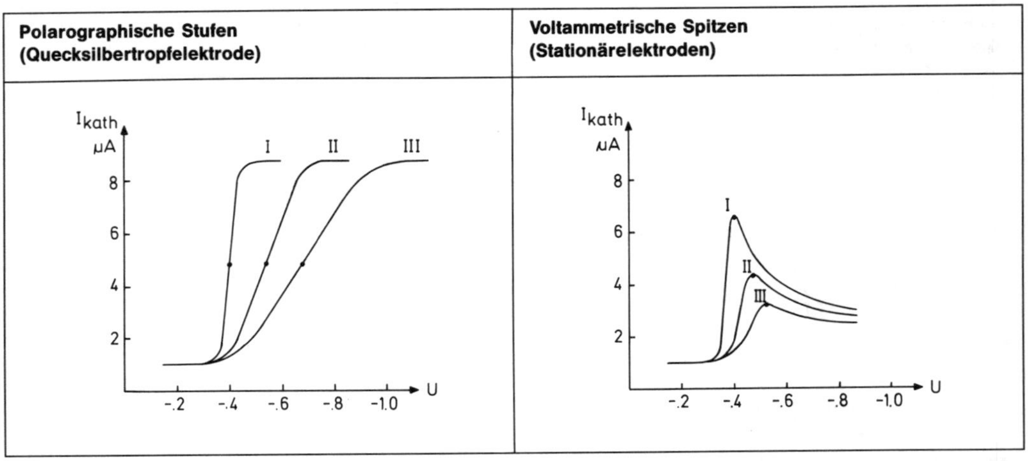

Abb. 23-9: Voltammetrische kathodische Strom-Spannungs-Kurven bei zunehmender Irreversibilität (von I nach III).

sionskontrollierte Elektrodenprozesse. Bei kleiner Reaktionsgeschwindigkeit der Elektrodenreaktion (oder damit gekoppelter Reaktionen) läuft der Elektrodenprozeß zumindest nicht ausschließlich diffusionskontrolliert ab. Dies beeinflußt die Gestalt der Voltammogramme erheblich. Abb. 23-9 zeigt voltammetrische Strom-Spannungs-Kurven mit unterschiedlichem Reversibilitätsgrad.

Die *polarographischen Kurven* (vgl. Abb. 23-9, links) verlaufen mit abnehmender Geschwindigkeit der Elektrodenreaktion weniger steil (s. Kurven I bis III). Das *Halbstufenpotential* dieser Stufen wird bei Zunahme des Irreversibilitätsgrades negativer, bei anodischen Prozessen sind positivere Potentiale erforderlich (Überspannungen). Enthält die Lösung die reduzierte und die oxidierte Form eines Redoxpaares, so wird bei reversibler Elektrodenreaktion eine *Gesamtstufe* erhalten (vgl. Abb. 23-2, rechts, II). Bei nichtreversibler Elektrodenreaktion erscheinen kathodische und anodische Stufe nicht verschmolzen, sondern als *getrennte Stufen* mit unterschiedlichen Halbstufenpotentialen. Die *Diffusionsgrenzstromstärke* wird jedoch unabhängig vom Irreversibilitätsgrad erreicht, da mit wachsender Überspannung die Reaktionsgeschwindigkeit so weit ansteigt, daß der Gesamtvorgang (im Grenzstrombereich) schließlich diffusionskontrolliert abläuft. Bei stark irreversibler Reaktion können Stufen ganz fehlen.

Der Anstieg der voltammetrischen Kurven an *Stationärelektroden* (vgl. Abb. 23-9, rechts) wird bei zunehmender Irreversibilität ähnlich den polarographischen Stufen flacher und die *Spitzenpotentiale* verschieben sich bei kathodischen Vorgängen ins Negativere, bei anodischen Prozessen entsprechend ins Positivere. Im Gegensatz zur Polarographie tritt eine solche Verschiebung außerdem bei Erhöhung der Spannungsvorschubgeschwindigkeit auf. Insbesondere ist auch die *Spitzenstromstärke* abhängig von den kinetischen Parametern der Elektrodenreaktion. Der *Temperatureinfluß* auf die voltammetrischen Kenngrößen ist bei kinetischer Kontrolle der Elektrodenvorgänge deutlich größer als bei reiner Diffusionskontrolle.

Die Zusammensetzung der *Grundlösung*, insbesondere ihr pH-Wert, besitzt erheblichen Einfluß auf die Reversibilität der Elektrodenprozesse und auch auf die Halbstufenpotentiale. Elektrochemische Umsetzungen *organischer Substanzen* verlaufen in vielen Fällen irreversibel. Aus dem Verlauf der anodischen und kathodischen voltammetrischen Kurven können Schlüsse auf die Kinetik der Elektrodenreaktionen gezogen werden (*Cyclische Voltammetrie* Lit. 16 bis 18, 19-3).

23-3 Durchführung voltammetrischer Bestimmungen

23-3.1 Voltammetrische Zellen

Da die voltammetrischen Methoden nur mit geringem Stoffumsatz verbunden sind, kann die voltammetrische Zelle verhältnismäßig klein, gewöhnlich mit wenigen Millilitern Inhalt, gestaltet werden. Mikrozellen arbeiten mit Bruchteilen eines Milliliters, und voltammetrische Detektoren für die HPLC (vgl. Kap. 17-3.7.6) sind als Durchflußzellen mit wenigen Mikrolitern Volumen aufgebaut. Der prinzipielle Aufbau einer polarographischen Anordnung mit Quecksilbertropfelektrode und Bezugselektrode ist in Abb. 23-1 skizziert.

Voltammetrische Arbeitselektroden

Je nach untersuchtem Potentialbereich werden in der Voltammetrie Elektroden aus *Edelmetallen* wie Platin oder Gold, verschiedenartige *Kohleelektroden* (z. B. aus glasartigem Kohlenstoff oder Kohlepasteelektroden) und vor allem *Quecksilberelektroden* aufgrund ihrer nahezu idealen Eigenschaften hinsichtlich Oberflächenbeschaffenheit, Reproduzierbarkeit und günstigem Grundstromverlauf verwendet.

Auch als *Stationärelektroden* werden Quecksilberelektroden eingesetzt: An einer stehenden oder hängenden Kapillare (Innendurchmesser etwa 0.1 mm) wird ein Quecksilbertropfen mit Hilfe geeigneter Dosiervorrichtungen (z. B. Verdrängungsbürette mit Mikrometerschraube) erzeugt. Vorteile hinsichtlich der Selektivität ergeben Quecksilberfilmelektroden, die man durch Elektrolyse auf geeigneten Trägerelektroden erzeugt. Im Gebrauch sind auch *rotierende Festelektroden* (Näheres Lit. 19-3).

Quecksilbertropfelektrode

Der Bau der Quecksilbertropfelektrode ist in Kap. 23-1 beschrieben. Die *Tropfzeit* der Elektrode ist hauptsächlich durch die Dimensionen der Tropfkapillare gegeben. Sie läßt sich mit der *Niveauhöhe* des Vorratsgefäßes regulieren. Durch Senken des Gefäßes kann der Tropfvorgang (z. B. über Nacht) unterbrochen werden. (Die Elektrode soll jedoch stets langsam weitertropfen). Die Niveauhöhe des Vorratsgefäßes (Abstand unteres Kapillarende – Spiegel im Niveaugefäß) soll bei den Messungen nicht kleiner als 40 cm eingestellt werden, da der Tropfvorgang sonst unregelmäßig wird. Die maximale Tropfengröße an einer Kapillare ist weitgehend unabhängig von ihrer Tropfzeit (bei Änderung der Niveauhöhe). Im Falle der *Diffusionskontrolle* des Elektrodenvorgangs ist die mittlere Diffusionsgrenzstromstärke proportional zur Quadratwurzel der Niveauhöhe des Quecksilbers (Lit. 4). Durch Untersuchung dieser Abhängigkeit können auf einfache Weise andere Kontrollmechanismen erkannt werden.

Zur Erzielung reproduzierbarer Tropfzeiten darf die *Kapillarmündung* keine Risse o. ä. aufweisen. Dies wird durch entsprechendes Brechen erreicht. Ebenso ist das Eindringen von Flüssigkeit zu vermeiden. Die Kapillaren sind deshalb *siliconisiert* (Arbeitsvorschrift s. Lit. 19-3). Um eine Potentialabhängigkeit der Tropfzeit zu eliminieren und zur Synchronisation von Schaltvorgängen mit dem Tropfwachstum (z. B. bei Tast- oder Pulsverfahren, vgl. Kap. 23-5) wird die Tropfzeit häufig durch *mechanisches Abklopfen* kontrolliert. Neuere Geräte verwenden ventilgesteuerte Quecksilberelektroden mit mechanischen Abklopfvorrichtungen. Die Messung erfolgt bei diesen Elektroden bei unterbrochenem Tropfenwachstum und damit konstanter Oberfläche. Solche Elektroden ergeben wegen des fehlenden Ladestromes infolge Oberflächenvergrößerung auch für die Gleichstrompolarographie erhöhte Empfindlichkeiten. Die gleichen Elektroden lassen sich auch als voltammetrische Stationärelektroden verwenden.

Bezugselektroden

Die Spannungsmessung an der Zelle zur Bestimmung von Halbstufen- bzw. Spitzenpotentialen erfolgt gegenüber einer Bezugs(Referenz)elektrode mit konstantem und reproduzierbarem Potential. Hierzu eignen sich die im allgemeinen Teil (Kap. 19-3) besprochenen Elektroden 2. Art. Im Gebrauch sind vor allem *Silber/Silberchlorid-Elektroden* und *Kalomelelektroden*. Benutzt werden auch *Quecksilber/Quecksilbersulfat-Elektroden*, deren Potential um etwa 400 mV positiver ist als das der gesättigten Kalomelelektrode.

Zur Vermeidung einer *(Konzentrations-) Polarisation* dürfen diese Elektroden nicht mit hohen *Stromdichten* betrieben werden. In 2-Elektroden-Zellen wird dies durch entsprechend große Oberfläche der Gegenelektrode erreicht. Besonders einfach ist es, das großflächige *Bodenquecksilber* der polarographischen Zelle als Gegenelektrode zu verwenden. Dies ist möglich, wenn die Grundlösung Anionen enthält, die mit dem Bodenquecksilber Elektroden 2. Art ergeben (z. B. Halogenide). Die Methode der Wahl stellen jedoch *3-Elektrodenanordnungen* dar, bei denen die *Referenzelektrode* nur zur leistungslosen Potentialkontrolle der *Arbeitselektrode* dient, während der Zellstrom über die *Hilfselektrode* fließt (vgl. Kap. 19-4.5 und 21-3). Hilfselektroden brauchen kein definiertes Potential gegenüber der Lösung zu besitzen. Verwendet werden Elektroden aus Stählen, Kohlenstoff und Platin.

23-3.2 Instrumentelle Anordnung

Das Prinzip einer gleichspannungsvoltammetrischen Anordnung mit zwei Elektroden ist in Abb. 23-1 dargestellt. Die Aufnahme einer Strom-Spannungs-Kurve kann mit dieser einfachen Anordnung durch schrittweises Verändern der eingestellten Spannung und jeweiliges Ablesen der Stromstärke erfolgen. Für potentiostatisierte Anordnungen mit drei Elektroden gilt das in Abb. 21-4 dargestellte Blockschema.

Kommerzielle Geräte verändern die Spannung automatisch („Scan-Generator"). Ebenso erfolgt die Registrierung des Zellstromes nach Verstärkung und gegebenenfalls Dämpfung der Tropfoszillationen mit Hilfe von Schreibern. Abb. 23-10 zeigt in Analogie zu Abb. 21-5 das Blockschema einer solchen Anordnung.

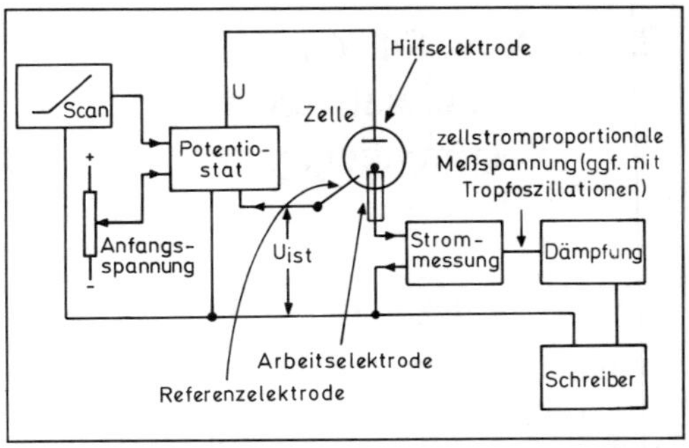

Abb. 23-10: Blockschema eines Gerätes zur Gleichspannungsvoltammetrie mit 3 Elektroden.

23-3.3 Experimentelle Durchführung

Zur Aufnahme einer Strom-Spannungs-Kurve wird die grundelektrolythaltige Probelösung in die Zelle gefüllt, bei der Polarographie, falls erforderlich, mit wenigen Tropfen *Maximadämpfer-Lösung* (Kap. 23-2.1) versetzt und meist auch durch Einleiten eines Inertgases (z. B. N_2, H_2) ca. 15 min. *entlüftet*. Die Zellspannung ist dabei so eingestellt, daß keine Umsetzung abläuft („vor" einer Stufe), gewöhnlich bei der *Ausgangsspannung* für die aufzunehmende Strom-Spannungs-Kurve. Nach Beenden der Inertbegasung wird, falls mit einer stationären Quecksilberelektrode gearbeitet wird, zunächst die *Elektrode* gebildet. Bei der Polarographie wird der *Spannungsvorschub* (s. u.) sofort eingeschaltet und die Strom-Spannungs-Kurve registriert.

23-4 Anwendungen der Voltammetrie

Voltammetrie bzw. Polarographie lassen sich grundsätzlich zur Identifizierung und quantitativen Bestimmung aller Stoffe einsetzen, die an einer Elektrode oxidiert oder reduziert werden. *Da der Transportmechanismus zu und von der Elektrode auf Diffusion beruht, stellt eine Ladung der Teilchen keine Voraussetzung für die voltammetrische Bestimmbarkeit dar.* Prinzipiell der Bestimmung zugänglich sind deshalb in allen Potentialbereichen *Kationen*, *Anionen und Neutralmoleküle*, soweit sie dort elektrochemisch umgesetzt werden. Zur Identifizierung von Stoffen wird in der *Polarographie* das *Halbstufenpotential*, in der *Voltammetrie* an Stationärelektroden das *Spitzenpotential* herangezogen. Die quantitative polarographische Bestimmung erfolgt auf der Grundlage der Proportionalität von *Diffusionsgrenzstrom* (Stationärelektroden: *Spitzenstromstärke*) und Konzentration.

Die nachfolgende Darstellung beschränkt sich im Wesentlichen auf pharmazeutisch wichtige Beispiele. Zur Identifizierung wichtige Halbstufen- bzw. Spitzenpotentiale sowie andere Angaben zum voltammetrischen Verhalten von Stoffen finden sich in zahlreichen Handbüchern und Monographien (z. B. Lit. 1 bis 7, 19-3).

23-4.1 Voltammetrie anorganischer Substanzen

Kationen

Viele anorganische Kationen sind voltammetrisch bzw. polarographisch bestimmbar. Für Bestimmbarkeit und Selektivität kommt der Wahl der *Grundlösung* erhebliche Bedeutung zu. Abb. 23-11 zeigt schematisch das Polarogramm eines Gemisches von Kationen. Man spricht gelegentlich auch vom „polarographischen Spektrum".

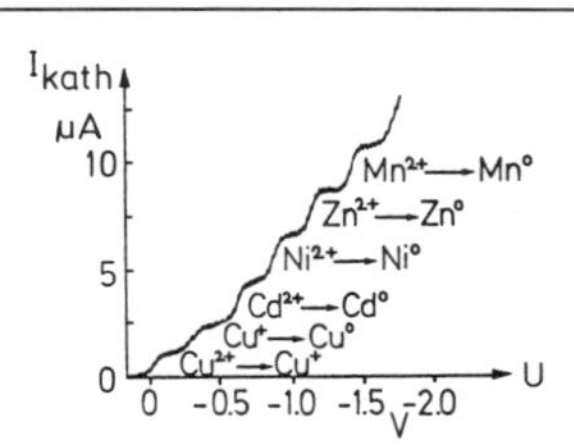

Abb. 23-11: Schematisches Polarogramm eines Kationengemisches.

Für das Auftreten getrennter Stufen gelten die bei der Elektrogravimetrie bzw. Coulometrie hinsichtlich *Trennmöglichkeiten* genannten Gesichtspunkte. Infolge der großen Zahl umsetzbarer Kationen treten die Stufen verschiedener Kationen (z. B. von Sn^{2+} und Pb^{2+}) häufig bei gleichen Potentialen auf, so daß nur gemeinsame Stufen erhalten werden. Wie Abb. 23-11 schematisch am Beispiel von Cu^{2+} zeigt, können Kationen auch in getrennten Stufen reduziert werden.

Als *Grundlösungen* werden häufig Mineralsäuren verwendet, ebenso Alkali- oder Erdalkalisalze von Mineralsäuren und Puffersysteme wie NH_3/NH_4X in unterschiedlicher Konzentration (Untergrenze etwa 0.1 mol · l^{-1}), wobei der Polarisierbarkeitsbereich der Arbeitselektroden von der Grundlösung abhängt (vgl. Kap. 23-2.3). Daneben enthalten die Grundlösungen oft Komplexbildner wie CN^-, SCN^-, Pyridin u. a., außerdem 0.001 bis 0.01% *Maximadämpfer*.

Tab. 23-1 gibt polarographische Daten für einige wichtige Kationen an. Die Darstellung in der Tabelle beschränkt sich auf einfachere Grundlösungen, obwohl Bestimmungen in komplexen Systemen häufig besser ausgebildete Polarogramme ergeben. Die Verschiebung der Halbstufenpotentiale durch *Komplexbildung* kann einerseits Trennungen von Stufen bewirken oder Stufen werden in günstigere Potentialbereiche verschoben (z. B. aus dem Gebiet der Quecksilberauflösung oder der Wasserstoffentwicklung heraus). In einigen Fällen werden nur neben Komplexbildnern polarographische Stufen erhalten (Lit. 1 bis 7, 19-3). Ein Arzneibuchbeispiel der Bestimmung eines Kations ist die Bestimmung von Zn^{2+} in Insulin in Pharmacopoea Bohemo-Slovenica II, 1954.

Anionen

Anorganische Anionen können ebenfalls auf Grund ihres Redoxverhaltens voltam-

Tab. 23-1: Polarographische Bestimmung anorganischer Kationen (Halbstufenpotentiale gegen gesättigte Kalomelelektrode, 25 °C; * = gut ausgeprägte Stufe; Lit. 1 bis 5, 16, 17, 19-3).

Kation	Reaktion	Grundlösung	Halbstufenpotential (V)	Bemerkungen
As^{3+}	$As^{3+} \xrightarrow{3e^-} As$	1 M-HCl	ca. −0.41	2. Stufe bei −0.6 V
Cd^{2+}	$Cd^{2+} \xrightarrow{2e^-} Cd$	1 M-HCl	ca. −0.64	*
		1 M-KCl	ca. −0.64	*
	Cd^{2+}-Komplex	1 M-NH_3/ 1 M-NM_4Cl	ca. −0.81	*
Co^{2+}	$Co^{2+} \xrightarrow{2e^-} Co$	1 M-NH_3/ 1 M-NH_4Cl	ca. −1.3	
Cu^{2+}	$Cu^{2+} \xrightarrow{e^-} Cu^+$	1 M-KCl	ca. −0.21	vgl. Cu^+
	$Cu^{2+} \xrightarrow{2e^-} Cu$	1 M-H_2SO_4	ca. 0	
	Cu^{2+}-Komplex	1 M-NH_3/ 1 M-NH_4Cl	ca. −0.25	*
Cu^+	$Cu^+ \xrightarrow{e^-} Cu$	1 M-KCl	ca. −0.23	*
	Cu^+-Komplex	1 M-NH_3/ 1 M-NH_4Cl	ca. −0.49	*
Mn^{2+}	$Mn^{2+} \xrightarrow{2e^-} Mn$	1 M-KCl	ca. −1.58	
		1 M-KSCN	ca. −1.59	
		1 M-KCN	ca. −1.33	
Ni^{2+}	$Ni^{2+} \xrightarrow{2e^-} Ni$	1 M-KCl	ca. −1.1	
		1 M-KSCN	ca. −0.69	*
		1 M-KCN	ca. −1.35	*
Pb^{2+}	$Pb^{2+} \xrightarrow{2e^-} Pb$	1 M-KCl	ca. −0.44	*
		0.1 M-KNO_3	ca. −0.38	*
		1 M-NaOH	ca. −0.76	
		0.5 M-Na-tartrat, pH = 9	ca. −0.61	pH-abhängig
Sn^{2+}	$Sn^{2+} \xrightarrow{2e^-} Sn$	1 M-KCl	ca. −0.46	*
		1 M-HCl	ca. −0.48	*
		0.5 M-Na-tartrat, pH = 9	ca. −0.57 ca. −0.86	pH-abhängig
Zn^{2+}	$Zn^{2+} \xrightarrow{2e^-} Zn$	1 M-KCl	ca. −1.0	*
		2 M-Essigs./ 2 M-NH_4-acetat	ca. −1.1	
		1 M-NaOH	ca. −1.61	
		1 M-NH_3/ 1 M-NH_4Cl	ca. −1.35	*
		0.5 M-Na-tartrat, pH = 9	ca. −1.15	*

Tab. 23-2: Polarographische Bestimmung anorganischer Anionen (Halbstufenpotentiale gegen gesättigte Kalomelelektrode; Lit. 1 bis 5, 16, 19-3).

Anion	Reaktion	Grundlösung	Halbstufen-potential (V)	Bemerkungen
NO_2^-	s. Text (Kap. 23-4.1) $R{-}NO \xrightarrow{2e^-} R\text{-}NHOH$ $\xrightarrow{2e^-} R\text{-}NH_2$	0.01 M-HCl/ 0.2 M-NaCl z. B. H_2SO_4/ H_2O/Essigs. 5 : 4 : 1	ca. −0.96	katalytische Reduktion neben U(VI) R = Aromat pH-abhängig
NO_3^-	s. Text (Kap. 23-4.1) $R{-}NO_2 \xrightarrow{4e^-} R\text{-}NHOH$ $\xrightarrow{2e^-} R\text{-}NH_2$	0.01 M-HCl/ 0.2 M-NaCl z. B. H_2SO_4/ H_2O/Essigs. 6 : 3 : 1	ca. −0.96	s. NO_2^- R = Aromat pH-abhängig
SO_3^{2-}	$SO_3^{2-} \xrightarrow{2e^-} SO_2^{2-}$	0.1 M-Essigs./ Na-acetat	ca. −0.67	pH-abhängig
IO_3^-	$IO_3^- \xrightarrow{6e^-} I^-$	0.1 M-$CaCl_2$	ca. −1.0	pH-abhängig
CrO_4^{2-}	$CrO_4^{2-} \xrightarrow{3e^-} Cr^{3+}$	1 M-NaOH	ca. −0.85	

metrisch bzw. polarographisch bestimmt werden. Eine Reihe von Anionen wird trotz ihrer negativen Ladung an der Quecksilberkathode reduziert. Tab. 23-2 gibt polarographische Daten einiger Anionen an. Bestimmungen, die auf Reaktionen unter Umsetzung des Elektrodenmaterials beruhen (z. B. von Halogeniden oder Sulfid) siehe bei der inversen Voltammetrie (vgl. Anhang 23-5).

Die Reduktion von Anionen erfolgt häufig irreversibel. In einfachen Grundlösungen ist die Reduktion von *Nitrat oder Nitrit* stark gehemmt. Nur in Gegenwart höherwertiger Kationen wie La(III), Mo(VI) oder U(VI) werden polarographische Stufen erhalten. Je nach Bedingungen erfolgt Reduktion bis zur Stufe von Ammonium, Hydroxylamin oder Stickstoff. Nitrit und Nitrat können auch nach Umsetzung mit aktivierten Aromaten bestimmt werden. Die Reduktion der Reaktionsprodukte erfolgt diffusionskontrolliert in saurer Lösung über Hydroxylaminderivate in zwei Stufen, in alkalischer Lösung nur bis zum Hydroxylaminderivat. In der Pharmazie besitzt die Methode Bedeutung bei der Bestimmung organischer Nitroverbindungen (vgl. Kap. 23-4.2).

Neutralmoleküle

Auch *ungeladene Moleküle* sind auf Grund ihres Redoxverhaltens voltammetrisch bestimmbar. Als Beispiele seien genannt:

$$O_2,\ O_3,\ H_2O_2,\ Cl_2,\ NO,\ NO_2,\ SO_2$$

Die voltammetrische *Sauerstoffbestimmung* unter Verwendung spezieller Membranelektroden besitzt erhebliche Bedeutung bei der Untersuchung von biologischem Material sowie in der Wasseranalytik.

23-4.2 Voltammetrie organischer Verbindungen

Viele organische Verbindungen lassen sich voltammetrisch bzw. polarographisch untersuchen (Lit. 1 bis 8, 17 bis 23, 19-3). Für die elektrochemische Reaktivität sind die *funktionellen Gruppen* verantwortlich. Ihre *Halbstufenpotentiale* werden durch aktivierende Effekte beeinflußt.

Voltammetrisch inaktive organische Verbindungen können durch *Einführung funktioneller Gruppen* in elektroaktive Verbindungen umgewandelt werden (s. u.). Die Selektivität voltammetrischer Verfahren ist häufig so groß, daß auch Glieder homologer Reihen simultan bestimmt werden können. Voltammetrische Verfahren sind zur Analyse pharmazeutischer Wirkstoffe besonders geeignet. Einsatzmöglichkeiten bestehen auch in der Lebensmittelchemie, Biochemie, Insektizid-, Pestizid- und Rückstandsanalytik und der klinischen Chemie.

Umsetzungen organischer Verbindungen in wäßrigen Lösungen sind häufig nicht reversibel. Darin liegt begründet, daß die polarographischen Halbstufenpotentiale funktioneller Gruppen stärker von den Versuchsparametern abhängen, als bei reversibel umgesetzten anorganischen Stoffen. Die Verwendung *organischer Lösungsmittel* schränkt die erforderliche Löslichkeit von Leitsalzen ein. Man verwendet Alkohole, Ketone, Dimethylformamid, Ethylendiamin u.a., meist gemischt mit Wasser. Da bei organischen Reaktionen häufig Protonen beteiligt sind, spielt der *pH-Wert* der Grundlösung ebenfalls eine wichtige Rolle hinsichtlich des Reaktionsverlaufes und der Lage der Halbstufenpotentiale. Um pH-Veränderungen in der Reaktionsschicht der Elektrodenumgebung zu vermeiden, werden häufig *Puffersysteme* verwendet. Als *Leitelektrolyte* dienen u.a. Säuren wie HCl oder $HClO_4$, quartäre Ammoniumsalze, Alkalihalogenide und -phosphate. Wegen geringerer Leitfähigkeit der nichtwäßrigen Lösungen sind gewöhnlich *3-Elektrodenanordnungen* mit Potentiostatisierung erforderlich (vgl. Kap. 23-3.2).

Der Polarisierbarkeitsbereich der Quecksilbertropfelektrode (vgl. Kap. 23-2.3) erlaubt auch bei organischen Verbindungen fast ausschließlich *Reduktionen*. Nur leicht erfolgende *Oxidationen* wie die von Ascorbinsäure oder Tocopherol liegen im Polarisierbarkeitsbereich von Quecksilberelektroden. Bei Verwendung von *Platinelektroden* oder Glascarbonelektroden (vgl. Abb. 23-4) und organischen Lösungsmitteln kann hingegen mit positiven Arbeitselektrodenspannungen bis zu fast 3 V gearbeitet werden.

Kathodische Bestimmungen (Reduktionen)

Tab. 23-3 zeigt eine Auswahl der an Quecksilberelektroden möglichen reduktiven Umsetzungen wichtiger funktioneller Gruppen. Die Reaktionsabläufe sind häufig komplizierter als sich dies im Rahmen einer Tabelle darstellen läßt und von den Reaktionsbedingungen abhängig.

Spezielle Bedingungen der Bestimmung von Einzelsubstanzen und Halbstufenpotentiale der funktionellen Gruppen sind in der Tabelle nicht angegeben, da sie erheblich von Substituenten abhängen (vgl. Lit. 1 bis 8, 19, 20, 24). Die rechte Spalte der Tab. 23-3 nennt einige pharmazeutisch wichtige Beispiele oder Substanzgruppen.

Die C—C-Bindungen *gesättigter Kohlenwasserstoffe* sind elektrochemisch wegen des eingeschränkten Potentialbereiches nicht reduzierbar. *C—N- und C—O-Bindungen* sind nur schwer reduktiv spaltbar. Leichter erfolgt die Spaltung bei *C—X-Bindungen* (X = Halogen). Die in Tab. 23-3 dargestellte Reaktion konkurriert mit Dimerisierungen. Mehrere Halogenatome im Molekül erleichtern die Reduktion. *Isolierte C,C-Doppel-* und *C,C-Dreifachbindungen* sind ebenfalls nicht reduzierbar. Hingegen sind *konjugierte* und *kumulierte Mehrfachbindungen* bei Potentialen negativer als −1.8 V elektrochemisch aktiv. Die Reduktionen verlaufen nicht immer als 2-Elektronenschritte (vgl. Tab. 23-3): Die Stufenhöhe entspricht dann einem 1-Elektronenschritt. Dies trifft auch bei *Konjugation mit Carbonylfunktionen* oder *aromatischen Systemen* zu. *Rein aromatische Systeme* wie Benzol werden nicht reduziert. *Aktivierte Carbonylfunktionen von Aldehyden und Ketonen* werden reduziert (Potentiale meist zwischen −1 V und −2 V). Das elektrochemische Verhalten hängt jedoch stark von den Bedingungen ab: Einfache aliphatische Aldehyde wie Formaldehyd werden nur in alkalischer Lösung reduziert. Als Produkte entstehen einwertige – oder unter Dimerisierung – mehrwertige Alkohole.

Die Reduktion *α,β-ungesättigter aliphatischer Aldehyde* erfolgt in 2 Stufen: Zunächst wird die C,C-Doppelbindung reduziert, dann die Carbonylfunktion. Dimerisierung erfolgt nicht. *Aromatische Aldehyde* werden je nach Bedingungen in zwei 1-elektronigen, einer 2- oder 1-elektronigen Stufe reduziert. Auch Dimere treten auf. *α,β-ungesättigte aliphatische Ketone* werden zunächst an der C,C-Doppelbindung reduziert. Dabei entstehen Ketone oder – durch Dimerisierung – Diketone, die weiterreduziert werden können. Diketone ergeben in einer 2-elektronigen Stufe Endiole. Die Reduktion *aromatischer Ketone* in saurer Lösung entspricht dem Reaktionsschema in

Tab. 23-3: Elektrochemische Reduktion funktioneller Gruppen an Quecksilberelektroden (vgl. Lit. 1 bis 8, 17 bis 25, 19-3).

funkt. Gruppe	Reaktion	Beispiele
Olefinische Doppelbindungen (Dreifachbindungen ähnlich)	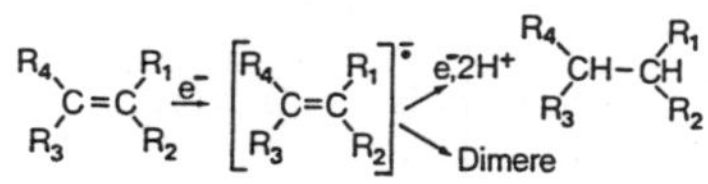 nur bei konjugierten oder durch stark elektronegative Substituenten aktivierten Doppelbindungen	Maleinsäure Fumarsäure Vitamin A Vitamin D Stilbene Cumarine Corticoide Ethacrynsäure Testosteron
Aldehyde	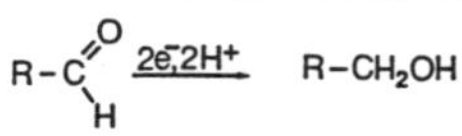 wenig aktive Carbonylgruppen nach Azomethinbildung	Acetaldehyd Benzaldehyd Citral Salicylaldehyd Streptomycin Vanillin Aldosen
Ketone	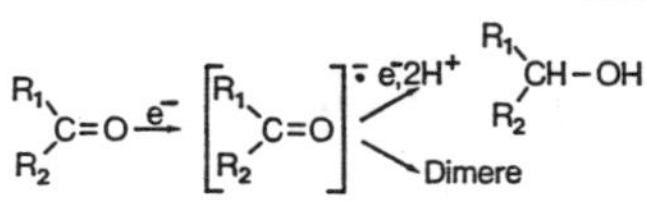 wenig aktive Carbonylgruppen nach Azomethinbildung	α,β-ungesätt. Ketone Progesteron Butyrophenone Chromonderivate Piperidindione Tetracycline (Aureomycin) Ketosen
Chinone (Chinonimine ähnlich)	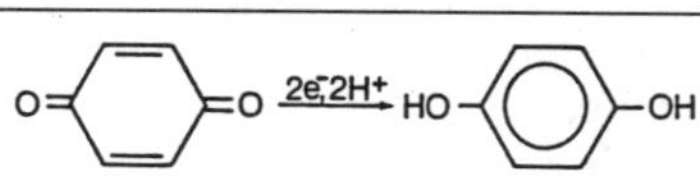	Benzochinon 1,2-Naphtochinon-4-sulfonat Vitamin K Anthrachinone Adrenochrom
C=N-Doppelbindungen	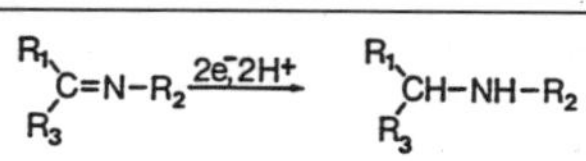	N-Heterocyclen Azomethine 1,4-Benzodiazepine Triazine
N=N-Doppelbindungen	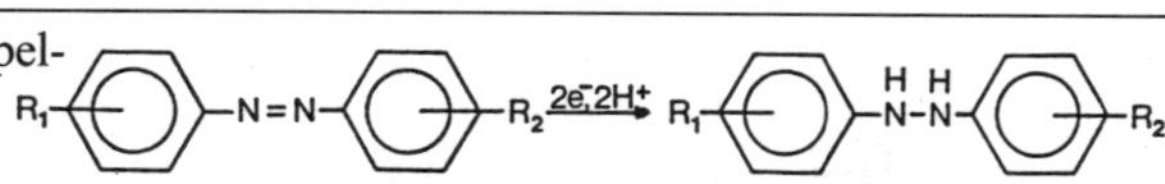 p-Amino- und p-Hydroxyazobenzol bis zum Amin bzw. Hydroxyanilin	Azoverbindungen Sulfamidochrysoidin Salazosulfadimidin
Carbonsäuren Carbonsäureester	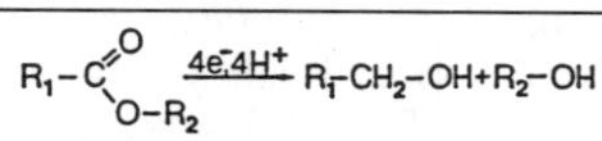 nur bei Konjugation oder anderer Aktivierung reduzierbar	Oxalsäure Zimtsäure Phthalsäure und ihre Ester
Hydrazide (auch: Hydroxamsäuren)	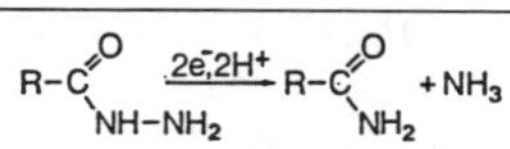 nur aktivierte N—N-Bindungen	Isonicotinsäurehydrazid Deferoxamin

Tab. 23-3: Elektrochemische Reduktion funktioneller Gruppen an Quecksilberelektroden (Fortsetzung).

funkt. Gruppe	Reaktion	Beispiele
Nitrosoverbindungen (auch: N-Nitroso-verbindungen)	$R{-}NO \xrightarrow{2e^-,\,2H^+} R{-}NHOH \xrightarrow{2e^-,\,2H^+} R{-}NH_2$ Reduktion leichter als bei Nitroverbindungen, Nebenreaktionen	aliphatische und aromatische C- und N-Nitrosoverbind.
Nitroverbindungen	$R{-}NO_2 \xrightarrow{4e^-,\,4H^+} R{-}NHOH \xrightarrow{2e^-,\,2H^+} R{-}NH_2$	Nitroimidazol-, Chloramphenicol-, Nitrofuranderivate Parathion Nitrazepam Flunitrazepam Clonazepam Azathioprin Nitrofurantoin Isosorbiddinitrat
Aminoxide	$R_1R_2R_3N{\rightarrow}O \xrightarrow{2e^-,2H^+} R_1R_2R_3N + H_2O$	Nicotin-N-Oxid Chlordiazepoxid Amitriptylin-N-oxid
Peroxide Hydroperoxide	$R_1{-}O{-}O{-}R_2 \xrightarrow{2e^-,2H^+} R_1{-}OH + R_2{-}OH$	Persäuren Ascaridol
Disulfide	$R_1{-}S{-}S{-}R_2 \xrightarrow{2e^-,2H^+} R_1{-}SH + R_2{-}SH$	Cystin Glutathion (ox. Form) Disulfiram
Sulfoxide Sulfone Sulfonamide Sulfonsäureester	$R{-}SO_2{-}R \xrightarrow{4e^-,\,4H^+} R{-}S{-}R$ nur bei Konjugation mit Doppelbindungen Spaltung von S—N oder C—S, Reduktion zu Sulfinsäurederivaten	Acetazolamid p-Toluolsulfonamide
Halogenverbindungen	$R{-}CH_2{-}X \xrightarrow{2e^-,2H^+} R{-}CH_3 + HX$ (X = Cl, Br, I) Aktivierung durch C= leichter in der Reihenfolge: Cl < Br < I	Carbromal Bromisoval DDT Thyroxin Hexachlorcyclohexan

Tab. 23-3. Es treten 2 Stufen auf, die bei Übergang zu alkalischen Lösungen zu einer 2-elektronigen Stufe zusammenrücken (vgl. Lit. 5). *Chinone* (vgl. Tab. 23-3) werden meist reversibel über die Stufe der Semichinone reduziert; je nach Bedingungen werden jedoch auch zwei 1-elektronige, getrennte Stufen beobachtet (vgl. Lit. 5). Entsprechend werden *Hydrochinone* zu Chinonen oxidiert. Die Reduktion der Chinone erfolgt zwischen 0 V und −1 V.

Azomethin- und *Azogruppen* sind ebenfalls polarographisch im Potentialbereich von −0.3 V bis −2 V aktiv. In diese Gruppe fallen die pharmazeutisch wichtigen *Benzodiazepine* (vgl. Lit. 18), außerdem *Oxime*, *Hydrazone*, *Semicarbazone*, *Aldimine*, *Ketimine* und *N-Heterocyclen* wie *Pyridine*, *Chinoline*, *Pyrimidine* und *Triazine*. Die Reaktionsabläufe entsprechen schematisch Tab. 23-3. *o- und p-Amino-* oder *-Hydroxyazoverbindungen* werden jedoch zu Amino- bzw. Hydroxyanilinen weiterreduziert (vgl. Lit. 19-3). *Aktivierte Hydrazidfunktionen* werden zu Amiden reduziert.

Die Reduktion *aromatischer Nitroverbindungen* wird in Kap. 23-4.1 betrachtet. Bei *aliphatischen Nitroverbindungen* in saurer Lösung liegt die zweite Stufe im Bereich der Wasserstoffentwicklung. Hingegen werden in alkalischer Lösung zwei Stufen erhalten. Die in Tab. 23-2 aufgeführte Reduktion von *Nitrosoverbindungen* erfolgt häufig leichter als bei Nitroverbindungen. Auch *N-Nitrosoverbindungen* ergeben voltammetrische Signale. Die Art der Reaktionsprodukte hängt vom pH-Wert ab (Lit. 19-3). Durch Einführung von Nitro- oder Nitroso-Gruppen können voltammetrisch inaktive Stoffe bestimmt werden (vgl. Tab. 23-5). *Oxide tertiärer Amine* werden zum Amin reduziert. Dies kann (nach Oxidation mit Peroxiden, vgl. Tab. 23-5) zur Bestimmung tertiärer Amine benutzt werden.

Organische Peroxide sind leicht reduzierbar (−0.1 V bis −0.5 V). Weniger leicht erfolgt die Reduktion von *Hydroperoxiden* (−0.2 V bis −1 V). Peroxide ergeben häufig zwei getrennte, Hydroperoxide hingegen nur eine Reduktionsstufe. *Disulfide* lassen sich an Platinelektroden unter Spaltung der Disulfidbindung reversibel zu Thiolen reduzieren. An Quecksilberelektroden verläuft die Reduktion irreversibel über Bildung von Quecksilberverbindungen zu Thiolen. *Sulfonsäuren* sind nicht voltammetrisch aktiv, ihre Derivate nur bei Konjugation mit Doppelbindungen. Gleiches gilt für *Sulfone*. Die Halbstufenpotentiale liegen um −2 V.

Tab. 23-4: Elektrochemische Oxidation einiger organischer Stoffklassen an Edelmetall- oder Carbonelektroden (Lit. 1 bis 7, 16 bis 25, 19-3).

Stoffklasse	Anmerkungen	Beispiele
Ungesättigte und aromatische Kohlenwasserstoffe	Oxidation an Pt-Elektroden im Potentialbereich 2 bis 3 V	Cyclohexen Benzol
polycyclische Aromaten	Potentialbereich 0.5 bis 1 V	Anthracen Benzo(a)pyren
Phenole	Potentialbereich 0.4 bis 0.9 V	Phenol Nitrophenole Salicylsäure Tocopherole Serotonin
Polyphenole	Potentialbereich 0 bis 0.7 V Oxidation zu Chinonen	Brenzcatechin Hydrochinon Catecholamine
Endiole	Oxidation zu Diketonen Potentialbereich −0.2 bis 0.3 V auch an Hg-Elektrode möglich	Ascorbinsäure
aromatische Aldehyde	Oxidation zu Carbonsäuren an Hg-Tropfelektrode in alkalischer Lösung	Benzaldehyd
aromatische Amine	Potentialbereich 0.5 bis 1 V	Anilin p-Aminobenzoesäure Anthranilsäure o-Phenetidin
Amide	Potentialbereich 1.2 bis 2 V	Barbitursäurederivate
Hydrazinderivate		Isoniazid Procarbazin
Thiole Sulfide Thiocarbonyle	Oxidation zu Disulfiden Oxidation zu Sulfoxiden	Cystein Penicillamin Phenothiazine Thiomersal Thiobarbiturate

Tab. 23-5: Voltammetrische Bestimmungsmöglichkeiten durch Einführung elektrochemisch aktiver Gruppen in organische Moleküle.

Reaktion	Erläuterungen	Beispiele
Oxidationen	mit H_2O_2, Br_2 oder $KMnO_4$ zu N-Oxiden	tert. Amine (z. B. Codein) Lidocain Hydrazinderivate (z. B. Nialamid, Iproniazid, Isoniazid)
	mit Br_2 oder HNO_3	Phenothiazine Purinderivate (z. B. Coffein, Theobromin)
	mit HIO_4 zu HCHO zu Chinonen	vicinale Glycole Adrenalin Noradrenalin
Nitrierung	mit HNO_3/H_2SO_4; bei Bestimmung in alkalischer Lösung stört Reagenzüberschuß nicht	Anilide (z. B. Phenacetin, Paracetamol) Methadon Phenazon Hydantoine (z. B. Phenytoin) Phenobarbital Primidon Morphinderivate
	nitrierende Spaltung	Chlorprothixen
Einführung von Substituenten mit Nitrogruppen	Umsetzung mit 3,5-Dinitrobenzoylchlorid oder -anhydrid	Phenole Alkohole Mercaptane Thiophenole prim. und sek. Amine
N-Nitrosierung	Umsetzung mit $NaNO_2/H_2SO_4$	Anilide (z. B. Phenacetin) sek. Amine (z. B. Ketamin, Tetracain)
Azomethinbildung	Umsetzung mit Ammoniak, Hydrazin, Hydroxylamin, prim. Aminen, Girard-Reagenzien	Aldehyde Ketone Ketosteroide Pyridoxal
	Umsetzung mit Formaldehyd	Aminosäuren
Bromierung	Addition von Br_2	Olefine Citronensäure
	Substitition durch Br	Sulfonamide Phenole

Anodische Bestimmungen (Oxidationen)

Voltammetrische Bestimmungen können bei einigen Stoffklassen auch oxidativ (anodisch) erfolgen (Tab. 23-4). Einige Stoffklassen bilden, wenn das Elektrodenmetall (Hg, Ag) anodisch oxidiert wird, mit den gebildeten Metallionen *schwerlösliche Verbindungen*. Obwohl der zur Elektrode diffundierende Niederschlagsbildner nicht elektrochemisch umgesetzt wird, entstehen anodische Stufen, deren Höhe seiner Konzentration proportional ist. Entsprechend der im Anhang Kap. 23-5 erläuterten Bestimmung von Halogeniden läßt sich diese Anreicherung auch zur *inversen Bestimmung* heranziehen.

Verbindungsbildung zu schwerlöslichen oder komplexen Verbindungen mit Quecksilberionen (oder anderen Schwermetallionen) zeigen Aminosäuren, Amide (Barbiturate, Hydantoine, Uracile), Thioamide, Thiole, Thioharnstoffderivate und andere Schwefelverbindungen.

Indirekte Bestimmungen

Elektrochemisch inaktive organische Substanzen können durch *Einführung aktiver funktioneller Gruppen* voltammetrisch bestimmt werden. Hierbei lassen sich zwei Wege unterscheiden (Tab. 23-5).

- Veränderung vorhandener inaktiver funktioneller Gruppen durch chemische Oxidation
- Neueinführung voltammetrisch aktiver Substituenten.

23-4.3 Voltammetrie in der pharmazeutischen Analytik

Die Anwendbarkeit voltammetrischer bzw. polarographischer Methoden in der pharmazeutischen Analytik wurde teilweise schon in Kap. 23-4.2 erwähnt. Sie ist vielfältig und besitzt den Vorzug, daß häufig – auch in trüben Lösungen – keine Vortrennung erforderlich ist (Lit. 16 bis 24). Weitere Vorzüge sind hohe Empfindlichkeit, damit geringer Substanzbedarf und hohe Selektivität. Bei der praktischen Anwendung im Einzelfall sind die optimalen Bedingungen (Lösungsmittel, Grundlösung, pH-Wert, Verfahren) hinsichtlich erzielbarer Empfindlichkeit, Konzentrationsproportionalität, Trennvermögen bzw. Störungen zu prüfen. Die Auswertung kann mittels *Eichkurven* oder nach der *Standardadditionsmethode* erfolgen. Unter definierten Bedingungen können Halbstufenpotentiale zu *Identitätsprüfungen* dienen.

Die rechten Spalten der Tab. 23-3 bis 23-5 enthalten einige Beispiele für die pharmazeutische Anwendung voltammetrischer bzw. polarographischer Verfahren. Thiomersal und Phenylmercuric Nitrate werden gemäß USP XXII polarographisch bestimmt. Während die Domäne der Polarographie sonst mehr im anorganischen Bereich liegt, wird sie in der pharmazeutischen Analytik meist zur Bestimmung organischer Substanzen eingesetzt. Ein Grund hierfür ist, daß *Arzneistoffe häufig voltammetrisch aktive Funktionen* enthalten oder solche eingeführt werden können. Voltammetrische Methoden sind in der pharmazeutischen Analytik auch deshalb geeignet, weil häufig einfache Gemische (z. B. USP XXII: Azathioprine Sodium, Cysteine Hydrochloride Cefamandole Sodium for Injection) vorliegen, die ohne Vortrennung analysiert werden können. Viele *Gemische* können nach Versetzen mit Grundlösung direkt polarographiert werden. Auch *ätherische Öle* lassen sich oft nach Verdünnen mit Ethanol und Versetzen mit Grundelektrolyt ohne Trennung polarographieren.

In gleicher Weise können *Drogen* nach Extraktion mit organischen Lösungsmitteln und deren Abdampfen analysiert werden. *Feste Arzneiformen*, z. B. Tabletten, lassen sich in Suspension nach Filtration oder Zentrifugieren geeigneter Lösungen bestimmen, soweit die Hilfsstoffe nicht stören (z. B. USP XXII: Methazolamide Tablets). Gehalte *öliger oder fetthaltiger Arzneiformen* wie Salben, Cremes und anderer halbfester Arzneiformen wie Suppositorien sowie pflanzlicher Drogen sind nach entsprechender Extraktion bestimmbar (Lit. 19). *Anorganische Bestandteile* von Zubereitungen lassen sich häufig direkt oder nach Veraschen der Proben bestimmen.

Enthalten die Analysenproben störende Stoffe, so ist z. B. eine *Vortrennung durch Chromatographie* möglich. Im Falle der Papier- und Dünnschichtchromatographie (Kap. 18) können die Flecke ausgeschnitten bzw. ausgekratzt werden. Bei der Säulenchromatographie (HPLC, Kap. 17) verwendet man *voltammetrische Detektoren* am Säulenende. Auch komplexere polarographische Methoden wie Puls- und Wechselstrompolarographie (vgl. Anhang 23-5) wurden in der pharmazeutischen Analytik angewandt, z. B. zur Bestimmung von Cefalexin, Chlorhexidin, Metronidazol, Testosteron, Thiamin u. a. (s. Lit. 23).

23-5 Anhang: Spezielle voltammetrische Verfahren

Zur Steigerung von Empfindlichkeit und Selektivität der einfachen Gleichspannungspolarographie (vgl. Kap. 23-2.1) wurde eine Reihe spezieller Verfahren entwickelt. Eine Steigerung der Empfindlichkeit kann durch *Vergrößerung des Verhältnisses von faradayschem Strom zum Grundstrom* (vgl. Kap. 23-2.3) erreicht werden. Einige prinzipielle Möglichkeiten hierzu wurden in Kap. 23-1 genannt.

In der praktischen Analytik wird vor allem die *Differential-Pulspolarographie* angewandt. Die empfindlichsten Bestimmungen sind mit der Arbeitsweise der *inversen Voltammetrie* möglich, die sich z. B. mit dem Differential-Pulsverfahren kombinieren läßt. Man gelangt zu Empfindlichkeiten bis 10^{-11} mol · l^{-1}. Auf der *Wechselspannungsvoltammetrie* basieren einige komplexere Verfahren mit hohen Empfindlichkeiten und besonderen Trennmöglichkeiten.

23-5.1 Inverse Voltammetrie

Prinzip

- Bei der inversen Voltammetrie an *Stationärelektroden* (Lit. 12, 13, 19-3) läßt man zur Erhöhung der Empfindlichkeit dem eigentlichen *Bestimmungsvorgang* eine *Anreicherung* in Form einer *Elektrolyse unter definierten Bedingungen* (Zellspannung, Zeit, Rühren) vorausgehen. Im Vergleich zur Voltammetrie erfolgt der Spannungsvorschub beim Bestimmungsvorgang in *umgekehrter Richtung*.

Die *Elektrolysespannung* wird gewöhnlich 0.2 bis 0.4 V oberhalb des Halbstufenpotentials gewählt und gestattet neben der *Anreicherung* auch *Vortrennungseffekte*. Der Anreicherungseffekt, der bis zum Tausendfachen betragen kann, ist in Abb. 23-12 schematisch dargestellt. Zur Anrei-

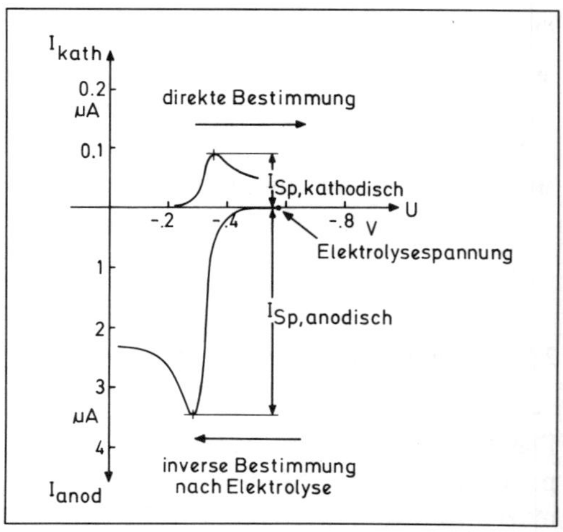

Abb. 23-12: Prinzip der inversen Voltammetrie (hier: anodic stripping).

cherung bestehen folgende Möglichkeiten (Näheres s. Lit. 12, 19-3):

- *Reduktion von Kationen* unter Bildung eines *metallischen Niederschlages oder Amalgams* an der Stationärelektrode. Bei Spannungsvorschub in anodischer (*inverser*) Richtung löst sich das vorher niedergeschlagene Metall auf (*anodic stripping*, Abb. 23-12). Es entsteht ein anodisches Voltammogramm, dessen *Spitzenhöhe* der Amalgamkonzentration und damit – wegen definierter Elektrolysebedingungen – indirekt auch der *Lösungskonzentration proportional* ist. Beispiele: Abscheidung von Sn, Pb, Cu, Ag, Au, Zn, Cd, Hg, Fe, Mn, Co, Ni, Sb, Bi; auch: von Alkali- und Erdalkalimetallen.
- durch *anodische Oxidation des Elektrodenmetalls* (z. B. Ag, Hg) lassen sich *Anionen* (z. B. Halogenide, Cyanid, Sulfid, Chromat, Oxalat, Barbiturate) auf der Elektrode anreichern und durch kathodische inverse Voltammetrie bestimmen (*cathodic stripping*).
- Bildung *schwerlöslicher Niederschläge* durch *Wertigkeitswechsel*. Beispiele:

  $Tl(OH)_3$, $Fe(OH)_3$, PbO_2, MnO_2.
- Bildung *schwerlöslicher Niederschläge* durch *Reaktion mit Reagenzien* nach Wertigkeitswechsel. Beispiel:

  $$Sb^{3+} \xrightarrow{Ox,\, Cl^-} Sb^{5+} \xrightarrow{\text{Rhodamin B}}$$
  Sb-Rhodamin B-Komplex

23-5.2 Pulsverfahren

Prinzip

- Ein an die elektrochemische Zelle gelegter *Spannungsimpuls*, z. B. einer Dauer von 100 ms, bewirkt, wenn bei der angewandten Spannung eine Elektrodenreaktion stattfindet, eine *Änderung des faradayschen Stromes* sowie einen *kapazitiven Ladestrom*. Beide Ströme klingen nach der Anwendung des Spannungsimpulses ab. Der kapazitive Strom verringert sich viel schneller als der faradaysche Strom. Dieses schnellere *Abklingen* des kapazitiven Stromes wird bei den pulsvoltammetrischen Verfahren ausgenutzt. Man mißt nahezu allein den faradayschen Strom.

Bei Verwendung einer *Tropfelektrode (Polarographie)* wird der Spannungsimpuls kurze Zeit

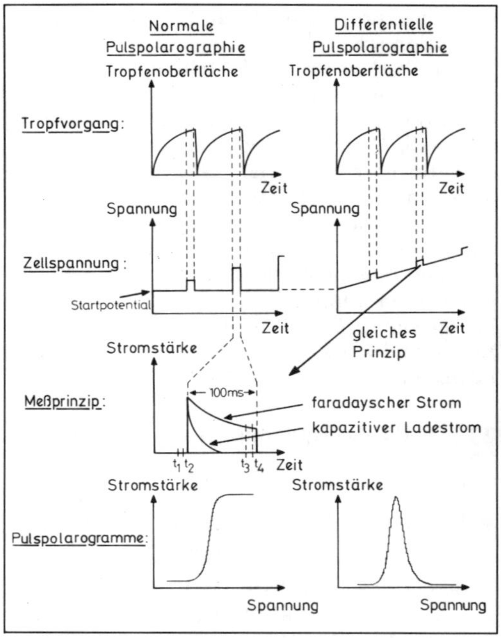

Abb. 23-13: Prinzip der pulspolarographischen Verfahren.

vor dem Tropfenabfall angelegt (vgl. Abb. 23-13, oben, „Tropfvorgang"), weil hier das *Oberflächenwachstum* der Elektrode relativ am kleinsten ist (Ladestrom!). Bei der von G. C. Barker entwickelten *Normalen Pulspolarographie* legt man, von einem *Startpotential* „vor" einer Stufe ausgehend, von Tropfen zu Tropfen größere Spannungsimpulse an (Abb. 23-13, „Zellspannung", linkes Bild). Diese ersetzen die bei der einfachen Gleichspannungsvoltammetrie kontinuierlich wachsende Spannung (Scan). Bei der *Differential-Pulspolarographie* (Lit. 13) wird dem gleichspannungspolarographischen Scan jeweils ein *Spannungsimpuls gleichbleibender Höhe* (z. B. 20 mV, Abb. 23-13, „Zellspannung", rechtes Bild) aufgeprägt.

Die *Messung der Stromstärke* erfolgt bei beiden Verfahren im Zeitintervall t_3 bis t_4 (Dauer z. B. 10 ms, vgl. Abb. 23-13, „Meßprinzip"). Dort ist der kapazitive Ladestrom praktisch vollständig abgeklungen. Der faradaysche Strom wird gemessen. Bildet man die *Differenz* zur elektronisch gespeicherten *Stromstärke vor Anlegen des Spannungsimpulses* (Abb. 23-13, „Meßprinzip", Meßintervall t_1 bis t_2), so werden die dargestellten Polarogramme erhalten (Abb. 23-13 unten). In analytischer Hinsicht ist wesentlich, daß die *Stufenhöhe* der Normalen Pulspolarographie und die *Spitzenhöhe* der Differentiellen Pulspolarographie proportional zur Depolarisatorkonzentration sind.

Pulsüberlagerung und Meßvorgänge müssen *synchron* zum Tropfvorgang erfolgen. Wegen der verhältnismäßig langen Pulsdauer (z. B. 100 ms) tragen die Verfahren den Charakter von Gleichstromverfahren. Auch langsamere Elektrodenreaktionen können der Spannungsänderung folgen. Pulsverfahren lassen sich auch bei *stationären Elektroden* anwenden. Die Pulspolarographie und -voltammetrie (Lit. 9, 19-3) stellen aufgrund ihrer Empfindlichkeit und Reproduzierbarkeit die *wichtigsten voltammetrischen Verfahren* dar und werden auch im amerikanischen Arzneibuch (USP XXII) aufgeführt.

23-5.3 Wechselspannungsvoltammetrie

Prinzip

- Bei der von B. Breyer entwickelten Wechselspannungsvoltammetrie (Lit. 10) *überlagert* man, ähnlich wie bei der Differentiellen Pulsvoltammetrie, der an der Zelle liegenden *Gleichspannung* eine *Wechselspannung* (Frequenz 5 bis 1000 Hz) kleiner Amplitude (5 bis 50 mV) und mißt den *durch die Zelle fließenden Wechselstrom.*

Die periodisch schwankende Zellspannung verursacht Schwankungen des fließenden faradayschen Stromes. Diese Stromschwankungen (= Stärke des fließenden Wechselstromes) sind umso größer, je steiler die Stufe bei dem mit der anliegenden Gleichspannung eingestellten Arbeitspunkt ist (Abb. 23-14). Vorausgesetzt, die Elektrodenreaktion kann den Spannungsschwankungen folgen, wird ein Polarogramm von der Gestalt der *1. Ableitung* der gleichspannungspolarographischen Stufe mit einem *Maximum der Wechselstromstärke beim Halbstufenpotential* erhalten, wie in Abb. 23-14 schematisch dargestellt ist. Zwischen der Spitzenhöhe des Wechselspannungspolarogramms ($I_{Sp\sim}$) und der Depolarisatorkonzentration (c) besteht Proportionalität, wie Gl. 23-8 zeigt.

$$I_{Sp\sim} = k' \cdot z^2 \cdot D^{1/2} \cdot m^{2/3} \cdot t^{1/6} \cdot U_\sim \cdot f^{1/2} \cdot c \qquad \text{Gl. 23-8}$$

$I_{Sp\sim}$ = Spitzenstromstärke des Wechselstrompolarogramms
k' = Proportionalitätsfaktor
$U_\sim$ = überlagerte Wechselspannung
f = Frequenz der überlagerten Wechselspannung

Bedeutung von z, D, m, t, c wie Gl. 23-1

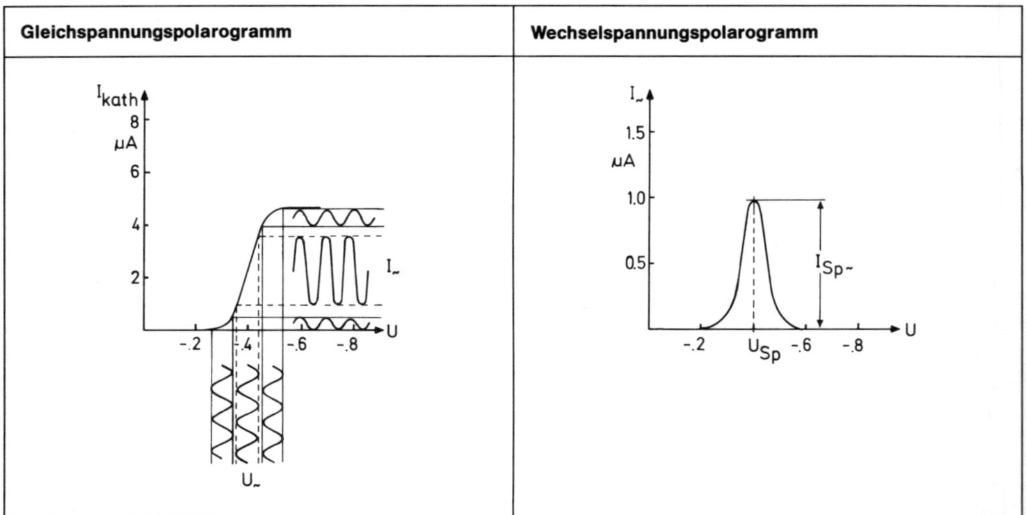

U_{Sp} = Potential beim Spitzenwechselstrom, $I_\sim$ = Stromstärke des Zellwechselstromes, $I_{Sp\sim}$ = Spitzenstromstärke des Zellwechselstromes, $U_\sim$ = überlagerte Wechselspannung

Abb. 23-14: Ableitung des Wechselspannungspolarogramms (rechts) aus dem (reversiblen) Gleichspannungspolarogramm (links).

Verglichen mit der Ilkovič-Gleichung (s. a. Randles-Ševčik-Gleichung) wirkt sich hier die *Ladungsänderung* z in der zweiten Potenz auf den Spitzenwechselstrom aus. Die *Frequenz* tritt in der Quadratwurzel auf (vgl. Spannungsvorschubgeschwindigkeit der Randles-Ševčik-Gleichung).

Nachteilig ist bei der Wechselspannungsvoltammetrie der *Ladewechselstrom der Doppelschichtkapazität*, der die Empfindlichkeit des Verfahrens einschränkt. Zur Empfindlichkeitssteigerung nutzt man mit Hilfe der *phasenempfindlichen Gleichrichtung* die unterschiedliche Phasenlage von faradayschem Wechselstrom (45°) und kapazitivem Ladewechselstrom (90°) aus, wodurch eine weitgehende Eliminierung des kapazitiven Grundstromes und damit eine Empfindlichkeitserhöhung (bis ca. $5 \cdot 10^{-7}$ mol $\cdot$ l^{-1}) erreicht wird.

Kinetische Hemmungen der Elektrodenreaktion wirken sich bei der Wechselspannungspolarographie in Form einer Dämpfung der Spitzenhöhen und Verschiebung der Spitzenpotentiale (im Vergleich zum Halbstufenpotential) aus. Hierauf lassen sich besondere Trenneffekte aufbauen. Irreversible Reaktionen, wie z. B. die Reduktionsstufen des Sauerstoffs, ergeben keine Signale.

23-6 Literatur über Voltammetrie

Allgemein (s. a. Lit. 19-3)

1) L. Meites, Polarographic Techniques, Intersc. Publ., J. Wiley and Sons, New York (1965).
2) J. Heyrovsky, J. Kuta, Grundlagen der Polarographie, Akademie Verlag, Berlin (1965).
3) A. M. Bond, Modern Polarographic Methods in Analytical Chemistry, Marcel Decker Inc., New York (1980).
4) T. A. Krujkowa, S. T. Sinjakowa, T. W. Arefjewa, Polarographische Analyse, VEB Deutscher Verlag für Grundstoffindustrie, Leipzig (1964).
5) J. Proszt, V. Cieleszky, K. Györbiro, Polarographie, Akademiai Kiado, Budapest (1967).
6) P. Zuman, Organic Polarographic Analysis, Pergamon Press, New York, 1964; Substituent Effects in Organic Polarography, Plenum Press, New York, 1967; Topics in Organic Polarography, Plenum Press, London (1970).
7) P. J. Elving, Voltammetry in Organic Analysis, Advances in Analytical Chemistry, Vol. 10, ed. C. N. Reilley and R. W. Murray, Intersc. Publ., J. Wiley and Sons, New York (1974).
8) H. W. Nürnberg und B. Kastening, Polarographische und voltammetrische Methoden, Methodicum Chimicum, Band 1/1 Analytik, Herausg. F. Korte, Thieme Verlag, Stuttgart (1973).

Pulsvoltammetrie

9) H. W. Nürnberg, Differentielle Pulspolarographie, Pulsvoltammetrie und Pulsinversvoltammetrie, Analytiker-Taschenbuch, Band 2, Herausg. R. Bock, W. Fresenius, H. Günzler, W. Huber, G. Tölg, Springer Verlag, Berlin (1981).

Wechselspannungsvoltammetrie

10) B. Breyer, H. H. Bauer, Alternating Current Polarography and Tensametry, Interscience Publishers, New York (1963).
11) D. E. Smith, AC-Polarography and Related Techniques: Theory and Practice, in A. J. Bard, Electroanalytical Chemistry, Vol. I, M. Decker, New York (1966).

Inverse Voltammetrie

12) R. Neeb, Inverse Polarographie und Voltammetrie, Verlag Chemie GmbH, Weinheim (1969).
13) W. F. Smyth, Stripping Voltammetry of Pharmaceutical Importance; in Electroanalysis in Hygiene, Environmental, Clinical and Pharmaceutical Chemistry, Elsevier Publ. Comp., Amsterdam (1980).

Cyclische Voltammetrie

14) R. N. Adams, Electrochemistry at Solid Electrodes, M. Decker, New York (1969).
15) G. A. Mabbott, An Introduction to Cyclic Voltammetry; P. T. Kissinger, W. R. Heinemann, Cyclic Voltammetry, Journ. Chem. Education **60**, 697 (1983).

Anwendungen

16) R. Neeb, Bestimmung von Elementspuren in organischer Matrix mit Hilfe polarographischer Verfahren in Methodicum Chimicum, Band 1/2, Analytik, Herausg. F. Korte, Thieme Verlag, Stuttgart (1973).

17) Metrohm Appl. Bull. Nr. A 36, A 104, Polarographische Analysen – Halbstufenpotentiale anorganischer Substanzen (1975/6); Nr. 111d, Polarographische Bestimmung anorganischer Anionen; Nr. 73, Halbstufenpotentiale organischer Substanzen (1970), Metrohm AG, Herisau, Schweiz.

18) H. Oelschläger, Polarographic Analysis of Psychotropic Drugs, Bioelectrochemistry and Bioenergetics **10**, 25 (1983).

19) H. Hoffmann und J. Volke, Polarographic Analysis in Pharmacy, in Electroanalytical Chemistry, Advances in Analytical Chemistry, Vol. 10 ed. Ch. Reilley and R. W. Murray, Intersc. Publ., J. Wiley and Sons, New York (1974).

20) H. Hoffmann, Grundlagen der polarographischen Arzneimittelanalyse, Pharmazie heute **2**, 35 (1976).

21) S. Ebel, Handbuch der Arzneimittelanalytik, Verlag Chemie, Weinheim (1977).

22) G. J. Patriarche, M. Chateau-Gosselin, J. M. Vandenbalck, P. Zuman, Electroanalytical Techniques in Pharmacy and Pharmacology, in Electroanalytical Chemistry, Vol. 11, ed. A. J. Bard, Marcel Decker, New York (1979).

23) R. K. Gilpin, L. A. Pachla, Pharmaceuticals and Related Drugs, Anal. Chem. **57**, 29R (1985).

24) P. Suhrmann, Quantitative Analyse von Arzneistoffen und Arzneizubereitungen, Wissenschaftliche Verlagsgesellschaft Stuttgart mbH, (1987), S. 53f.

25) USP XXII, The United States Pharmacopeia, The National Formulary (1990).

24 Amperometrie und Voltametrie

24-1 Einführung in die amperometrischen und voltametrischen Indizierungsverfahren

Der Endpunkt einer Titration ließe sich grundsätzlich – elektrochemische Aktivität vorausgesetzt – durch Verfolgung der Konzentration von Titrand oder Titrator mittels der Polarographie (Kap. 23) erkennen. Das Verfahren wäre allerdings zeitraubend: Nach jeder Titratorzugabe müßte – zumindest im Bereich des Äquivalenzpunktes – ein Polarogramm aufgenommen werden. Die konzentrationsproportionalen *Diffusionsgrenzströme* I_D der so erhaltenen Schar von Polarogrammen (vgl. Abb. 23-2, rechts) ergäben gegen den Verbrauch an Maßlösung aufgetragen, eine *Titrationskurve*. Bei der *Amperometrie* (*mit einer Indikatorelektrode*, auch *amperometrische Titration oder Polarisationsstromtitration* genannt) wird diese direkt erhalten:

Prinzip der Amperometrie

- An einer *voltammetrischen Anordnung* (Kap. 23) wird eine *feste Zellspannung* im Grenzstrombereich von Stufen eingestellt und die *Diffusionsgrenzströme*, die den jeweiligen Konzentrationen von Reaktionsteilnehmern proportional sind, im Verlauf der Titration *gegen das Volumen der zugegebenen Maßlösung* gemessen. Ihre graphische Darstellung ergibt eine Titrationskurve, aus der der Äquivalenzpunkt zu bestimmen ist.

Bei der *Voltametrie*, die von der in Kap. 23 behandelten Volta**mm**etrie zu unterscheiden ist, wird die Strom-Spannungs-Beziehung umgekehrt ausgewertet:

Prinzip der Voltametrie

- Man schickt einen *konstanten Strom* durch eine voltammetrische Zelle (Kap. 23) und mißt die sich *einstellende Zellspannung* im Verlauf der Titration. Diese Spannung entspricht der gewählten konstanten Stromstärke auf der *Strom-Spannungs-Kurve*, deren Stufenhöhe sich während der Titration konzentrationsabhängig verändert (vgl. z. B. Abb. 23-2, rechts).

Mit der *Veränderung der Strom-Spannungs-Kurve im Verlauf einer Titration* verschiebt sich die aus dem konstanten Zellstrom resultierende Spannung (vgl. Kap. 24-2). Man erhält eine *voltametrische Titrationskurve* (auch *Voltametrie mit einer Indikatorelektrode*, *voltametrische Titration* oder *Polarisationsspannungstitration* genannt). Wie die Potentiometrie mißt die Voltametrie eine Zellspannung, wegen des fließenden Polarisationsstromes im Gegensatz zur Potentiometrie jedoch nicht die Leerlaufspannung der Zelle.

Für die Erkennung der Endpunkte genügen Messungen der *relativen Änderungen* von Stromstärke (Amperometrie) bzw. Zellspannung (Voltametrie). Die Bezugs-

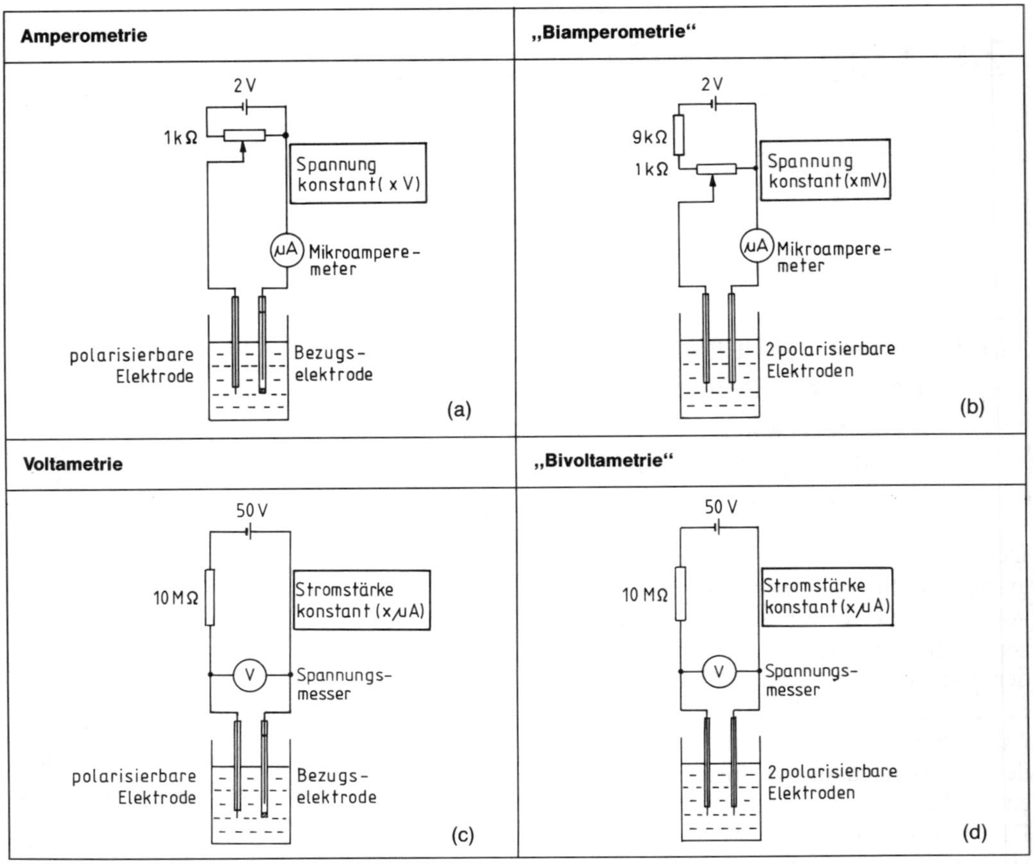

Abb. 24-1: Meßprinzipien bei amperometrischen (a, b) und voltametrischen Verfahren (c, d).

elektrode der Zelle kann deshalb durch einfachere Elektroden ersetzt werden. Man gelangt so zu der

- *Amperometrie mit zwei Indikatorelektroden (Biamperometrie, biamperometrische Titration, Dead-stop-Titration)* und der
- *Voltametrie mit zwei Indikatorelektroden (Bivoltametrie, Bipotentiometrie, bipotentiometrische Titration)*.

Die Nomenklatur dieser Verfahren ist uneinheitlich. Umschreibungen wie „Amperometrie mit zwei Indikatorelektroden“ sind zwar korrekt (IUPAC), jedoch bei der Klassifizierung von Titrationen umständlich. Neben einigen anderen Bezeichnungen werden meist die oben in den Klammern angegebenen gebraucht. Irreführend ist wegen des genannten Unterschiedes zur Potentiometrie der Name „Bipotentiometrie“ für die Voltametrie mit zwei Indikatorelektroden. In diesem Buch wird deshalb für dieses Verfahren die Bezeichnung *Bivoltametrie* verwendet.

Somit ergeben sich die folgenden vier Verfahren zur Bestimmung von Titrationsendpunkten:

- Amperometrie mit einer Indikatorelektrode
- Biamperometrie (mit zwei Indikatorelektroden)
- Voltametrie mit einer Indikatorelektrode
- Bivoltametrie (mit zwei Indikatorelektroden).

Die *Meßprinzipien* der vier skizzierten Verfahren sind in Abb. 24-1a bis d zum Vergleich nebeneinandergestellt. Die Entstehung der *Titrationskurven* wird in Kap. 24-2 abgeleitet.

Die biamperometrischen und bivoltametrischen Titrationskurven sind schärfer ausgeprägt, als bei den Verfahren mit nur einer polarisierbaren Elektrode. Diese Methoden werden deshalb in der Praxis bevorzugt. Die in diesem Kapitel besprochenen Verfahren erlauben im allgemeinen empfindlichere Indizierungen als die Potentiometrie. Die *Stromstärken* liegen bei wenigen Mikroampere. Die Verfahren können noch bei Konzentrationen bis 10^{-6} mol/l ausgeführt werden. Vor allem *Redoxtitrationen* können biamperometrisch und bivoltametrisch indiziert werden. Möglich sind auch *Fällungs- und Komplexbildungstitrationen*. Für *Säure-Base-Titrationen* eignen sich die Verfahren nur in Sonderfällen (Lit. 1 bis 4).

In der pharmazeutischen Analytik sind amperometrische und voltametrische Verfahren vielfältig einsetzbar (vgl. Kap. 24-4). Das DAB, die USP XXII, Pharm. Int. I und andere Pharmacopoen lassen biamperometrische oder bivoltametrische Indizierungsmethoden u. a. bei der *Karl-Fischer-Titration* sowie bei der *Diazotitration primärer aromatischer Amine* anwenden.

24-2 Grundlagen und Anwendungsbereiche der amperometrischen und voltametrischen Verfahren

Wie in Kap. 24-1 erläutert wurde, können die Meßgrößen der Amperometrie und Voltametrie auf der für die jeweilige Phase einer Titration zutreffenden Strom-Spannungs-Kurve zu der fest eingestellten Größe (Zellspannung oder -stromstärke) abgelesen werden. Aus der Veränderung der Strom-Spannungs-Kurven während der Titration lassen sich für alle vier Verfahren die Titrationskurven ableiten, wie im folgenden gezeigt wird.

24-2.1 Amperometrie mit einer Indikatorelektrode

Das Meßprinzip der Amperometrie mit *einer* polarisierbaren Indikatorelektrode (Abb. 24-1a) entspricht dem der *Voltammetrie mit einer fest eingestellten Spannung*, die die Beobachtung der *Diffusionsgrenzströme von Titrand oder Titrator* (oder beider) während der Titration gestattet. Der Verlauf der entstehenden *Titrationskurven* hängt davon ab, ob bei der gewählten Festspannung Titrand, Titrator und ihre Reaktionsprodukte *elektrochemisch aktiv* sind und ob dabei Reduktionen oder Oxidationen ablaufen. Zum Verständnis der Entstehung von Titrationskurven werden in Abb. 24-2a bis c einige typische Fälle betrachtet.

Fällungs- und Komplexbildungstitrationen

Abb. 24-2a zeigt rechts die Titrationskurve der *Fällungstitration* des *elektroaktiven* Pb^{2+} mit *elektroinaktivem* SO_4^{2-}. Zu *Beginn der Titration* gilt die mit T = 0 bezeichnete Strom-Spannungs-Kurve. Ist die Spannung der Arbeitselektrode (gegen die Bezugselektrode) im Grenzstrombereich der Pb^{2+}-Stufe gewählt (zwischen −0.6 und −1.2 V), so ergibt sich im Beispiel eine Stromstärke von 7 µA (Punkt A der Titrationskurve). Wurde die Hälfte des Pb^{2+} ausgefällt (T = 0.5), so hat sich der Diffusionsgrenzstrom der Strom-Spannungs-Kurven ebenfalls auf die Hälfte (3.5 µA) verringert und ergibt Punkt B der Titrationskurve. Beim Titrationsgrad T = 0.85 wird entsprechend Punkt C erhalten. Wegen der unvollständigen Fällung des $PbSO_4$ verläuft die Titrationskurve im Äquivalenzbereich gekrümmt. Bei nichtquantitativer Umsetzung

Fällungstitration von Pb^{2+} mit SO_4^{2-}: nur der Titrand (Pb^{2+}) ist elektrochemisch aktiv; ⟨——⟩: Festspannungsbereich

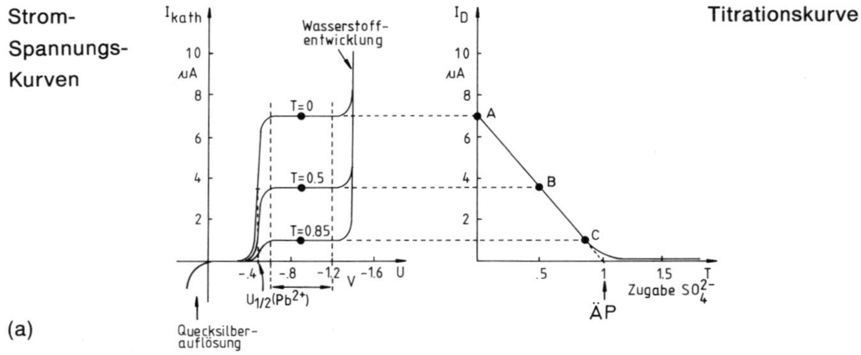

Fällungstitration von Pb^{2+} mit $Cr_2O_7^{2-}$; Titrationskurve I (——) bei Spannung U_I: Titrand und Titrator werden reduziert; Titrationskurve II (---) bei Spannung U_{II}: nur der Titrator ($Cr_2O_7^{2-}$) wird reduziert

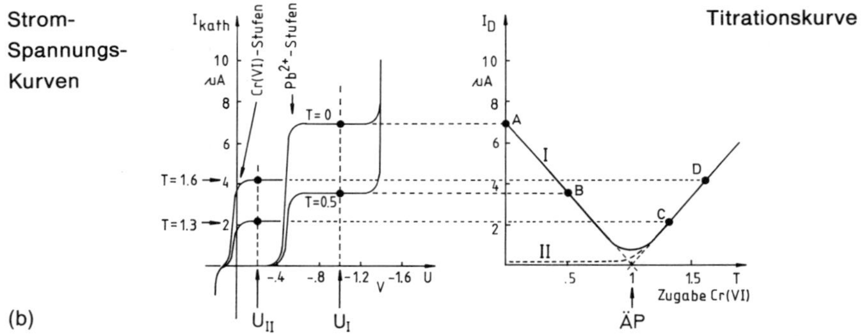

Titration von Fe^{2+} mit Ce^{4+}; ——: alle 4 Reaktionspartner werden als elektrochemisch aktiv vorausgesetzt, ---: Ce^{4+} elektrochemisch inaktiv

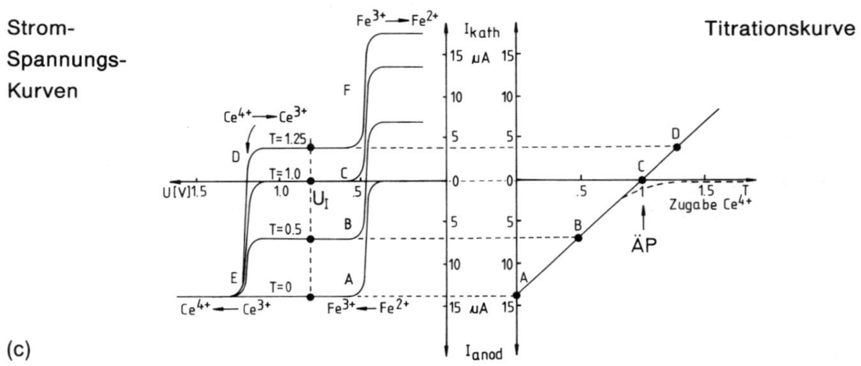

T = Titrationsgrad, U = Spannung der Indikatorelektrode gegen gesättigte Kalomelelektrode; Indikatorelektrode: bei a, b Quecksilbertropfelektrode, bei c rotierende Platinelektrode; weitere Erläuterungen im Text

Abb. 24-2: Ableitung amperometrischer Titrationskurven von Fällungs- und Redoxtitrationen mit Hilfe der Strom-Spannungs-Kurven zu verschiedenen Phasen der Titration (schematisch).

nehmen die entsprechenden Diffusionsgrenzströme erst bei Reagenzüberschuß den Wert Null an. Der *Äquivalenzpunkt* wird durch *Extrapolation* des linearen Verlaufs erkannt. Ähnliche Titrationskurven wie in Abb. 24-2a werden auch bei der komplexometrischen Titration von (elektroaktiven) Kationen wie Pb^{2+}, Cd^{2+}, Ni^{2+} oder Bi^{3+} erhalten (vgl. Lit. 3, 7), wenn entsprechende Potentiale gewählt werden.

Titriert man Pb^{2+} mit $Cr_2O_7^{2-}$, so sind *beide Reaktionspartner elektrochemisch reduzierbar*. Bis zum Äquivalenzpunkt ist in der Lösung allerdings nur Pb^{2+} vorhanden. Die Strom-Spannungs-Kurven (Abb. 24-2b) für $T = 0$ und $T = 0.5$ stimmen daher mit Abb. 24-2a überein. Ist Spannung U_I (−1 V) eingestellt, so ergibt sich mit den Punkten A und B (Abb. 24-2b, rechts, Kurve II) der gleiche Titrationskurvenast wie in Abb. 24-2a. Nach dem Äquivalenzpunkt ($T > 1$) liegt in der Lösung Dichromat vor, dessen Strom-Spannungs-Kurven für $T = 1.3$ und $T = 1.6$ in Abb. 24-2b eingezeichnet sind. Die Diffusionsgrenzströme dieser beiden Stufen ergeben die Punkte C und D des Titrationskurvenastes I nach dem Äquivalenzpunkt (Abb. 24-2b, rechts). Der Äquivalenzpunkt wird wiederum durch Extrapolation erhalten.

Wird die Zellspannung im Fall von Abb. 24-2b anstelle von U_I bei U_{II}, also „vor" der Pb^{2+}-Stufe, gewählt, so fließt vor dem Äquivalenzpunkt kein Strom und die Titrationskurve nimmt den Verlauf von Ast II in Abb. 24-2b. Nach dem Äquivalenzpunkt stimmt die Titrationskurve mit dem bei Spannung U_I beobachteten Ast überein. Titrationskurven wie Kurve II in Abb. 24-2b ergeben sich u.a. auch bei der Titration elektrochemisch inaktiver Titranden wie Mg^{2+} mit 8-Hydroxychinolin, Ni^{2+} mit Dimethylglyoxim oder von Arsenit mit Bromat (neben Bromid, Br_2 elektroaktiv, s.u.).

Die an den Ordinaten der Abb. 24-2 angegebenen Stromstärken sollen zur Orientierung dienen. Sie hängen vom Konzentrationsbereich, in dem die Titration erfolgt, und u.a. von der Elektrodenoberfläche ab. Grundströme sind in den Abb. 24-2 nicht berücksichtigt. Bei der praktischen Auswertung muß jedoch mit *Grund(Rest)strömen* gerechnet werden. Sie können z.B. bewirken, daß in Abb. 24-2a rechts von ÄP die Stromstärke nicht Null beträgt, sondern den Wert des Reststromes annimmt. Die *Verdünnung* im Verlauf der Titrationen führt zu nichtlinearem Verlauf der Titrationskurvenäste.

Redoxtitrationen

Bei *Redoxtitrationen* können *Titrand, Titrator* und auch ihre *Reaktionsprodukte* Diffusionsgrenzströme ergeben. Das Zustandekommen der Titrationskurven ist daher komplizierter als bei Fällungstitrationen oder Komplexbildungstitrationen. In Abb. 24-2c ist die Ableitung der Titrationskurven am Beispiel der Titration von Fe^{2+} mit Ce^{4+} dargestellt. Bei der Betrachtung ist angenommen, daß sowohl Fe^{2+} und Ce^{3+} elektrochemisch oxidierbar, als auch Fe^{3+} und Ce^{4+} reduzierbar sind. Die Festspannung sei bei U_I (ca. 0.8 V) gewählt. Zu *Beginn der Titration* ($T = 0$) enthält die Lösung ausschließlich Fe^{2+}, das bei der eingestellten Spannung zu Fe^{3+} oxidiert wird. Dies ergibt die anodische Stufe A der Strom-Spannungs-Kurven bzw. Punkt A der Titrationskurve. Bei halbtitrierter Lösung liegen Fe^{2+}, Ce^{3+} und Fe^{3+} in gleicher Konzentration vor (= 1/2 der Ausgangskonzentration des Fe^{2+}). Bei U_I fließt nur der Diffusionsgrenzstrom des Fe^{2+} (Stufe B), der die Hälfte der Stufe A beträgt. Dies ergibt Punkt B der Titrationskurve. Am *Äquivalenzpunkt* ($T = 1.0$) ist bei der eingestellten Spannung U_I (= 0.8 V) weder das vorhandene Ce^{3+} oxidierbar (Stufen E bei ca. 1.2 V), noch das Fe^{3+} reduzierbar (Stufen F bei ca. 0.5 V). Die Stromstärke ist daher Null, die Titrationskurve hat einen *Nulldurchgang* (Punkt C). Bei weiterer Titratorzugabe liegt Ce^{4+} in der Lösung vor, das z.B. bei U_I zu Ce^{3+} reduziert wird und damit die kathodische Stufe D bzw. Punkt D der Titrationskurve ergibt.

Die Äste der Titrationskurve vor und nach dem Äquivalenzpunkt sind bei Spannung U_I durch die Oxidation von Fe^{2+} bzw. die Reduktion von Ce^{4+} gegeben. Die *Steigung* dieser beiden Äste hängt von den Diffusionskoeffizienten der umgesetzten Teilchen ab. Die Unterschiede sind jedoch gewöhnlich so wenig ausgeprägt (in Abb. 24-2c als gleich vorausgesetzt), daß für die Indizierung praktisch nur der Nulldurchgang der Titrationskurve in Betracht kommt. Voraussetzung ist, daß kein nennenswerter Reststrom vorhanden ist. Ausgeprägtere Titrationskurven werden bei Redoxtitrationen erhalten, wenn Reaktionspartner *elektrochemisch inaktiv* sind. Dies kann durch Wahl des Titrators oder anderer Bedingungen erreicht werden (vgl. Abb. 24-2c: --- = Verlauf des Titrationskurvenastes nach dem Äquivalenzpunkt bei elektrochemisch inaktivem Ce^{4+}). Neben den in Abb. 24-2 abgeleiteten Titrationskurven können weitere Kurvenformen auftreten, die sich aus dem elektrochemischen Verhalten der Reaktionspartner ergeben (z. B. bei anderen Spannungen).

Eine amperometrische Endpunktsanzeige eignet sich vor allem bei *Fällungstitrationen* und *Komplexbildungstitrationen*. Bei *Redoxtitrationen* mit elektrochemisch inaktivem Titrand oder Titrator können ähnliche Titrationskurven wie in Abb. 24-2a oder Kurve I in 24-2b erhalten werden. Gegenüber der potentiometrischen Titration bestehen Vorteile infolge stabilerer Meßwerte im Bereich der Äquivalenzpunkte und des linearen Verlaufs der Zweige der Titrationskurvenäste (vgl. Kap. 20-4.1: Linearisierung potentiometrischer Titrationskurven nach Gran). Die *Empfindlichkeitsgrenze* amperometrischer Titrationen ist durch die Restströme bestimmt. Ist das elektrochemische Verhalten der Bestandteile eines Gemisches ausreichend unterschiedlich, so sind auch simultane Indizierungen möglich (z. B. Fällung einer inaktiven Ionenart nach Fällung einer aktiven Ionenart mit einem aktiven Titrator).

Das DAB führt die Amperometrie mit einer Indikatorelektrode auf (vgl. Kap. 24-3).

24-2.2 Amperometrie mit zwei Indikatorelektroden (Biamperometrie, Dead-stop-Titration)

Abb. 24-1b zeigt das Meßprinzip der Biamperometrie. Es unterscheidet sich von der Amperometrie (vgl. Kap. 24-2.1) wie folgt:

- Anwendung einer *zweiten polarisierbaren* Elektrode anstelle der Bezugselektrode
- die an die Zelle gelegten Spannungen betragen nur 10 bis 100 mV.

Als *Elektroden* dienen gewöhnlich zwei identische stationäre Edelmetallelektroden (z. B. Platin). Für die Wirkungsweise dieser Anordnung ist charakteristisch:

- Infolge des Fehlens einer Bezugselektrode sind die *Einzelpotentiale* der beiden Elektroden gegenüber der Lösung von außen nicht festgelegt. Lediglich die *Differenz* der Einzelpotentiale stimmt mit der außen angelegten Spannung überein.
- Beide Elektroden werden von Strömen *gleicher Stromstärke*, aber *entgegengesetzter Richtung*, durchflossen.
- Ein Zellstrom fließt nur dann, wenn *an beiden Elektroden elektrochemische Umsetzungen* möglich sind. Im Gegensatz zur Amperometrie mit nur einer Indikatorelektrode müssen daher im Titrationsgemisch *zwei elektroaktive Spezies* vorhanden sein, deren eine oxidiert und deren andere *bei der angelegten Spannungsdifferenz* reduziert werden kann.

Titrationskurven

Das Zustandekommen von Titrationskurven sei wiederum am Beispiel der Titration von Fe^{2+} mit Ce^{4+} erläutert (Abb. 24-3): Zu *Beginn der Titration* liegt in der Lösung nur Fe^{2+} vor, das anodisch oxidiert werden kann. Da keine reduzierbare Teilchenart vorhanden ist, ist die *Stromstärke Null*. Erst nach Zugabe von Titrator ist reduzierbares Fe^{3+} zugegen und ein Strom kann durch die

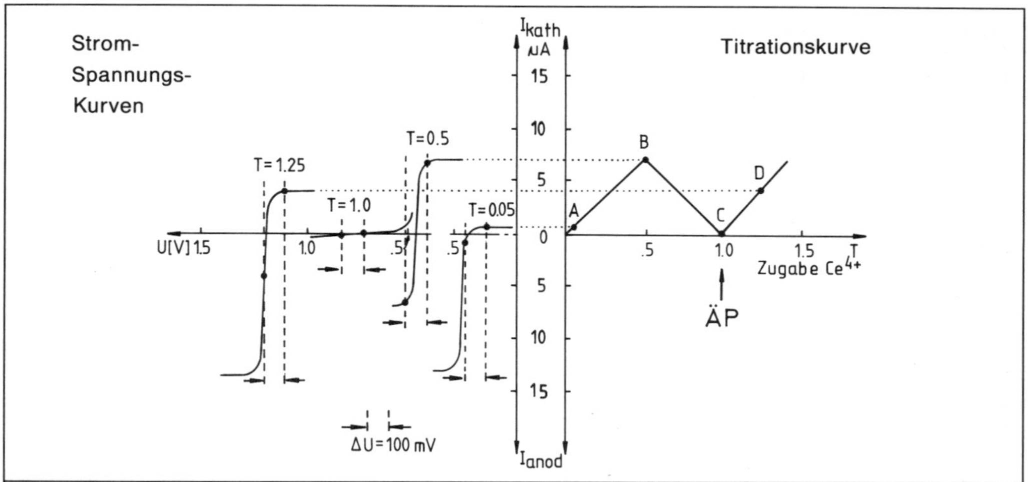

Spannung ΔU = 100 mV, T = Titrationsgrad

Abb. 24-3: Ableitung einer (kathodischen) biamperometrischen Titrationskurve am Beispiel der Titration von Fe^{2+} mit Ce^{4+} durch Betrachtung der Nulldurchgänge von Strom-Spannungs-Kurven bei verschiedenen Titrationsgraden (schematisch).

Zelle fließen (vgl. Abb. 24-3 rechts). Die Stromstärke wird von der jeweils kleineren der beiden Konzentrationen bestimmt. Bei *halbtitrierter Lösung* wird daher ein *Stromstärkemaximum* erreicht. Danach führt die abnehmende Fe^{2+}-Konzentration zur Verkleinerung der Stromstärke. Beim Äquivalenzpunkt fehlt die oxidierbare Teilchenart (Fe^{2+}) des Fe^{2+}/Fe^{3+}-Redoxsystems, so daß die Stromstärke beim *Äquivalenzpunkt* wiederum *Null* wird. Bei Zugabe eines Ce^{4+}-Überschusses steigt die Stromstärke wieder an, da jetzt kathodisch Ce^{4+} reduziert und anodisch Ce^{3+} oxidiert werden kann. Daß das beim Äquivalenzpunkt vorliegende Gemisch von reduzierbarem Fe^{3+} und oxidierbarem Ce^{3+} nicht zu einem Stromfluß führt, ist bei Beachtung der Lage der Strom-Spannungs-Kurven zu verstehen.

Die erläuterten Umsetzungen an den Elektroden sind nur möglich, wenn die *Elektrodenpotentiale* entsprechende Werte annehmen. Stellt man sich die Zelle um eine Bezugselektrode ergänzt vor, so können die Vorgänge anhand der Strom-Spannungs-Kurven der Abb. 24-2c abgeleitet werden. Die Bedingung entgegengesetzt gleicher Stromstärken an den Elektroden ist nur erfüllbar, wenn die an die beiden polarisierbaren Elektroden gelegte Spannungsdifferenz ΔU die *Schnittpunkte der Strom-Spannungs-Kurven mit der Spannungsachse* entsprechend *eingabelt*. Zur einfacheren Betrachtung sind in Abb. 24-3 nur die entscheidenden Ausschnitte der Strom-Spannungs-Kurven von Abb. 24-2c im Bereich der Schnittpunkte mit der Spannungsachse dargestellt. Zur Verdeutlichung wurde die Zellspannung in Abb. 24-3 (links) mit ΔU = 100 mV groß gewählt. Am *Anfang der Titration* (z. B. bei T = 0.05 in Abb. 24-3) schneidet die *Fe^{2+}/Fe^{3+}-Stufe* die Spannungsachse. Beim Nulldurchgang verläuft die Stufe zu dieser Phase der Titration relativ flach. Durch diesen *flachen Verlauf* (bei T = 0.05) ergibt sich nur eine *kleine Stromstärke* (Punkt A der Titrationskurve). Bei *halbtitrierter Lösung* (T = 0.5) durchstößt die Fe^{2+}/Fe^{3+}-Stufe die Spannungsachse *steil*, gleichbedeutend mit einer *hohen Stromstärke* (Punkt B der Titrationskurve in Abb. 24-3). Bis zum *Äquivalenzpunkt* erfolgt der Nulldurchgang der Strom-Spannungs-Kurve im Bereich der Fe^{2+}/Fe^{3+}-Stufe. Gegenüber der (gedachten) Gegenelektrode zeigen die Indikatorelektroden daher bis fast an den Äquivalenzpunkt Spannungen *in der Nähe des Halbstufenpotentials* der Fe^{2+}/Fe^{3+}-Stufe (um 0.5 V). Bei Erreichen des Äquivalenzpunktes wird der Nulldurchgang der Strom-Spannungs-Kurve jedoch

Titrand und Titrator reversibel	nur Titrator reversibel (z. B. KF- oder Diazotitration	nur Titrand reversibel	zu Beginn liegen beide Partner eines reversiblen Redoxsystems vor, Titrator irreversibel	Titrand reversibel, Titrator teilweise reversibel

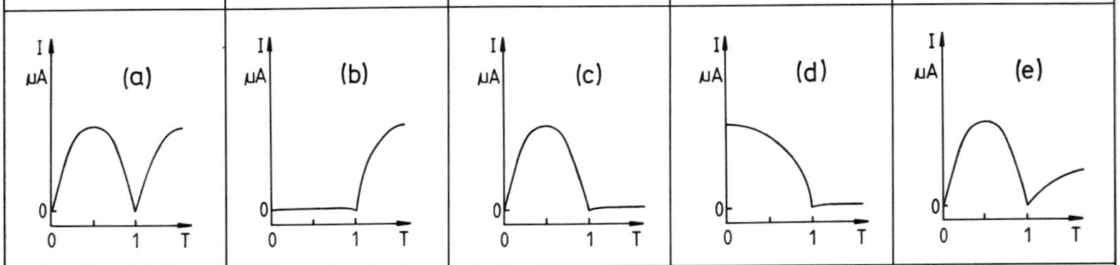

I = kathodische oder anodische Stromstärke, T = Titrationsgrad, KF = Karl-Fischer-Titration

Abb. 24-4: Grundtypen biamperometrischer Titrationskurven bei kleiner Spannung zwischen den Elektroden (z. B. ΔU = 20 mV).

von dem flachen Teil zwischen den Stufen von Titrand- und Titratorsystem (vgl. auch Abb. 24-2c) hervorgerufen. Dies bedingt die *geringe Stromstärke* beim Äquivalenzpunkt (Punkt C). Nach Überschreiten des Äquivalenzpunktes stellt die *Ce^{3+}/Ce^{4+}-Stufe* den *Nulldurchgang*. Infolge der Steilheit der Stufe steigt die Stromstärke wieder an (Punkt D der Titrationskurve bei T = 1.25). Das Potential der Indikatorelektroden (gegen eine fiktive Bezugselektrode) liegt jetzt im *Bereich des Halbstufenpotentials der Ce^{3+}/Ce^{4+}-Stufe*. Dies bedeutet, daß nach dem Äquivalenzpunkt das Ce^{3+}/Ce^{4+}-Redoxpaar die Stromstärke bestimmt.

Werden *kleine Spannungen* (z. B. ΔU = 20 mV) angelegt, so erhält man *gekrümmte Zweige der Titrationskurven* (vgl. Abb. 24-4). Lediglich im Anfangsbereich und im Bereich des Äquivalenzpunktes werden annähernd lineare Teilstücke beobachtet. Die Nichtlinearität stört die Erkennung des Endpunktes nicht, da die genannten Teilstücke sehr steil verlaufen, wie aus einer zu Abb. 24-3 analogen Betrachtung abgeleitet werden kann.

Dead-stop-Titrationen

Sind der Titrand elektrochemisch inaktiv und der Titrator aktiv, so verläuft der linke Ast der Titrationskurve flach (Stromstärke klein), während nach dem Äquivalenzpunkt (Überschuß des elektrochemisch aktiven Titrators) ein Anstieg (vgl. Abb. 24-4b) auftritt. Von der Form biamperometrischer Titrationskurven, z. B. des Typs in Abb. 24-4d, rührt die Bezeichnung *„Dead-stop-Titration"* her. „Dead" beschreibt, daß am Äquivalenzpunkt die Stromstärke fast Null beträgt. Die Bezeichnung wird jedoch allgemein für biamperometrische Titrationen gebraucht. Kurven wie in Abb. 24-4b werden u. a. bei der *Diazotitration primärer aromatischer Amine* und der *Wasserbestimmung nach Karl Fischer* beobachtet (Kap. 24-4; s. a. Lit. 5).

Da die anodischen und kathodischen Elektrodenpotentiale sich nur um die angelegte Spannungsdifferenz unterscheiden, kommen bei Spannungsdifferenzen von wenigen Millivolt praktisch nur die Partner eines einzigen reversiblen Redoxsystems als Ausgangsstoffe der anodischen und der kathodischen Elektrodenreaktion in Betracht. Nur in Sonderfällen können Partner verschiedener Redoxsysteme einen biamperometrischen Stromfluß bewirken (bei eng benachbarten Halbstufenpotentialen).

Gehört der Titrator einem *irreversiblen Redoxsystem* an (z. B. bei inaktivem Ce^{4+} in

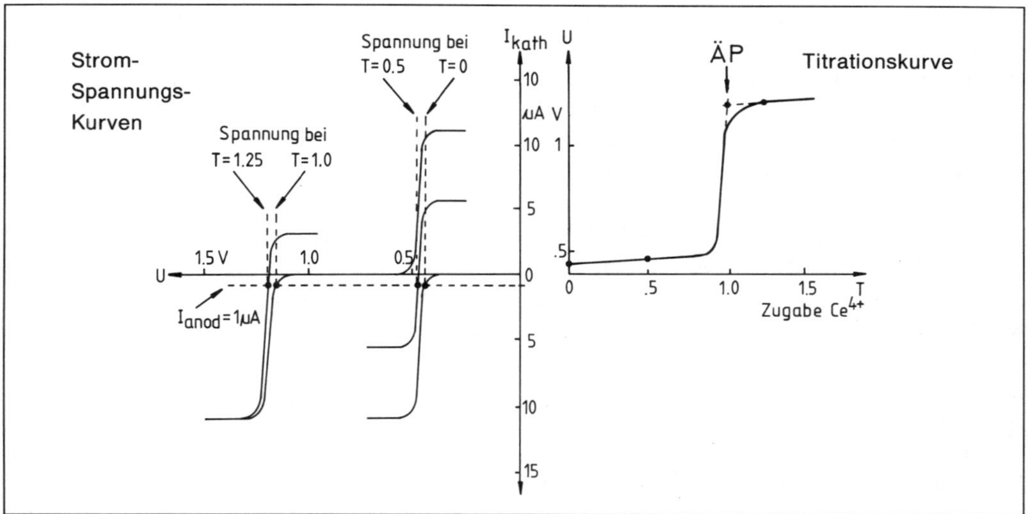

ΔU = zwischen den Elektroden gemessene Spannung, I_{anod} = angelegte anodische Stromstärke (1 μA), T = Titrationsgrad

Abb. 24-5: Ableitung einer voltametrischen Titrationskurve bei Anlegen eines anodischen Stromes am Beispiel der Titration von Fe^{2+} mit Ce^{4+}; vollständige Strom-Spannungs-Kurven und Bedeutung der Stufen vgl. Abb. 24-2c (schematisch).

Abb. 24-2c), so verläuft die Titrationskurve nach dem Äquivalenzpunkt flach (vgl. Abb. 24-4c). Auch bei der Titration von Iod mit Thiosulfat liegen solche Verhältnisse vor. Im Überschuß vorhandenes I^- bewirkt jedoch einen Anfangsverlauf nach Abb. 24-4d. Bei teilweiser Reversibilität entsteht unter Abflachung ein mittlerer Verlauf (Abb. 24-4e, nach ÄP). Dann können größere Spannungen (z.B. $\Delta U = 100$ mV und mehr) für die Ausbildung der Titrationskurven günstiger sein.

Die Domäne biamperometrischer Indizierungen bilden zahlreiche *Redoxtitrationen*. Ein Vergleich der Titrationskurven 24-4a und 24-2c zeigt die Überlegenheit der Biamperometrie. Möglich sind jedoch auch *komplexometrische Titrationen* und *Fällungstitrationen* (Lit. 3, 4). So kann Ag^+ unter Verwendung von zwei metallischen Silberelektroden mit Cl^- titriert werden. Die Titrationskurve entspricht Abb. 24-4d. Auch *Simultantitrationen* sind bei biamperometrischer Indizierung möglich. Die Arbeitsweise mit zwei polarisierbaren Indikatorelektroden eignet sich in *nichtwäßrigen Medien*, da die Probleme mit Bezugselektroden vermieden werden. Während bei der Amperometrie die linearen Titrationskurvenäste entfernt vom Äquivalenzpunkt aufgenommen und extrapoliert werden, genügt es bei der Biamperometrie, den scharf ausgeprägten Verlauf im Bereich der Äquivalenzpunkte zu beobachten, wobei an die Konstanz der experimentellen Bedingungen geringere Anforderungen zu stellen sind.

24-2.3 Voltametrie mit einer Indikatorelektrode

Abb. 24-1c zeigt das Meßprinzip der Voltametrie mit einer Indikatorelektrode. Im Gegensatz zur Amperometrie wird eine *bestimmte Zellstromstärke vorgegeben* und die resultierende *Zellspannung* der Indikatorelektrode gegenüber einer Bezugselektrode gemessen. Es handelt sich deshalb um ein *galvanostatisches* Gleichstromverfahren (vgl. Kap. 19, Tab. III-1). Je nach Elektrodenmaterial können *kathodische oder anodische Ströme* (Kap. 19-4.3) angewandt werden. Die zwischen Indikator- und Bezugselektrode meßbare Spannung läßt sich auf der Strom-Spannungs-Kurve ablesen (vgl. Abb. 24-5, links). Die Titrationskurven werden wiederum durch Betrachtung der Strom-Spannungs-Kurven zu verschiedenen Phasen der Titration erhalten. Wie Abb. 24-5, rechts am Beispiel der Titration von Fe^{2+} mit Ce^{4+} zeigt, sind die Titrationskurven den in der Potentiometrie erhaltenen ähnlich.

Die voltametrische Indizierung kann sowohl bei *Redox-*, *Fällungs-* als auch *Komplextitrationen* durchgeführt werden. Im Vergleich zur Potentiometrie täuschen die bei der Voltametrie angewandten kathodischen oder anodischen Ströme einen früheren oder späteren *Endpunkt* vor. Um diese Fehler klein zu halten, dürfen die angewandten *Stromstärken* bei Konzentrationen von 0.1 mol/l und einer Elektrodenoberfläche von 10 mm² maximal 10 µA betragen, bei kleineren Konzentrationen entsprechend weniger. Die *Potentialänderungen* der Voltametrie sind etwas größer und die *Potentialeinstellung* erfolgt rascher als bei der Potentiometrie. Dennoch bietet die Methode keine nennenswerten Vorteile.

24-2.4 Voltametrie mit zwei Indikatorelektroden (Bivoltametrie)

Die Anordnung zur „bivoltametrischen" Titration unterscheidet sich von der voltametrischen Anordnung im Vorhandensein einer *zweiten polarisierbaren Elektrode* anstelle der Bezugselektrode. Die elektrolytische Zelle stimmt also mit dem Zellaufbau zur Biamperometrie (Kap. 24-2.2) überein. Der Unterschied zur Biamperometrie besteht darin, daß die *Stromstärke konstant*

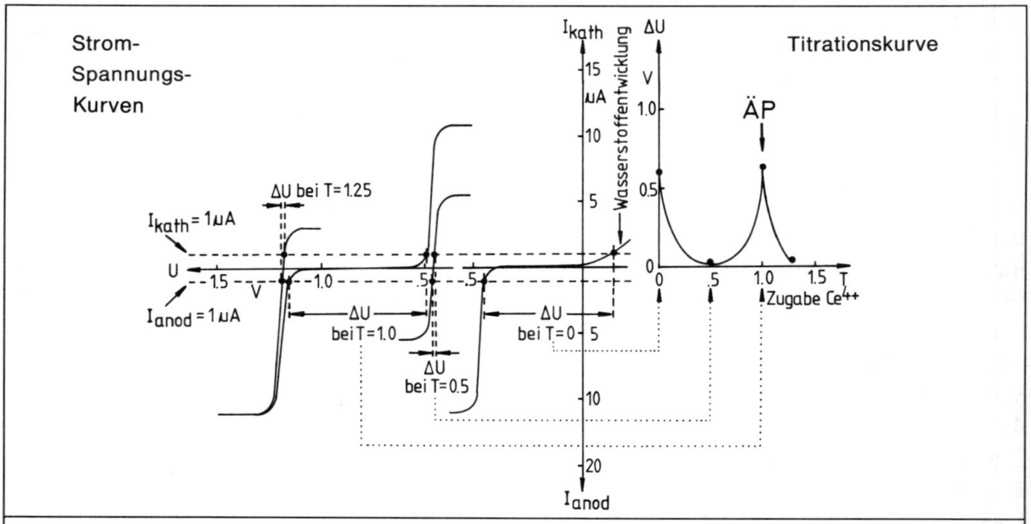

ΔU = zwischen den Elektroden gemessene Spannung, T = Titrationsgrad

Abb. 24-6: Ableitung einer bivoltametrischen Titrationskurve bei einer Stromstärke von 1 µA am Beispiel der Titration von Fe^{2+} mit Ce^{4+}; vollständige Strom-Spannungs-Kurven und Bedeutung der Stufen vgl. Abb. 24-2c (schematisch).

nur Titratorsystem reversibel (vgl. Abb. 24-4b)	nur Titrandsystem reversibel (vgl. Abb. 24-4c)	Titrandsystem reversibel, Titratorsystem teilweise reversibel (vgl. Abb. 24-4e)
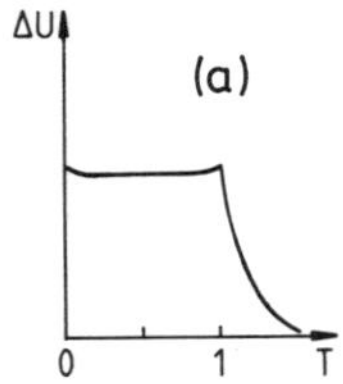	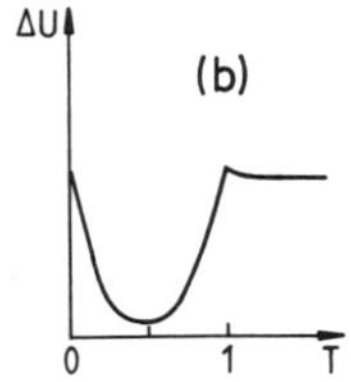	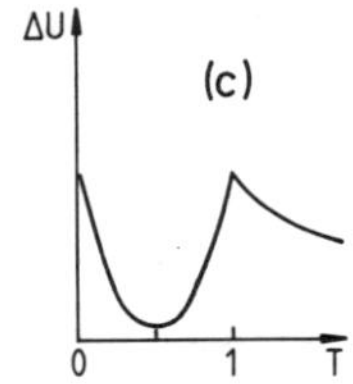
ΔU = zwischen den Elektroden gemessene Spannung, T = Titrationsgrad		

Abb. 24-7: Vergleich einiger bivoltametrischer Titrationskurven mit biamperometrischen Titrationskurven.

vorgegeben und die *Spannung zwischen* den *beiden Elektroden* gemessen wird.

Abb. 24-6 zeigt schematisch die Ableitung der Titrationskurve aus den Strom-Spannungs-Kurven zu verschiedenen Phasen der Titration am Beispiel der Bestimmung von Fe^{2+} mit Ce^{4+}. Die zu der jeweiligen Phase einer Titration zwischen den Elektroden meßbare Spannung ergibt sich aus den beiden *Schnittpunkten der anodischen und betragsgleichen kathodischen Stromstärkeniveaus* (--- in Abb. 24-6) *mit den Stufen*, die den *Nulldurchgang* der Strom-Spannungs-Kurven hervorrufen. Flacher Verlauf der Kurven im Bereich des Nulldurchgangs ergibt hohe, steiler Verlauf kleine Spannungsdifferenzen.

Man erkennt, daß sich die Titrationskurve aufgrund des *inversen Meßprinzips* gegenläufig zur biamperometrischen Kurve verhält (vgl. Abb. 24-4a). Abb. 24-7 zeigt dies anhand einiger weiterer bivoltametrischer Titrationskurven (vgl. Abb. 24-4). Anstelle eines Stromstärkeminimums oder -anstieges wird der *Endpunkt bei der Bivoltametrie an einer Spannungsspitze*, einem *Spannungsabfall* oder *-plateaubeginn* erkannt.

Auch bei der Bivoltametrie stellt die zwischen den Elektroden meßbare Spannung die Differenz aus dem anodischen und dem kathodischen Elektrodenpotential dar, das mit den jeweiligen Redoxprozessen verbunden ist. Wie bei der Biamperometrie ist die Gleichheit der Beträge von anodischem und kathodischer Stromstärke wesentlich. Im Gegensatz zur Voltametrie verursacht der ebenfalls konstante Polarisationsstrom der Bivoltametrie bei reversiblen Redoxsystemen keinen systematischen Fehler bei der Endpunkterkennung. Gegenüber der Biamperometrie bietet die Bivoltametrie als hinsichtlich des Meßprinzips inverse Methode keine Vorteile.

24-3 Durchführung amperometrischer und voltametrischer Titrationen mit einer und mit zwei Indikatorelektroden

24-3.1 Meßanordnungen und experimentelle Durchführung

Amperometrie und Voltametrie lassen sich mit Hilfe der in Abb. 24-1 gezeigten Prinzipanordnungen praktisch durchführen. Damit der Zellstromkreis nicht durch den Spannungsmesser belastet wird, erfordern die voltametrischen Methoden *hochohmige Spannungsmesser*. Der apparative Aufwand ist daher bei voltametrischen Methoden größer als bei amperometrischen. Konstante Spannungen und Stromstärken können auch mit den in vorausgehenden Kapiteln besprochenen elektronischen Anordnungen erzeugt werden, insbesondere läßt sich die *Amperometrie* mit Hilfe eines *Polarographen* durchführen.

Für Titrationen sind die in Abb. 24-1 dargestellten Meßanordnungen um eine *Bürette*, eine *Rührvorrichtung* sowie eine *Entlüftungseinrichtung* (vgl. Polarographie, Kap. 23-2.3) zu ergänzen. Auch die sonstigen Versuchsbedingungen (z. B. *Grundelektrolyte*, *Maximadämpfer*) entsprechen der Voltammetrie bzw. Polarographie. Im Gegensatz zur Polarographie hängt das Bestimmungsergebnis jedoch nicht von Bedingungen wie Grundelektrolytkonzentration, Kapillardaten usw. ab. Bei irreversiblem Titrandsystem und reversiblem Titratorsystem genügen als Grundelektrolyt häufig die bis zum Äquivalenzpunkt entstandenen Produkte. Soweit erforderlich, wird unter *Sauerstoff- oder Feuchtigkeitsausschluß* (z. B. Karl-Fischer-Titration) gearbeitet.

Die Titrationen werden in den üblichen Volumina von 25 bis 100 ml ausgeführt, jedoch sind mit entsprechenden Zellen auch *Mikrotitrationen* indizierbar. Die bei *voltametrischen Verfahren* zu wählenden *Stromstärken* können den Kap. 24-2.3 und 24-2.4 entnommen werden. Die günstigste *Spannungsdifferenz für die Biamperometrie* wird am besten empirisch ermittelt. Ebenso kann die optimale *Festspannung* für eine *amperometrische Indizierung* durch Aufnahme der Strom-Spannungs-Kurven der Reaktionspartner unter den Bedingungen der Titration bestimmt werden, soweit sie nicht durch Arbeitsvorschriften vorgegeben ist (z. B. in den Monographien des DAB).

Bei der praktischen *Auswertung* der Amperometrie, ist eine *Verdünnungskorrektur* der Diffusionsgrenzströme erforderlich, wenn lineare Kurvenzweige erhalten werden sollen (vgl. Kap. 24-2.1). Auch bei den anderen in diesem Kapitel besprochenen Verfahren führt die Verdünnung zu Abweichungen der Titrationskurven vom theoretischen Verlauf. Die Lage der Äquivalenzpunkte bleibt unbeeinflußt, jedoch kann die *Extrapolation* der Titrationskurven beeinträchtigt werden. Die Verdünnungskorrektur ist nicht erforderlich, wenn mit ausreichend konzentrierten Titrator-Lösungen (Konzentrationsverhältnis der Lösungen von Titrand zu Titrator mindestens 1:10; Mikrobürette) gearbeitet wird. Voraussetzung für die Linearität amperometrischer Titrationskurven ist auch die Konstanz der experimentellen Bedingungen (z. B. Rühren, Temperatur), jedoch nur für die Dauer der jeweiligen Titration. Gemäß DAB werden vor und nach dem Äquivalenzpunkt mindestens drei genügend voneinander und vom Äquivalenzpunkt entfernte Punkte in einem Volumen-Stromstärke-Diagramm aufgetragen und die hierdurch festgelegten Geraden extrapoliert.

24-3.2 Elektroden und Zellen

Um den Stoffumsatz nicht zu beeinflussen, werden bei amperometrischen und voltametrischen Titrationen *Mikroarbeitselektroden*, d. h. Elektroden mit kleiner Oberfläche eingesetzt. Bei den kleinen Oberflächen genügen Stromstärken von wenigen Mikroampere zur Polarisation. Verwendung finden vor allem die *Quecksilbertropfelektrode* (vgl. Kap. 23-3.1) sowie die *rotierende Platinelektrode*. Daneben werden auch Elektroden aus anderen Edelmetallen (Au, Ag) sowie aus Graphit oder *Glascarbonelektroden* verwendet. Bei biamperometrischen oder bivoltametrischen Indizierungen kommt meist ein Paar weitgehend gleicher Elektroden zum Einsatz.

Die rotierende Platinelektrode besteht gewöhnlich aus einem Platinblech (Oberfläche 10 bis 50 mm^2) oder -draht (Länge 4 bis 8 mm, $\varnothing$ = 0,5 mm), der seitlich in ein Glasrohr eingeschmolzen ist. Das Glasrohr läßt man, angetrieben durch einen Synchronmotor (500 bis 1000 Umdr./min), gleichförmig rotieren. Der äußere Kontakt erfolgt über ein Quecksilberbad am oberen Elektrodenende. Die *Reinigung* bzw. *Konditionierung* von Platinelektroden kann vor der Titration durch Eintauchen in konzentrierte Salpetersäure, die 1 bis 2% $FeCl_3$ enthält und Abspülen mit Wasser erfolgen. Der wesentliche Unterschied zwischen den Elektroden liegt in ihren *Polarisierbarkeitsbereichen* (vgl. Abb. 23-4 und Kap. 19-4.3). Die Vorzüge der Quecksilbertropfelektrode entsprechen denen bei der Polarographie. Die Indikatorelektroden dürfen nicht durch den Titrand oder Titrator angegriffen werden (z. B. Hg durch Edelmetallionen oder Halogene). Bei Anordnungen mit Quecksilbertropfelektroden muß die zur Mischung der Titrationsvorlage erforderliche Rührvorrichtung einige Zeit vor jeder amperometrischen Stromstärkemessung abgeschaltet werden.

Als *Bezugselektroden* eignen sich die in den vorausgehenden Kapiteln behandelten Elektrodentypen, wie Kalomel- oder Silber/Silberchlorid-Elektroden. Ebenso wie z. B. bei der Polarographie (vgl. Kap. 23-3.1) dürfen bei der Amperometrie verwendete Bezugselektroden durch die fließenden Ströme nicht nennenswert polarisiert werden. Am einfachsten wird dies durch großflächigen Aufbau vermieden. Ebenso darf keine chemische Beeinflussung der durchgeführten Titration durch die Elektrodenfüllung auftreten (evtl. Zwischenelektrolyt). In speziellen Fällen genügt das *Bodenquecksilber* in Verbindung mit dem Grundelektrolyten als Bezugselektrode, jedoch ist die Möglichkeit von Potentialänderungen dieser Bezugselektrode durch Änderung der Zusammensetzung des Titriergemisches in Betracht zu ziehen.

24-3.3 Durchführung amperometrischer Methoden des DAB

Das DAB beschreibt eine Anordnung zur „Amperometrie" und deren Ausführung. Die Beschreibung entspricht im Prinzip Abb. 24-1a. Sie enthält eine „Meßelektrode" (Indikatorelektrode) und eine Bezugselektrode, die in den Monographien jeweils spezifiziert werden. Als „regulierbare Spannungsquelle" kann am einfachsten eine Spannungsteilerschaltung dienen (vgl. Abb. 24-1 a). Die Zellspannung kann am Potentiometerabgriff mit einem Voltmeter gemessen werden.

Alternativ kann gemäß DAB der Zellstromkreis, dessen Stromstärke gemessen wird, auch aus der Meßelektrode und einer Hilfselektrode bestehen, während die Spannung der Meßelektrode gegen die in diesem Fall stromlose Bezugselektrode eingestellt wird (Prinzip vgl. Abb. 21-4). Die Spannung wird gewöhnlich im Diffusionsgrenzstrombereich von Reaktionspartnern gewählt.

Wie erwähnt, sieht das DAB auch bei der Karl-Fischer-Methode und (neben der Verwendung von Indikatoren) bei der Bestimmung des Stickstoffs in primären aromatischen Aminen die elektrometrische Indizierung der Endpunkte vor.

Karl-Fischer-Titration

Bei der *Karl-Fischer-Methode* werden zwei *Platinelektroden* verwendet. Die Indizierung erfolgt *biamperometrisch* (*Dead-stop*). Die Beschreibung der dabei zu verwendenden Anordnung des DAB entspricht sonst sinngemäß der unter „Amperometrie" beschriebenen Anordnung. Eine Vorteilung der Batteriespannung wie in Abb. 24-1 b (durch die Widerstände von 9 kΩ und 1 kΩ) ist nicht vorgesehen. Die Schaltung entspricht deshalb Abb. 24-1 a, allerdings mit einem Potentiometerwiderstand von 2 kΩ und einer Batterie von 1.5 V. Weder die Dimensionen der Platinelektroden noch der Meßbereich des zu verwendenden Mikroamperemeters oder die am Potentiometer einzustellende Spannung (die Größen hängen wechselseitig voneinander ab) werden im DAB spezifiziert. Die Vorschrift sieht die Einstellung eines „niedrigen Anfangsstromes" vor. Die einzustellende Spannung liegt bei 20 bis 40 mV (vgl. Kap. 24-2.2). Als Amperemeter kann bei gängigen Elektroden ein Gerät mit 20 µA Meßbereich gewählt werden.

Stickstoff in primären aromatischen Aminen

Zur vorgesehenen elektrometrischen Indizierung des Endpunktes bei der Bestimmung des *Stickstoffs in primären aromatischen Aminen* finden sich weder in den „Allgemeinen Methoden“ noch in den betreffenden Monographien des DAB nähere Angaben. Die im Vorausgehenden besprochenen Methoden des DAB können jedoch auch bei der Bestimmung des Stickstoffes in primären aromatischen Aminen zur amperometrischen oder biamperometrischen Indizierung angewandt werden. Pharm. Int. I gibt für die Spannungsdifferenz der Pt-Elektroden 50 bis 100 mV an.

24-4 Pharmazeutische Anwendungen amperometrischer und voltametrischer Indizierungsmethoden

Die Anwendungsbereiche amperometrischer bzw. voltametrischer Titrationen in der pharmazeutischen Analytik sind vielfältig. Redox-, Fällungs- und Komplexbildungstitrationen *anorganischer und organischer Stoffe* können mit Hilfe elektrochemisch aktiver Reagenzien auch dann indiziert werden, wenn die zu bestimmende Substanz selbst nicht elektrochemisch aktiv ist oder nur langsam elektrochemisch reagiert. In letzterem Fall kann auch die *Rücktitration* eines Reagenzüberschusses zum Ziel führen. Umgekehrt ist bei elektrochemisch aktivem Titrand kein aktiver Titrator erforderlich.

Tab. 24-1 gibt Anwendungsbeispiele für amperometrische Titrationen in der pharmazeutischen Analytik. Die amperometrische Indizierung *iodometrischer Titrationen* wird durch das reversible I_2/I^--Redoxsystem ermöglicht, während Thiosulfat inaktiv ist (an Pt-Elektroden). Auch bei inaktivem Titrand gestattet das Br_2/Br^--System die Indizierung von *Titrationen mit Bromat*. Am Äquivalenzpunkt bromometrischer und bromatometrischer Titrationen (z. B. von Phenol-, Anilinderivaten oder ungesättigten Verbindungen) tritt freies Brom neben Bromid auf. Das *Hexacyanoferrat(II/III)-Redoxsystem* ermöglicht die Indizierung von *Fällungstitrationen* (Zn^{2+}) und *Redoxtitrationen*.

Die amperometrische Indizierung der in Tab. 24-1 erwähnten *Fällungstitrationen von Stickstoffbasen* mit Silicowolframsäure beruht auf der Reduzierbarkeit der Heteropolysäure. Ebenso ist 8-Hydroxychinolin an der Quecksilbertropfelektrode reduzierbar.

Wasserbestimmungen nach Karl Fischer mit elektrometrischer Indizierung

Iod und Schwefeldioxid reagieren gemäß der Gleichung:

$$I_2 + SO_2 + 2H_2O \rightleftarrows SO_4^{2-} + 2I^- + 4H^+$$

Da die Reaktion nur bei Gegenwart von Wasser und unter dessen Verbrauch abläuft, läßt sie sich zur Bestimmung von Wassergehalten heranziehen. Quantitative Umsetzung wird erzielt, wenn die entstehenden Protonen abgefangen werden. Hierzu eignet sich Pyridin, das außerdem durch *Adduktbildung* mit SO_2 und Iod zur Stabilisierung der Reagenzlösung beiträgt.

Zur Verbesserung der *Löslichkeit* polarer Substanzen wird Pyridin im Gemisch mit Lösungsmitteln wie Methanol verwendet. In Gegenwart von Methanol beträgt das stöchiometrische Verhältnis von I_2 und H_2O 1:1 (Molverhältnis). Die Bestimmung läßt sich mit getrennten Lösungen von Iod und SO_2 oder mit einer gemeinsamen Lösung durchführen. Gemäß DAB wird eine gemeinsame Lösung in Pyridin/Ethylenglycolmonomethylether (Karl-Fischer-Lösung) verwendet. Schwefeldioxid wird im Überschuß eingesetzt. Vor Gebrauch ist der Wirkwert der Karl-Fischer-Lösung durch Einstellung gegen bestimmte Mengen Wasser zu ermitteln. Wegen der langsamen Gleichgewichtseinstellung und der Toxizität des Pyridins werden heute meist andere Basen wie Diethanolamin oder Alkalisalze organischer Säuren (z. B. Natriumsalicylat) eingesetzt (Lit. 8, 9).

Tab. 24-1: Anwendungen amperometrischer bzw. biamperometrischer Indizierungen in der pharmazeutischen Analytik; Lit. 5, 6, 19-3, 20-15, 23-5, 23-19, 23-21, 23-24.

Methode	Anwendungen/Beispiele
Argentometrische Titrationen	Halogenide, Pseudohalogenide, Ag^+, Thiole, Thiobarbitursäuren, Barbitursäuren, Theophyllin, Theobromin
Mercurimetrische Titrationen	Thiole, Penicillin (nach Hydrolyse), Barbitursäuren, Glutathion, Methylthiouracil, Salicylate, Phenazon
Fällungstitrationen	
mit Pb^{2+}	Sulfat, Chromat, Oxalat
mit SO_4^{2-}	Pb^{2+}, Ba^{2+}
mit $[Fe(CN)_6]^{2-}$	Zn^{2+}
mit 8-Hydroxychinolin	Mg^{2+}, Cu^{2+}, Zn^{2+}, Fe^{3+}
mit Dimethylglyoxim	Ni^{2+}
mit Silicowolframsäure	Alkaloide und andere Stickstoffbasen (Antihistaminika, Spasmolytika, Phenothiazine)
Nitritometrie	Stickstoff in primären aromatischen Aminen DAB: Benzocain Dapson Procainhydrochlorid Succinylsulfathiazol (nach Hydrolyse) Sulfacetamid-Natrium Sulfadiazin, -doxin, -dimidin, -merazin, -methizol, -methoxazol, -methoxypyridazin, -thiazol Sulfisomidin Acetanilid, Phenacetin (nach Hydrolyse), Benzodiazepine (nach Hydrolyse), Aminoacridinderivate, Primaquin, Hydrazinderivate (Isoniazid, Isocarboxazid)
Bromometrische und Bromatometrische Titrationen	Barbiturate mit unges. Seitenkette Ascorbinsäure, AsO_3^{3-} Phenol-, Anilinderivate (p-Aminobenzoesäureester, Tetracain)
Iodometrische Titrationen	Ascorbinsäure, Gentisinsäure, Wasser nach Karl Fischer
Redoxtitrationen mit $K_3[Fe(CN)_6]$	Adrenalin, Isoniazid
Redoxtitrationen mit Ce^{4+}	α-Tocopherol, Phenothiazine

Neben der visuellen Erkennung des Reagenzüberschusses (Iod) kann die Karl-Fischer-Titration u. a. *biamperometrisch indiziert* werden. Von den vor dem Endpunkt der Bestimmung vorliegenden Spezies ist nur I^- (anodisch) elektroaktiv. Wegen des Fehlens einer kathodischen Reaktionsmöglichkeit, bleibt die Stromstärke bis zum

Endpunkt gleich Null. *Erst mit dem Auftreten freien Iods nach dem Äquivalenzpunkt liegt ein* reversibles *Redoxpaar vor,* das einen plötzlichen *Stromanstieg* hervorruft. Die Titrationskurve hat die Form von Abb. 24-4b. Die apparative Durchführung von Wasserbestimmungen nach Karl-Fischer ist in Kap. 24-3.3 beschrieben.

Mit der Wasserbestimmung nach Karl Fischer wird sowohl *freies als auch gebundenes Wasser* (Kristallwasser von Hydraten) erfaßt. Fehler der Wasserbestimmung ergeben sich durch *Nebenreaktionen* der Reagenzien, z. B. Verbrauch von Iod durch Ascorbinsäure oder Wasserentstehung bei Bildung von Estern aus Carbonsäuren und Methanol. Die Wasserbestimmung nach Karl Fischer wird in Fällen angewandt, bei denen eine Bestimmung des Trocknungsverlustes zu ungenau oder aus anderen Gründen nicht möglich ist. Das DAB zieht die Bestimmung zu Reinheitsprüfungen bei über 100 Monographien und 10 Reagenzien heran. Mittels der Karl-Fischer-Titration sind auch kleine Wassergehalte genau erfaßbar. Die Probemengen nach DAB werden so bemessen, daß zwischen etwa 5 und 30 mg Wasser bestimmt werden.

Nitritometrische Titration von Stickstoffverbindungen; Stickstoff in primären aromatischen Aminen

Die Endpunkte von Titrationen primärer und sekundärer Amine, Hydrazinderivate und Pyrazolone mit salpetriger Säure lassen sich elektrometrisch indizieren (vgl. Tab. 24-1). Primäre aromatische Amine reagieren nach der Gleichung (Diazotitration):

$$ArNH_2 + HNO_2 + H^+ \rightleftarrows ArN_2^+ + 2H_2O$$

Wirksame Agenzien bei dieser Reaktion sind aus HNO_2 und Halogenwasserstoffen gebildete Nitrosylhalogenide, wobei das Bromid rascher reagiert als Chlorid. Dem Titrationsgemisch wird daher Kaliumbromid zugesetzt. Wegen der Instabilität der freien salpetrigen Säure werden Titrationen durch Zugabe von Nitrit zur (salz)sauren Lösung durchgeführt. Das DAB läßt Gehalte von Lokalanästhetika der p-Aminobenzoesäureester-Gruppe, bei dem Antmykotikum Dapson und einer Reihe von Sulfonamiden durch Diazotitration bestimmen (vgl. Tab. 24-1). Ebenso sind Anilide nach hydrolytischer Spaltung mit Mineralsäuren bestimmbar.

Die Indizierung des Endpunktes der Diazotitration kann gemäß DAB „elektrometrisch“ erfolgen (s. a. Lit. 5). Bei biamperometrischer Durchführung werden Titrationskurven wie in Abb. 24-4b erhalten. Vor dem Äquivalenzpunkt ist die Stromstärke praktisch gleich Null. Ein Stromfluß setzt erst bei Erreichen des Endpunktes ein (dead-stop). Wie in Kap. 24-2.2 erläutert wurde, sind bei einer angelegten Spannungsdifferenz von wenigen Millivolt Redoxpartner unterschiedlicher Redoxsysteme nur in Sonderfällen befähigt, einen biamperometrischen Stromfluß zu bewirken. Dies wird bei der Bestimmung primärer aromatischer Amine für Br^-, HNO_2 und NOBr diskutiert. In Anbetracht des KBr-Überschusses in der Lösung kann nach Erreichen des Äquivalenzpunktes mit der Bildung von Br_2 gerechnet werden. Die Beteiligung des reversiblen Br^-/Br_2-Redoxpaares an dem beim Endpunkt einsetzenden Stromfluß ist daher möglich. Die apparative Durchführung der Bestimmung des Stickstoffes in primären aromatischen Aminen ist in Kap. 24-3.3 beschrieben.

24-5 Literatur über Amperometrie und Voltametrie

1) J. T. Stock, Amperometric Titrations, J. Wiley and Sons, New York (1965).
2) F. Oehme, W. Richter, Instrumentelle Titrationstechnik, Dr. A. Hüthig-Verlag, Heidelberg (1983).
3) G. Charlot, J. Badoz-Lambling, B. Tremillon, Electrochemical Reactions, Elsevier Publishing Company, Amsterdam – New York (1962).
4) G. Kraft, J. Fischer, Indikation von Titrationen, Walter de Gruyter, Berlin – New York (1972).

5) K. Hartke, E. Mutschler, DAB 9 Kommentar, Teil 1–4, Wissenschaftliche Verlagsgesellschaft mbH, Stuttgart, Govi-Verlag, Frankfurt (1987–1990), S. 157–159, 168–170, 3689–3692.
6) J. Purdy, Electroanalytical Methods in Biochemistry, McGraw-Hill Book Company, New York (1965).
7) G. Schwarzenbach und H. Flaschka, Die komplexometrische Titration, F. Enke-Verlag, Stuttgart (1965).
8) E. Scholz, Karl-Fischer-Titration, Springer Verlag, Berlin (1984).
9) E. Scholz, Hydranal-Praktikum, Riedel-de Haën, Seelze (1987).

25 Konduktometrie

25-1 Grundlagen der Konduktometrie

- Bei der Konduktometrie wird die *elektrische Leitfähigkeit* von Elektrolytlösungen zur Bestimmung ihres *Elektrolytgehaltes (Absolutmessung)* oder bei Titrationen zur *Erkennung des Endproduktes (konduktometrische Indizierung)* herangezogen.

Wie früher ausgeführt wurde (vgl. Kap. 19-4.4), unterscheiden sich die *Ionenleitfähigkeiten* verschiedener Ionenarten beträchtlich. Dennoch stellt die elektrolytische Leitfähigkeit eine unspezifische Größe dar, die weder zu Identitätsprüfungen noch zu selektiven Konzentrationsbestimmungen brauchbar ist. Gehalte von Lösungen, die nur *einen* Elektrolyten enthalten sowie *Konzentrationsänderungen* in Gemischen lassen sich jedoch mit hoher Empfindlichkeit erfassen.

Entscheidend für die konduktometrische Indizierung von Titrationen ist einerseits die *Abhängigkeit der Leitfähigkeit von der Ionenart* und andererseits der Umstand, daß sich die *Gesamtleitfähigkeit* eines Elektrolyten aus den *Teilleitfähigkeiten* der gelösten Ionenarten zusammensetzt. Der konduktometrischen Beobachtung sind deshalb grundsätzlich Reaktionen zugänglich, bei denen

- die Zahl der Ladungsträger verändert oder
- Ladungsträger durch solche mit erheblich anderer Ionenleitfähigkeit ersetzt werden.

Typische Anwendungen der Konduktometrie sind Indizierungen bei *Säure-Base-Titrationen*, *Fällungstitrationen* und *komplexometrischen Titrationen* (Lit. 1 bis 6, 19-3). Auch Indizierungen in *nichtwäßrigem Medium* (Lit. 19-6) und *Simultantitrationen* sind möglich. Die konduktometrische Indizierung ist bei kleinen Konzentrationen des Titranden häufig geeigneter als andere Methoden. Bei *Redoxtitrationen* ist die Konduktometrie meist unbrauchbar, da sich die Leitfähigkeiten der auftretenden Ionenarten nicht hinreichend unterscheiden. Das DAB läßt die Konduktometrie nicht verwenden.

25-2 Durchführung konduktometrischer Messungen

Der *Gesamtwiderstand* einer elektrolytischen Zelle setzt sich aus der *Impedanz* (= komplexer Widerstand) der beiden Elektroden und dem in der Konduktometrie ausschließlich interessierenden *ohmschen Lösungswiderstand* zusammen (vgl. Kap. 19-4.4, Abb. 19-11). Dieser läßt sich mit Hilfe an die Zelle angelegter *Wechselspannungen* bestimmen: Die als „bypass" zu Faradayschen Vorgängen wirkenden Doppelschichtkapazitäten der Elektroden (vgl. Abb. 19-11) besitzen – wie jeder Kondensator – bei Erhöhung der Frequenz einen abnehmenden Wechselstromwiderstand, so daß durch Wahl einer hinreichend hohen Meßfrequenz der gemessene Zellwiderstand annähernd mit dem Elektrolytwiderstand übereinstimmt. Mindestens aber wird durch die periodischen Polaritätswechsel der angelegten Wechselspannung bei reversiblen Vorgängen *Konzentrationspolarisation* an den Elektroden vermieden. Die praktisch angewandten *Frequenzen* reichen von etwa 50 Hz bis 20 kHz.

Konduktometrische Titrationen werden auch mit Hochfrequenz im Bereich von 10^5 bis 10^7 Hz („oszillometrische Titration") durchgeführt (Lit. 6). Diese Methode besitzt den Vorzug, daß die Elektroden nicht in die Lösung eintauchen müssen, sondern an den äußeren Gefäßwänden, z. B. gegenüberliegend, angebracht werden können. Äußere Elektrode, Gefäßwand und Lösungsgrenzfläche bilden dabei jeweils Kondensatoren, die für die hohen Frequenzen nur kleine Widerstände darstellen. Auch induktive Methoden sind im Gebrauch.

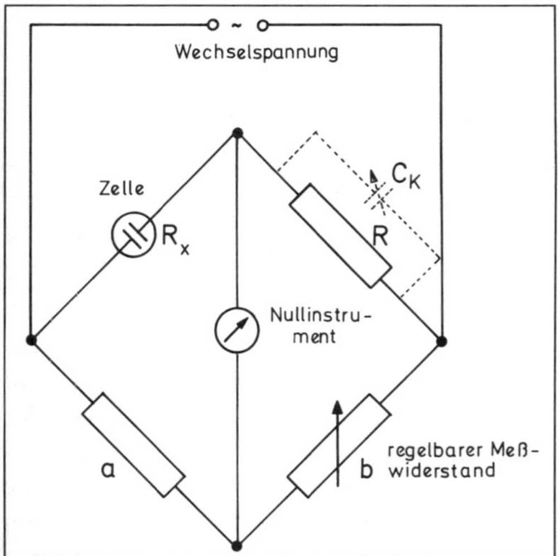

R_x: unbekannter Widerstand der elektrolytischen Zelle; Bedeutung von C_K siehe Text

Abb. 25.1: Wheatstonesche Meßbrücke.

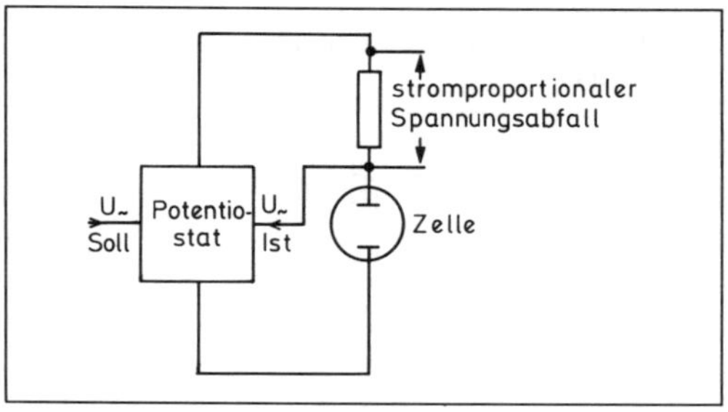

Abb. 25-2: Prinzip der direkten Messung des Zellwiderstandes.

25-2.1 Instrumentelle Anordnung

Die Verfolgung des Wechselstromwiderstandes elektrolytischer Zellen kann, ähnlich der Messung ohmscher Widerstände, mit Hilfe *Wheatstonescher Brückenschaltungen* (vgl. Abb. 25-1) oder – bei modernen Geräten – durch direkte Messung des bei einer bestimmten Wechselspannung fließenden Wechselstromes erfolgen (Abb. 25-2). Die an die Zelle gelegte Wechselspannung beträgt einige hundert Millivolt.

Bei der Wheatstoneschen Meßbrücke (vgl. Abb. 25-1) wird das *Widerstandsverhältnis zweier Stromzweige* bei abgeglichenem Nullinstrument (Wechselstrominstrument) verglichen: Widerstand b wird so lange verändert, bis das Meßinstrument stromlos ist. Dann liegen seine Anschlüsse in beiden Leitungszweigen auf gleicher Spannung, und es gilt

$$\frac{R_x}{R} = \frac{a}{b}$$

R_x = gesuchter Widerstand der Zelle
R; a; b = bekannte Widerstände der Meßbrücke

Die Methode besitzt – im Gegensatz zur direkten Strommessung – den Nachteil des manuellen Abgleichs. Infolge der teilweise kapazitiven Eigenschaften der elektrolytischen Zelle ist ein exakter Nullabgleich, insbesondere bei höheren Frequenzen, nach dem in Abb. 25-1 gezeigten Prinzipschaltbild nicht möglich. Soll dies erreicht werden, so muß parallel zu R ein variabler Kondensator C_K (in der Abbildung gestrichelt skizziert) zur Kompensation der *Phasenverschiebung* angeordnet werden. Bei der direkten Strommes-

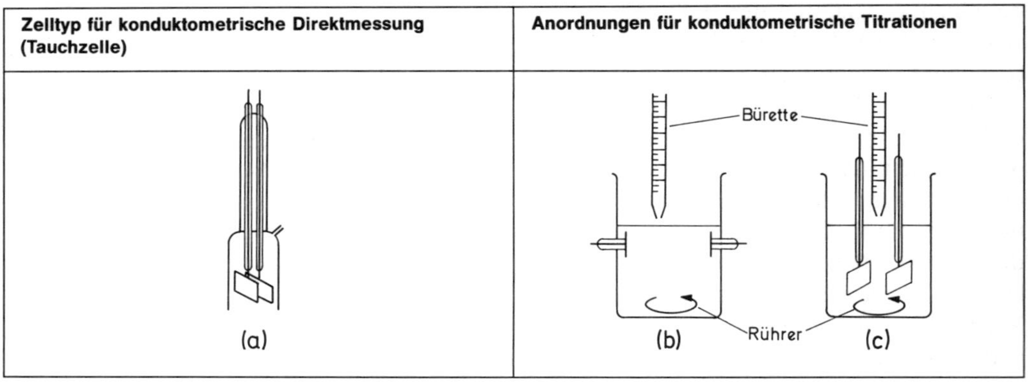

Abb. 25-3: Bauarten konduktometrischer Zellen.

sung (Abb. 25-2) legt man mit Hilfe eines Potentiostaten eine konstante Wechselspannung an die Zelle und mißt den an einem Serienwiderstand auftretenden stromstärkeproportionalen Spannungsabfall.

25-2.2 Meßzellen

Das Prinzip einer *konduktometrischen Meßzelle* wurde in Kap. 19-4.4 dargestellt. Der praktische Aufbau richtet sich nach dem Anwendungsfall. Drei typische Bauarten konduktometrischer Zellen bzw. Anordnungen zeigt Abb. 25-3.

Soll die Leitfähigkeitsmessung, z. B. zur Beurteilung eines Wassers oder allgemein zu direkten konduktometrischen Bestimmungen (vgl. Kap. 25-3.1) herangezogen werden, so muß die *Zellkonstante* (vgl. Kap. 19-4.4) der Leitfähigkeitszelle bestimmt werden. Dies kann mit Hilfe bestimmter Lösungen, z. B. einer KCl-Lösung (Lit. 4), geschehen. Zellen für konduktometrische Direktmessungen sind, um die Konstanz der Zellkonstanten zu gewährleisten, mechanisch kompakt gebaut (Abb. 25-3a). Bei *konduktometrischen Titrationen* – hier kommt es nur auf relative Messungen an, die Zellkonstante braucht nicht ermittelt zu werden – verwendet man häufig zwei in das Titrationsgefäß eingeschmolzene Elektroden (Abb. 25-3b) oder zwei getrennte Elektroden (Abb. 25-3c).

Als Elektroden dienen meist *Platinbleche*, deren Oberfläche zur Verminderung von Polarisation durch *Platinierung* (vgl. Kap. 19-4.3) vergrößert ist. Die Oberfläche beträgt einige cm^2. Da die elektrolytische Leitfähigkeit mit 1 bis $3\% \cdot K^{-1}$ von der Temperatur abhängt, ist – vor allem bei absoluten konduktometrischen Messungen (vgl. Kap. 25-3.1) – eine *Thermostatisierung* der Meßzellen erforderlich. Um Volumenvergrößerungen zu vermeiden, wird gewöhnlich mit Mikrobüretten und konzentrierten Maßlösungen gearbeitet.

25-3 Anwendungen der Konduktometrie

25-3.1 Absolute Leitfähigkeitsmessungen

Konduktometrische *Direktmessungen* werden in der Praxis zur *Untersuchung von Wässern* (Lit. 3), bei der *Elementaranalyse* auf Kohlenstoff und Schwefel (Lit. 5), bei der *Kjeldahlbestimmung* von Stickstoff und allgemein bei der Analyse von Lösungen, die nur einen starken Elektrolyten enthalten (Lit. 4), angewandt. Bei den Bestimmungen wird gewöhnlich mit *Eichkurven* gearbeitet.

Reines Wasser besitzt eine spezifische Leitfähigkeit von etwa $0.05\ S \cdot cm^{-1}$. Die Erhöhung der

Leitfähigkeit stellt ein Kriterium für den *Gesamtelektrolytgehalt eines Wassers* (z. B. deionisiertes Wasser, Meerwasser, Schwimmbadwasser) dar. Auch einige Pharmakopöen, wie z. B. Austr. 1960 ziehen die spezifische Leitfähigkeit zur Prüfung von Wasser heran.

In der Elementaranalyse wird durch Verbrennung von Kohlenstoff gebildetes *Kohlendioxid* in eine Alkalihydroxid-Lösung eingeleitet, deren Leitfähigkeit sich hierbei verringert. Ähnlich kann gebildetes *Schwefeldioxid* durch Oxidation in Wasserstoffperoxid-Lösung in Schwefelsäure übergeführt werden (Leitfähigkeitserhöhung). Beim Kjeldahlaufschluß entstehendes *Ammoniak* kann in Borsäure-Lösungen absorbiert werden. Das gebildete Ammoniumborat bewirkt eine Erhöhung der Leitfähigkeit.

25-3.2 Konduktometrische Titrationen

Die elektrische Leitfähigkeit eines Titriergemisches setzt sich aus den *konzentrationsabhängigen Ionenleitfähigkeiten* der enthaltenen *Kationen und Anionen* zusammen (vgl. Kap. 19-4.4). Ändern sich bei einer Titration die Leitfähigkeiten der Ionen oder ihre Konzentration hinreichend, so kann die Konduktometrie zur Indizierung des *Endproduktes* der Ionenreaktion herangezogen werden. Dies ist wegen ihrer herausragenden *Leitfähigkeit* vor allem bei Beteiligung von *H_3O^+-Ionen* oder *OH^--Ionen* gegeben (Tab. 19-4). Im Rahmen der Spezifität der jeweiligen Titration kann die konduktometrische Indizierung auch bei *Gemischen* eingesetzt werden. *Simultantitrationen* sind ebenfalls möglich. Ungünstig ist die konduktometrische Titration bei Gemischen mit hohem *Fremdionengehalt*, da deren Leitfähigkeitsänderung während der Titration relativ klein bleibt.

Im *Vergleich zur Potentiometrie* kann die konduktometrische Indizierung bei der Titration *sehr schwacher Säuren, sehr verdünnter Lösungen* oder auch in *nichtwäßrigen Lösungen* (Lit. 20-6) Vorteile bieten. Sie ist auch einsetzbar, wenn die potentiometrische Indizierung nicht möglich ist. Für *Redoxtitrationen* ist die konduktometrische Indizierung auch wegen hoher Fremdionengehalte weniger brauchbar. Die Genauigkeit von Titrationen mit konduktometrischer Indizierung liegt in günstigen Fällen bei 0.2 bis 0.3 %.

Trägt man die Leitfähigkeit des Titrationsgemisches gegen den Verbrauch an Maßlösung auf, so entstehen *Titrationskurven* (vgl. Abb. 25-4 bis 25-7), deren Verlauf sich bei Berücksichtigung der Einzelleitfähigkeiten der Ionenarten, Konzentrationen und beteiligten Gleichgewichten ableiten läßt. Dazu soll das allgemeine Reaktionsschema betrachtet werden:

$$(A^+ + B^-) + (C^+ + D^-) \rightleftarrows (A^+ + D^-) + (C^+ + B^-) \qquad \text{Gl. 25-1}$$

25-3.2.1 Säure-Base-Titrationen

Titration starker Säuren mit starken Basen

Titriert man eine starke Säure (z. B. HCl) mit einer starken Base (z. B. NaOH), so erhält man die in Abb. 25-4 gezeigte Titrationskurve I/II. Die Gerade V beschreibt den konstanten Leitfähigkeitsanteil der

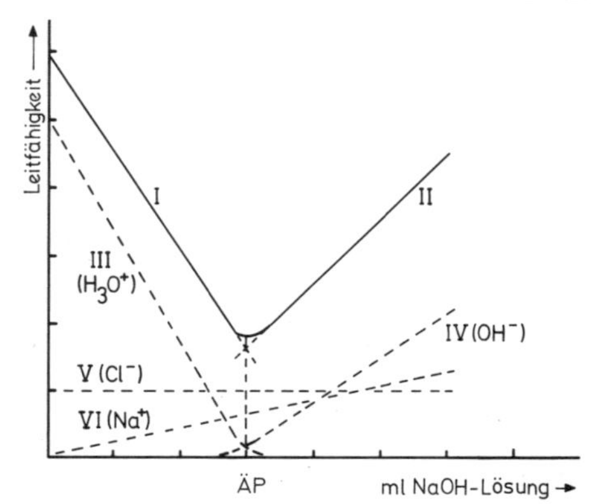

ÄP: Äquivalenzpunkt, ---: Leitfähigkeiten der Reaktionsteilnehmer

Abb. 25-4: Titrationskurve von HCl mit NaOH-Lösung.

Teil III

25 Konduktometrie

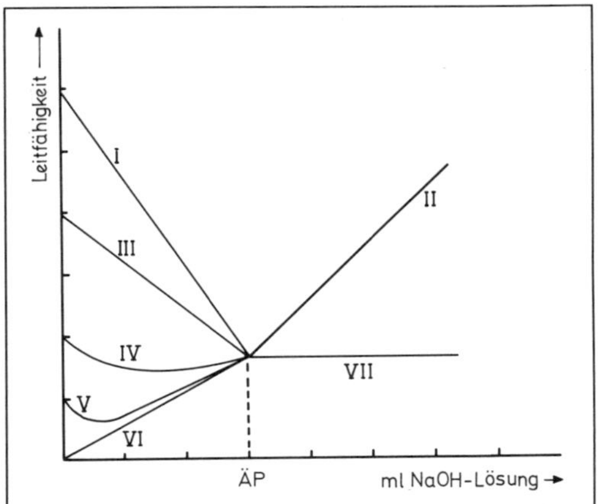

I: starke Säure, III: $K_a = 10^{-2}$ mol · l^{-1},
IV: $K_a = 10^{-3}$ mol · l^{-1}, V: $K_a = 10^{-5}$ mol · l^{-1},
VI: $K_a = 10^{-8}$ mol · l^{-1}

Abb. 25-5: Schematische Darstellung des Verlaufs von konduktometrischen Titrationskurven von Säuren unterschiedlicher Dissoziationskonstanten bei Titration mit NaOH (II) und NH_3 (VII).

Chlorid-Ionen (B^- in Gl. 25-1). Vor dem Äquivalenzpunkt werden die H_3O^+-Ionen (A^+) durch die viel schlechter leitenden Natrium-Ionen ersetzt, so daß die Gesamtleitfähigkeit insgesamt gemäß Zweig I abnimmt. Nach Erreichen des Äquivalenzpunktes steigt die Leitfähigkeit aufgrund der Zugabe der gut leitenden OH^--Ionen (D^-) wieder steil an. Die Äste III und IV beschreiben die Leitfähigkeit der H_3O^+- und OH^--Ionen allein.

Die in Abb. 25-4 dargestellten Titrationskurvenäste verlaufen nur bei nicht zu hohen Konzentrationen des Titrationsgemisches annähernd linear. Bei höheren Konzentrationen treten Abweichungen entsprechend dem Kohlrauschschen Quadratwurzelgesetz (Kap. 19-4.4) auf. Die *Volumenvergrößerung* bei der Titration beeinträchtigt ebenfalls die Linearität der Kurvenzweige.

Titration schwacher Säuren und schwacher Basen

Bei Titration schwacher Säuren mit starken Basen wie NaOH stellt ($A^+ + B^-$) in Gl. 25-1 die mehr oder weniger undissoziierte Säure dar. Je nach *Dissoziationskonstante* der Säure werden vor Erreichen des Äquivalenzpunktes die Kurvenzweige III bis VI in Abb. 25-5 erhalten. Kurvenzweig V entspricht der Titration von Essigsäure, VI der Titration sehr schwacher Säuren wie Borsäure. Der Verlauf der Kurvenzweige ist auch von der Konzentration der vorgelegten Säuren abhängig. Zweig VII zeigt den Verlauf bei Titration mit NH_3-Lösung. Die nach dem Äquivalenzpunkt zugefügte Ammoniak-Lösung, ($C^+ + D^-$) in Gl. 25-1, ergibt als wenig dissoziierende Base (NH_4OH) keine Erhöhung der Leitfähigkeit.

Je kleiner die Dissoziationskonstante der zu titrierenden Säure, desto kleiner ist auch die H_3O^+-Ionenkonzentration und damit die Leitfähigkeit zu Beginn der Titration. Daneben ist die Leitfähigkeit in der Nähe des Äquivalenzpunktes der Titration sehr schwacher Säuren durch *Hydrolyse* der entstehenden Salze überhöht. Dennoch kann der Äquivalenzpunkt bei hinreichend linearem Kurvenverlauf, der sich durch Wahl günstiger Ausgangskonzentrationen verbessern läßt, durch Extrapolation der Kurvenäste bestimmt werden. Die Titrationskurven schwacher Basen zeigen einen analogen Verlauf.

Verdrängungstitrationen

Auch Salze schwacher Säuren (z. B. Natriumacetat) oder schwacher Basen (z. B. Ammoniumchlorid) lassen sich konduktometrisch titrieren. Der typische Kurvenverlauf ist schematisch in Abb. 25-6 dargestellt.

Bei der Titration des Natriumacetats mit Salzsäure treten vor Erreichen des Äquivalenzpunktes an die Stelle der Acetat-Ionen die besser leitenden Chlorid-Ionen (vgl. Tab. 19-4). Die entstehende Essigsäure ist weitgehend undissoziiert, so daß die Leitfähigkeit insgesamt ansteigt (Abb. 25-6, links). Bei Titration von Ammoniumchlorid mit Natriumhydroxid-Lösung werden Ammonium-Ionen durch Natrium-Ionen ersetzt, die eine etwas geringere Ionenleitfähigkeit besitzen. Da das gebildete NH_4OH wenig zur Gesamtleitfähigkeit beiträgt, vermindert sich die Gesamtleitfähigkeit.

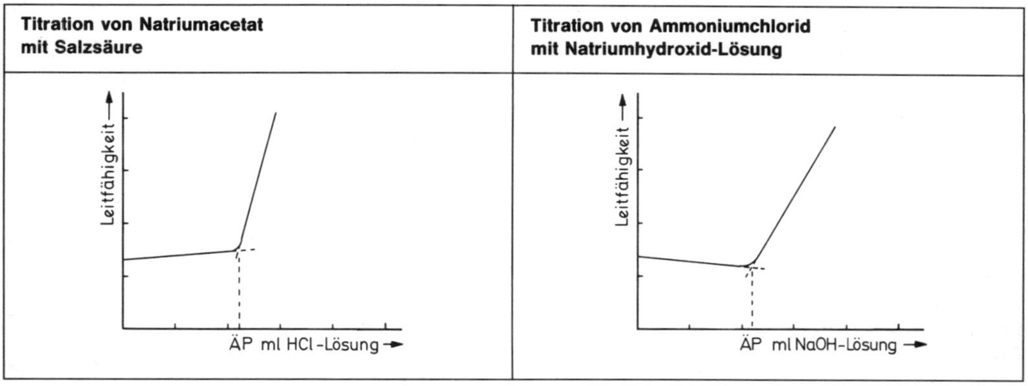

Abb. 25-6: Konduktometrische Titrationskurven von Salzen.

Simultantitrationen

Vergleicht man in Abb. 25-5 die Kurvenzweige I und V, so liegt auf der Hand, daß Gemische starker und schwacher Säuren konduktometrisch simultan titrierbar sind. Bei einem Gemisch von Salzsäure und Essigsäure wird beispielsweise die in Abb. 25-7 dargestellte Titrationskurve erhalten.

25-3.2.2 Fällungs- und Komplexbildungstitrationen

Fällungstitrationen

$(A^+ + D^-)$ in der schematischen Gl. 25-1 leistet auch dann keinen Beitrag zur Leitfähigkeit, wenn es im Rahmen einer Fällungstitration eine schwerlösliche Verbindung mit hinreichend kleinem *Löslichkeitsprodukt* darstellt. Die konduktometrischen Titrationskurven von Fällungstitrationen ähneln schematisch Abb. 25-6. Der Kurven-

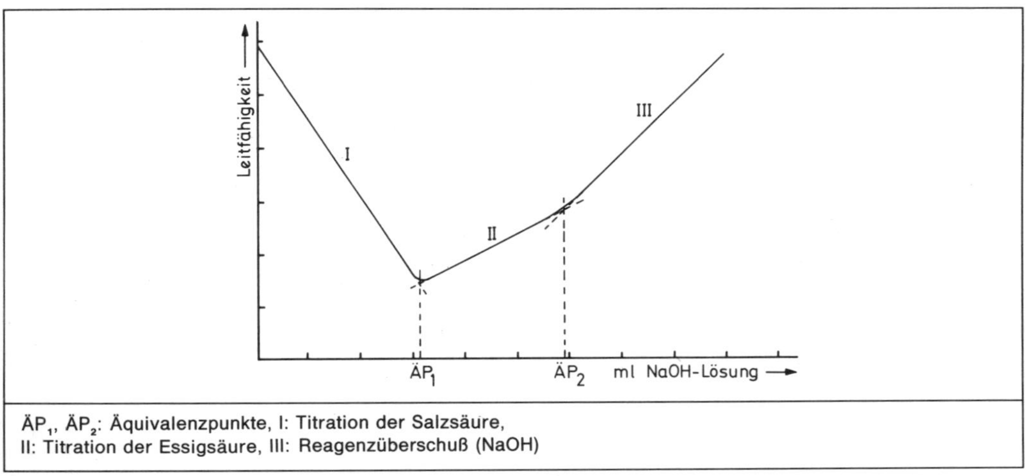

Abb. 25-7: Konduktometrische Titrationskurve bei Titration eines Gemisches von Salzsäure und Essigsäure mit Natriumhydroxid-Lösung (schematisch).

verlauf vor Erreichen des Äquivalenzpunktes hängt wiederum davon ab, wie sich die Ionenleitfähigkeiten der „ersetzten“ Ionen unterscheiden. Der Anstieg nach Erreichen des Äquivalenzpunktes kommt durch den Konzentrationsanstieg des Fällungsgegenions zustande.

Bei Fällung von Ag^+ mit Cl^- werden – wegen der günstigen Ionenleitfähigkeitsunterschiede – bei Verwendung von LiCl-Lösungen besser ausgeprägte Äquivalenzpunkte erhalten als mit NaCl-Lösung.

Komplexbildungstitrationen

Ähnlich den Fällungstitrationen lassen sich Komplexbildungstitrationen konduktometrisch indizieren. Gleiches gilt bei Bildung schwach dissoziierter Verbindungen wie $Hg(CN)_2$ oder $HgCl_2$.

25-4 Literatur über Konduktometrie

1) F. Oehme, Angewandte Konduktometrie, Dr. A. Hüthig-Verlag, Heidelberg (1964).
2) H. Jander, O. Pfundt, Die konduktometrische Maßanalyse, Ferdinand Enke-Verlag, Stuttgart (1945).
3) L. A. Hütter, Wasser und Wasseruntersuchung, Verlag Diesterweg Salle Sauerländer, Frankfurt a. M. (1990).
4) Metrohm Application-Bulletin, 102 d, Metrohm AG, Herisau, Schweiz (1975).
5) F. Korte ed., Methodicum Chimicum, Bd. 1/1 Analytik, Georg Thieme Verlag, Stuttgart (1973), S. 184.
6) K. Cruse, R. Heber, Hochfrequenztitration, Verlag Chemie, Weinheim (1957).

26 Elektrophoretische Verfahren

- Die elektrophoretischen Verfahren beruhen auf der *Wanderung geladener Teilchen einer Lösung*, einer *kolloidalen Lösung* oder einer *Dispersion in einem elektrischen Feld*. Die unterschiedliche Geschwindigkeit von Teilchen ergibt *Trennungseffekte*, die sich analytisch und präparativ auswerten lassen.

Durch Kombination mit anderen Trennverfahren (Chromatographie), Variation von Parametern (z. B. des pH-Wertes der Lösung) wurde eine Reihe von elektrophoretischen Verfahren entwickelt:

- *Trägerfreie Elektrophorese* (nach A. Tiselius): Die elektrophoretische Wanderung findet in einer *Pufferlösung* statt. Für verschiedene Teilchenarten bilden sich *wandernde Fronten* aus (*Grenzflächenelektrophorese*, Abb. 26-1, links).
- *Trägerelektrophorese:* Die elektrophoretische Wanderung der Teilchen erfolgt auf einem *Träger (Gel, Papier)*, der mit der Untersuchungslösung getränkt ist. Der Träger endet in den Elektrodenpufferlösungen (Abb. 26-1, rechts). Die Teilchenwanderung wird von elektrischen und nichtelektrischen Kräften bestimmt. Aus einer strichförmig aufgegebenen Probe bilden sich für verschiedene Teilchenarten *wandernde Zonen* (vgl. Abb. 26-2, oben) aus (*Zonenelektrophorese*).

Bei der seltener angewandten *trägerfreien Elektrophorese (Tiselius-Methode)* befindet sich die Untersuchungslösung in einem U-Rohr. Sie wird in beiden Schenkeln des U-Rohres mit *Pufferlösungen* überschichtet, in die die Elektroden eintauchen (vgl. Abb. 26-1, links). Die angewandten elektrischen

trägerfreie Elektrophorese	Träger(Papier)elektrophorese
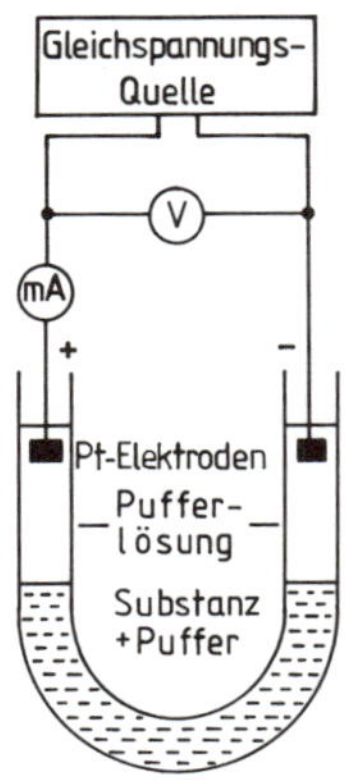	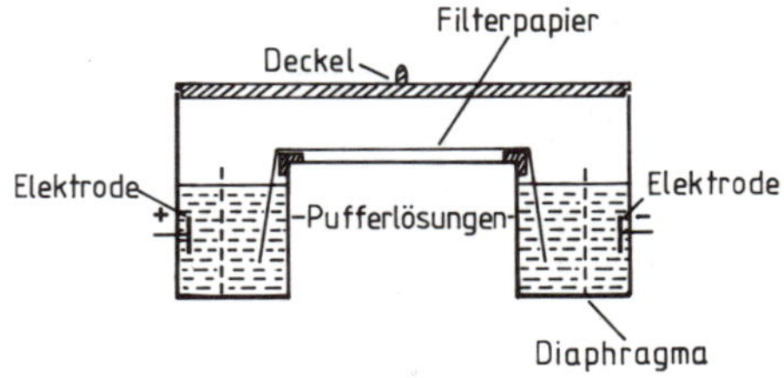

Abb. 26-1: Anordnungen zur Elektrophorese.

Feldstärken betragen einige Volt pro Zentimeter. Das Trennergebnis kann z. B. durch Messung der Brechzahl, photometrisch oder konduktometrisch beobachtet werden. Die Methode wird zur Bestimmung von *Beweglichkeiten* bei der Analyse von Proteingemischen mit hohen relativen Molekülmassen, die langsam diffundieren, angewandt.

Häufiger angewandt werden *trägerelektrophoretische Verfahren.* Abb. 26-1, rechts, zeigt die Anordnung einer *Papierelektrophorese.* An dem mit Elektrolytlösung getränkten Filterpapierstreifen liegt eine *Gleichspannung* von hundert (und mehr) Volt. Das Substanzgemisch wird an einer bestimmten Stelle des Papierstreifens *aufgetragen.* Bei einer *Gelelektrophorese* befindet sich anstelle des Papierstreifens ein Gel auf einer Platte. Man erhält ein *Elektropherogramm.* Farblose Substanzen können durch *Anfärben* sichtbar gemacht werden. Auch *photometrische* Auswertung mit Scannern (Kap. 18-2) ist möglich.

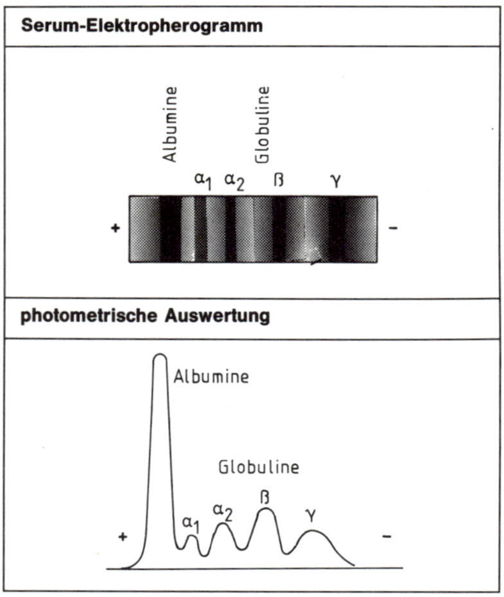

Abb. 26-2: Serum-Elektropherogramm und seine photometrische Auswertung.

Die Weiterentwicklung der Trägerelektrophorese ergab folgende Verfahren:

- isoelektrische Fokussierung
- Isotachophorese
- Disk-Elektrophorese
- zweidimensionale Elektrophorese
- Immunelektrophorese.

Bei der *isoelektrischen Fokussierung (Elektrofokussierung)* werden mit Hilfe besonderer Anordnungen (Lit. 4, 7, 8) oder bestimmter *Puffergemische* (Polyaminopolycarbonsäuren, Ampholine®) in Feldrichtung *pH-Gradienten* erzeugt, die spezielle Trenneffekte bei Stoffen mit unterschiedlichen *isoelektrischen Punkten* ergeben. *Ampholyte* wandern bis zu ihren isoelektrischen Punkten, bei denen sie konzentriert werden. Durch Verwendung mehrerer Elektrolyte („Leitelektrolyt“: größere, „Folgeelektrolyt“: kleinere Beweglichkeit als jene der zu trennenden Ionen) wird bei der *Isotachophorese* erreicht, daß Stoffe als scharf getrennte Zonen mit gleicher Geschwindigkeit wandern. Bei der *Disk-Elektrophorese* wird mit Hilfe diskontinuierlicher Trägerstrekken, z. B. durch pH-Abstufung und Übereinanderschichten unterschiedlich zusammengesetzter Gele in einer Säule, die Ausbildung scharfer Substanzscheiben (discs) erreicht (Lit. 4, 5, 7, 8). Das DAB läßt überschichtete Anreicherungsgele verwenden (Lit. 20-15).

Bei den *zweidimensionalen Elektrophoreseverfahren* ordnet man das elektrische Feld senkrecht zu einem zweiten Prozeß an. Läßt man z. B. bei einer absteigenden Chromatographie (Kap. 17) oder einem absteigenden Fließvorgang ein horizontales elektrisches Feld einwirken, so werden Komponenten einer *kontinuierlich* (oben) aufgetragenen Substanz in *Wanderungsbahnen* aufgetrennt, die am unteren Ende der Wanderungsstrecke kontinuierlich eluiert werden können. Dieses Verfahren ist *präparativ* auswertbar. Bei der ebenfalls zweidimensiona-

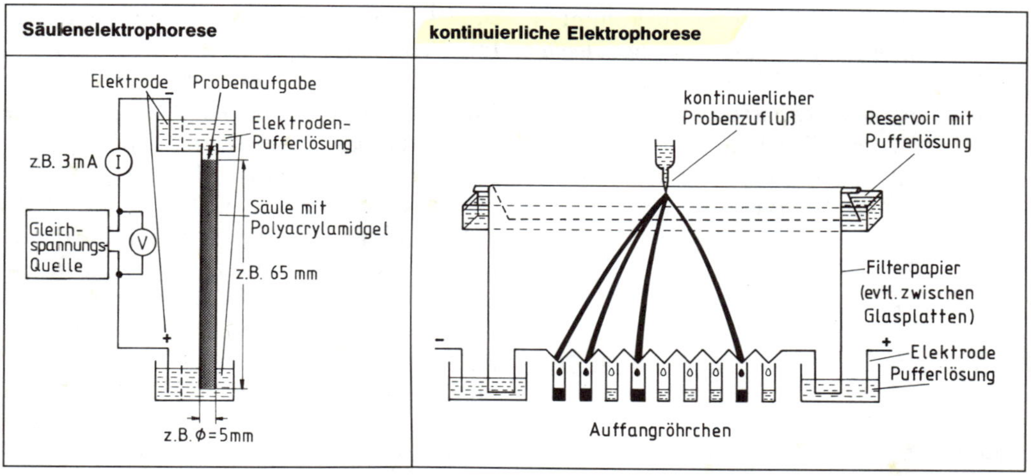

Abb. 26-3: Anordnungen zur Trägerelektrophorese.

len *Immunelektrophorese* läßt man getrennten Proteinen auf dem fertigen Elektropherogramm *Antiserum* senkrecht zur vorausgehenden Wanderungsrichtung entgegendiffundieren. Je nach Selektivität der Antikörper kommt es zur Ausbildung spezifischer *Präzipitationszonen.*

Verbreitete *Anwendung* finden elektrophoretische Verfahren in der *Biochemie* und der *klinischen Chemie* (Lit. 3). Aminosäuren, Peptide, Proteine, Nucleinsäuren, Zukker (als Boratkomplexe), Farbstoffe, Alkaloide, anorganische Kationen und Anionen u.a. lassen sich mit elektrophoretischen Methoden trennen. Das *Trennvermögen* elektrophoretischer Verfahren ist bei diesen Substanzgruppen dem anderer Methoden häufig überlegen. Nachteilig ist die lange Dauer und begrenzte Reproduzierbarkeit elektrophoretischer Bestimmungen. Das DAB und andere Pharmacopoen (z. B. Pharm. Int. I) lassen sowohl die Grenzflächenelektrophorese als auch zonenelektrophoretische Verfahren verwenden.

26-1 Grundlagen elektrophoretischer Verfahren

Auf geladene Teilchen wirkt im elektrischen Feld die Kraft

$$F = E \cdot z \cdot e \qquad \text{Gl. 26-1}$$

F = am geladenen Teilchen angreifende Kraft
E = elektrische Feldstärke
z = Zahl der Elementarladungen pro Teilchen (+ oder −)
e = Elementarladung

Der elektrischen Kraft entgegen wirken bei wandernden Teilchen *Reibungskräfte*, die bei kugelförmigen Teilchen durch das *Stokessche Gesetz* gegeben sind:

$$F_R = 6 \cdot \pi \cdot r \cdot \eta \cdot v \qquad \text{Gl. 26-2}$$

F_R = Reibungskraft am wandernden Teilchen
r = Radius des Teilchens
η = Viskosität des Mediums
v = Wanderungsgeschwindigkeit

Unter der Wirkung beider Kräfte kommt es zu einer *konstanten Wanderungsgeschwindigkeit* v. Mit Gl. 19-23 erhält man daraus die *Ionenbeweglichkeit* u (oft nur Beweglichkeit genannt) der Teilchen, die das Wanderungsverhalten unter den betreffenden Bedingungen charakterisiert.

$$v = \frac{E \cdot z \cdot e}{6 \cdot \pi \cdot r \cdot \eta} \qquad \text{Gl. 26-3}$$

$$u = \frac{z \cdot e}{6 \cdot \pi \cdot r \cdot \eta} \qquad \text{Gl. 26-4}$$

Nach Gl. 26-4 hängt die Ionenbeweglichkeit von Teilchen von ihrer *Ladung, Größe* und den Eigenschaften des Mediums ab. Unterschiedliche Ionenbeweglichkeit (vgl. Kap. 19-4.4) ergibt nach einer Wanderungszeit *Trennungen* von Teilchenarten. Reale Teilchen zeigen Abweichungen von der Kugelgestalt. Größe und Ladung der Teilchen werden infolge *Solvatisierung* und *Ionenhülle* ebenfalls durch das Medium verändert. Ähnliches gilt hinsichtlich der *Viskosität* des Mediums: Die Wanderung der Teilchen wird zusätzlich durch die Hülle von Gegenionen gebremst, die prinzipiell entgegengesetzt wandern. Gl. 26-2 gilt daher für reale Teilchen nur mit Einschränkungen. Die Ionenbeweglichkeiten hängen auch erheblich von der *Temperatur* ab.

Auch die Kationen bzw. Anionen *schwacher Elektrolyte* wandern unter der Wirkung des elektrischen Feldes. Sie gelangen in Gebiete, in denen die undissoziierte Form zunächst nicht vorliegt und gehen deshalb dort überwiegend in den undissoziierten Zustand über. Erst nach Anreicherung der undissoziierten Form stehen wieder Kationen bzw. Anionen in nennenswerter Konzentration zur Weiterwanderung zur Verfügung. Dieser Mechanismus bewirkt eine *verzögerte Wanderung schwacher Elektrolyte* in Abhängigkeit von ihrer *Dissoziationskonstante* und vom pH-Wert. Insbesondere bei Ampholyten (z. B. Eiweißen) wird die Ladung der Teilchen beträchtlich durch den pH-Wert des Mediums beeinflußt. Die Elektrophorese wird daher in *Pufferlösungen* von bestimmtem pH-Wert durchgeführt. Beim *isoelektrischen Punkt* von Ampholyten erfolgt keine Wanderung.

Die *Grenzflächenelektrophorese* (Tiselius-Methode) ergibt *wandernde Fronten („moving boundaries")* für unterschiedliche Teilchen, eine quantitative Trennung erfolgt nicht. Nur die am schnellsten wandernde Substanz wandert vor der folgenden Front partiell als Reinsubstanz. *Träger* bewirken eine *Verzögerung der Wanderung*. Obwohl die Anwesenheit des Trägers eine Reihe störender Effekte verursacht (z. B. nichtgeradlinige Wanderung im elektrischen Feld, besondere Strömung des Lösungsmittels, Adsorptionseffekte) wird den Trägerverfahren der Vorzug gegeben. Chromatographische Effekte am Träger können Trennungen günstig beeinflussen. *Substanzbedarf* (ca. 1 mg) und *Elektrophoresedauer* der Trägermethoden sind erheblich geringer, als bei der Tiselius-Methode (einige hundert Milligramm). Die wichtigsten *Trägerverfahren* sind:

- Papierelektrophorese (auch DAB)
- Celluloseacetatelektrophorese (auch DAB)
- Polyacrylamidgelelektrophorese (Methacrylamid, Mischgele; auch DAB)
- Agargelelektrophorese (auch DAB)
- Agarosegelelektrophorese (auch DAB)
- Stärkegelelektrophorese

Ebenfalls verwendet werden Aluminiumoxid oder Kieselgel als horizontale Dünnschichtplatten (Kap. 18). *Adsorption* am Träger bewirkt eine Schweifbildung oder Zonenverbreiterung. Bei der *Papierelektrophorese* ist sie besonders ausgeprägt. Die *Celluloseacetatelektrophorese* wird daher bevorzugt. *Diffusion* und *Konvektion* beeinträchtigen die Trennungen ebenfalls. Die Diffusion läßt sich durch Verwendung höherer Spannungen (*Hochspannungselektrophorese*, kürzere Laufzeit) und *höhere Ionenstärken* vermindern. Gele (z. B. Polyacrylamid, Agar) vermögen die Konvektion zu hemmen und ergeben deshalb scharfe Zonen. Manche Gele besitzen *Molekularsiebwirkung* (z. B. Stärke- oder Polyacrylamidgel).

26-2 Durchführung elektrophoretischer Verfahren

Instrumentelle Anordnung

Die prinzipiellen Anordnungen zur Elektrophorese zeigen Abb. 26-1 und Abb. 26-3. Es kann bei *konstanter Stromstärke* oder bei *konstanter Spannung* gearbeitet werden. Die *Tiselius-Methode* erfordert den größeren apparativen Aufwand. Zur *Niederspannungselektrophorese* werden regelbare Spannungsquellen (Pharm. Int.: bis mindestens 450 V, 150 mA) benötigt. Die *Elektroden* bestehen aus Edelstählen, Platin oder Kohle. Während der Elektrophorese entstehen an der Kathode Wasserstoff und OH^--Ionen, an der Anode Sauerstoff und H^+-Ionen. Die Vorgänge in den Elektrodenräumen sind für die Elektrophorese nicht von Bedeutung. Die *Elektrodenräume* sind, um Wechselwirkungen mit Zersetzungsprodukten zu vermeiden, von den an den Träger anschließenden *Pufferräumen* durch *Diaphragmen* oder enge Öffnungen getrennt. Die leitende Verbindung zwischen Trägermaterial und den Pufferreservoirs wird mit getränkten Filterpapierstreifen oder *„Dochten"* hergestellt. Bei der aufeinanderfolgenden Aufnahme von Elektropherogrammen ist es günstig, wegen der Zersetzungsprodukte in den Elektrodenräumen, die Pole der Spannungsquelle an der elektrophoretischen Zelle jeweils zu vertauschen. *Wärme*, die durch den fließenden elektrischen Strom entsteht, wird mit *Kühlsystemen* abgeführt. Dies kann durch Thermostatisierung der Platten, auf oder zwischen denen der Träger liegt, erreicht werden. Bei der *Säulenelektrophorese* verwendet man innere und äußere *Kühlrohre*, sonst den Träger direkt umgebende nichtleitende, mit der Probelösung nichtmischbare Kühlflüssigkeiten. Diese Kühlungsmethode wird bei der Hochspannungselektrophorese angewandt (Lit. 4).

Träger

Die *Träger* werden *horizontal* oder auch *vertikal* als dünne Schichten auf isolierenden Platten, als *Folien* und in Form von *Platten*, *Zylindern* (Polyacrylamidgelelektrophorese nach DAB, Lit. 20-15) oder *Blöcken* (Stärkeblockelektrophorese) eingesetzt. Vielfach verwendet werden Celluloseacetatfolien (*CAF-Elektrophorese*). *Gele* werden in Schichtdicken von einigen Millimetern verwendet. Bei der *Gelelektrophorese* sind auch vertikale Säulen im Gebrauch (vgl. Abb. 26-3, links). *Säulenverfahren* eignen sich zur Trennung größerer Substanzmengen (einige Gramm). Wie bei einer Säulenchromatographie kann die in der Säule befindliche Lösung (nach Abschalten der Spannung) fraktioniert abgelassen werden. Die *Wanderungsgeschwindigkeiten* liegen unter 1 mm/min. Die Trennvorgänge können deshalb mehrere Stunden in Anspruch nehmen. Gegenüber der Papierelektrophorese ergeben sich mit Celluloseacetatträgern kürzere Elektrophoresezeiten. Eine erhebliche Verringerung der Elektrophoresedauer ermöglicht die *Hochspannungselektrophorese* (bis 10000 V).

Kontinuierliche Trägerelektrophorese

Wie in der Einführung erläutert wurde, lassen sich Trägerelektrophoresen auch kontinuierlich gestalten: Eine vertikal angeordnete Trägerschicht (z. B. Papier) wird von oben kontinuierlich mit Pufferlösung und Probe beschickt, die unter Wirkung der Gravitation nach unten fließen. Ein horizontales Niederspannungsfeld (z. B. mit 400 V erzeugt) lenkt die Teilchen in bestimmte Bahnen ab. Durch Zahnung des Trägers am unteren Ende können die *Fraktionen* in Auffangröhrchen abtropfen (vgl. Abb. 26-3, rechts)

Puffer

Günstige elektrophoretische *Trennungsbedingungen* bestehen, wenn der *pH-Wert* des verwendeten Puffers im Bereich der pK_a-Werte der zu trennenden Stoffe liegt. Als *Puffer* werden u. a. 5,5-Diethylbarbitursäure, Essigsäure, Zitronensäure, Phosphorsäure, Edetinsäure oder Borsäure im Gemisch mit ihren Alkalisalzen verwendet. Die eingesetzten *Pufferkonzentrationen* liegen bei 0.01 bis 0.1 mol · l^{-1}. Der durch die Zelle fließende Strom wird sowohl von den zu trennenden Teilchen, als auch von den Ionen der Pufferlösung getragen. Höhere Pufferkonzentration (Ionenstärke) führt zu langsamerer Teilchenwanderung, verbessert jedoch die Trennung der Zonen. Bei den einfachen Trägerverfahren werden in den Elektrodenräumen, zur *Trägerimprägnierung* und für die Probenlösung gewöhnlich die gleichen Puffer verwendet. Gele werden vor Gebrauch mit dem betreffenden Puffer hergestellt (Lit. 4). Um ein Trocknen der Pufferlösung auf dem Träger zu verhindern, befindet sich dieser in einer Kammer (vgl. Dünnschichtchromatographie, Kap. 18).

Einige diskontinuierliche Verfahren verwenden unterschiedliche Pufferkonzentrationen oder unterschiedliche Puffer in den Elektrodenräumen und der Trennstrecke oder auf der Trennstrecke selbst (Isoelektrische Fokussierung, Disk-Säulenelektrophorese, Isotachophorese, Lit. 5, s. o.).

Anfärbung

Substanzzonen auf dem Träger werden, ähnlich wie z. B. in der Dünnschichtchromatographie (Kap. 18), durch Anfärben des fertigen Elektropherogramms sichtbar gemacht. Zur Anfärbung von Proteinen werden die Träger in *Färbelösung* (u. a. Amidoschwarz 10 B, Coomassie Blau, Toluidinblau oder Ponceau S) eingelegt (z. B. für 10 min). Meist wird mit einem *Fixativ*, z. B. Trichloressigsäure, behandelt, um Diffusion aus dem Träger zu verhindern.

Der Wanderungsverlauf läßt sich direkt verfolgen, indem man den Proben mitwandernde *Referenzfarbstoffe* zugibt. So kann bei Serumelektrophoresen mit Bromphenolblau (0.02 %) versetzt werden, das die Wanderung von Albumin charakterisiert. Die Untergrundfärbung des Elektropherogramms wird durch Spülen, z. B. in verd. Essigsäure, entfernt. Mittels der Anfärbung werden Substanzmengen von weniger als 1 µg sichtbar.

Tab. 26-1: Elektrophoretische Methoden im DAB (Lit. 20-13 bis 20-15).

Monographie	Elektrophoresenmethode	Art der Prüfung
Albuminlösung Immunglobulin Plasmaproteinlösung vom Menschen	Immunelektrophorese Celluloseacetatgel- Elektrophorese	Identitätsprüfung Reinheitsprüfung: Proteinzusammensetzung
Calcitonin vom Lachs	Celluloseactatgel- Elektrophorese	Reinheitsprüfung auf verwandte Peptide
Cephaloridin Fibrinogen [^{125}I] vom Menschen	Papierelektrophorese	Reinheitsprüfung auf verwandte Substanzen Radiochemische Reinheit
Heparin-Calcium Heparin-Natrium	Agarosegel- Elektrophorese	Identitätsprüfung mit Heparin-Na als Referenzsubstanz
Immunsera für Menschen, für Tiere	s. Monographien	Reinheitsprüfung auf Albumine
Insulin Glucagon	Polyacrylamidgel- säulenelektrophorese	Identitätsprüfung, Reinheitsprüfung auf verwandte Proteine
Tetracosactid	Cellulosegel- elektrophorese, 2-dimensional gekoppelt mit DC	Identitätsprüfung

Praktische Durchführung einer Trägerelektrophorese

In die anodische und die kathodische Kammer wird die betreffende Pufferlösung pipettiert (gleiche Füllhöhe, um Strömung im Träger zu vermeiden). Passende Folienstreifen werden zunächst durch Tränken mit Puffer und Absaugen überschüssigen Puffers mit Fließpapier konditioniert, in die elektrophoretische Zelle eingelegt und die Probelösung sowie Referenzsubstanzen mittels Kapillare, Mikropipette oder Auftragestempel punkt- oder strichförmig auf die markierte *Startlinie* aufgebracht. Sollen Stoffe mit entgegengesetzter Wanderungsrichtung (Ladung) getrennt werden, so bringt man die Substanz ungefähr in der *Mitte* des Trägers auf. Danach wird die Spannung angelegt. Nach einer empirisch festgelegten Zeit, z. B. 20 min, bei Laufstrecken von 5 bis 10 cm, wird abgeschaltet, die Streifen entnommen, angefärbt und ausgewaschen. Die Elektropherogramme werden getrocknet und *quantitativ ausgewertet* durch (Lit. 3):

- Ausschneiden, Eluieren und photometrische Messung
- direkte photometrische Messung des vorbeibewegten Elektropherogramms und Planimetrieren oder Integration der Peakflächen (vgl. Abb. 26-2 und Kap. 18).

Bei der zweiten Methode ist zu berücksichtigen, daß unterschiedliche Stoffe mit unterschiedlicher Stärke angefärbt werden. Das Verhältnis der gemessenen Peakflächen repräsentiert daher im allgemeinen nicht unmittelbar die Konzentrationsverhältnisse in der Probe.

26-3 Anwendungen elektrophoretischer Verfahren

Typische Anwendungen der Trägerelektrophorese sind die *Eiweißelektrophorese*, Elektrophorese von *Enzymen* und die *Lipoproteinelektrophorese* (von Serum oder Plasma) auf Celluloseacetatfolie. Es können Proteinmengen von 10^{-4} g getrennt werden. Als Elektrolyt kann ein *Puffer* (pH = 8.6) aus Barbital und Barbital-Natrium dienen. In dieser Lösung wandern die Proteine zur Anode. *Zucker* und *Polyole*, die selbst keine Ladung tragen, können nach Komplexbildung mit Borat oder Molybdat getrennt werden. Neben der Analyse von *Metallionen*, *Anionen* u. a. sowie präparativen Anwendungen lassen sich Reinheitsprüfungen von *Antibiotika* vorteilhaft mittels der Isotachophorese durchführen (Lit. 5). Das DAB beschreibt die Grenzflächen- und die Zonenelektrophorese in den allgemeinen Methoden. Tab. 26-1 zeigt Anwendungen der Methoden in Monographien des DAB.

26-4 Literatur über Elektrophorese

1) R. Blaich, Analytische Elektrophoreseverfahren, Thieme-Verlag, Stuttgart (1978).
2) A. T. Andrews, Electrophoresis: Theory, Techniques and Biochemical and Clinical Applications, Clarendon Press, Oxford (1981).
3) L. Hallmann, Klinische Chemie und Mikroskopie, Georg Thieme Verlag, Stuttgart (1980).
4) B. L. Williams, K. Wilson, Praktische Biochemie, Georg Thieme Verlag, Stuttgart (1978).
5) Th. Stiefel, Isotachophorese, in Analytiker-Taschenbuch, Bd. 3, Hrsg. R. Bock, W. Fresenius, H. Günzler, W. Huber, G. Tölg, Springer-Verlag, Berlin – Heidelberg – New York (1983).
6) R. Bock, Methoden der Analytischen Chemie, Bd. 1: Trennungsmethoden, Verlag Chemie, Weinheim (1974).
7) H. Wagner, E. Blasius, Praxis der elektrophoretischen Trennmethoden, Springer-Verlag, Berlin (1989).
8) K. E. Geckeler, H. Eckstein, Analytische und präparative Labormethoden, Vieweg Verlag, Braunschweig (1987), S. 250f.

Anhang: Bewertung von Analysenmethoden

G. Rücker, M. Neugebauer

27 Validierung und Kalibrierung

Ziel jeder analytischen Messung ist es, den *wahren Wert* einer Größe zu bestimmen. Auch die Anwendung instrumenteller Methoden in der pharmazeutischen Analytik kann Bestimmungsfehler nicht ausschließen und erfordert eine ständige *Kontrolle der Qualität* dieser Verfahren.

Wichtige Voraussetzungen für die Beurteilung von Analysenmethoden sind:

- die Validierung der Analysenverfahren
- die Kalibrierung der Meßgeräte.

Allgemeine Anforderungen an sachgerechtes Arbeiten in der Arzneimittelanalytik sind in den „Grundsätzen der guten Laborpraxis (GLP)" der OECD vom 4. 2. 1983 und in den „Richtlinien für gute pharmazeutische Kontrollabor-Praxis" (Abkürzung GKLP) (Dokument 5/85 der europäischen „Pharmazeutischen Inspektions-Convention (PIC)" vom November 1985 formuliert (Lit. 1, 4). Die Richtlinien bilden einen Anhang zu den „Grundregeln für die sachgemäße Herstellung pharmazeutischer Produkte (GMP)". Diese Regeln sind seit 1. 1. 1992 durch einen „Leitfaden einer Guten Herstellungspraxis für pharmazeutische Produkte der Pharmazeutischen Inspektions-Convention (PIC-GMP-Leitfaden)" abgelöst worden (Lit. 2).

Weitergehende Vorschriften für die Arbeit analytischer Laboratorien sowie für die Kalibrierung und Validierung von Analysenmethoden auf inoffizieller Grundlage wurden unter dem Begriff „Gute Analytische Praxis, GAP" zusammengefaßt (Lit. 3; zur rechtlichen Situation vgl. auch Lit. 4).

Für eine vertiefte Einführung in die mathematischen Grundlagen der Fehlerbetrachtung sei auf die Lit. 8–11 verwiesen.

27-1 Validierung von Analysenverfahren

Fehler bei Analysenverfahren

Die bei Durchführung eines Analysenverfahrens erhaltenen Meßwerte (x_i, i = 1, 2, 3 usw.) sind mit *Abweichungen vom wahren Wert* (Unsicherheiten) behaftet. Man unterscheidet:

- Zufällige („statistische") Abweichungen (zufällige Fehler)
- Systematische Abweichungen (systematische Fehler).

Zufällige („statistische") Abweichungen (zufällige Fehler)

Unvermeidliche, zufällige, vom Willen des Analytikers unabhängige Schwankungen der Meßwerte bei wiederholter Durchführung einer analytischen Methode unter genau den gleichen Bedingungen (*Wiederholbedingungen*). Ein Maß für diese zufälligen Abweichungen ist die *Präzision* (Kap. 27-1.1.1 und 27-1.2.1).

Systematische Abweichungen (*systematische Fehler*)

Abweichungen, die auf eine vorhandene Störung des Analysenverfahrens zurückzuführen sind z. B. mangelhafte Geräte, nicht genau eingestellte Normallösungen, Verunreinigung von Reagenzien, unvollständige Extraktionen, Zersetzungen, Einfluß von Begleitstoffen, eine sich wiederholende falsche persönliche Verfahrensweise u. a. Ein Maß für die systematischen Abweichungen ist die *Richtigkeit* bzw. die *Wiederfindung* (Kap. 27-1.1.2 und 27-1.2.2).

Angabe der Meß- oder Analysenergebnisse

Die Angaben der Meß- oder Analysenergebnisse erfolgt im allgemeinen als *arithmetischer Mittelwert* ($\bar{x}$) mehrerer Bestimmungen (x_1, x_2, x_3 usw.). Die *Fehler* (Unsicherheiten) ($\pm \Delta x$) einer Messung (Abweichung um Δx nach „oben" oder nach „unten") können angegeben werden als:

- *absolute Fehler* (absolute Meßunsicherheiten) in der gleichen Maßeinheit wie das Meß- bzw. Analysenergebnis ($\bar{x} \pm \Delta x$).
- *relative Fehler* (relative Meßunsicherheiten), in Prozent des Meß- bzw. Analysenergebnisses: $\bar{x} \pm (\frac{\Delta x \cdot 100}{\bar{x}}$ [%]).

In jedem Fall bezeichnet der Fehler ausgehend vom Mittelwert $\bar{x}$ das Intervall $\pm \Delta x$ in dem mit einer definierten Wahrscheinlichkeit der wahre Wert der Meßgröße liegt. Ein korrekt angegebenes Analysenergebnis besteht aus dem um bekannte systematische Abweichungen korrigierten Mittelwert ($\bar{x}$) und dem „Fehler".

Median: Die Angabe des arithmetischen Mittels $\bar{x}$ setzt eine symmetrische Häufigkeitsverteilung der Einzelmeßwerte in Form einer *Gaußschen Glockenkurve* voraus (Kap. 27-1.2.1). Ist keine symmetrische Verteilung gegeben, wie z. B. bei biologischen oder medizinischen Untersuchungen, so kann der *Medianwert* (*Median*) herangezogen werden. Dies ist jedoch nur bei größeren Meßreihen sinnvoll.

Zur Ermittlung des Medians werden die Einzelmeßwerte in steigender Reihenfolge geordnet. Bei ungerader Zahl von Meßwerten wird der mittlere Wert als Median herangezogen. Bei gerader Anzahl von Meßwerten ergibt sich der Median als Mittelwert der beiden mittleren Werte (z. B. bei 10 Meßwerten aus dem 5. und 6. Wert). Vorteil des Medians ist, daß er durch stark abweichende Meßwerte (*„Ausreißer"*, Kap. 27-1.2.1) nicht beeinflußt wird d. h. er ist gegenüber Ausreißern *„robust"* (Kap. 27-1.1.9).

Ziel der *Validierung einer Analysenmethode* ist ihre Überprüfung und Bewertung auf ihre Qualität bzw. *die Ermittlung der Fehler.* Dabei soll durch Laboratoriumsversuche nachgewiesen werden, daß das Analysenverfahren aussagekräftige, richtige und präzise Informationen über das analytische Problem liefert bzw. welche Unsicherheiten zu erwarten sind.

27-1.1 Qualitätsmerkmale für Analysenverfahren

Zur Validierung von Analysenverfahren werden u. a. folgende Qualitätsmerkmale herangezogen:

- Präzision (engl. precision)
- Richtigkeit (engl. accuracy)
- Nachweisgrenze (engl. limit of detection)
- Bestimmungsgrenze (engl. limit of quantitation)
- Selektivität, Spezifität (engl. selectivity, specifity)
- Linearität (engl. linearity)
- Empfindlichkeit (engl. sensitivity)
- Bereich, (Bestimmungsbereich) (engl. range)
- Robustheit (engl. ruggedness).

Die Qualitätsmerkmale werden gelegentlich unterschiedlich definiert, so daß diesbezüglich eine gewisse Unsicherheit herrscht. Im folgenden wurden insbesondere die Definitionen der USP XXII und der DIN-Normen 55350 herangezogen (Lit. 16).

27-1.1.1 Präzision

Die *Präzision* ist ein Maß für den Grad der Reproduzierbarkeit der Analysenergebnisse bei wiederholter Durchführung einer analytischen Methode unter genau den gleichen Bedingungen (*Wiederholbedingungen*). Die Meßergebnisse (x_i) sind im allgemeinen statistisch um den Mittelwert (das arithmetische Mittel der Meßwerte $\bar{x}$) in Form einer „*Gaußschen Glockenkurve*" verteilt (*Normalverteilung*) (Abb. 27-1). Man bezeichnet die statistischen Abweichungen auch als *zufällige Fehler*.

Die für die Validierung wichtige Frage, ob eine Normalverteilung vorliegt, kann z. B. mit Hilfe von „*Wahrscheinlichkeitspapier*" beantwortet werden. Dafür sollten mindestens ca. 30 Meßwerte vorliegen. Mit schon fünf Meßwerten sind Abschätzungen möglich (Lit. 5).

Die Präzision eines Verfahrens kann durch die *Standardabweichung* (s) (bzw. *relative Standardabweichung*, auch: *Variationskoeffizient*, Kap. 27-1.3.1) zahlenmäßig erfaßt werden. Die Standardabweichung charakterisiert die Streuung der Einzelwerte um den Mittelwert. Man unterscheidet:

- *Wiederholpräzision* (engl. repeatability), wenn das Analysenverfahren am gleichen Objekt unter genau den selben Bedingungen mit dem gleichen Gerät im gleichen Labor vom gleichen Analytiker mehrmals wiederholt wird. Dabei wird die *Wiederholstandardabweichung* bestimmt (Kap. 27-1.2.1).
- *Vergleichspräzision* (engl. reproducibility), bei wiederholter Durchführung des Analysenverfahrens am gleichen Objekt

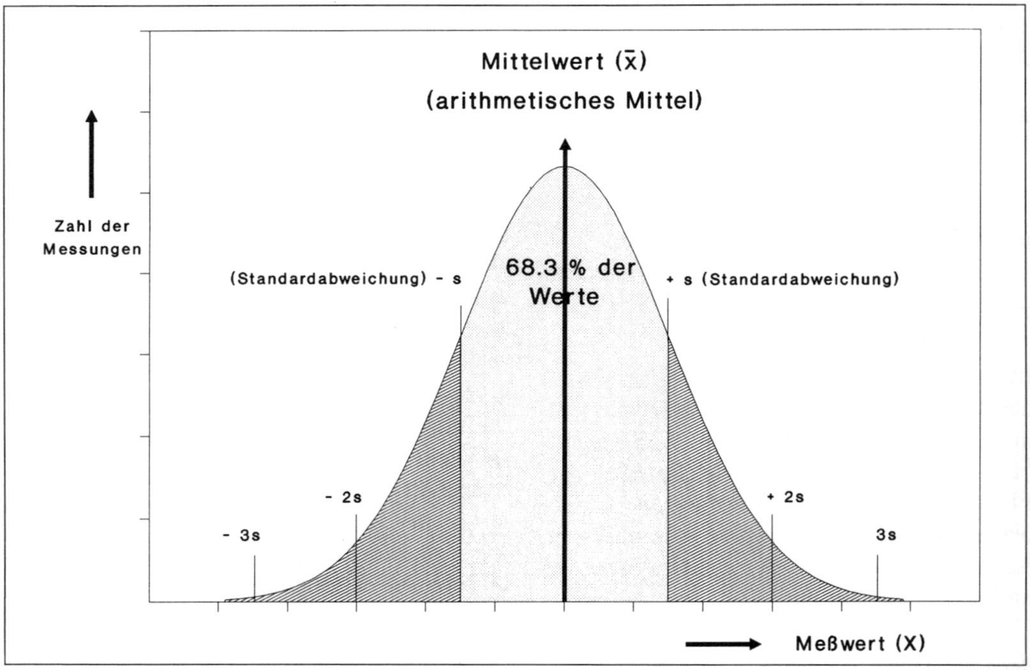

Abb. 27-1: Normalverteilung („Gaußsche Glockenkurve")

in verschiedenen Laboratorien durch verschiedene Analytiker mit verschiedenen Geräteausrüstungen. Dabei wird die *Vergleichstandardabweichung* bestimmt (Kap. 27-2.2.1)*).

27-1.1.2 Richtigkeit

Die *Richtigkeit* gibt die Abweichung des Mittelwertes $\bar{x}$ der Bestimmungen vom *„wahren Wert"* an. Die Ursachen für diese Abweichungen können als *systematische Fehler* beschrieben werden. Wenn der „wahre Wert" einer Analyse nicht bekannt ist (was häufig der Fall ist), wird stattdessen ein durch Abschätzung ermittelter *Näherungswert* zur Berechnung der Richtigkeit herangezogen. Diesen Näherungswert bezeichnet man als *„richtigen Wert"*.

Zur Ermittlung bzw. *Abschätzung des „richtigen Wertes"* gibt es u. a. folgende Möglichkeiten:

- Stöchiometrische Berechnung (man erhält den „wahren Wert")
- Referenzmethode, mit Hilfe einer anerkannten bzw. hochgereinigten Standardsubstanz („richtiger Wert"). Im Arzneibuch sind für manche Arzneistoffe Chemische Referenzsubstanzen (Abkürzung CRS) und Biologische Referenzsubstanzen (BRS) aufgeführt. Sie können vom Technischen Sekretariat der Europäischen Arzneibuchkommission Straßburg bezogen werden.

27-1.1.3 Nachweisgrenze

Sie gilt für *qualitative* Analysen und gibt die niedrigste Masse (g, mg, µg, ng) bzw. den niedrigsten Gehalt (*„Grenzkonzentration"*) einer Substanz (%, ppm, ppb, $mol \cdot l^{-1}$) an, die mit dem Verfahren noch zuverlässig nachgewiesen werden können.

27-1.1.4 Bestimmungsgrenze

Sie gilt für *quantitative* Bestimmungen und ist die niedrigste Masse bzw. der niedrigste Gehalt, die unter den angegebenen Analysenbedingungen in dem vorliegenden Material noch mit akzeptabler Präzision (Kap. 27-1.1.1) und Richtigkeit (Kap. 27-1.1.2) bestimmt werden kann.

27-1.1.5 Selektivität

Die *Selektivität* bzw. *Spezifität* gibt an, inwieweit ein Verfahren für eine bestimmte Substanz in Gegenwart anderer Substanzen (chemisch ähnliche Substanzen, Verunreinigungen, Abbauprodukte, Hilfsstoffe u. a.) präzise und richtige Ergebnisse liefert. Man bezeichnet die Summe der Begleitstoffe als *„Matrix"*.

27-1.1.6 Linearität

Die *Linearität* einer quantitativen Analysenmethode beschreibt die *Proportionalität* zwischen den Meßergebnissen und der Stoffmenge bzw. der Konzentration. Die Proportionalität kann entweder direkt sein, oder erst durch eine mathematische Transformation der Meßwerte sichtbar gemacht werden. Linearität gilt praktisch nur für einen bestimmten Konzentrationsbereich (*Bestimmungsbereich*, Kap. 27-1.1.8).

27-1.1.7 Empfindlichkeit

Die *Empfindlichkeit* beschreibt, wie stark ein Meßergebnis auf Konzentrationsänderungen reagiert. Ein Analysenverfahren ist umso empfindlicher, je größer die Änderung des Meßwertes bei einer Konzentrationsänderung ist. Im umgangssprachlichen Gebrauch wird der Begriff „Empfindlichkeit" häufig fälschlicherweise mit der Nachweis- bzw. Bestimmungsgrenze gleichgesetzt.

Zahlenmäßig erfaßt wird die Empfindlichkeit durch Angabe des Zuwachses der

*) Oft wird für die Vergleichspräzision der deutsche Begriff *„Reproduzierbarkeit"* angewandt. Nach DIN 55350 soll dieser Begriff nicht verwendet werden, da er umgangssprachlich die Wiederholpräzision einschließt.

Meßgröße je Zunahme um eine Konzentrationseinheit der zu bestimmenden Substanz. Bei direkter Proportionalität entspricht dies der *Steigung der Kalibriergeraden* (Kap. 27-1.2.6). Ein Verfahren ist umso empfindlicher, je größer deren Steilheit ist.

27-1.1.8 Bereich (Bestimmungsbereich)

Der *Bestimmungsbereich* ist dasjenige Massen- bzw. Konzentrationsintervall, in welchem der zu bestimmende Stoff, mit der angegebenen Präzision (Kap. 27-1.1.1) und Richtigkeit (Kap. 27-1.1.2) bestimmt werden kann. Die Angabe erfolgt in denselben Einheiten wie bei den Analysenergebnissen (z. B. g, mg, µg, %, ppm, $mol \cdot l^{-1}$).

27-1.1.9 Robustheit

Die *Robustheit* (Störanfälligkeit, Belastbarkeit gegenüber äußeren Einflüssen) einer Analysenmethode bedeutet ihre Widerstandsfähigkeit gegen stärkere Abänderungen der Analysenbedingungen und gegen Störeffekte. Damit beschreibt sie, inwieweit ein Verfahren trotz dieser Änderungen noch richtige, präzise und aussagekräftige Informationen liefert. Folgende Änderungen bzw. Einflüsse kommen z. B. in Frage:

- Störanfälligkeiten der Meßgeräte
- Stabilität der Prüflösung
- Durchführungszeiten
- Temperatureinflüsse
- Lichteinflüsse
- Herkunft, Stabilität und Alter der Reagenzien
- Schwankungen in der Konzentration der Reagenzien
- Untersuchungslaboratorium (vgl. auch 27-2.2.1).

Man spricht dann von einem *„robusten" Verfahren*, wenn solche Effekte keinen oder nur einen geringen Einfluß auf das Analysenergebnis ausüben. In der Literatur ist der Begriff der Robustheit nicht ganz einheitlich und noch nicht endgültig definiert.

27-1.2 Erfassung und Bestimmung der Qualitätsmerkmale für Analysenverfahren

27-1.2.1 Erfassung der Präzision durch Bestimmung der Standardabweichung (zufällige Fehler)

Zur Beurteilung der *Präzision* eines Analysenverfahrens (bzw. des *zufälligen Fehlers*) wird die *Standardabweichung* herangezogen. Man unterscheidet:

- die absolute Standardabweichung (s)
- die relative Standardabweichung (s_{rel}), (auch: *Variationskoeffizient* Vk)
- das Quadrat der Standardabweichung (s^2), *Varianz*.

Die *absolute Standardabweichung* (s) bestimmt man aus den Ergebnissen der mehrmaligen Wiederholung der Analyse unter genau den gleichen Bedingungen. Die Berechnung von s erfolgt mit Hilfe folgender Gleichung:

$$s = \sqrt{\frac{\sum (x_i - \bar{x})^2}{n - 1}}$$

s = absolute Standardabweichung
x_i = Einzelmeßwerte der Bestimmungen
$\bar{x}$ = Mittelwert der Einzelmeßwerte
n = Anzahl der Bestimmungen (mindestens 5 Werte).

Die Standardabweichung (s) wird als *Betrag* (*ohne Vorzeichen*) angegeben. Sie wird zur Kennzeichnung entsprechender Intervalle in der „Gaußschen Glockenkurve" (S. 418) nach rechts („+ s") und nach links („− s") aufgetragen (Abb. 27-1), bzw. vom Mittelwert $\bar{x}$ subtrahiert oder addiert ($\bar{x} \pm s$). Die Angabe erfolgt in den gleichen Einheiten wie das Analysenergebnis (g, mg, µg, ng, $mol \cdot l^{-1}$).

Würde man die Abweichung jedes einzelnen Meßwertes (x_i) vom Mittelwert ($\bar{x}$) berechnen und die Werte einfach summieren, so ergäbe sich auf Grund der unterschiedlichen Vorzeichen (positive und negative Abweichungen vom Mittelwert) der Wert Null.

Zum Vergleich der Standardabweichungen verschiedener Verfahren eignet sich besser die *relative Standardabweichung* (s_{rel}) (meist in %) bezogen auf den Mittelwert der Bestimmungen ($\bar{x}$). Die relative Standardabweichung wird auch als *Variationskoeffizient* (Vk) bezeichnet.

$$s_{rel}(\text{bzw. Vk}) = \frac{s \cdot 100}{\bar{x}} \; [\%].$$

Die Varianz (s^2) kann zur Ermittlung der Gesamtstandardabweichung mehrerer unabhängiger Meßwertreihen herangezogen werden (Lit. 10).

Folgen die Meßergebnisse einer *Gaußschen Verteilung* (*„Normalverteilung“*) (*„Gaußsche Glockenkurve“*) (Kap. 27-1.1.1, Abb. 27-1), so liegen 68.3 % der gemessenen Werte innerhalb des Intervalls $\bar{x}-s$ bis $\bar{x}+s$ 95.9% der Werte zwischen $\bar{x}-2s$ bis $\bar{x}+2s$ und 99.7% zwischen $\bar{x}-3s$ bis $\bar{x}+3s$ (Abb. 27-1).

Als *„Ausreißer“* bezeichnet man Meßwerte, die stark von den übrigen abweichen. Die Ursachen für diese Abweichungen sollten soweit möglich aufgeklärt werden. Zur Abgrenzung von anderen Meßwerten gibt es *„Ausreißertests“* (Lit. 5, 6). Durch Ausreißer nicht beeinflußt wird der *Median* (Kap. 27-1), der aber nur bei großen Meßreihen eingesetzt wird. Sogenannte *„Unfallwerte“* sind Meßwerte, die durch Fehler bei der Versuchsdurchführung verfälscht wurden und deren Ursache erkannt wurde (z. B. Übertitrieren usw.) (Lit. 6).

Zur Bestimmung der Standardabweichung werden mindestens n = 5 Proben getrennt aufgearbeitet und analysiert; keinesfalls sollte diese Zahl unterschritten werden. Man führt die Berechnung am besten mit Hilfe einer Wertetabelle durch. Zuerst berechnet man den Mittelwert ($\bar{x}$) und dann die Abweichungen der Einzelbestimmungen (x_i) vom Mittelwert ($x_i - \bar{x}$), die man quadriert: $(x_i - \bar{x})^2$. Die Quadrate werden addiert, durch die Zahl der Meßwerte vermindert um 1, dividiert und die Wurzel gezogen. Der Betrag (ohne) Vorzeichen ergibt die Standardabweichung. Die meisten Taschenrechner für naturwissenschaftliche Zwecke ermöglichen die Berechnung der Standardabweichung einfacher aufgrund einer einprogrammierten Funktion.

Mit Hilfe der Standardabweichung kann man auch die *Wiederholbarkeit* und *Vergleichbarkeit* von Analysenergebnissen sowie die *Genauigkeit von Meßgeräten* (Kap. 27-2) beschreiben.

- Beschreibung der Wiederholbarkeit von Analysenergebnissen durch die *Wiederholstandardabweichung*:
  Mehrfache Wiederholung der Bestimmung von der Probenvorbereitung bis zur quantitativen Analyse unter genau den gleichen Bedingungen, im gleichen Laboratorium und vom gleichen Analytiker.
- Beschreibung der Vergleichbarkeit von Analysenergebnissen durch die *Vergleichstandardabweichung*:
  Durchführung des Analysenverfahrens an der gleichen Probe von mehreren verschiedenen Laboratorien oder verschiedenen Analytikern an verschiedenen Geräten (*„Ringversuche“*) (Lit. 6). Die Vergleichstandardabweichung ist im allgemeinen um den Faktor 1.5 bis 2 mal größer als die Wiederholstandardabweichung.
- Beschreibung der Genauigkeit von Meßgeräten durch die *Systemstandardabweichung*:
  Sie dient der Überprüfung und Beurteilung des Meßsystems bzw. eines Meßgerätes (*„Gerätestandardabweichung“*) insbesondere zur Berechnung der *„analytischen Empfindlichkeit“* (Kap. 27-2.1). Zur Bestimmung der Systemstandardabweichung wird eine Probe einmal aufgearbeitet, die Probelösung mindestens zehnmal gemessen und die Standardabweichung dieser Messungen bestimmt.

Vergleich von Standardabweichungen (als Maß der Präzision) durch den F-Test

Wie schon erwähnt, wird die Standardabweichung auch zum Vergleich der Präzision *unterschiedlicher* Analysenverfahren herangezogen. Der Unterschied in der Standardabweichung kann entweder zufallsbedingt sein oder auf Verbesserungen oder Verschlechterungen der analytischen Methode beruhen. Aufschluß darüber, ob die Präzision zweier Verfahren als gleich anzusehen ist oder unterschiedliche Standardabweichungen auch auf andere Einflüsse zurückzuführen sind, gibt der *„F-Test"*. Zur Anwendung des F-Tests wird als erster Einstieg der unten stehende vereinfachte Weg empfohlen. Für ein genaueres Studium wird auf die weiterführende Literatur (Lit. 3,7–11) verwiesen (nicht erfaßt wurden in diesem Zusammenhang Begriffe wie z. B. *Nullhypothese, einseitiger* und *zweiseitiger* Test, α- und *β-Fehler* usw.).

Man berechnet zunächst aus den Standardabweichungen der beiden zu vergleichenden Verfahren (1 und 2) eine Testgröße F:

$$F = \frac{s_1^2}{s_2^2}$$

F = Testgröße der „F-Verteilung"
s_1 = Standardabweichung des Verfahrens 1
s_2 = Standardabweichung des Verfahrens 2
$s_1 > s_2$.

Liegt ein signifikanter Unterschied in der Standardabweichung d. h. der Präzision der Verfahren 1 und 2 vor, so ist F größer als ein tabellierter Zahlenwert (Tab. 27-1) („F-Verteilung"). Dieser hängt vom Risiko der Aussage und von der Zahl der durchgeführten Analysen nach beiden Methoden (n_1, n_2) ab. Ist F gleich oder kleiner als der tabellierte Zahlenwert, so ist ein Unterschied in der Präzision der Verfahren 1 und 2 nicht nachweisbar.

Die Werte der „F-Verteilung" sind oft für eine *Irrtumswahrscheinlichkeit* von 5% tabelliert (Tab. 27-1). Vereinfacht dargestellt bedeutet dies, daß bei F-Werten, die größer als die tabellierten Werte sind, mit einer Wahrscheinlichkeit von 95% die verglichenen Methoden ungleiche Präzision besitzen. In Tab. 27-1 entspricht f_1 und f_2 der um 1 verminderten Zahl der jeweils durchgeführten Bestimmungen (Zahl der Freiheitsgrade) ($f_1 = n_1 - 1$, $f_2 = n_2 - 1$).

27-1.2.2 Erfassung der Richtigkeit, Wiederfindung

Die *Richtigkeit* eines Analysenverfahrens hängt von der Größe *systematischer Fehler* ab, die auf eine Störung des analytischen Verfahrens hinweisen. Sie kann überprüft werden (Kap. 27-1.1.2):

- mit Hilfe eines Standards (*Referenzmethode*)
- anhand einer Kalibriergeraden, wenn diese nicht durch den Nullpunkt läuft (Kap. 27-1.2.6).

Die relative Abweichung des Analysenwertes vom „richtigen Wert" (Kap. 27-1.1.2) wird mit Hilfe eines Standards bzw. einer Standardsubstanz bestimmt. Dazu werden mindestens drei Modellmischungen mit verschiedenen Gehalten der zu bestimmenden Substanz (*Standardsubstanz*) hergestellt, die auch alle anderen Komponenten enthalten müssen. Der Gehalt dieser Modellmischungen wird als „richtiger Wert" (μ) angesehen (Kap. 27-1.1.2). Aus dem Mittelwert ($\bar{x}$) mehrerer (jeweils mindestens 5) Bestimmungen an *einer* Modellmischung erhält man einen Ausdruck für den Gesamtfehler der Bestimmungsmethode in Form der relativen Abweichung vom jeweils „richtigen Wert" in Prozent:

$$\text{Relative Abweichung} = \frac{(\bar{x} - \mu) \cdot 100}{\mu} \ [\%]$$

$\bar{x}$ = Mittelwert der Bestimmungen an einer Modellmischung
μ = „richtiger Wert" (zugesetzte Substanzmenge zur Modellmischung).

Berechnet man umgekehrt die in der Analyse „wiedergefundene" Substanzmenge in Prozent, so ergibt sich die *Wiederfindung* (*Wiederfindungsrate*; engl. recovery):

$$\text{Wiederfindung} = \frac{\bar{x} \cdot 100}{\mu} \ [\%]$$

Diese bildet ebenfalls ein Maß für die Richtigkeit des Analysenverfahrens.

f_2 \ f_1	1	2	3	4	5	6	7	8	9	10	12	15	20	24	30	40	60	120	∞
1	161,4	199,5	215,7	224,6	230,2	234,0	236,8	238,9	240,5	241,9	243,9	245,9	248,0	249,1	250,1	251,1	252,2	253,3	254,3
2	18,51	19,00	19,16	19,25	19,30	19,33	19,35	19,37	19,38	19,40	19,41	19,43	19,45	19,45	19,46	19,47	19,48	19,49	19,50
3	10,13	9,55	9,28	9,12	9,01	8,94	8,89	8,85	8,81	8,79	8,74	8,70	8,66	8,64	8,62	8,59	8,57	8,55	8,53
4	7,71	6,94	6,59	6,39	6,26	6,16	6,09	6,04	6,00	5,96	5,91	5,86	5,80	5,77	5,75	5,72	5,69	5,66	5,63
5	6,61	5,79	5,41	5,19	5,05	4,95	4,88	4,82	4,77	4,74	4,68	4,62	4,56	4,53	4,50	4,46	4,43	4,40	4,36
6	5,99	5,14	4,76	4,53	4,39	4,28	4,21	4,15	4,10	4,06	4,00	3,94	3,87	3,84	3,81	3,77	3,74	3,70	3,67
7	5,59	4,74	4,35	4,12	3,97	3,87	3,79	3,73	3,68	3,64	3,57	3,51	3,44	3,41	3,38	3,34	3,30	3,27	3,23
8	5,32	4,46	4,07	3,84	3,69	3,58	3,50	3,44	3,39	3,35	3,28	3,22	3,15	3,12	3,08	3,04	3,01	2,97	2,93
9	5,12	4,26	3,86	3,63	3,48	3,37	3,29	3,23	3,18	3,14	3,07	3,01	2,94	2,90	2,86	2,83	2,79	2,75	2,71
10	4,96	4,10	3,71	3,48	3,33	3,22	3,14	3,07	3,02	2,98	2,91	2,85	2,77	2,74	2,70	2,66	2,62	2,58	2,54
11	4,84	3,98	3,59	3,36	3,20	3,09	3,01	2,95	2,90	2,85	2,79	2,72	2,65	2,61	2,57	2,53	2,49	2,45	2,40
12	4,75	3,89	3,49	3,26	3,11	3,00	2,91	2,85	2,80	2,75	2,69	2,62	2,54	2,51	2,47	2,43	2,38	2,34	2,30
13	4,67	3,81	3,41	3,18	3,03	2,92	2,83	2,77	2,71	2,67	2,60	2,53	2,46	2,42	2,38	2,34	2,30	2,25	2,21
14	4,60	3,74	3,34	3,11	2,96	2,85	2,76	2,70	2,65	2,60	2,53	2,46	2,39	2,35	2,31	2,27	2,22	2,18	2,13
15	4,54	3,68	3,29	3,06	2,90	2,79	2,71	2,64	2,59	2,54	2,48	2,40	2,33	2,29	2,25	2,20	2,16	2,11	2,07
16	4,49	3,63	3,24	3,01	2,85	2,74	2,66	2,59	2,54	2,49	2,42	2,35	2,28	2,24	2,19	2,15	2,11	2,06	2,01
17	4,45	3,59	3,20	2,96	2,81	2,70	2,61	2,55	2,49	2,45	2,38	2,31	2,23	2,19	2,15	2,10	2,06	2,01	1,96
18	4,41	3,55	3,16	2,93	2,77	2,66	2,58	2,51	2,46	2,41	2,34	2,27	2,19	2,15	2,11	2,06	2,02	1,97	1,92
19	4,38	3,52	3,13	2,90	2,74	1,63	2,54	2,48	2,42	2,38	2,31	2,23	2,16	2,11	2,07	2,03	1,98	1,93	1,88
20	4,35	3,49	3,10	2,87	2,71	2,60	2,51	2,45	2,39	2,35	2,28	2,20	2,12	2,08	2,04	1,99	1,95	1,90	1,84
21	4,32	3,47	3,07	2,84	2,68	2,57	2,49	2,42	2,37	2,32	2,25	2,18	2,10	2,05	2,01	1,96	1,92	1,87	1,81
22	4,30	3,44	3,05	2,82	2,66	2,55	2,46	2,40	2,34	2,30	2,23	2,15	2,07	2,03	1,98	1,94	1,89	1,84	1,78
23	4,28	3,42	3,03	2,80	2,64	2,53	2,44	2,37	2,32	2,27	2,20	2,13	2,05	2,01	1,96	1,91	1,86	1,81	1,76
24	4,26	3,40	3,01	2,78	2,62	2,51	2,42	2,36	2,30	2,25	2,18	2,11	2,03	1,98	1,94	1,89	1,84	1,79	1,73
25	4,24	3,39	2,99	2,76	2,60	2,49	2,40	2,34	2,28	2,24	2,16	2,09	2,01	1,96	1,92	1,87	1,82	1,77	1,71
26	4,23	3,37	2,98	2,74	2,59	2,47	2,39	2,32	2,27	2,22	2,15	2,07	1,99	1,95	1,90	1,85	1,80	1,75	1,69
27	4,21	3,35	2,96	2,73	2,57	2,46	2,37	2,31	2,25	2,20	2,13	2,06	1,97	1,93	1,88	1,84	1,79	1,73	1,67
28	4,20	3,34	2,95	2,71	2,56	2,45	2,36	2,29	2,24	2,19	2,12	2,04	1,96	1,91	1,87	1,82	1,77	1,71	1,65
29	4,18	3,33	2,93	2,70	2,55	2,43	2,35	2,28	2,22	2,18	2,10	2,03	1,94	1,90	1,85	1,81	1,75	1,70	1,64
30	4,17	3,32	2,92	2,69	2,53	2,42	2,33	2,27	2,21	2,16	2,09	2,01	1,93	1,89	1,84	1,79	1,74	1,68	1,62
40	4,08	3,23	2,84	2,61	2,45	2,34	2,25	2,18	2,12	2,08	2,00	1,92	1,84	1,79	1,74	1,69	1,64	1,58	1,51
60	4,00	3,15	2,76	2,53	2,37	2,25	2,17	2,10	2,04	1,99	1,92	1,84	1,75	1,70	1,65	1,59	1,53	1,47	1,39
120	3,92	3,07	2,68	2,45	2,29	2,17	2,09	2,02	1,96	1,91	1,83	1,75	1,66	1,61	1,55	1,50	1,43	1,35	1,25
∞	3,84	3,00	2,60	2,37	2,21	2,10	2,01	1,94	1,88	1,83	1,75	1,67	1,57	1,52	1,46	1,39	1,32	1,22	1,00

Abschätzung, ob in einem Analysenverfahren ein systematischer Fehler vorliegt durch den t-Test

Die an Modellanalysen ermittelte relative Abweichung vom „richtigen Wert" (bzw. die *Wiederfindung*) gibt keine *exakte* Auskunft, ob *wirklich* ein systematischer Fehler vorliegt, sondern stellt einen Gesamtfehler dar, in welchem auch zufällige Fehler enthalten sind. Ob auch ein systematischer Fehler vorliegt, kann mit dem *t-Test* (*„Student-t-Test"*)*) abgeschätzt werden. Dabei wird das Auftreten eines systematischen Fehlers mit Hilfe eines *t-Wertes* ermittelt, welcher sich aus der Statistik ergibt (Tab. 27-2). Man berechnet zuerst den t-Wert (t_{ber}) für die Analyse und vergleicht ihn mit dem tabellierten t-Wert für $f = n - 1$ (Tab. 27-2):

$$t_{ber} = \frac{\bar{x} - \mu}{s} \cdot \sqrt{n}$$

t_{ber} = berechneter t-Wert
$\bar{x}$ = Mittelwert der Bestimmungen
μ = „richtiger Wert" (z.B. zugesetzte Standardsubstanz)
s = Standardabweichung des Verfahrens
n = Zahl der durchgeführten Bestimmungen
f = n − 1 (vgl. Tab. 27-2).

Ein *systematischer Fehler* wird nicht angenommen, wenn der berechnete Wert (t_{ber}) zwischen dem positiven und negativen Betrag des Tab. 27-2 entnommenen t-Wertes liegt: $-t < t_{ber} < +t$.

27-1.2.3 Erfassung der Nachweisgrenze

Für nicht instrumentelle Methoden (z.B. Fällungsanalysen, Farbreaktionen u.a.) wird an Modellmischungen diejenige Masse bzw. Konzentration (*„Grenzkonzentration"*) ermittelt, bei der die Reaktion gerade noch als eindeutig positiv angesehen werden kann. Für *instrumentelle Methoden* wird die Ermittlung der Nachweisgrenze in Kap. 27-2.2 besprochen.

27-1.2.4 Erfassung der Bestimmungsgrenze

Für nichtinstrumentelle Methoden wird an Modellmischungen die niedrigste Masse bzw. Konzentration ermittelt, bei der die quantitative Bestimmung noch mit vertretbarer Präzision und Richtigkeit durchgeführt werden kann. Für *instrumentelle Methoden* vgl. Kap. 27-2.3.

27-1.2.5 Erfassung der Selektivität (Spezifität)

Die Beurteilung der Selektivität (Spezifität) ist für die Arzneistoff-Analytik von besonderer Bedeutung. Zu ihrer Erfassung muß die zu bestimmende *Reinsubstanz* (*Standardsubstanz*) zur Verfügung stehen, bzw. isolierbar sein. Zunächst sollte sichergestellt werden, daß das Meßsignal nur durch die Prüfsubstanz erzeugt wird*). Dann führt man Analysen in Gegenwart der *Proben-Matrix*, d.h. aller Begleitstoffe (Verunreinigungen, Abbauprodukte, Begleitsubstanzen, Hilfsstoffe u.a. (*Vergleichsanalyse*) so-

Tab. 27-2: t-Test-Tabelle (nach Lit. 15) (f = n − 1)

f	Irrtumswahrscheinlichkeit 5%	1%
1	12,706	63,657
2	4,303	9,925
3	3,182	5,841
4	2,776	4,604
5	2,571	4,032
6	2,447	3,707
7	2,365	3,499
8	2,306	3,355
9	2,262	3,250
10	2,228	3,169
15	2,131	2,947
20	2,086	2,845
30	2,042	2,750
40	2,021	2,704
60	2,000	2,660
∞	1,960	2,576

*) „Student" ist ein Pseudonym des englischen Chemikers W.S. Gosset (1876 bis 1937).

*) In manchen Fällen sind *Simultanbestimmungen* mehrerer Substanzen möglich, auch wenn die Meßsignale dieser Substanzen teilweise überlappen (vgl. z.B. Kap. 9, UV-Vis-Spektroskopie).

wie *ohne* diese Begleitstoffe aus (*Referenzanalyse*) und vergleicht die Ergebnisse und die Standardabweichungen. Eventuell ist ein t-Test durchzuführen, um die Identität der Mittelwerte nachzuweisen, s. u. Weichen die Mittelwerte bzw. Standardabweichungen voneinander ab, so liegen Störungen durch die Matrix vor.

Stehen die Begleitstoffe nicht zur Verfügung oder sind sie unbekannt, so müssen die Bestimmungsergebnisse mit solchen verglichen werden, bei welchen das Analysenmaterial vorher einer mehr oder weniger vollständigen Reinigung unterzogen wurde (z. B. durch chromatographische Verfahren). Für die Validierung der Analytik von Phytopharmaka vgl. Lit. 4).

t-Test zum Vergleich zweier Mittelwerte

Der Vergleich der Mittelwerte zweier Meßreihen z. B. zur Beurteilung der Selektivität ist mit Hilfe des t-Testes (Kap. 27-1.2.2) nach *vorangegangenem F-Test*, Kap. 27-1.2.1) möglich. Voraussetzung ist, daß nach dem F-Test die Standardabweichungen als *nicht signifikant unterschiedlich* angesehen werden. Zunächst wird die totale Standardabweichung (s_t) der beiden Meßreihen (Meßreihe 1, Meßreihe 2) berechnet:

$$s_t = \sqrt{\frac{s_1{}^2(n_1 - 1) + s_2{}^2(n_2 - 1)}{n_1 + n_2 - 2}}$$

Dann wird die Testgröße t_{ber} bestimmt:

$$t_{ber} = \frac{\bar{x}_1 - \bar{x}_2}{s_t} \cdot \sqrt{\frac{n_1 \cdot n_2}{n_1 + n_2}}$$

s_1, s_2 = Standardabweichungen der Meßreihen 1 und 2.
n_1, n_2 = Anzahl der Messungen in den Meßreihen 1 und 2
$\bar{x}_1, \bar{x}_2$ = Mittelwerte der Meßreihen 1 und 2.

Der Unterschied der beiden Mittelwerte $\bar{x}_1$ und $\bar{x}_2$ wird als nur zufällig angesehen wenn sich ergibt: $-t < t_{ber} < +t$. Der Wert t wird (mit $f = n_1 + n_2 - 2$) der Tab. 27-2 entnommen.

27-1.2.6 Erfassung von Linearität, Empfindlichkeit und Bestimmungsbereich

Die Ermittlung der *Linearität*, der *Empfindlichkeit* und des *Bestimmungsbereiches* kann im gleichen Versuch durchgeführt werden.

Erfassung der Linearität

Anhand von Modellmischungen mit steigender Konzentration an Standardsubstanz wird die Abhängigkeit der Meßwerte von der Konzentration untersucht und eine graphische Auftragung der Meßwerte gegen die Konzentration erstellt. Hierbei sind als mögliche Ergebnisse zu erwarten:

- Bei *direkter Proportionalität* (linearer Abhängigkeit) erhält man eine Gerade (*Kalibriergerade*). Ihr Verlauf sollte mit Hilfe der *„Methode der kleinsten Fehlerquadrate“* optimiert werden (*„Ausgleichsgerade“*) (s. u.). Zur Erstellung einer Kalibriergeraden müssen mindestens 5 Meßpunkte verwendet werden. Die Meßpunkte sollen den Meßbereich gleichmäßig abdecken. Läuft die Gerade nicht durch den Nullpunkt, so liegt wahrscheinlich ein systematischer Fehler (Matrix, Blindwert) vor (vgl. Kap. 27-1.2.2). Als Beispiel für eine Kalibriergerade vgl. Abb. 6-2 und 9-11.
- Bei Kurven (*Kalibrierkurve*) sollte versucht werden, durch mathematische Transformationen eine Gerade zu erhalten (z. B. durch graphische Auftragung des log der Meßwerte gegen die Konzentration bzw. des log der Konzentration gegen die Meßwerte). Kalibrierkurven verlaufen häufig in begrenzten Bereichen *nahezu linear* und können in diesem Bereich annähernd wie eine Gerade behandelt werden. Beispiele bilden Abb. 9-11 und 18-7.

Berechnung des Verlaufs einer Kalibriergeraden (Regression 1. Art)

Um aus den Meßpunkten (der „*Meßwolke*") den Verlauf der Kalibriergeraden zu bestimmen, benutzt man die „*Methode der kleinsten Fehlerquadrate*".

Ist die Meßgröße y eine lineare Funktion der Konzentration x, so besitzt die Kalibriergerade die Gleichung

$y = a + bx$
a = Achsenabschnitt auf der y-Achse
b = Steigung (*Regressionskoeffizient*).

Die charakteristischen Größen der Kalibriergeraden erhält man wie folgt (Lit. 10):

$$b = \frac{\Sigma(x_i - \bar{x}) \cdot (y_i - \bar{y})}{\Sigma(x_i - \bar{x})^2}$$

$a = \bar{y} - b\bar{x}$
x_i = Konzentrationswerte
$\bar{x}$ = Mittelwert der Konzentrationen
y_i = Meßwerte
$\bar{y}$ = Mittelwert der Meßwerte.

Die Berechnung ist einfacher mit Taschenrechnern oder PC-Software möglich.

Berechnung des linearen Korrelationskoeffizienten für die Kalibriergerade:
Ob und in welchem Ausmaß ein Zusammenhang zwischen zwei Meßreihen (bzw. Zahlenreihen x,y) besteht, gibt der *lineare Korrelationskoeffizient* (r) an (Lit. 10):

$$r = \frac{\Sigma(x_i - \bar{x})(y_i - \bar{y})}{\sqrt{\Sigma(x_i - \bar{x})^2 \cdot \Sigma(y_i - \bar{y})^2}}$$

Die Werte entsprechen denjenigen bei der Berechnung des Verlaufs der Kalibriergeraden. Der Grad des Zusammenhangs zwischen den Größen x und y in der Kalibriergeraden ist umso besser, je näher sich der lineare Korrelationskoeffizient r dem Wert − 1 oder + 1 nähert. Bei r = 0 besteht kein linearer Zusammenhang zwischen x und y.

Erfassung der Empfindlichkeit

Die Empfindlichkeit ergibt sich aus der Änderung der Meßwerte bei Änderung der Konzentration oder Masse der zu bestimmenden Substanz (Kap. 27-1.1.7):

$$E = \frac{\Delta M}{\Delta c}$$

E = Empfindlichkeit
ΔM = Änderung der Meßwerte
Δc = Änderung der Konzentration bzw. Masse.

Bei linearer Abhängigkeit entspricht die Empfindlichkeit der Steigung der Kalibriergeraden, d. h. dem *Regressionskoeffizienten* (b).

Bei UV-spektroskopischen Gehaltsbestimmungen z. B. sollte möglichst am Maximum bzw. am höchsten Maximum gemessen werden, weil dort die Empfindlichkeit am größten ist.

Erfassung des Bereiches (Bestimmungsbereiches)

Der Massen- bzw. Konzentrationsbereich, innerhalb dessen eine Analysenmethode eingesetzt werden kann, ergibt sich aus dem Verlauf der Kalibriergeraden bzw. des annähernd linearen Teils der Kalibrierkurve. Meist liegt die günstigste Möglichkeit in der Mitte des durch Meßpunkte abgedeckten Linearbereiches. Die Kalibriergerade bzw. Kurve darf nicht über die äußeren Meßpunkte hinaus extrapoliert werden.

27-1.2.7 Erfassung der Robustheit

Die *Robustheit* kann nicht exakt zahlenmäßig erfaßt werden. Zur Ermittlung interessierender Einflüsse sollten die entsprechenden Bedingungen geändert und an einem aliquoten Teil der Probe eine *erneute Validierung* der infrage kommenden Qualitätsmerkmale durchgeführt und mit der ursprünglichen Beurteilung verglichen werden (vgl. z. B. USP XXII). Bei Änderungen des Laboratoriums bzw. des Analytikers (*Ringversuche*) kann z. B. die *Vergleichsstandardabweichung* (Kap. 27-1.1.1) zur Beurteilung der verschiedenen Meßergebnisse herangezogen werden.

27-1.3 Durchführung von Validierungen in der pharmazeutischen Analytik

27-1.3.1 Allgemeine Grundsätze

In der pharmazeutischen Analytik muß sich die Validierung der Analysenverfahren auf alle drei Bereiche der Qualitätskontrolle von Arzneimitteln beziehen:

- Identitätsprüfung
- Reinheitsprüfung
- Gehaltsbestimmung.

Das DAB gibt keine *allgemeinen Hinweise* zur Validierung von Analysenverfahren, jedoch findet man Angaben bei einzelnen Methoden. Allgemeine Definitionen und Vorschriften finden sich in USP XXII. Eine Zusammenfassung über Validierung pharmazeutischer Analysenverfahren befindet sich in Lit. 12. (Zur Validierung klinisch-analytischer Methoden vgl. Lit. 3).

In die Validierung sollten alle das Resultat beeinflussenden Parameter einbezogen werden, wie Luftfeuchte, Licht, Temperatur, Druck, Qualität und Alter der Reagenzien und Lösungsmittel, Meßinstrumente usw. Die Meßinstrumente sind zu kalibrieren (Kap. 27-2) und die Vergleichssubstanzen (Standardsubstanzen) zu charakterisieren bzw. zu standardisieren. Die Probenmuster müssen repräsentativ sein.

Die bei der Validierung zu ermittelnden Parameter hängen neben dem analytischen Ziel (Identitätsprüfung, Reinheitsprüfung, Gehaltsbestimmung) im wesentlichen von folgenden Vorgaben ab:

- Vom Untersuchungsmaterial (Arzneiformulierungen, Syntheseedukte, Arzneimittelendprodukte, Reaktionszwischenprodukte, Rohmaterialien, wiedergewonnene Lösungsmittel, biologisches Material u. a.)
- Vom Konzentrations- bzw. Gehaltsbereich der zu bestimmenden Stoffe (z. B. > 10 %, 10–0.01 %, < 100 ppm).

Für das Arzneibuch vorgesehene oder andere breit anzuwendende Methoden sollten grundsätzlich sowohl im entwickelnden Labor als auch in *Ringversuchen* (Kap. 27-1.3.2) validiert werden. Bei Anwendung bereits in der Literatur beschriebener Analysenverfahren ist häufig eine erneute Validierung („*Revalidierung*") notwendig, weil sich die publizierten Daten meist nur auf dasjenige Labor beziehen, welches die Methode entwickelt hat. Verlauf und Ergebnisse der Validierung sind schriftlich zu dokumentieren (Proben, Vergleichssubstanzen, Reagenzien, Geräte, Geräteeinstellungen, Temperatur, Zeit, Meßergebnisse, Berechnungen, Bewertung der Ergebnisse). Die fortlaufende Kontrolle wird anhand sog. „*Kontrollkarten*" (vgl. Lit. 8) durchgeführt.

Genügen die bei der Validierung erhaltenen Ergebnisse nicht den Anforderungen, so sind die Analysenbedingungen zu verändern, z. B. durch Verringerung oder Beseitigung systematischer Fehler. Ist dies nicht möglich, so ist evtl. eine andere Methode heranzuziehen. Zur Bewertung der Standardabweichungen unterschiedlicher Methoden kann ein F-Test genutzt werden (Kap. 27-1.3.1).

27-1.3.2 Validierung von Identitätsprüfungen

Organoleptische Prüfungen können wegen starker interindividueller Einflüsse nicht exakt validiert werden. Bei anderen Identitätsprüfungen ist insbesondere die *Spezifität* (*Selektivität*) gegenüber Verbindungen mit ähnlicher Struktur zu überprüfen.

27-1.3.3 Validierung von Reinheitsprüfungen

Zur Validierung von Reinheitsprüfungen sind insbesondere zu überprüfen (Tab. 27-3):

- Spezifität (Selektivität)
- Nachweisgrenze
- Richtigkeit
- Robustheit

Bei *Grenzprüfungen* ist besonderer Wert auf die Nachweisgrenze zu legen. Eventuell ist die Ermittlung der Richtigkeit und des Bereiches notwendig (vgl. USP XXII).

27-1.3.4 Validierung von Gehaltsbestimmungen

Bei der Validierung einer Methode zur Gehaltsbestimmung müssen mindestens folgende Merkmale untersucht werden:

- Linearität, Empfindlichkeit, Bereich
- Spezifität (Selektivität)
- Richtigkeit
- Präzision
- Robustheit.

Die Validierung sollte mit der Untersuchung der Abhängigkeit der Meßwerte von der Konzentration (Linearität, Empfindlichkeit) beginnen. Dann sollte in dem als günstig ermittelten Konzentrationsbereich die Spezifität (Selektivität) überprüft werden. Anschließend wäre bei verschiedenen Konzentrationen die Wiederfindung zu bestimmen, um zu ermitteln, ob ein systematischer Fehler vorliegt. Die Analyse eines Placebos ist einzubeziehen. Dabei darf das Ergebnis nicht signifikant verschieden von Null sein.

Liegt ein systematischer Fehler vor, so ist er zu beseitigen, eventuell durch eine Kalibrierung der Meßgeräte (Kap. 27-2). Ist dies nicht möglich, so ist er zu minimieren und in die Berechnungsformel einzubeziehen (*Konventionsmethode*). Schließlich muß zur Beurteilung der Präzision die Wiederhol- und Vergleichsstandardabweichung (Kap. 27.1.3.1) ermittelt werden.

27-1.3.5 Vorschriften der USP XXII zur Validierung

Die USP XXII teilt die zu validierenden Analysenmethoden je nach den zu überprüfenden Merkmalen in die Kategorien I, II und III ein (Tab. 27-3):

Kategorie I: Untersuchung von Hauptkomponenten (Arzneistoffe oder aktive Komponenten) in pharmazeutischen Endprodukten.

Kategorie II: Untersuchungen auf Verunreinigungen oder Abbauprodukte der Hauptkomponenten in pharmazeutischen Endprodukten (Grenzprüfung und quantitative Bestimmung der Nebenprodukte).

Kategorie III: Untersuchung von Leistungsparametern wie Auflösungsgeschwindigkeit, Wirkstofffreisetzung u.a.

Tab. 27-3: Validierungsvorschläge der USP XXII

Merkmal	Kategorie I (Gehaltsbestimmung)	Kategorie II (Grenzprüfung)	Kategorie II (quant. Bestimmung)	Kategorie III (quant. Bestimmung)
Präzision	+	–	+	+
Richtigkeit	+	+*)	+	+
Nachweisgrenze	–	+	–	+
Bestimmungsgrenze	–	–	+	+
Selektivität	+	+	+	+
Bereich	+	+*)	+	+
Linearität	+	–	+	+
Robustheit	+	+	+	+

*) Die Überprüfung dieser Größen hängt vom analytischen Problem ab.

27-2 Kalibrierung von Meßgeräten

Kalibrierung bedeutet Überprüfung der für ein Analysenverfahren benötigten Geräte auf Eignung für den vorgesehenen Zweck, auf einwandfreie Funktion und auf die Lage der Meßergebnisse in den vorgegebenen *Toleranzen*. Die Toleranzen ergeben sich aus den Angaben der Hersteller. Die Kalibrierung muß in regelmäßigen zeitlichen Abständen erfolgen, da Abweichungen im Meßverhalten der Geräte oft nur langsam eintreten und daher nicht sofort erkannt werden. Die Ergebnisse sollen laufend schriftlich dokumentiert werden (z. B. auf *„Kontrollkarten"*, Lit. 8). Die Kalibrierung von Meßgeräten wurde bei den einzelnen instrumentellen Methoden teilweise schon erwähnt. Sie sollte anhand von Eich- bzw. Kalibrier-Standards (z. B. *Standardspektren, Standardsubstanzen*) durchgeführt werden und die Spezifikationen der Hersteller berücksichtigen.

Meßgeräte zur Bestimmung von Masse, Volumen und Temperatur unterliegen dem *Eichgesetz*. Danach sind Waagen alle 2 Jahre zu eichen. Für analytische Zwecke sollte aber mindestens alle 6 Monate eine Überprüfung erfolgen.

Von besonderer Bedeutung zur Beurteilung von Meßgeräten und instrumentellen Analysenmethoden sind:

- Empfindlichkeit
- Nachweisgrenze
- Bestimmungsgrenze.

27-2.1 Empfindlichkeit von Meßgeräten

Bezüglich der Empfindlichkeit kann man bei Meßgeräten unterscheiden (Lit. 13):

- die Kalibrierempfindlichkeit (b)
- die analytische Empfindlichkeit (γ).

Die *Kalibrierempfindlichkeit* (b) von Meßgeräten entspricht der in Kap. 27-1.1.7 und 27-1.2.6 gegebenen Definition für die Empfindlichkeit von Analysenverfahren. Bei direkter Proportionalität von Meßwerten und Konzentration bzw. Masse ist sie gleich der *Steigung der Kalibriergeraden*, d. h. gleich dem Regressionskoeffizienten (b).

Die *analytische Empfindlichkeit* (γ) von Meßgeräten bezieht die Präzision, d. h. die *Systemstandardabweichung* (s) (Gerätestandardabweichung) (Kap. 27-1.2.1) in die Betrachtung ein:

$$\gamma = \frac{b}{s}$$

b = Kalibrierempfindlichkeit
s = Systemstandardabweichung

Ein Meßgerät spricht danach umso empfindlicher auf Konzentrationsänderungen an, je größer die Steigung der Kalibriergeraden (b) und je kleiner die Gerätestandardabweichung (s), also je größer γ ist (Lit. 13). Die analytische Empfindlichkeit kann, wegen der Konzentrationsabhängigkeit von s, ebenfalls konzentrationsabhängig sein.

27-2.2 Nachweisgrenze (Bestimmungsgrenze) bei Meßgeräten

Signal-Rausch-Verhältnis

Die Anzeige von Meßgeräten kann bei Messungen ohne die zu bestimmende Substanz (*Blindwerte*) mehr oder weniger stark schwanken (Abb. 27-2). Diese Schwankungen nennt man *„Rauschen"* (engl. noise). Man bezeichnet das Verhältnis der Höhe des Meßsignals (mit Substanz) zu den „Rausch-Signalen" (ohne Substanz) als Signal-Rausch-Verhältnis. Dieses Verhältnis ist von Bedeutung für die Nachweis- und Bestimmungsgrenze des Meßgerätes. Um eine Substanz noch eindeutig nachzuweisen (*Nachweisgrenze*) bzw. zu bestimmen (*Bestimmungsgrenze*), muß das Meßsignal der Substanz (S_m) erkennbar größer sein als der *Mittelwert der Rausch-Signale* ($\bar{S}_R$): $S_m > \bar{S}_R$ (vgl. Abb. 27-2).

Nachweisgrenze

Als Nachweisgrenze wird im allgemeinen ein Signal-Rausch-Verhältnis $S_m : \bar{S}_R = 2:1$

bis 3:1 angesehen, d.h. nur Signale, welche mindestens doppelt oder dreimal so intensiv sind wie der Mittelwert der Rausch-Signale gelten als eindeutig positiv (Abb. 27-2a).

Andere Autoren beziehen zur Charakterisierung der *Nachweisgrenze* nicht die absolute Höhe der Rausch-Signale, sondern ihre *Standardabweichung* (s_R) in die Berechnung ein und fordern, daß das Meßsignal um die k-fache Standardabweichung ($k \cdot s_R$) größer sein muß als der *Mittelwert der Rausch-Signale* ($\bar{S}_R$):

$$S_m = \bar{S}_R + k \cdot s_R$$

S_m = Nachweisgrenze (als Höhe des Meßsignals)
$\bar{S}_R$ = Mittelwert der Rausch-Signale
s_R = Standardabweichung der Rauschsignale
k = Faktor.

Für die Nachweisgrenze wird meist ein Minimalwert von $k = 3$ vorgeschlagen (Lit. 13, USP XXII). Dies bedeutet, daß das Meßsignal mindestens um die dreifache Standardabweichung des „Rauschens" ($3 \cdot s_R$) größer sein muß als der Mittelwert der Rausch-Signale ($\bar{S}_R$), um mit einer Sicherheit von 95% eine Substanz nachzuweisen. Für $k = 6$ erhöht sich die Sicherheit der Erfassung auf 99.7% (Lit. 3).

Nach diesem Ansatz kann die experimentelle Ermittlung der Nachweisgrenze von Meßgeräten wie folgt verlaufen:

1. Bestimmung von $\bar{S}_R$ und s_R aus 20–30 Messungen des Blindwertes ohne die zu bestimmende Substanz.
2. Berechnung der Nachweisgrenze in Form von S_m (als Höhe des Meßsignals) unter Verwendung des Faktors $k = 3$.
3. Berechnung der Nachweisgrenze in Form der Nachweiskonzentration (*Grenzkonzentration*) (C_m):

$$C_m = \frac{S_m - \bar{S}_R}{b}$$

b = Steigung der Kalibriergeraden. (Größe des Meßsignals pro Konzentrationseinheit) (Kap. 27-1.2.6)

Für die Kontrolle und Optimierung von *^{1}H-NMR-Spektrometern* nach DAB wird eine andere Definition des Signal-Rausch-Verhältnisses herangezogen (vgl. Kap. 12-4.1).

Für die *Chromatographie* (Teil II) definiert das DAB das Signal-Rausch-Verhältnis S/N durch die Gleichung (Abb. 27-2):

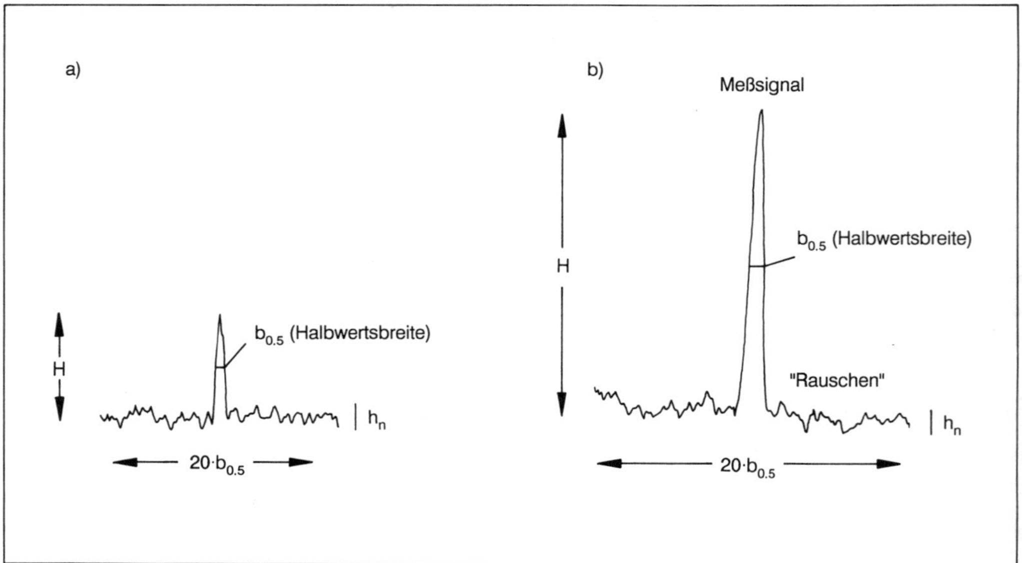

Abb. 27-2: Signal-Rausch-Verhältnis (S/N) in der Chromatographie nach DAB. H = Höhe des Peaks; hn = absoluter Wert der größten Rausch-Schwankung der Basislinie beobachtet über eine Distanz, die 20 mal der Breite des Peaks in halber Höhe entspricht.

$$S/N = \frac{2\,H}{h_n}$$

H = Höhe des Signals der Substanz im Chromatogramm der vorgeschriebenen Referenzlösung.
h_n = absoluter Wert der größten Rauschschwankung von der Basislinie einer Blindlösung, beobachtet über die 20fache Halbwertsbreite des Substanzsignals der Referenzlösung.

Es ist jedoch in allen Fällen zu beachten, daß viele Meßsignale elektronisch geglättet sind. Bei diesen Signalen, z. B. Integratorsignalen, kann das wirkliche Signal-Rausch-Verhältnis auf diese Art nicht ermittelt werden.

27-2.3 Bestimmungsgrenze bei Meßgeräten

Zur Definition der Bestimmungsgrenze (quantitative Bestimmungen) vgl. Kap. 27-1.4.4. Die Berechnung erfolgt wie bei der Nachweisgrenze von Meßgeräten aber mit k = 10, d. h., das Meßsignal sollte den Mittelwert der Blindwert-Signale (Rauschen) $\bar{S}_R$ um die zehnfache Standardabweichung der Blindwerte (s_R) übertreffen (Lit. 2):

$$S_m = \bar{S}_R + 10\; s_R$$

S_m = Bestimmungsgrenze
$\bar{S}_R$ = Mittelwert der Blindwerte
s_R = Standardabweichung des Blindwertes.

Damit ist die Bestimmungsgrenze in diesem Falle etwa um den Faktor 3 größer als die Nachweisgrenze.

27-3 Abschätzung von Gesamtfehlern, Fehlerfortpflanzung

Analysenverfahren bestehen meist aus mehreren Teilschritten mit oft sehr unterschiedlich großen Fehlern. Um das gesamte Verfahren zu optimieren, interessiert, wie die Teilfehler zum *Gesamtfehler* beitragen. Die Fehler der Teilschritte ergeben sich:

- aus einer Fehlerabschätzung der Teilschritte.
- bei Meßgeräten aus der Abschätzung der Ablesegenauigkeit bzw. aus den Angaben der Hersteller.

Der *Gesamtfehler* des Verfahrens errechnet sich aus den Fehlern der Teilschritte nach dem *Fehlerfortpflanzungsgesetz* (eine Normalverteilung vorausgesetzt Kap. 27-1.2.1), je nachdem wie die Teilschritte in das Gesamtergebnis eingehen:

- Bei *Multiplikation* oder *Division* der Meßergebnisse bzw. Variablen der analytischen Teilschritte zum Gesamtergebnis werden die *relativen* Fehler der Teilschritte (f_{rel}) quadratisch addiert und aus der Summe die Wurzel gezogen. Man erhält beispielsweise bei 3 Teilschritten (1,2,3) den relativen Gesamtfehler (F_{rel}) wie folgt:

  $$F_{rel} = \sqrt{(f_{rel}\,1)^2 + (f_{rel}\,2)^2 + (f_{rel}\,3)^2}$$

  Die Formel zeigt, daß wegen der Quadrierung der größte Teilfehler unverhältnismäßig stark zum Gesamtfehler beiträgt. An diesem Teilfehler (bzw. Teilschritt) sollte die Optimierung des Verfahrungs einsetzen.

  Gelegentlich wird durch einfache Addition der relativen Teilfehler ein *relativer „Größtfehler"* (größter möglicher Fehler, maximal möglicher Fehler) ermittelt:

  $$\text{„Größtfehler"} = f_{rel}\,1 + f_{rel}\,2 + f_{rel}\,3$$

- Bei Addition oder Subtraktion der Meßergebnisse bzw. Variablen der analytischen Teilschritte zum Gesamtergebnis werden die *absoluten* Fehler der Einzelschritte (fi) quadratisch addiert und aus der Summe die Wurzel gezogen. Man erhält beispielsweise bei 3 Teilschritten (1,2,3) den absoluten Gesamtfehler (F) wie folgt:

$$F = \sqrt{(f\,1)^2 + (f\,2)^2 + (f\,3)^2}$$

Auch hier trägt der größte Fehler überproportional zum Gesamtfehler bei. Durch einfache Addition der Einzelfehler kann ein *absoluter „Größtfehler“* ermittelt werden.

27-4 Literatur über Validierung und Kalibrierung

1) Richtlinien für gute Pharmazeutische Kontrollabor-Praxis, (Dokument PH 5/85 der Pharmazeutischen Inspektions-Kommission).
2) Bekanntmachung des Leitfadens einer Guten Herstellungspraxis für pharmazeutische Produkte der Pharmazeutischen Inspektions-Convention (PIC) vom 10. 8. 1990; Bundesanzeiger **42** Nr. 214 a (1990).
3) H. Vogel in Analytiker-Taschenbuch, Bd. 9, Seite 3, Springer-Verlag, Berlin (1990).
4) K. Feiden, Arzneimittelprüfrichtlinien, Wissenschaftliche Verlagsgesellschaft mbH, Stuttgart (1990).
5) G. W. Gottschalk in Analytiker-Taschenbuch Bd. 1, Seite 63, Springer-Verlag, Berlin (1980).
6) Reihe „Lebensmittelanalytik“, Heft 6/6, Fa. Boehringer, Mannheim (1983).
7) E. L. Inman, J. K. Frischmann, P. J. Jiminez, G. D. Winkel, M. L. Persinger und B. S. Rutherford, J. Chromatogr. Science **25**, 252 (1987).
8) L. Sachs, Angewandte Statistik, 6. Aufl., S. 159, Springer-Verlag, Berlin (1984).
9) S. Bolton, Pharmaceutical Statistics, Marcel Dekker, New York (1984).
10) L. Kny, I. Beyrich und B. Göber, Lehrbuch der Arzneimittelkontrolle, VEB Verlag Volk und Gesundheit, Berlin (1983).
11) E. Glaser und P. Surmann, Praktische Mathematik in der Pharmazie, Thieme-Verlag, Stuttgart (1981).
12) G. Stenzhorn, Pharm. Ztg. **124**, 795, 1369 (1979).
13) D. A. Skoog, Principles of Instrumental Analysis, Sounders College Publishing, Philadelphia (1986).
14) H. Feltkamp, P. Fuchs und H. Sucker (Hrsg.), Pharmazeutische Qualitätskontrolle, Georg Thieme-Verlag, Stuttgart (1983).
15) A. N. Martin, J. Swarbrick und A. Camarata, Physikalische Pharmazie, 1. deutsche Ausgabe, Wissenschaftliche Verlagsgesellschaft, Stuttgart (1975).
16) DIN-Taschenbuch 223, Qualitätssicherung und angewandte Statistik, Beuth Verlag, Berlin, Köln (1989).
17) M. Stockhausen, Mathematische Behandlung naturwissenschaftlicher Probleme, Teil 1, S. 70, Steinkopff-Verlag, Darmstadt (1979).

Stichwortverzeichnis

A

B

C

D

E

F

G

H

L

M

N

O

P

T

U

V

W

X

Z